CORBEIL. — IMPRIMERIE ÉD. CRÉTÉ.

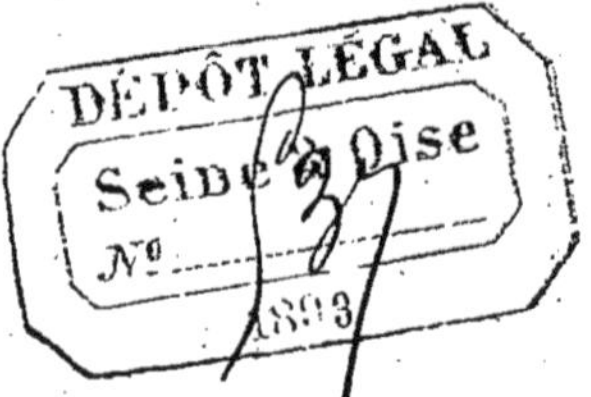

MALADIES

INFECTIEUSES ET PARASITAIRES

DES OS

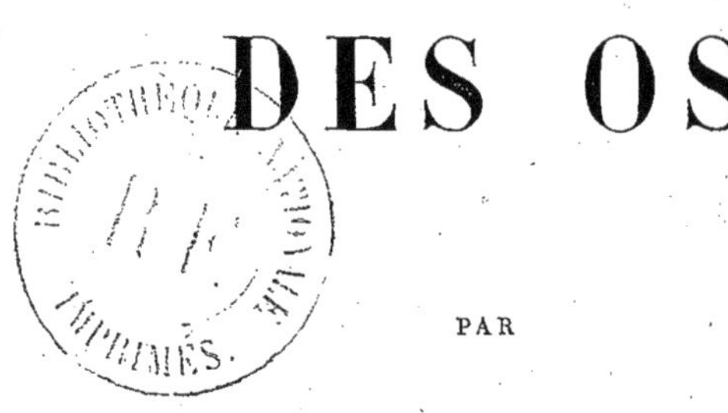

PAR

MICHEL GANGOLPHE

PROFESSEUR AGRÉGÉ A LA FACULTÉ DE MÉDECINE
CHIRURGIEN EN CHEF DÉSIGNÉ
DE L'HOTEL-DIEU DE LYON

Avec 97 figures dans le texte.

PARIS

G. MASSON, ÉDITEUR

LIBRAIRE DE L'ACADÉMIE DE MÉDECINE

120, BOULEVARD SAINT-GERMAIN

1894

MALADIES

INFECTIEUSES ET PARASITAIRES

DES OS

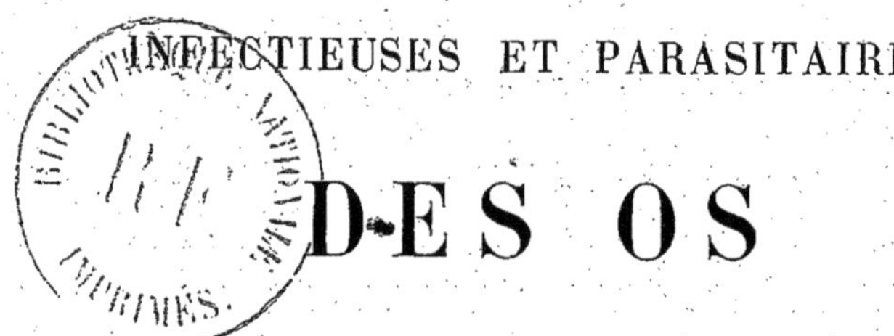

A MON MAITRE

M. le Professeur L. OLLIER

membre correspondant de l'institut

A LA MÉMOIRE DE MON SECOND MAITRE

Le Professeur Léon TRIPIER

Leur élève reconnaissant.

AVERTISSEMENT

Nous avons pensé faire œuvre utile en présentant cette étude synthétique des maladies infectieuses et parasitaires des os. Les lésions, les symptômes qui les caractérisent, ainsi rapprochés, ressortent avec plus de netteté. La juxtaposition des descriptions accuse les types et rend plus frappante la diversité des processus suscités par les agents pathogènes. De longs développements préliminaires accordés aux données générales d'anatomie et de physiologie, éparses dans les publications spéciales, facilitent la compréhension des phénomènes pathologiques. Notre but a été de réunir en les ordonnant les notions actuellement acquises et de faciliter ainsi la tâche de l'étudiant; nous serions heureux de l'avoir atteint.

Sous la dénomination de *Maladies infectieuses et parasitaires des os*, nous comprenons les affections du squelette généralement attribuées à l'action d'agents pathogènes plus ou moins élevés en organisation, microbes ou parasites. La tuberculose, les diverses variétés d'ostéomyélites dites infectieuses, la lèpre, les kystes hydatiques, l'actinomycose en sont des types indiscutables. Nous n'avons pas hésité à décrire à leur côté les altérations syphilitiques des os, bien que la nature exacte de l'agent virulent soit encore ignorée; de même nous avons cru devoir signaler les déformations osseuses et articulaires observées dans le cours des suppurations chroniques pleuro-pulmonaires. Notre premier chapitre est entièrement consacré à l'exposé des notions générales d'anatomie et de physiologie normales et pathologiques indispensables à connaître. Les chapitres suivants ont trait : 1° à la tuberculose; 2° aux diverses variétés d'ostéomyélites dites infectieuses ; 3° aux déformations osseuses et articulaires liées aux suppurations pleuro-pulmonaires; 4° aux lésions osseuses de la lèpre ; 5° à l'ostéosyphilose ; 6° aux kystes hydatiques; 7° à l'actinomycose.

Des indications bibliographiques aussi complètes que possible permettent au lecteur de se reporter aux publications originales françaises ou de source étrangère.

Nous avons puisé largement dans l'œuvre si importante de M. le professeur Ollier. Ses recherches anatomiques, expérimentales et cliniques, ses préceptes thérapeutiques reviennent à chaque instant sous notre plume. C'est dans son service, pendant notre internat et notre clinicat, que nous avons commencé, il y a plus de dix ans, à réunir les premiers éléments de ce livre. Nous devons à sa bienveillance d'avoir pu reproduire de très nombreuses figures tirées de son *Traité des Résections*. Qu'il veuille bien agréer l'expression de notre profonde gratitude.

Grâce au talent et à l'obligeance de M. Schall, nous avons pu insérer en outre dans le texte, de nombreux et fidèles dessins recueillis par MM. Mondan, Laurençon, Liaudet, A. Perret. Nous remercions vivement nos amis, ainsi que notre éditeur M. Masson, du concours dévoué qu'ils nous ont prêté et qui nous a permis de mener à bien la publication de ce travail.

M. G.

Lyon, 15 octobre 1893.

MALADIES

INFECTIEUSES ET PARASITAIRES DES OS

CHAPITRE PREMIER

PREMIÈRE PARTIE

§ 1. — Conformation extérieure des os : leur architecture. Ostéométrie : anthropométrie. Propriétés physiques. — Composition chimique.

CONFORMATION EXTÉRIEURE DES OS.

Considérées dans leur configuration générale les diverses pièces du squelette sont divisées en trois grands groupes suivant les rapports de leurs trois dimensions.

Les *os longs* sont ceux dans lesquels l'une des trois dimensions, la longueur, l'emporte sur les deux autres ; destinés à servir de leviers, ils occupent les membres. Chacun d'eux se divise en un corps ou *diaphyse* et deux extrémités ou *épiphyses*.

Les *os larges* ou *plats* sont ceux dans lesquels deux dimensions, la longueur et la largeur, l'emportent sur la troisième, étant à peu près égales. Ils ont généralement pour rôle de protéger, d'entourer des cavités (crâne, bassin).

Les *os courts* ont leurs trois dimensions, longueur, largeur, épaisseur, sensiblement égales. On les trouve partout où une grande solidité se trouve jointe à des mouvements variés, mais peu étendus.

Nous n'insisterons pas sur les éminences ou apophyses articulaires ou non, les cavités, gouttières, sinus... que présente la surface extérieure des os, pas plus que sur les *canaux de transmission* (Testut) destinés au passage des vaisseaux, des nerfs. Nous dirons seulement quelques mots des *trous* ou *conduits nourriciers*. On les divise en trois ordres :

a. Les trous du premier ordre, les plus considérables, appartiennent exclusivement à la diaphyse des os longs et à quelques os larges ; presque toujours obliques, ils donnent passage à l'artère nourricière et aux filets nerveux qui l'accompagnent.

b. Les trous du second ordre, très nombreux, se rencontrent sur les bords des os larges, les épiphyses, les faces non articulaires des os courts. Bichat en a compté jusqu'à cent quarante sur l'extrémité inférieure du fémur ; ils livrent surtout passage à des veines.

c. Les trous de troisième ordre s'observent indistinctement sur toute la surface de l'os recouverte par le périoste.

Les conduits nourriciers présentent suivant les os des dispositions différentes. Pour l'humérus et pour le fémur on les trouve à la partie moyenne de l'épiphyse ou un peu au-dessous ; pour le cubitus, le radius, le tibia et le péroné, à l'union du tiers supérieur avec le tiers moyen ou même le tiers inférieur. Obliques de haut en bas sur l'humérus et les deux os de la jambe, ils sont au contraire obliques de bas en haut sur le fémur et les deux os de l'avant-bras, autrement dit ils se dirigent vers le coude et fuient le genou. Quelle loi régit ces dispositions ? Malgré les intéressantes recherches de Schwalbe (1) on l'ignore encore.

Testut (2) fait remarquer que dans l'attitude primitive que présente le fœtus dans l'utérus, ces divergences disparaissent ; tous les conduits nourriciers des os longs sans exception se dirigent alors de haut en bas.

CONFORMATION INTÉRIEURE. — ARCHITECTURE DES OS.

En ouvrant à la scie des os secs, débarrassés de la moelle qui à l'état frais remplit leurs cavités, on se rend compte de l'existence de trois *dispositions principales* de la substance osseuse. Celle-ci forme tantôt un tissu *compact*, tantôt un tissu aréolaire, *spongieux*, tantôt enfin un tissu finement *réticulaire*.

L'étude de la distribution de ces différentes variétés du tissu osseux nous éclaire sur l'architecture intime des trois groupes d'os (longs, larges et courts). C'est aux travaux de Bourgery (3), Rodet (4),

(1) Schwalbe, *Zeitsch. f. An. und Entwicka*, 1876.
(2) Testut, *Traité d'anatomie humaine*, t. I, p. 9, 1889.
(3) Bourgery, *Ostéologie*, 1832.
(4) Rodet, *Thèse Paris*, 1844.

Meyer (1), Julius Wolff (2), Merkel, Charpy (3), Rasumowsky (1889), qu'il faut se reporter si l'on veut connaître le détail de ces données. Elles sont du reste analysées à propos de chaque os dans les ouvrages classiques récents. Nous emprunterons au livre de M. le professeur Testut (4) les notions suivantes :

1° Dans les os longs, le tissu compact forme une gaine presque totale à l'os, plus épaisse à la partie moyenne. Au niveau de la diaphyse aucune lamelle ne se détache de cette gaine, aussi le centre est-il occupé par la *cavité médullaire*. L'existence de celle-ci en diminuant le poids des os en augmente la résistance. Mais tandis que la surface extérieure de l'os va en s'évasant de la diaphyse vers les épiphyses, la cavité du canal médullaire va en s'atténuant dans la même direction ; la cause en est aux lames qui se détachent de la portion compacte pour former le tissu spongieux des épiphyses.

En se réunissant ces lames circonscrivent des aréoles qui présentent les mêmes avantages que la cavité médullaire de la diaphyse. Les lames deviennent plus denses et se placent en arcs-boutants au niveau des surfaces articulaires pour en augmenter la résistance. Cette disposition sert à décomposer en une quantité considérable de composantes les forces appliquées contre les surfaces articulaires.

On sait que le mathématicien Culmann (5) a prouvé, pour l'extrémité proximale du fémur, que les travées osseuses sont orientées selon les lignes dites de traction et de pression, c'est-à-dire de telle façon qu'elles sont capables de résister aux tractions et aux pressions les plus considérables. Elles s'identifient en un mot avec les trajectoires de tension, et ainsi se trouve réalisée une charpente qui avec le minimum de matériaux présente le maximum de solidité. L'hypothèse formulée par Meyer, de Zurich, que la disposition des lamelles est commandée par les lois de la mécanique, se trouve ainsi vérifiée. Nous verrons plus loin que Wolff (6), reprenant pour son compte l'opinion déjà formulée par Roux, que c'est la fonction qui détermine la forme, a produit un ensemble de faits considérable et très

(1) Meyer, *Archiv. Reichert und Du Bois-Reymond*, 1867.

(2) J. Wolff, *Virchow's Archiv*, 1870.

(3) Charpy, *Bull. S. anthr. de Lyon*, 1884 ; *Études d'anatomie appliquée*, 1892. Nous nous associons à ce dernier pour protester contre l'oubli dans lequel a été laissé le travail de Rodet. Dès 1844, Rodet avait donné une description exacte et complète de la structure du col du fémur. Comment se fait-il que cette thèse restée classique n'ait jamais été citée par les nombreux auteurs allemands qui ont découvert, depuis, ce qu'ils ont appelé l'architecture des os ? Il n'est pas jusqu'à l'éperon fémoral que Merkel a cru donner comme une nouveauté (*Centralblatt*, 1873) qui ne soit parfaitement décrit dans l'auteur lyonnais, sous le nom de lame osseuse sous-trochantérienne.

(4) Testut, *Loc. cit.*

(5) Poirier, *Traité d'anatomie humaine*, t. I, 1892.

(6) Julius Wolff, *Das Gesetz der Transformation der Knochen*, Berlin, 1892.

intéressants. Dans une récente publication cet auteur s'attache à montrer que des causes pathologiques ou accidentelles, en changeant le rôle des pièces du squelette, amenaient une modification profonde aussi bien dans leur forme extérieure que dans leur architecture intime.

2° Les os plats sont formés de deux lames compactes limitant un tissu spongieux intermédiaire (diploé) disposé quelquefois sous forme de canaux veineux.

3° Quant aux os courts, on trouve à leur périphérie une mince lame de tissu compact ; les lames qui limitent les aréoles spongieuses offrent une disposition en rapport avec le rôle mécanique

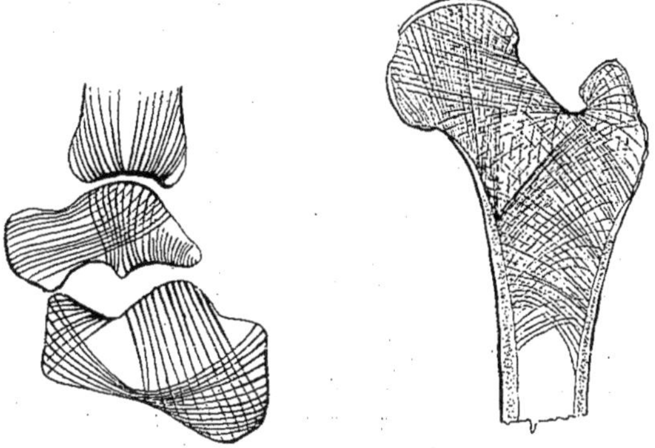

Fig. 1 et 2 (d'après Testut et Charpy).

de l'os. Pour en donner une idée nous nous contenterons de reproduire les figures suivantes (figures 1 et 2).

OSTÉOMÉTRIE. — ANTHROPOMÉTRIE.

La forme et les proportions du squelette, ses dimensions, changent avec l'âge, le sexe, la race... C'est ainsi que la proportion de la tête au reste du tronc est d'autant plus grande que le sujet au-dessous de l'âge adulte est plus jeune. La face est d'autant plus petite relativement au crâne que le sujet est plus jeune ; il en est de même du bassin relativement aux thorax.

Tenon, Lelut, Quételet (1835), Lacassagne ont étudié les variations de la taille avec l'âge, la race, l'individualité, les milieux sociaux... On sait que les anciens connaissaient admirablement, au point de vue artistique, les lois qui régissent les proportions du corps.

Mais ces données dont l'importance anthropologique est considérable doivent comme celles de Humphrey, Huxley, Topinard...

être laissées de côté, dans une étude comme la nôtre. Nous renvoyons le lecteur aux traités spéciaux, nous bornant à rappeler ici les résultats consignés dans la thèse remarquable de notre collègue et ami Étienne Rollet.

Mensuration des os. — *Inégalité de longueur des membres.* — Il existe une disymétrie normale des os longs des membres (Étienne Rollet) (1). L'humérus est 93 p. 100 plus long à droite. Les membres supérieurs ont toujours entre eux une inégalité de longueur. La différence de 8 millimètres en moyenne, atteint parfois 14 et 22 millimètres en faveur du côté droit. L'inégalité du fémur est de 3 millimètres en moyenne, tantôt à droite, tantôt à gauche ; elle peut atteindre 7 à 10 millimètres. L'inégalité est moins fréquente pour le tibia et surtout pour le péroné qui est l'os le plus symétrique.

La longueur des os et la taille. — Voici un tableau indiquant les moyennes de la taille et de la longueur des os :

Sexe.	Taille.	Fémur.	Tibia.	Péroné.	Humérus.	Radius.	Cubitus.
Homme.......	$1^{m},66$	453^{mm}	366^{mm}	362^{mm}	328^{mm}	242^{mm}	259^{mm}
Femme......	$1^{m},54$	415	334	330	295	215	231

Ces rapports permettent souvent, ce qui est d'une grande importance en médecine légale, de déterminer la taille d'un individu d'après la longueur d'un ou plusieurs os longs. Rollet a indiqué le procédé suivant :

Il suffit pour avoir la taille d'un homme de multiplier la longueur du fémur par 3.66, celle de l'humérus par 5.06 et de prendre la moyenne, exemple :

G..., parricide décapité, taille $1^{m},65$.

Fémur $443^{mm} \times 3,66 = 1.621$ ⎫ moyenne : $1^{m},648$.
Humérus $331^{mm} \times 5,06 = 1.675$ ⎭

On utilisera des coefficients différents pour d'autres os et s'il agit d'une femme (2).

Charpy dans ses recherches, est arrivé à conclure que la croissance longitudinale de la femme représente les 92 p. 100 de celle de l'homme, en calculant d'après les membres inférieurs qui expriment bien l'activité des cartilages épiphysaires.

La croissance transversale mesurée par l'épaisseur de ses os, et indiquant à son tour l'activité périostique, descend à 75 p. 100.

Le volume total du squelette est de 66 p. 100 : quand au poids de ses os, il est d'autant plus différent de celui de l'homme, que la comparaison porte sur des parties plus influencées par l'exercice mus-

(1) *Comptes rendus Acad. des sciences* et *Thèse de Lyon*, 1888.
(2) *Revue scientifique*, août 1892.

culaire. Il est de 85 p. 100 au crâne, et seulement de 78 au maxillaire inférieur (Marselli) et à la clavicule (Charpy).

PROPRIÉTÉS PHYSIQUES DES OS

On sait que la poudre d'os a une densité de 1,79 à 1,99 (Wertheim), mais comme l'a fait remarquer Charpy, il est plus intéressant de connaître la densité d'un os complet frais : les côtes étant choisies comme terme de comparaison, cet auteur estime leur densité moyenne à 1,35. Celle-ci irait toujours en diminuant de la naissance à la mort. On peut en juger par les chiffres suivants; nouveau-né 1,55, adulte 1,35, vieillesse avancée 1,10. De la naissance à l'âge adulte le squelette féminin est plus dense que celui de l'homme. On pouvait le prévoir d'après son aspect extérieur, son éclat, sa blancheur, son grain serré, sa finesse d'ivoire ; dans la vieillesse le squelette de la femme tombe au-dessous de celui de l'homme.

L'*élasticité* des os est faible. Elle n'est bien sensible que sur des os de peu d'épaisseur. Elle est plus prononcée, même à volume égal, chez la femme que chez l'homme, chez l'enfant que chez l'adulte, dans le tissu spongieux que dans le tissu compact. Elle remplit le double rôle physiologique de conserver la forme et de régulariser les mouvements. Dans la résistance aux effets pathologiques, elle ne sert d'amortissement que pour les traumatismes de faible intensité, sa limite allant à la moitié du poids de rupture.

Le squelette résiste essentiellement par sa *ténacité*. Propriété naturelle de la substance osseuse, variable avec le sexe, l'âge, la race, l'individualité, la maladie, elle est supérieure à celle de tous les autres tissus. Elle est renforcée par la cohésion en quelque sorte artificielle, qui résulte de la disposition architecturale des matériaux osseux.

Les os sont surtout organisés, par la direction de leur fibres, pour résister aux effets de traction, et plus encore de compression (1).

Il était intéressant de connaître exactement la violence que nécessitent les différentes formes de fractures. Otto Messerer s'est livré à des expériences fort curieuses sur ce sujet, et les a consignées dans un mémoire remarquable (*Ueber Elasticität und Festigkeit des menschlichen Knochen*, Stuttgard, 1880). Bornhaupt depuis lors a repris ces recherches, nous nous bornerons à reproduire les conclusions de ces auteurs (2).

1° **Résistance absolue des os à la traction.** — Deux fois seule-

(1) Charpy, *Études d'anatomie*, Toulouse, 1892.

(2) A part les recherches de Charpy, on peut consulter sur cette question les mémoires de Wertheim (*Mémoire sur l'élasticité et la cohésion des principaux tissus du corps humain*, *Annales de physique*, 1847) ; de Rauber (*Elasticität und Festigkeit der Knochen*). *Centralblatt*, 1876. *Ueber die Cohasion der Knochen*. *Id.*, 1874).

ment Messerer a réussi à rompre des os soumis à la traction, un fémur et un humérus d'une jeune fille de vingt-cinq ans; le fémur se rompit sous une traction de 1,550 kilogrammes; l'humérus céda à 800 kilogrammes. Dans les deux cas les fractures étaient obliques.

2° **Résistance à la pression.** — Des pressions considérables sont nécessaires pour briser les os longs ou pour produire des fissures. Il faut une pression de 800 kilogrammes pour écraser l'humérus d'une femme de vingt-cinq ans; le fémur nécessite un poids de 1,550 kilogrammes.

Dans les pressions transversales sur le milieu des grands os longs, la diaphyse est déprimée comme un roseau qu'on serre entre les doigts, et il se fait des fissures longitudinales étendues; la division complète de l'os exige des pressions considérables.

Dans la plupart des os soumis ainsi à la pression transversale, la fracture ne se produit pas au milieu, point le plus menacé, mais par transmission de la compression à l'une ou l'autre des extrémités articulaires comprimées. En conséquence les extrémités articulaires doivent être considérées comme des points particulièrement faibles.

3° **Résistance à la flexion.** — La limite d'élasticité, pour la flexion des grands os longs, se trouve voisine de la moitié du poids nécessaire pour produire la fracture.

La résistance à la flexion, pour les os de divers individus, a oscillé entre 1,040 et 1,980 kilogrammes par centimètre carré. Elle est à son maximum dans l'âge moyen de la vie; 1,800 à 1,980 kilogrammes par centimètre carré chez un homme de trente-deux ans; cette résistance diminue quand on avance en âge.

4° **Résistance à la torsion.** — Messerer a produit des fractures spiroïdes par la torsion des os longs sur leur axe.

Les fractures ainsi produites étant spiroïdes ou obliques, le trait de la spire rappelait toujours la direction du sens de la rotation.

Dans nos expériences sur la résistance des grands os longs, ajoute l'auteur, nous avons obtenu un grand nombre de fractures incomplètes, tant en agissant par flexion que par pression transversale ou par torsion, cela sur tous les os et à tous les âges.

En raison de leurs petites dimensions, les os de la femme supportent des pressions moindres que ceux de l'homme, mais la résistance est proportionnellement la même dans les deux sexes.

Sur le même sujet, les os du côté droit et ceux du côté gauche supportent, en général, des pressions absolument égales; dans quelques circonstances, il existe, à ce point de vue, une différence très faible, qui concorde avec les dimensions variables des os (1).

(1) Certains états généraux infectieux (syphilis, suppurations prolongées...) affaiblissent considérablement la résistance de l'os, ainsi qu'on le verra plus loin.

COMPOSITION CHIMIQUE DES OS.

Elle est la même pour tous les animaux supérieurs, abstraction faite de la moelle qui est surtout formée de graisse.

Sous le nom de tissus collagènes, on comprend le tissu conjonctif ordinaire sous toutes ses formes, les os et l'ivoire des dents ; quelles que soient leurs différences physiques, ils sont chimiquement constitués par une substance identique, la substance collagène. Celle qui est extraite des os a reçu le nom d'osséine. Chez l'embryon, les os étant cartilagineux renferment de la substance chondrigène. Le tissu osseux résulte de l'union de l'osséine avec des substances minérales consistant principalement en phosphates de calcium. On peut isoler ces deux parties organiques et inorganiques, soit en traitant l'os par un acide, soit en le calcinant. Dans les deux cas, la partie restante conserve la forme et la structure de l'os.

L'union de la substance collagène avec les sels minéraux constitue-t-elle une véritable combinaison chimique ? La question n'est pas tranchée ; ce qui est certain, c'est qu'un rapport assez constant existe entre la quantité de substance organique et de substance minérale des os ; bien plus, les différents principes inorganiques se trouveraient dans des proportions assez constantes l'un par rapport à l'autre.

Sur 100 parties d'os débarrassé soigneusement de la moelle, il y a environ 22 parties d'eau et 78 parties de substances solides. Ces dernières renferment 65 p. 100 de corps inorganiques et 35 p. 100 de corps organiques (surtout de l'osséine). Les substances inorganiques sont en majeure partie du phosphate de chaux, 84 p. 100. Il y a environ 1 p. 100 de phosphate de magnésie, du carbonate de chaux 5,6 p. 100, puis un peu de Cl^2Ca et de Fl^2Ca (1 à 2 p. 100).

L'âge a peu d'influence sur la composition centésimale des substances inorganiques ; les substances organiques sont plus abondantes chez les jeunes sujets. Quant à la fragilité relative des os des vieillards, elle ne tient pas à des changements dans la composition chimique, mais à l'agrandissement des aréoles osseuses. Le sexe n'a aucune influence sur la constitution des os. En est-il de même d'autres conditions, de l'alimentation ? J. Guérin, après avoir pensé que l'allaitement prolongé était la cause efficiente du rachitisme (1), annonçait en 1838, à l'Académie de médecine, qu'il avait produit cette maladie chez le chien par le sevrage prématuré et une nourriture composée de pain et de viande. Ce n'est pas le cas de rapporter

(1) *Gaz. méd. de Paris*, 1838, t. VI, p. 332.

ici ses expériences, celles de Chossat, Milne-Edwards, Bibra, Friedleben, L. Tripier ; on les trouvera résumées dans l'intéressante thèse de Dufourt (1). On peut en conclure que la privation de sels calcaires se traduit par un appauvrissement de l'os en chaux. L'animal soumis à l'inanition minérale puise dans son squelette, comme dans une réserve, la chaux dont il a besoin pour entretenir la nutrition de ses tissus.

On s'est avancé plus loin encore dans cette voie, et l'on a cherché si, en substituant aux sels calcaires, dans l'alimentation, des sels tels que ceux d'alumine, de magnésie, de strontiane, on parviendrait à substituer ces bases à la chaux dans le tissu osseux. Roussin, Papillon, König ont pensé que cela était possible.

Malgré les résultats contradictoires obtenus par Heitzmann, L. Tripier (2), Haubner, J. Tessier, il semble que l'influence de l'acide lactique, sinon celle de tous les acides, absorbé soit par la méthode sous-cutanée, soit par la méthode intestinale, est indubitable. On obtient une diminution sensible des principes minéraux du tissu osseux.

Les recherches de Dufourt l'amènent à conclure que les maladies qui troublent profondément l'équilibre d'assimilation et de désassimilation, comme la phtisie, la dothiénentérie, la cachexie cardiaque, n'ont pas d'action sur la composition intime des os. La même conclusion est applicable à la grossesse en général, toutes réserves étant faites pour les cas bien démontrés où les accouchées et les nourrices sont devenues ostéomalaciques.

Dans les affections du système nerveux central ou périphérique, les résultats sont positifs ; on obtient toujours, par la section des nerfs, une diminution plus ou moins considérable de la matière inorganique chez les jeunes animaux.

§ 2. — Structure des os et de leurs éléments constitutifs : tissu osseux, moelle, périoste, cartilage (3).

PÉRIOSTE.

Le périoste est une membrane fibro-élastique qui recouvre toute la surface de l'os, à l'exception des endroits revêtus de cartilage.

Son épaisseur et son adhérence à l'os sous-jacent sont variables

(1) *Contribution à l'étude de la composition du tissu osseux dans différents états généraux morbides. Thèse Lyon*, 1882.

(2) Rachitisme, *Dict. encyclop. des sc. méd.*, L. Tripier. *Du diabète phosphatique. Thèse de Paris*, 1877, J. Teissier.

(3) Pour plus de détails on consultera le remarquable et récent ouvrage de M. le professeur Renaut.

suivant les régions et suivant l'âge du sujet. Épais chez l'enfant, mince et atrophié chez le vieillard, il se détache plus facilement au niveau des diaphyses des os longs que sur les os courts, et les saillies apophysaires. Vers les régions épiphysaires il est très adhérent soit par les insertions tendineuses, soit par la pénétration dans l'os de vaisseaux, de nerfs, et de fibres conjonctives (fibres de Sharpey). La face interne en rapport avec l'os fournit à la nutrition et à l'accroissement de celui-ci; sa face externe recouverte par des plans musculaires, aponévrotiques ou conjonctifs, est quelquefois doublée d'une muqueuse (fibro-muqueuse). A l'état adulte le périoste est formé de deux couches souvent sans limites nettement accusées. La couche *externe* superficielle (fibreuse) est constituée par des faisceaux conjonctifs orientés suivant diverses directions; de préférence longitudinaux dans les os longs; des fibres élastiques; des vaisseaux abondants et des nerfs.

La couche *interne* renferme des fibres connectives plus déliées et surtout des éléments cellulaires arrondis appliqués immédiatement sur l'os, nombreux chez l'enfant, très rares chez l'adulte. C'est le blastème sous-périostal, la couche ostéogène d'Ollier.

Vaisseaux et nerfs constituent des réseaux à mailles irrégulières dont les ramifications généralement voisines pénètrent dans l'os sous-jacent. Cependant Kölliker, Czermak ont décrit des filets nerveux propres au périoste : des corpuscules de Pacini auraient été observés au niveau des apophyses transverses des première et deuxième vertèbres cervicales, à l'extrémité postérieure de la première côte, et à différents endroits des épiphyses des os longs.

Schwalbe, en 1876, avait considéré comme étant des canaux lymphatiques, les espaces conjonctifs du périoste. Budge admit (1877), comme nous le verrons, des vaisseaux se continuant avec les gaines périvasculaires des canaux de Havers.

MOELLE.

La moelle est une substance demi-fluide que l'on rencontre dans toutes les cavités de l'os : canal médullaire, aréoles du tissu spongieux, canaux vasculaires de certaine dimension.

La plupart des canaux de Havers de moyen ou de petit calibre en sont dépourvus.

Elle se présente sous trois aspects différents : 1° rouge ou fœtale; 2° jaune ou graisseuse; 3° gélatineuse ou grise.

Les proportions variables de la graisse et des vaisseaux sont la cause de cette variété de coloration.

Chez le fœtus et le jeune enfant la *couleur rouge* tient à la richesse vasculaire et à l'absence de graisse. Chez l'adulte on ne rencontre de moelle rouge que dans les épiphyses, les vertèbres, les côtes.. Partout ailleurs la moelle est jaune. La forme gélatineuse se rencontre dans les os du crâne et dans les os de la face en voie de développement.

La moelle est constituée : 1° par une charpente de tissu conjonctif servant de support à des vaisseaux et à des nerfs; 2° par divers éléments cellulaires et un liquide interstitiel,

1° **La trame conjonctive** forme un réseau extrêmement délié, plus épais quelquefois en certains points, mais jamais condensé sous forme de membrane médullaire interne, comme l'admettaient les anciens. Le tissu conjonctif accompagne les vaisseaux, et en dehors d'eux forme un réseau assez lâche de fibrilles entre-croisées avec cellules fixes étoilées.

2° **Éléments cellulaires.** — Les plus nombreux sinon les plus importants sont :

a. Les *cellules adipeuses*, identiques à celles du tissu cellulaire. Kölliker admet de plus de la graisse libre sous forme de granulations.

b. Les médullocelles (Robin) d'après Ranvier, Bizzozero et Morat ne sont autre chose que des cellules lymphatiques.

c. Les cellules à noyaux bourgeonnants, plus volumineuses que les médullocelles, ont été décrites par Bizzozero; elles sont caractérisées par les bosselures de leurs noyaux. Ces cellules peuvent renfermer plusieurs masses nucléaires isolées ou reliées par des filaments protoplasmiques.

d. Les cellules à noyaux multiples ou myéloplaxes décrites par Robin sont formées de masses protoplasmiques multinucléées. On les désigne encore sous le nom de plaques à noyaux multiples ou de cellules-mères de la moelle des os. On les trouve, chez les enfants, dans les parties spongieuses qui avoisinent les cartilages.

Quelles relations existent entre ces divers éléments? On peut supposer que les médullocèles dérivent des cellules à noyaux bourgeonnants. Ces dernières proviennent peut-être des myéloplaxes.

TISSU OSSEUX.

Le tissu osseux est essentiellement constitué par des cellules (cellules osseuses) munies de prolongements étoilés, contenues dans une substance fondamentale formée par l'union intime de l'osséine avec des sels calcaires. La cavité occupée par la cellule osseuse a reçu le nom d'*ostéoplaste;* les diverticules qui en partent celui de *canalicules osseux*. Enfin des canaux vasculaires destinés à assurer la nutrition du tissu parcourent la substance de l'os. Nous étudierons successivement : les canaux vasculaires, la substance fondamentale, les cellules, cavités et canalicules osseux.

1° **Canaux vasculaires.** — On les rencontre partout, jusque dans les travées les plus délicates du tissu spongieux, à l'exception des lames papyracées de l'unguis, de l'ethmoïde, du palatin. Désignés sous le nom de canaux de Havers ils se montrent différemment orientés suivant les axes des os. Sur la coupe transversale de la diaphyse d'un os long ils apparaissent comme les trous d'un crible : sur une coupe longitudinale ils sont parallèles à l'axe et ont une forme tubulée. Çà et là quelques canaux obliques ou transversaux les relient les uns aux autres.

Le diamètre de ces canaux varie de 9 à 400 μ ; dans la substance compacte on en trouve de trois à quinze par millimètre carré; dans la substance spongieuse, il n'en existe que dans les lamelles, et encore en petit nombre.

Dans les os plats la plupart des canaux sont parallèles à la surface de l'os; dans les os courts leur distribution est fort irrégulière.

A part les canaux de Havers contenus au centre d'un système de lamelles, il existe d'autres canaux vasculaires dépendant de la formation osseuse périostique et désignés sous le nom de canaux de Volkmann, ou de canaux perforants. Ils ne sont pas accompagnés de lamelles osseuses et traversent simplement celles qu'ils rencontrent sur leur passage. On les observe dans le système lamellaire périphérique, dans les systèmes interne, intermédiaire : ils forment un système réticulé à mailles lâches.

Tous ces canaux vasculaires précités viennent s'ouvrir d'une part à la surface extérieure de l'os, d'autre part dans la moelle; les canaux de Havers présentent des terminaisons en culs-de-sac en divers endroits; quant aux canaux de Volkmann, à part leurs points d'aboutissement périphérique et central, on peut les voir communiquer avec les canaux de Havers.

2° **Substance fondamentale.** — La substance fondamentale se présente sous une forme lamelleuse concentrique. Les lamelles épaisses de 4 à 10 μ sont formées de fibrilles réunies ou non par un ciment; certaines d'entre elles contiennent des fibres conjonctives (fibres de Sharpey) et des fibres élastiques; c'est pourquoi Kölliker distingue deux variétés de substance fondamentale : 1° la substance lamelleuse proprement dite; 2° la substance fibro-lamelleuse.

Sur une coupe transversale de la diaphyse d'un os long, on voit la substance fondamentale se répartir de la manière suivante (fig. 3) :

1° Un système lamellaire périphérique, sous-périostique ou *fonda-*

mental externe, entourant complètement l'os et cela d'une façon continue, *a* ;

2° Un système lamellaire central, péri-médullaire ou fondamental interne, *b*;

3° Dans l'intervalle de ces deux systèmes apparaissent les orifices des canaux de Havers entourés chacun d'un système de lamelles (*système de Havers*), *c* ;

4° Enfin dans les espaces intermédiaires aux systèmes de Havers, espa-

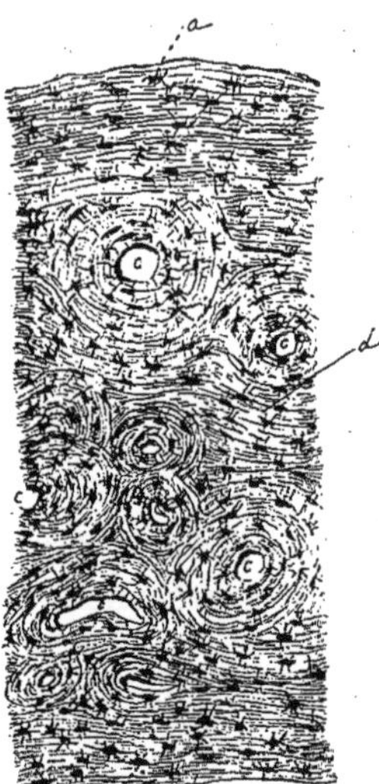

Fig. 3 (d'après Ranvier).

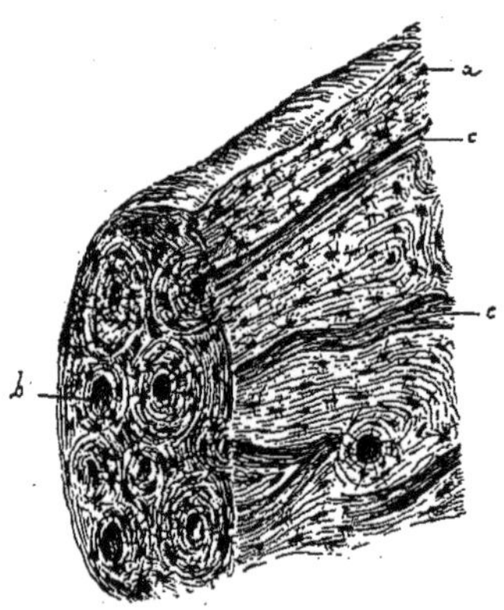

Fig. 4 (d'après Leydig).

ces qui ont habituellement une forme triangulaire, polygonale, se trouvent les systèmes *intermédiaires* ou *interstitiels, d.*

L'étude du développement nous apprendra que parmi les intermédiaires, les uns sont d'origine périostique, les autres réprésentent des vestiges d'anciens systèmes de Havers en partie détruits par le travail de remaniement incessant qui s'effectue dans l'os jusqu'à son développement complet.

Dans les épiphyses et dans les os courts le système fondamental externe est habituellement très mince.

L'opinion la plus répandue, mais non admise cependant par tous les histologistes, est que la substance fondamentale est constituée par de fines fibrilles groupées en fascicules accolés les uns aux autres pour former les lamelles. Nous renvoyons aux traités d'histologie pour l'étude détaillée de ce point intéressant de la structure de l'os.

Nous avons dit que certaines lamelles contenaient des fibres conjonctives, fibres de Sharpey, appelées aussi fibres perforantes : elles se rencontrent exclusivement dans les systèmes *intermédiaires* d'origine périostique. Leur direction est fort irrégulière, qu'il s'agisse d'un os long ou plat; elles apparaissent surtout nombreuses dans les points du squelette recouverts par le périoste et donnant insertion à des fibres tendineuses ou aponévrotiques. On ne sait si elles sont toutes calcifiées ou si seulement certaines d'entre elles sont imprégnées de sels calcaires. Quant aux fibres élastiques, constantes dans les os longs, elles accompagnent les fibres de Sharpey et sont de même origine.

3° **Cellules. Cavités osseuses.** — Sur une coupe d'os sec, on aperçoit une foule de petits corps noirs, à périphérie pourvue de prolongements délicats communiquant les uns avec les autres. Ce sont les *cavités osseuses* ou *ostéoplastes*. De forme lenticulaire, ovoïde, ils offrent une foule de canalicules irradiés, dont les anastomoses, la disposition sont variables, comme celles des cavités dont ils émanent.

Dans les systèmes de *Havers*, les ostéoplastes sont agencés en courbes concentriques; les canalicules émanés de la courbe la plus interne vont s'ouvrir dans le canal de Havers, ou bien s'anastomosent avec les canalicules voisins.

Ceux qui sont les plus périphériques communiquent avec les canalicules des systèmes de Havers, ou intermédiaires voisins, ou bien encore rentrent, par un trajet *récurrent*, dans leur propre système.

Les ostéoplastes, plus rares dans les systèmes intermédiaires, affectent une disposition analogue.

Ranvier a décrit, sous le nom de *confluents lacunaires*, certaines fentes qui existent dans les divers systèmes de lamelles, et qu'il regarde comme des ostéoplastes atrophiés.

Les cellules osseuses sont logées dans les ostéoplastes. On tend à admettre qu'elles en remplissent la cavité, et s'anastomosent par les prolongements qu'elles envoient dans les canalicules (Chevassu, Renaut, Heitzmann, Zachariades).

Cette disposition a une importance évidente au point de vue de la circulation plasmatique.

Nous rappellerons que la conception de la cellule osseuse était toute différente pour Virchow, et tenait à une erreur d'interprétation. Ses soi-disant cellules obtenues en dissociant un os traité par des acides dilués étaient constituées par une certaine couche de substance fondamentale immédiatement adjacente à la cavité de l'ostéoplaste et des canalicules, couche plus résistante aux réactifs.

Cette coque de substance fondamentale ainsi différenciée est tout à fait comparable à la capsule d'une cellule cartilagineuse; c'est une capsule osseuse.

TISSU CARTILAGINEUX.

A une certaine période du développement, tout le squelette est constitué par du cartilage. Chez l'homme, quand le développement est complet, il ne s'en trouve plus qu'aux extrémités articulaires des os ; chez l'enfant et l'adolescent, il en existe une bande plus ou moins épaisse, intercalée entre les épiphyses et la diaphyse.

Les cartilages articulaires ou d'encroûtement, les cartilages de conjugaison ou d'accroissement, appartiennent au type hyalin.

Ce dernier est caractérisé par sa substance fondamentale, homogène, transparente comme du verre; dans son intérieur se trouvent réparties les cellules cartilagineuses. Constituées essentiellement par un noyau enveloppé d'une masse protoplasmique qui contient de la matière glycogène ou de la graisse, dans des conditions déterminées, elles remplissent complètement les cavités dans lesquelles elles sont renfermées.

A l'état adulte, la cellule cartilagineuse forme autour d'elle-même une sorte de membrane nommée capsule ; dans les fibro-cartilages (où la substance fondamentale est fibreuse), c'est cette capsule seule qui donne le caractère cartilagineux au tissu.

Si l'on examine la coupe d'un cartilage articulaire, on trouve, à la surface, des capsules lenticulaires aplaties suivant la direction de la surface articulaire, disposées sur deux, trois, quatre, ou un nombre plus considérable de rangées, suivant les cartilages que l'on examine. Plus profondément existent des cellules arrondies ; une troisième couche, plus épaisse que les autres, est formée par des capsules allongées dans une direction perpendiculaire à la suface, et dans leur intérieur sont groupées, en séries linéaires, des capsules secondaires contenant chacune une cellule. Une quatrième couche, qui sert d'union entre le cartilage hyalin et l'os, est formée de cartilage calcifié.

Dans les cartilages diarthrodiaux, le tissu cartilagineux se continue jusqu'à la surface articulaire ; mais sur les bords de l'articulation, ces cartilages possèdent un revêtement fibreux (*périchondre*). Le périchondre présente une adhérence absolue avec le cartilage; ses faisceaux conjonctifs se continuent avec la substance fondamentale, de même que les cellules cartilagineuses se prolongent à une certaine distance, dans l'intervalle de ces derniers.

Les *cartilages de conjugaison* appartiennent au type hyalin ; nous dirons plus loin quelles modifications ils présentent pendant la période d'accroissement.

Quant au mode suivant lequel se multiplient les cellules cartilagineuses, c'est le suivant : division du noyau, segmentation de la masse protoplasmique pour former un corps cellulaire distinct à chaque noyau; puis, autour de chacune des cellules, formation d'une capsule distincte d'abord, et qui, ensuite, tend à se confondre avec la capsule primitive.

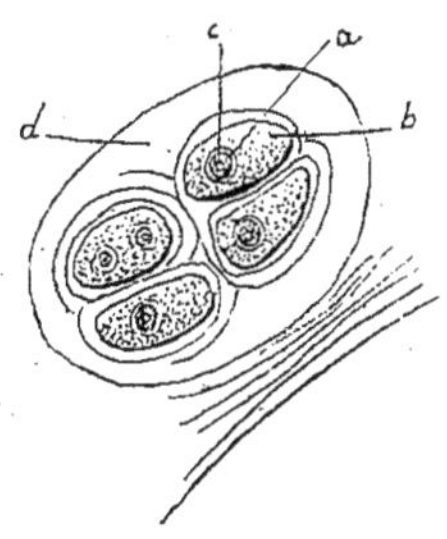

Fig. 5 (d'après Ranvier).

Le tissu cartilagineux est caractérisé essentiellement par une substance intercellulaire ou par des capsules péricellulaires. Ces capsules, de la même nature que la substance intercellulaire, sont formées d'une matière élastique, transparente, se colorant faiblement par l'iode, et donnant de la *chondrine* par l'ébullition.

Les cartilages ne renfermant pas de vaisseaux, et les cellules étant enfermées dans une substance fondamentale compacte, il est évident que les matériaux nécessaires à leur nutrition ne peuvent leur arriver qu'en passant à travers la substance intercellulaire. Celle-ci est perméable, comme le prouve la diffusion de l'eau et des matières colorantes destinées à colorer les cellules. La pénétration des substances colloïdes par les cristalloïdes est un fait suffisamment démontré pour qu'il ne soit pas besoin de faire intervenir un système de canalicules du reste absents.

VAISSEAUX.

1° **Vaisseaux sanguins.** — On peut ranger en trois groupes les artères qui pénètrent à l'intérieur d'un os long. Les premières se détachent du périoste, et pénètrent immédiatement dans la coque diaphysaire sous-jacente (artères périostales de la diaphyse). Les secondes se détachent de la même façon du périoste qui recouvre l'épiphyse, et aboutissent à la moelle contenue dans les aréoles du tissu spongieux (artères périostales de l'épiphyse).

Enfin, l'*artère nourricière,* pénétrant dans le trou et le conduit nourriciers de l'os, arrive jusque dans le canal médullaire, et se bifurque en deux branches principales, ascendante et descendante, qui se dirigent chacune vers leur épiphyse respective. Les ramifications de l'artère nourricière s'anastomosent largement avec celles qui proviennent des deux autres systèmes périphériques. Cette disposition assure absolument la nutrition dans les cas où une branche serait obstruée.

A. Sappey a démontré que les veines suivent un trajet indépendant; à l'exception des deux veinules satellites de l'artère nourricière, presque tous les canaux veineux se dirigent vers les épiphyses, et arrivent au dehors par les orifices si nombreux et si larges dont leur pourtour est criblé.

Dans les os plats, les artères sont de deux ordres : périostales ou nourricières.

Ici encore, les anastomoses sont très nombreuses et très larges ; quant aux veines, indépendantes des artères, elles aboutissent à des canaux, à des aréoles dont les os plats sont creusés. Sappey signale, sur leur trajet, des étranglements, des irrégularités qui pourraient en imposer pour des valvules. Finalement, elles se jettent dans les veines voisines de l'os.

Quant aux os courts, leur circulation rappelle absolument celle des épiphyses. Leurs veines (vertèbres) sont quelquefois très développées. A l'exception de l'artère nourricière et des artérioles périostales, tous les vaisseaux du tissu osseux sont constitués par les capillaires, réduits à leur couche endothéliale. On pourrait rencontrer deux capillaires dans un même canal de Havers. Habituellement, lorsque l'ossification est terminée, on ne trouve aucun élément entre la paroi havérienne et le capillaire. Budge et Schwalbe se sont élevés contre cette opinion, et ont décrit, autour des vaisseaux sanguins, des gaines lymphatiques analogues à celles du foie et de l'encéphale.

Nous rappellerons que Morat (1) a insisté avec raison sur l'existence, dans la moelle, de larges réseaux capillaires veineux dont les mailles auraient de 200 μ à 300 μ.

Bizzozero et Pouchet ont indiqué leurs rapports avec les capillaires artériels. On sait que Bradowsky, Lebouсq, Malassez ont émis l'idée que les myéloplaxes ne sont que des cellules angioplastiques, qui n'auraient pas évolué probablement parce qu'elles se seraient séparées de bonne heure du système sanguin.

2° **Vaisseaux lymphatiques.** — Cruveilhier a décrit des canaux lymphatiques qu'il a vus s'introduire dans le corps d'une vertèbre dorsale ; Breschet parle de ces vaisseaux sans apporter des faits personnels. Sappey n'aurait jamais pu les injecter.

Par contre, Strelzoff, Raube, Schwalbe, Budge seraient arrivés à des résultats plus probants.

Le travail de Budge est le plus important. Cet auteur admet, pour les avoir observées, des gaines lympathiques entourant les capillaires contenus dans les canaux de Havers. « Le système lymphatique, dit-il, est intimement confondu avec l'os, tandis que les vaisseaux sanguins ne se trouvent en relation avec lui que par l'intermédiaire des lymphatiques au milieu desquels ils sont plongés ; c'est par les cana-

(1) Morat, *Contribution à l'étude de la moelle des os.* Paris, 1873. Th.

licules que le suc nutritif peut arriver à tous les points de l'os. » Plus loin se trouvent émises les assertions suivantes plus que hasardeuses : « On peut regarder les cellules osseuses comme contractiles, et rattacher à cette contractilité aidée de la capillarité, le principe du mouvement de va-et-vient des liquides dans les canalicules. Il y aurait ainsi une aspiration de la lymphe à chaque contraction de la cellule osseuse ! »

A côté d'idées erronées ces recherches renferment certainement une grande part de vérité.

Morat a montré que les veinules de la moelle osseuse ont presque exactement la constitution des lymphatiques ; Neumann a décrit dans la moelle rouge des éléments cellulaires présentant la forme et les dimensions des globules blancs de la lymphe et du sang, formes intermédiaires entre les globules blancs et les globules rouges, et a considéré la moelle comme du tissu lymphoïde réticulé. Ranvier appelle les médullocelles, cellules lymphatiques de la moelle ; San Felice (1) a décrit dans cette dernière des follicules lymphatiques... Bref si le trajet des gros troncs lymphatiques est discuté, la richesse du tissu osseux en éléments lymphatiques, ses communications larges, faciles, avec le système lymphatique général sont attestées par l'histologie et comme nous le verrons plus loin par la pathologie.

NERFS DES OS.

Duverney en 1700 avait mis hors de doute la sensibilité de la moelle, « développée d'une manière exquise dans l'état naturel », dit plus tard Bichat. Gros fournit en 1846 la première démonstration anatomique de l'existence des nerfs des os. Il constata sur le bœuf et le cheval la présence de filets nerveux convergeant vers le tronc nourricier, et pénétrant dans la moelle. Au point de convergence de ces filets émanés les uns du crural, les autres du sciatique existerait un ganglion d'où partent deux rameaux. Le premier accompagne l'artère périostique, le second destiné à la moelle aurait pu être suivi jusque dans les épiphyses. Kölliker a confirmé l'existence de ces nerfs médullaires ; il aurait en outre observé des filets ténus plongeant accolés aux vaisseaux dans la région épiphysaire.

L'analyse histologique a prouvé, d'accord en cela avec l'expérimentation et la pathologie, que les nerfs appartenaient les uns au système rachidien, les autres à celui du grand sympathique.

Rémy et Variot pensent que Gros a pris pour un ganglion ce qui

(1) San Felice, *Archives italiennes de biologie*, 1890.

en réalité n'était qu'un lobule de graisse; ils ont pu constater que les filets médullaires suivent généralement le trajet des vaisseaux; un capillaire de 20 μ, en possède au moins un enroulé en spire. Quant à leur nature, les uns à myéline mesurent de 5 à 7 μ, les fibres de Remark de 2 à 3 μ. Ils n'ont pu préciser leur mode de terminaison.

En tout cas le tissu compact paraît être privé d'éléments nerveux. On trouverait des corpuscules de Pacini sur le nerf diaphysaire de certains os (Kölliker), sur les nerfs articulaires, d'après Riedinger, sur ceux du périoste.

§ 3. — Développement des os (1).

Le tissu osseux est toujours précédé, représenté par une ébauche de tissu cartilagineux ou de tissu conjonctif. La majeure partie du squelette embryonnaire est constituée par des pièces cartilagineuses dont la configuration extérieure rappelle par ses principaux traits, sinon complètement, celles du squelette définitif, osseux. Certains os procédent du tissu conjonctif et non du cartilage. — Nous étudierons successivement mais sommairement ces deux processus différents d'ossification.

1° Développement des os aux dépens du cartilage. — Formées par du cartilage hyalin, revêtues d'une membrane conjonctive, vasculaire, le périchondre, aux dépens de laquelle elles se nourrissent, les pièces cartilagineuses qui représentent les futurs os, subissent pour se transformer de profondes modifications à la fois périphériques et centrales ou *périchondrales* et *enchondrales*.

Le premier signe du travail ostéogénique, c'est l'apparition des *points d'ossification*. A ce moment, il n'y a pas encore de substance osseuse, mais ces points ou zones d'ossification sont facilement reconnaissables aux détails suivants : Les cellules cartilagineuses augmentées de volume, deviennent vésiculeuses, la substance intercellulaire est de plus en plus réduite; finalement substance fondamentale et capsules cartilagineuses sont envahies par des sels calcaires, sous forme de grains anguleux de deux à trois μ.

Ce premier stade a reçu le nom de *stade de calcification*. A ce moment intervient un nouvel élément qui va jouer un rôle capital, c'est l'élément vasculaire. Au stade de calcification succède le *stade de vascularisation*. Des bourgeons vasculaires émanés du périchondre pénètrent dans la substance cartilagineuse, creusant celle-ci, et déterminant sur leur passage la résorption partielle des cloisons

(1) Nous avons largement mis à contribution l'article remarquable de M. Nicolas sur le développement des os (*Anatomie Poirier*).

calficifiées intercellulaires; tandis que certains auteurs admettent que les vaisseaux exécutent ce forage par leur poussée, d'autres (Kölliker), font intervenir l'action destructive de cellules, qu'ils nomment, pour cela, ostéoclastes. Les cavités capsulaires défoncées communiquent entre elles, bientôt existent des espaces plus ou moins grands, plus ou moins réguliers, dans lesquels circulent les vaisseaux et dont les parois sont formées par des travées de substance fondamentale calcifiée. Ce sont les *espaces médullaires primitifs*. Ceux-ci ne contiennent pas seulement des vaisseaux, mais aussi des éléments cellulaires, cellules médullaires dont une partie va constituer les cellules osseuses, les ostéoblastes, et concourir à la formation de la substance osseuse, osséine. Alors apparaît le troisième stade, celui de l'ossification.

A la surface des travées calcifiées, formant les parois des espaces médullaires, on voit se déposer certaines cellules (ostéoblastes) peu à peu englobées dans la substance osseuse ; à ce moment le cartilage primitif est remplacé par un tissu spongieux vascularisé, dans lequel les trabécules sont constitués par les débris de la substance fondamentale calcifiée, recouverts d'une couche plus ou moins épaisse de substance osseuse, contenant dans son intérieur des ostéoblastes. On n'est pas absolument fixé sur l'origine de la substance osseuse, pour les uns elle résulterait de la transformation des couches périphériques du protoplasma des ostéoblastes, pour les autres ces derniers la sécréteraient pour ainsi dire.

Il est bien évident que ce travail d'ossification aux dépens des pièces cartilagineuses ne s'accomplit pas sans que celles-ci s'accroissent, dans toutes leurs dimensions s'il s'agit d'un os court, dans leur axe longitudinal surtout, si c'est un os long. En un mot, à mesure que de nouvelles couches de cartilages sont ossifiées, il s'en reforme d'autres, et ce double travail continue jusqu'à ce que l'os ait atteint ses proportions définitives.

Nous rappellerons que, en général, dans les os longs, il y a trois points d'ossification, un au milieu de la diaphyse, *point diaphysaire*, un dans chaque épiphyse, *points épiphysaires*. On les distingue en *primitifs* et *secondaires* suivant la date de leur apparition. Il existe de plus des points *accessoires*, plus ou moins circonscrits, et constants dont le rôle est, comme leur nom l'indique, bien moins important.

Sur une coupe longitudinale d'un os long, qui vient de subir les transformations précédentes, et dans lequel les points épiphysaires ne se sont pas encore montrés, on trouve la disposition suivante :

La diaphyse est nettement séparée de l'épiphyse encore cartilagineuse par une limite tranchée, c'est la *ligne d'ossification*. C'est le point de pénétration extrême des bourgeons vasculaires et c'est là que la substance osseuse commence à se déposer. En partant de cette ligne et du côté de l'épiphyse, nous trouvons successivement : 1° la zone de calcification ; 2° la zone de prolifération ; 3° les cellules cartilagineuses ordinaires.

Ces zones se continuent insensiblement entre elles. A mesure que l'on se rapproche de la ligne d'ossification, les cellules cartilagineuses deviennent plus volumineuses, se multiplient et s'agencent en files, en séries (*cartilage sérié*, de Ranvier), La multiplication des cellules cartilagineuses fort active, est réalisée suivant le mode cariocinétique. Tout contre la ligne d'ossification, les cellules s'atrophient, dégénèrent et se désagrègent. En ce point les vaisseaux font irruption ; les espaces médullaires primitifs sont dès lors constitués par la rupture des cloisons intercellulaires. Quant à la substance fondamentale calcifiée disposée en bandelettes, en colonnettes longitudinales, elle dirige les vaisseaux dans le sens longitudinal, c'est pour cela qu'on leur a donné le nom de cloisons ou *travées directrices*.

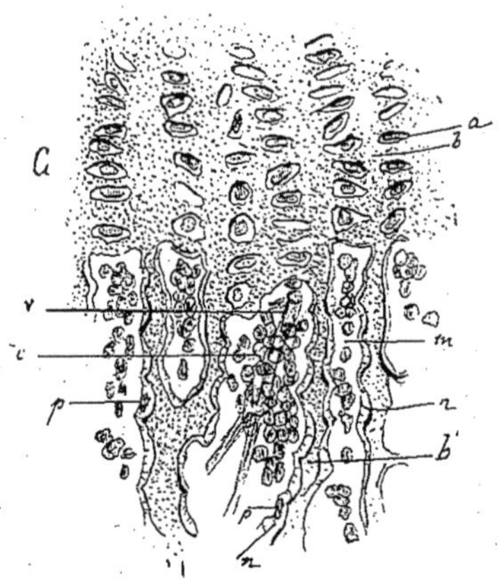

Fig. 6. — (D'après Ranvier).

a, cartilage sérié. — *b*, substance fondamentale. — *b'*, substance fondamentale calcifiée. — C, cellules médullaires. — *v*, vaisseaux. — *m*, espace médullaire. — *n*, osséine. — *r*, travée directrice. — *p*, ostéoblaste.

Dans les os courts et dans les os plats, les phénomènes sont les mêmes, mais ont moins de netteté, comme on le comprend, en ce qui concerne la disposition sériée.

2° **Ossification périchondrale ou périostique.** — Ce n'est pas seulement par ses bourgeons vasculaires que le périchondre (futur périoste) intervient dans l'ossification. Formé d'une couche externe de tissu conjonctif mélangé de fibres élastiques fines, très vasculaires, et d'une couche interne épaisse (ostéogène) de cellules arrondies, on le voit sur un os long, subir les transformations suivantes au moment où le point d'ossification diaphysaire apparaît :

La substance fondamentale, fibrillaire, se *calcifie*, puis s'ossifie, et les cellules, véritables ostéoblastes, se transforment en cellules osseuses.

La structure de l'os périostique fœtal est bien particulière ; suivant la comparaison de Kölliker, c'est un os *grossièrement fibreux et non lamellaire*. Creusé de lacunes (canaux primitifs de Havers), qui sont limitées par des faisceaux de fibres conjonctives calcifiées ou non (fibres de Sharpey) et contiennent des vaisseaux et des cellules, il ne présente aucune trace de la disposition régulière de l'état adulte.

Plus tard, que les fibres de Sharpey subissent ou non la calcification, les cellules ostéogènes, ostéoblastes, se déposeront en couches régulières, seront englobées par la substance osseuse et deviendront des cellules osseuses. Peu à peu les espaces médullaires ou les canaux primitifs de Havers sont comblés par le dépôt successif, régulier et concentrique de substance et de cellules osseuses. Celles-ci forment un système de lamelles dont le centre est occupé par des vaisseaux et des cellules (système de Havers). On comprend, par ce que nous venons de dire, pourquoi les fibres de Sharpey ne peuvent faire partie de l'os haversien et sont toujours en dehors.

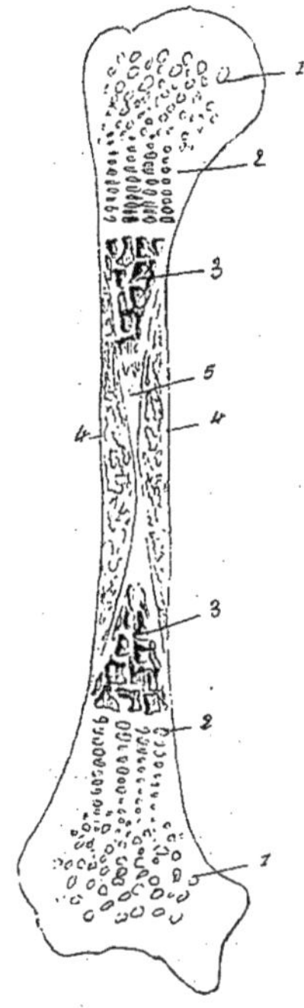

Fig. 7. — (D'après Debierre).

1, cartilage édiphysaire. — 2, cartilage sérié. — 3, os enchondral. — 4, os périostal. — 5, ébauche du canal médullaire.

Il est maintenant facile de se rendre compte de la manière dont l'ossification enchondrale et l'ossification périostique concourent à la formation de l'os fœtal.

Sur une coupe longitudinale d'un os long, on voit, aux deux extrémités, les épiphyses cartilagineuses; la diaphyse seule est osseuse et comprend une portion centrale d'origine cartilagineuse en forme de sablier à bases correspondant aux lignes d'ossification, un étui osseux périostique, plus épais au milieu, effilé à ses extrémités. L'os périostique forme deux cônes creux emboîtant deux cônes pleins d'os cartilagineux. Ranvier a donné le nom d'*encoche d'ossification* à une sorte de dépression séparant l'épiphyse de l'étui périostique; en ce point les fibres du périoste pénètrent dans le cartilage et s'y perdent.

Lorsque les points d'ossification apparaissent dans les épiphyses, il reste une bande de cartilage entre l'épiphyse et la diaphyse. Cette zone serait vite envahie par l'ossification qui l'assiège sur ses deux faces diaphysaire et épiphysaire, si elle ne possédait la faculté de se régénérer sans cesse jusqu'à une certaine époque de la vie. On la désigne sous le nom de *cartilage de conjugaison* ou *d'accroissement*; il joue comme on le verra un rôle plus que prépondérant dans l'accroissement en longueur des os. Lorsque la croissance est terminée, il se laisse envahir par l'ossification; on dit alors que l'épiphyse est soudée à la diaphyse.

Os d'origine conjonctive. — A ce groupe appartiennent les os de la voûte du crâne et une partie des os de la face, soit : la moitié supérieure de l'écaille de l'occipital, les pariétaux, le frontal, l'écaille du temporal, les os du nez, les unguis, les os malaires, les maxillaires supérieurs, les palatins, le vomer, l'aile interne des apophyses ptérygoïdes. L'ossification présente les mêmes particularités que celle de l'os périostique. Au début c'est un tissu osseux grossièrement fibreux, creusé d'espaces médullaires irréguliers, canaux primitifs de Havers. Plus tard, ces derniers sont comblés par des dépôts réguliers concentriques de cellules et de substance osseuse (canaux de Havers).

Constitution définitive des os. — Des expériences mémorables ont démontré que les os s'accroissaient en longueur aux dépens de couches nouvelles formées par le cartilage de conjugaison, en épaisseur par l'apposition de nouvelles couches sous-périostiques. Toutefois ces deux phénomènes pas plus que l'accroissement interstitiel (?) ne sauraient expliquer complètement comment les os acquièrent leur constitution définitive.

L'os adulte n'a pas la même forme, les mêmes proportions que l'os de l'enfant.

Hunter avait parlé de la *résorption modelante* : depuis on a élucidé en partie (Kölliker) les phénomènes si remarquables de résorption et de néoformation incessantes qui aboutissent à la constitution définitive des pièces osseuses.

On sait que l'os cartilagineux (ou mieux enchondral) est résorbé en totalité, et qu'il ne reste de lui contre la face diaphysaire du cartilage de conjugaison qu'une zone d'os enchondral sans cesse reconstituée.

Du côté de l'os périostique le travail de résorption n'est pas moins actif ; ses couches les plus internes, les plus anciennement formées disparaissent ; à mesure que de nouvelles couches sont déposées à l'extérieur, les anciennes sont détruites. A la fin du développement, la moelle édifie à la surface interne de l'étui diaphysaire une couche généralement peu épaisse de lamelles concentriques, système lamellaire *fondamental interne* ou périmédullaire.

Dans l'épaisseur même de l'os périostique on voit disparaître et se reformer les systèmes de Havers : si bien que sur l'os adulte entre les systèmes de Havers définitifs on pourra retrouver des systèmes de Havers anciens, en partie détruits (intermédiaires), et des systèmes intermédiaires périostiques, ces derniers contenant seuls des fibres de Sharpey.

Enfin quand tous les os ont acquis à peu près leur configuration, on peut trouver à leur surface un système de lamelles ; système *fondamental externe* ou périphérique.

Quel est l'agent de cette résorption? On suppose que ce sont les cellules à noyaux multiples, myéloplaxes de Robin, que Kölliker a désignés sous le nom d'ostéoclastes, et d'autres auteurs sous celui d'ostéophages. On les trouve en effet à la surface des régions osseuses en voie de résorption, nichées dans des fossettes ou lacunes de Howship.

LOIS GÉNÉRALES DE L'OSSIFICATION DU SQUELETTE.

Dès 1819, Serres a donné sur la formation des os symétriques, des éminences et des cavités osseuses les trois formules suivantes :

1° Tout os médian a été primitivement double (loi de symétrie) ;

2° Toute saillie osseuse a un point d'ossification particulier (loi des éminences) ;

3° Toute cavité est formée par la conjugaison de deux ou plusieurs pièces.

Les principales formules de A. Bérard sur l'ossification des os longs paraissent pouvoir se résumer ainsi :

L'épiphyse d'un os qui se soude la première avec la diaphyse ou bien se développe conjointement avec elle, est celle vers laquelle se dirige le conduit nourricier.

Vraie pour les os longs de l'homme, cette formule ne saurait s'appliquer aux côtes qui, comme on le sait, n'ont pas de conduit nourricier.

D'après Sappey le premier point épiphysaire d'un os long apparaît sur son extrémité la plus volumineuse. Vraie pour le radius, cette loi est inexacte pour le cubitus.

Pour Ollier, Wolff l'ossification est plus rapide à l'extrémité de la diaphyse qui se soudera le plus tard avec l'extrémité correspondante. On a fait remarquer que quand un os long manque de point complémentaire à l'une de ses extrémités, c'est vers celle-là que se dirige le trou nourricier. Quant à Kölliker, il admet que les épiphyses croissent avec plus d'énergie du côté de l'articulation que du côté du corps de l'os.

Dans une communication récente (1), notre ami Alexis-Julien s'occupant de l'apparition du premier point épiphysaire d'un os long propose la formule suivante :

Le premier point épiphysaire d'un os long apparaît toujours sur

(1) *Académie des sciences*, 11 avril 1892. M. Picqué avait déjà dit que le premier point épiphysaire d'un os long mono-épiphysaire apparaît sur son extrémité la plus mobile. Vraie pour les côtes, la clavicule, les phalanges et les premiers métacarpien et métatarsien, cette formule est inexacte pour les quatre derniers métacarpiens et métatarsiens dont les deux extrémités sont également fixes.

son extrémité la plus importante au point de vue fonctionnel. Cette extrémité peut ne pas être la plus volumineuse ni la plus mobile... mais elle répond toujours à l'articulation où se produisent les mouvements les plus importants.

Pour les os diépiphysaires, et monoépiphysaires M. Julien justifie ainsi sa manière de voir :

Os diépiphysaires. — Le *membre thoracique* est, avant tout, un appareil de préhension, dans lequel le rôle le plus important appartient aux articulations dont les mouvements sont les plus variés et les plus étendus. Ces articulations sont, sans contredit, les deux extrêmes, c'est-à-dire la scapulo-humérale et la radio-carpienne. Or, c'est au niveau de ces deux articulations qu'apparaît le premier point épiphysaire de l'humérus, du radius et du cubitus.

Le *membre abdominal* est, au contraire, avant tout, un appareil de marche et de sustentation, dans lequel le rôle le plus important appartient à l'articulation la plus étendue, la plus solide et la plus riche en ligaments. De l'aveu de tous les anatomistes, cette articulation est la moyenne, c'est-à-dire la fémoro-tibiale. Or, c'est au niveau de cette articulation qu'apparaît le premier point épiphysaire du fémur et du tibia.

Fortement unies au tibia, les deux extrémités du *péroné* sont également fixes. Mais, tandis que la proximale est entièrement exclue de l'articulation fémoro-tibiale, la distale contribue fortement, au contraire, à la formation de l'articulation tibio-tarsienne : son rôle est donc beaucoup plus important que celui de la proximale. Or, c'est sur l'extrémité distale du péroné qu'apparaît le premier point épiphysaire de cet os.

Le premier point épiphysaire d'un os long diépiphysaire apparaît donc sur son extrémité la plus importante au point de vue fonctionnel.

Os monoépiphysaires. — Le premier point épiphysaire des os longs monoépiphysaires apparaît également sur leur extrémité la plus importante au point de vue fonctionnel : 1° extrémité proximale des côtes, de la clavicule, des premiers métacarpien et métatarsien et des phalanges; 2° extrémité distale des quatre derniers métacarpiens et métatarsiens. Bien que l'on puisse discuter longtemps sur l'importance fonctionnelle relative de telle ou telle articulation, nous ferons remarquer qu'en adoptant la formule de M. Julien et en tenant compte des données exposées plus loin, on peut dire :

Que les os longs diépiphysaires présentent leur premier point épiphysaire vers l'extrémité qui préside surtout à l'accroissement en longueur du membre et qui répond à l'articulation où se produisent les mouvements les plus importants. Cette extrémité d'élection au point de vue physiologique est aussi un siège d'élection pour les altérations pathologiques.

§ 4. — Ossification et développement de quelques segments du squelette. — Cartilages de conjugaison; leur forme, leurs rapports, leur importance.

L'influence des phénomènes de croissance sur le siège, la gravité, la thérapeutique des lésions du squelette nécessite la connaissance précise de certaines données anatomiques. Au lieu de renvoyer aux ouvrages spéciaux, nous avons préféré les relater ici en leur accordant toute l'importance qu'elles méritent.

Suivant qu'un cartilage de conjugaison sera intra ou extra-synovial, un foyer d'ostéite donnera ou non une arthrite consécutive; suivant qu'une résection sera intra ou ultra-épiphysaire ou aura un raccourcissement ultérieur plus ou moins marqué. Dans la thèse de Sézary (1), Ollier a insisté sur les rapports des extrémités osseuses avec les synoviales; de même que dans ses diverses publications et son œuvre magistrale il n'a cessé d'appeler l'attention sur l'importance de ces détails anatomiques au point de vue opératoire. Pour compléter la démonstration qu'il donne du danger des résections ultra-épiphysaires, il signale les faits d'arrêt d'accroissement contenus dans un mémoire de Hoffa, lu au Congrès des chirurgiens allemands en 1885. Un enfant de trois ans opéré par Rose (résection du genou) présentait, sept ans plus tard, un raccourcissement de 20 centimètres! Un fait de Kappeler indique 20 centimètres de raccourcissement pour une résection ultra-épiphysaire pratiquée à l'âge de dix ans. Même raccourcissement sur un malade du même chirurgien opéré à quatorze ans.

Après les résections intra-épiphysaires, Hoffa a bien trouvé quelques cas où le raccourcissement était allé jusqu'à 11 centimètres et demi (après huit ans), mais la plus grande partie des observations indiquent seulement 2 à 7 centimètres. Dollinger, Bothe ont publié des faits analogues.

Au surplus nous ne croyons pas devoir insister davantage sur la nécessité de répandre de telles notions. Loin d'être un hors-d'œuvre l'exposé suivant s'impose préalablement à l'étude de la pathologie osseuse : la large place que lui accorde Ollier dans son livre nous est un sûr garant de son utilité pratique.

(1) Sézary, *De l'ostéite aiguë chez les enfants et les adolescents*, Thèse Paris, 1870.

MEMBRE SUPÉRIEUR.

Humérus. — L'os du bras se développe par huit points d'ossification : un point primitif pour le corps et sept points complémentaires, trois pour l'extrémité supérieure et quatre pour l'extrémité inférieure.

Le point primitif paraît du trentième au quarantième jour de la vie fœtale; il occupe la partie moyenne de la diaphyse, s'étend progressivement vers les extrémités, et produit à lui seul les sept huitièmes de l'os. A la naissance, les deux extrémités sont encore cartilagineuses.

Extrémité supérieure. — Vers l'âge de quatre ans, les points osseux de la tête humérale, de la grosse tubérosité et de la petite tubérosité sont tous formés ; ces trois petites épiphyses se soudent entre elles de quatre à cinq ans, mais restent séparées de la diaphyse par un cartilage qui persiste généralement jusqu'à l'âge de vingt-deux ans. La portion articulaire de la tête humérale est constituée seulement par une partie de l'épiphyse, et le cartilage de conjugaison diaphyso-épiphysaire appartient à la variété mixte; il est *sous-périostique en dehors*, *intra-synovial en dedans*. On peut voir, d'après les figures ci-jointes, qu'il n'est pas possible d'enlever une certaine hauteur de l'extrémité articulaire sans léser (chez l'enfant) le cartilage. Ce fait est extrêmement important, car, jusqu'au moment de la soudure, il fournit activement à l'allongement de l'os, surtout actif de dix-sept à dix-huit ans chez l'homme, de quatorze à quinze ans chez la femme; on devra donc, autant que possible, le ménager.

Ollier insiste avec raison sur la direction du plan du cartilage; il forme une sorte de dôme dont le sommet est plus rapproché du cartilage diarthrodial que des parties latérales.

Un trait de scie horizontal partant de l'insertion interne de la capsule emportera toujours la totalité du cartilage de conjugaison.

Extrémité inférieure. — Les quatre points d'ossification de l'extrémité inférieure offrent une certaine irrégularité dans leur évolution. Le premier apparaît dans le condyle vers la fin de la seconde année; celui de la trochlée ne se dessine que vers l'âge de douze ans; il se forme dans le bord interne de la poulie.

Le point osseux de l'épitrochlée commence à paraître quelquefois entre quatre et cinq ans, d'autres fois beaucoup plus tard; celui de l'épicondyle vers treize ans. Jusqu'à l'âge de seize à dix-sept ans, ces noyaux restent distincts du corps de l'os. Les noyaux épiphysaires du condyle et de la trochlée ont une faible hauteur, de sorte que le cartilage qui les sépare de la diaphyse est *intra-synovial*. La diaphyse s'enfonce jusque dans l'articulation; étranglée au niveau des fossettes olécrânienne et coronoïdienne, elle s'épaissit ensuite pour former la partie supérieure du renflement articulaire. De là, l'invasion fatale de l'articulation dans les ostéites juxta-épiphysaires suppurées, et l'impossibilité de décollements épiphysaires sans que la synoviale soit ouverte. Les noyaux épiphysaires de l'épicondyle et de l'épitrochlée sont au dehors de l'articulation, aussi peut-on les abraser et les évider sans ouvrir la synoviale. Les figures ci-jointes permettent de se rendre compte des rapports de la synoviale avec la diaphyse.

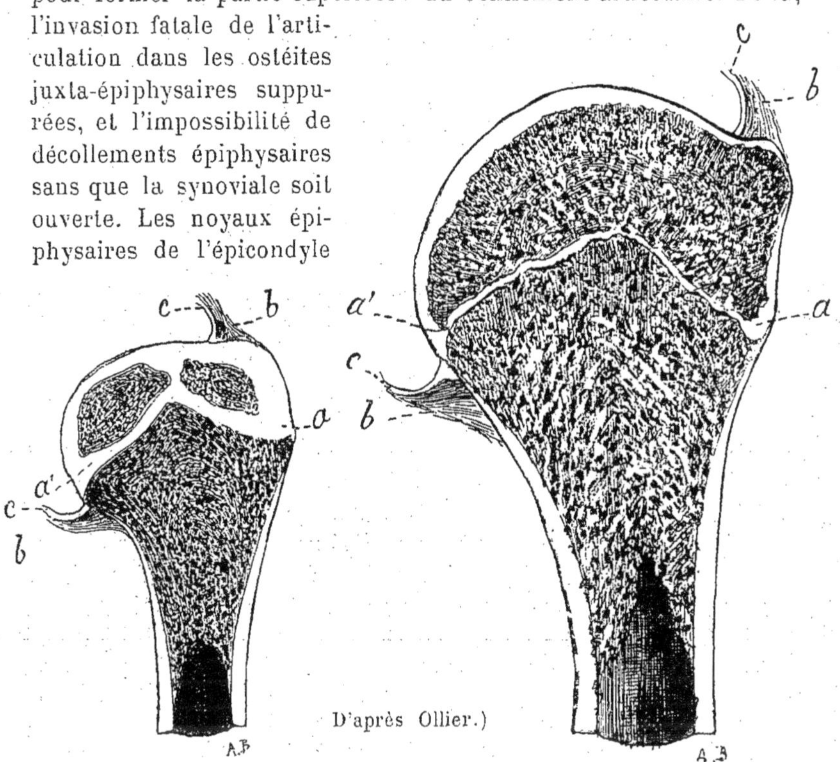

(D'après Ollier.)

Fig. 8 et 9. — Figures indiquant les limites de l'insertion de la synoviale sur la tête humérale, et montrant la direction et les rapports du cartilage de conjugaison.

Fig. 8. — Tête humérale d'un enfant de quatre ans. — L'épiphyse présente encore deux points d'ossification distincts. — *aa'* cartilage de conjugaison séparant les noyaux épiphysaires de la portion juxta-épiphysaire de la diaphyse ; la portion *a* est sous-périostique, la portion *a'* ou segment interne est intra-synoviale. — *b*, *b*, insertions de la capsule doublée de la synoviale *c*, *c*.

Fig. 9. — Tête humérale d'un sujet de 16 à 17 ans. — L'épiphyse forme une masse osseuse revêtue seulement du cartilage diarthrodial dans sa partie supérieure et interne; elle est séparée de la diaphyse par une mince couche de cartilage conjugal. L'accroissement est déjà très avancé ; le cartilage, quoique pouvant rester encore longtemps distinct, n'aura dans l'avenir qu'une faible activité. Mêmes lettres indicatives que pour la figure 8.

Cubitus. — Cet os se développe par un point primitif pour le corps et trois points complémentaires, dont deux pour l'extrémité supérieure et un pour l'extrémité inférieure.

Le point primitif apparaît du trentième au quarantième jour de la vie fœtale; occupant la partie moyenne de la diaphyse, il s'étend plus tard de façon à former non seulement le corps de l'os, mais encore les deux tiers inférieurs de l'olécrâne et toute l'apophyse coronoïde; en bas, il forme la moitié supérieure de la tête de l'os.

C'est donc la diaphyse qui forme les trois quarts de la grande cavité sigmoïde, c'est-à-dire toute la surface articulaire du cubitus. L'épiphyse reste longtemps cartilagineuse; ce n'est qu'à douze ou

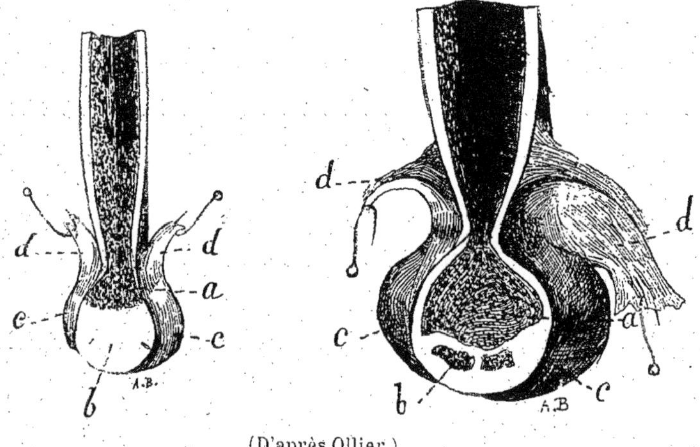

(D'après Ollier.)

Fig. 10. — Coupe antéro-postérieure de l'extrémité inférieure de l'humérus, chez un enfant de 4 ans.

Fig. 11. — Même coupe sur un sujet de 15 ans.

Fig. 10. — *a*, extrémité de la diaphyse humérale. — *b*, cartilage épiphysaire qui ne présente pas encore de noyau d'ossification. — *c*, *c*, surface cartilagineuse de la trochlée. — *d*, *d*, synoviale relevée en avant et arrière au niveau des fosses olécrânienne et coronoïdienne.

Fig. 11. — Mêmes lettres explicatives. On voit dans le cartilage deux noyaux osseux de l'épiphyse de la trochlée *b*.

treize ans qu'apparaît le premier point osseux de l'olécrâne; entre treize et quatorze ans, un second point se montre au-dessus du premier, dans le bec de l'olécrâne; quelquefois, il y a une série de points osseux le long de l'épiphyse olécrânienne.

La soudure au corps de l'os se fait de quinze à seize ans; Ollier a trouvé plusieurs fois l'épiphyse parfaitement séparable entre dix-huit et dix-neuf ans.

Les figures ci-jointes permettent de se rendre compte des rapports de la synoviale avec l'extrémité supérieure du cubitus. Une lésion juxta-épiphysaire pourra, suivant qu'elle se dirige du côté du cartilage articulaire ou vers la surface osseuse, donner ou non lieu à des lésions articulaires. On voit aussi quelle faible hauteur on peut retrancher chez les enfants sans nuire à l'accroissement en longueur du membre.

Extrémité inférieure. — L'épiphyse paraît de sept à neuf ans, et se soude au corps de l'os de vingt à vingt-quatre ans. C'est par l'extrémité inférieure que se fait principalement l'accroissement des os de l'avant-bras. Ollier l'évalue approximativement, chez l'homme, à *trois cinquièmes pour un*, relativement à l'extrémité supérieure. Le cartilage (avec celui du radius) appartiennent à la *variété mixte*, bien que sous-périostiques, cependant, sur la plus grande partie de leur

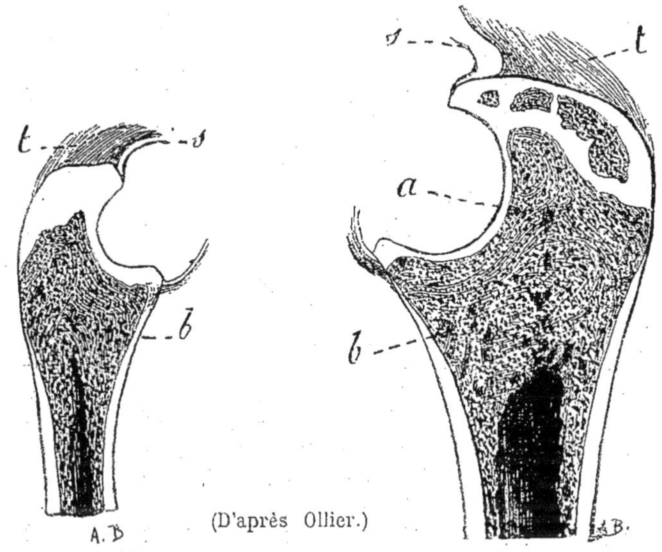

(D'après Ollier.)

Fig. 12. — Coupe verticale antéro-postérieure de l'olécrâne, chez un enfant de 4 ans.

Fig. 13. — Même coupe sur le cubitus d'un sujet de 15 ans.

Fig. 12. — *b*, ossification diaphysaire se prolongeant jusqu'au tiers supérieur de la grande cavité sigmoïde. — *t*, insertion du triceps. — *s*, synoviale. L'épiphyse est complètement cartilagineuse.

Fig. 13. — Mêmes lettres explicatives. On voit trois noyaux d'ossification dans l'épiphyse olécrânienne.

étendue. C'est seulement au niveau de l'articulation radio-cubitale inférieure qu'ils sont intra-synoviaux. Comme on le voit, on ne peut enlever qu'une minime hauteur de l'épiphyse sans léser le cartilage d'accroissement.

Radius. — Il présente trois points d'ossification, un primitif pour le corps et deux pour les extrémités.

Le point primitif apparaît au trentième ou quarantième jour de la vie fœtale, et forme non seulement le corps de l'os, mais une grande partie de l'extrémité supérieure.

Le point d'ossification de l'épiphyse supérieure du radius apparaît vers l'âge de six ans, et comme la diaphyse pénètre dans l'articula-

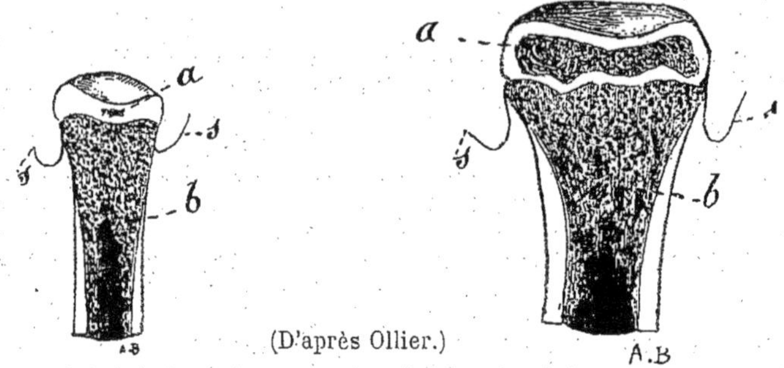

(D'après Ollier.)

Fig. 14. — Coupe verticale de l'extrémité du radius chez un enfant de 4 ans.

Fig. 15. — Même coupe sur un sujet de 15 ans.

Fig. 14. — *a*, épiphyse présentant à son centre un petit grain osseux. — *b*, ossification diaphysaire. — *s*, *s*, synoviale qui se réfléchit sur le col du radius.

Fig. 15. — Mêmes lettres explicatives.

tion, le cartilage de conjugaison est complètement intra-synovial;

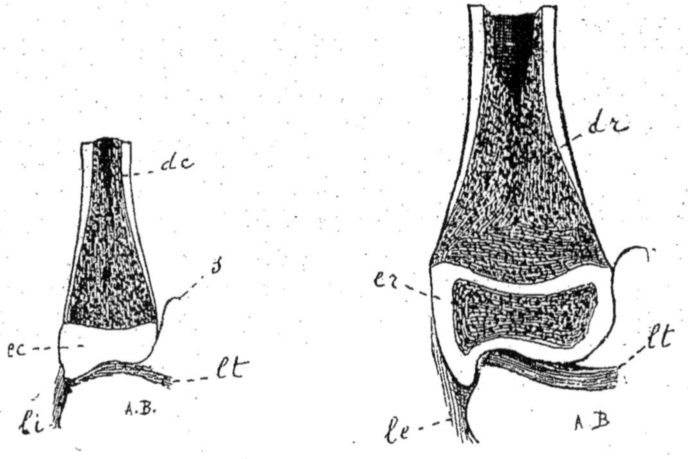

(D'après Ollier.)

Fig. 16. — Extrémité inférieure du cubitus d'un enfant de 4 ans.

Fig. 17. — Extrémité inférieure du cubitus d'un sujet de 16 ans.

Fig. 16. — *ec*, épiphyse encore cartilagineuse. — *dc*, diaphyse cubitale. — *s*, synoviale radio-cubitale inférieure dépassant en haut la portion ossifiée de la diaphyse, de sorte que le cartilage d'accroissement se trouve intra-synovial. — *lt*, ligament triangulaire. — *li*, ligament latéral interne.

Fig. 17. — *dr*, diaphyse cubitale. — *cr*, épiphyse cubitale. — *lt*, ligament triangulaire. — *li'* ligament latéral interne. — Le bord inférieur de la diaphyse arrive jusque dans l'articulation radio-cubitale.

celui du cubitus est mixte, intra-synovial en avant, sous-périostique en arrière. L'épiphyse se soude de dix-sept à dix-huit ans.

L'épiphyse de l'extrémité carpienne du radius paraît de deux à

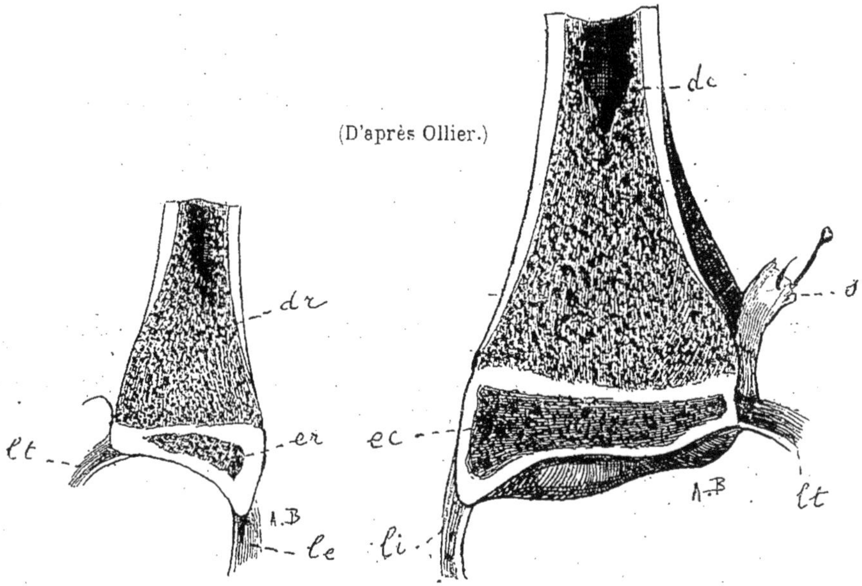

Fig. 18. — Extrémité inférieure du radius d'un enfant de 4 à 5 ans.

Fig. 19. — Extrémité inférieure du radius chez un sujet de 17 ans.

Fig. 18. — *er*, épiphyse radiale. — *dr*, diaphyse radiale. — *lt*, ligament triangulaire. — *le*, ligament latéral externe. — L'extrémité de la diaphyse est intrasynoviale.

Fig. 19. — *ec*, épiphyse radiale. — *dc*, diaphyse radiale ; entre ces deux portions cartilage de conjugaison intrasynovial au niveau de l'articulation radiocubitale. — *s*, synoviale radio-cubitale, relevée par une érigne. — *lt*, liagment triangulaire. — *li*, ligament latéral externe.

trois ans, et se soude au corps de l'os de vingt à vingt-cinq ans (comme celle du cubitus).

Carpe. Métacarpe. Phalanges (fig. 18, 19). — Leur développement n'offre aucun intérêt au point de vue qui nous occupe; nous dirons seulement que les métacarpiens présentent un point d'ossification vers le deuxième ou troisième mois, et un point épiphysaire (de 3 à 5 ans) dans leurs extrémités digitales. Seul, le métacarpien du pouce a son point épiphysaire à l'extrémité carpienne, d'où certains auteurs ont considéré le métacarpien du pouce comme une phalange, l'épiphyse seule représentant le métacarpien.

MEMBRE INFÉRIEUR.

Fémur. — Le fémur se développe par cinq points d'ossification : un point primitif pour le corps, un point complémentaire pour l'extrémité inférieure, trois pour l'extrémité supérieure.

Le point primitif se montre dans les premiers jours du second mois de la vie fœtale; en se développant, il formera le corps et la plus grande partie de l'extrémité supérieure, en se prolongeant jusqu'à la base de la tête du fémur; le col en est, par conséquent, une dépendance.

Extrémité supérieure. — L'extrémité supérieure du fémur présente

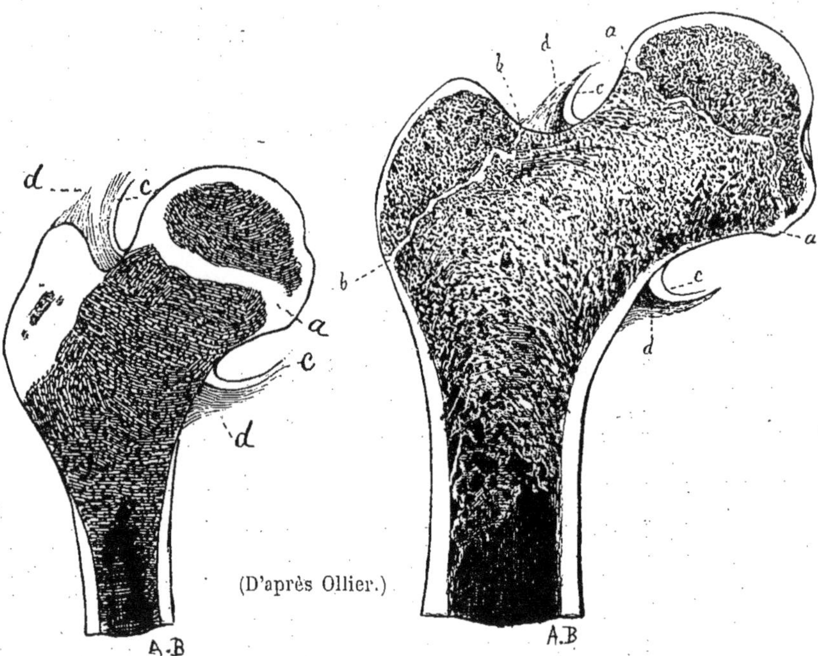

Fig. 20. — Coupe de l'extrémité supérieure du fémur sur un sujet de 4 ans, enfant chétif (grandeur naturelle).

Fig. 21. — Coupe de l'extrémité supérieure du fémur sur un sujet de 16 ans (réduction d'un tiers).

Fig. 20. — *a*, *a*, cartilage de conjugaison de la tête fémorale : il est tout à fait intra-synovial. — *b*, *b*, cartilage du grand trochanter dans lequel apparaît le point d'ossification : il est complètement sous-périostique. — *c*, *c*, insertion de la synoviale. — *d*, *d*, insertions de la capsule confondue en haut avec les tendons qui la doublent. — Le petit trochanter ne se voit pas sur la coupe.

Fig. 21. — Mêmes lettres explicatives. Le petit trochanter ne se voit pas sur la coupe.

trois épiphyses : une pour la tête, une pour le grand trochanter et une pour le petit. Les deux derniers se soudent à la diaphyse de seize à dix-sept ans, les deux derniers de dix-sept à dix-huit ans; quelquefois, la soudure n'est complète que de dix-neuf à vingt ans.

Le cartilage de conjugaison du grand trochanter est tout à fait sous-périostique, à plus forte raison celui du petit trochanter. Quant au cartilage intermédiaire au col et à la tête, il est entièrement intra-synovial; de là l'envahissement forcé de l'articulation dans le cas de lésions siégeant à son niveau.

Extrémité inférieure. — L'épiphyse de l'extrémité inférieure l'emporte sur toutes les autres par son volume extrêmement considérable. Le noyau d'ossification commence à se montrer vers la fin du dernier mois de la grossesse; à la naissance il offre le volume d'un pois, occupe le centre du cartilage, répond au tiers supérieur de la poulie fémorale. Il se développe rapidement et envahit bientôt toute la masse cartilagineuse, qui reste séparée de la diaphyse jusqu'à l'âge de vingt ans et quelquefois plus tard. Le cartilage est

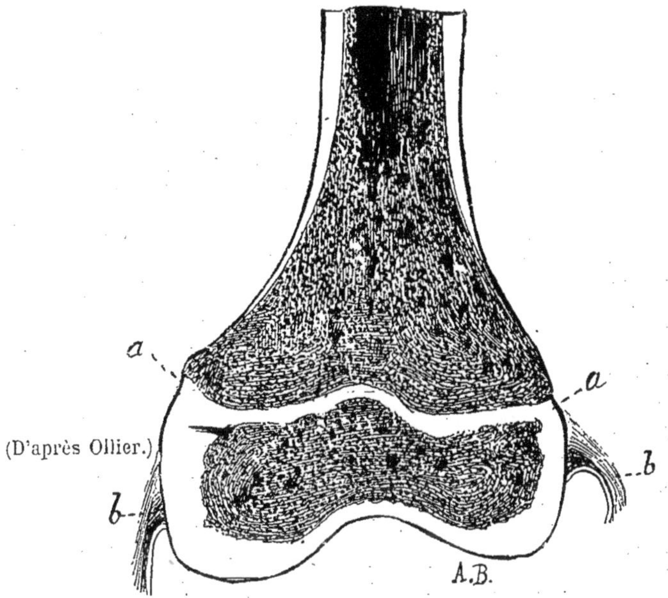

(D'après Ollier.)

Fig. 22. — Coupe transversale et bilatérale de l'extrémité inférieure du fémur sur un sujet de 5 ans et demi (grandeur naturelle).

a, a, cartilage de conjugaison décrivant une sinuosité presque parallèle à la coupe des condyles. — *b, b*, insertion des ligaments latéraux doublés de la synoviale. — C'est la moitié antérieure de l'os que représente le dessin; le condyle interne est à gauche.

sinueux dans son trajet; il ne forme pas un plan régulier. Sur une coupe verticale et bilatérale, il suit approximativement les sinuosités des surfaces articulaires. Vers l'âge de quatre ou cinq ans il est assez exactement parallèle à la dépression intercondylienne; mais à l'âge de seize ans, il est un peu moins bombé à ce niveau. Cette coupe bilatérale ferait croire que le cartilage de conjugaison est complètement sous-périostique; les ligaments latéraux et la synoviale qui les double, surtout le ligament interne, sont uniquement en rapport avec l'épiphyse. Mais par une coupe antéro-postérieure on voit que les rapports sont tout autres en avant et en arrière et que si les ostéites juxta-épiphysaires ne peuvent pas facilement se propager à l'articulation par les parties latérales, elles doivent l'atteindre rapidement lorsqu'elles siègent sur la partie médiane en avant ou en arrière. *En avant*, on voit que le cartilage affleure l'insertion de la synoviale et qu'une ostéite suppurée de la portion juxta-épiphysaire n'a que ce frêle obstacle à surmonter pour envahir l'articulation. *En arrière*, l'envahissement de la cavité articulaire est au moins aussi facile surtout sur un sujet de seize ans, le cartilage se

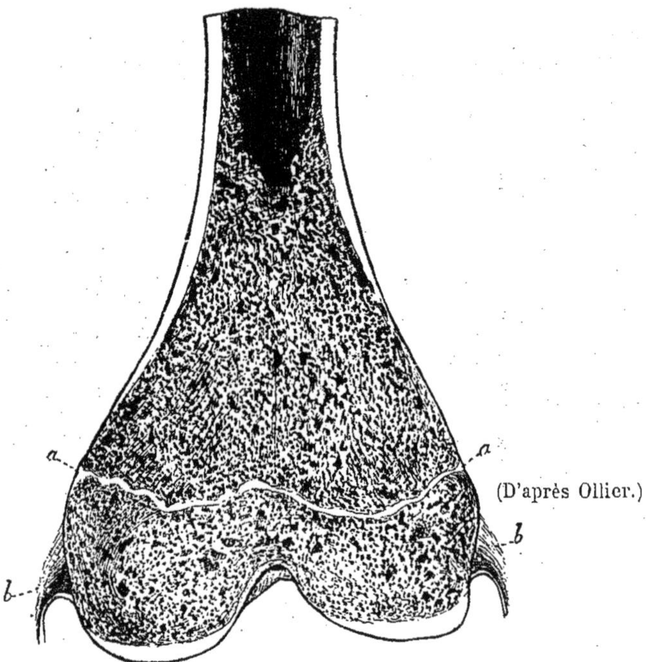

(D'après Ollier.)

Fig. 23. — Même coupe sur un sujet de 17 ans.

Mêmes lettres explicatives (réduction d'un tiers).

trouvant plus bas que l'articulation. La cavité articulaire s'est agrandie en remontant vers la diaphyse et le cartilage de conjugaison paraît par cela même plus rapproché du bord inférieur du condyle (Ollier).

De l'examen de ces figures, il résulte que « à quatre ans on ne peut pas scier plus de 15 millimètres de fémur à partir du point le plus inférieur des condyles, c'est-à-dire au-dessus du plan bicondylien, sans atteindre ou entamer en dehors le cartilage de conjugaison ; et comme les épiphyses croissent peu en hauteur, par elles-mêmes, on ne peut jamais enlever par une coupe transversale plus de 3 centimètres ou de 35 millimètres quelle que soit la taille du sujet ».

Tibia. — Le tibia se développe par quatre points d'ossification ; un primitif pour le corps, un complémentaire pour chacune de ses extrémités et un pour la tubérosité antérieure. Le point primitif paraît vers le trente-cinquième jour de la vie fœtale, et forme en se développant à lui seul, au moins les onze douzièmes de l'os.

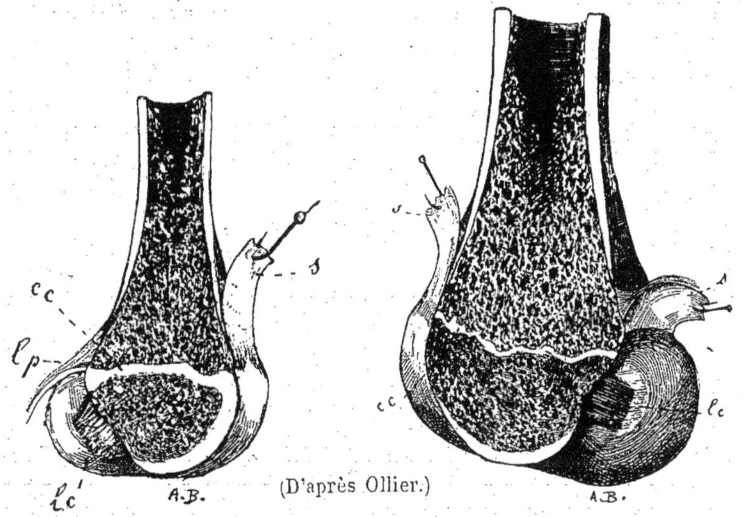

(D'après Ollier.)

Fig. 24. — Coupe antéro-postérieure et médiane du fémur sur un sujet de 4 ans environ (sujet chétif).

Fig. 25. — Coupe antéro-postérieure et médiane de l'autre fémur du même sujet qui a fourni la pièce de la figure 24.

Fig. 24. — *cc*, cartilage de conjugaison qui présente à sa partie moyenne une légère convexité supérieure. — *lp*, ligament postérieur, la limite ossifiée de la diaphyse affleure l'insertion de ce ligament. — *lc*, ligament croisé postérieur. — *s*, synoviale du cul-de-sac tricipital relevée par une érigne.

Fig. 25. — Mêmes lettres explicatives que dans la figure 23. La ligne dia-épiphysaire est convexe au bas : la coupe n'a pas été faite exactement au même niveau dans les deux figures, la direction varie du reste avec l'âge. — Le cartilage de conjugaison pénètre dans l'articulation en arrière (réduction d'un tiers).

Extrémité supérieure. — L'épiphyse de l'extrémité fémorale est très minime au moment de la naissance ; elle se soude à la diaphyse de dix-huit à vingt ans, quelquefois vingt et un, vingt-deux ans et même vingt-cinq ans.

« La hauteur de l'épiphyse est moindre au tibia qu'au fémur ; elle ne dépasse pas 1 centimètre et demi chez un sujet sur le point d'arriver au terme de sa croissance.

« Pour déterminer l'épaisseur de l'épiphyse qu'on peut retrancher sans toucher au cartilage de conjugaison, il ne faut pas, comme on le fait habituellement, prendre la hauteur du cartilage à sa périphérie, mais la hauteur de la partie qui se rapproche le plus du plan articulaire. Si le cartilage de conjugaison formait un plan régulier, ces anciennes mensurations seraient bonnes, mais le cartilage du fémur suivant approximativement la courbe inférieure des condyles présente deux concavités qui sont, à l'âge de seize ans à 7 ou 8 millimètres au-dessous du rebord périphérique, et à l'âge de cinq ans à

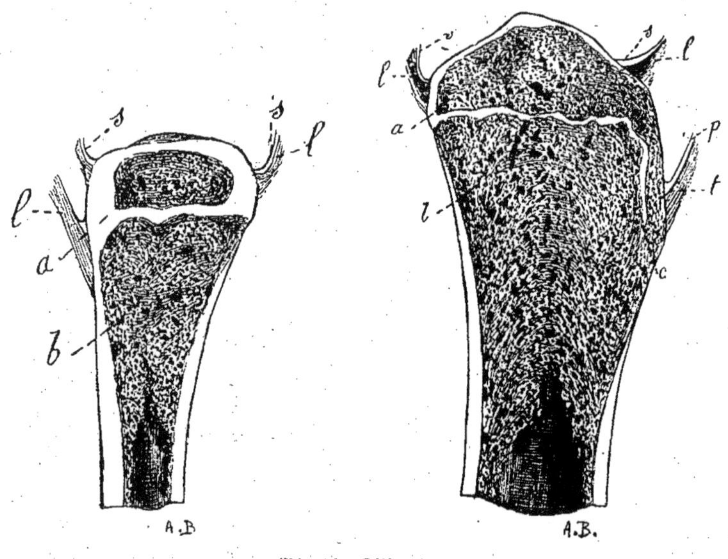

(D'après Ollier.)

Fig. 26. — Coupe antéro-postérieure de l'extrémité supérieure du tibia d'un enfant de 4 ans environ (sujet chétif).

Fig. 27. — Coupe antéro-postérieure de l'extrémité supérieure du tibia d'un sujet de 17 ans (réduction d'un tiers).

Fig. 26. — *a*, cartilage de conjugaison très épais en avant, là ou se développera plus tard l'épiphyse de la tubérosité du tibia. — *b*, tissu spongieux diaphysaire. — *s*, *s*, synoviale articulaire; en arrière est le double ligament postérieur; en avant, elle double la couche fibreuse qui fixe le cartilage semi-lunaire; au-dessous, *l*, se voit l'insertion du tendon rotulien qui recouvre la bourse séreuse prétibiale.

Fig. 27. — *a*, cartilage de conjugaison se prolongeant en bas et en avant, et délimitant ainsi l'épiphyse de la tubérosité antérieure du tibia qui est déjà soudé par ses extrémités à l'épiphyse articulaire en haut et à la diaphyse en bas. — *s*, *s*, synoviale articulaire doublant en arrière le ligament postérieure et en avant le faisceau d'attache des ménisques articulaires *l*, *l*. — *t*, tendon rotulien, doublé en *p*, de la bourse.

5 ou 6 millimètres. Celui du tibia, quoique plus régulier, est cependant un peu bombé en haut à son centre; aussi pour ne pas l'entamer faut-il scier à 3 ou 4 millimètres au-dessus de ses limites apparentes à l'extérieur.

« Il y a du reste des différences notables d'un sujet à l'autre, selon la taille, selon le développement plus ou moins précoce; mais le meilleur moyen de ne pas dépasser le cartilage de conjugaison chez les enfants c'est de se servir du couteau et de découper l'épiphyse par tranches successives. Les différences portent plutôt pour le fémur sur la hauteur de la sinuosité interne (Ollier). »

L'épiphyse qui correspond à la tubérosité antérieure du tibia ne paraît guère que vers l'âge de treize ans. Six ou huit mois après son apparition ce noyau osseux se soude par son bord supérieur à l'épiphyse articulaire et ressemble, dit Sappey, à un médaillon suspendu à cette

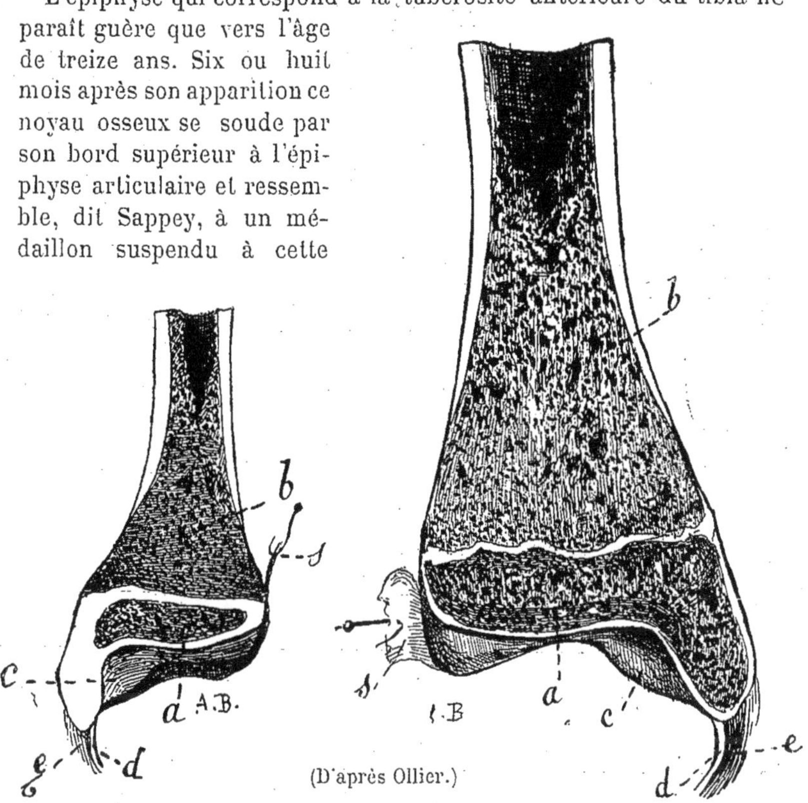

Fig. 28. — Coupe verticale et bilatérale de l'extrémité inférieure du tibia d'un enfant de 4 ans.

Fig. 29. — Même coupe sur un sujet de 16 à 17 ans.

Fig. 28. — *a*, masse osseuse épiphysaire formant le plateau tibial, mais ne descendant pas encore dans la saillie malléolaire qui est cartilagineuse. — *b*, tissu spongieux juxta-épiphysaire. — *c*, face inférieure de l'épiphyse recouverte par le cartilage diarthrodial. — *d*, synoviale de l'articulation tibio-astragalienne doublant le ligament latéral interne *e*. — *s*, synoviale de l'articulation péronéo-tibiale inférieure tendue par une érigne.

Fig. 29. — Mêmes lettres explicatives. — Le tibia est du côté opposé à celui de la figure précédente.

épiphyse. Comme on le voit le cartilage de conjugaison est *intra-synovial.*

Extrémité inférieure. — L'épiphyse de l'extrémité tarsienne se forme de quinze à dix-huit mois ; complètement développée elle atteint une hauteur de 1 centimètre ; la malléole interne en est une dépendance ; elle se soude à la diaphyse de seize à dix-huit ans. Les cartilages de conjugaison du tibia et du péroné n'ont que peu de rapports avec l'articulation. Sous-périostiques dans presque toute leur étendue, ils affleurent la synoviale et deviennent même intra-synoviaux en dedans. C'est par là que les lésions juxta-épiphysaires peuvent envahir l'articulation péronéo-tibiale et par elle l'articulation tibio-astragalienne.

Péroné. — Le péroné se développe par trois points d'ossification; un point primitif pour le corps et un point complémentaire pour chacune des extrémités.

Le point primitif se montre du quaran-

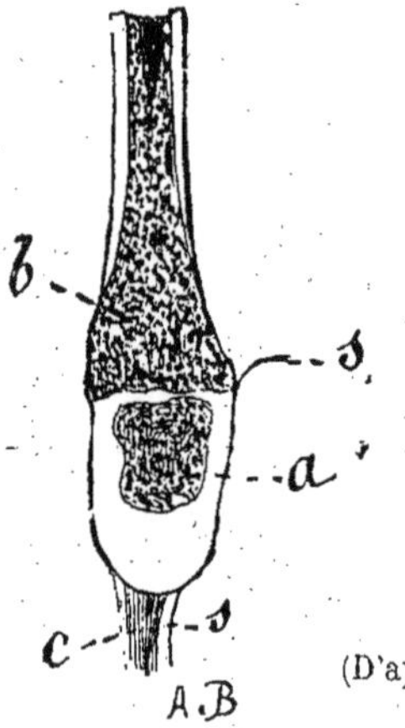

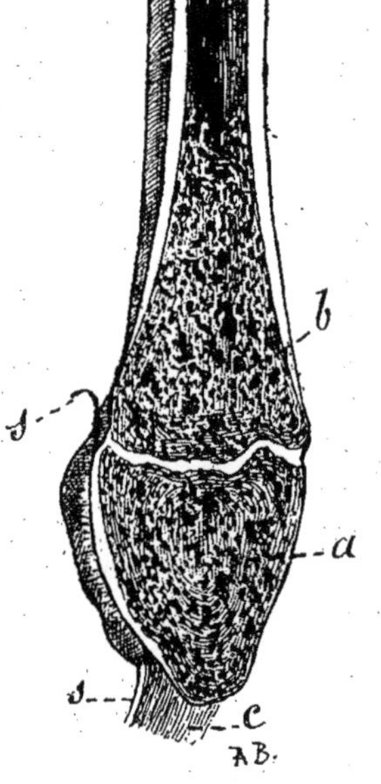

(D'après Ollier.)

Fig. 30. — Coupe verticale et bilatérale de l'extrémité inférieure du péroné droit sur un enfant de 4 ans.

Fig. 31. — Même coupe sur le péroné gauche d'un sujet de 16 à 17 ans.

Fig. 30. — *a*, épiphyse. — *b*, tissu spongieux juxta-épiphysaire. — *s*, synoviale doublant le ligament péronéo-calcanéen. — *c*, au-dessus de l'épiphyse : la lettre *s* indique la synoviale de l'articulation péronéo-tibiale inférieure.

Fig. 31. — Mêmes lettres explicatives.

tième au quarante-cinquième jour de la vie intra-utérine, il est destiné à former la totalité du corps, la moitié environ de l'extrémité supérieure et une notable partie de l'extrémité inférieure.

Extrémité supérieure. — Le noyau d'ossification apparaît vers l'âge de quatre ans; il se soude à la diaphyse à l'âge de dix-neuf ans environ; comme nous l'avons indiqué, la partie renflée de la tête du péroné est constituée en majeure partie par le bulbe de la diaphyse. La portion articulaire de la tête du péroné est exclusivement constituée par l'épiphyse, et le cartilage de conjugaison est par cela même sous-périostique dès que l'épiphyse est ossifiée. C'est cette circonstance qui explique pourquoi l'articulation tibio-péronière supérieure reste indemne dans les ostéites suppurées de l'extrémité supérieure de la diaphyse. On sait que la synoviale péronéo-tibiale communique souvent avec celle du genou ; il faut donc conserver l'épiphyse sur les sujets auxquels on est conduit à enlever la moitié ou le tiers supérieur de l'os. Chez les adultes, dès que l'épiphyse est soudée on doit se dispenser de désarticuler quand la lésion ne va pas jusqu'à la surface articulaire, et sectionner seulement la tête du péroné d'un coup de cisaille, laissant ainsi un couvercle osseux contre l'articulation (Ollier).

Extrémité inférieure. — L'épiphyse paraît à deux ans et s'unit à la diaphyse à dix-huit ou à dix-neuf ans.

Comme on le sait, le cartilage de conjugaison est sous-périostique, sauf au voisinage de l'articulation péronéo-tibiale.

Rotule. — La rotule, le plus volumineux des os sésamoïdes, se développe dans l'épaisseur du tendon du triceps fémoral, où elle se trouve d'abord représentée par un noyau cartilagineux. L'époque à laquelle l'ossification débute est variable ; chez quelques enfants, il existe déjà un germe osseux à deux ans ; chez d'autres, l'ossification ne commence qu'à quatre ou cinq ans ; en général, elle débute à trois ans (1) ; elle s'étend assez rapidement de haut en bas, se substitue au cartilage en avant, et à dix-huit ans il n'y a plus de cartilage qu'à la face postérieure.

Le fait que le noyau d'ossification, chez l'enfant, est entouré d'une couche de cartilage surtout épaisse en arrière, explique l'intégrité possible de l'articulation à la suite de lésions infectieuses aiguës de cet os ; le pus tend à se faire jour en avant, sous le périoste, du côté où le cartilage est moins épais.

Calcanéum. — Le calcanéum se développe par deux points d'ossification : l'un est primitif, et donne naissance à la presque totalité de l'os ; l'autre est une épiphyse qui complète son extrémité postérieure. Le point primitif paraît vers le sixième mois de la vie intra-utérine, et s'allonge rapidement d'avant en arrière. A la naissance, il se présente sous la forme d'un petit cylindre antéro-postérieur à extrémités arrondies, qui formera la diaphyse calcanéenne. Le point complémentaire constitue l'épiphyse entourée de son cartilage de conjugaison. C'est sur l'épiphyse que s'insère le tendon d'Achille. Pendant la période de croissance active, les contractions du triceps dans les mouvements violents, tels que le saut, peuvent être une cause d'entorse juxta-épiphysaire, et expliquent la fréquence des inflammations dans la partie la plus reculée de la diaphyse.

L'épiphyse reste longtemps cartilagineuse ; le point d'ossification

(1) François, *Thèse Lyon*, 1886.

y apparaît vers l'âge de sept ou huit ans; elle forme bientôt une large écaille, qui emboîte la moitié inférieure de l'extrémité postérieure de la diaphyse; elle a une épaisseur maximum de 1 centimètre au moment où elle a acquis son plus grand développement; elle se soude vers l'âge de dix-sept ans. Comme elle se trouve généralement saine dans les ostéites survenant entre dix et dix-sept ans, il faut la respecter, et ne faire l'ablation totale qu'en cas de nécessité absolue.

Astragale. — D'après Rambaud et Renaut, Sappey, l'astragale se développerait aux dépens d'un seul foyer d'ossification apparu pendant les derniers jours de la vie intra-utérine. A un an, la masse osseuse est déjà assez développée; à cinq ans, le cartilage persiste en avant, sur le col, et surtout à la partie postéro-inférieure de l'os. Vers l'âge de dix ans, il n'existe qu'à l'état de vestige, avec une épaisseur de 5 millimètres environ (1). Stephen, Türner, Sutton, Albrecht, Neill, ont observé des cas d'astragale secondaire (os trigone) qui, pour Bardleben, est un élément du tarse (os intermédiaire) disparaissant, en général, par soudure ou suppression. On sait qu'il existe normalement une astragale secondaire, regardée comme un os sésamoïde, entre le tibia, le péroné et l'astragale chez les Phascolomes, d'après Owen, Bardleben (2).

M. Jaboulay aurait trouvé une petite épiphyse occupant le bord postérieur de la poulie, à peu près au niveau de l'insertion du ligament péronéo-astragalien postérieur, et unie au corps de l'os par de courts trousseaux fibro-cartilagineux.

D'autre part, en même temps que s'effectue la croissance, des changements de forme s'accomplissent dans l'astragale, changements sur lesquels Thorens et Hüter ont insisté. De telle sorte que l'astragale, en raison de ces remaniements dans sa structure trabéculaire, peut être regardée comme une véritable épiphyse; il n'y a rien d'étonnant à ce qu'elle participe aux fâcheux privilèges de ces dernières vis-à-vis de la tuberculose.

Les petits os du tarse apparaissent distincts à l'état cartilagineux à un moment précoce du développement. Le cuboïde (6e mois), les cunéiformes (3e année) n'ont qu'un point d'ossification; le scaphoïde en possède deux (5e année).

Les métatarsiens se développent autour d'un noyau central diaphysaire et d'une épiphyse accessoire. Celle-ci occupe l'extrémité antérieure des quatre derniers métatarsiens, l'extrémité postérieure du premier. Cette apparente anomalie s'explique si l'on admet, avec les anatomistes, que l'épiphyse postérieure représente le vrai métatar-

(1) Trouillet, *Thèse Lyon*, 1892.
(2) Debierre, *Traité d'anat.*, t. I, p. 174, 1890.

sien, la partie antérieure de l'os constituant une première phalange du gros orteil. A dix-sept ans, l'ossification est complète.

A seize ans, la soudure est faite pour les phalanges développées autour de deux points formant l'un la partie postérieure, l'autre le corps et l'extrémité antérieure de l'os.

Omoplate. — L'omoplate se développe par un point primitif et six points complémentaires. Le point primitif apparaît du cinquantième au cinquante-cinquième jour de la vie intra-utérine. Il occupe le centre de la fosse sous-épineuse, et constitue, en rayonnant vers les bords, la presque totalité de l'omoplate. C'est aux dépens de ce point que se forment les fosses, le col, presque toute la cavité glénoïde, l'épine et la plus grande partie de l'acromion.

Le sommet de l'acromion est cartilagineux jusqu'à quatorze ou quinze ans. Le point osseux paraît alors, et se soude habituellement entre dix-sept et dix-huit ans.

Deux points osseux donnent naissance à l'apophyse coracoïde; le principal apparaît à quinze ou seize mois, et se soude à quatorze ou quinze ans. La cavité glénoïde est en grande partie formée par le point osseux primitif. La moitié ou le quart supérieur seulement sont formés par un point complémentaire. Le bord postérieur (vertébral) et l'angle inférieur présentent, jusqu'à l'âge de seize à dix-huit ans (pour le premier), de dix-huit à vingt ans (pour le second), une bande cartilagineuse, dans laquelle se forment les épiphyses marginales qui se soudent entre vingt-deux et vingt-quatre ans (Ollier).

Il est extrêmement important de conserver cette bande cartilagineuse dans les résections qu'on pratique sur de jeunes sujets, car elle fournit les principaux éléments d'accroissement de l'os.

Les nombreuses observations rassemblées par M. Audry, en montrant la fréquence des localisations pathologiques dans la zone juxta-épiphysaire, lui ont permis de poser les conclusions suivantes :

On peut ranger sous trois chefs les ostéites spontanées de l'omoplate :

« 1° Ostéites du bord interne et de l'angle inférieur (rares);

« 2° Ostéites du massif acromio-spinal; relativement fréquentes, le plus souvent tuberculeuses, souvent bénignes, peuvent affecter des allures extensives redoutables;

« 3° Ostéites coraco-glénoïdiennes. »

Clavicule. — C'est la clavicule qui ouvre la période d'ossification du squelette. Elle apparaît vers la fin du premier mois ou au début du second; dès qu'elle se montre, elle a déjà une longueur de 5 millimètres, c'est-à-dire quatre ou cinq fois aussi grande que celle du fémur et de l'humérus.

Au point primitif unique qui lui donne naissance s'ajoute un point complémentaire, qui a pour siège la partie centrale de la facette sternale; le point épiphysaire, qui apparaît seulement à vingt ans, ne forme qu'un opercule très mince qui termine et surmonte la diaphyse, à laquelle il se soude vers vingt et un ou vingt-deux ans.

Les lésions spontanées aiguës ou chroniques paraissent siéger plus fréquemment à la moitié interne qu'à la moitié externe de la clavicule.

Côtes. — Les côtes sont remarquables par la précocité de leur évolution. Elles se montrent du quarantième au cinquantième jour de la vie fœtale. Leur ossification s'opère avec une telle rapidité qu'elle semble envahir, pour ainsi dire, d'emblée toute leur étendue. Dès qu'elles apparaissent, elles prennent l'aspect d'un long fil osseux, qui offre à peine un quart de millimètre, et qui circonscrit déjà toute une moitié du thorax. Chacune d'elles a pour origine un seul point d'ossification primitif; plus tard, on voit naître trois points complémentaires : un pour la partie saillante de la tubérosité, un pour la facette articulaire de celle-ci et un troisième pour la facette articulaire de la tête (Sappey). Ollier insiste sur la nécessité de ne pas toucher au cartilage costal ou à l'union chondro-costale. Outre que ce sont les parties des côtes les plus flexibles, il y une autre raison qui doit éloigner de cette région chez les enfants. C'est la crainte d'enrayer le développement de la côte ; il ne faut pas oublier, en effet, que la partie antérieure ou juxta-chondrale de la côte répond à la région juxta-épiphysaire des os longs, et que l'extrémité externe du cartilage représente le principal cartilage d'accroissement. Comme le démontre l'expérimentation, la résection ostéo-chondrale amène un rétrécissement considérable de la cage thoracique, tandis que la résection de la partie ossifiée (résection diaphysaire) ne produit pas d'effet appréciable lorsqu'on fait une résection sous-périostée.

Si l'on pratiquait une résection sous-périchondrique, on pourrait bien faire reproduire la partie cartilagineuse de la côte, mais on ne lui redonnerait pas sa couche de cellules fertiles, et elle ne servirait que d'une manière insuffisante à l'allongement ultérieur de l'os.

Sternum. — Au point de vue anatomique comme au point de vue du siège des lésions pathologiques, le sternum est composé de trois parties essentielles : la poignée ou pièce supérieure, le corps ou partie moyenne, et la pièce inférieure ou appendice xiphoïde. Ces pièces restent indépendantes jusqu'à un âge très avancé ; la poignée ne se soude au corps de l'os que vers soixante ou soixante-dix ans.

L'appendice xiphoïde, qui est très long à s'ossifier, puisqu'on le trouve souvent complètement cartilagineux chez les sujets au-dessus de dix ou quinze ans, ne se soude au corps de l'os qu'à cinquante ou soixante ans. Le corps se développe par un nombre de points d'ossification très variables. On en distingue généralement quatre après la réunion des points primitifs bilatéraux, qui sont au nombre de douze ou seize. Cette indépendance persistante des trois pièces du sternum nous explique pourquoi on a si rarement l'occasion d'enlever le sternum tout entier dans les cas d'ostéite spontanée.

BASSIN.

Os iliaque. — Le mode d'accroissement des os du bassin est analogue au mode de croissance des os longs; la forme seule est différente. En effet les os iliaques s'accroissent par des cartilages de conjugaison. Ce sont les parties limitantes de ce cartilage qui correspondent à la zone juxta-épiphysaire des os longs. Elles présentent le même rôle physiologique, la même structure anatomique et la même importance dans l'évolution des lésions osseuses. L'os augmente d'épaisseur aux dépens de la face profonde de son périoste; à son niveau s'observent les mêmes phénomènes physiologiques et pathologiques.

Nous avons emprunté aux travaux de Charpy et Goullioud (1) la plus grande partie de ces notes sur l'ostéogenèse du bassin. « Dès le début du cinquième mois de la vie intra-utérine, l'os iliaque est constitué par trois pièces principales (ossicula) enchatonnées dans le cartilage qui les a précédées. L'ilium apparaît le premier à la fin du deuxième mois, vers le milieu de la fosse iliaque; l'ischion se montre pendant le troisième mois et le pubis à la fin du quatrième.

A la naissance on voit les trois pièces commencer à former la cavité cotyloïde. En se rapprochant, elles laissent entre elles un espace cartilagineux qui prend, dès la deuxième année, la forme en Y qu'il conserve jusqu'à l'ossification complète de la cavité. Les trois branches de l'Y s'étendent vers les trois dépressions de sa circonférence. L'ilium présente déjà sa forme définitive et ne donne au cotyle que sa lèvre supérieure. L'ischion, d'ovalaire, devient piriforme, à grosse extrémité tournée en haut et se terminant par deux éminences. L'une forme la masse épaisse qui sépare le cotyle de la grande échancrure sciatique, l'autre prend une grande part à la formation de l'acétabulum. Les anciens croyaient même que cette cavité se formait entièrement aux dépens de l'ischion. Il n'en est rien, et l'acétabulum est le point de réunion des trois pièces osseuses primitives. Ce mode du développement de l'os coxal n'a pas peu

(1) Gouilloud, *Des ostéites du bassin*. Lyon, 1883. — A. Rambaud et Ch. Renaut, *Origine et développement des os*, 1864.

contribué à faire admettre cette loi d'ostéogénie que, lorsqu'une cavité articulaire existe sur un os qui se développe par plusieurs points d'ossification, c'est cette cavité qui est le lieu de réunion des points osseux (deuxième loi de Serres ou loi des cavités). Le pubis, qui apparaît au bord supérieur du canal sous-pubien, envoie deux prolongements : l'un qui se porte vers le cotyle sera en partie recouvert plus tard par l'os intercalaire; l'autre, sous forme de bec, va au devant de la branche ascendante de l'ischion.

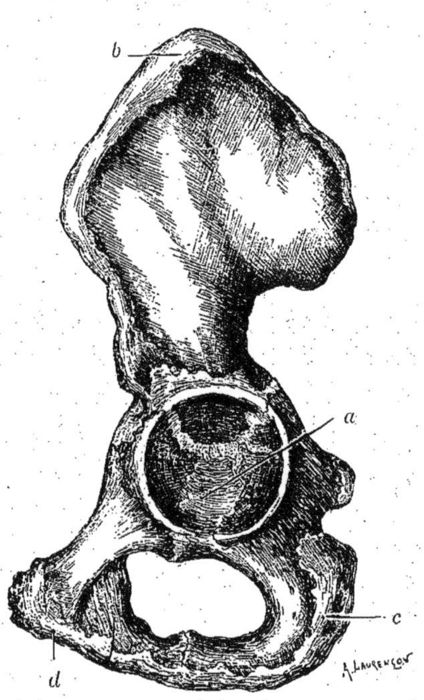

Fig. 32. — (D'après Rambaud et Renaut.)

a, os intercalaire. — b, c, d, épiphyse marginale.

C'est à leur point de rencontre que se fait la première soudure, à douze ans. Quelques mois plus tard la réunion s'opère entre l'ilium et l'ischion. Elle s'étend des parois de la cavité vers la face interne de l'os coxal, sur laquelle on en retrouve plus tard des vestiges. Entre le pubis et l'ilium, nous verrons l'interposition de l'*os intercalaire*. C'est le premier des points d'ossification secondaire ou épiphyses. C'est donc à l'âge de neuf ans, époque de son développement, qu'il faut placer leur apparition. L'os intercalaire se montre d'abord sous forme d'un grain osseux dans la branche antérieure du cartilage en Y, qui va former l'éminence iliopectinée. Sappey décrit en outre deux autres points secondaires :

« Des trois points complémentaires de la cavité cotyloïde, le premier répond au centre de l'étoile cotyloïdienne; le second occupe l'extrémité terminale du rayon antérieur et supérieur et forme toute la partie antéro-supérieure de la circonférence de la cavité; le troisième occupe l'extrémité terminale du rayon postérieur. Le rayon inférieur ne possède pas de point complémentaire; ainsi s'expliquent la profondeur et la largeur si considérables de l'échancrure qui lui correspond. »

Ces points complémentaires s'unissent aux points osseux primitifs à l'époque où ceux-ci se soudent entre eux.

Six points d'ossification, trois principaux et trois accessoires, contribuent donc à former la cavité qui reçoit la tête du fémur. Quelquefois il en existe un septième qui répond au bord inférieur de la grande échancrure sciatique (Sappey). C'est à seize ans que Béclard fixe le *développement des épiphyses marginales*. Le coxal est alors entouré d'une marge cartilagineuse, plus épaisse au niveau des points d'insertion des muscles et des tendons. Les trois points primitifs l'envahissent et le segmentent d'abord. Les dépôts secondaires apparaissent ensuite, les premiers dans la crête iliaque sous forme de grains osseux multiples qui se réunissent peu à peu. Sur un bassin de dix-huit ans, on voit l'épiphyse de l'ilium étendue déjà de l'épine iliaque postérieure à l'épine iliaque antérieure et supérieure, plus épaisse à la partie moyenne où elle forme un demi-cylindre, effilée à ses extrémités et très manifestement rétrécie au niveau du point de flexion de l'S de la crête iliaque, comme si elle était composée par la fusion des deux bandes osseuses primitives. On ne découvre aucun point d'ossification secondaire sur les branches du pubis, ni sur l'ischion. Entre seize et dix-huit ans, apparaissent les autres épiphyses : ce sont celles de l'épine iliaque antérieure et inférieure ; de la tubérosité de l'ischion ; de l'angle et de l'épine du pubis ; de l'épine sciatique.

Celle de l'ischion ou épiphyse marginale inférieure s'étale en plaque qui a vite absorbé le cartilage de la tubérosité. Elle se prolonge le long de la branche ascendante de l'ischion et suivant sa lèvre interne. La soudure débute par sa partie postérieure ; de là elle s'étend au côté interne de l'ischion, ensuite à son côté externe, et enfin à la branche ischio-pubienne. Elle est souvent tardive, et se complète de vingt à vingt-deux ans, chez la femme, de vingt et un à vingt-quatre chez l'homme. L'épiphyse du pubis se compose de deux lames : l'une longe sa branche horizontale ; l'autre, parallèle à la symphyse pubienne, va rejoindre l'épiphyse de l'ischion, au niveau du tubercule ischio-pubien. Elle se soude de vingt à vingt-deux ans.

Signalons le point épiphysaire de l'épine du pubis dont tout l'intérêt tient à son homologie dans l'anatomie comparée. Ce point, ordinairement lenticulaire ou pisiforme, plus fréquent chez la femme que chez l'homme, est le représentant de l'os marsupial.

« Si l'on veut absolument trouver chez l'homme un rudiment de l'os marsupial, c'est l'épine du pubis qu'il faut prendre (A. Rambaud et Ch. Renaut). »

Développement du sacrum et du coccyx. — Nous croyons fastidieux de donner en détail les onze points d'ossification qui forment le sacrum et les seize points d'ossification du coccyx. Le développement des vertèbres sacrées et coccygiennes est d'ailleurs analogue à celui des autres vertèbres, avec une tendance de plus en plus marquée à l'atrophie des pièces osseuses pour les dernières vertèbres. Signalons seulement les lames épiphysaires parallèles aux disques intervertébraux et les épiphyses marginales. Les vertèbres sacrées s'unissent d'abord par leurs parties latérales ; c'est à huit ou dix ans que commence à s'opérer cette fusion. Elle débute par les lames et s'achève par le corps, dont la soudure se complète de dix-huit à vingt ans.

Les épiphyses marginales du sacrum se montrent dans les cartilages latéraux qui enchâssent ses masses apophysaires, par plusieurs noyaux osseux qui marchent à la rencontre les uns des autres. Il en résulte de chaque côté du sacrum une longue épiphyse, large, étalée au niveau de la facette auriculaire et parallèle à celle-ci ; étroite et courte au niveau des deux dernières sacrées. Ces épiphyses se soudent elles-mêmes de dix-neuf à vingt ans, d'après Sappey; de vingt-cinq à trente ans, d'après A. Rambaud et Ch. Renaut.

Les vertèbres coccygiennes sont très tardives dans leur ossification. Elle débute à cinq ans seulement, par le point central de la première vertèbre. La cinquième ne se montre qu'à dix ans et quelquefois plus tard. Leur soudure s'opère ensuite de bas en haut : c'est toujours la cinquième qui se soude la première ; à douze ou quatorze ans elle fait déjà corps avec la quatrième. Celle-ci s'unit ensuite à la troisième, puis celle-ci à la deuxième, mais la première reste longtemps distincte : souvent elle l'est encore à vingt-cinq ou trente ans (Sappey).

En résumé, comme se sont attachés à le démontrer les auteurs précédents, il y a deux périodes de développement du bassin. Pendant la première qui va de la naissance à la puberté (prépubertique), c'est dans la cavité cotyloïde que s'effectue la soudure des pièces osseuses, qui deviendront complètes durant la seconde (postpubertique) ; c'est dans le pourtour de l'os occupé par une zone cartilagineuse, cartilage marginal, que l'on voit apparaître les points osseux, les épiphyses marginales destinées à compléter l'ossification pelvienne.

De là, la division proposée par Goullioud est parfaitement justifiée par l'observation clinique des ostéites pelviennes en ostéites prépubertiques, qui sont principalement péricotyloïdiennes ou intracotyloïdiennes, et en ostéites postpubertiques qui comprennent les ostéites périphériques marginales ou juxta-marginales (épiphysaires ou juxta-épiphysaires).

§ 5. — Propriétés physiologiques des divers éléments constitutifs de l'os. Nutrition du tissu osseux. Greffes osseuses.

PÉRIOSTE.

Le périoste dont nous avons décrit la structure paraît *très peu sensible;* sa vitalité est énergique, soit par suite de sa constitution fibreuse résistante, soit par la présence à sa partie profonde d'une couche d'éléments qui lui assurent les propriétés physiologiques si bien mises en évidence par les travaux d'Ollier : nous emprunterons à ceux-ci la *totalité* des renseignements qui suivent, nous contentant seulement de citer çà et là quelques auteurs, sans avoir la prétention de donner un aperçu bibliographique complet.

Irrité, détruit, transplanté, le périoste a donné lieu à une foule d'expériences dont voici le résultat :

A. **Effets produits par l'irritation du périoste.** — L'irritation DIRECTE du périoste détermine le retour à l'état embryonnaire des éléments ostéogéniques de sa couche profonde.

La *dilacération*, le *grattage*, le *décollement partiel* peu étendu, exagèrent leurs propriétés physiologiques et déterminent des *hyperostoses ;* si l'irritation est trop intense, et particulièrement s'il y a eu *infection*, *suppuration*, les propriétés ostéogéniques sont beaucoup diminuées et peuvent être détruites.

Les irritations faibles, légères, INDIRECTES, les exagèrent à leur maximum, témoin les exostoses souvent volumineuses développées au-dessous de vieux ulcères de jambe. C'est encore pour ce motif qu'une inflammation intense, destructive dans la moelle, peut s'atténuer en traversant la substance osseuse périphérique et arriver sous le périoste assez affaiblie pour provoquer seulement des processus plastiques.

Bien plus, on peut observer sur des animaux âgés le retour des propriétés ostéogéniques du périoste, dont l'activité physiologique était depuis longtemps éteinte. Ayant perforé une côte sur un vieux cheval, et broyé le tissu spongieux, Ollier observa une reproduction osseuse sous-périostique énorme. En vingt jours l'os avait plus que doublé de volume sur une étendue de 12 centimètres.

L'irritation de la moelle par le broiement sur un jeune lapin, malgré la suppuration qui se produisit, ne détermina pas de nécrose, mais la résorption et la médullisation du tissu osseux ancien, et la formation sous le périoste d'un os nouveau plus volumineux. On sait enfin que le séjour de corps étrangers dans le canal médullaire a pour conséquence l'irritation indirecte du périoste et l'hyperostose de la coque diaphysaire.

Destruction. — Tenon croyait, d'après ses expériences, que la dénudation des os par l'ablation du périoste était suivie sinon de nécrose, du moins d'exfoliation. Il faut évidemment faire la part de l'infection d'origine expérimentale qui venait troubler les résultats. Ollier (1867) l'avait déjà dit depuis longtemps : quand il y a réunion par première intention on peut avoir une reproduction. Cela tient à ce que lorsqu'on décolle méthodiquement le périoste, on enlève avec cette membrane une partie de la couche ostéogène sous-périostée, mais incomplètement ; il en reste une partie adhérente à l'os. Quand au lieu d'enlever un lambeau de périoste, on fait un raclage de la couche superficielle de l'os, il y a un retard considérable dans la reproduction du périoste.

Mais ce périoste reproduit n'est-il pas un simple tissu cicatriciel, cellulo-fibreux, analogue aux cicatrices de tous les tissus? Non, il paraît jouir des mêmes propriétés que le périoste précédent. En enroulant autour des muscles un lambeau de périoste ainsi reproduit, sept semaines plus tard, on obtient une ossification, moindre il est vrai, qu'avec un périoste normal ; transplanté à distance, il peut produire quelques grains osseux.

La reproduction du périoste, indéfinie en tant que membrane cicatricielle, est au contraire très limitée en tant que membrane ostéogénique.

Quand un os a été dénudé à plusieurs reprises sur un point quelconque, cette région est plus vascularisée et limitée par une sorte de bourrelet ; chez de jeunes animaux on peut observer en outre l'accroissement en épaisseur par suite de l'irritation formative propagée à tout l'os, et en longueur par l'irritation indirecte du cartilage de conjugaison.

Quand il y a eu suppuration, nécrose, le périoste ne se reproduit que comme membrane fibreuse.

Flourens disait : « Le périoste détruit se reproduit donc, et une fois reproduit il produit de l'os. » Comme on le verra plus loin à propos de la régénération de l'os, il ne comprenait pas son rôle comme Ollier.

Déplacement. — La dissection d'un lambeau de périoste laissé adhérent à l'os par une de ses extrémités, l'enroulement de ce lambeau autour des muscles de la région, produisent une belle ossification circulaire.

La dissection et l'enroulement d'un lambeau de périoste autour des muscles de la jambe, suivis de l'excision du pédicule du lambeau trois ou quatre jours après l'opération, n'entravent en rien le développement du tissu osseux dans le lambeau périostique.

Ces deux expériences démontrent que la production osseuse se continue et se complète par l'activité propre du périoste, quand le lambeau a déjà contracté des adhérences avec le tissu osseux au milieu duquel il s'est logé ; mais cette continuité momentanée n'est pas même nécessaire.

Transplantation. — La dissection d'un lambeau de périoste et sa transplantation immédiate dans des régions éloignées (sous la peau du front ou de l'aine), peut, si l'on fixe par deux points de suture les deux extrémités du lambeau transplanté, donner un os de 3 ou 4 centimètres. Dans le cas où cette précaution n'est pas prise, le périoste se ramasse ; de là des néo-formations osseuses, globuleuses, irrégulières ; on obtient ainsi de véritables os, entourés de périoste, ayant de la moelle à l'intérieur.

La forme de la production osseuse nouvelle est déterminée par la forme qu'on donne au moment de l'opération au transplant périostique, et par le soin qu'on met à le fixer.

Sur les animaux âgés le périoste greffé reste fibreux, au surplus le périoste de tous les os ne s'ossifie pas également après la transplantation ; à ce point de vue, celui des os plats est moins favorable que celui des os longs, et dans ces derniers on doit choisir la région juxta-épiphysaire.

La dure-mère transplantée s'ossifie, mais, ses replis (faux du cerveau, tente du cervelet), ne donnent pas de grains osseux. Ollier (1) cite un bel exemple de reproduction d'une partie de la voûte du crâne sur un homme de soixante-treize ans.

Ponr que la greffe réussisse et soit féconde au point de vue de l'ossification, il faut transplanter le périoste sur le même animal ou sur un animal de même espèce. Un lambeau périostique pris sur un lapin sacrifié depuis vingt-cinq heures, conservé à la température de $+2°$, a pu se greffer et reproduire du tissu osseux.

On comprend toute l'importance de la conservation du périoste dans les résections ; nous insisterons du reste plus tard sur les perfectionnements réalisés grâce à l'*ostéoplastie périostique* proposée par Ollier dès 1858.

Comment le périoste produit-il du tissu osseux ? Se transforme-t-il en os ? ou sécrète-t-il (Haller, Troja) un suc osseux, une matière gélatineuse destinée à se convertir en os ? L'histologie démontre que chez les animaux jeunes il existe à sa face profonde une couche plus ou moins épaisse de cellules embryonnaires (couche ostéogène). C'est là la source de l'ossification.

(1) Page 755, t. III.

Ranvier considère cette couche comme une dépendance de la moelle; mais, comme le fait remarquer Ollier, la couche ostéogène fait partie du périoste, et n'est pas séparée nettement de la couche fibreuse.

A l'inverse de Ranvier, on sait que certains physiologistes allemands refusent toute propriété ostéogénique à la moelle.

En raclant la face profonde d'un lambeau périostique avant de le transplanter, on constate qu'il continue de vivre comme une membrane fibreuse, mais qu'il a perdu le pouvoir de faire de l'os.

Si l'on transplante cette raclure de périoste, on obtient des grains osseux.

Les os formés par le périoste transplanté présentent une ossification analogue à celle de l'état normal; on note la formation de tissu cartilagineux, de canaux de Havers et de tissu osseux. L'accroissement en épaisseur de l'os est très limité, car les propriétés du périoste, après avoir été surexcitées, s'arrêtent. L'accroissement en longueur est nul, puisqu'il n'y a point de cartilage de conjugaison; histologiquement, ils ont l'aspect de tissu osseux normal, et présentent des vacuoles contenant de la moelle.

Régénération des os par le périoste. — En détruisant la moelle et en bourrant le canal médullaire de corps étrangers, on fait nécroser l'os ancien, et un os nouveau se forme sous le périoste (Troja).

Mais on a objecté que l'os nouveau n'était qu'une partie de l'os ancien hypertrophié et enflammé (les parties superficielles ne se seraient pas nécrosées et seraient restées adhérentes à l'os); cette expérience, comme celle de Duhamel (fractures), n'est pas assez rigoureuse pour entraîner la conviction complète. Pour se rendre compte des processus réparateurs, il fallait faire des ablations d'os ou de parties d'os, tantôt en conservant le périoste, tantôt en l'enlevant, et suivre comparativement dans les deux cas les phénomènes de réparation. Charmeil, en détruisant le périoste, aurait obtenu, chez le pigeon, des régénérations osseuses, et en avait conclu, naturellement, que le périoste est inutile pour la régénération de l'os.

Heine est plus éclectique, et fait jouer un plus grand rôle au périoste; mais c'est Flourens qui a mis surtout en relief l'importance de ce dernier. Pour lui, le périoste est l'organe essentiel de la reproduction osseuse; mais, comme nous l'avons déjà fait remarquer, il avait enlevé toute valeur à cette proposition pourtant si catégorique, en disant qu'après des ablations simultanées de l'os et du périoste, *le périoste se reproduisait d'abord et reproduisait l'os ensuite.*

1° — L'ablation complète du radius chez un jeune lapin, avec conservation de la gaine périostique, est suivie de la reproduction d'un os plus long que l'os enlevé et en représentant la forme, surtout par son extrémité inférieure ; si le périoste est enlevé, on n'obtient qu'un cordon fibreux.

2° — La régénération, par la gaine périostique conservée, d'une partie de la longueur d'un os, est complète ; elle est nulle si le périoste a été détruit.

Diverses séries d'expériences ont fourni les résultats suivants :

a. — En conservant scrupuleusement la totalité de la gaine périostique (*résection sous-périostée régulière*), on obtient une masse osseuse nouvelle, ayant sensiblement la forme et les dimensions de la portion d'os enlevée.

b. — En enlevant l'os et certaines parties du périoste (*résections sous-périostées incomplètes*), on observe, sur les points où celui-ci a été conservé, la formation de petites masses osseuses nouvelles.

c. — En enlevant à la fois l'os et le périoste (*résection parostale* méthodiquement faite), on n'obtient qu'un cordon fibreux avec des grains ou de petits noyaux osseux correspondant aux extrémités de l'os, où l'on a détaché à la rugine les insertions tendineuses et ligamenteuses ; à ce niveau, le périoste ne peut être bien isolé des tendons et des ligaments, et les parties fibreuses qui s'y insèrent présentent normalement quelques cellules cartilagineuses.

d. — La dissection à grands coups de bistouri autour du périoste, en détachant même, en certains points, une couche plus ou moins épaisse des insertions tendineuses et musculaires (*résection extra-périostée irrégulière* (1), comme on la pratiquait dans un grand nombre d'opérations anciennes), ne donne pas la moindre reproduction osseuse. Dans certains cas, on note le renflement ou la terminaison en pointe des bouts d'os réséqués (Ollier).

Régénération des différents os par le périoste, après les ablations totales et les résections. — Les propriétés ossifiantes du périoste sont en raison directe de son épaisseur propre ou, pour parler plus exactement, de l'épaisseur de la couche ostéogène. Celle-ci contient, en effet, les éléments anatomiques susceptibles de se transformer en tissu osseux. Les os papyracés, lamellaires comme les cornets des fosses nasales, l'os unguis, se reproduisent d'une manière douteuse et insensible ; les gros os des membres ont, au contraire, une propriété de régénération très marquée, surtout au niveau des portions renflées de la diaphyse où le périoste est plus épais.

La régénération de l'os doit être considérée, chez les jeunes sujets, comme la continuation de l'accroissement physiologique ; chez l'adulte, on doit y voir un retour des propriétés ostéogéniques sous l'influence de l'irritation.

(1) Ces diverses dénominations établies par Ollier indiquent clairement les différences capitales de ces procédés.

Régénération des os longs. — Quand on ne fait qu'enlever une bandelette longitudinale plus ou moins large de la diaphyse, la régénération osseuse se fait très bien; la partie conservée sert de tuteur au nouvel os formé par la gaine périostique. Cette reproduction peut être quelquefois exubérante.

Si on enlève la *totalité* de la diaphyse, on obtient un os, mais bien plus court, présentant deux bouts renflés unis entre eux par une partie centrale plus mince, et qui reste quelque temps fibreuse.

Le désossement des moignons dans les désarticulations sous-périostées peut produire une masse osseuse plus ou moins volumineuse, permettant quelques mouvements.

Reconstitution des épiphyses et des extrémités osseuses. Centres ou points de réossification. Cartilage de conjugaison temporaire. — On peut prévoir que les épiphyses se reconstitueront moins complètement que les diaphyses, puisqu'elles sont en général, sur une large surface, recouvertes de cartilage; cependant, il est des os dont les épiphyses épaisses peuvent être reconstituées, au radius, par exemple.

C'est l'extrémité juxta-épiphysaire de la diaphyse, c'est-à-dire la région où le périoste est le plus épais, et joue le principal rôle dans l'accroissement normal de l'os, qui constituera généralement, dans sa plus grande partie, la masse renflée terminale et articulaire des os nouveaux; toutefois, il y a aussi des noyaux osseux de réossification correspondant assez exactement, mais non rigoureusement, aux noyaux épiphysaires normaux. Ils sont longtemps séparés du principal centre d'ossification diaphysaire par une couche cartilagineuse plus ou moins épaisse, rappelant, par sa structure et ses fonctions, le cartilage de conjugaison normal; mais ce nouveau cartilage de conjugaison n'est que temporaire; l'activité de ses cellules s'épuise bientôt; l'ossification l'envahit, et l'accroissement en longueur du nouvel os est alors arrêté.

De la reproduction des os plats. — Les os plats présentent trois variétés au point de vue de leur structure : ils sont de toutes parts entourés par les muscles, comme l'omoplate; ils sont doublés, sur une de leurs faces, d'un périoste fibro-séreux (os du crâne revêtus, à leur face interne, par la dure-mère et le feuillet pariétal de l'arachnoïde), ou d'un périoste fibro-muqueux (voûte palatine).

De même que pour les os longs, la régénération est proportionnée à l'épaisseur du périoste et à la richesse de sa couche ostéogène.

L'omoplate enlevée, chez de jeunes animaux, se régénère avec sa forme générale et les saillies diverses qui accidentent sa surface. Au niveau des fosses où le périoste est très ténu, la régénération fait défaut.

En trépanant de jeunes moutons, Ollier a vu la perte de substance s'oblitérer complètement; et quand le trépan portait sur une suture, on a retrouvé, au milieu de la pièce osseuse reproduite, une nouvelle suture, mais plus droite et moins sinueuse que la suture normale.

Les propriétés ostéogéniques du périoste de la voûte palatine ont été, il y a quelques années, très discutées à propos de l'uranoplastie : chez de jeunes chiens, des pertes de substance de 2 centimètres carrés peuvent être comblées au bout de quatre ou cinq semaines par une lame osseuse régulière, quand l'opération est faite avec tout le soin nécessaire.

Enfin, la régénération des os courts, calcanéum, cuboïde, etc., est un fait absolument acquis.

CARTILAGES.

Irritation. — 1° L'irritation des cartilages diarthrodiaux détermine le retour à l'état embryonnaire des éléments anatomiques (la substance intercellulaire disparaît, les cellules cartilagineuses prolifèrent).

Quant à l'irritation des cartilages de conjugaison, elle a des conséquences différentes, suivant qu'elle est directe ou indirecte. Agissant *directement* et avec intensité, elle a pour résultat un arrêt d'accroissement de l'os en longueur. Ce n'est pas par ossification précoce, mais par arrêt de la prolifération et de l'évolution des cellules cartilagineuses, qui ne subissent pas les processus réguliers de l'ossification. Sur des os ainsi arrêtés dans leur développement, on constate la persistance de la séparation entre l'épiphyse et la diaphyse; seulement, au lieu d'une couche opaline et régulière, nous trouvons une couche de cartilage d'aspect fibroïde, d'apparence trouble en certains points et d'une épaisseur très inégale.

2° Irritation *indirecte*. — Les dilacérations du périoste, de la moelle, l'introduction ou la fixation de corps étrangers sous le périoste ou dans la moelle, provoquent un *allongement* plus ou moins marqué. Il y a prolifération plus active du cartilage, apparition de nouvelles couches osseuses aux extrémités de la diaphyse. Dans certains cas d'ostéite centrale du tibia avec séquestres persistants, on peut avoir un excès d'allongement de 6 à 7 centimètres. Nous avons eu dernièrement, dans notre service, un sujet d'une soixantaine d'années atteint d'ostéomyélite infectieuse prolongée du tibia et présentant un allongement de 4 centimètres et demi à 5 centimètres. Les plaies, les fractures des cartilages guérissent facilement.

Redfern, Broca, Mondière, Ollier, ont mis hors de doute le fait de la cicatrisation des cartilages. Chez ceux qui sont pourvus de périchondre, ce dernier joue le principal rôle, qu'il s'ossifie ou qu'il reste fibreux. Il forme une virole périphérique et si les cartilages s'ossifient dans la vieillesse (cartilages costaux par exemple) la cicatrice est souvent osseuse ; dans le cas contraire (cartilage du nez), elle reste fibreuse.

Ablation. — L'*ablation du périchondre* n'entraîne pas la mortification du cartilage sous-jacent, mais de simples phénomènes d'irritation. Retranche-t-on un *cartilage diarthrodial*, on porte atteinte d'une façon notable à l'accroissement de l'os en longueur bien que celui-ci soit exclusivement sous la dépendance des cartilages de conjugaison. Aussi provoque-t-on des troubles très marqués en le lésant. Si l'on retranche entièrement les *cartilages de conjugaison* inférieurs du radius et du cubitus chez un lapin on arrête presque complètement le développement de l'avant-bras, parce que le cartilage conjugal supérieur de ces os ne prend qu'une faible part à leur accroissement. Si l'on excise seulement le cartilage conjugal d'un des deux os de l'avant-bras, du cubitus par exemple, le radius restant intact, il se produit une difformité qu'il est intéressant de signaler. L'accroissement du cubitus est arrêté, tandis que le radius ayant conservé son cartilage intact continue de s'accroître en longueur. Mais comme ce dernier os est resté adhérent au cubitus par ses deux extrémités, il est obligé pour se développer, ou d'allonger le cubitus, ce qui est impossible à cause de la résistance de cet os, ou bien de se contourner, de se déformer pour pouvoir loger entre deux points fixes une longueur plus grande que la distance qui sépare ces points. En un mot il prendra un aspect arqué, le cubitus formant la corde de l'axe.

Au lieu d'enlever la totalité d'un cartilage de conjugaison, supposons que l'on en supprime une partie seulement, soit par exemple la *moitié externe* du cartilage de conjugaison de l'extrémité inférieure du fémur. Qu'arrivera-t-il ? La moitié interne conservée, continuant à proliférer, le condyle interne en s'accroissant alors que le condyle externe ne s'allonge pas, le genou prendra la forme bien connue du genu valgum.

Les divers traumatismes, les lésions inflammatoires, en troublant l'évolution des cartilages, peuvent produire des effets analogues. Ollier a eu l'idée de tirer parti de ces données et les a fait entrer dans la thérapeutique chirurgicale.

C'est ainsi que dans le cas où le radius a eu son cartilage de conjugaison inférieur altéré par une ostéomyélite suppurée, la main tendant à s'incliner de plus en plus sur le bord radial, on pourra corriger cette déformation en enlevant le cartilage de conjugaison inférieur du cubitus. Sans doute les deux os seront troublés dans leur accroissement, mais l'arrêt artificiellement provoqué et obtenu dans l'allongement du cubitus donnera au radius le temps d'arriver au niveau de son congénère; la main se redressera, la difformité sera corrigée autant que possible, mais le membre raccourci.

On peut appliquer pareil procédé au genu valgum ou varum; mais dans cette excision, il ne faut pas dépasser le but.

On enlève d'autant plus de cartilage que l'on veut obtenir un effet plus rapide et plus complet, mais on n'enlèvera jamais chez un enfant toute l'épaisseur de ce tissu, car on aurait une difformité inverse. Mieux vaut commencer par de simples incisions, des chondrotomies; elles peuvent être insuffisantes, mais ont l'avantage de ne rien compromettre (1) (Ollier).

Du rôle des cartilages dans l'ossification. Transplantation. — Le périchondre est l'analogue du périoste, il est aux cartilages ce que celui-ci est aux os. Il y a même plus que de l'analogie entre ces deux tissus : à part le périoste des os du crâne, tout périoste a commencé par être un périchondre. Le périchondre reproduit du cartilage comme le périoste reproduit de l'os. A ce point de vue il faut examiner les cartilages *transitoires* et les cartilages *permanents*. En enlevant sur de très jeunes chats les extrémités des os longs encore tout à fait cartilagineux on obtient au bout de quelques jours des masses cartilagineuses épaisses à la place des cartilages enlevés.

On peut même avoir une tête cartilagineuse aussi volumineuse que la tête primitive; mais cette hyperplasie n'est pas de longue durée, ce cartilage s'ossifie plus tôt que le cartilage normal. L'accroissement du membre est très enrayé si on fait la section trop haut, car alors non seulement l'épiphyse est enlevée, mais ce qui eût été le cartilage de conjugaison.

En pratiquant des résections sous-périchondriques des cartilages permanents (fibro-cartilages de l'oreille), Ollier n'a obtenu qu'une lame fibreuse parsemée de quelques capsules de cartilage.

Peyraud (de Libourne) (2), dans ses nombreuses expériences sur les cartilages costaux, a constaté, après leur ablation sous-périchondrique, la formation d'une masse cartilagineuse ou fibro-cartilagineuse dans la gaine conservée. Ayant fait des résections portant à la fois sur le bout ossifié et sur le cartilage correspondant, il a obtenu du tissu osseux de nouvelle formation au niveau de la partie périostique de la gaine conservée et du tissu cartilagineux au niveau de la partie périchondrique de la même gaine.

(1) *De la chondrotomie orthopédique* ou de l'excision des cartilages de conjugaison pour arrêter l'accroissement des os et corriger certaines difformités, et des moyens d'augmenter l'accroissement en conséquence. T. I, p. 558; t. II, p. 440; t. III, p. 473.

(2) *Études expérimentales sur la régénération des tissus cartilagineux et osseux*. Thèse Paris, 1869.

Après les résections articulaires, si l'on a conservé les gaines périostéo-capsulaires, on peut voir par les figures d'Ollier jusqu'à quel degré se trouve reproduite la forme de l'articulation primitive, l'aspect poli des surfaces recouvertes d'une couche d'apparence cartilagineuse dans laquelle on ne retrouve cependant que très peu d'éléments du cartilage. Chez les jeunes animaux ce tissu présente des cavités cartilagineuses en grand nombre, englobées dans une substance fibreuse ; mais chez les animaux plus âgés, c'est un tissu chondroïde, les capsules de cartilage sont rares, ou manquent tout à fait.

Nous avons dit plus haut que si le périchondre se rapprochait tant du périoste, c'est que tel tissu qui est un périchondre au début du développement de l'os quand les épiphyses sont cartilagineuses, devient périoste un peu plus tard quand les épiphyses sont ossifiées.

MOELLE.

Sensibilité. — Si l'on se reporte aux recherches de Gros, Rémy et Variot, Kölliker, démontrant la richesse de la moelle en filets nerveux, la sensibilité de ce tissu n'est pas surprenante.

Certaines ramifications seraient vaso-motrices, d'autres sensibles ; ce qui est hors de doute, c'est la sensibilité du tissu médullaire. A côté des faits cliniques démontrant cette propriété physiologique par le fait de l'intensité des douleurs dans le cas d'ostéomyélites, de néoplasmes, on peut invoquer l'expérimentation.

Bichat avait dit que la dilacération de la moelle par le stylet était plus douloureuse au milieu, vers le canal nourricier, qu'aux deux extrémités. Béclard, Cruveilhier auraient remarqué la plus grande sensibilité des couches périphériques externes du tissu médullaire. Ollier en confirmant ces données signale les différences qui existent suivant les animaux expérimentés. Nulle chez le poulet, la douleur paraît être intense chez le chien.

Absorption. — La richesse vasculaire de la moelle explique fort bien ses propriétés remarquables d'absorption. Longtemps les cliniciens considérèrent comme fort exposés à la pyohémie, à la résorption purulente, les sujets atteints de fractures comminutives ouvertes. Demarquay en 1871 cherche à reproduire expérimentalement ce mécanisme de l'infection en injectant du pus étendu d'eau, mais avec cette idée inexacte qu'il agissait ainsi sans effraction des vaisseaux médullaires et osseux. En 1865, Dubuisson-Christôt avait, dans une thèse intéressante, bien mis en relief cette absorption rapide médullaire.

En injectant dans la cavité médullaire du fémur, 10 gouttes d'une solution concentrée de cyanure de potassium, il a vu les lapins périr en 10 à 12 secondes. Les effets toxiques étaient d'autant plus marqués qu'on se rapprochait davantage du tronc. Des doses identiques injectées dans le foie, les poumons, le péritoine ne donnaient pas la mort.

Feltz (1) (1870) et plus tard Grohe, Zenker, Wagner, Bush, Flournoy..., ont montré que l'absorption de la graisse produite dans le tissu médullaire des os soumis à un traumatisme ou injectée dans les cavités médullaires, se fait par les vaisseaux ouverts par le traumatisme (2). Busch a trouvé des masses de gouttelettes de graisse colorées avec du cinabre dans les vaisseaux sanguins des canaux de Havers, quoique ces vaisseaux eussent été, par la destruction de la moelle, séparés de leurs connexions avec les capillaires du tissu médullaire. La résorption ne peut avoir lieu autrement que par les lumières des vaisseaux ; la graisse n'étant ni dissoute ni en émulsion ne saurait traverser les parois des capillaires (3).

De ce que la moelle absorbe rapidement, Dubuisson-Christôt (4) en conclut 1° que c'est à cette absorption qu'est due la résorption de l'os, évoluant à l'état normal, par l'agrandissement de ses cavités pendant que le périoste forme extérieurement de l'os nouveau ; 2° que plus tard cette action devient inutile, la moelle se métamorphose et choisit l'état graisseux le plus propre à aider au rôle des supports osseux ; 3° si l'inflammation surexcite ses propriétés ostéogéniques, celle-ci disparue, elle se hâte de reprendre ses fonctions d'absorption.

Rôle physique, fonctions hématopoïétiques. — La moelle peut être regardée comme jouant un rôle physique et concourant à la solidité de l'appareil locomoteur. Remplissant les cavités des leviers osseux, elle en allège le poids, en augmentant leur résistance ; on sait en effet que de deux cylindres de même diamètre, l'un plein, l'autre creux, ce dernier est plus résistant.

Ajoutons que Bizzozero, Neumann, Morat ont insisté sur les fonctions hématopoïétiques de la moelle.

De la moelle au point de vue de la nutrition des os et de l'ossification. — Pour se rendre compte des fonctions de la moelle au point de vue de la nutrition des os et de l'ossification il nous suffira d'exposer, en les groupant, les résultats fournis par les diverses expériences faites dans ce but.

Irritation directe. — Autrefois, alors que l'infection accompa-

(1) Feltz, *Traité clinique et expérimental des embolies capillaires*, 1870.

(2) Mulot, *D'une complication des fractures*. Thèse de Strasbourg, 1869.

(3) Dejerine, *Société de biologie*, 1879.

(4) *Recherches anatomiques et physiologique sur la moelle des os*. Thèse Paris, 1865.

gnait presque forcément les expériences, on obtenait souvent la suppuration, d'autres fois avec absorption complète de l'os. Nous avons vu précédemment quelle influence cette irritation exerçait à distance sur le périoste, l'os et le cartilage de conjugaison.

Chez l'adulte, la moelle a les caractères d'un tissu vieux; les cellules sont remplies de graisse, ne prolifèrent plus; elles sont comme en réserve pour les besoins de la nutrition.

Vient-on à l'irriter par une fracture, la dilacération, aussitôt la graisse disparaît, les noyaux prolifèrent, les éléments cellulaires engourdis se réveillent, repassent à l'état embryonnaire et peuvent aboutir ultérieurement à l'ossification.

Deux faits connexes et parallèles signalent cette transformation : la dissolution de la substance osseuse déjà formée et la prolifération des cellules médullaires. Ollier a donné le nom de *médullisation* au processus par lequel s'accomplit la production du tissu médullaire dans un tissu primitivement plus ou moins compact. Cette expression ne se rapporte pas au phénomène primitif de la formation osseuse dans lequel les cellules médullaires se transforment en ostéoplastes.

Destruction. — Contrairement à ce que Troja croyait être la règle, la destruction de la moelle n'amène pas la nécrose. La moelle se reproduit même très facilement et très vite chez les jeunes animaux.

En 1861, Cruveilhier observait que la dilacération du tissu médullaire au moyen du stylet ne laissait plus aucune trace appréciable au bout d'un mois; Ollier, sur le tibia d'un lapin, pratique deux trous à 5 ou 6 centimètres de distance; par ces trous il introduit un stylet flexible, un petit pinceau de fil de fer. Quand la moelle a été broyée en tous sens, il injecte de l'eau sous une forte pression jusqu'à ce que le liquide ressorte clair. Ce nettoiement du canal médullaire donne divers résultats :

1° Il peut y avoir nécrose d'une portion plus ou moins étendue du cylindre osseux; mais cela est exceptionnel chez les jeunes sujets. Actuellement avec les précautions aseptiques et antiseptiques, on évite à coup sûr cette issue;

2° Ce qu'on observe le plus habituellement c'est la reproduction de la moelle ou la réplétion du canal médullaire par une masse osseuse de nouvelle formation.

Comme le fait remarquer Ollier « ce résultat peut paraître surprenant à ceux qui, adoptant les explications de Troja, considèrent la destruction de la moelle comme produisant par elle-même la nécrose; mais nous verrons plus tard que la nécrose ne survient que lorsqu'on laisse séjourner des corps étangers dans le canal médullaire ». Si la réunion a lieu *per primam*, le sang épanché se résorbe, puis un nouveau tissu se forme.

Quelle est l'origine de cette nouvelle moelle? Elle provient sans doute des éléments médullaires restés dans les lamelles du tissu spongieux.

Leurs propriétés végétatives sont intenses ; quelquefois au bout de vingt-cinq à trente jours, le canal médullaire est rempli de moelle nouvelle ou même par du tissu osseux. Cette dernière terminaison arrive surtout lorsque l'irritation traumatique a été provoquée par des manœuvres répétées. Le processus ne s'arrête pas à la formation de nouvelles cellules médullaires, il continue jusqu'à leur ossification ; quelquefois fort abondante, celle-ci remplit les espaces compris entre les perforations, mais tend plus tard à disparaître.

La reproduction de la moelle a lieu par les portions restantes et par les éléments médullaires contenus dans les canaux de Havers : ces derniers jouent ici le même rôle que dans la dénudation de l'os, où nous les avons vus fournir des houppes cellulo-vasculaires, pour la reconstitution du périoste ; il est donc prouvé que la surface interne du canal médullaire produit de l'os sans le secours de la moelle centrale.

Isolement. — Les expériences de Troja dans lesquelles un cylindre osseux se formait dans le canal médullaire après la destruction du périoste et la nécrose de l'os ancien ne pouvaient servir à Ollier pour lui permettre de résoudre la question de *savoir si la moelle s'ossifie*. Il fallait pour juger ce débat l'isoler tout en la laissant vivre dans des conditions aussi rapprochées que possible de l'état normal.

C'est ce que fit Ollier. Ayant enlevé à un lapin de six mois, sur une étendue de 3 centimètres, la moitié antérieure du cylindre diaphysaire du radius, il passa sous la moelle une mince feuille d'argent repliée de manière à former un tube enveloppant cet organe ; vingt-deux jours plus tard il n'y avait pas d'ossification; mais ce délai était trop court de l'avis même d'Ollier.

Sur un autre animal, le périoste enlevé, il fait éclater l'os qu'il extrait morceau par morceau : la moelle intacte ou à peine froissée est à nu dans l'étendue de 2 centimètres et se continue avec les extrémités de l'os; réunion par première intention ; vingt-quatre jours plus tard il constata des tractus celluleux se continuant avec la moelle.

Enfin une feuille d'argent aussi mince que possible est enroulée en tube dans le canal médullaire après amputation ; le tube se trouvant du même diamètre que lamoelle, celle-ci pénètre à l'intérieur du tube à mesure qu'il est enfoncé dans l'os. Cet engagement s'opère sans que la moelle soit trop sensiblement détériorée et le plus souvent même avec assez de facilité. Au bout d'un certain temps, elle s'ossifie dans le tube. Mais ces ossifications formées d'un tissu osseux aréolaire, de texture irrégulière, sont bien différentes de celles du périoste. Rappelons que Flourens ayant enfoncé un petit tube de 2 à 3 millimètres dans un trou perpendiculaire à l'os avait vu la *membrane* médullaire s'introduire dans le tube et s'y ossifier.

Transplantation. — Les recherches d'Ollier étaient restées vaines; Vincent (1) publia en 1884 un intéressant mémoire sur le pouvoir ostéogène de la moelle des os.

La transplantation de la moelle du tibia d'un poulet dans la crête du même animal donne une très belle ossification; dans un autre cas un noyau dur d'un tissu cartilagineux fibroïde, peut-être parce que le processus formateur n'a pu franchir le stade cartilagineux de préossification.

Les expériences de greffes médullaires sous la peau, entre les muscles, ont donné des résultats positifs à Goujon, Baïkow, Bruns; toutefois les résultats négatifs sont plus nombreux que les positifs. Ollier, qui avait cru que l'ossification de la moelle ne s'obtenait jamais par la transplantation, a dit plus tard à propos des expériences de Goujon : « Nous avons considéré du reste la moelle comme le tissu le plus propre après le périoste à s'ossifier sur place ; et le résultat de l'expérience de Goujon ne fait que démontrer plus directement ses propriétés ostéogéniques. Mes expériences nous font penser seulement que cette ossification est très peu stable ; elle ne peut être comparée, par sa fréquence et par sa qualité, à celle que produit un lambeau périostique d'égale dimension (2). »

Pouvoir ossifiant de la moelle. — Ce qui vient d'être dit établit assez le pouvoir ossifiant de la moelle. Rappelons que Maas a critiqué les expériences faites par Ollier avec les tubes, en prétendant que le tube étant resté ouvert à son extrémité antérieure et les parties molles ayant été rabattues et suturées sur son orifice, il se peut très bien que les ostéoblastes du périoste aient pénétré par cette voie dans l'intérieur du tube et du canal médullaire et y aient provoqué les ossifications qu'on signale en les imputant gratuitement à la moelle.

Peu après, Bidder combattit les assertions de Maas; il obtint des ossifications aux dépens de la moelle des aéroles du tissu spongieux des épiphyses chez de jeunes lapins. Afin de mettre le périoste hors de cause, il avait imaginé de pénétrer dans le canal médullaire en passant par l'articulation. Il en conclut que chez des animaux adultes la moelle est inapte à s'ossifier et que chez les animaux jeunes son pouvoir ostéogène est très faible.

(1) *Recherches expérimentales sur le pouvoir ostéogène de la moelle des os. Rev. de chirurgie*, novembre 1884.

(2) Hyvernat, th. Lyon, 1885.

Pour se mettre à l'abri de l'immixtion du périoste, Vincent fit la dénudation périphérique totale du tibia avec enveloppement de la diaphyse au moyen d'une bande de toile, et obtint des ossifications intra-médullaires.

Du rôle de la moelle dans l'accroissement des os. — Un os est d'abord plein et se creuse plus tard d'un canal médullaire. On se demande où serait l'os formé par la moelle si l'on admet que celle-ci fait de l'os. Il est vrai que cette objection ne serait pas possible si l'on admettait avec Duhamel que le canal médullaire s'agrandit par la dilatation de l'os et le refoulement excentrique de la substance osseuse.

Flourens plaça sous le périoste du tibia d'un jeune animal pendant la période de sa plus grande crossance, une lamelle métallique très mince; cette lamelle est d'abord séparée du canal médullaire par toute l'épaisseur de l'os; mais, de jour en jour pendant que des couches nouvelles dues au périoste recouvrent la lamelle, la substance osseuse intermédiaire se résorbe; la moelle finit par être en contact avec la lamelle qui n'a pas changé de place. Si la moelle formait de l'os, elle devrait repousser la lamelle au dehors, et la couche de nouvelle formation s'ajoutant à celle qui existait au moment de l'expérience devrait augmenter la distance qui sépare la lamelle de la moelle. On ne peut donc admettre la dénomination de *périoste interne* qui lui a été donnée. On est conduit à l'idée d'un antagonisme entre le périoste et la moelle, celle-ci résorbant continuellement les couches osseuses formées par celui-là.

De la nutrition des os. — Rôle du système vasculaire et du système nerveux. — Après avoir longuement exposé la structure, les propriétés physiologiques des divers éléments constitutifs de l'os, il convient de jeter un coup d'œil sur les conditions qui président à leur nutrition. Aussi bien avons-nous déjà ébauché cette question en signalant les modifications imprimées à la composition chimique du tissu osseux, par l'alimentation, l'ingestion de certaines substances, les états généraux morbides.

Rôle du système vasculaire. — Si l'on se reporte aux données anatomiques on est frappé de la richesse vasculaire des os en général. S'agit-il des os longs, une triple source assure l'irrigation sanguine; à la pluie de petits vaisseaux qui tombent de la face profonde du périoste pour pénétrer dans les canaux de Havers sur toute la périphérie de l'os, viennent s'ajouter les ramifications centrales si importantes résultant des branches de bifurcation de l'artère nourricière, et les deux couronnes vasculaires placées à chacun des deux pôles, dans les zones juxta-épiphysaire. Tous ces vaisseaux communiquent entre eux, en aucun point nous ne trouvons rien qui ressemble à des territoires vasculaires. Jusqu'à présent aucun anatomiste n'a signalé de disposition comparable à celle qui est bien connue et décrite dans le rein, la rate, le cerveau. La présence de territoires vasculaires séparés et sans communication les uns avec les autres explique comment l'oblitération d'un tronc artériel peut avoir pour conséquence la nécrobiose des éléments anatomiques qu'il est seul chargé d'irriguer. L'embolie ou la thrombose donne en pareil cas un infarctus, de forme généralement conique, dont le sommet répond au vaisseau oblitéré et la base à la périphérie du territoire. En est-il de même dans l'os? c'est ce que M. Humbert Mollière, dans une thèse fort intéressante, a soutenu (1). Nous croyons que des preuves anatomiques, expérimentales et cliniques s'opposent à ce que l'on admette une telle opinion. Et d'abord un trouble nutritif de quelque importance dépendant d'un arrêt circulatoire est impossible dans l'os; anatomiquement la circulation est assurée de telle façon que les vaisseaux nourriciers sont cent fois suffisants pour permettre la vie, même avec une suppression considérable d'éléments vasculaires. Supprimez l'artère nourricière par le curage de la moelle, les vaisseaux sous-périostiques par l'ablation du périoste, une couronne épiphysaire par la résection de l'épiphyse, la diaphyse osseuse ainsi traitée n'en continuera pas moins à vivre, ne se nécrosera pas. De tels résultats obtenus expérimentalement par Ollier à une époque où les précautions antiseptiques étaient encore inconnues, prouvent le rôle secondaire de la circulation.

En analysant les observations anatomo-pathologiques contenues dans la thèse de M. Mollière, on est conduit au doute le plus grand. La plupart du temps ce sont des différences de coloration de la *moelle* (fémur), du *tissu spongieux* (vertèbres) qui l'amènent à conclure à un infarctus : tantôt il s'agissait de foyers hémorrhagiques, tantôt d'infarctus graisseux, d'infarctus caséeux. Or, on sait combien l'aspect de la moelle peut varier suivant les sujets, les états morbides... Bien des fois nous avons vu prendre pour des lésions des zones hypérémiées, ou simplement graisseuses. Quant aux expériences destinées à appuyer la thèse de M. Mollière nous dirons plus loin ce qu'il faut en penser.

En résumé nous croyons que l'existence d'infarctus dans les os n'est nullement prouvée et même rendue impossible par la richesse des anastomoses vasculaires de ce tissu.

Dernièrement Grawitz (2) a mis en doute l'existence même d'infarctus dans le poumon; d'après lui le rein, la rate, le cerveau

(1) *Des thromboses et des embolies osseuses.* Thèse Montpellier, 1871.
(2) Grawitz, *Virchow's Festschrift*, 1891. *Jahresbericht*, p. 251, t. I.

seraient les seuls organes dans lesquels l'infarctus classique existe réellement.

Le rôle d'*agents vecteurs* d'éléments parasitaires, infectieux, ou néoplasiques, dévolu au système sanguin des os suffit pour expliquer les lésions dont ils sont le siège, sans que l'on fasse intervenir l'*anémie* par thrombose, ou embolie (1).

Influence du système nerveux. — L'influence du système nerveux sur la nutrition des tissus a été mise hors de doute par les travaux anatomo-pathologiques et expérimentaux de Magendie, Cl. Bernard, Samuel... Quant aux altérations osseuses, consécutives aux lésions nerveuses, centrales ou périphériques, elles ont été le point de départ de nombreux travaux; nous renvoyons au mémoire de Talamon (2) pour l'historique de cette intéressante question. Virchow, Litzmann en Allemagne, Deguise en France, Babington en Angleterre, signalèrent le ramollissement des os dans l'ataxie locomotrice, la paralysie agitante, la paralysie des aliénés... Debove (3) a remarqué que chez les hémiplégiques les os du côté paralysé se fracturent plus souvent, sont plus légers, plus riches en graisse.

Mais sans contredit les lésions osseuses, d'origine nerveuse, les mieux connues sont celles de l'ataxie locomotrice : et cela grâce aux recherches de Charcot et de ses élèves (4). L'arthropathie tabétique est une affection dans laquelle l'altération osseuse est primitive, l'arthrite secondaire. Il se produit une disparition graduelle, quelquefois complète, des épiphyses; cette atrophie peut atteindre les diaphyses, et amener la fracture spontanée de l'os. Ce dernier offrirait une raréfaction marquée, et une modification dans sa constitution chimique consistant essentiellement dans l'augmentation de la graisse et la diminution du phosphate de chaux. Ajoutons que Joffroy, Westphal, Pierret, Charcot... n'ont pu préciser le siège de l'altération nerveuse qui tient sous sa dépendance ces lésions osseuses ; rien n'est moins prouvé que ce soit une localisation bulbaire (Buzzard) (5).

Les publications de Ogle, Fremy, Charcot, Lépine, Lagrange (6),

(1) A l'histoire de la circulation médullaire, se rattache un fait bien connu des chirurgiens et particulièrement étudié par Bœckel, ce sont les battements du tissu médullaire ; ces oscillations rythmées sont dues aux pulsations de l'artère médullaire et de ses branches, pulsations qui se transmettent au tissu diffluent de la moelle. Bœckel, *Battements du tissu médullaire des os*. Strasbourg, 1872.

(2) *Des lésions osseuses et articulaires liées aux maladies du système nerveux. Revue mensuelle*, 1878.

(3) Debove, *Progrès médical*, 1881.

(4) Charcot, *Archives de physiologie*, 1868.

(5) Buzzard, *Lancet*, 1880.

(6) Lagrange, *Contribution à l'étude de la sclérodermie avec arthropathie et atrophie osseuse*. Thèse Paris, 1874.

Blum (1)... ont pu montrer l'influence des altérations nerveuses périphériques sur le système osseux et articulaire.

Les faits expérimentaux, moins nombreux, plus difficiles à interpréter, ne sont pas moins probants.

Les premières recherches faites à ce point de vue paraissent être celles de Schiff. Il coupa le sciatique à un chien et constata au bout de quatre mois que les os du côté paralysé étaient moins volumineux. Sur deux chats, deux mois après la section nerveuse, il remarqua l'élargissement de la cavité médullaire. Chez un chien dont il avait coupé les nerfs du membre inférieur, non seulement les os étaient devenus plus petits, mais plus flexibles; pour Schiff ces phénomènes sont simplement les résultats de l'*inaction* du membre paralysé : l'effet direct de la section nerveuse serait au contraire une hypertrophie due à la paralysie des vaso-moteurs du périoste. Pour le démontrer, il coupa le nerf maxillaire d'un seul côté ; les mâchoires continuant à se mouvoir grâce aux muscles du côté sain, il constata que le côté paralysé présentait une augmentation d'épaisseur (2). Luigi-Fasce et Amato, cités par Talamon, ont toujours trouvé, dans les os des membres paralysés par section des nerfs, un élargissement de la cavité médullaire avec ramollissement et diminution de poids rapide; Ollier (3) a refait les expériences de Schiff, et n'a pas obtenu d'hypertrophie sauf dans un cas, et il l'attribue alors à un traumatisme accidentel du périoste. C'est également l'opinion de Vulpian (4).

Nasse (5) opérant sur de jeunes animaux a constaté (mais exclusivement sur eux et jamais sur des adultes) la friabilité, l'atrophie des os.

Analysant ces faits et ses propres expériences, notre ancien camarade et ami M. Dufourt est amené aux conclusions suivantes :

1° La section des nerfs produit dans les os des membres paralysés une atrophie facilement appréciable par la pesée ;

2° L'augmentation de la graisse dans ces cas est un fait constant;

3° On constate dès les premières semaines une diminution de la matière terreuse et une augmentation proportionnelle d'osséine; et cela d'autant plus facilement que les animaux sont plus jeunes; le fait est douteux pour les adultes, et en tous cas n'a jamais été observé ;

4° La diminution de l'acide phosphorique n'est pas constante et paraît tenir à des conditions autres que la section nerveuse.

Nous rappellerons que la section du sciatique sur le lapin déter-

(1) Blum, *Arthropathies consécutives aux lésions des nerfs*. Thèse agrégation. Paris, 1875.

(2) Schiff, *Comptes rendus de l'Académie des sciences*, p. 37, 1854.

(3) Ollier, *De la régénération des os*, t. I, p. 232, 1867.

(4) *Leçons sur l'appareil vaso-moteur*, t. II, p. 357, 1875.

(5) Nasse, *Archive f. die gesammt Physiologie*, p. 316, 1880.

mine l'allongement momentané, atrophique, des os du côté opéré.

Substance osseuse. — Ollier a dit : « L'os est un tout dont la substance osseuse n'est que la partie la moins importante au point de vue des processus pathologiques (1). » On peut reprendre cette phrase et l'appliquer à ces phénomènes physiologiques. Sans doute, les corpuscules osseux, par les réseaux protoplasmiques, interviennent dans la nutrition du tissu osseux; mais il serait plus exact de dire qu'ils sont eux-mêmes, ainsi que la substance fondamentale, à la merci des éléments médullaires. Le rôle de la substance osseuse est donc absolument passif, et se réduit, à l'état ordinaire, à celui de charpente incessamment remaniée pendant la période d'accroissement.

DES GREFFES OSSEUSES.

La question si intéressante des greffes osseuses constitue une annexe naturelle des notions physiologiques précitées.

Ollier (2) est le premier qui réussit à transplanter des os sous la peau, ou dans des régions où il n'y a pas de tissu osseux. Le 28 mars 1859, il communiquait, à l'Académie des sciences, la relation d'une expérience dans laquelle il avait réussi, sur le lapin, à changer de côté des fragments de la diaphyse des radius, mettant à droite celui du radius gauche, et inversement.

Il a pu échanger des os entre des animaux de même espèce ou d'espèces différentes. Les fragments transplantés continuent de vivre et de s'accroître en épaisseur, grâce au périoste. Cependant, les transplantations, chez des animaux d'espèces différentes et surtout éloignées, ne réussissent pas. Du reste, voici quels sont, en définitive, les résultats présentés par Ollier au Congrès de Berlin :

Les greffes animales s'exercent dans trois conditions différentes :

1° Le transplant peut être pris sur le sujet lui-même dans une autre région du corps. On transplante alors, sur le même individu, un lambeau de sa propre substance; ce sont les greffes *autoplastiques;*

2° Le transplant peut être pris sur un sujet différent, mais de la même espèce. On transplante alors un fragment d'os sur un autre individu, mais dans un terrain analogue, on peut même dire identique, si le transplant et le sujet récepteur sont du même âge et dans les mêmes conditions physiologiques; ce sont les greffes *homoplastiques;*

(1) Tome III, p. 416.

(2) Ollier, *Traité de la régénération des os*, t. I et II, 1867; *Greffes osseuses. Bull. Acad. méd.*, 3 avril 1872; *Traité des résections*, t. I, p. 571-577, t. III, p. 286; *Archiv. de phys. normale et pathol.*, 1889; *Ostéogenèse chirurgicale. Rev. chirurgicale*, 1891.

3° Le transplant peut être emprunté à un individu d'espèce différente, qui sera plus ou moins éloigné du sujet récepteur dans l'échelle zoologique ; ce sont les greffes *hétéroplastiques*.

Les greffes des deux premières catégories, autoplastiques, homoplastiques, réussissent. Le transplant s'accroît, augmente d'épaisseur, et dans certains cas de longueur, tandis que, dans les greffes hétéroplastiques, le transplant est toujours résorbé tôt ou tard ; il adhère pendant un certain temps aux tissus périphériques, reçoit de nouveaux vaisseaux, mais ne s'accroît jamais, et finalement se résorbe. Quand la greffe a lieu entre animaux d'espèces très éloignées, le transplant est enkysté, mais finit par disparaître.

Toutes les greffes des mammifères (lapin et chat) au poulet ont échoué, bien que l'on ait pu croire, pendant quelques jours, à la réussite de l'expérience.

Il y a insuccès constant lorsqu'on greffe du tissu osseux d'un animal supérieur à un inférieur. Au contraire, les transplantations réussissent du poulet au lapin ; un fragment de radius de 35 millimètres, mis à la place d'un fragment de même dimension pris sur le cubitus d'un lapin, était solidement adhérent par une de ses extrémités, vasculaire au moins dans sa plus grande partie, mais ne présentait nulle part de signe de croissance ; l'épaisseur était la même.

Ayant en même temps transplanté, dans la crête et sous la peau du poulet, des fragments d'os du même animal, Ollier constatait, quelques mois après, une compacité plus grande du transplant et son augmentation de volume.

Un lambeau de radius de lapin, long de 26 millimètres, est transplanté sur l'avant-bras d'un chat, à la place d'un fragment de radius de même dimension ; au bout de deux mois, il est très adhérent, vasculaire, fait corps avec les extrémités osseuses contiguës, mais n'a pas augmenté de volume, et ne présente aucune néoformation à sa périphérie. Cette greffe hétéroplastique, qui a les meilleures apparences au point de vue de la soudure osseuse, s'effectue de la manière suivante. Le transplant est fixé par des expansions périostiques venant des bouts osseux contigus. Ces expansions, qui commencent à s'ossifier, coiffent les extrémités du transplant ; au-dessous de lui, on voit une gaine incomplète, qui provient du ligament interosseux ou du périoste du cubitus, et qui lui forme une sorte de berceau. Totalement fournies par les tissus du sujet récepteur, ces expansions sont les véritables moyens d'union et de consolidation du transplant. Celui-ci ne sert que par sa résistance et son volume, qui rétablissent momentanément la continuité du radius ; mais il ne joue qu'un rôle passif, dans lequel il sera remplacé bientôt par une tige osseuse nouvelle, formée par les tissus du sujet récepteur. Le transplant n'est, en pareil cas, qu'un soutien temporaire destiné à disparaître ; raréfié et remanié dans sa structure, il sera finalement remplacé par des tissus venant des bouts de l'os ancien.

Quant aux os entiers transplantés d'un animal sur un autre, ils ont toujours disparu, sauf chez le lapin (Ollier). Il y aurait là quelque chose de comparable à la suture nerveuse à distance par l'intermédiaire de drains d'os décalcifié. Le tube d'osséine sert de travée directrice aux filets nerveux, et paraît hâter ainsi la réunion nerveuse.

Tous les physiologistes ne sont pas de cet avis ; tandis que M. Ollier pense que le transplant hétéroplastique est résorbé peu à peu, remplacé par un tissu osseux nouveau, venant soit du tissu médullaire de la partie greffée, soit des parties voisines ; d'autres, Durante, Mossé, Ferrari, Kosmowsky, Adamkiewicz, soutiennent qu'il peut y avoir adhérence et réunion du transplant avec le tissu osseux voisin.

Dans quinze cas, Ferrari (1) ayant greffé des fragments ayant jusqu'à 4 centimètres, a obtenu treize succès (chien, lapin, poulet). Ayant injecté les os, il démontre que les fragments avaient contracté des adhérences vasculaires. Il aurait pu suivre histologiquement tout le processus de cette soudure osseuse.

Durante, Mossé (2), Kosmowsky ont apporté des faits à l'appui de cette opinion.

Quant à Adamkiewicz (3), au sujet de la réimplantation de rondelles osseuses enlevées par trépanation, il dit que la réunion entre le transplant et le terrain récepteur est d'abord établie par du tissu conjonctif, au sein duquel se montre plus tard l'ossification. Il ajoute même, ce qui nous paraît contraire aux résultats expérimentaux d'Ollier, que, dans la réunion, le périoste ne joue aucun rôle ; cette réunion se fait même lorsque l'on enlève le périoste des os avant leur transplantation. Un nouveau périoste se formerait en même temps que s'effectue la réunion osseuse. Il est probable que ce prétendu périoste néoformé n'en possède que les apparences et non les propriétés ostéogéniques.

Nous renverrons aux publications spéciales, et notamment à la thèse récente de M. Buscarlet (4), pour les détails qui concernent la greffe osseuse chez l'homme. Disons seulement que l'on a songé à tirer parti de la greffe dans une foule de cas pathologiques ou traumatiques (5).

Depuis Job à Mekrem, de Walther, Percy, Ollier, Mac Ewen,

(1) Ferrari, *Semaine médicale*, p. 324, 1885.

(2) Mossé, *Gaz. hebd.*, 1888. — *Académie de médecine*, 1893, mai.

(3) Adamkiewicz, *Semaine médicale*, p. 14, 191, 1889.

(4) Buscarlet, *La greffe osseuse chez l'homme et l'implantation d'os décalcifié*. Thèse Paris, 1891.

(5) Forgues. *C. français de chir.* 1891.

Nussbaum, Poncet (1), on a eu souvent recours à la greffe massive ou fragmentaire. Malgré les faits qui semblent condamner toutes les greffes autres qu'interhumaines, on a publié (Marshall, White, Shermann, Jakob, Ricard) des cas où les greffes animales ont réussi. Comme on le sait, on a tenté de remplacer des parties osseuses déficientes par de l'os plus ou moins décalcifié, des substances inertes telles que l'ivoire, le métal (2).

Nous terminerons en disant que la question des greffes osseuses n'est pas encore complètement élucidée, et que la série des recherches entreprises depuis Ollier ne peut être considérée comme absolument close. Peut-être, grâce à certaines conditions, la greffe hétéroplastique pourra-t-elle, à l'avenir, rendre de plus fréquents services que dans le passé.

§ 6. — De l'accroissement des os.

L'accroissement de l'os est périphérique, celui des parties molles est interstitiel (Ollier).

L'opinion de Volkmann, Julius Wolff, n'a pas prévalu ; peu après son apparition, elle avait été combattue en Allemagne même par Kölliker, Lieberkuhn, Vegner, Haab, Helferich, enfin, par Busch, qui a montré le peu de valeur des faits invoqués en faveur de l'accroissement interstitiel des os. Mertchinsky, dans une étude des plus intéressantes, confirme les données d'Ollier sur le peu de valeur de l'accroissement interstitiel. Sans le repousser, sans doute, d'une manière absolue, on peut dire qu'il n'entre que pour une part insignifiante, et même négligeable, dans la théorie du développement général des os. A peine peut-on trouver quelques faits pathologiques qui le réalisent (lésions néoplasiques à marche lente, ostéomyélite gommeuse, osséite déformante de Paget); d'autre part, c'est seulement sur de très jeunes oiseaux, et dans une proportion insignifiante, qu'il a été observé par Ollier (3). Les expériences capitales, qui prouvent que l'os s'accroît par apposition à sa surface, et non par interposition dans son épaisseur de nouveaux éléments, sont les suivantes :

Si, sur un os d'un très jeune animal, on implante solidement, dans la substance osseuse de la diaphyse d'un os long, de petits

(1) Poncet, *Revue chirurg.*, 1880; *Congrès français de chirurgie*, 1889. — *Gaz. des hôp.*, 1891.

(2) Neumann, *Virchow's. Arch.*, 1890. — Ochotin, *Virch. Arch.*, Bd. CXXIV, p. 97. — Kümmel, *Deutsche med. Woch.*, 1891. — Le Dentu, *C. fr. de chirurgie*, 1893. — Ricard, *Acad. de méd.*, 1893.

(3) Nous ne pouvons que renvoyer à l'œuvre magistrale de M. le professeur Ollier pour l'exposé complet, historique et expérimental, de cette question si importante. *Traité des résections*, t. I, p. 102, 1885. — Mertchinsky, *Archive f. mikrosc. An.*, 1892. — Helferich, *Archive f. Anat. und Phys.*, 1877.

clous de plomb à une distance déterminée, on retrouvera ces clous à la même distance quand l'animal aura achevé sa croissance.

L'*accroissement en longueur* se fait par delà les clous, à moins qu'un clou n'ait été mis dans l'épiphyse et l'autre dans la diaphyse. Dans ce dernier cas les clous s'écartent de toute la hauteur de la couche osseuse formée par le cartilage de conjugaison qui est compris dans leur intervalle (Ollier).

Pour l'*accroissement en épaisseur*, Duhamel et Flourens l'ont démontré par des anneaux métalliques passés autour de la diaphyse. Au bout d'un certain temps on retrouve ces anneaux dans le canal médullaire qui s'est agrandi par résorption de la substance osseuse. Comme on pouvait dire à la rigueur que l'os, en s'accroissant interstitiellement, se coupait contre l'anneau métallique et se rejoignait par delà, Ollier a remplacé le fil d'argent par un fil de caoutchouc très mince et nullement serré autour de l'os. Si celui-ci eût exercé la moindre pression excentrique contre le caoutchouc, il l'eût fait céder et le cercle se fût agrandi. Il n'en a pas été ainsi, l'anneau de caoutchouc a présenté toujours le même diamètre pendant qu'il était englobé dans la substance osseuse et puis il est tombé dans le canal médullaire comme les anneaux métalliques.

Les expériences, faites par Duhamel au moyen de la garance, malgré les contradictions qu'elles ont soulevées, avaient concouru à la même démonstration. En soumettant un animal au régime de la garance on observe que les couches osseuses nouvellement formées à la périphérie de l'os sont teintées en rouge, alors que la coloration de l'os ancien n'est nullement modifiée.

Un os ne grandit pas proportionnellement sur tous les points et dans tous les sens, le maxillaire d'un adulte n'est pas seulement le maxillaire d'un enfant amplifié, il a une autre forme. C'est pour expliquer ce changement que Hunter avait invoqué l'*absorption modelante* par laquelle la substance osseuse serait enlevée en un point pendant qu'elle se déposerait en d'autres. Bien que ce mot d'*absorption modelante* ne soit pas irréprochable, cette théorie est indispensable pour comprendre le développement de certains os à forme accidentée. Il faut admettre que c'est par la résorption de la substance osseuse en certains points et son accumulation en d'autres que les os changent de forme (Ollier). Souvent l'inégalité seule du dépôt osseux suffit pour expliquer ces changements sans qu'il soit nécessaire d'invoquer la résorption. Brûlé et Henneguy ont repris cette idée et montré qu'il se fait constamment à la périphérie de l'os, soit en dehors, soit en dedans, des additions et des soustractions de matière osseuse : c'est du reste une opinion absolument admise aujourd'hui que ce pouvoir à la fois formateur et destructeur de la moelle osseuse.

Loi d'accroissement des os longs des membres. — Les os longs des membres ne croissent pas également par chaque extrémité. Duhamel avait remarqué que l'extrémité supérieure du tibia s'accroît un peu plus que l'inférieure. Un siècle après, Flourens fit la même remarque sans se préoccuper de savoir si les autres os présentent cette particularité. En 1861, Ollier communiqua à l'Institut ses expériences sur l'inégalité d'accroissement des deux extrémités des os longs des membres. Après avoir déterminé le point correspondant au milieu de la diaphyse de l'os, il implante solidement un clou de plomb dans la diaphyse de l'os de jeunes animaux et deux ou trois mois plus tard on contrôle la longueur dont la diaphyse s'est agrandie à chacune de ses extrémités. C'est du côté où l'épiphyse se soude la dernière que l'accroissement est le plus prononcé.

A. Bérard a signalé chez l'homme un rapport constant entre la direction des trous nourriciers et l'ordre de soudure des épiphyses; il est arrivé alors à formuler cette proposition : « Des deux extrémités d'un os long, c'est toujours celle vers laquelle se dirige le conduit nourricier qui se soude la première avec le corps de l'os. »

C'est une coïncidence chez l'homme, voilà tout; mais cette disposition n'existe pas chez les animaux.

Broca était arrivé, par l'induction anatomique, à admettre l'inégalité d'accroissement des deux extrémités d'un os long. Il admet que l'activité de l'ossification est proportionnelle à l'épaisseur de la couche chondroïde qui se trouve sur les limites de la diaphyse et du cartilage de conjugaison, et cette proposition est très juste d'une manière générale.

Au membre supérieur pour les os du bras et de l'avant-bras, c'est l'extrémité concourant à former le coude qui s'accroît le moins.

Au membre inférieur pour les os de la cuisse et de la jambe, c'est l'extrémité qui concourt à former le genou qui s'accroît le plus (Ollier).

Les deux segments principaux d'un même membre se trouvent par cela même dans un rapport inverse entre eux; les os du membre supérieur sont ainsi dans un rapport inverse relativement aux os analogues du membre inférieur.

La résection du coude exposera à un arrêt d'accroissement beaucoup moindre que la résection du genou.

L'extrémité d'élection pour l'accroissement est aussi l'extrémité d'élection pour les lésions hyperplasiques (Ollier). Soulier (1) a démontré le parallélisme parfait qui existe entre le développement du squelette

(1) Thèse Paris, 1864.

et celui de certaines exostoses osseuses. La même loi générale paraît applicable aux lésions néoplasiques et infectieuses.

L'accroissement de l'os se faisant en longueur au moyen du cartilage, en épaisseur, par le périoste, dans certains cas (angle du maxillaire inférieur, bord des os du crâne), le cartilage est remplacé par un périoste épais ou un tissu fibreux d'aspect chondroïde.

La quantité des éléments ossifiables sur un point donné est proportionnelle au développement que l'os doit acquérir à ce niveau.

Quant aux os courts et aux os plats, leur accroissement est également tout entier périphérique. Pour les os plats, les cartilages *marginaux* jouent le même rôle que les *cartilages de conjugaison* des os longs.

INFLUENCE DE L'IRRITATION ET DE L'ABLATION DES DIVERSES PARTIES D'UN OS SUR SON ACCROISSEMENT.

Les notions précédemment acquises sur le rôle du périoste et des cartilages nous dispensent d'insister longuement sur l'influence que peuvent avoir l'irritation et l'ablation de ces parties.

Et d'abord en ce qui concerne l'accroissement en épaisseur, ne savons-nous pas que les irritations périostiques surtout indirectes, déterminent le dépôt des nouvelles couches osseuses, l'hyperostose? Quant à l'accroissement en longueur, on connaît les effets produits par l'ablation, l'irritation du périoste, de la moelle, et surtout des cartilages.

L'implantation de clous dans la diaphyse des os, le séjour de corps étrangers, de séquestres dans leur intérieur peut les faire augmenter en largeur et en épaisseur.

D'autre part lorsque l'hypertrophie porte sur un segment à deux os, deux cas peuvent se produire : ou bien l'os parallèle suit dans son allongement l'os directement irrité, ou bien il reste stationnaire et alors il peut survenir des modifications dans les rapports des deux os. Si par exemple une ostéite reste limitée au tibia, cet os s'hypertrophie seul et le péroné, comme Parise paraît l'avoir signalé le premier, se luxe sur le tibia. Cet auteur avait vu cette luxation à l'extrémité supérieure, Ollier l'aurait observée à l'extrémité inférieure. Ces luxations spontanées par allongement peuvent être également produites par un *arrêt* de développement de l'un des deux os. On se rappellera à quelles variétés de déformation donnent lieu les lésions des cartilages.

Les *fractures* peuvent exagérer l'accroissement des os comme toutes les autres lésions qui produisent l'ostéite. Baizeau et Herpin ont constaté que cette augmentation (chez les enfants) peut aller jusqu'à compenser le raccourcissement produit par le chevauchement. Il ne faut pas cependant que ce dernier soit considérable, car l'irritation du cartilage n'a lieu que pendant un temps très court. Un raccourcissement de 1 centimètre chez un enfant de six ans (fémur ou tibia) pourra être effacé par cet allongement compensateur, mais pas davantage.

Les décollements épiphysaires ou juxta-épiphysaires comme l'avaient observé Faucher et Goyrand n'entraînent qu'un arrêt de développement négligeable s'ils sont réduits, mais considérable dans le cas contraire (1).

Quant aux lésions articulaires (arthrite, ankylose), leur influence est variable et tient à l'altération plus ou moins marquée des cartilages de conjugaison, à l'immobilisation.

INFLUENCE DE DIVERSES MUTILATIONS SUR L'ACCROISSEMENT DES OS.

a. *Ablation du cartilage diarthrodial.* — Contrairement aux idées théoriques généralement reçues, l'ablation du cartilage diarthrodial et d'une mince couche de tissu osseux épiphysaire arrête l'accroissement ; non seulement l'os est plus court de la portion enlevée, mais encore il ne s'accroît pas comme celui du côté opposé.

b. L'*ablation de la totalité de l'épiphyse* amène un trouble encore plus prononcé.

c. Nous avons dit ailleurs les résultats de l'*ablation du cartilage de conjugaison* et aussi de la portion juxta-épiphysaire de la diaphyse.

Quant à l'ablation d'une *partie centrale de la diaphyse*, elle n'a pas de conséquence bien importante si elle n'est pas considérable ; mais dans le cas contraire, elle est suivie d'un arrêt d'accroissement. Si l'on enlève la moitié d'un os, épiphyse comprise, l'autre moitié, loin d'être excitée et de compenser la perte dans une certaine mesure, est plutôt frappée d'inertie.

Comme il était facile de le prévoir, l'ablation d'une portion osseuse, dans un même segment de membre à os parallèles, amène un arrêt de développement et des déformations diverses.

Ollier a le premier observé et étudié ce fait que les os voisins d'os réséqués sont plus longs et plus minces. Par exemple après une résection portant sur les os de l'avant-bras, l'humérus est plus long, plus droit, moins tordu, plus grêle et plus mince, mais n'offre pas, somme toute, une masse plus considérable que l'humérus du côté sain. Il n'a pas plus de poids, au contraire, toujours moins, surtout si

(1) Les travaux de Jefremowski, de Stehr, constituent des documents intéressants à consulter. Outre les faits nouveaux publiés on y trouve l'analyse de ceux de Hoffa, Delens, Nicoladoni, Dittmayer, Haslam, Hutchinson, Horrock... Stehr, *Archive f. klin. Chir.*, 1889, p. 595. — Jefremowski, *Centralblatt f. allg. Path.*, 1890, p. 458.

la résection est ancienne ; le temps ne fait qu'accentuer cet état, si le membre ne reprend pas ses fonctions. Il y a donc allongement et atrophie, d'où la dénomination que lui a donnée Ollier *d'allongement atrophique*. La cause de celui-ci paraît due à l'immobilisation, grâce à laquelle il n'y a plus la pression que les os contigus exercent les uns sur les autres dans les différents mouvements. En sectionnant le sciatique sur de très jeunes chats et en sacrifiant les animaux de trois en trois jours, Ollier a reconnu que le tibia du côté opéré devenait au bout de cinq ou six jours plus long que le tibia sain ; mais cet allongement n'est que temporaire, bientôt l'ensemble du membre s'atrophie, le tibia comme les autres tissus.

Chez les enfants atteints de paralysie spinale d'un côté, les os du côté paralysé sont pendant quelque temps plus longs, puis finalement plus courts.

L'os a tous les caractères d'un os atrophié, sa minceur indique que l'accroissement en épaisseur est arrêté. Enfin le reste d'un membre amputé sur un jeune sujet, subit dans son ensemble un arrêt de développement.

DEUXIÈME PARTIE

§ 1. — **Notions générales sur les infections.**

Avant d'aborder l'étude des infections du tissu osseux, nous avons pensé qu'il était nécessaire de rappeler les données actuellement admises sur les processus infectieux en général. Ces notions, fort sommaires, empruntées aux publications récentes, et notamment à la thèse si complète de Lemierre (1), permettront au lecteur de suivre avec plus de fruit l'exposé des diverses altérations osseuses résultant de l'action des agents pathogènes, microbes et parasites.

Quand on eut démontré que les substances pulvérulentes aseptiques introduites dans les tissus ne provoquaient pas de suppuration, on abandonna l'idée que les microbes pyogènes agissaient par action mécanique. On supposa ensuite que le microbe détruisait les éléments cellulaires, en leur empruntant l'oxygène nécessaire à leur développement; finalement, et c'est là l'opinion actuelle, on reconnaît que les agents pathogènes précités agissent par les produits solubles qu'ils sécrètent ou qu'ils élaborent.

(1) Lemierre, *De la suppuration*, Thèse Paris, 1891.

Ces produits, encore mal définis, ont reçu les noms les plus divers : diastases, ptomaïnes, zymases, ferments solubles, albuminoses, toxalbumines, zoamines, toxines. Cette action chimique du microbe fut indiquée par Toussaint, affirmée par Chauveau, comme expliquant mieux certains résultats de vaccinations ; Charrin, Chantemesse et Vidal, Roux et Chamberland, etc., ont établi ces données sur des résultats expérimentaux indéniables. Arloing a même réussi à retirer des cultures du *Pneumococcus liquefaciens bovis*, une substance qui précipite par addition d'alcool, et qui possède les mêmes propriétés que les cultures vivantes.

Bref, on sait aujourd'hui que la suppuration microbienne est, en dernière analyse, le résultat de la réaction des cellules de l'organisme contre une substance chimique que les microbes ont élaborée.

On ne peut guère isoler les différentes ptomaïnes produites par les microbes, mais on connaît aujourd'hui les propriétés physiologiques différentes de ces produits, qui correspondent peut-être à autant de toxines distinctes. D'après Bouchard (1), certaines sécrétions favorisent la diapédèse, d'autres la retardent ou l'entravent complètement ; quelques-uns de ces produits vaccinent les animaux qui les reçoivent ; d'autres les intoxiquent et leur donnent de la fièvre ; quelques-uns agissent comme de véritables poisons sur les centres nerveux, et donnent du coma, du délire et des convulsions ; d'autres mettent en jeu la motilité des leucocytes (chimiotaxisme) ; d'autres exercent, sur ces mêmes leucocytes, une action stupéfiante qui les paralyse ; quelques-unes des ptomaïnes ou des diastases fabriquées par les microbes tuent les leucocytes, dont les cadavres forment les globules de pus ; enfin, peut-être quelques-unes favorisent-elles l'infection générale sans entraver la diapédèse, comme le jequirity et la papaïne.

RÉACTION DE L'ORGANISME.

1° Parmi les moyens de défense que possède l'organisme, il faut signaler la facilité de transporter les microbes en certains points, de les y emmagasiner, de les détruire ou de les éliminer par certaines voies. Pendant la plupart des maladies infectieuses on observe des altérations rénales. Il est naturel d'admettre que ces lésions sont dues au passage des microbes (2). Escherich ayant examiné le lait de femmes en proie à la fièvre puerpuérale aurait trouvé des staphy-

(1) Bouchard, *Essai d'une théorie de l'infection, guérison, immunité, virus vaccin.* Congrès international de Berlin, 1890. — Arloing, *De l'influence des produits de culture du staphyl. doré sur le système nerveux vaso-dilatateur et la formation du pus*, 1891, n° 38. *Mercredi médical.*

(2) Neumann, *Berlin. klin. Woch.*, 1888.

locoques; le lait de femmes en bonne santé étant absolument stérile (1). Pour que les propriétés pathogéniques des agents infectieux puissent s'exercer, il faut qu'elles agissent pendant un certain temps sur les mêmes tissus; c'est pour cela que l'organisme sain, doué d'un grand pouvoir de résorption et d'élimination, lutte si efficacement contre la maladie. Notons aussi que la congestion active et l'exsudation qui en est la conséquence au niveau des points malades, diluent les toxines, et peuvent même tuer les microbes.

2° **État bactéricide.** — En effet, cet exsudat, comme toutes les humeurs de l'économie, comme le sérum sanguin, d'où il dérive d'ailleurs, possède des propriétés microbicides. Cependant, on doit se souvenir que la moindre différence chimique d'un milieu nutritif peut le rendre impropre ou plus favorable à la culture, peut augmenter ou diminuer la virulence, atténuer le microbe, fixer ou non l'atténuation. Aussi comprend-on que, pour des raisons purement chimiques, les humeurs, suivant les espèces et les races animales dont elles proviennent, peuvent agir sur les bactéries, et par suite tantôt gêner, tantôt faciliter leur développement. Au total, le plus souvent, cet état bactéricide de l'exsudat, des humeurs, des tissus, s'il atténue les microbes, est insuffisant pour arrêter leur développement *in situ*.

3° **Prolifération cellulaire. Diapédèse.** — Beaucoup plus puissant est l'obstacle opposé aux agents infectieux par la prolifération cellulaire et la diapédèse. C'est la lutte des globules blancs et des cellules fixes contre les bactéries; grâce à la migration massive des premiers et à la multiplication active des secondes, une barrière s'établit, qui va limiter l'action des bactéries et les enfermer dans un cercle infranchissable. Mais quelle est la cause de cette diapédèse abondante? Elle doit être due évidemment à l'action de ptomaïnes sécrétées par les microbes, Bouchard croit que cette action n'est pas une action directe, locale, des toxines sur les vaisseaux et les globules blancs, mais que certaines sécrétions microbiennes excitent les centres nerveux, et surtout le centre vaso-dilatateur, excitation qui rend plus intense la dilatation vasculaire partout où elle est sollicitée par voie réflexe, et en particulier dans la zone envahie par le microbes qui sécrètent cette substance. Celle-ci serait l'antagoniste d'une autre toxine retrouvée dans les produits de sécrétion de sept microbes différents, et qui a pour effet d'empêcher la diapédèse par son action paralysante sur les centres vaso-dilatateurs, et de supprimer même, quand on l'injecte dans les veines, tout phénomène inflammatoire local. Nous ne pouvons pas insister davantage sur cette question si intéressante (2).

(1) Escherich. *Fortschritte der Med.*, 1885.

(2) Charrin et Gley, *Mode d'action des produits sécrétés par les microbes sur les*

4° **Chimiotaxisme.** — Il est donc très nettement établi que les substances sécrétées par les microbes ont une action soit favorisante, soit inhibitrice sur la diapédèse. Mais pour que les cellules ainsi exsudées entrent en lutte avec les microorganismes, il ne suffit pas qu'elles sortent des vaisseaux, il faut encore qu'elles se mettent en contact avec les microorganismes; c'est ce qui a lieu par suite d'une action d'attraction exercée sur les leucocytes par les sécrétions bactériennes; c'est le chimiotaxisme.

Peckelharing, Gabritschewsky (1), Massart et Bordet (2), ces derniers surtout, révoquent les expériences de Bouchard, de Gley et Charrin, et prétendent substituer à l'action nerveuse centrale le chimiotaxisme. Toutefois, Courmont, Doyon et Morat ont confirmé les travaux de Charrin.

D'après Gœrtner et Rœmer (3), sous l'influence de l'action de toxines microbiennes, la production de la lymphe serait beaucoup augmentée dans l'organisme.

5° **Phagocytose.** — Si l'on admet que les microbes, qui sont des êtres monocellulaires, ont une influence active sur les cellules, il est rationnel d'admettre que la réciproque est également vraie. On sait que les globules blancs de la lymphe et du sang ont la propriété d'englober, dans leur intérieur, toutes les particules solides qu'ils rencontrent sur leur passage, que ces particules solides soient des particules inorganiques ou des détritus cellulaires; ce sont de véritables balayeurs des tissus. C'est Metschnikoff (4) qui, le premier, donna une démonstration scientifique, en constatant ce qui se passe quand on introduit des agents infectieux chez des invertébrés, et plus tard chez les vertébrés. Il a vu, chez certains insectes, des spores contenues dans le tube intestinal être saisies, au moment où elles traversent les parois, par les cellules mésodermiques, et l'infection générale n'a lieu que quand elles pénètrent en trop grand nombre pour être toutes saisies par les phagocytes. Cette action serait générale, mais d'autres cellules que les globules blancs possèdent aussi ce pouvoir (cellules de la rate et du foie, cellules périvasculaires, cellules épithélioïdes). Ces phagocytes s'emparent des parasites et les digèrent tous chez les animaux jouissant de l'immunité vis-à-vis de ce parasite, les bacilles atténués seulement chez les

appareils nerveux et vaso-moteurs. Congrès de Berlin, 1890. Voir aussi : Arloing, *Comptes rendus de l'Académie des sciences*, 7 septembre 1891.

(1) Gabritschewsky, *Sur les propriétés chimiotaxiques des leucocytes. Annales de l'Institut Pasteur*, 1890.

(2) Massart et Bordet, *Recherches sur l'irritabilité des leucocytes. Journ. de méd., de chirurgie et de pharmacie*, 1890.

(3) *Semaine médicale*, 21 oct. 1891.

(4) Metschnikoff, *Revue des sciences médicales*, 1886, p. 467. *Annales de l'Institut Pasteur*, 1887.

animaux ne jouissant pas de l'immunité. Le premier temps, l'englobement, peut avoir lieu seul, et le second temps, la digestion du microbe, peut faire défaut; dès lors, l'agent infectieux ne meurt pas dans le phagocyte, mais c'est ce dernier qui meurt sous l'action de l'agent infectieux.

Dans un remarquable travail sur la tuberculose articulaire expérimentale, Paulowsky (1) a bien montré les diverses phases de la lutte entre les éléments cellulaires contenus dans le système lymphatique et les bacilles.

Dès les premiers moments de l'infection, il s'engage, dans les tissus, une lutte vive à laquelle les corpuscules blancs prennent une part active. Douze heures après l'infection, par conséquent dès les premiers moments de l'entrée des bacilles dans les tissus, on observe deux phénomènes dans la tunique synoviale : la pénétration des cellules du tissu conjonctif et des fentes lymphatiques par les bacilles, et l'engloutissement des bacilles par les globules blancs. Le nombre de ces derniers augmente là où il y a beaucoup de bacilles; quelques globules blancs des rangs antérieurs émigrent, emportant les bacilles avec eux; ils voyagent tant que leurs mouvements amiboïdes persistent, c'est-à-dire tant que les bacilles ne les ont pas tués. Périssent-ils, ils infectent les tissus voisins, donnant naissance à un tubercule.

D'après Paulowsky, le rôle des globules blancs serait : 1° la lutte contre le bacille au point inoculé ; 2° la propagation des bacilles dans l'organisme.

6° **Rempart cellulaire.** — Emmerich admet que, outre l'action phagocytaire, les éléments cellulaires peuvent agir sur les microbes extra-cellulaires, soit en prenant les éléments nutritifs pour eux et en les affamant, soit par une action chimique à distance par la sécrétion d'une diastase ou toxine.

Telles sont, rapidement énumérées, les diverses ressources de l'organisme dans la lutte engagée contre les agents infectieux. Variable suivant les individus, suivant les tissus, et surtout suivant le microbe qui la suscite, la réaction porte, pour ainsi dire, le cachet qui permettra de différencier les lésions en dehors de la constatation de l'agent pathogène. Nous verrons cependant, plus loin, que l'atténuation plus ou moins grande de ce dernier, sa virulence plus ou moins marquée, peuvent modifier, dans des proportions considérables, l'aspect des tissus malades.

(1) *Annales de l'Institut Pasteur*, 1892.

§ 2. — Conditions générales et locales qui président au développement des maladies infectieuses et parasitaires des os.

CAUSES GÉNÉRALES.

« Ce qui rend possible le développement de la maladie infectieuse, ce n'est pas la rencontre fortuite d'un homme et d'un microbe. Cette rencontre est constante, mais elle est généralement sans effet. Les microbes, même les plus dangereux, nous assiègent. La maladie infectieuse, cependant, n'est qu'un accident, parce que l'agent infectieux ne trouve qu'exceptionnellement les circonstances favorables, je ne dis pas à sa pénétration, mais à son développement et à sa multiplication. L'homme sain n'est pas hospitalier pour le microbe, puisque, constamment envahi par les agents infectieux, il réagit contre eux, et dans cette lutte, garde généralement le dessus (Bouchard). »

Il n'en est pas de même quand la résistance de l'organisme est diminuée : aussi doit-on placer en première ligne cette question de terrain, sur l'importance de laquelle ont toujours insisté les cliniciens.

L'insuffisance de l'alimentation, le manque d'air, de soleil, interviennent comme le surmenage pour rompre le faisceau des forces opposées constamment aux microbes qui nous entourent.

L'alcoolisme, qu'il ajoute ou non son action débilitante aux causes précitées, intervient pour une large part dans l'éclosion des maladies infectieuses.

Quand aux conditions climatériques, aux variations de température, à l'humidité, bien qu'on l'ait exagérée, leur influence nous paraît indéniable.

A côté de ces circonstances prédisposantes, mais les dominant, se place l'âge du sujet. Les phénomènes de nutrition, si actifs pendant la période de croissance du squelette, sont un point d'appel pour les agents infectieux; bien plus, comme l'a démontré Ollier, l'extrémité d'élection pour les infections est l'extrémité d'élection pour l'accroissement. Le terme d'*ostéite de croissance* si fréquemment employé autrefois, synonyme aujourd'hui d'*ostéite infectieuse*, est comme le témoignage du rôle capital de cette circonstance étiologique. En obtenant *sans traumatisme* la localisation du staphylocoque pyogène aureus, sur les régions juxta-épiphysaires de jeunes lapins, Rodet a le premier réalisé expérimentalement les conditions cliniques habituelles du développement de cette maladie.

L'influence de l'hérédité peu évidente dans certaines infections est ailleurs d'une importance capitale. On verra plus loin quelle est l'importance clinique de l'ostéo-syphilose héréditaire, précoce ou tardive. Rappelons seulement ici que l'infection *se transmet par la voie placentaire de la mère au fœtus.*

Dans les cas de syphilis congénitale l'infection de la mère peut être toujours établie, témoin la *loi de Colles*, d'après laquelle un enfant syphilitique né d'une mère exempte de manifestations vénériennes apparentes ne l'infecte jamais lorsqu'il la tette, alors même qu'il présente des ulcérations aux lèvres, et peut infecter une nourrice saine.

Cette loi qui ne paraît pas comporter d'exception prouve que la mère, en pareil cas, est toujours infectée.

On ne saurait appliquer à l'hérédité tuberculeuse les notions si précises que nous possédons sur la transmission intra-utérine de la syphilis ou encore de certaines maladies infectieuses aiguës (le charbon par exemple).

« La première chose, a dit Virchow, pour rendre indiscutable la transmission héréditaire de la tuberculose, c'est de démontrer à plusieurs reprises la présence des tubercules chez le fœtus dans les premiers mois de la grossesse. » Cette démonstration a été faite rarement chez l'homme. Parmi les faits les plus probants qui viennent à son appui, nous citerons une remarquable observation de S. Charrin (1) publiée en 1873 dans le *Lyon Médical*. Par contre, en médecine vétérinaire on connaît un peu plus d'exemples de tuberculose du fœtus ou de l'animal nouveau-né chez l'espèce bovine ; cela tient vraisemblablement à ce que la tuberculose généralisée s'observe plus fréquemment dans l'espèce bovine que dans l'espèce humaine.

Le cas le plus probant de tuberculose congénitale chez les animaux est cité par Jahne (2). Il a trouvé dans l'utérus d'une vache atteinte de tuberculose très avancée un fœtus dont le poumon présentait aussi une tuberculose disséminée du foie. Dans ces tubercules il a constaté des cellules géantes et des bacilles de Koch ; c'était la première démonstration de ce genre.

Deux autres cas de tuberculose congénitale sont rapportés par E. Malvoz et Brouwier (3).

Dans la première observation, il s'agit d'un fœtus de huit mois, trouvé dans la matrice d'une vache atteinte de tuberculose généra-

(1) J. Bizouard, *Tuberculose et grossesse*. Thèse Lyon, 1892.

(2) Jahne, *Ein zweifelloser Fall von congenitaler Tuberculose-Fortschritt der Med.*, 1885.

(3) E. Malvoz et Brouwier, *Annales de l'Institut Pasteur*, année 1889, p. 156. *Tuberculose bacillaire congénitale.*

lisée. Dans le foie, on trouva, au niveau de sa face convexe, quatre ou cinq granulations nettement limitées, faisant saillie sous la capsule. D'autres foyers se trouvaient plus profondément logés dans la substance hépatique. De plus, il y avait au niveau du hile du foie et du poumon des ganglions lymphatiques, présentant à leur centre des points jaunâtres, crétacés. Ils constatèrent l'existence de follicules tuberculeux et de cellules géantes dans ces lésions.

Cette première observation constitue un exemple typique, peut-on dire, de tuberculose acquise par voie placentaire. Les lésions ont certainement débuté par le parenchyme hépatique, là où les bacilles ont été déversés par la veine ombilicale. De là, les bacilles ont gagné les ganglions lymphatiques du hile du foie, puis du hile pulmonaire. Les poumons étaient indemmes, ce qui démontre que ce n'est pas là qu'il faut chercher de préférence les altérations de la tuberculose congénitale.

Dans la deuxième observation ils trouvèrent des lésions hépatiques ; rien aux poumons, ni à l'intestin. Lydten, Semmer, Csokor, etc...., ont publié d'autres observations, mais pour entraîner la conviction, il fallait démontrer qu'il ne s'agissait pas là de pseudotubercules.

Dès 1883 Landouzy et H. Martin ont cherché à résoudre expérimentalement cette question de la transmission de l'agent infectieux de la mère à l'enfant.

Ils ont inoculé à des cobayes des parties d'un enfant nouveau-né, né d'une mère phthisique. Les organes de l'enfant étaient absolument sains en apparence. Le cobaye, inoculé dans le péritoine, mourut quatre mois après d'une tuberculose généralisée. Il servit à inoculer des séries d'animaux qui moururent de la même façon. Ils ont aussi inoculé des parties de fœtus, en apparence normaux, nés de cobayes tuberculeux, et ils auraient constamment déterminé la tuberculose ; ils ont obtenu pareil résultat avec le sang du placenta d'une mère tuberculeuse. Mais ils n'ont pas cherché les bacilles dans les parties inoculées, ni dans les produits tuberculeux des animaux expérimentés. Korth et Charrin, procédant de même, ont également obtenu des résultats positifs.

Plus récemment, Koubassof (1) prétend avoir communiqué à des fœtus la tuberculose à l'aide d'inoculations faites à la mère. C'est même le seul observateur qui ait annoncé avoir réussi à constater histologiquement chez les fœtus de femelles rendues tuberculeuses, la présence du bacille de Koch.

Birsch-Hirschfeld et Schmol (2) auraient obtenu des résultats

(1) *C. R. Acad. des sciences*, 1885.
(2) Landouzy, *Hérédité tuberculeuse. Rev. de méd.*, 18 mars 1891.

positifs en inoculant des fragments de tissu fœtal hépatique, pulmonaire et rénal, macroscopiquement sains, et constaté les premiers le passage du bacille du sang maternel au fœtus (bacilles répartis dans les espaces intervilleux). Nocart (1885), Galtier (1888), Grancher et Srauss (1889), Sanchez Tolédo en France, à l'étranger Weichselbaum, Heller, Leyden, Koch, etc., n'ont obtenu que des résultats négatifs. Ajoutons au surplus que, en dehors de la tuberculose congénitale proprement dite, les cas de tuberculose observés chez les veaux (de 3 à 10 mois) sont extrêmement rares (4 sur 154,000, tués à l'abattoir de Berlin).

En communiquant les recherches de M. Galtier au Congrès de la tuberculose (1891), M. le professeur Arloing conclut que la transmission de la tuberculose par la voie intra-utérine était possible, mais rare ; c'est l'avis qui paraît le plus sage, en présence des résultats contradictoires, énoncés ci-dessus.

Au surplus, si la graine tuberculeuse se transmet difficilement au fœtus par la circulation placentaire, cela tient à la rareté de la présence du bacille dans le sang d'une mère tuberculeuse (Firckett) (1), et au rôle de filtration manifeste du placenta; celui-ci arrête au passage les grains inorganiques aussi bien que les éléments vivants figurés comme les microbes (2), à moins que sa structure anatomique ne soit altérée (hémorrhagies, déchirures, etc.). Quant à la transmission directe de la tuberculose du père à l'enfant par les spermatozoïdes fécondant l'ovule, la mère restant indemne, c'est une hypothèse gratuite. La plupart des cas de tuberculose dite congénitale sont acquis par infection après la naissance, mais si les enfants de tuberculeux deviennent infailliblement tuberculeux à leur tour, c'est que les parents leur transmettent la vulnérabilité organique dont ils sont eux-mêmes atteints.

Pourquoi ne pas expliquer cette prédisposition héréditaire par le passage du sang maternel au sang fœtal, de produits solubles prédisposants? Dès 1888 M. le professeur Arloing supposait qu'un microbe pathogène peut fabriquer des produits solubles capables de préparer le terrain organique à l'implantation ultérieure du microbe producteur.

Dans sa remarquable thèse inaugurale Courmont (3) a soulevé cette hypothèse.

D'autre part Bouchard et Charrin (bacille pyocyanique), Roger

(1) Firckett, *Études sur les conditions anatomiques de l'hérédité de la tuberculose. Revue de médecine*, 1887.

(2) Le placenta n'est pas un filtre constamment parfait à l'égard du bacillus anthracis (Arloing, Cornevin, Strauss et Chamberland).

(3) J. Courmont, *Études sur les substances solubles prédisposant à l'action pathologique de leurs microbes producteurs*. Lyon, 1891.

(charbon symptomatique), Rodet et Courmont (staphilocoque pyogène), ont mis hors de doute l'existence de produits solubles microbiens prédisposants à côté des produits toxiques et des produits vaccinants.

Cette notion nouvelle, basée sur l'expérimentation, peut nous donner la clef de constatations cliniques dès longtemps connues et admises.

On sait la fréquence de la tuberculose post-rubéolique : pourquoi ne pas admettre que l'agent infectieux de la rougeole sécrète des produits solubles prédisposant à l'implantation de la tuberculose ?

Les modifications imprimées à la vitalité des éléments cellulaires par différents états pathologiques (diabète, albumine) peuvent jouer un rôle analogue à celui des substances d'origine microbienne et rendre l'attaque des agents pathogènes plus facile et plus dangereuse en paralysant la défense.

Causes locales. — Dans un article intéressant publié en 1884 sur les variétés chirurgicales du tissu osseux, notre ancien maître M. Charpy, s'occupant des conditions locales favorables ou défavorables à la tuberculose osseuse, arrive à distinguer trois types d'os : rouges ou sanguins, jaunes ou gras, blancs ou phthisiques. Le squelette du phthisique a toujours été fort recherché des préparateurs d'anatomie; il fait prime pour sa blancheur et la finesse de son grain, il a peu de graisse et encore moins de sang. Il a des vaisseaux grêles, ses artères nourricières comme ses épiphysaires et plus encore les périostiques de la diaphyse ; gracilité en rapport avec la petitesse de tout son arbre artériel, qui peut n'être que la moitié du volume normal, et la petitesse de son cœur gauche (fait qui résulte des recherches de M. Cénas).

Le tubercule ne s'accommode ni des organes richement vasculaires, ni de ceux qui le sont trop peu. Il se tient entre les extrêmes ; prospérant sur les terrains moyens, plutôt faibles, sur les organes à activité ralentie, à circulation paresseuse. Ainsi, au poumon, il débute par le sommet, moins hématosé que la base. Et pour en revenir aux os rouges, il passerait dans leur territoire trop de sang, et avec lui trop d'oxygène, pour y laisser croître la tuberculose. De mêmes influences doivent se faire sentir sur la vulnérabilité de chaque partie du squelette. Les fréquences des lésions du pied et de la main ne tiendraient-elles pas à leur éloignement du centre circulatoire ? et, dans chaque os, ne semble-t-il pas que les lésions tuberculeuses, chez l'enfant, sont plus fréquentes aux parties moins vasculaires, l'épiphyse et l'extrémité bulbeuse du corps, que dans la zone rigoureusement juxta-épiphysaire, c'est-à-dire en croissance ? Même dans les lésions vraiment juxta-épiphysaires, c'est surtout au moment où l'ostéogénèse se ralentit ou vient de finir, que le tubercule apparaît.

Quant à l'os gras, placé presque à l'extrémité de l'os rouge et sanguin, aussi peu vasculaire que celui-ci l'est trop, il est par une raison inverse un terrain défavorable à la tuberculose. A l'appui de cette opinion, il cite les lignes suivantes écrites par Nélaton (1848). « Le tissu spongieux des os, chez un adulte, se présente sous deux états fort différents, qu'on peut distinguer par les noms de tissu celluleux adipeux et de tissu celluleux vasculaire, sanguin, ou tout simplement de tissu celluleux rouge. La première variété constitue les extrémités des os longs et les os courts des membres.

« Tous les os du tronc sont formés par la seconde... C'est dans cette seconde variété de tissu celluleux des os, que se développent presque exclusivement les productions tuberculeuses. Chez les très jeunes enfants, cette différence entre les deux tissus n'existant pas d'une manière bien tranchée, les os des membres comme ceux du tronc étant tous formés de tissu celluleux rouge, l'affection tuberculeuse attaque indifféremment les os des membres et du tronc; chez l'adulte, au contraire, on ne l'observe que dans les os du tronc. Cette loi souffre peu d'exceptions, dont on trouverait peut-être l'explication dans une transformation tardive du tissu celluleux rouge en tissu celluleux adipeux (1). » Nous verrons plus loin que le bacille affecte une prédilection marquée pour les tissus lymphoïdes (moelle osseuse, ganglions...)

Nous avons déjà signalé l'influence des *phénomènes de croissance* de l'os sur l'éclosion des maladies infectieuses: il existe un rapport évident entre l'importance d'une extrémité osseuse et la fréquence des localisations dont elle est le siège. *Cette zone des proliférations physiologiques est aussi la zone d'élection des processus pathologiques* (Ollier). Même après la soudure des épiphyses, elle paraît encore conserver le fâcheux privilège d'être plus facilement vulnérable.

Dans une étude d'ensemble sur l'anatomie et la physiologie pathologique des ostéo-arthrites tuberculeuses, M. Mauclaire (2) a insisté sur le rôle important du point le plus mobile. C'est l'os le plus mobile, le plus *traumatisé* physiologiquement et pathologiquement qui est le plus souvent atteint. Ses recherches confirment les données précédentes. L'épiphyse la plus tardive dans son apparition et celle qui se soude la dernière, la plus vasculaire, la plus fertile par conséquent, est aussi la plus souvent lésée. Mais, à côté du rôle pathologique de la région juxta-épiphysaire, nous devons

(1) *Variétés chirurgicales du tissu osseux*. *Rev. chir.*, 1884.
(2) Mauclaire, *Gazette des hôpitaux*, 1892.

aussi mettre en relief celui de la moelle osseuse. De tous les éléments du tissu osseux, c'est elle qui est souvent le siège primitif et principal des lésions. Sa richesse vasculaire, son rôle hématopoïétique, le travail de remaniement incessant qu'elle effectue jusqu'à ce que l'adipose sénile l'ait immobilisée, nous expliquent la fréquence et l'importance de ses altérations. Celles-ci atteignent leur maximum dans les cas où l'agent infectieux présente une action élective sur les organes lymphoïdes. Frappant la moelle au même titre que la rate et les ganglions, la syphilis suscite les diverses variétés d'ostéomyélites étudiées plus loin, et considérées presque toujours à tort comme des périostoses, alors que la réaction périostique est seulement l'indice de la lésion centrale.

Le bacille d'Éberth touche le tissu médullaire comme il atteint les glandes de Peyer, l'amygdale pharyngienne, le tissu lymphoïde du larynx (Coyne).

La moelle des os, dit Chantemesse (1), est un des habitats de prédilection du bacille typhique, et chez les animaux inoculés expérimentalement, c'est dans ce tissu qu'on trouve les dernières traces du microbe d'Éberth. Aussi dans la fièvre typhoïde normale, la moelle des os subit-elle des phénomènes irritatifs très accentués (Ponfick, Neumann), qui aboutissent à un accroissement rapide de la longueur de certains os et se traduisent chez les adolescents par les vergetures des membres (Bouchard). Parfois, pendant la convalescence ou les premières semaines qui suivent la guérison, les malades éprouvent dans certains os, le tibia et le fémur en particulier, des douleurs nocturnes analogues aux douleurs ostéocopes de la syphilis. Elles sont exagérées par la fatigue et peuvent devenir assez intenses pour empêcher le sommeil. Au niveau des points douloureux, apparaît lentement une tuméfaction qui se limite ou diffuse dans tout un os, ou même la plus grande partie d'un membre y compris les jointures. Sous l'influence des phénomènes d'irritation qui évoluent lentement dans la moelle osseuse, l'os se déforme, s'hypertrophie et s'incurve. Les modifications sont lentes à se faire. Chantemesse a vu un malade qui deux ans et demi après la fièvre typhoïde, souffrait encore de douleurs tenaces dans son membre inférieur, dues à l'ostéo-arthrite hypertrophiante typhique. Si l'on considère que la couche sous-périostique, ostéogène (d'Ollier) n'est qu'une expansion de la moelle, on comprend qu'elle soit au même titre, mais plus rarement, le siège de processus morbides.

Agents pathogènes. — La plupart des agents pathogènes infectieux ou parasitaires peuvent se localiser sur le tissu osseux; signalons

(1) Chantemesse, *Soc. méd. des hôpitaux*, 1890.

par ordre de fréquence décroissante le bacille de la tuberculose, les staphylocoques aureus, citreus, albus, cereus, les streptocoques, les pneumocoques, le bacille d'Éberth, celui de la lèpre, les amibes, l'actinomyces, les hydatides...

L'introduction directe d'un microbe dans l'os ne s'observe que dans les cas de plaie osseuse exposée ; hormis ces faits que nous n'avons pas à envisager, il faut admettre qu'après avoir pénétré dans le sang, par une solution de continuité des téguments cutanés ou muqueux, il est venu se localiser sur un point du squelette.

Lannelongue ayant recherché avec soin les circonstances étiologiques dans lesquelles des enfants avaient été atteints d'ostéomyélite, apprit que chez presque tous il avait existé à la surface du corps une ou plusieurs solutions de continuité de la peau ou des muqueuses ; le plus souvent il s'agissait d'eczéma, d'ecthyma, d'ulcération des muqueuses, de panaris, etc...

Mais nous ne croyons pas que l'on puisse citer un fait plus concluant que celui de Berger : Cet auteur a publié, en effet, un cas d'ostéomyélite chronique suppurée développée dans le fémur d'un adulte, et cela comme infection secondaire après un anthrax de la nuque. Le pus des deux lésions, examiné et cultivé, montra qu'il s'agissait d'un même microbe, le staphylococcus pyogenes aureus (1).

Normalement l'épithélium et les sécrétions trachéo-bronchiques opposent une résistance suffisante aux germes nocifs qui peuvent être contenus dans l'air ; mais si cette barrière cède en un point l'infection devient possible. Des expériences faites sur des lapins l'ont prouvé surabondamment. Bien plus, un contact prolongé sans altération de l'épithélium peut permettre l'infection.

Lücke dit avoir constaté souvent des ostéomyélites précédées de catarrhe plumonaire. Kraské (de Fribourg-en-Brisgau), au quinzième congrès des chirurgiens allemands, relata un fait intéressant par l'existence simultanée de lésions pulmonaires et d'une ostéomyélite déterminée non pas par des pneumocoques, mais par des staphylocoques pyogenes aureus.

Les voies digestives sont non moins abordables aux germes extérieurs que les voies respiratoires ; bien plus, elles renferment normalement la plupart de ceux qui sont capables de déterminer des lésions osseuses. Fraenkel, Kraské ont constaté la présence fréquente de pneumocoques, de staphylocoques pyogenes aureus à la surface des amygdales saines ou enflammées ; comme le fait remarquer Kraské les microbes introduits dans l'estomac ou l'intestin par l'alimentation ne sont pas toujours détruits et peuvent, comme le ba-

(1) *Gazette des hôpitaux*, 7 août 1890.

cille de la tuberculose, pénétrer dans le sang et infecter l'organisme.

Infection latente. — Souvent ce n'est qu'après un laps de temps plus ou moins considérable que les agents pathogènes révèlent leur présence. Comme l'a dit Verneuil, « notre corps est une véritable ménagerie, qui renferme un grand nombre d'êtres vivants. Mais tandis que chez les uns les conditions favorables au développement de ces microorganismes font défaut, chez d'autres, au contraire, elles se rencontrent et alors ces agents parasitaires colonisent, se développent et en fin de compte déterminent les affections les plus diverses. »

Des lapins auxquels Dor et Courmont avaient inoculé des cultures de tuberculose aviaire ont pu rester indemnes pendant plusieurs mois, engraisser même, jusqu'au moment où se développèrent de véritables tumeurs blanches.

Tantôt c'est sans causes appréciables, en apparence, spontanément, ou sous l'influence de causes plus ou moins banales (refroidissement, humidité), que se déclare l'infection.

Tantôt c'est à la suite d'un traumatisme. Le premier groupe de faits peut s'expliquer par la réceptivité plus grande de l'organisme créée par la débilité momentanée du sujet, la congestion, la stase sanguine et l'exagération de la nutrition liée à la croissance.

Ces derniers motifs d'ordre physiologique et anatomique, doivent donc sérieusement entrer en ligne de compte : et l'on peut dire d'une manière générale que tous les parasites charriés par le système circulatoire sont susceptibles de se comporter ainsi.

Pour qu'ils fassent *embolie* ou pour mieux dire qu'ils se localisent, il est nécessaire que la circulation soit plus ou moins *ralentie*, que les vaisseaux soient de *petit calibre* ou à plus forte raison *rompus*.

Les embryons d'échinocoques qui pénètrent de l'intestin dans le système veineux porte, sont arrêtés presque tous par le réseau capillaire hépatique ; ceux qui parviennent à le franchir arrivent au cœur droit par la veine sus-hépatique et la veine cave et sont lancés dans le réseau capillaire des poumons.

Là encore, deuxième filtre qui n'en laisse passer qu'exceptionnellement. Ceux qui n'ont pas été arrêtés par ces deux obstacles successifs arrivent au cœur gauche et de là sont jetés dans le système artériel périphérique.

Leur localisation est rare dans les os parce que les capillaires en sont relativement volumineux, aussi est-ce surtout dans les régions très vasculaires mais à circulation stagnante qu'ils s'arrêtent plus volontiers (extrémité supérieure du tibia, diploé iliaque).

Nous avons tenté, mais vainement, d'obtenir des localisations osseuses sur des lapins auxquels nous avions inoculé de l'actinomycose. On sait que ce parasite est d'une contagiosité relativement faible.

M. Chauveau a montré que lorsqu'on fait simplement des traumatismes vasculaires dans le tissu du dartos et du crémaster, le vibrion septique sort du torrent circulatoire, et détermine de la gangrène des bourses.

M. Arloing a vu également qu'une rupture sous-cutanée des vaisseaux en un point quelconque du corps, chez un animal auquel on a préalablement injecté une culture du *bacterium Chauvœi*, est suivie de la production d'une tumeur charbonneuse.

Les expériences maintes fois répétées de Schuller (pour la tuberculose), de Rosenbach (pour le staphilocoque), etc., nous ont appris quelle était l'importance pathogénique du traumatisme, même léger. Ollier a insisté depuis longtemps sur l'entorse juxta-épiphysaire. On ne se rendait pas bien compte des causes qui amènent, chez les enfants délicats et scrofuleux, des ostéites juxta-épiphysaires, et sans chercher à en expliquer le mécanisme, on se contentait de dire qu'elles sont le résultat du vice scrofuleux ou de l'affection tuberculeuse. Ce qui explique cette localisation dans une foule de cas, c'est l'entorse juxta-épiphysaire produite par les mouvements forcés des articulations et les chutes si fréquentes dans le jeune âge.

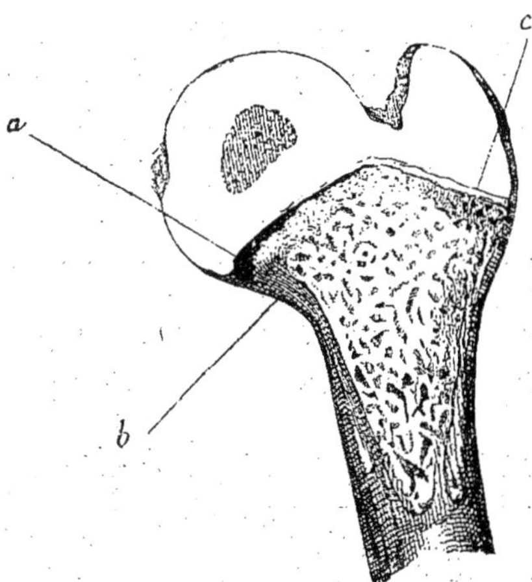

Fig. 33. — Entorse juxta-épiphysaire. Lésions produites par l'abduction forcée du fémur (coupe oblique).

a, disjonction diaphysaire, le tissu spongieux est complètement séparé du cartilage en dedans. — *c*, tassement du tissu spongieux en dehors sous le trochanter. — *b*, périoste intact.

Les mouvements forcés des articulations, chez les jeunes enfants, n'amènent pas généralement de lésions articulaires appréciables ; ils retentissent dans l'os, au-dessous du cartilage de conjugaison, c'est-à-dire dans le tissu spongieux de la région juxta-épiphysaire, qui est la partie de l'os la plus faible et la moins capable de résister aux torsions, aux pressions exagérées et aux mouvements forcés. Sous l'influence de ces divers traumatismes, il s'opère, dans le tissu osseux juxta-épiphysaire, des écrasements, des fractures trabéculaires, des décollements du périoste et du cartilage, qui peuvent être le point de départ de toutes les formes d'ostéo-myélite (1). Les noyaux

(1) Ollier, *De l'entorse juxta-épiphysaire*, in *Revue mensuelle de médecine et de chirurgie*, 1881. La figure 33 est empruntée au Traité de M. Ollier.

osseux épiphysaires ressentent bien aussi les effets de ces chocs et de ces mouvements forcés, mais ces effets y sont moins apparents dans les expérimentations sur le cadavre. Ils nous expliquent, cependant, le développement des ostéites épiphysaires, qui sont si souvent l'origine des arthrites aiguës ou fongueuses chez les jeunes sujets.

Les modifications apportées dans la vitalité de la région atteinte créent un *locus minoris resistentiæ*, en même temps que les microbes échappés des vaisseaux rompus viennent s'implanter et former une véritable colonie.

Infections prolongées, à répétition. — Ainsi constitué, un foyer d'infection peut, après avoir donné lieu à des symptômes plus ou moins graves, s'éteindre subitement, ou bien encore couver en silence, pour se rallumer et même essaimer au loin.

En tout cas, il peut être toléré pendant de nombreuses années, alors même qu'il n'a pas cessé d'être habité par les agents pathogènes qui l'ont produit (Lannelongue, Rodet). Nous nous abstiendrons d'insister longuement sur ces infections latentes présentant des poussées répétées ; les exemples abondent.

A côté des faits classiques d'ostéomyélites prolongées, ne pourrait-on pas dire que c'est presque la règle pour les affections tuberculeuses dont le caractère est de procéder par bonds, par étapes successives?

Nous avons opéré dernièrement un sujet atteint d'ostéomyélite chronique suppurée du fémur, auquel nous avions déjà donné des soins deux ans auparavant pour une psoïte suppurée ; cette dernière affection, traitée par de larges débridements et le drainage, guérit assez rapidement; ne peut-on pas supposer que la lésion infectieuse du fémur est une suite, sinon la compagne, du phlegmon musculaire? Il est, en tout cas, hors de doute que ce sujet offrait une grande réceptivité morbide.

Associations microbiennes. — On connaît bien, depuis un certain nombre d'années, l'existence des infections mixtes ou des associations microbiennes. La plupart des expérimentateurs, Charrin, Lannelongue et Achard, pour ne citer que les principaux, ont bien montré la fréquence de tels processus pathologiques. En ce qui concerne les *affections osseuses*, le fait est presque banal.

Dans un mémoire (déjà cité), notre excellent ami, P. Goullioud (1), a insisté surtout sur les modifications imprimées aux processus tuberculeux par la pénétration, dans le foyer, de germes extérieurs : staphylocoques, streptocoques. En pareil cas, les séquestres plus éten-

(1) P. Goullioud, *Des séquestres par infection mixte. Lyon méd.*, 1888.

dus ne sont pas tolérés, et nécessitent une intervention plus large.

Quelques jours plus tard, nous appelions l'attention sur des faits de même ordre, auxquels nous accolions l'épithète d'*hybrides* (1).

En 1891, au Congrès de la tuberculose, Babès insista sur les associations bactériennes de la tuberculose articulaire, et émit l'opinion que les microbes surajoutés n'empêchent pas le développement du bacille, mais au contraire le favorisent. Paulowsky (2), Lannelongue, Pasquale (3), Arloing, Dor... ont étudié cette question, apportant de nouveaux documents. On sait que les ostéomyélites *dites infectieuses* présentent assez souvent ces associations microbiennes pour qu'il soit quelquefois difficile de les catégoriser en espèces bien distinctes, reconnaissant comme cause tel ou tel agent pathogène. Nous ferons remarquer en terminant qu'une maladie infectieuse du tissu osseux, telle que la tuberculose, peut, à la rigueur, dans certaines circonstances, être considérée comme résultant d'une infection complexe, alors même que le bacille seul est retrouvé dans les tissus malades. N'est-ce pas le cas des ostéites qui surviennent chez les enfants relevant de la rougeole? l'agent pathogène de cette maladie ayant, en quelque sorte, imprégné les tissus d'une substance favorisant l'éclosion de la tuberculose.

Antagonisme entre certains microbes. — Il existe une véritable concurrence vitale entre les bactéries. C'est ainsi qu'il y aurait un antagonisme entre le pneumocoque de Friedländer et la bactéridie charbonneuse (4), cette dernière et le staphylococcus aureus. D'après Emmerich (5), le streptocoque de l'érysipèle préserve le lapin contre le charbon, le guérit même : fait vérifié par Watson Cheyne (6). Nous bornerons là nos citations, tout en faisant remarquer que dans les affections osseuses on ne voit guère que les résultats funestes des associations microbiennes. Loin d'exercer leur influence à leur propre détriment, les microbes s'unissent plutôt pour aggraver la maladie. Ce n'est guère que dans les hydatides des os qu'une infection surajoutée peut par la surexcitation des propriétés réactionnelles des éléments anatomiques, créer une barrière efficace et favoriser la destruction des parasites qui infiltrent les aréoles spongieuses.

Spécificité des lésions microbiennes. — Chaque microbe détermine-t-il des lésions suffisamment fixes pour que leur examen per-

(1) *De l'hybridité pathologique dans les affections osseuses d'origine parasitaire. Fait remarquable de coexistence sur le même malade de deux affections osseuses parasitaires de nature différente* (Communication à la Société des sciences médicales de Lyon, 8 juillet 1888).

(2) Paulowsky, *Annales de l'Institut Pasteur*, 1889.

(3) Pasquale, *Revue des sciences médicales*, 1892.

(4) Paulowsky, *Virchow's Archiv*, 1887.

(5) Emmerich, *Fortschritte der Medic.*, 1887.

(6) Watson Cheyne, *Lond. Medic. Rec.*, 1887.

mette d'en reconnaître à coup sûr la cause? C'est là une question de la plus haute importance, et sur laquelle les recherches récentes sont venues faire la lumière. Comme le dit justement M. Dor dans sa très intéressante thèse : il y a quelques années, la spécificité des microbes était presque un dogme ; il paraissait étrange que le même staphylocoque doré pût engendrer à la fois le furoncle et l'ostéomyélite, deux affections si différentes, et l'expression de Pasteur « l'ostéomyélite est un furoncle des os », était dans toutes les bouches; mais il fallut bientôt admettre que c'était encore ce même microbe qui provoquait certains phlegmons, peut-être même, disait-on, la pyohémie. Il en coûtait un peu à ceux qui avaient une si parfaite connaissance du bacillus anthracis, ce parasite si éminemment spécifique, de reconnaître qu'une maladie différenciée nettement en clinique, comme l'infection purulente, avait la même origine que l'ostéomyélite et le furoncle. Aussi la plupart d'entre eux ne se rendirent pas sans protestation.

« La présence du streptocoque pyogène, dans certains abcès que l'on considérait comme staphylococciens, et plus tard la notion du polymorphisme, compliquèrent la question. On s'attendait à voir certains staphylocoques se convertir en bacille et réciproquement. Et tout cela n'était rien encore. Il fallut apprendre que le pneumocoque et le bacille d'Eberth, à peine connus comme des agents spécifiques, l'un de la pneumonie, l'autre de la dothiénentérie, se permettaient quelquefois d'être vulgairement pyogènes ; il fallut entendre que le staphylocoque doré provoquait des lésions nullement suppurées, telles que l'endocardite » (Dor).

Maffucci a trouvé des streptocoques pyogènes dans un cas de lymphome malin (1). Kelsch et Vaillard ont décrit un microbe trouvé dans un lymphadénome (2). Charrin et Gley auraient rencontré le staphylocoque pyogène dans une tumeur osseuse du maxillaire du lapin (3). Enfin, Roux et Lannois ont démontré qu'une adénie infectieuse peut être engendrée par le développement du staphilococcus pyogenes aureus (4) ; en un mot, qu'une lésion chronique non suppurée peut être le fait d'un agent pathogène, auquel ses propriétés avaient valu à juste titre l'épithète de pyogène. Le petit malade qui fait le sujet du mémoire précité avait des lésions ganglionnaires multiples non suppurées, dans lesquelles la culture décela la présence du staphylocoque.

Les auteurs reproduisirent expérimentalement la maladie, et ob-

(1) Maffucci, *Soc. ital. de chir.* Napoli, 1888.
(2) Kelsch et Vaillard, *Ann. de l'Inst. Pasteur*, 1890, p. 276.
(3) Charrin et Gley, *Soc. de biologie*, 12 juillet 1890.
(4) Roux et Lannois, *Rev. de méd.*, 1890, p. 1011.

tinrent, chez les lapins, des lésions présentant la plus grande analogie avec celles de l'enfant malade (hypertrophie ganglionnaire, nodules dans les reins, le foie, hémorrhagies multiples dans les viscères).

Avec Roux et Lannois, nous pensons qu'il faut attribuer à des modifications profondes, morphologiques et biologiques, présentées dans ce cas par le staphylocoque, les propriétés nouvelles grâce auxquelles il a produit des hypertrophies ganglionnaires simples au lieu d'aboutir à la formation du pus. Il s'agit, en un mot, d'une véritable *atténuation*. Tous ces faits, et bien d'autres encore, en montrant la variabilité d'action d'un agent infectieux suivant son degré d'atténuation, nous font croire à l'exactitude des idées soutenues plus haut. Après avoir établi l'existence des stades successifs dans l'échelle de variabilité de la virulence des microbes, Dor ramène ces stades à quatre types principaux, à savoir :

1° *Stade septogène.* — Le sujet est emporté par une septicémie suraiguë sans localisation ;

2° *Stade pyogène.* — L'agent infectieux a donné lieu à des abcès ;

3° *Stade pathogène chronique.* — Les lésions sont chroniques, non suppurées ;

4° *Stade phylacogène.* — L'infection peut jouer le rôle de vaccin. Mais l'auteur a surtout cherché à réunir les observations de lésions infectieuses relevant du troisième stade. Les preuves qu'il fournit nous paraissent suffisantes pour établir que les lésions infectieuses chroniques sont engendrées par des microbes atténués, en certains cas insuffisamment pour être des vaccins, ou trop pour être pyogènes.

Sans vouloir insister trop longuement sur ces faits, nous ne pouvons passer sous silence les travaux si remarquables de M. Arloing et de ses élèves, Dor et Courmont, sur la tuberculose.

Voici comment s'exprime M. Arloing dans ses *Leçons sur la tuberculose*, page 161 :

« Expérimentalement, j'ai pu établir que, très vraisemblablement, la scrofule tient ses caractères de l'atténuation du virus tuberculeux.

« Mes expériences remontent à 1888, c'est-à-dire à une époque où l'on croyait peu, je ne sais trop pourquoi, à la possibilité d'atténuer le bacille de Koch.

« J'ai pris un virus tuberculeux homogène ; je l'ai divisé en deux parts ; j'ai dilué graduellement l'une ; j'ai chauffé l'autre pendant plus ou moins longtemps à une température qui atténue généralement tous les bacilles ; puis j'ai inoculé l'une et l'autre à plusieurs animaux, et j'ai comparé les résultats au bout d'un laps de temps égal. Si la scrofule est une tuberculose engendrée par un petit nombre de bacilles, elle sera reproduite par la matière diluée, me disais-je ; si, au contraire, elle est une tuberculose atténuée, la matière chauffée présentera peut-être une virulence suffisamment affaiblie pour ne pouvoir tuberculiser que le cobaye.

« En diluant le virus, c'est-à-dire en raréfiant le bacille de la matière tuberculeuse, je n'ai pu reproduire artificiellement les effets de la scrofule, tandis qu'en atténuant le virus tuberculeux par un chauffage à 60°, pendant quinze minutes au plus, j'ai obtenu une matière dont les effets sont identiques à ceux de la scrofule, c'est-à-dire un virus qui tuberculise le cobaye sans pouvoir infecter le lapin par la voie sous-cutanée.

« L'atténuation était réelle, puisque, sur le cobaye, la tuberculose ne s'est généralisée qu'une fois sur huit.

« Je crois être en droit de conclure de cette expérience, rapprochée de celles que je vous ai déjà exposées, que la scrofule est une affection virulente identique, quant à son origine, à la tuberculose, mais formant une variété de celle-ci dans laquelle le virus tuberculeux est atténué et fixé dans sa virulence, de manière à constituer une sorte de race.

« A la notion de la quantité du virus, je substitue donc ici celle de la quantité. »

On est donc autorisé à conclure que le facteur *quantité* ne joue pas un rôle aussi important que le croient de Renzi (1), Hirschberger (2), Gebhardt (3) et Wyssocowicz (4).

§ 3. — Modes d'action des agents pathogènes. Lésions qu'ils déterminent. Processus destructifs. Processus réactionnels. Lésions éloignées.

Envisagées d'une manière générale, les lésions osseuses déterminées par les agents infectieux peuvent être rangées en deux catégories bien distinctes selon qu'elles relèvent d'un processus de *destruction* des éléments anatomiques, ou bien qu'elles résultent d'une *suractivité* nutritive aboutissant à l'*hyperplasie*, à la production d'os nouveau.

Habituellement ces deux processus s'associent et se combinent de telle façon que le second est pour ainsi dire le corollaire du premier; aussi la division que nous proposons est-elle tout à fait artificielle et n'est destinée qu'à faciliter l'étude des lésions osseuses.

Attaqué, envahi par une colonie infectieuse, l'os se défend et lui oppose d'incessants obstacles. Ses parties constitutives (périoste,

(1) De Renzi, *Clin. de thérapeutique.*
(2) Hirschberger, *D. Arch. f. klin. Med.*, 1889.
(3) Gebhardt, *Virch. Arch.*, 1890.
(4) Wissokowicz, *Verh. des Xe int. Cong.*, vol. II, p. 271.

moelle, tissu compact, cartilage) prennent une part diverse et inégale à cette lutte. Les éléments médullaires contenus dans les canaux de Havers, sous le périoste (couche ostéogène), jouent, ces derniers surtout, un rôle prépondérant. Presque toujours atteint dans ses parties centrales, l'os ne résisterait guère s'il n'avait pour assurer sa vitalité son enveloppe périostique, les vaisseaux qu'elle lui apporte et surtout les élements ostéogènes qui tapissent sa face profonde.

Du reste c'est cette dernière qui édifie de nouvelles couches à mesure que la coque ancienne est détruite, si bien que dans l'ostéomyélite gommeuse, par exemple, on peut mesurer en quelque sorte l'étendue, l'intensité de la *lésion centrale* au degré d'hyperostose d'origine périostique. C'est elle qui, dans les ostéomyélites staphylococciennes de vieille date, produit ces couches osseuses épaisses à travers lesquelles le chirurgien a de la peine à faire une tranchée. C'est elle enfin qui permet dans le cas de destruction totale et foudroyante d'une diaphyse, la régénération d'une colonnette osseuse capable d'assurer la fonction du membre.

Si l'on doit maintenir au premier rang ce rôle du périoste, il n'est pas possible, d'autre part, d'omettre celui de la moelle. Sa richesse en vaisseaux, agents vecteurs des microbes, est la cause de la prédominance indiscutable des lésions centrales; atteints les premiers et *directement*, ses éléments peuvent être frappés de mort avant d'avoir pu se défendre. L'attaque est-elle moins vigoureuse ou localisée, il n'en est plus de même; les cloisonnements, les ossifications médullaires, partielles ou diffuses, limitant les lésions, prouvent qu'elle aussi concourt efficacement au travail de réaction générale.

Au total, les lois qui régissent ces modifications pathologiques, sont celles qui ont été posées par Ollier relativement aux effets différents produits par l'*irritation* suivant qu'elle agit *directement* ou *indirectement*.

Destructive dans le premier cas, excitant dans le second la vitalité des éléments anatomiques, elle déterminera à côté de la nécrose de l'os, la production d'ossifications nouvelles.

Arrêtant l'accroissement d'un membre, si elle touche *directement* le cartilage juxta-épiphysaire, l'inflammation pourra, à distance, le faire proliférer et déterminer un accroissement pathologique. Nous ne connaissons qu'un exemple qui échappe absolument à ces données; il nous est fourni par les échinocoques des os.

L'actinomycose, les bacilles de la lèpre prêtent à des considérations analogues, mais d'une façon moins nettement établie.

La surface extérieure d'un os, qui contient dans son épaisseur des hydatides, est absolument régulière, lisse, dépourvue de végétations ostéophytiques. Alors même que les vésicules affleurent les parties les plus excentriques d'une coque diaphysaire, rien ne vient révéler à l'extérieur la lésion centrale. C'est seulement lorsqu'une perforation se produit par suite de l'amincissement progressif, qu'elle devient appréciable.

Examine-t-on une pièce à l'état sec? on est souvent frappé de la délimitation exacte extérieure de la zone malade. C'est une conséquence de l'absence de toute réaction périostique. Tandis que les autres affections osseuses donnent généralement lieu à une tuméfaction dont les limites vont s'effaçant, s'atténuant graduellement, les kystes des os déterminent une boursouflure plus ou moins volumineuse dont le niveau s'élève brusquement au-dessus de la surface extérieure de l'os. A quelques millimètres au-dessus et au-dessous de la lésion, la surface extérieure est plane, lisse, et présente le même aspect que 10 centimètres plus loin. Cette disposition était particulièrement évidente sur la pièce que nous avons pu examiner au musée d'Alfort (os iliaque de cheval).

Le même défaut de réaction se rencontre dans le périoste, le tissu spongieux et le tissu compact. A peine la trame connective de la moelle intervient-elle pour constituer une sorte de gaine à la masse vésiculeuse. Formée autant par refoulement que par sclérose fibreuse, cette membrane d'enveloppe n'est jamais qu'une barrière des plus faibles. Nous ne connaissons pas de fait démontrant l'ossification de la moelle au pourtour d'un foyer hydatique *non suppuré*.

Des conséquences de la plus grande importance découlent des considérations précédentes :

1° *La fracture spontanée n'est pas un accident fortuit, elle est la conséquence, pour ainsi dire, forcée de telles lésions ;*

2° *Le terrain est mal préparé pour une intervention chirurgicale.*

Le périoste distendu paraît avoir perdu ses propriétés ostéogéniques, l'os est réduit à l'état de lame papyracée ; bref les conditions sont aussi défavorables que possible à l'établissement d'un processus réparateur.

Malgré les réserves qui nous sont imposées par les découvertes récentes sur les atténuations microbiennes, ce fait vient appuyer cette opinion que les aptitudes réactionnelles des éléments constitutifs de l'os *sont différentes suivant la cause qui les met en jeu.*

Le bacille de la tuberculose, les microbes des ostéomyélites infectieuses, celui encore hypothétique de la syphilis, l'échinocoque, déterminent chacun en particulier des lésions typiques qui doivent pour ainsi dire servir d'étalons.

De ce que le staphylococcus aureus peut déterminer dans certains cas des lésions non suppurées hyperplasiques; il ne s'ensuit pas qu'il doive forcément perdre son qualificatif de pyogène.

Dans l'immense majorité des cas l'ostéomyélite qu'il détermine s'accompagne de pus et de nécrose. Les données si intéressantes fournies par la microbiologie justifient et expliquent les variétés dès longtemps admises par les cliniciens dans les manifestations relevant d'une même cause pathologique.

LÉSIONS RELEVANT D'UN PROCESSUS DESTRUCTIF.

Nécrose. — Variétés de séquestres. — Nécrose sans pus. — Élimination. — Tolérance. — Résorption des séquestres. — Pathogénie de la nécrose. — Rôle des vaisseaux, des microbes et de leurs produits solubles. — Résorption de portions osseuses plus ou moins étendues.

On désigne sous le nom de NÉCROSE la mortification du tissu osseux : les parties mortifiées complètement séparées ou encore partiellement adhérentes sont appelées SÉQUESTRES.

Signalée par Duhamel (1743), séparée de la carie par Louis en 1774, la nécrose a été l'objet de travaux nombreux et remarquables, visant les uns les symptômes cliniques qui l'accompagnent, les autres et ce sont les plus nombreux, sa pathogénie.

Depuis l'époque où Chopart se servit pour la première fois de ce terme de nécrose, où Weidmann (1) fit connaître ses belles recherches, le faisceau de nos connaissances n'a pas cessé de s'accroître et nous ne pouvons que rappeler ici les expériences de Troja (2) sur la nécrose et la régénération des os, les études de Scarpa (3), de Miescher (4) sur la formation de l'os périostique, les publications contemporaines de Chassaignac, Klose, Gosselin, Boeckel, Volkmann, Lannelongue, Kœnig, Kortweg... (5) Nous ajouterons à cette très incomplète énumération le nom d'Ollier (6) dont les travaux ont fait la lumière sur tant de points obscurs de cette question de physiologie pathologique.

La nécrose n'est pas une maladie, elle est le reliquat ou la terminaison d'une maladie (Ollier); celle-ci, ajouterons-nous, imprime aux séquestres un cachet spécial qui permet le plus souvent d'en reconnaître la provenance. Les ostéomyélites infectieuses, la tuberculose, la syphilis, les échinocoques peuvent déterminer la nécrose; mais quelles différences n'existe-t-il pas entre leurs séquestres au point de vue de la forme, de l'étendue, de la consistance et aussi

(1) Weidmann, *De necrosi ossium*. Francfort-sur-le-Mein, 1793.
(2) Troja, *De novorum ossium regeneratione*. Paris, 1775.
(3) Michon, *De la carie et de la nécrose*. Thèse agrégat., 1832.
(4) Sanson, *De la carie et de la nécrose*. Thèse concours, 1836.
(5) Güterbock, *De la nécrose totale des os longs*. *Arch. f. kl. Med.* Th. 1889.
(6) Ollier, *Traité expérimental et clinique de la régénération des os* (1867). *Encyclopédie internat. de chirurgie*. T. IV... Traité des résections, *passim*...

relativement à leur degré de tolérance par les tissus? Comme le fait remarquer M. Ollier, «parmi les séquestres de nécrose, il faut distinguer deux variétés : les séquestres primitifs et les séquestres consécutifs ou secondaires. Les premiers sont le résultat de la mort rapide d'un os sain, privé de ses vaisseaux par une cause quelconque. L'os est mort sans avoir été malade ou du moins sans avoir eu le temps d'être altéré par la maladie. Il a alors la structure, la consistance, la dureté de l'os sain. Les seconds, ou séquestres secondaires, sont le résultat de la mortification d'une portion de l'os déjà modifiée dans sa structure par la maladie. Ils présentent les caractères anatomiques de l'ostéite qui a précédé et préparé leur mortification ; ils sont le plus souvent raréfiés, quelquefois éburnés.»

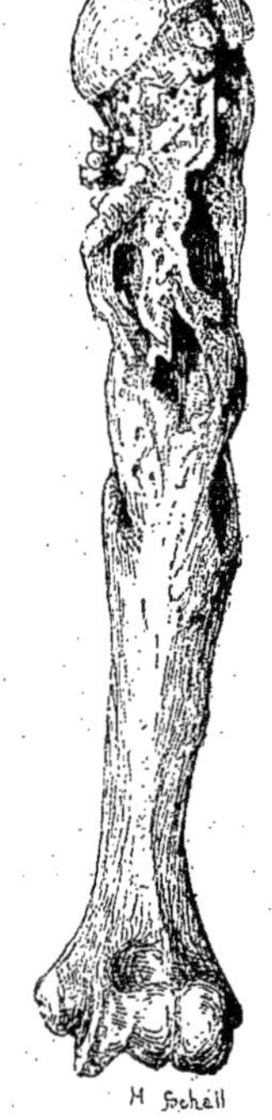

Fig. 34. — Ossifications périostiques autour de la diaphyse humérale en grande partie nécrosée. Foramina, cloaques. (Musée d'anatomie pathologique.)

Cette classification des séquestres est légitimée par l'observation clinique et anatomo-pathologique. Les *états infectieux aigus* dus aux staphylocoques, pneumocoques, streptocoques..., sont la cause ordinaire de ces *séquestres primitifs*, produits d'emblée, en quelques heures, comprenant quelquefois la totalité d'une diaphyse dont l'aspect paraît presque normal à première vue.

Blanc et lisse, l'os apparaît entouré de pus et contenu dans un étui formé par le périoste décollé. Le séquestre peut être ultérieurement incarcéré dans les portions osseuses nouvelles d'origine périostique, il mérite alors le nom de *séquestre invaginé*. Présentant une surface irrégulière, érodée, il est alors d'une étendue généralement moindre qu'au moment de sa production. Des trous de dimensions variables (cloaques, foramina), permettent souvent d'apercevoir à travers l'os nouveau les parties centrales nécrosées. La figure 34 rend bien compte de cela.

Il est excessivement rare d'observer une disposition inverse, c'est-à-dire l'existence d'une *nécrose annulaire*, ou l'invagination de portions osseuses saines par un séquestre. Il s'agit en pareil cas d'ossifications médullaires centrales avec destruction de la coque diaphysaire.

Sur les os plats (os iliaque par exemple), la nécrose *totale* ou *très étendue, primitive*, peut s'observer au même titre que sur les os longs.

La table externe peut même se nécroser isolément; en pareil cas, le séquestre est adhérent, peu distinct de l'os sain ambiant dont il met longtemps à se détacher; ce n'est guère que dans les cas de plaies de tête infectées que cette variété a été observée; cela s'explique fort naturellement par cette circonstance que la vitalité de l'os a été modérément compromise, la surface extérieure ayant été seule dénudée, en contact avec le pus, alors que le diploé et la dure-mère étaient intacts.

S'agit-il d'un os court (calcanéum par exemple), le séquestre primitif peut être total, formé par l'os entier, baigné par le pus, séparé de son périoste, ou partiel, incarcéré, en grelot, au milieu d'ossifications nouvelles.

Mais, qu'ils siégent sur les os longs, plats ou courts, ces *séquestres primitifs* sont habituellement étendus, séparés des parties avoisinantes par du pus ou des bourgeons charnus, plus ou moins libres au centre d'un os nouveau volumineux. Examinés au microscope, leur charpente est intacte dans les cas aigus, érodés par un travail de résorption dans les cas plus anciens, mais n'a pas subi d'altération essentielle.

Gosselin, qui attribuait à l'hyperostose un rôle très important dans la production de la nécrose, a dit que la densité des séquestres était moins considérable lorsque la mortification s'était faite rapidement, qu'elle l'était plus lorsque celle-ci avait eu lieu lentement et que l'ostéite avait eu le temps de se condenser. Il n'en est rien, comme le fait remarquer Poulet, les séquestres ne pèsent pas plus, à proportion égale, que les os macérés; et ainsi que nous le disions, l'examen histologique sur des coupes usées ou après décalcification y montre, suivant les cas, une structure normale ou les traces d'une corrosion lacunaire.

Il n'en est pas de même de la deuxième variété que nous avons à envisager, les *séquestres secondaires*. Ces derniers résultent d'un processus chronique qui, en modifiant peu à peu la structure anatomique de l'os, en favorise ou en détermine la nécrose.

Habituellement produits par le bacille de Koch, leur siège d'élection est dans les régions spongieuses (épiphyses, os courts, vertèbres). C'est là qu'on rencontre ces tâches blanchâtres, jaune paille, répondant à *l'infiltration puriforme* de Nélaton. Absolument adhérentes aux parties voisines, ce n'est qu'après un temps plus ou moins long, qu'un sillon d'élimination, accusé par une teinte rougeâtre et des fongosités, tend à séparer le séquestre. Veut-on y enfoncer un stylet, l'instrument est arrêté par une éburnation considérable et très appréciable, surtout si on explore la consistance des parties saines avoisinantes.

Le séquestre peut facilement être éliminé ou se trouver *incarcéré*, contenu dans une sorte de caverne à parois plus ou moins éburnées (calcanéum, épine iliaque postéro-supérieure, sacrum). Accompagné d'abcès froids torpides, quelquefois tout à fait *latent*, *et sec*, il représente la mortification massive déterminée par la tuberculose.

Kœnig a fait remarquer que ces séquestres ont souvent la forme d'un coin à base dirigée vers l'articulation et à sommet vers le canal médullaire quand il s'agit d'un os long.

A. Robin pensait que l'éburnation était due à l'accumulation de sels calcaires ; il n'en n'est rien, comme l'ont constaté Cornil et Ranvier, Kiener et Poulet... Il s'agit d'une hypertrophie des trabécules ; l'os est en même temps anémié. Nous avons pu nous convaincre, après d'autres observateurs, qu'il ne renferme pas de follicules tuberculeux, mais un détritus caséeux ; ces masses éburnées sont donc, comme le dit Ollier, non pas des produits tuberculeux, mais para-tuberculeux.

Quant aux petits séquestres, dits *séquestres de carie*, il importe d'en distinguer deux variétés absolument dissemblables. Les uns sont constitués par de petits fragments de tissu spongieux, nettement nécrosé, dont les trabécules présentent des traces évidentes de la nature tuberculeuse du processus. Les autres ne méritent pas à vrai dire la dénomination que l'usage a consacrée, *puisqu'ils sont vasculaires* et ne résultent que de phénomènes réactionnels de voisinage. Frappés d'ostéite raréfiante, partiellement vasculaires, plus petits, perdus au milieu des fongosités, adhérents à celles-ci, et raréfiés, ils possèdent une vitalité amoindrie, mais non douteuse, peuvent persister plus ou moins longtemps, et être éliminés par suite de la perte de leurs vaisseaux ou par infection surajoutée, ou encore disparaître par résorption.

La syphilis mérite d'être rangée parmi les maladies capables de produire de tels séquestres ; parcouru par des bourgeons syphilomateux, vermoulu, l'os ne succombe pas cependant sous l'influence seule de ces modifications, mais il est prédisposé aux infections secondaires et ne leur résiste pas. Dans tous les points où les lésions peuvent être exposées aux agents extérieurs, la nécrose apparaît fréquente (os nasaux, maxillaires, crâne, palatins, vertèbres cervicales supérieures), alors qu'elle n'existe à peu près jamais sur les os des membres.

Il s'agit là d'une maladie hybride causée par une infection surajoutée. En dehors de ces cas on peut observer l'élimination de séquestres *parcellaires* mêlés à un liquide séreux et donnant au doigt la sensation de grains de sable.

DE LA NÉCROSE SANS SUPPURATION.

La mortification de l'os et la suppuration sont deux phénomènes qui se présentent si fréquemment ensemble que l'on est conduit tout naturellement à les regarder comme inséparables. Aussi les observateurs ont-ils été particulièrement frappés par certains faits dans lesquels la nécrose existait seule, en dehors de toute production de pus. Cette anomalie était pour eux l'indice qu'ils étaient en présence d'un processus spécial, *aseptique* (Kortweg).

La suppuration était la preuve suffisante et nécessaire de toute infection.

Dans un mémoire justement cité, Kortweg (1) met en lumière cette dissociation des deux phénomènes et cite les faits si intéressants de Paget et de Morrant-Backer, et s'élèvant contre l'opinion des auteurs qui regardent la nécrose comme produite exclusivement par un trouble de nutrition, insiste sur l'influence prédominante de l'infection. L'absence de pus dans certains cas le conduit à leur attribuer la qualification d'*aseptiques*. Il est permis d'affirmer aujourd'hui que cette dénomination est inexacte. Un microbe même pyogène et nécrosant peut, s'il est atténué, donner lieu à des processus tout différents. Nous renvoyons le lecteur à ce que nous avons déjà dit sur la variabilité des actions microbiennes sous l'influence de l'atténuation. Bien plus, certains microbes, le bacille de Koch par exemple, amènent souvent la nécrose sans qu'il y ait eu suppuration. Kortweg range ces faits dans la nécrose aseptique.

« Dans de nombreuses résections, nous dit-il, que Volkmann a faites dans un but purement orthopédique, il a trouvé des noyaux caséeux dans les épiphyses, qui y étaient depuis plus de quinze et de dix-sept ans, sans causer aucun accident et sans avoir suppuré. On n'y voyait d'autres signes d'inflammation qu'une légère éburnation des parties avoisinantes. Comme moi, M. Volkmann croit qu'il faut un excitant particulier, *probablement septique*, pour causer la suppuration dans ces noyaux. Mais, quel que soit l'excitant, le danger de la suppuration est toujours imminent et il en résulte dans la grande majorité des cas une formation de séquestres. »

L'interprétation de ces faits est devenue facile aujourd'hui, et nous dirions que le bacille de Koch a ouvert la voie à une infection surajoutée. Chose curieuse, après avoir insisté sur le rôle de l'infection dans la pathogénie de la nécrose ordinaire, Kortweg ne se demande pas de quelle façon peut se produire la *nécrose aseptique*.

Le problème est cependant insoluble, si, comme cet auteur, on met

(1) *De la nécrose aseptique des parties molles et des os.* (*Revue mensuelle de méd. et de chirurgie*, 1879, p. 929.)

hors de discussion l'influence des troubles circulatoires et celle de l'infection.

Nous appuyant sur les données plus récentes relatives à l'action des produits solubles, nous arrivons à cette opinion que les cas de Kortweg relèvent d'une cause infectieuse, septique, mais atténuée. Aussi faut-il remplacer le terme de *nécrose aseptique* par celui de *nécrose sans suppuration.*

Doit-on complètement rejeter l'existence d'une mortification osseuse d'origine purement vasculaire? Certes non ; et cela nous paraît indéniable pour les kystes hydatiques. En effet, lorsque les vésicules envahissent le tissu spongieux, non seulement elles agissent sur lui par leur expansion isolée, mais aussi en déterminant une ischémie plus ou moins complète. C'est en supprimant l'arrivée du liquide nourricier, en coupant les communications, qu'elles finissent par isoler des fragments osseux considérables et en déterminer la nécrose. De là résultent des séquestres infiltrés de vésicules, poreux et vermoulus.

Kortweg considère comme un des caractères de la nécrose aseptique, la *résorption* de l'os ; cela est vrai, mais n'est nullement démonstratif, puisque nombre de séquestres, dont l'origine infectieuse est avérée, subissent, comme nous le verrons, un degré plus ou moins marqué de résorption.

Nous résumerons les notions exposées ci-dessus dans les conclusions suivantes :

1° La nécrose avec ou sans suppuration est dans l'immense majorité des cas de nature infectieuse.

2° La nécrose improprement qualifiée d'aseptique est due à une infection atténuée, peut-être à l'action spécifique de certains microbes.

Dès que la nécrose est confirmée, la partie osseuse frappée de mort devient passive et, comme l'ont dit excellemment Kiener et Poulet, l'*os vivant se retire de l'os mort.* A la limite du tissu nécrosé l'os est le siège d'un processus de corrosion lacunaire d'une intensité extraordinaire ; très rapidement le ciment calcaire se résorbe, la vascularisation s'accroît et les cellules de la moelle, les myéloplaxes détruisant l'os vivant aussi bien que le séquestre, creusent un fossé de délimitation de plus en plus profond. Ainsi peu à peu se mobilise le séquestre à la fois par la perte de substance qu'il subit à la périphérie et par celle qui s'effectue aux dépens du tissu vivant circonvoisin. Il en résulte finalement une loge, dont les parois ont été creusées par ce mécanisme de résorption et de corrosion périphérique par les myéloplaxes, et dans laquelle se trouvera contenu le territoire osseux mortifié.

Les séquestres sont presque toujours *éliminés* au dehors, quelques-uns sont *tolérés*, d'autres enfin peuvent disparaître par *résorption* ; ces derniers constituent l'infime minorité.

Les *séquestres primitifs*, ceux qui ont été constitués d'emblée, s'accompagnent habituellement d'une suppuration plus ou moins abondante ; souvent *invaginés* ils peuvent persister indéfiniment, provoquant de temps à autre de nouvelles poussées inflammatoires.

Le pus ne les altère pas, ou du moins ne les dissout pas. Ollier déclare avoir enlevé la presque totalité d'une diaphyse fémorale, nécrosée depuis sept ans, et qui n'avait éprouvé aucune altération appréciable. Cornil et Ranvier, ayant examiné un séquestre qui avait séjourné dans un abcès pendant près de quarante ans, ont trouvé intactes les lamelles superficielles, les strates concentriques qui entourent les canalicules de Havers.

Il n'en est pas de même lorsqu'ils sont au contact de bourgeons médullaires et plus ou moins à l'abri du pus. On peut observer alors sur ces parties mortifiées le même travail d'érosion, de résorption, signalé sur les chevilles d'ivoire enfoncées dans les os pour la cure des pseudarthroses.

De petits séquestres introduits soit dans le canal médullaire, soit même dans le tissu cellulaire, disparaissent au bout de quelque temps. Des vaisseaux embryonnaires pénètrent dans les canalicules de Havers, raréfient et finissent par résorber la substance compacte. Moins l'infection est profonde, plus rapide est ce travail qui paraît effectué surtout par les myéloplaxes, véritables éléments ostéophages.

Mais ce n'est guère que pour les petits séquestres, *primitifs* ou *consécutifs*, que leur disparition peut s'effectuer en totalité.

Nous avons été souvent frappé de la *tolérance* des tissus pour les séquestres plus ou moins éburnés, d'origine tuberculeuse. En pratiquant la coupe des pièces réséquées, ou dans le cours d'autopsies, nous avons fréquemment trouvé ces taches jaune paille, caractéristiques de l'infiltration puriforme de Nélaton, sans qu'il y ait eu en clinique de symptômes révélant leur existence (tumeurs blanches, maux de Pott guéris cliniquement). La règle, cependant, est qu'ils provoquent autour d'eux un travail d'expulsion ; celui-ci est sans doute aussi favorisé par une infection surajoutée se localisant sur le foyer primitif. Le rôle pathologique, aujourd'hui bien connu, des éléments médullaires, qui, pendant la période d'accroissement, remanient incessamment la charpente osseuse, permet d'interpréter facilement la question si controversée jadis de l'*exfoliation insensible*.

Désigné encore sous le nom de *nécrose sans séquestre*, ce processus serait plus exactement nommé, croyons-nous, *résorption interstitielle*. La syphilis est certainement la maladie qui a le mieux permis de l'observer. A côté de la résorption totale de phalanges (Taylor), de la diaphyse radiale (Petersen), nous avons nous-même signalé la disparition des trois quarts d'une tête humérale et de la plus grande partie d'une vertèbre dorsale.

Pour compléter cet aperçu des lésions destructives déterminées par les agents infectieux et parasitaires, nous rappellerons que les vésicules hydatiques peuvent non seulement détruire les lamelles osseuses du tissu spongieux dans lequel elles siègent, mais amincir, rompre par une sorte d'usure le tissu compact.

On peut observer enfin, notamment chez les syphilitiques, une diminution générale de la résistance du squelette ; cette fragilité idiopathique a été mise hors de doute par nos observations et les recherches de Charpy.

PATHOGÉNIE. — *La mortification de l'os ne s'effectue pas par un mécanisme toujours identique.* Cette notion qui s'impose après les lignes précédentes, nous la verrons s'affirmer de plus en plus, chemin faisant. Suivant Jobert (1), « toutes les causes qui déterminent la nécrose peuvent se réduire à une seule : l'arrêt de la circulation ou l'absence du liquide vivifiant et nourricier. » Rattacher la nécrose à l'anémie des tissus, c'était autrefois rétrécir singulièrement la question ; aujourd'hui ce serait aller à l'encontre de données bien établies, expérimentales et anatomo-pathologiques. A l'influence jadis prédominante attribuée aux troubles circulatoires, s'est substituée maintenant l'action des microbes et de leurs produits solubles : les preuves abondent en faveur du rôle prépondérant de ces derniers dans la pathogénie de la nécrose. C'est fort inexactement que l'on a admis l'influence prépondérante des oblitérations vasculaires.

En relisant le mémoire de Hartmann (2), on voit qu'il n'a aucune valeur démonstrative. Plusieurs de ses animaux ont succombé très rapidement; ceux qui ont survécu ont tous présenté de la suppuration de la moelle avec un épaississement remarquable de la coque diaphysaire dû à de nouvelles couches sous-périostiques. Dans un cas il a trouvé un petit séquestre ; ces résultats n'ont donc qu'un intérêt historique; nous tenions à le dire pour éliminer ces expériences citées souvent à tort comme capitales.

L'obstruction du conduit nourricier, ou mieux la destruction des vaisseaux nourriciers qu'il exécutait au moyen du broiement à l'aide d'aiguilles ou d'instruments acérés, avait pour conséquence l'infection de la moelle et l'irritation indirecte du périoste; une seule fois, comme on l'a vu, l'auteur obtint un petit séquestre évidemment causé par l'ostéomyélite septique suppurée.

(1) Jobert, *Journ. hebd.*, 1836, t. III, p. 363.
(2) Hartmann, *Nekrose, herbeigeführt durch Verstopfung des Foramen nutritium. Virchow's Archiv*, p. 114, Bd. VIII, 1855.

1° Il est difficile de trouver un tissu plus richement vascularisé que le tissu osseux, et l'on imagine difficilement comment un territoire quelconque pourrait être anémié suffisamment pour qu'il y ait *infarctus*.

Billroth, Ollier, Busch, ont fait des ligatures d'artères nourricières sans qu'il se produisît de nécrose.

Les innombrables vaisseaux qui tombent de la face profonde du périoste, la double économie vasculaire des régions juxta-épiphysaires et les vaisseaux centraux avec leurs branches de bifurcation, assurent la nutrition.

Dans sa thèse sur les embolies osseuses, M. Humbert Mollière ne nous a nullement convaincu.

Nous avons dit, en parlant du système vasculaire des os, que la production d'*infarctus* était impossible. Sans doute les vaisseaux peuvent charrier des particules figurées, des microbes, des parasites (c'est même une condition primordiale dans la plupart des cas), mais rien ne prouve l'altération anatomique plus ou moins grande du tissu osseux, par défaut de nutrition, à la suite de l'oblitération d'une ou de plusieurs artères qui s'y rendent, par thrombose ou embolie.

Nous ne pouvons discuter une à une les observations de M. Mollière, mais quelle peut être la valeur de faits comme le suivant : « (Obs. II, p. 35). Athérome artériel, ramollissement blanc du lobe antérieur droit, infarctus osseux de la colonne vertébrale. — En pratiquant une coupe de la colonne vertébrale, nous trouvons aux corps vertébraux leur consistance normale ; ils ne présentent pas d'altération sénile, et leur tissu n'était pas raréfié; mais sur leur centre, deux des corps vertébraux présentaient une teinte jaune clair piquetée de petites taches noires. En ces points, les trabécules osseuses paraissaient faire défaut, la substance jaune semblait être de la graisse. Après avoir soumis ces vertèbres à une macération prolongée dans l'acide chromique, nous avons pu voir, sur des tranches très minces, qu'au niveau des taches, la moelle vertébrale, qui est ordinairement constituée par des cellules embryonnaires, ne contenait absolument que des vésicules adipeuses (?)... En s'éloignant du foyer graisseux, on pouvait suivre une série de transformations assez difficiles à préciser et que nous résumerons en disant qu'il y avait au-dessus de la masse graisseuse une traînée de tissu rappelant par son aspect les altérations de l'ostéomalacie sénile...

« Nous avons sous les yeux le dernier état de l'infarctus (production de moelle graisseuse, formation de tissu ostéoïde autour de l'infarctus). Ce mode de réparation ressemble singulièrement à celui des infarctus du cerveau et des viscères. »

L'auteur cite 8 observations cliniques et anatomo-pathologiques qui ne sont pas plus précises que la précédente. Quant aux 4 expériences consistant dans l'injection intra-artérielle de *charbon de terre* pulvérisé et en suspension dans de l'eau, elles ne prouvent qu'une chose, c'est la pénétration de particules de charbon jusque dans les capillaires de la moelle des os du membre inférieur (l'injection étant faite par la fémorale) et l'existence de petits foyers hémorrhagiques dans la moelle.

Deux lapins ont survécu sept et huit jours, deux autres sont morts en quarante-huit heures.

Aucun par suite n'a survécu assez longtemps pour que l'on puisse se rendre compte de l'évolution des lésions.

Qu'il soit avéré que des particules de charbon puissent être entraînées dans les artères nourricières, et déterminer des hypérémies, des hémorrhagies autour d'elles, cela ne prouve nullement que le processus soit celui d'un infarctus.

Et cependant l'auteur n'hésite pas à conclure : 1° qu'il se produit des infarctus dans les os aussi bien que dans les autres organes où ils ont été signalés ; 2° ils ont également pour cause des thromboses et des embolies capillaires; 3° comme dans les autres organes, on leur reconnaît trois périodes : congestion, hémorrhagie, dégénérescence graisseuse et calcaire.

Nous avons répété les expériences de M. Humbert Mollière sur des lapins et sur des chiens. Ces derniers seuls nous ont fourni des résultats en rapport avec ceux qui ont été indiqués.

Toutefois nous avons cherché à nous mettre à l'abri des phénomènes infectieux en faisant une asepsie préalable soigneuse et en recourant à du charbon de bois finement pulvérisé, en suspension dans de l'eau. Une éprouvette ainsi préparée a été stérilisée à une température de +120° ; l'injection (2 à 3 centigr.) a été poussée par la fémorale.

Si l'on sacrifie l'animal quelques instants après, on peut retrouver des parcelles de charbon dans les artérioles périostiques et les branches de bifurcation de l'artère nourricière. Au voisinage de ces dernières, nettement oblitérées, dessinées, injectées en noir, on ne voit aucun signe de congestion, ni même d'hémorrhagie intra-médullaire.

Si l'on attend plusieurs jours, on note la gangrène totale du membre inférieur avec développement de gaz dans le tissu cellulaire (vers le 7e jour environ). Bref, les expériences sur la fémorale sont insuffisantes, nous nous proposons de les reprendre sur de grands animaux en opérant directement et isolément sur une artère nourricière.

Nous terminerons cette critique un peu longue en faisant remarquer que le travail de M. H. Mollière, s'il ne prouve pas l'existence d'infarctus, fait par contre toucher du doigt l'embolie osseuse. Si l'auteur s'était borné à ce dernier point, il n'y aurait rien à changer à son intéressant travail. Malgré ses imperfections il a eu le mérite d'attirer l'attention sur des faits peu connus, et c'est à juste titre qu'il a pu conclure en disant que « ces faits lui paraissaient avoir une grande importance au point de vue de l'étiologie, encore si obscure, de plusieurs maladies des os, et de la généralisation quelquefois si prompte de certaines productions morbides (carcinomes, sarcomes et tubercules) au tissu osseux. »

2° Ollier (1) a démontré, par des expériences nombreuses et variées, que la dénudation n'amène pas la nécrose. Il a pu, chez de jeunes sujets, enlever la totalité du périoste diaphysaire, ou bien vider complètement le canal médullaire sans amener la nécrose. Il a même dans certaines expériences enlevé simultanément le périoste et la moelle sans produire la mortification de l'os.

On peut impunément détruire la moelle des os, soit par d'énergiques agents caustiques, soit par le cautère actuel, soit enfin par lésions mécaniques, pourvu qu'on fasse usage d'une méthode rigoureusement aseptique. Rosenbach et Kocher (2) se sont servis du galvano-cautère, de l'acide nitrique fumant, de la potasse, de l'ammoniaque et n'ont jamais vu se produire de nécrose.

Au surplus n'a-t-on pas maintes fois enlevé, transplanté et vu se greffer des portions d'os d'une dimension notable? Voilà tout autant de conditions dans lesquelles la circulation a été profondément et brutalement modifiée, et pourtant les éléments anatomiques ont survécu.

Ce qui amène la nécrose, disait Ollier, ce n'est pas la dénudation de l'os, c'est l'*inflammation* qui suit cette dénudation. Substituez le terme *infection* au mot inflammation, et vous aurez la formule la plus vraisemblable de la pathogénie de la nécrose.

Dans les ostéomyélites infectieuses aiguës l'os n'est pas tué par l'anémie, par suppression des vaisseaux périostiques ou médullaires ; non, ses éléments sont frappés directement par l'action spécifique, gangreneuse, des microbes en circulation ou de leurs produits solubles.

L'os est sphacélé comme le tissu cellulaire dans l'anthrax, le phlegmon diffus ; et si nous nous servons de ce terme de comparaison, ce n'est pas seulement pour la communauté d'origine de ces lésions des parties molles avec les ostéomyélites, mais aussi parce que l'on trouve fréquemment des vaisseaux intacts, perméables au milieu des débris de tissu cellulaire sphacélé.

3° Peut-on admettre qu'une éburnation *lente*, *progressive*, puisse à

(1) Ollier, *Traité expérimental et clinique de la régénération des os.*
(2) Kocher, *Archiv. f. klin. Chirur.*, 23, 1re livraison, p. 101.

elle seule produire la nécrose? Qu'elle y prédispose, cela peut être, mais c'est tout.

Il n'y a pas de maladie qui, plus que la syphilis, s'accompagne d'hyperostose, et cependant les séquestres sont exceptionnels. Quand on les observe il y a toujours simultanément *infection*, *suppuration* plus ou moins abondante. En outre l'examen direct des *hyperostoses syphilitiques* démontre, comme nous l'avons constaté, leur *vascularisation.*

Quant aux *séquestres tuberculeux* éburnés, qui peuvent être observés en dehors de toute infection surajoutée, sans suppuration, à l'*état sec*, et sur lesquels nous avons appelé l'attention (1), ne peut-on pas admettre que l'oblitération des canaux de Havers est, au même titre que la mortification cellulaire, un effet de l'action microbienne et non la cause première de la nécrose ? Cette hypothèse est certainement vraisemblable et s'appuie encore sur ces faits d'ostéomyélite insidieuse de Trélat.

Si l'on doit réléguer parmi les explications hypothétiques le prétendu rôle attribué à l'oblitération des canaux de Havers par l'éburnation, il serait absolument inexact de considérer comme tout à fait négligeable le rôle de la circulation. On comprend facilement que la pauvreté en vaisseaux, la sénilité du tissu puissent, comme l'étranglement des canaux de Havers par l'inflammation, contribuer à la nécrose.

LÉSIONS RELEVANT D'UN PROCESSUS DE DÉFENSE OU RÉACTIONNEL

(*Hyperostose, Régénération*).

Toute irritation créée par un foyer pathologique retentit sur les différents éléments constitutifs de l'os et met en jeu leurs propriétés physiologiques. C'est ainsi que la présence d'un séquestre provoque autour de lui la formation de couches osseuses nouvelles, interstitielles, intra-médullaires et surtout sous-périostiques. L'étui osseux invaginant le séquestre peut acquérir une épaisseur considérable; c'est surtout dans les ostéomyélites anciennes, datant de la jeunesse, que l'on observe ces masses épaisses, éburnées, à travers lesquelles on a de la peine à se frayer un chemin à coups de ciseau et de maillet. Ces propriétés ostéogéniques si remarquables du périoste peuvent même suffire, dans certains cas de nécrose totale diaphysaire, à reconstituer un nouvel os permettant les fonctions du membre. Troja avait déjà constaté la formation et l'organisation d'un

(1) *De l'hybridité pathologique dans les affections osseuses d'origine parasitaire*, 1888. Lyon médical. — Gangolphe.

étui osseux extérieur, à l'os nécrosé. Bichat, Scarpa, Léveillé, considérant que la plupart des séquestres sont érodés et ne représentent pas la totalité de l'épaisseur du cylindre diaphysaire, attribuèrent la régénération osseuse à l'hypertrophie de l'os restant; pour eux la partie la plus interne seule se nécrosait, la portion extérieure restée vivante se tuméfiait et telle était l'origine de l'étui.

Leur interprétation n'est pas exacte, comme nous l'a démontré Ollier, bien qu'il soit vrai qu'il reste généralement quelques portions osseuses vivantes adhérentes au périoste. Les propriétés ossifiantes de ce dernier, subordonnées à la conservation de sa couche ostéogène, assurent à peu près seules la reconstitution du nouvel os.

Le type des lésions est très différent, suivant qu'il s'agit d'une nécrose superficielle ou d'une nécrose centrale. Dans le premier cas la réaction périostique ne constitue pas le plus souvent une enveloppe complète, résistante, aux séquestres; dans le second au contraire, ceux-ci sont invaginés, plus ou moins libres, baignés par le pus ou entourés d'un tissu de granulations qui les isole plus ou moins des parties avoisinantes. Toutefois, en pareilles circonstances, il se produit une sorte de trépanation spontanée de la coque osseuse nouvelle. Ces trous, ou cloaques de Weidmann, siègent de préférence à la partie inférieure de l'os; de nombre et de dimensions variables, ils permettent tantôt seulement l'introduction d'un fin stylet, tantôt l'extraction directe, avec les pinces, de séquestres volumineux. Attribués par Miescher à la pression du pus, à la pesanteur, ils résultent sans doute d'un travail de résorption dont les myéloplaxes sont les agents les plus actifs.

Bien que l'irritation puisse, en quelque sorte, rajeunir la couche ostéogène, celle-ci produira surtout de telles néoformations chez les jeunes gens et les enfants. Si elle a été détruite par la violence de l'inflammation, la régénération peut, même dans ce dernier cas, faire complètement défaut.

C'est sur les grands os des membres que les plus beaux exemples de régénérations ont été observés, bien que toutes les parties du squelette soient jusqu'à un certain point, susceptibles de reproduction.

Cette dernière est, en quelque sorte proportionnelle à l'épaisseur du périoste; certaines portions recouvertes de cartilage (tête et col du fémur, astragale...) ne se reproduisent pas.

La régénération est exceptionnelle pour les os courts; plus fréquente pour les os plats; le maxillaire inférieur, l'omoplate, l'os iliaque sont quelquefois partiellement enveloppés par des lames osseuses d'origine périostique.

La *régénération* est la plus haute expression de la réaction du tissu osseux en présence d'agents pathologiques; à côté d'elle prennent place, comme nous le disions, les ossifications *interstitielles* ou *intra-médullaires*, cloisonnantes, qui opposent une barrière souvent absolument efficace à l'extension de la maladie.

Nulle en présence des hydatides, assez marquée dans les cas de tuberculose, plus vive dans les autres affections (staphylocoques, streptocoques..., etc.), la défense de l'os est tout à fait remarquable dans la syphilis. Les hyperostoses si fréquentes dans cette affection ne sont pas autre chose que le reflet de gommes centrales intra-médullaires dont elles permettent de mesurer pour ainsi dire l'étendue. Loin d'être constituées par du tissu morbide, elles représentent la partie saine, utile, créée par le périoste pour parer au déficit subi profondément par la coque diaphysaire.

En même temps que disparaissent les couches les plus centrales, il s'en dépose de nouvelles à la surface; c'est ainsi que des os doublés ou triplés de volume ne sont souvent pas plus résistants, et peuvent même quelquefois, si la néoformation est inférieure à l'activité destructive, être le siège de fractures spontanées.

DÉFORMATIONS DIVERSES RÉSULTANT DE TROUBLES SURVENUS DANS L'ACCROISSEMENT ET LA CONSISTANCE DE L'OS MALADE.

La localisation fréquente des lésions infectieuses dans la région juxta-épiphysaire, au voisinage du cartilage de conjugaison, entraîne comme conséquence des troubles fréquents et très variables dans l'accroissement de l'os.

L'inflammation a-t-elle été assez violente pour amener la destruction de la zone cartilagineuse, il en résultera un arrêt d'accroissement, un raccourcissement quelquefois excessif du membre. Une ancienne ostéite juxta-épiphysaire de l'extrémité supérieure de l'humérus ayant débuté vers l'âge de deux ans et demi, observée sur un adulte, avait déterminé un raccourcissement de 12 centimètres (Vincent).

Lorsqu'il s'agit d'un segment de membre à deux os parallèles, il en résulte des déformations curieuses. Par exemple, le cartilage conjugal inférieur du radius est-il détruit, le cubitus continuant de s'accroître est retenu par ses attaches au radius et obligé de se courber en arc. Les épiphyses étant unies au radius qui ne croît plus, la diaphyse cubitale continuant de s'allonger est obligée de prendre une forme sinueuse.

Une portion seulement d'un cartilage est-elle détruite, l'autre continuera à proliférer et amènera une déformation très marquée. Si, par exemple, la moitié externe du cartilage conjugal inférieur du fémur est détruite, la moitié interne, produisant incessamment de nouvelles couches, déterminera l'apparition d'un *genu valgum*.

Un résultat inverse peut résulter d'une *irritation continue, prolongée* et surtout *indirecte* du cartilage d'accroissement.

L'allongement pathologique peut atteindre des proportions énormes, 7 ou 8 centimètres, et, comme dans les cas précédents si ce travail de prolifération exagérée n'a pas été réparti également sur les différents points de la ligne d'accroissement, il se produira des déviations latérales.

Peut-on observer l'allongement pathologique à l'âge adulte? En un mot, la période d'accroissement finie, l'activité des cartilages éteinte, l'os peut-il s'accroître *interstitiellement?* Quelques faits relevant de la syphilis osseuse permettent de le croire. Il est évident que l'on peut observer la coexistence de ces deux phénomènes si dissemblables *d'arrêt d'accroissement* d'une part, *d'allongement* d'autre part : résultant d'une même cause, ils sont la conséquence, le premier de *l'intensité de l'irritation*, le second de son *retentissement modéré et indirect*.

Les modifications apportées dans la *consistance* du tissu osseux par le développement des phénomènes inflammatoires sont la cause de déformations bien mises en évidence par Ollier et plus récemment par Oberst (1).

Ce dernier auteur a réuni dans son travail les faits de Volkmann, Schede et Stahl, et Diesterveg. Que la continuité de la colonne osseuse soit partiellement interrompue par l'élimination d'un séquestre, ou que ses trabécules raréfiées aient été en partie résorbées, il en résulte une diminution de sa solidité. La pesanteur, les contractions musculaires pourront en pareil cas déterminer l'affaissement, la déformation de ce segment du squelette. Les ostéites juxta-épiphysaires en donnant lieu à des décollements diaphysaires créent à ce niveau une espèce d'articulation, une *amphiarthrose* (Ollier), qui permet à ces parties disjointes de glisser l'une sur l'autre.

C'est ainsi qu'au genou, par exemple, on peut observer le déplacement, en avant et surtout en arrière, de l'épiphyse fémorale sur la diaphyse ; l'articulation reste absolument intacte. L'épiphyse tibiale a présenté des déplacements analogues relativement à l'axe de sa diaphyse.

L'inclinaison latérale des épiphyses peut même *simuler* jusqu'à un certain point le *genu valgum* ou le *genu varum*. Il n'en est rien, puisque les formes, les dimensions et les rapports des surfaces articulaires n'ont pas changé.

(1) Oberst, *Ueber Knochenverbiegungen bei akuter Osteomyélitis. Schmidt's Jahrbücher*. S. 245, 1890.

Ollier a désigné sous le nom de *double genou* une déformation bien caractéristique : à la suite d'un décollement juxta-épiphysaire inférieur du fémur, l'épiphyse étant tirée en arrière par les muscles fléchisseurs de la jambe sur la cuisse, pendant que la gaine périostique est encore simple, il en résulte une saillie formée par l'extrémité inférieure de la diaphyse fémorale. Surplombant la rotule, aussi proéminente que celle-ci, elle détermine le *double genou*. Ce dernier peut être encore produit et même exagéré par un autre mécanisme (fait de Vilms, relaté par Ollier). Le cartilage de conjugaison fémoral s'est de plus en plus éloigné de la diaphyse à mesure qu'il fournissait des couches osseuses nouvelles. Cette partie osseuse nouvelle s'est infléchie sur la portion ancienne diaphysaire pendant qu'elle était encore peu résistante, attirée en arrière par les muscles fléchisseurs.

Il est beaucoup plus rare d'observer des courbures inflammatoires portant sur la diaphyse des os longs. Le musée de Lyon en renferme un bel exemple : il est regrettable que nous ne possédions à son sujet aucun renseignement clinique.

Certaines affections, la syphilis surtout, sont l'origine de *fractures* qui surviennent sous l'influence de causes insignifiantes.

Nous renvoyons pour l'étude des déformations qui les accompagnent aux chapitres consacrés respectivement à chacune des maladies qui les produisent.

Nous devons signaler en terminant, bien qu'elles n'aient pas été jusqu'à présent le point de départ de déformations, les altérations si intéressantes observées pour la première fois par Ollier et décrites par Vincent sous le nom de *rachitisme inflammatoire local*. La pièce (figurée chapitre II) a été recueillie chez une jeune fille de quinze ans qui avait été traitée par la ponction capillaire et l'immobilisation pour une coxalgie suppurée et qui, à peu près guérie de cette affection articulaire, est venue mourir à l'Hôtel-Dieu avec des accidents de néphrite et de méningite tuberculeuse. A part un amincissement extrême de la coque diaphysaire, qui se laissait couper au couteau, on trouva au niveau du cartilage de conjugaison inférieure non plus seulement une mince bande de cartilage, mais des amas de noyaux cartilagineux séparés par du tissu spongoïde et occupant une largeur de plusieurs centimètres. C'est évidemment, comme le dit Vincent, à l'inflammation à distance, aux troubles circulatoires qu'elle entraîne, à l'immobilisation du membre malade, qu'il faut rapporter ces lésions que favorise d'ailleurs la dénutrition générale résultant de l'état constitutionnel et de la misère.

DES MODIFICATIONS SUBIES A DISTANCE PAR LES DIVERSES PIÈCES DU SQUELETTE ADJACENTES A L'OS MALADE.

Qu'un os ou une articulation soit le siège d'une inflammation de longue durée, quelle qu'en soit d'ailleurs l'intensité, il est bien rare que les os voisins n'en n'aient pas comme un retentissement, qui se traduit le plus ordinairement par l'*atrophie*. Dans sa très intéressante thèse, notre ami M. Mondan (1), chef du laboratoire de clinique de M. Ollier, a minutieusement exposé les données expérimentales et cliniques relatives à cette question. Dans aucune de ses observations, l'os atrophié n'était directement malade; la lésion siégeait le plus ordinairement au-dessus, et cependant le raccourcissement a pu atteindre jusqu'à $0^m,05$. Ces cas sont analogues à ceux signalés par Nélaton pour la coxalgie, et vérifiés par Berguien (2). Il ne peut être question, ici, d'une lésion de cartilages de conjugaison, ni de la propagation de proche en proche d'un travail de médullisation inflammatoire. Mais il est à remarquer que c'est surtout aux *membres inférieurs*, et dans les cas d'immobilisation prolongée, que ces raccourcissements ont été observés; ce sont là des arguments en faveur de la théorie qui leur reconnaît pour cause principale l'inertie fonctionnelle. Celle-ci entraînerait l'arrêt d'accroissement, non par la soudure précoce des épiphyses, mais par l'arrêt de la prolifération des cellules cartilagineuses (Ollier). S'agit-il d'un os long parvenu à son entier développement, il conservera sa longueur, mais subira un mouvement de résorption qui se traduira par la gracilité de ses saillies, des éminences et des crêtes. Ce sera la réduction de l'os normal. Si on le fend, on est frappé de l'amincissement de la couche compacte, de l'agrandissement de la cavité médullaire (atrophie excentrique de Cürling); le couteau sectionne facilement la coque diaphysaire qui est flexible sous le doigt.

En pratiquant une résection du coude, nous avons vu la moelle faire saillie et sortir comme un cylindre rougeâtre, chassée, exprimée par la pression des doigts de l'aide qui fixait l'humérus.

Depuis le travail de Engel (3), Verneuil, Dumas et Mondan ont publié de nouveaux faits concernant les déformations pelviennes dans les cas de coxalgies.

Quant aux os courts des pieds, de la main, ils sont généralement

(1) G. Mondan, *Recherches expérimentales et cliniques sur les atrophies des membres dans les affections chirurgicales (système musculaire et système osseux)*. Thèse Lyon, 1882.

(2) Berguien, Thèse Paris, 1877.

(3) Engel, *Le bassin coxalgique*, 1872.

plus petits, gras et ramollis, et se laissent couper très facilement. Les os ainsi atrophiés sont toujours moins lourds.

Nous devons insister maintenant sur l'*allongement atrophique* signalé par Ollier, et dont nous avons déjà parlé.

Il est peu de coxalgies survenues dans l'enfance où, à un moment donné, le squelette de la jambe ne présente une longueur plus grande que du côté sain. Cet allongement n'atteint pas ordinairement plus de $0^m,010$ à $0^m,020$, et compense dans de certaines limites l'atrophie qui provient du reste du membre. Tout en étant plus long, l'os, au premier coup d'œil, paraît atrophié. Ses dimensions transversales sont moindres, ses épiphyses moins saillantes, ses extrémités moins volumineuses et sa diaphyse moins large. Si, normalement, il présente une torsion, on constate qu'il semble détordu ; il est plus rectiligne, son poids a diminué.

« Si l'allongement atrophique atteint un os plat, comme l'omoplate par exemple, on constatera les mêmes phénomènes ; l'os sera plus long, moins large, plus plat ; ses fosses seront moins profondes ; la cavité glénoïde sera moins haute. Il en sera de même si c'est l'os iliaque qui est frappé. Car, chose curieuse, cette forme de l'atrophie semble être réservée uniquement aux os qui se développent par des cartilages. Aussi ne la rencontre-t-on pas sur les os courts dont l'accroissement est surtout périostique et où (lorsqu'ils existent) les cartilages conjugaux ne jouent qu'un rôle secondaire. »

L'allongement n'est pas, ordinairement du moins, permanent, et au bout d'un certain temps, que le malade marche ou qu'il soit traité par les moyens ordinaires (immobilité dans un bandage ou une gouttière), il disparaît pour faire place à un raccourcissement.

Ce n'est pas seulement dans la coxalgie qu'on l'observe, c'est un fait général, et Mondan en relate un bel exemple pour l'humérus dans un cas d'ostéo-arthrite du poignet.

Chose remarquable, cet allongement atrophique paraît être le propre des os longs ; les mensurations du pied n'ont jamais donné que des raccourcissements variant entre 4 millimètres, 5 millimètres et 24 millimètres, si bien que l'on peut, sur un coxalgique, constater ce résultat en apparence paradoxal, un tibia plus long et un pied plus court.

Quant à la cause même de cet allongement, il faut la chercher dans le défaut de pression articulaire résultant de l'immobilité ; au début, la prolifération du cartilage s'effectue plus facilement en quelque sorte, pour s'arrêter ensuite, privée qu'elle est de son stimulus nécessaire : les mouvements, la mobilité de la jointure.

Parlant de l'allongement du fémur dans les affections du tibia,

Carivenc (1) pense que « l'os sain reçoit, par compensation, une partie des matériaux destinés au tibia malade ».

Quant à Otto Haab (2), dont un important mémoire confirme les recherches d'Ollier, il émet une théorie quelque peu nébuleuse! Une sympathie existerait entre les os du membre inférieur, fémur et tibia, sympathie qui produirait l'allongement ou le raccourcissement du premier, quand le second est pathologiquement allongé ou raccourci.

Un certain nombre de faits indiqués par Ollier, Haab, Haagos diffèrent complètement des précédents, et relèvent non plus de l'allongement atrophique, mais de *l'allongement hypertrophique*. Ce dernier est réel, durable et tient à une suractivité évidente de l'ostéogenèse d'un os sain, voisin d'un os malade.

L'état de congestion habituelle du membre malade, l'existence de foyers juxta-épiphysaires, latents en clinique, peuvent expliquer, pensons-nous, cet allongement hypertrophique observé dans les ostéomyélites dites infectieuses.

Mondan insiste avec raison sur la coexistence constante de l'atrophie osseuse et de l'atrophie musculaire; la première ne marche jamais sans la seconde; les relations physiologiques étroites qui relient ces deux systèmes expliquent pourquoi, si l'os est soumis à une influence morbide, le muscle ressentira le contre-coup de ce trouble.

Quant à l'opinion de M. Pozzi, que les muscles sont frappés proportionnellement à leur importance physiologique, elle demanderait à être prouvée; admissible pour le triceps crural, elle cesse de l'être pour le triceps brachial.

MODIFICATIONS DE LA FORME EXTÉRIEURE ET DE L'ARCHITECTURE INTIME DES OS.

Julius Wolff nous a donné récemment un exposé complet des résultats auxquels l'ont conduit ses longues et nombreuses recherches sur l'architecture intime des os, et les modifications qu'elle subit dans certaines circonstances.

La loi fondamentale qui sert de base à la doctrine de la transformation des os peut être énoncée de la manière suivante : A la suite de modifications portant primitivement soit sur la forme, soit sur la fonction, soit à la fois sur la forme et la fonction, il se produit des changements, mathématiquement déterminés, dans l'architecture interne, et des transformations secondaires également aussi réglées

(1) Carivenc, Thèse Paris, 1872.

(2) Otto Haab, *Recherches expérimentales sur l'accroissement normal et pathologique des os*, 1875. Leipzig, Engelmann.

dans les formes extérieures de l'os. Autrement dit, de même que les pièces du squelette possèdent, à l'état normal, une structure subordonnée aux lois de la statique, de même, lorsqu'elles sont atteintes par une lésion qui altère leur configuration extérieure, elles subissent, dans leur architecture, des transformations mathématiquement prévues par les lois de la statique.

Il suffit, dit Wolff, que les conditions statiques soient changées dans un membre, pour qu'apparaissent des transformations dans la forme extérieure et dans l'architecture du squelette. « Une difformité (la scoliose, par exemple), c'est l'expression de l'adaptation fonctionnelle des formes osseuses à des conditions statiques pathologiquement modifiées. »

Le travail qui a pour but de réaliser l'adaptation fonctionnelle dépendrait d'une force à laquelle Wolff donne le nom de force de transformation. Celle-ci façonne les os les plus durs de l'adulte aussi bien que les os mous et élastiques de l'enfant. Aux points soumis à une pression plus grande qu'à l'état normal, elle dépose de nouvelles travées osseuses ; elle se charge, au contraire, de la disposition de celles-ci là où la pression est diminuée. Si elle agit ainsi, c'est que, aux points les plus comprimés, il faut plus de substance osseuse pour résister à la surcharge, tandis que cette substance est superflue, au point de vue statique, là où la pression est devenue moindre.

Nous n'insisterons pas davantage sur ces données au sujet desquelles l'accord n'est pas fait ; il est toutefois certain que cette doctrine de la transformation des os, si elle n'est pas aussi absolue et aussi riche en déductions thérapeutiques que le pense son auteur, renferme une grande part de vérité et réclame des recherches de contrôle. A ce titre, nous signalerons les conclusions d'une thèse ayant trait au même sujet :

L'ankylose angulaire osseuse du genou amène des déformations caractéristiques sur toute la longueur des os, redressement du col du fémur et projection en avant, déformation plactynémique du fémur et du tibia, avec incurvation accentuée en avant, qui les font ressembler à l'os du gorille et de l'homme quaternaire.

Le redressement et la projection du col du fémur en avant sont deux moyens employés par la nature pour obtenir un même résultat, qui est l'augmentation de la longueur du membre raccourci par l'ankylose. Quant à l'incurvation et à l'aplatissement latéral du tibia, ils tiennent à l'attitude et à la marche de l'individu, l'une et l'autre comparables à celles de l'anthropoïde (1).

(1) *Des déformations des os du membre inférieur amenées par les ankyloses du genou.* Masson, 1892. Thèse Lyon.

CHAPITRE II

TUBERCULOSE OSSEUSE

PREMIÈRE PARTIE

HISTORIQUE

Sous le nom de *tuberculose osseuse*, nous étudierons les diverses lésions du squelette causées *généralement par le bacille de Koch.*

Ce n'est pas le lieu de retracer ici dans tous leurs détails les phases diverses de l'histoire de la tuberculose. Mais nous conseillons vivement de lire les pages si attachantes consacrées par M. le professeur Arloing à l'exposé des doctrines antérieures à la découverte de Villemin (1865), et des critiques qui accueillirent ses communications (1). En 1865, la tuberculose était regardée comme une affection générale, diathésique, causée par tout ce qui appauvrit l'organisme (Pidoux, Chauffard, Colin). Le 5 décembre de cette même année, Villemin, se basant sur ses expériences, établissait devant l'Académie de médecine les propositions suivantes :

« 1° La tuberculose est l'effet d'un agent causal spécifique, d'un virus en un mot ;

« 2° Cet agent doit se retrouver comme ses congénères dans les produits morbides qu'il a déterminés par son action directe sur les éléments normaux affectés ;

« 3° Introduit dans un organisme susceptible d'être impressionné par lui, cet agent doit donc se reproduire et reproduire en même temps la maladie dont il est le principe essentiel et la cause déterminante. »

Lebert, de Breslau, croyait à un élément spécifique (la cellule tuberculeuse) et avait arrêté tout un plan tendant à démontrer la possibilité de greffer cette cellule, lorsque Villemin fit connaître ses recherches. D'expériences absolument probantes, sa sagesse scientifique ne lui fit tirer que des conclusions justes, mais réservées (Arloing).

En 1868, Chauveau, le premier, apporta à Villemin l'appui de ses

(1) *Leçons sur la tuberculose*, 1892.

expériences sur la tuberculisation par ingestion. Mais voir « ce virus si souvent réclamé et même quelquefois un peu ironiquement à M. Villemin, tel était le ferme désir de tous ceux qui s'occupaient de tuberculose... Plusieurs virus (charbon, choléra des poules, érysipèle, suppuration) avaient pris corps, devenaient figurés, visibles, saisissables; on pouvait les capturer, les faire pulluler artificiellement »; la découverte du virus tuberculeux devait venir à son heure et comme une conséquence de la poussée scientifique qui s'effectuait dans tous les esprits du côté de la détermination de la nature et de la cause des maladies contagieuses. On peut lui distinguer quatre phases.

La première commence en 1865 avec la découverte de Villemin et s'étend jusqu'en 1872. Le parasitisme virulent n'est encore qu'une hypothèse, probable, mais dont aucune observation ne permet de soupçonner les caractères.

La seconde période s'étend de 1872 à 1877; elle est caractérisée par les recherches de Chauveau sur la séparation des parties actives et inactives des humeurs virulentes; il prouve que ce sont des parties solides figurées qui sont virulentes, tuberculisantes.

De 1877 à 1882, Klebs avec le *monas tuberculosum*, Toussaint dans une note sur le parasitisme de la tuberculose, croient avoir trouvé l'agent pathogène. Ce mérite revient à Koch, qui, en 1882, donna toutes les preuves nécessaires à la démonstration du parasitisme virulent de la tuberculose.

Le bacille (de Koch) jouant le rôle de corps étranger, irrite les éléments anatomiques; de cette irritation naît le *tubercule*. Renvoyant aux traités spéciaux pour l'étude détaillée, histologique, de cette lésion, nous nous bornerons ici à quelques notions strictement nécessaires.

Pour Virchow et Villemin, la *granulation élémentaire* était composée d'un amas de cellules jeunes constituées presque exclusivement par leurs noyaux entassés concentriquement au milieu du tissu conjonctif; cette masse subissait ultérieurement la dégénérescence caséeuse du centre à la périphérie. Virchow avait signalé aussi l'existence de cellules plus volumineuses, à noyaux multiples, visibles quelquefois au centre des tubercules. Köster, complétant les données précédentes, décrivit, sous le nom de *follicule tuberculeux élémentaire*, une édification anatomique composée de trois sortes d'éléments cellulaires : 1° Au centre une cellule géante constituée par un protoplasma granuleux et une couronne de noyaux plus ou moins régulièrement disposés; 2° une zone de cellules épithéliales polyédriques à gros noyaux ressemblant à des cellules épithéliales sans avoir la même origine et formant une ou plusieurs couches rayonnantes autour de la cellule géante; 3° une zone de cellules embryonnaires presque uniquement formées de leurs noyaux, disséminées et en contact avec le tissu conjonctif normal ambiant.

Quant au processus élémentaire qui préside à l'édification du tubercule, son étude a été faite par divers observateurs.

Dès 1879, avant la découverte de Koch, M. le professeur Renaut, étudiant le développement d'une granulation tuberculeuse sur une travée épiploïque, avait constaté que la granulation tuberculeuse consiste tout d'abord en une ou deux grosses cellules colloïdes qui deviennent rapidement des cellules à noyaux multiples. Par suite du bourgeonnement de ces grosses cellules initiales, analogues à des myéloplaxes, et par suite de la participation de l'endothélium voisin du nodule, ce dernier grossit et forme une masse, à centre colloïde, constituée par les cellules initiales et les cellules épithéliales.

Pour Baumgarten ce sont des cellules fixes proliférées ; pour Yersin des cellules lymphoïdes. Koch admet que le bacille ayant pénétré dans un globule blanc, celui-ci s'arrête, prolifère; les cellules qui résultent de cette multiplication deviennent épithélioïdes sous l'influence des diastases sécrétées, de telle sorte que les cellules géantes ne sont que des cellules épithéliales dont les noyaux ont proliféré.

Au congrès de Berlin (1891), M. R. Tripier, se fondant uniquement sur des arguments histologiques, a formulé une nouvelle théorie de la genèse du tubercule qui cadre avec les expériences de Yersin. Le tubercule entier dériverait toujours des leucocytes. La diapédèse serait accompagnée d'une exsudation albumino-fibrineuse permettant aux cellules de se mouvoir. Celles-ci s'ordonneraient en cercles concentriques ; les cellules centrales du tourbillon qui enveloppe l'agent irritant seraient rapidement immobilisées et constitueraient les cellules épithélioïdes ; celles de la périphérie au contraire continuent à se mouvoir et formeraient la zone embryonnaire. La désintégration et la fusion des cellules centrales a pour conséquence les *cellules géantes*. Ces dernières ne présentent que des phénomènes de dégénérescence ; elles peuvent disparaître par désintégration et absorption sous l'influence des éléments qui continuent à être exsudés. Ces derniers édifient peu à peu, de la *périphérie au centre*, de nouvelles couches épithélioïdes jusqu'à disparition des éléments cellulaires dégénérés et établissement d'un tissu de cicatrice.

Ces notions acquises sur la structure des lésions tuberculeuses on se demanda si le bacille de Koch était seul apte à les déterminer. La question de la *spécificité du follicule tuberculeux* se posa et fut assez ébranlée pour que l'on en vînt à refuser (certains auteurs tout au moins) toute valeur à la constatation seule de la cellule géante et de sa double couronne cellulaire. Il y a là une exagération évidente, comme nous le dirons plus loin.

Quoi qu'il en soit, en 1880, H. Martin, reprenant des expériences déjà anciennes de Villemin, obtint par l'injection de poudres irritantes des néoplasies analogues à celles de la tuberculose. Le fait que leur inoculation à d'autres animaux restait stérile permettait seul de reconnaître leur nature non tuberculeuse. En 1882-1883 Laulanié étudiait les pseudo-tubercules déterminés par les strongles et l'aspergillus.

Depuis cette époque les travaux se sont multipliés ; on les trouve exposés dans le livre de M. Arloing. Comme le dit cet auteur, les observations faites dans ces dernières années ont établi que l'irritation tuberculigène n'était pas l'apanage exclusif du bacille de Koch et que d'autres microbes jouissent de la même propriété. Bien plus, certains microbes ne la possèdent qu'à un état particulier de leur activité, de telle sorte qu'elle pourrait leur être contestée si on les étudiait à une autre période de leur vie. Il y a donc des pseudo-tuberculoses, *non réinoculables en série*, et des tuberculoses microbiennes, *réinoculables en série*. La tuberculose bacillaire de Koch est une de ces dernières.

L'*histoire de la tuberculose osseuse* se lie à celle de la tuberculose pulmonaire. De même que Bayle et Laennec avaient établi l'unité de cette dernière, de même Delpech, Nichet, Nélaton s'efforcèrent de démontrer la nature tuberculeuse des lésions osseuses accompagnées de granulations grises ou seulement de masses caséeuses.

La *carie*, cette entité morbide artificielle de laquelle Louis avait détaché la *nécrose*, était de nouveau entamée ; une partie de son domaine passait à la tuberculose, mais elle formait encore une sorte de groupe nosologique dans lequel prenaient place des altérations (aujourd'hui reconnues tuberculeuses) où l'on ne trouvait pas la granulation grise, typique, ou le tubercule enkysté de Nélaton. La scrofule régnait en maîtresse et, comme on le verra plus loin, les limites de son territoire variaient à l'infini. Caractérisée par les éruptions croûteuses, les écrouelles, les tumeurs blanches, la carie, elle pouvait comprendre, d'après Milcent et Bazin, jusqu'aux affections utéro-ovariennes. Ce n'est guère qu'à notre époque que la lumière s'est faite sinon complètement, du moins en grande partie sur cette question longtemps obscure. Nous devons retracer maintenant à grands traits les principaux travaux publiés sur la tuberculose osseuse ; nous verrons, chemin faisant, les étapes parcourues jusqu'à la période contemporaine.

Hippocrate (1) dans son traité : *De articulis*, Galien, indiquent d'une

(1) Galeni in Hippocratem : *De articulis commentarius*. S. II, t. IV, p. 269.

manière assez précise la tuberculose localisée dans les vertèbres. Chose curieuse, c'est en effet le mal de Pott qui a surtout servi de base aux premières découvertes. Marc-Aurèle, Séverin, Traugott-Gerber, Plattner (1), parlent des tubercules vertébraux comme d'une chose généralement connue et leur attribuent la production des gibbosités. Frederick Haack soutient une thèse intitulée : *De iis qui a tuberculis gibberosi fiunt.* Un siècle plus tard Delpech (2), puis Serres, de Montpellier, développent les mêmes idées.

Dans deux mémoires, Nichet (3) rapporte à la tuberculose le mal de Pott; enfin Nélaton dans sa thèse inaugurale (4) fixa pour la première fois avec une précision admirable les grands caractères anatomiques de la tuberculose osseuse.

C'est en toute justice qu'il pouvait écrire en 1847 (5) : « L'affection tuberculeuse des os, connue dans presque tous les temps par quelques médecins, et en même temps ignorée du plus grand nombre, est une de ces maladies dont on chercherait vainement la description dans les traités dogmatiques de chirurgie. Indiquée plutôt que décrite sous vingt noms différents, confondue avec la plupart des altérations du tissu osseux, surtout avec la carie, elle a plutôt été l'objet des explications théoriques de chaque époque, que de recherches propres à en faire découvrir les caractères essentiels. »

Un nom trop oublié dans les historiques classiques est celui de Lisfranc (6). M. Mauclaire (7) dans son travail si consciencieux met bien en relief le mérite de ce chirurgien. Dans un article des *Archives générales de médecine* (1826) il décrit des tubercules dans les tissus périarticulaires des tumeurs blanches; il a vu ces dernières présenter un tissu dans lequel existent des granulations qui semblent avoir beaucoup d'analogie avec les tubercules pulmonaires. Parlant de l'étiologie des tumeurs blanches idiopathiques, il dit : « Ces faits sont incontestables, il faut reconnaître que dans un grand nombre de cas la violence extérieure n'est qu'une cause déterminante qui fixe sur l'articulation un principe morbide qui existait déjà dans l'économie. »

Sanson (8) indiqua l'existence de tubercules des os dans la carie

(1) Zacharias Plattner, *Dissertatio de thoracibus, decade XXIX.* Julii 1835. *Respondanti Traugott-Gerber.*

(2) Delpech, *Traité des maladies réputées chirurgicales*, 1816. *Tubercule scrofuleux.*

(3) Nichet, *Gazette médicale*, 1835-1840.

(4) Nélaton, *Recherches sur l'affection tuberculeuse des os.* Th. 1836.

(5) Nélaton, *Éléments de pathologie chirurgicale*, t. II, p. 57.

(6) Lisfranc, *Archives générales de médecine*, 1826, p. 68. *Revue médicale française et étrangère.* Paris, 1831.

(7) Mauclaire, *Des différentes formes d'ostéo-arthrites tuberculeuses; de leur traitement par la méthode du professeur Lannelongue.* Thèse Paris, 1893.

(8) Sanson, Thèse pour le professorat. Paris, 1833.

articulaire. Rufz (1) présenta à la Société anatomique une articulation du genou offrant une éruption de points blanchâtres allongés semblables aux pustules d'une varioloïde et se rapprochant des tubercules des séreuses viscérales.

Delpech signala la granulation tuberculeuse des os et l'assimila aux mêmes granulations des parties molles. Nélaton (2) la décrivit : « Ces granulations, dit-il, présentent une identité parfaite avec celles des parties molles ; on les trouve sur des pièces pathologiques qui présentent en même temps des tubercules avancés, et cette coïncidence porte à penser qu'il s'agit bien de véritables tubercules. Mais la granulation grise peut être la seule lésion tuberculeuse qui se rencontre sur un os. On peut même ne rencontrer sur aucun point du squelette de lésions plus avancées que ces granulations. »

Quant à Nichet, son nom mérite d'être placé à côté de ceux de Delpech et de Nélaton. Décrivant les lésions du mal vertébral le chirurgien lyonnais rappelle succinctement : 1° que « la matière tuberculeuse occupe l'intérieur et la surface du corps des vertèbres ; elle soulève les ligaments antérieurs et postérieurs ; 2° on la trouve sous le double état d'*infiltration* et d'*épanchement ;* 3° les cavités qui renferment les masses tuberculeuses ouvertes ou closes, sont tapissées par des membranes cellulo-vasculaires ; 4° des dépôts de matières tuberculeuses se sont développés dans le tissu cellulaire, dans les muscles, dans les poumons, sans doute pour la même raison interne qui produit ceux des vertèbres. »

On voit ébauchée dans ces lignes la distinction des deux formes, *enkystée*, *infiltrée*, que Nélaton devait si nettement différencier : « Dans les os comme dans le poumon l'affection tuberculeuse se présente sous deux formes bien différentes ; tantôt la matière tuberculeuse se trouve rassemblée en un ou plusieurs foyers creusés dans l'épaisseur du tissu osseux, *tubercules enkystés ;* tantôt elle est infiltrée dans les cellules du tissu spongieux, *infiltration tuberculeuse* » (3) ; cette dernière s'offrant sous deux aspects considérés par Nélaton comme les degrés successifs d'un même état pathologique, l'*infiltration grise* et l'*infiltration puriforme.* Tavignot (4) ajouta l'infiltration *lie de vin* marquée par la raréfaction, le ramollissement, la coloration violacée de la moelle, et l'infiltration *jaune*, due à l'état graisseux de celle-ci.

Echeverria (5) faisait plus tard de l'infiltration lie de vin le pre-

(1) Rufz, Thèse Mauclaire.
(2) Nélaton, *Pathologie chirurgicale*, t. II, p. 64.
(3) Nélaton, *loc. cit.*, p. 58.
(4) Tavignot, *Recherches sur le mal vertébral de Pott.* Journal *l'Expérience*, 1844.
(5) Echeverria, *De la nature des affections dites tuberculeuses des vertèbres*, 1860.

mier degré de l'infiltration tuberculeuse. Nous verrons que ces diverses dénominations, justifiées par l'aspect des os malades, ne visent pas toujours des lésions tuberculeuses, mais des altérations concomitantes et de voisinage du tissu médullaire.

Dès 1845, Bonnet (1) avait écrit un chapitre sur les maladies tuberculeuses des articulations. Il établit nettement pour les articulations ce que Nichet et Nélaton avaient fait pour les os, et considéra comme tuberculeuses les lésions où se rencontrent des masses caséeuses ou des granulations aussi bien à la surface que dans l'épaisseur des synoviales fongueuses.

Voici maintenant les lignes consacrées par Villemin à cette localisation de la tuberculose.

« Le tubercule des os n'est peut-être pas sans analogie avec celui des tissus lymphatiques. C'est dans la partie médullaire et principalement dans le tissu spongieux des os courts ou des épiphyses qu'on l'observe habituellement. A l'œil nu le début du processus s'annonce par un petit nodule grisâtre qui tranche sur la coloration rougeâtre de la moelle. Sous le champ du microscope, on voit que la granulation se constitue par l'accumulation des cellules médullaires en voie de prolifération. On ne trouve plus que de rares vaisseaux dans son intérieur, tandis que ceux des parties voisines apparaissent plus visibles que d'habitude, dilatés et gorgés de sang. Les éléments qui concourent à la formation de la granulation sont d'autant plus petits qu'ils sont plus près de son centre. Ceux qui siègent tout à fait à la périphérie se confondent avec les cellules normales de la moelle.

« Quand le tubercule vient à se développer dans la moelle jaune, il se fait dans celle-ci une modification remarquable qui la ramène à l'état fœtal de la moelle rouge : le processus tuberculeux se dessine d'abord sous forme de petits grains grisâtres plus ou moins disséminés, mais ceux-ci se groupent et se rapprochent en constituant des nodules d'étendue variable ; il peut résulter de cette disposition de grandes étendues d'infiltration tuberculeuse comme les a décrites M. Nélaton. L'interruption de la circulation, due à l'accumulation de nombreux foyers tuberculeux confluents, amène l'anémie des parties qui ne tardent pas à subir la métamorphose caséeuse.

« La présence de la néoplasie tuberculeuse s'accompagne d'altérations consécutives dans le tissu osseux, qui compliquent la lésion primitive de différentes manières. Il n'est pas toujours facile de dire ce que sont devenues les trabécules osseuses. Nous pensons qu'elles peuvent disparaître par fonte graisseuse (carie), mais on peut contrôler dans certaines circonstances que la substance osseuse participe

(1) Bonnet, *Traité des maladies des articulations*, t. II.

à la formation des tubercules en reprenant préalablement l'état embryonnaire ; les sels calcaires disparaissent, les cellules osseuses prolifèrent et le nouveau tissu s'infiltre de granulations. C'est apparemment ainsi que de grandes étendues de tissu sont converties en masses tuberculeuses sans qu'on retrouve aucune trace de substance compacte.

« Les tubercules venant à se ramollir, entraînent quelquefois des caries fistuleuses qui font communiquer le foyer caséeux au dehors ou lui donnent issue dans les articulations. Dans ce dernier cas il se forme des tumeurs blanches, de cause tuberculeuse, qui doivent figurer à côté de celles qui prennent naissance sous l'influence de la tuberculisation des séreuses articulaires. Très souvent l'os enflammé par le voisinage des tubercules prend une consistance compacte, éburnée, qui correspond à la sclérose que nous avons mentionnée dans les ganglions lymphatiques. D'autres fois il se détruit au contraire par suppuration ; mais quand les tubercules sont à la période de ramollissement caséeux et que leur détritus se trouve mêlé à une quantité plus ou moins grande de produits de carie ou de suppuration, il est impossible de se prononcer sur la nature de l'altération primitive, attendu que, comme nous le verrons plus loin au chapitre de la scrofule, le pus formé et reclus dans l'intérieur des os prend par l'*inspissation*, une consistance caséeuse qui peut facilement induire en erreur. »

Plus loin il proteste contre Hérard et Cornil qui croient que le tubercule des os, comme celui des organes lymphatiques, ne constitue pas la même espèce anatomique que le tubercule du tissu conjonctif ordinaire. « Les éléments accumulés au centre de la granulation développée dans le tissu osseux sont peut-être parfois un peu plus gros que ceux de la granulation du tissu conjonctif, mais c'est un détail de mince importance. »

En 1868, Ranvier (1) constate bien l'existence de granulations typiques dans les os spongieux de phtisiques, le sternum, les vertèbres : mais ses recherches le conduisent à une interprétation erronée de la pathogénie de la carie. Pour Weber, Billroth, celle-ci n'était qu'une ostéite raréfiante ; la transformation graisseuse des ostéoplastes observée dans ce cas n'était ni constante, ni caractéristique. Pour Ranvier ce dernier fait devient le phénomène essentiel : les corpuscules deviennent autant de petits corps étrangers qui provoquent autour d'eux une ostéite suppurante réactionnelle (2).

Ollier fut un des premiers à combattre cette opinion ; pour lui la déchéance des cellules est secondaire, l'inflammation, primitive. Différant complètement de manière de voir avec d'autres expéri-

(1) Ranvier, *Archives de physiologie*, 1868.
(2) Paquet, Thèse Paris, 1867.

mentateurs, Richet (1) entre autres, Ollier (2) insiste sur ce point capital qu'il n'a pu reproduire expérimentalement, par le traumatisme seul, le processus de la carie. Il signale la fréquence des lésions tuberculeuses chez les sujets atteints de carie; il va plus loin et s'efforce d'assimiler l'évolution de la carie à celle des lésions tuberculeuses : ne tendent-elles pas les unes et les autres à la dégénérescence graisseuse, à la suppuration, à l'envahissement des parties avoisinantes ?... « Il est certain, dit-il, qu'en attachant cette importance aux granulations, on risque de rejeter en dehors de l'affection tuberculeuse des cas qui sont cliniquement tuberculeux. Pour le moment nous dirons seulement que les lésions osseuses qui accompagnent l'évolution de la granulation tuberculeuse, sont tellement analogues à celles de la carie qu'il est impossible de les différencier si l'on ne constate pas la granulation. »

Bref, il poussa cette étude aussi loin que cela était possible à cette époque. En 1873 on niait presque l'arthrite tuberculeuse, on n'en citait en tous cas que de rares exemples (3); Ollier fournit à Chauveau des fongosités enlevées pendant les résections, fongosités dont l'inoculation à des animaux fut suivie de tuberculose. Plus tard Max Schüller, en pratiquant des entorses à des animaux auxquels il avait injecté de la matière tuberculeuse, fait développer des synovites tuberculeuses. L'année suivante Hueter, en confirmant ces résultats expérimentaux, Volkmann (4), en insistant sur l'origine habituellement osseuse des synovites tuberculeuses, apportent un contingent de faits important.

Laveran, Brissaud, König (5), Köster, Friedlander, complètent ces données. Mais Lannelongue (6) surtout par l'importance de ses publications mérite d'être placé au premier rang parmi ceux qui ont étudié la tuberculose osseuse et articulaire. A côté de son nom nous placerons ceux de Kiener et Poulet (7). Les thèses de Chandelux, Nélaton réflètent assez fidèlement les notions admises à cette époque (1883).

En 1882, le bacille est découvert par Koch. La nature virulente de la tuberculose démontrée par Villemin, par Chauveau, recevait une consécration absolue par la découverte de l'agent pathogène. Ollier, Riedel, Schüller, en 1879 König, Hueter, Lannelongue en

(1) Richet, Thèse Paris, 1844. *Mémoires de l'Acad. de méd.*, 1853.

(2) Ollier, *Dict. encycloped. des sc. méd.*, *Carie.*

(3) Roux, *De l'arthrite tuberculeuse*, 1875. Thèse Paris.

(4) Volkmann, *Sammlung Klin. Vortr.*, 1879.

(5) König, *Die Tuberculose der Gelenke. Deutsch. Zeitsch.*, 1879.

(6) Lannelongue, *Société de chirurgie*, 1878, 1879, 1882; *Traité des abcès froids et tuberculose osseuse*, 1881; *De la coxo-tuberculose*, 1886; *De la tuberculose vertébrale*, 1888; *Études chimiques et expérimentales sur la tuberculose*, 1887; *Acad. de médecine*, 1891...

(7) Kiener et Poulet, *Archives de physiologie*, 1883.

produisant la tuberculose soit locale, soit généralisée par des inoculations de fongosités articulaires et osseuses, avaient bien montré la nature infectieuse de celle-ci ; au critérium *anatomique* de Köster, Friedländer, Kiener et Poulet, ils avaient joint un critérium plus important encore, celui fourni par l'*inoculation*.

La recherche du bacille de Koch devenait le complément indispensable de l'examen histologique, Hippolyte Martin ayant battu en brèche la signification des lésions dites tuberculeuses.

Dès 1884, nous faisions connaître le résultat des recherches faites à ce point de vue à la clinique d'Ollier : elles venaient confirmer celles de Schuchardt, Fedor Krause, Müller (1).

Dans une phase récente, nous citerons les recherches d'Arloing et de ses élèves, Courmont et Dor, de Müller sur la scrofule et la tuberculose expérimentales, de Babès, Garré, Paulowsky sur les associations bactériennes...

La *thérapeutique* de la tuberculose osseuse s'est ressentie des découvertes contemporaines.

La révulsion, l'immobilisation ont été longtemps et non sans succès les principaux moyens mis en usage contre les affections des jointures dues à la tuberculose osseuse ou synoviale.

De même les abcès ossifluents, à de rares exceptions près, étaient abandonnés à eux-mêmes ou évacués par la ponction. La fréquence, la gravité des complications justifiaient cette réserve. La date n'est pas encore éloignée où toute opération faisait courir des risques de mort. Il y a quinze ans nous avons vu dans le service de Letiévant un sujet enlevé par la gangrène gazeuse à la suite de l'ouverture d'un abcès par congestion.

La cautérisation, *intra* et surtout *extra* osseuse, était l'arme favorite du chirurgien ; nuls, plus que les chirurgiens lyonnais, n'ont su tirer un meilleur avantage de ce puissant agent.

Avait-on échoué, on amputait. C'est à Ollier que revient l'honneur d'avoir institué, en se basant sur des données absolument scientifiques, une méthode permettant de conserver des membres jusqu'alors impotents ou sacrifiés. Grâce aux résections sous-périostées, il était possible de supprimer les parties malades, en conservant la gaine périostéo-capsulaire, les insertions musculaires et tendineuses, leurs rapports, et d'obtenir des néo-formations osseuses suffisantes pour assurer le fonctionnement du membre. Comparés aux résultats publiés par les chirurgiens étrangers, ceux obtenus par Ollier et ses disciples montrent la supériorité de sa méthode et cela bien avant la période antiseptique. Lisez les publications de Wolff, Gurlt, et vous

(1) Gangolphe, *Lyon médical*, 1884.

verrez de quels méfaits la résection fut accusée ; alors qu'à Lyon ces mêmes troubles trophiques disparaissaient après l'opération, ou bien étaient considérablement amendés.

La sécurité résultant de l'antisepsie eut pour résultat de multiplier peut-être outre mesure les résections; mais bientôt certains chirurgiens jusqu'alors trop conservateurs s'émurent de la démonstration évidente de la nature infectieuse de la tuberculose. L'amputation leur parut le meilleur moyen de traitement, la résection et les opérations partielles n'étant pas assez radicales.

Ollier s'est constamment élevé contre ces exagérations. Tel réséqué qui avait fourni des fongosités mortelles pour les animaux auxquels elles avaient été inoculées était encore vivant quinze ans plus tard. Ses nombreux travaux et ceux qu'il a inspirés à ses élèves constituent autant de plaidoyers attestant la supériorité des résections et des autres méthodes conservatrices. L'œuvre magistrale et si personnelle dans laquelle il a condensé les résultats de sa pratique considérable, renferme des préceptes d'autant plus sûrs qu'ils s'appuient sur des faits anciens et complètement observés. Nous ne pensons pas que le chirurgien puisse trouver de meilleur guide dans la détermination des indications et le choix d'une opération.

Depuis plusieurs années on a cherché par l'injection de certaines substances médicamenteuses (iodoforme, chlorure de zinc...) à modifier le terrain sur lequel évolue la tuberculose et par cela même à en amener la guérison. Le travail remarquable à différents points de vue de M. Mauclaire résume bien cette question et nous fournit sur la méthode sclérogène de Lannelongue de très utiles indications.

Quant à la méthode des inoculations de Koch, accueillie avec méfiance par tous les esprits sensés, elle n'a fourni heureusement qu'une courte carrière. Nous nous félicitons de ne l'avoir jamais employée : les récents travaux d'Arloing en ont montré les dangers.

L'avenir nous apprendra quels avantages prophylactiques et peut-être curatifs, on pourra tirer des recherches de laboratoire. En tous cas, le chirurgien ne doit pas oublier que, s'il est une affection où la question de terrain soit capitale, c'est bien la tuberculose. Ces notions fournies de tout temps par la clinique, mais basées maintenant sur l'expérimentation, paraissent, sinon dominer, du moins entrer pour une large part dans la thérapeutique de la tuberculose osseuse.

DEUXIÈME PARTIE

ANATOMIE PATHOLOGIQUE

§ 1. — Tuberculose circonscrite. Tuberculose diffuse. Lésions tuberculeuses secondaires des divers tissus de l'os. Tuberculose du périoste. Tuberculose des cartilages.

Le tubercule se développe dans l'immense majorité des cas dans *le tissu spongieux*. Nélaton classe les os comme il suit au point de vue de la fréquence relative des affections tuberculeuses : 1° vertèbres ; 2° tibia, fémur, humérus ; 3° phalanges, métatarsiens, métacarpiens ; 4° sternum, côtes, os iliaques ; 5° os courts du tarse et du carpe ; 6° apophyse pétrée du temporal.

Il estime que les tubercules se développent plus souvent dans le noyau osseux épiphysaire que dans l'extrémité renflée de la diaphyse. Ollier, Volkmann, Lannelongue, König sont d'un avis unanime sur ce point : toutefois, comme le fait souvent remarquer Ollier, il importe de ne pas être absolu. Les ostéomyélites aiguës dites infectieuses ne possèdent pas le privilège exclusif de se développer dans le tissu juxta-épiphysaire. La tuberculose peut s'y rencontrer ; nous en citerons ultérieurement plusieurs exemples.

Le foyer tuberculeux peut être : 1° *sous-chondrique*, à la périphérie de l'épiphyse et au-dessous du cartilage d'encroûtement ; 2° *sous-périchondrique* ou *sous-périostique* lorsqu'il affleure la portion de l'épiphyse revêtue de périchondre ou de périoste ; 3° *central*, situé au milieu du tissu spongieux ; 4° *épiphyso-diaphysaire*, lorsque après avoir détruit le cartilage de conjugaison il est pour ainsi dire à cheval sur celui-ci, mi-partie dans l'épiphyse, mi-partie dans la diaphyse.

Arrive-t-il souvent qu'il n'existe qu'un foyer dans les extrémités articulaires? Certainement, surtout si les dimensions en sont considérables. L'examen de cent cinquante-quatre préparations a permis à König d'établir les proportions suivantes :

« Au genou le chiffre des foyers uniques dépasse du double celui des foyers multiples ; pour la hanche la proportion est presque égale ; au coude les foyers multiples n'existent que dans un tiers des cas. »

Ajoutons que la loi établie par Ollier reçoit ici une confirmation complète ; l'extrémité d'élection pour l'accroissement du membre est aussi l'extrémité d'élection pour les affections pathologiques. Dans une description générale nous étudierons d'abord les localisations *épiphysaires* de la tuberculose, consacrant un paragraphe distinct à l'exposé de nos connaissances actuelles sur les altérations *diaphysaires* infiniment plus rares. Les lésions des organes et tissus avoisinant le foyer tuberculeux, celles qui peuvent survenir à distance, les dégénérescences viscérales, feront l'objet d'autant d'études distinctes. Nous compléterons enfin cet exposé anatomo-pathologique en rappelant les particularités que peut présenter le développement de la tuberculose dans les divers segments du squelette.

SOMMAIRE. — 1° TUBERCULOSE CIRCONSCRITE. INFILTRATION PURIFORME. TUBERCULE ENKYSTÉ. CARIE SÈCHE.

On peut ranger les formes anatomiques de la tuberculose osseuse en deux groupes différents suivant que les lésions sont CIRCONSCRITES ou DIFFUSES.

Cette division fort simple permet d'encadrer sous ces deux dénominations génériques des variétés de lésions dont le caractère commun est soit la localisation, soit l'extension illimitée aux tissus avoisinants.

Nous avons évité les termes anciens de tubercule *enkysté* et de tubercule *infiltré;* parce que la première de ces formes, considérée comme distincte par Nélaton, n'est en réalité qu'une conséquence de la seconde. L'*infiltration puriforme*, loin d'être diffuse, comme pourrait le faire supposer, *a priori*, la terminologie, est nettement circonscrite.

Kiener et Poulet se basant sur la marche, l'évolution du tubercule osseux, en reconnaissent trois formes : 1° le tubercule primitif et chronique; 2° le tubercule tardif à évolution rapide ; 3° l'ostéite tuberculeuse aiguë.

Notre classification, plus simple, suffisamment précise, permet d'englober les diverses variétés précitées et celles décrites par Virchow, Volkmann, König sur les noms de *caries sicca*, *caries carnosa*...

TUBERCULOSE CIRCONSCRITE.

1° Infiltration puriforme. Nécrose tuberculeuse. — Nélaton avait fort bien étudié sous le nom d'infiltration puriforme, ces lésions circonscrites caractérisées : « 1° par la teinte jaune mat que présentent les portions d'os infiltrées; 2° par l'absence de vaisseaux sanguins; 3° par l'hypertrophie interstitielle du tissu osseux. » De la grosseur d'une noisette, d'une noix ou même beaucoup plus étendue, la zone ainsi infiltrée apparaît avec une coloration d'un blanc mat ou jaune sale qui tranche nettement sur les parties adjacentes. Loin d'être diminuée de consistance, elle est au contraire éburnée, comme on peut s'en rendre compte par l'exploration au stylet. Alors que l'instrument s'enfonce avec plus ou moins de facilité dans les parties saines avoisinantes, il est arrêté par la consistance du tissu malade. Vient-on à diriger un jet d'eau assez fort sur la surface de section du foyer, on ne le débarrasse nullement de sa coloration; celle-ci est due à la teinte des trabécules osseuses elles-mêmes, plus qu'à la substance caséeuse qui peut être infiltrée. Cette dernière est toujours en quantité extrêmement minime. Si l'on comprime entre les mors d'un instrument, d'une pince, un fragment de tissu spongieux ainsi altéré, on l'écrase, mais on ne fait sourdre qu'une quantité insignifiante ou même nulle de liquide puriforme. L'*éburnation* avait été vue par Boyer : il dit, en traitant de l'anatomie pathologique des tumeurs blanches : « Une chose digne de remarque, c'est que l'on trouve quelquefois au milieu de cette destruction, des parties osseuses qui ont acquis la couleur et la dureté de l'ivoire. » Nichet a noté ce détail dans plusieurs observations; il arrive cependant à cette conclusion, que « d'autres fois, mais plus rarement, la matière tuberculeuse se trouve épanchée dans les petites cellules du tissu spongieux qui n'a subi d'autre altération qu'une diminution de consistance ».

C'est avec raison que Nélaton affirme la fréquence de l'éburnation, tout en admettant que l'on peut trouver, dans certains cas, de la substance caséeuse en plus grande quantité, et par suite, avec diminution de consistance.

La conséquence nécessaire de toute infiltration tuberculeuse dans un os, c'est la *nécrose* du tissu infiltré : cette proposition est basée sur les observations suivantes :

a. La portion osseuse atteinte d'infiltration puriforme présente déjà, bien qu'elle ne soit pas séparée du reste de l'os, tous les caractères d'un véritable séquestre. On n'y aperçoit aucune trace de vascularisation.

b. Ces portions infiltrées sont souvent cernées par un cercle qui indique un commencement de travail d'élimination. Alors même que ce dernier n'est pas encore dessiné, il existe une différence absolument tranchée dans l'aspect de la lésion et du tissu qui l'avoisine immédiatement.

c. On trouve fréquemment à côté de véritables séquestres, complètement détachés, d'autres territoires voisins encore adhérents, atteints d'infiltration puriforme.

d. La structure de ces derniers étant la même que celle des séquestres, il est logique d'admettre que les uns et les autres relèvent d'un même processus.

L'isolement et la mobilisation sont les dernières étapes de l'infiltration puriforme (1). Les lignes précédentes dans lesquelles nous avons reproduit en les modifiant à peine les idées, les expressions de Nélaton, résument admirablement la question. Personne n'a mieux que lui décrit ces lésions.

Les recherches plus récentes de Kiener et Poulet, Lannelongue, König.... ont démontré l'absence de circulation dans ces parties infiltrées. A diverses reprises nous avons pu personnellement vérifier ces assertions en examinant des pièces provenant du service de M. le professeur Ollier (1882).

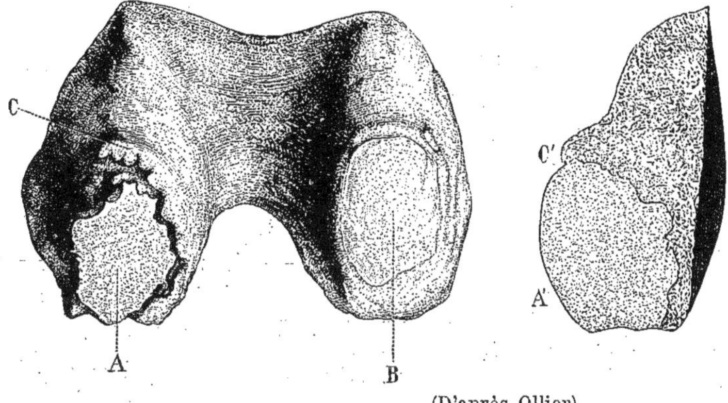

(D'après Ollier).

Fig. 35. — Séquestres éburnés des condyles du fémur, présentant sur leur surface articulaire le poli et la dureté de la porcelaine.

Fig. 36. — Coupe antéro-postérieure du condyle externe.

Fig. 35. — A, séquestre déjà isolé par un sillon d'élimination profond ; B, séquestre adhérent ; C, chondrite végétante tout autour du séquestre. Le fémur est vu par sa face postérieure.

Fig. 36. — A', coupe ou séquestre qui est partout adhérent, mais commence à provoquer la médullisation du tissu vivant qui l'entoure. Il est complètement blanc, tirant sur le jaune, et présente seulement un piqueté vasculaire dans quelques points de sa partie profonde.

Les *connexions* des séquestres éburnés avec les parties adjacentes sont particulièrement intéressantes à examiner. Tantôt leurs trabécules se continuent directement avec les trabécules voisines sans qu'il soit possible de trouver un sillon d'élimination, tantôt un liséré rouge plus ou moins accentué les circonscrit et tranche nettement par sa coloration vive. Plus tard un sillon se creuse, rempli de fongosités, créant autour du séquestre une sorte de caverne dans laquelle celui-ci peut devenir libre et mobile comme un grelot.

(1) Nélaton, *Pathol. chirurgicale*, t. II, p. 72, 73.

Dans certains cas, où le séquestre affleure la surface extérieure de l'os, une tache blanc sale accuse sa présence, sans faire connaître exactement ses dimensions. Ceci est surtout vrai lorsque l'infiltration atteint une étendue plus ou moins grande d'une surface articulaire : c'est ainsi que l'on trouve souvent dans l'épiphyse un foyer de la dimension d'une pièce de 5 francs, alors qu'on le croyait gros comme une pièce de 50 centimes après la seule arthrotomie. Ollier a fort exactement comparé à de la porcelaine, à cause de leur aspect lisse, poli, blanchâtre, les portions malades des surfaces articulaires. König les décrit de la façon suivante : « Les séquestres tuberculeux présentent une importance capitale pour les affections articulaires. C'est précisément dans les articulations que le séquestre affecte le plus souvent la forme d'un coin dont la base est dirigée vers l'articulation : tolérés, les *mouvements* amènent l'usure du cartilage qui, mal nourri, s'use, se polit et devient éburné ; c'est là un phénomène si caractéristique que l'on peut s'attendre à ce que les surfaces polies dans une articulation fongueuse renferment presque toujours des bacilles de la tuberculose. Mais indépendamment de leur poli, on peut encore reconnaître ces endroits à un autre signe, c'est-à-dire à leur coloration qui est d'un jaune fumé, d'une teinte particulière. En regardant de plus près, on trouve ordinairement un sillon. »

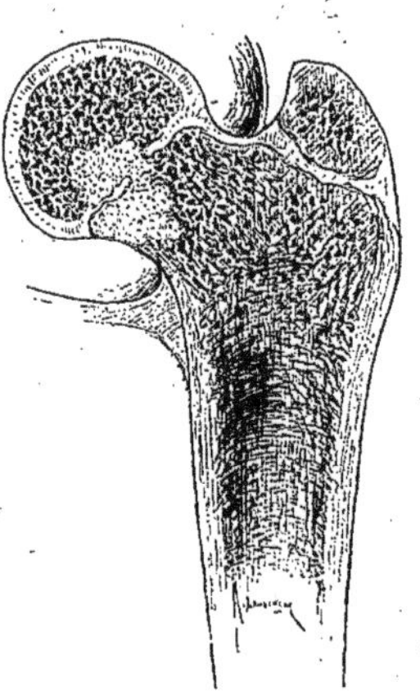

Fig. 37. — Tubercule diaphyso-épiphysaire latent. Infiltration puriforme. Séquestre condensé : type de tuberculose circonscrite. C'est seulement après la section du fémur que la lésion a été reconnue.

L'irritation déterminée sur les éléments normaux voisins est généralement peu marquée, à peu près nulle. Les faits ne sont pas rares dans lesquels aucun travail de défense ne s'est effectué autour de la lésion. Ailleurs chez des sujets plus résistants, ou pour une infection peut-être atténuée, on peut observer la formation d'une coque isolante. C'est ainsi que dans une épiphyse (extrémité inférieure du tibia), un os court (calcanéum, vertèbres), on peut rencontrer des séquestres enkystés, entourés de fongosités ou de substance caséeuse. Mais si le tissu spongieux voisin a pu créer ainsi une véritable barrière, presque toujours le travail réactionnel ne s'est pas propagé jusqu'au périoste. Tandis que les séquestres de l'ostéo-myélite infectieuse suscitent des édifications périostiques quelquefois énormes, les séquestres tuberculeux sont latents. Depuis dix ans nous avons examiné de nombreuses pièces provenant de résections ou recueillies à l'amphithéâtre; plusieurs fois sur des os supposés sains, nous avons trouvé des foyers d'infiltration puriforme, des séquestres très nets.

La pièce ci-jointe est un bel exemple de tuberculose latente.

König, comme nous l'avons vu, a insisté sur l'aspect cunéiforme, pyramidal, de certains séquestres et les a pour ce motif comparés à des infarctus. Volkmann (1) les avait déjà désignés sous le nom d' « Infarctförmigen ». Demme (2) regardait comme démontrée la présence d'infarctus dans les os ! Rappelons le travail d'Humbert Mollière (3) comme une esquisse imparfaite mais originale tentée sur un sujet à ce moment complètement neuf.

Il est certain qu'une telle disposition se rencontre fréquemment au niveau de l'extrémité inférieure du genou, au coude, à la hanche; toutefois elle n'a rien de spécial. Si l'on faisait le total des cas où l'on a rencontré cet aspect cunéiforme, peut-être trouverait-on en réalité qu'il est exceptionnel. Nous l'avons observé au crâne, contrairement à ce que pense Müller (4); ce dernier auteur ayant examiné deux cents pièces recueillies à la clinique de Göttingue a trouvé, dans un un cinquième des cas, l'aspect en coin plus ou moins évident. Ce n'est donc pas une règle absolue, et pour les os plats (sternum, bassin), la clavicule, les côtes... nous ne l'avons jamais observé.

Quant aux os courts (astragale, calcanéum, notamment), ils n'offrent que très rarement des points d'infiltration pouvant être regardés comme coniques. Habituellement tous ces séquestres ont leur base dirigée du côté de la surface articulaire. Cette disposition est-elle liée à l'oblitération d'un territoire vasculaire? S'agit-il d'une embolie bacillaire ayant déterminé un infarctus? telles sont les questions que l'on peut soulever à propos de la pathogénie de la nécrose tuberculeuse.

D'autre part, pendant les résections, si l'on constate une tache blanche, éburnée sur une extrémité articulaire, on peut souvent, comme nous l'avons déjà dit, trouver un foyer dont les dimensions dans la profondeur de l'épiphyse sont beaucoup plus étendues que celles appréciables à la surface, par la simple inspection. Bien plus, dans son voisinage, mais sans rapports immédiats, peuvent exister d'autres points infiltrés que l'on n'aperçoit que sur la surface du corps. On conçoit combien l'existence de ces foyers latents ou demi-latents doit rendre réservé et faire préférer une résection typique à une

(1) Volkmann, *Sammlung Klin. Vorträge*. N. 168-169.
(2) Demme, *Wiener Medicinalhalle*, 1864. S. 257.
(3) Mollière, *loc. cit.*
(4) Müller, *Deutsche Zeitschrift f. Chir.*, 1887, t. XXV, p. 37.

opération partielle, telle qu'une synovectomie, un curetage. Un autre fait remarquable, c'est la *tolérance clinique* parfois indéfinie de ces séquestres. Certaines guérisons ne sont souvent qu'apparentes ; la présence de ces tissus malades, et sans doute aussi de l'agent infectieux, explique les récidives à longue échéance et les généralisations viscérales chez des sujets jusqu'alors suffisamment indemnes.

La teinte jaune paille, ou blanc sale, l'éburnation, l'absence de vaisseaux, la mortification fatale du point infiltré, voilà les détails mis en relief de main de maître par Nélaton. L'explication qu'il nous fournit touchant la pathogénie de la nécrose est peut-être pittoresque et peu scientifique, mais elle montre qu'il faisait jouer un rôle prédominant à l'ischémie. L'on pourrait, dit-il, « comparer cette mortification du tissu osseux à ce phénomène physiologique en vertu duquel s'opère chaque année la chute du bois chez le cerf. On sait en effet que par le fait même du développement que prend la base de chaque corne, les vaisseaux qui entrent dans le bois se trouvent d'abord comprimés, puis oblitérés, de manière que toute circulation dans le tissu osseux se trouvant arrêtée, la mort et la chute du bois en sont la conséquence ».

Mais c'est König qui a le plus nettement affirmé l'origine ischémique de la nécrose, par obstacle mécanique, par oblitération d'un territoire vasculaire.

Voici ce qu'il dit :

Tout porte à croire qu'elle est produite par l'introduction d'agents morbifiques qui donnent naissance à la tuberculose par l'intermédiaire de la circulation artérielle ; surtout les nécroses tuberculeuses cunéiformes à base dirigée vers l'articulation, à sommet dirigé vers la diaphyse, ne permettent pour ainsi dire pas d'admettre une autre explication. « Voici comment je me figure que les choses se passent : Toutes ces infections des os, et en particulier ces foyers cunéiformes dont je viens de parler, sont dus à ce que de petits bouchons tuberculeux, de petites masses de substance caséeuse renfermant des bacilles sont entraînés dans les os et viennent s'y arrêter dans quelque petit vaisseau. Or, il n'y aurait pas de nécrose, laquelle du reste n'est pas complète, si un certain nombre de bacilles et de spores n'étaient arrachés de ce petit bouchon et entraînés jusque dans les ramifications terminales du vaisseau qu'ils obstruent, en même temps qu'ils propagent le germe tuberculeux. L'étendue de la maladie est déterminée par celle du territoire de cette petite branche terminale. Cela n'exclut pas, à la vérité, la possibilité que les fongosités qui limitent le territoire vasculaire ne deviennent elles-mêmes tuberculeuses, seulement ce fait ne provoque pas ordinairement une extension de la nécrose, ni la désorganisation du tissu osseux, comme celle que produit un foyer de végétations tuberculeuses. Au contraire, il y a une tendance assez marquée à la guérison, par formation d'un tissu cicatriciel rétractile. Ce n'est pas à la vérité une nécrose complète au même titre que la nécrose aiguë ; car, presque toujours elle conserve certaines attaches, quoique très faibles, avec l'os. En outre elle s'en distingue par son siège, car, tandis que l'ostéomyélite aiguë atteint très souvent la diaphyse, la nécrose tuberculeuse se développe en général dans la portion spongieuse, dans les extrémités articulaires, dans les corps des vertèbres, ou bien encore dans les os plats tels que l'omoplate, le crâne. Il est rare que le séquestre ordinaire des extrémités articulaires atteigne le volume d'un œuf de pigeon. Il se peut qu'il arrive jusqu'à la couche corticale, mais le plus souvent il est situé à l'intérieur de l'os, et très fréquemment il a la forme d'un coin dont la base est dirigée vers l'articulation et le sommet vers la moelle osseuse : il ressemble à un infarctus. On ne trouvera donc le séquestre qu'en sciant l'os et en même temps le séquestre lui-même. »

Que deviennent les séquestres décrits ci-dessus ? Nous avons déjà dit qu'ils pouvaient être tolérés indéfiniment; d'autres fois, surtout s'ils sont superficiels, la production de fongosités périphériques les mobilise et facilite leur expulsion. Des abcès de voisinage, des synovites fongueuses, sont la conséquence des perforations nécessitées par leur issue spontanée au dehors, ou dans une jointure voisine.

S'ils siègent profondément, ils peuvent persister sans subir d'altérations bien appréciables ou disparaître presque complètement par résorption s'ils sont de *petites dimensions* (König). On les trouve alors au centre d'une caverne pleine d'un magma caséeux, constituant la variété étudiée par Nélaton sous le nom de *tubercule enkysté*.

Doit-on considérer l'infiltration puriforme comme un stade plus avancé de l'infiltration *grise demi-transparente?* Nélaton lui-même, qui avait émis cette idée, a fait avec raison les restrictions les plus formelles ; pour lui l'infiltration puriforme peut se montrer d'emblée.

2° **Tubercule enkysté.** — *Cette deuxième forme de tubercule circonscrit peut donc être l'aboutissant de l'infiltration puriforme.* Cependant il faut admettre qu'il n'en est pas toujours ainsi : loin de subir un travail d'éburnation la trame osseuse peut disparaître pour ne laisser à sa place qu'une masse caséeuse comparée par Nélaton à du mastic de vitrier. Blanc jaunâtre, marbrée ou striée de gris, cette masse se délaie dans l'eau sans s'y dissoudre, de manière à former des grumeaux qui se déposent ensuite au fond du vase.

On peut en les écrasant entre les doigts sentir une consistance crayeuse ; ils renferment en effet de petits débris osseux.

L'excavation est tapissée par une néo-membrane à structure fibreuse, peu vasculaire et qui du reste fait souvent défaut : la matière caséeuse se trouvant alors directement en rapport avec le tissu osseux. Ce dernier est quelquefois irrégulier, avec des anfractuosités, des saillies plus ou moins marquées. La surface, en général lisse, peut être hérissée de petites aiguilles osseuses, fines et déliées « qui se dirigent vers le centre de la cavité et rappellent la disposition des papilles de la langue chez certains animaux carnassiers » (Nélaton).

Les tissus fibreux, cartilagineux et osseux peuvent concourir à former la paroi de ces cavités, suivant leur siège. Dans leur voisinage, le périoste peut s'épaissir, l'os s'hyperostoser ; quant au cartilage, il peut être détruit. Les éléments du tissu conjonctif, chroniquement irrités, peuvent créer une barrière suffisante.

Comme le dit Lannelongue, le tubercule enkysté n'est en définitive qu'une caverne tuberculeuse, caverne qui peut être réduite aux proportions d'une simple ulcération si le siège en est à la surface de l'os, ou même d'un trajet en cul-de-sac dans d'autres circonstances.

Deux hypothèses peuvent être faites relativement au mode de formation du tubercule enkysté : 1° Tantôt il résulte d'un foyer d'infiltration puriforme, limité par la réaction du tissu osseux avoisinant, avec formation de fongosités périphériques et mobilisation du séquestre central ; 2° tantôt il y a eu primitivement une formation plus ou moins confluente de granulations tuberculeuses isolées, mais voisines les unes des autres. L'ostéite raréfiante qu'elles produisent explique la production de l'excavation sans qu'il soit possible de retrouver un séquestre de dimension notable. Au surplus, lorsque le tubercule enkysté n'est que la dernière étape de l'infiltration puriforme, la caverne est toujours hors de proportion avec le séquestre : ce dernier est beaucoup plus petit, non pas tant à cause de sa résorption partielle que par suite de l'agrandissement du foyer par l'extension périphérique des fongosités.

L'hyperostose qui s'établit autour de ces tubercules enkystés, explique leur difficulté d'accroissement et leur état latent. Ils peuvent persister longtemps sans changement notable ; si leur contenu est évacué au dehors, la guérison peut s'effectuer par le développement de bourgeons émanés des parois.

Nous sommes persuadé que l'on a dû souvent confondre le tubercule enkysté soit avec des *gommes*, soit avec d'anciens foyers d'*ostoémyélite* dite *infectieuse*. Ces derniers renferment habituellement du pus, ou un liquide séreux, plus quelques séquestres dentelés, gothiques (Mollière. D.). Leur développement peut être chronique d'emblée, et par cela même en imposer pour une manifestation tuberculeuse. Aujourd'hui ces faits sont mieux connus; du reste l'absence de fongosités, d'éléments tuberculeux, et enfin les recherches bactériologiques lèveraient les doutes.

Nous terminerons en faisant remarquer que les masses caséeuses tuberculeuses sont le plus souvent assez fluides et toujours blanc sale ou jaunâtre, tandis que les foyers gommeux enkystés présentent à leur période de début une teinte grise, transparente, gélatineuse, un peu rosée, et plus tard l'aspect de masses caséeuses jaune d'or, comparables à la teinte de l'iodoforme ou même jaune saumon.

Depuis 1881, nous avons souvent examiné au hasard les os longs de sujets livrés aux dissections; deux fois seulement nous avons trouvé à l'extrémité supérieure d'un humérus, à l'extrémité inférieure d'un fémur des lésions susceptibles d'être considérées comme étant *peut-être* des tubercules guéris. Le tissu osseux, au niveau de la ligne du cartilage de conjugaison fémorale, offrait en un point limité, arrondi, gros comme une pièce de cinquante centimes, une condensation plus marquée, mais sans nécrose. Il n'y avait pas de lésions avoisinantes. Sur l'humérus, à la partie supérieure du col anatomique, existaient deux dépressions comblées en partie par du tissu ostéofibreux, mais sans fongosités.

M. Mauclaire a ouvert environ 1,600 épiphyses (os longs, os courts). Dans un seul cas, il a trouvé une petite caverne dans le tissu spongieux de l'extrémité inférieure du fémur. Elle était séparée du canal médullaire par du tissu spongieux sain. Les limites étaient formées par du tissu spongieux également normal. Le reste de l'épiphyse ne présentait rien de particulier. C'est donc là un cas douteux. Comme Mauclaire, nous avons bien souvent trouvé des différences de coloration rappelant l'infiltration lie de vin, des teintes grisâtres, jaunâtres, mais il n'y a rien là de pathologique.

Nous savons par expérience combien il est difficile à un simple examen (si l'on n'a pas l'habitude de ces recherches) de reconnaître une petite lésion intramédullaire : mais certainement nous aurions vu les tubercules s'il s'en était trouvé d'un volume appréciable.

Carie sèche. — Volkmann a décrit comme spéciale à l'épaule et sous le nom de *carie sèche*, une ostéite atrophiante, non suppurée, de la tête humérale. Ollier fait remarquer avec raison que cette forme de lésion s'observe fréquemment à l'épaule, mais peut se rencontrer à la hanche, au coude, au poignet.

Quant à König, il combat l'opinion de Paul Vogt qui la considère comme une maladie spéciale; pour lui la nature tuberculeuse de cette affection n'est pas douteuse. C'est aussi l'opinion la plus généralement admise actuellement. Il s'agit bien là d'une tuberculose circonscrite. En s'en tenant à la description de Volkmann, qui cadre du reste avec ce que nous avons pu observer nous-même, on voit qu'il se produit une résorption graduelle de la tête de l'humérus commençant par sa surface.

Ce processus est déterminé par des bourgeons fongueux qui érodent l'os; il en résulte un aspect très accidenté, anfractueux, des foyers superficiels et profonds, ronds ou ovalaires, séparés par des cloisons de tissu restées debout. Cela continue jusqu'à ce qu'il ne reste plus qu'un tronçon ou même rien du tout. En même temps on voit se produire un atrophie concentrique de la diaphyse parfois associée à de la sclérose. Les fongosités forment un tissu rétractile, les tissus fibreux péricapsulaires et la capsule se rétractent et attirent fortement la tête déformée contre la cavité glénoïde. Ce déplacement de l'extrémité supérieure de l'humérus, d'autant plus appréciable que les masses musculaires du moignon de l'épaule sont atrophiées, fait souvent croire, en clinique, à une luxation spontanée en bas et en avant.

En examinant de près les lésions, on rencontre des séquestres tuberculeux, et les fongosités examinées contiennent des follicules évidents.

Au surplus voici en quels termes Volkmann (1) décrit la carie sèche :

« Au lieu de ce tissu de granulations luxuriant, rouge foncé ou œdémateux et tremblotant, que l'on rencontre d'ordinaire et qui amène une destruction des os sous-jacents, on voit une couche peu épaisse d'un tissu, très peu riche en vaisseaux et presque cartilagineux, qui adhère très intimement au tissu osseux. Ce qu'il y a surtout de caractéristique dans la carie sèche, c'est que, de très bonne heure déjà, la cavité articulaire est oblitérée par le tissu de granulations, peu abondant et sec, qui, partant de la synoviale, s'étale entre les surfaces osseuses et les fait adhérer entre elles. Le processus est essentiellement local ; les épaississements lardacés et les ostéophytes font totalement défaut.

« L'atrophie de l'os et les déformations de l'articulation sont la véritable caractéristique de cette affection.

« Il n'y a ni suppuration, ni fièvre ordinairement; les douleurs spontanées sont également rares.

« On constate les attributs de la santé la plus florissante. »

(1) Volkmann, *Ueber die Caries sicca des Schultergelenkes. Berlin. Klin. Wochen.*, 1867.

SOMMAIRE. — 2° TUBERCULOSE DIFFUSE. CARIE. INFILTRATIONS GRISE, LIE DE VIN, GRAISSEUSE. CARIES CARNOSA. GRANULIE MÉDULLAIRE.

Loin d'être limitées, comme précédemment, les altérations ont un caractère marqué d'envahissement progressif. Lors même que la lésion est de petite dimension, ses limites ne sont nullement indiquées; rien dans l'état des tissus voisins ne permet de prévoir la création d'une barrière s'opposant à l'extension du processus. La multiplicité des foyers, leur dissémination irrégulière, les distinguent complètement, au double point de vue anatomo-pathologique et clinique, des variétés précédentes.

C'est ici que les divers aspects de la moelle et du tissu spongieux, désignés sous les noms d'infiltration *grise*, *demi-transparente*, *lie de vin*, *jaune*, ont été observés. Là encore la production de fongosités, leur diffusion, atteignent leur maximum, de même que le développement d'abcès ossifluents, de synovites tuberculeuses. Loin de s'accompagner d'une nécrose massive avec éburnation, d'infiltration puriforme en un mot, la tuberculose produit ici plutôt une nécrose parcellaire, avec un mélange irrégulier de raréfaction, d'hyperostose. Sa substance caséeuse peu abondante ou nulle, la difficulté de constater les granulations tuberculeuses caractéristiques, en ont fait longtemps méconnaître la nature. On l'étudiait comme une entité morbide sous le nom de *carie*, et on l'attribuait d'autre part à une autre entité hypothétique, la *scrofule*.

L'examen d'une extrémité osseuse ou d'un os court atteints de carie nous révèle les détails suivants, classés d'une façon un peu schématique. La région malade étant ouverte d'un trait de scie, on peut y reconnaître trois zones : une zone extérieure d'une coloration rouge ou violacée, une zone moyenne plus pâle, grisâtre, une zone centrale occupée par le tissu osseux nécrosé, des fongosités, des détritus sanieux.

La *zone extérieure* répond à ce que Tavignot a décrit sous le nom d'infiltration lie de vin. On y trouve des vaisseaux gorgés de sang, une prolifération marquée des éléments cellulaires, et çà et là, dans les parties les plus rapprochées de la zone moyenne, quelques follicules tuberculeux.

A proprement parler, cette zone constitue presque une lésion de voisinage, précédant l'envahissement folliculaire. Plus en dehors, la teinte rougeâtre s'efface progressivement pour se fondre avec celle des parties saines. Lorsque le membre malade a été immobilisé très longtemps, la moelle normale qui remplit les aréoles du tissu spongieux peut offrir une teinte jaune, considérée à tort par Échéverria (infiltration jaune) comme pathologique. Les éléments médullaires n'ont pas subi la dégénérescence graisseuse, leur vitalité n'est qu'engourdie. Qu'une inflammation franche (celle résultant par exemple d'une cautérisation) intervienne, ils récupéreront vite leurs propriétés physiologiques. Ce sont donc des tissus qu'il ne faut pas sacrifier, mais stimuler par divers moyens modificateurs. Ollier a trop souvent insisté devant nous sur ce détail pour que nous l'omettions : nous y reviendrons ultérieurement. A noter encore la teinte pâle, le mauvais aspect, que prennent les tissus pendant les interventions avec ischémie par la bande de caoutchouc.

La *zone moyenne* ou d'envahissement est occupée par les follicules tuberculeux : jaune en certains points, grisâtre ailleurs, elle peut offrir çà et là, en larges plaques, l'altération décrite par Nélaton sous le nom d'infiltration grise (1).

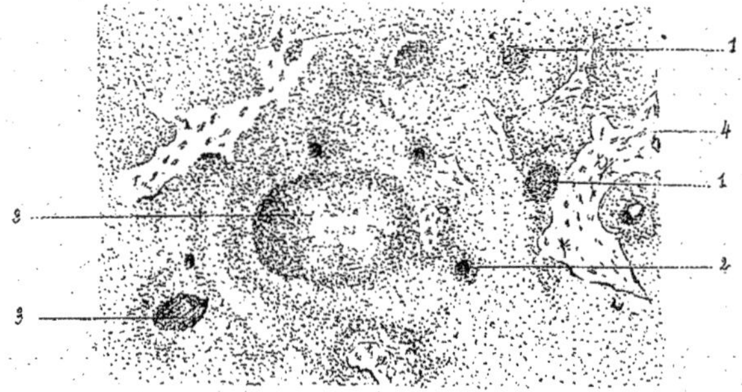

Fig. 38. — (D'après Kiener et Poulet).

1, 2, 3, follicules tuberculeux avec cellules géantes ; 4, trabécules osseuses présentant l'érosion lacunaire de Howship.

Demi-transparente, opaline ou légèrement rosée, elle est formée par le dépôt dans les aréoles osseuses d'une matière analogue au tissu encéphaloïde, au frai de grenouille. La teinte que présentent ces taches ne se fond pas par gradation insensible ; ordinairement leur circonférence est brusquement et nettement limitée. Un jet d'eau ne chasse pas cette matière qui adhère fortement au tissu osseux. Examinées à la loupe, ces taches laissent apercevoir dans leur intérieur des vaisseaux sanguins plus nombreux à la périphérie (Nélaton). Quant à la densité du tissu, elle ne paraît pas augmentée. Loin de là, le stylet, la sonde cannelée pénètrent facilement et ne rencontrent pas de cloison résistante.

Plus près *du centre*, la confluence des follicules, leur ramollissement

(1) Parise, *Archives générales de médecine*, 1843, p. 208. — Ried, *Annales de la chirurgie française et étrangère*, t. VIII, p. 480, 1843.

ont formé une sorte d'ulcère fongueux, suppurant, dans lequel on trouve des séquestres. D'une coloration blanchâtre, ou noirâtre, si le foyer communique avec l'extérieur, ceux-ci sont formés de tissus spongieux dont les trabécules sont grêles, rongées sur leurs bords quoique plus épaisses. Les fongosités les entourent, pénètrent dans leur intérieur, si bien qu'ils sont comme enfouis au milieu d'elles. Leur ablation ne s'effectue généralement qu'en entraînant des bourgeons de mauvaise nature, farcis de follicules tuberculeux, ou plutôt de détritus caséeux. Veut-on les étudier, on est souvent obligé de les soumettre à un lavage prolongé, et à un jet d'eau qui a pour effet de débarrasser les aréoles des séquestres, des fongosités qui les occupent. On voit bien alors que le tissu osseux est réellement nécrosé et que les fongosités qui le parcourent en divers sens lui prêtent seules

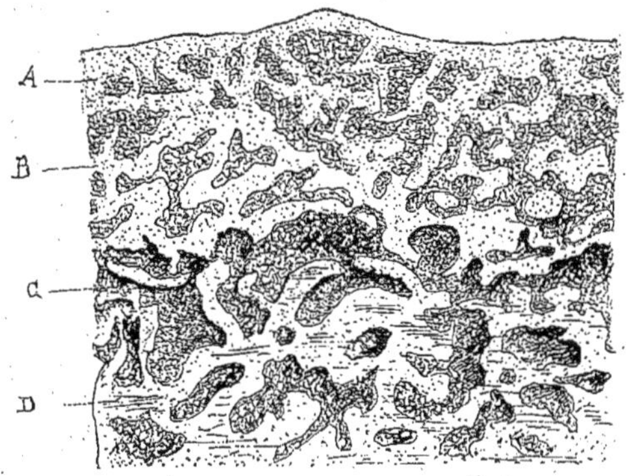

Fig. 39. — Infiltration puriforme; séquestre (d'après Kiener et Poulet).

A, B, trabécules osseuses normales; C, D, trabécules osseuses hypertrophiées.

une apparence de vitalité. Il est rare que ce séquestre soit unique et volumineux; habituellement en curettant un foyer de carie, on ramène des masses fongueuses qui contiennent dans leur intérieur de petits fragments osseux, quelquefois on sent entre les doigts comme des grains de poussière. Quelques-uns de ces fragments ne sont pas absolument nécrosés. Véritablement reliés au système circulatoire, ils résultent d'un processus de défense ou réactionnel, développé dans la zone hypérémique. Raréfiés, ils peuvent disparaître par résorption, comme l'a bien indiqué Ollier.

Nous répéterons ce que nous avons déjà dit au sujet du processus de libération des gros séquestres : *leur mobilisation a lieu par la résorption progressive du tissu osseux voisin*. Quand on trouve un séquestre plus petit que la cavité où il est enfermé, il ne s'ensuit pas que la partie nécrosée a diminué : il est plus vrai d'admettre comme le pensait Nélaton que la caverne s'est agrandie peu à peu.

Sous le nom de *tubercule circonscrit avec petits séquestres* entourés de fongosités suppurantes, Kiener et Poulet ont étudié certains cas dans lesquels on trouve des cavités multiples, anfractueuses, festonnées sur leurs bords et remplies par un tissu gélatineux. Au milieu de ces fongosités on trouve quelques petits séquestres condensés, adhérents ou libres et presque constamment entourés de pus ; à côté de ces séquestres, il existe souvent de petits nodules tuberculeux, crus ou ramollis, du volume d'une graine de chènevis ou d'un plomb de chasse.

Doit-on faire ainsi autant de catégories qu'il y a de diversités dans ces lésions? ce serait, croyons-nous, se créer de grandes difficultés. La rigueur apparente d'une telle méthode serait à chaque instant démentie par ce fait, que le processus de la carie est extrêmement irrégulier. Aussi la description que nous venons de faire est-elle absolument schématique. Les trois zones sont irrégulièrement réparties, et rien ne saurait mieux donner une idée de cette *tuberculisation désordonnée* (Kiener et Poulet), que la description d'Ollier : « Les caractères qui ont le plus frappé les observateurs, sont les suivants : augmentation de vascularité de l'os dont la surface dénudée est recouverte de fongosités plus ou moins végétantes, raréfaction de son tissu, friabilité des trabécules osseuses plus ou moins infiltrées de pus, coloration variable du contenu des espaces médullaires, remplis en un point d'un tissu rougeâtre ou lie de vin, en un autre d'un tissu gélatiniforme, grisâtre, parsemé de points purulents ; ailleurs enfin d'un tissu adipeux et pâle, encore reconnaissable, et d'autant plus altéré qu'on se rapproche du foyer principal de la maladie. A la coupe l'os présente un aspect marbré ; des traînées onduleuses, d'un rouge plus ou moins foncé, entourent des îlots jaunes contenant de la moelle saine ou des îlots jaune verdâtre contenant du pus infiltré. » En lisant ces lignes on se rend bien compte des caractères de la carie et de ce mélange de lésions diffuses, irrégulières, les unes destructives, tuberculeuses, les autres réactionnelles : ces dernières toujours moins marquées que dans les ostéomyélites dites infectieuses.

Quelle est la cause de ces différences entre les deux formes de nécrose tuberculeuse décrites, *nécrose massive, circonscrite* et *nécrose diffuse, trabéculaire?* Nous pensons avec Lannelongue que cela tient à la distribution des follicules tuberculeux. Dans les taches grises d'infiltration puriforme, la formation nodulaire est primitivement très étendue ; la régression tuberculeuse se faisant simultanément sur toute la zone infectée, aucune résorption n'est possible, et comme les vaisseaux sont oblitérés il en résulte la formation d'un séquestre dont le volume est celui de la partie infiltrée.

Dans la carie, les follicules sont disséminés et évoluent isolément dans les espaces aréolaires où ils apparaissent; la moelle se vascularise, et prolifère. Les granulations se propagent de proche en proche, amenant ici la résorption des cloisons isolées, là une fragmentation de celles-ci qui forment dès lors les petits séquestres vasculaires dont il a été parlé ci-dessus. Nous insisterons plus loin sur les difficultés que l'on éprouve à trouver des follicules typiques dans certains foyers de carie. On s'explique par cela même l'impossibilité où l'on était autrefois, avant les progrès de l'histologie, de reconnaître anatomiquement la nature exacte de cette lésion.

Caries carnosa. — König a décrit sous le nom spécial de *caries carnosa*, destiné sans doute à faire opposition à la *caries sicca*, une forme de tuberculose diffuse plus spéciale peut-être à l'épaule. Dans le fait qui lui sert de base, il n'y avait, paraît-il, qu'un degré modéré de tuberculose de la synoviale. Le cartilage était décollé, la tête humérale si ramollie qu'il n'en restait pour ainsi dire qu'une mince coque osseuse remplie d'une masse molle. En coupant le col au moyen d'un couteau on pouvait constater que la diaphyse avait subi la même transformation ; la couche corticale était considérablement amincie, la moelle d'une coloration rouge. L'examen des parties ramollies révéla qu'il ne restait que quelques rares trabécules. Le tissu rouge, traversé par des tractus mous, d'un gris blanchâtre, consistait essentiellement en tissu conjonctif jeune, renfermant des follicules tuberculeux. Le chirurgien fut conduit à pratiquer la désarticulation.

Tout le cylindre *médullaire* de l'humérus était transformé en une masse charnue, rouge, opaque, formée de tissu conjonctif jeune et parsemée d'un très grand nombre de tubercules miliaires.

Bien que nous ne puissions apporter d'observations absolument semblables à la précédente, nous ferons remarquer que l'amincissement de la coque diaphysaire avec coloration rouge vineuse de la moelle ne sont pas exceptionnels, ni propres à l'épaule.

Nous nous souvenons avoir vu une jeune fille amputée par Ollier, chez laquelle la coque diaphysaire était réduite à une minceur extrême. La pression avec les mains sur la cuisse faisait sourdre la moelle du fémur; mais nous ne saurions dire si celle-ci contenait des tubercules. Le sujet guérit parfaitement. Nous-même en pratiquant une résection du coude, avons observé un tel amincissement de l'humérus (enfant de 12 à 13 ans), que deux doigts pressant la diaphyse l'aurait vidée et écrasée. Le résultat fonctionnel n'en fut pas moins excellent; le sujet est aujourd'hui brodeuse d'ornements d'église.

Pour ces motifs nous pensons qu'il importe de distinguer les cas où il y a simplement coloration rouge de la moelle avec amincissement de l'os, de ceux où l'on note, outre les signes précédents, une véritable ostéomyélite tuberculeuse diffuse, une granulie de la moelle.

Granulie. — Nous terminerons en signalant simplement l'existence de granulations tuberculeuses, éparses irrégulièrement, dans les os de sujets succombant à la tuberculose viscérale. Le tissu spongieux du sternum, des côtes, des vertèbres, la moelle des os longs peuvent être plus ou moins farcis de granulations, sans que chez ces sujets rien ait attiré l'attention. Leur importance au point de vue chirurgical est nulle; cette dissémination des germes atteste seulement l'intensité de l'infection bacillaire.

LÉSIONS TUBERCULEUSES SECONDAIRES DES DIVERS TISSUS DE L'OS.

Consécutivement au développement d'un foyer de tuberculose intra-osseux on peut observer l'envahissement secondaire des tissus avoisinants. C'est ainsi qu'un noyau circonscrit épiphysaire, en pénétrant dans une articulation, déterminera la destruction partielle ou complète du cartilage d'encroûtement, et l'apparition d'une *synovite fongueuse*, ou bien encore une *tuberculose du périoste*, des abcès *ossifluents*, plus rarement enfin une collection purulente ou des fongosités *intra-médullaires*.

Nous aurons en vue dans ce paragraphe les seules lésions secondaires appartenant à l'os, c'est-à-dire intéressant le *périoste*, la *moelle*, le *cartilage*.

Le plus souvent la moelle réagit peu en présence du bacille de Koch; aussi la diffusion des lésions est-elle facile dans son milieu. En raison de circonstances difficiles à préciser, des granulations tuberculeuses peuvent se propager à une distance plus ou moins grande d'un foyer primitivement circonscrit et donner lieu à de véritables ostéomyélites tuberculeuses, dont la caries carnosa de König peut être regardée comme l'expression la plus complète. Mais à côté de ces faits, décrits plus haut, et sur lesquels nous ne reviendrons pas, on peut observer le développement de véritables abcès ossifluents intra-médullaires. Nous pensons cependant que c'est là une rareté, et c'est à ce titre que nous reproduisons avec quelques détails le fait suivant (1):

Marie G..., n° 69, salle Saint-Paul, entrée le 31 juillet 1888, âgée de quarante-quatre ans, exerçant la profession de dévideuse, subit l'amputation de la jambe droite pour une ostéo-arthrite du cou-de-pied.

(1) Communication faite à la Société des sciences médicales de Lyon. Séance du 12 septembre 1888. Gangolphe.

Son état d'affaiblissement ne permettait pas de songer à la conservation.

L'amputation fut faite au lieu d'élection, parce qu'en passant la main sur la jambe nous avions senti au niveau de la face interne du tibia une dépression, comme une perte de substance de l'os. Il n'y avait à ce niveau ni fistule, ni adhérence à la peau. Les autres détails cliniques peuvent être passés sous silence ; ajoutons cependant que l'opération eut les plus heureux effets sur la santé de la malade.

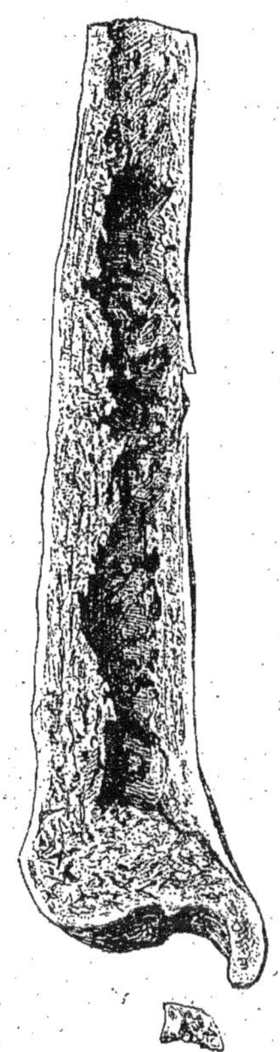

Fig. 40.

Abcès ossifluent intra-médullaire (*a*) consécutif à une ostéite de la malléole interne ; petit séquestre éburné (*b*) ; perforation de la coque diaphysaire à 10 centimètres au-dessus du plateau articulaire (*c*) ; limite supérieure de l'abcès (*d*) (pièce macérée).

L'examen du membre amputé fut très instructif et nous montra que nous avions été bien avisé en reportant le point de section bien au-dessus de la lésion.

L'articulation tibio-tarsienne présentait tous les caractères d'une jointure atteinte de lésions fongueuses avancées. Remplie de fongosités, de liquide séro-purulent, elle n'offrait plus aucune trace de cartilage diarthrodial. Un coup d'ongle suffisait pour décoller les parties qui restaient encore adhérentes à l'astragale. Ce dernier os était raréfié et se laissait presque couper au couteau. Il en était de même des autres os du tarse, atteints de ramollissement graisseux à un haut degré. La surface articulaire tibiale était dépourvue de cartilage ; examinée en plein soleil, elle présentait un point remarquable par son éburnation et sa coloration blanche, entouré d'une zone plus vascularisée.

Adhérent à la face interne de la malléole tibiale, était un séquestre mobile, gros comme un pois. Le péroné était intact.

Après avoir dépouillé complètement le tibia des parties molles qui l'entouraient, nous avons reconnu qu'il présentait réellement une perforation, large comme une pièce de 50 centimes, arrondie, située sur la face interne, à 9 ou 10 centimètres du rebord articulaire. Cet orifice donnait issue à une sérosité purulente mêlée de grumeaux caséeux. Le périoste enlevé, on voyait nettement que l'os était légèrement tuméfié au pourtour de la perforation, pour reprendre son aspect absolument normal à 7 ou 8 millimètres au-dessus et au-dessous.

La surface de la coque diaphysaire offrait quelques orifices vasculaires agrandis et une coloration un peu plus vive que celle du reste de l'os. Il n'y avait pas d'ostéophytes.

Sur une coupe verticale, divisant le tibia, nous trouvons les détails suivants : Le *canal médullaire, légèrement dilaté, est occupé par une collection séro-purulente* qui s'étend du plateau tibial à 7 ou 8 millimètres au-dessus de la perforation. Le liquide séreux, grumeleux, au milieu duquel flottent des débris caséeux, rappelle absolument celui des abcès ossifluents. La ressemblance avec ces derniers est encore rendue plus frappante, par ce fait qu'une *membrane pyogénique* épaisse de 2 ou 3 millimètres, fongueuse, tapisse les parois et vient se continuer avec le périoste sur les bords de la perforation. Sur certains points on trouve encore en dehors de la poche quelques traces de la graisse médullaire; ailleurs la membrane pyogénique adhère à l'os. A ce niveau surtout, la coque osseuse est vascularisée et raréfiée. Celle-ci est très amincie, et il n'est pas possible de distinguer à l'œil nu les couches osseuses nouvelles qui sont évidemment la cause du très léger changement de forme de l'os. La réaction périostique a été peu intense; de son côté la moelle ne paraît pas s'être défendue activement; il n'y a pas d'oblitération du canal médullaire, ni même une barrière fibreuse autour de la membrane pyogénique. Il n'existe pas de communication bien évidente entre le foyer médullaire et la cavité tibio-tarsienne. Toutefois, *après avoir enlevé le séquestre malléolaire, nous trouvons un pertuis fongueux manifeste qui conduit jusque dans l'abcès.*

Ce dernier détail nous permet de résoudre cette question qui se posait naturellement à l'esprit : *Les lésions articulaire et tibiale sont-elles isolées, indépendantes l'une de l'autre; ou bien, au contraire, sont-elles connexes, l'une d'entre elles étant primitive?* Étant donnée la présence d'un séquestre malléolaire déjà mobile, de date certainement ancienne, on peut établir ainsi la filiation des désordres observés : ostéite tuberculeuse de la face interne de la malléole, arthrite tibio-tarsienne consécutive, d'une part, et d'autre part abcès ossifluent intra-médullaire.

Cette observation n'est pas seulement intéressante parce qu'elle nous montre un abcès tuberculeux se développant dans la moelle comme dans le tissu conjonctif ordinaire, elle prête encore à d'autres commentaires.

A l'état frais, l'existence d'une membrane pyogénique fongueuse, de détritus caséeux flottant au milieu d'une sérosité purulente, la présence des séquestres et des lésions articulaires si caractéristiques concourraient à établir nettement le diagnostic de tuberculose osseuse.

Nous croyons qu'il n'en eût pas été de même sur une pièce sèche. La forme légèrement renflée, globuleuse de l'os, la présence d'une large perforation, l'agrandissement des canaux de Havers, le siège essentiellement diaphysaire de l'affection, auraient pu donner le change et faire croire à sa nature syphilitique. Une des pièces que nous avons présentées au Congrès de chirurgie de 1885 offre la plus grande analogie avec celle que nous décrivons.

Nous croyons pouvoir tirer de cette étude les conclusions suivantes :

1° Une lésion tuberculeuse épiphysaire, limitée, peut s'accompagner d'abcès ossifluent intra-médullaire très étendu ;

2° La coque diaphysaire, à peine tuméfiée, paraît cliniquement intacte ; seule la perforation, quand elle existe, peut faire soupçonner la lésion centrale. On doit alors pratiquer l'amputation beaucoup plus haut ;

3° Sur une pièce sèche on peut confondre ces lésions avec certaines formes de syphilis osseuse.

Quant au *périoste*, si sa constitution fibreuse, résistante, le met à l'abri d'une destruction rapide, il n'en est pas moins envahi souvent par les fongosités. Lorsqu'un foyer tuberculeux profond arrive dans son voisinage, une couche de granulations ou un abcès décollent sa face interne, l'érodent, le perforent et finalement viennent s'étaler à leur aise à la surface extérieure. En pareil cas, à l'ouverture de la poche purulente, on trouve l'*os recouvert d'un périoste* dont la surface extérieure paraît fongueuse ; en s'en tenant aux apparences, on pourrait croire comme certains observateurs (Gaujot), qu'il s'agit d'une périostite tuberculeuse externe. Il n'en est rien, en cherchant bien on finit par trouver le point de départ osseux ; il est vrai de reconnaître que bien souvent (côtes par exemple), l'abcès ossifluent, par les dimensions de la poche, paraît hors de proportion avec le petit foyer de carie.

Mais le point le plus intéressant concerne la transformation fongueuse de la couche profonde, ou couche ostéogène. Faut-il compter comme ayant quelque vitalité, offrant quelques resources ostéogéniques, un périoste plus ou moins fongueux? Nous croyons que l'on aurait tort d'enlever d'une façon inconsidérée tout tissu altéré par les fongosités. Partisan déterminé de la destruction de ces dernières, nous sommes aussi convaincu que l'on a sacrifié inutilement des ligaments, du périoste, dont la conservation aurait pu assurer un excellent résultat fonctionnel post-opératoire. Nous avons dû plusieurs fois faire des résections sous-périostées avec destruction de la capsule et du périoste devenu absolument fongueux ; mais le respect soigneux des insertions musculaires, grâce au détache-tendon d'Ollier, nous a permis d'obtenir le rétablissement à peu près parfait des fonctions du membre opéré.

Nous discuterons plus longuement cette question au chapitre du traitement.

Le *tissu cartilagineux* peut être perforé, ou décollé, mais il n'est pas envahi par la tuberculose.

Au-dessous de lui se développent des bourgeons charnus qui le soulèvent, l'amincissent et finalement le décollent. L'examen histologique démontre l'absence de follicules tuberculeux dans leur intérieur : c'est donc par une véritable nécrose que disparaissent les revêtements des surfaces articulaires.

Troublées dans leur nutrition les cellules cartilagineuses dégénèrent, en même temps que le tapis fongueux sous-jacent les mobilise, et soulève le cartilage diarthrodial. Le processus s'effectue donc dans le sens inverse de celui indiqué par Brodie, pour lequel les lésions cartilagineuses étaient primitives.

TUBERCULOSE DU PÉRIOSTE.

Les lésions tuberculeuses du périoste sont de deux sortes : *primitives* ou *secondaires ;* ces dernières résultant de la propagation de l'ostéite tuberculeuse au périoste.

Nous décrirons la première de ces altérations, la seconde ayant été signalée précédemment.

Périostite tuberculeuse. — Désignée jusque dans ces dernières années sous le nom de périostite externe chronique, elle était mal connue des anciens, nous disent Poulet et Bousquet. On pourrait ajouter qu'il en a été de même pour les modernes jusqu'à une époque relativement récente.

Bonnet l'avait signalée, Leplat et Legrand l'avaient observée au thorax, mais sans lui accorder sa réelle signification. En 1871, Gaujot reprit cette question et ses idées furent reproduites par ses élèves Choné, Bousquet, Midon, Charvot.

Pour Gaujot le périoste ne suppure pas, mais son épaississement agissant comme corps étranger amènerait la fonte purulente du tissu cellulaire avoisinant ! Il s'agit en tout cas d'une périostite externe.

Duplay adopta ces idées, et ce n'est qu'incidemment, dans une note publiée dans le travail de Charvot (1879), qu'on trouve mention de la nature tuberculeuse et du siège de l'affection, étudiée par Kiener et Poulet.

Dans les deux cas où nous avons pu examiner cliniquement et

histologiquement les lésions, nous avons contrôlé l'exactitude de la description donnée par ces deux auteurs.

A la période du début, la périostite tuberculeuse est caractérisée par une tuméfaction nodulaire de la grosseur d'un pois ou même davantage, faisant corps avec le périoste et sans limites bien arrêtées. La couleur rougeâtre s'atténue à la périphérie, pour disparaître insensiblement. Le tissu cellulaire avoisinant est encore parfaitement libre de toute trace d'inflammation.

Si l'on fend d'un coup de bistouri le noyau périostique, on peut constater l'augmentation de la vascularisation du tissu osseux sous-jacent; il n'y a pas d'adhérence, au contraire la séparation de la néoplasie et du tissu sain s'effectue plus facilement. Sur la tranche du périoste on voit facilement des points rougeâtres, caséeux, fongueux, plus nombreux à la partie profonde que vers les couches superficielles.

A une période plus avancée, un abcès, des fongosités peuvent se développer soit à la face profonde entre l'os et le périoste, soit aussi à la surface de ce dernier. Cette éventualité fréquente dans les cas de périostite primitive, aussi bien que dans l'ostéite, a été la cause des opinions erronées de Gaujot et Duplay. Ces auteurs ont certainement vu des abcès tuberculeux siéger sur la surface extérieure du périoste, mais celui-ci était dans ces cas simplement tapissé par une membrane pyogénique et non altéré ; le point de départ de l'abcès ossifluent plus ou moins éloigné et circonscrit leur avait échappé. Nous verrons qu'au niveau de la paroi thoracique il en est fréquemment ainsi.

Contrairement à Gaujot et à Duplay, Kiener et Poulet ont démontré que l'affection débutait dans les couches profondes du périoste. N'est-ce pas la couche fertile, ostéogène, et par suite la plus prédisposée aux lésions pathologiques ? (Ollier.)

Au milieu d'un tissu inflammatoire nous retrouvons les follicules tuberculeux isolés ou confluents, avec leurs cellules géantes. Des masses caséeuses, des fongosités, du pus peuvent être observés. Ce qui est absolument caractéristique ce sont les altérations des vaisseaux ; les moindres artérioles sont le siège d'une endartérite oblitérante typique, que l'on peut observer même à une certaine distance du foyer.

Est-il vrai que la périostite tuberculeuse peut déterminer des productions osseuses nouvelles, ostéophytiques? Cela est douteux, étant donnée l'allure essentiellement destructive du processus tuberculeux.

TUBERCULOSE DES CARTILAGES.

Nous avons hésité à écrire le titre ci-dessus ; rien n'est moins prouvé en effet que la tuberculose du tissu cartilagineux. — La tuberculose primitive de ce tissu n'existe pas ; quant aux altérations *secondaires, elles ne constituent pas un envahissement*, mais un processus spécial de *nécrose*.

Lorsque l'on examine les surfaces articulaires d'une jointure atteinte de tumeur blanche, on est frappé de l'aspect des cartilages d'encroûtement. Le plus souvent, si la lésion est avancée, leur disparition est presque complète. Quant aux parties qui subsistent, elles paraissent à demi décollées, flottantes dans le liquide sanieux ou les fongosités qui remplissent l'articulation. D'un coup de pouce on peut les enlever ; souvent les manœuvres, les mouvements nécessités par une opération de résection, le fait d'essuyer fortement les surfaces à l'aide d'un tampon, suffisent pour ramener des morceaux de cartilage.

Ce défaut d'adhérence aux surfaces osseuses sous-jacentes est caractéristique et dénonce la nature tuberculeuse du processus. On ne le retrouve pas dans d'autres variétés d'arthrites.

On peut l'observer non seulement lorsque le tissu de l'épiphyse est altéré, mais encore, et c'est là un fait très fréquent, alors qu'il s'agit de synovites fongueuses primitives.

Il ne faudrait donc pas conclure à l'origine osseuse d'une tumeur blanche par la seule constatation de la disparition ou du décollement des cartilages. Nous avons assez souvent vérifié ce fait pour être affirmatif : du reste nous en avons fourni la preuve dans un mémoire publié l'an dernier (1).

Les lambeaux de cartilage ainsi détachés offrent une teinte bleuâtre foncé, un amincissement marqué ; avant de les enlever à la pince on peut deviner à la simple inspection jusqu'à quel point le décollement pourra être fait. Quelquefois ils paraissent en même temps soulevés ; presque toujours c'est à la périphérie que débute le travail pathologique.

Au-dessous d'eux existe un tapis de granulations rouges, velouté, quelquefois villeux et fongueux ; il est évident que c'est là l'origine du soulèvement de la lame cartilagineuse.

Qu'il s'agisse d'une synovite fongueuse primitive, ou d'une arthrite consécutive à l'ouverture d'un foyer osseux le processus reste le même ; le cartilage est décollé, fendillé, détruit par des granulations

(1) Gangolphe, *Archives provinciales de chirurgie*, 1892.

développées au-dessous de lui. Nous tenons à faire remarquer que le mot de granulation est pris ici comme synonyme de bourgeons charnus.

Les pressions, les mouvements peuvent imprimer une marche plus rapide au processus : nous citerons comme exemple les ulcérations de la partie supérieure du rebord cotyloïdien et de la tête fémorale dans la coxalgie.

Quelquefois le tissu cartilagineux, en se désagrégeant, présente la disposition de filaments ténus semblables à du velours, d'où le nom d'*aspect velvétique*. Cette altération est due à la multiplication des cellules dans l'intérieur des capsules de cartilage, à la formation de capsules secondaires. Disposées en séries parallèles, implantées verticalement à la surface de l'épiphyse, les plus superficielles versent leur contenu dans l'intérieur de l'articulation. La substance fondamentale intercalaire persiste sous forme de filaments.

Quant aux *érosions*, aux *ulcérations*, on sait quel rôle leur a attribué Brodie : pour lui c'était la cause principale des douleurs. Ces ulcérations assez rares d'ailleurs, peuvent revêtir l'aspect d'une véritable perte de substance, à l'emporte-pièce. Il n'est pas nécessaire d'ajouter que le tissu osseux sous-jacent est altéré dans ces cas-là, et même très vraisemblablement le point de départ de la lésion.

En résumé, le cartilage joue un rôle absolument passif.

Il en est de même pour les *cartilages de conjugaison, avec cette différence qu'ils paraissent résister davantage.*

Les foyers tuberculeux épiphysaires ou juxta-épiphysaires peuvent les détruire, et surtout les perforer. Sur une de nos pièces, recueillie sur un jeune enfant, on notait un détail curieux, la perforation du cartilage par un foyer diaphyso-épiphysaire avec conservation d'un petit pont cartilagineux. Nous n'avons pu faire l'examen histologique et par suite nous rendre compte de l'état du fragment ainsi emprisonné. En tout cas, autour de lui le tissu morbide était blanc, jaunâtre, et légèrement condensé.

L'*absence de vaisseaux* et le rôle de ces derniers expliquent, sans qu'il soit besoin d'insister longtemps, l'absence de follicules tuberculeux au sein du cartilage.

Mon excellent collègue et ami M. Maurice Pollosson (1) a publié un fait au sujet duquel on peut avoir les doutes les plus grands : hâtons-nous de dire que l'auteur lui-même n'est pas affirmatif, en raison de l'absence de toute vascularité du cartilage à son niveau. Voici le fait : sur un cartilage appartenant à la tête de l'astragale, il a observé à la suite d'une résection faite pour une tumeur blanche de cette jointure ; « trois petits nodules arrondis du volume d'une tête d'épingle,

(1) M. Pollosson, *Gazette hebdomadaire*, 1883, nos 14, 15, 18.

d'un blanc rosé. Deux de ces nodules se confondaient par un point de leur circonférence; le troisième était isolé. Une coupe montra qu'entre eux et le tissu osseux sous-jacent existait une couche très nette de cartilage. Au microscope, on trouve à leur niveau les cellules superficielles du cartilage en voie de prolifération; chaque nodule est constitué par un amas de cellules embryonnaires. »

Hayem (1) a publié un fait intéressant de tuberculose des *fibro-cartilages costaux*.

Il s'agissait dans ce cas particulier d'un abcès froid de 150 grammes environ fourni par une lésion du quatrième cartilage costal gauche. Celui-ci présentait en effet, vers sa terminaison interne, une sorte de caverne irrégulière qui portait sur toute l'épaisseur du cartilage et l'avait pour ainsi dire fracturé. « Cette caverne était limitée en arrière par le périchondre très épaissi; en avant elle communiquait largement, au niveau des insertions du grand pectoral, avec l'abcès; en dedans et en dehors on trouve le cartilage, qui est taillé régulièrement à pic et dont la couleur et la consistance ne semblent pas altérées. Le contenu est constitué par une substance mollasse, pulpeuse, jaunâtre, moins liquide que celle que contient la gaine du grand pectoral. Le troisième cartilage costal présente à sa face postérieure, en un point situé à peu près à égale distance des deux bords et des deux extrémités, une altération analogue, mais au début. Le périchondre est épaissi et il adhère à une masse pulpeuse jaunâtre de la grosseur d'un pois, situé dans l'intérieur du cartilage, qui est comme taillé à l'emporte-pièce.

« La dissection minutieuse du périchondre au niveau et autour de ces lésions montre seulement un épaississement considérable de ce tissu; du côté de la cavité thoracique il a un aspect fibreux, dense, et il adhère au tissu cellulo-fibreux voisin; du côté du cartilage et seulement au niveau des pertes de substance de celui-ci, il a un aspect rosé, mamelonné, et il adhère faiblement à cette sorte de matière pulpeuse mollasse qui remplace la substance cartilagineuse. »

Suit la description histologique des altérations granulo-graisseuses du détritus et la constatation que le tissu cartilagineux qui forme les parois de la caverne, intact à l'œil nu, est cependant infiltré de granulations graisseuses.

Hayem fait suivre sa communications de réflexions judicieuses suivantes, que nous adoptons complètement :

« Nous croyons que ce fait se rapporte à une *maladie tuberculeuse* des cartilages ou *plutôt du périchondre*. Nous croyons en effet qu'il s'est développé, à la face profonde du périchondre, de petits tuber-

(1) Hayem, *Bull. Soc. anat.*, 1865, p. 444.

cules qui, en subissant rapidement la métamorphose caséeuse, n'ont pas tardé à former cette masse pulpeuse, granuleuse, jaunâtre, dans laquelle le microscope a reconnu les caractères des tubercules caséeux.

« Comme on le voit d'après les détails de l'autopsie, ces petits tubercules se sont creusés des sortes de cavernes anfractueuses dans l'épaisseur du cartilage, en déterminant une sorte de fonte graisseuse du tissu cartilagineux.

« La similitude avec ce qui se passe dans les os dans les cas d'affection tuberculeuse du périoste est parfaite, et on la retrouve jusque dans la formation de l'abcès symptomatique qui a fusé dans la gaine du grand pectoral jusqu'au tendon. »

Le fait de Hayem prouve, comme ceux publiés par Lannelongue, par Pollosson (1), que le périchondre, tissu vasculaire, peut être le siège de tubercules qui pénètrent ensuite dans le fibro-cartilage sous-jacent.

C'est à tort que l'on continue à les citer à propos de cette question de la tuberculose dans le cartilage.

Quelle valeur attacher maintenant au fait de Lediberder (2)?

« On peut constater sur le cartilage d'encroûtement d'un condyle du fémur une petite cavité, comme taillée à l'emporte-pièce, à fond grisâtre, ne dépassant pas l'épaisseur du cartilage et laissant échapper une sorte de pus concret; on aurait pu y loger un gros pois. Il n'en sortit aucun séquestre et l'on eut toute raison de croire à la présence d'un tubercule développé dans le cartilage et ayant donné lieu à l'arthrite. »

Il était nécessaire de faire justice de ces faits cités constamment et surtout mal à propos.

§ 2. — Tuberculose diaphysaire.

« La principale différence entre ces deux affections (l'ostéomyélite aiguë et la tuberculose), quant à leur siège dans les os longs, consiste en ce que l'ostéomyélite aiguë se développe de préférence dans la diaphyse, tandis que l'infection tuberculeuse se porte surtout sur les extrémités articulaires et en général sur les os spongieux... Si l'on excepte ces formes de tuberculose miliaire aiguë qu'on découvre accidentellement dans la moelle osseuse d'individus morts de tuberculose miliaire généralisée, on verra qu'une affection tuberculeuse étendue de la moelle et de la diaphyse d'un os long est un fait tellement rare, qu'on trouvera bien des centaines de foyers dans la portion spongieuse avant d'en rencontrer un seul dans la diaphyse et dans le

(1) *Lyon médical*, 1888.
(2) Lediberder, *Bull. Soc. anat.*, 1866, p. 409.

cylindre médullaire... il n'y a que les os longs de petite dimension qui fassent exception à cette règle, étant atteints assez souvent dans toute l'étendue de la diaphyse d'une ostéite tuberculeuse diffuse (spina ventosa). » (Kœnig.)

Ces quelques lignes indiquent bien la prédilection des localisations tuberculeuses pour les épiphyses; mais certains faits démontrent que la diaphyse (partie moyenne et extrémités bulbaires) n'est pas à l'abri de l'infection bacillaire. Peut-être même aurait-on publié un plus grand nombre de cas de tuberculose diaphysaire, si l'allure clinique de cette lésion était mieux connue, et si les inoculations et les cultures étaient faites habituellement. Il faut tenir compte aussi de la diversité des formes de la tuberculose osseuse suivant les sujets, leur âge, les pays.

Alors que Kœnig (1), Volkmann, la signalent en quelques mots, Reichel (2) a pu, dans un espace de temps assez court, en réunir plusieurs observations à la clinique de Würzbourg. Krause (3) dans une monographie a publié trois cas de tuberculose aiguë de la moelle osseuse. Nous empruntons à ces intéressantes publications certains éléments de notre description, en y joignant les notions tirées de notre expérience personnelle et celles bien plus importantes provenant de notre séjour à la clinique de M. Ollier.

On peut ranger en trois catégories principales les lésions tuberculeuses diaphysaires suivant qu'elles sont : 1° *consécutives* à un foyer primitif épiphysaire; 2° *primitives* et situées dans la portion renflée de la diaphyse ou bulbe de l'os; 3° *étendues* d'emblée à la moelle; 4° *localisées* au périoste et au tissu osseux sous-jacent.

1° *Tuberculose diaphysaire consécutive.* — Nous nous sommes déjà occupé de cette variété de lésions, à propos de l'envahissement de la moelle par perforation du cartilage de conjugaison, lors d'épiphysite tuberculeuse. Nous avons dit que le cartilage ne constituait pas toujours une barrière efficace et que le processus tuberculeux, en le perforant, pouvait aller inoculer le tissu médullaire et coloniser à distance par propagation, de proche en proche, loin du noyau primitif.

Aux faits cités par Reichel, nous pourrions en adjoindre d'autres; fréquemment à la clinique de notre maître Ollier nous avons vu la résection projetée et déjà mise à exécution, remplacée par une amputation. Nous ne nous souvenons pas avoir observé pareille éventualité ailleurs qu'au genou.

Ces tubercules intra-médullaires nous fournissent l'explication des

(1) Kœnig, *La tuberculose des os et des articulations*, 1885.

(2) Reichel, *Ueber Tub. der Dyaphysen der langen Rohrenknochen. Archiv. f. klin. Chir.*, 1892, p. 173, Heft 3 und 4.

(3) Fedor Krause, *Die Tub. der Kn. und Gel.* Leipzig, 1891.

récidives après l'arthrectomie, les résections, de même que l'apparition de fistules difficiles à tarir sur les moignons d'amputations pour tumeurs blanches.

Nous avons publié un bel exemple, non pas de granulations médullaires, mais d'abcès ossifluent étendu consécutif à un foyer épiphysaire.

Nous n'insisterons pas non plus sur l'ostéite infiltrante progressive caractérisée par l'extension de proche en proche, massive, diaphyso-épiphysaire, de certaines lésions tuberculeuses (Kœnig); étudions les faits dans lesquels la diaphyse est touchée primitivement.

2° *Tuberculose diaphysaire bulbaire.* — La portion renflée de la diaphyse, le bulbe, qui est le siège habituel des ostéomyélites dites infectieuses, aiguës ou subaiguës, peut présenter des foyers tuberculeux. Que ceux-ci revêtent la forme de granulations réunies en groupe, de séquestre, d'infiltration caséeuse, ils sont situés au voisinage du cartilage de conjugaison et peuvent déterminer par leur action excitante un accroissement de longueur de l'os malade, absolument comme les ostéites de croissance. Très souvent limités par du tissu osseux sclérosé, ils sont constitués par des cavités de la grosseur d'une noisette et même davantage, dont les parois sont revêtues d'une membrane pyogène.

3° *Tuberculose intra-médullaire.* — Dans une troisième variété nous rangerons les localisations intra-médullaires primitives *circonscrites* en foyers, ou *diffuses* avec formation de petits séquestres.

L'ostéomyélite tuberculeuse primitive circonscrite est constituée par des cavités limitées par des cloisonnements intra-médullaires, et contenant du pus, des fongosités, de petits séquestres. L'analogie est grande avec les foyers d'ostéomyélite infectieuse subaiguë et limitée. Elle l'est bien plus encore dans les cas semblables à ceux publiés par Reichel. Le canal médullaire, en grande partie ou en totalité, était occupé par du pus et des fongosités; la coque diaphysaire épaissie par de nouvelles couches sous-périostiques était trouée çà et là d'orifices semblables aux cloaques ostéomyélitiques. Le stylet et l'inspection directe révélaient la présence de séquestres incarcérés. Seules la coloration du pus, des tissus morbides, la consistance des portions nécrosées permettaient un diagnostic différentiel.

Reichel fait remarquer justement que l'inoculation peut être nécessaire dans les cas douteux. C'est également notre avis; Walther a publié récemment un fait démonstratif à cet égard (1).

A l'intérieur se trouvent de petits séquestres perdus au milieu de fongosités et présentant l'aspect habituel des séquestres de carie.

(1) Walther, *Des manifestations tardives de l'infection par les staphylocoques (abcès froids et fongosités). Bull. Soc. Anat.*, novembre 1892.

L'examen histologique et surtout l'inoculation permettent seuls dans certaines circonstances de différencier ces lésions de celles résultant par exemple des staphylocoques pyogènes. Le périoste irrité à distance a réagi ; de nouvelles couches osseuses ont augmenté les dimensions de la région. Le périmètre du membre est accru. Presque toujours un abcès circonvoisin offrant l'allure des collections tuberculeuses permet de poser le diagnostic aussi bien que la coexistence fréquente d'antécédents tuberculeux et surtout de manifestations sur d'autres points du squelette.

Des expériences faites par Reichel, il semble résulter qu'il s'agit là d'une forme atténuée. — Le cubitus (extrémité supérieure) est fréquemment indiqué comme le siège d'une telle lésion ; nous avons dû au cours d'une résection du coude évider la plus grande partie de la diaphyse cubitale : la malade guérit du reste parfaitement. A diverses reprises nous avions eu l'occasion d'observer dans le service de M. Ollier des faits analogues à ceux publiés par Reichel.

4° *Tuberculose périostique.* — Il est certain que la *périostite primitive, tuberculeuse, des os longs* n'est pas fréquente ; toutefois son existence est réelle et serait plus souvent évidente si l'on opérait de bonne heure. Sur la crête et la face interne du tibia, à la clavicule, au cubitus, dans les points où le squelette est à fleur de peau, on trouve des foyers périostiques ; mais souvent l'os sous-jacent est suffisamment altéré pour que l'on ne puisse affirmer qu'il s'agit d'une altération secondaire. Deux fois nous avons pu vérifier histologiquement la nature tuberculeuse de tuméfactions périostiques ; l'os était à peine vascularisé. Dans les deux cas il s'agissait du tibia.

D'après les relevés de Midon (1), le membre inférieur serait plus fréquemment lésé. La lecture de ses observations nous a prouvé que ce travail n'avait pas la valeur qu'on lui a attaché. Nous ne saurions considérer comme significatifs, faute de détails précis, les faits qui servent de base à ses conclusions. Nous avons dit ailleurs ce qu'il fallait penser des périostites externes.

Il nous semble tout naturel d'étudier, dans les tuberculoses diaphysaires, certaines *ostéites de la clavicule* et le *spina ventosa.*

Sabatier (2) a appelé l'attention sur l'enclavement, dans les parties molles, de séquestres résultant d'une ostéite de la partie moyenne de la clavicule. Ce fait n'est pas constant : sur plusieurs sujets atteints de tuberculose claviculaire, nous avons vu des collections sus-claviculaires et préclaviculaires donner accès facilement, une fois ouvertes, sur les surfaces nécrosées. Généralement le séquestre est volumineux; l'os dans toute son épaisseur et sur une étendue

(1) Midon, Thèse Paris, 1881.
(2) *Congrès français de chirurgie*, 1889.

variable est atteint d'infiltration puriforme. Il n'est pas possible de recourir à l'évidement en pareils cas, on est conduit à enlever la diaphyse sur toute sa circonférence. En un mot, le tissu osseux est altéré de la même façon que celui des épiphyses. Cela tient à ce que la clavicule est un os long, sans doute, mais dont le canal médullaire est incomplet et de peu d'étendue. Elle présente cette particularité, au point de vue de la structure, que le tissu spongieux existe non seulement dans ses épiphyses, mais encore dans sa diaphyse.

Petitpierre (1), se basant sur ce que ses observations ont été recueillies chez des femmes, suppose que chez elles le canal médullaire est absent fréquemment et remplacé par du tissu spongieux. Nous ne possédons pas de données anatomiques sur ce point; ce que l'on peut seulement affirmer, c'est la fréquence un peu marquée de ces ostéites chez la femme, mais non leur existence exclusive.

Spina ventosa. — « La tuberculose des phalanges, des métacarpiens et des métatarsiens revêt, par son siège, une forme toute spéciale qui est rappelée par le nom de *spina ventosa* qu'on lui a donnée. *Spina* évoque l'idée de la douleur comparée à celle d'une piqûre d'épine; *ventosa* exprime la boursouflure de l'os (2). »

La tuméfaction fusiforme du segment malade est caractéristique; l'examen clinique et à plus forte raison anatomique atteste la nature osseuse du gonflement. Les parties molles, les gaines tendineuses envahies par les fongosités, de petits abcès peuvent contribuer au gonflement, mais la cause essentielle de ce dernier réside dans la production de couches osseuses nouvelles, sous-périostiques.

Le périoste épaissi, perforé en certains endroits, est moins adhérent; soulevé, il laisse à découvert une surface vascularisée, piquetée, légèrement ostéophytique, différente de la surface lisse de la coque diaphysaire normale. Dans les points où il est décollé par des fongosités, l'os peut apparaître blanc jaunâtre, nécrosé; s'il existe une petite perforation spontanée, un trajet fistuleux, le stylet peut pénétrer dans l'intérieur du canal médullaire et y révéler la présence d'un ou de plusieurs séquestres.

Du reste, on peut admettre deux formes anatomiques de spina ventosa suivant que la lésion a débuté par le *périoste* ou par le tissu *spongieux* central. Le spina ventosa périostique doit être rare, et si nous le décrivons, c'est qu'il est admis par nombre d'auteurs dignes de foi; dans les interventions déjà nombreuses que nous avons pratiquées ou vu pratiquer, il s'agissait toujours de lésions centrales prédominantes.

(1) Petitpierre, Thèse Lyon, 1890.

(2) E. Vincent, *Ostéopathies scrofulo-tuberculeuses. Encyclop. internat. de chir.*, t. IV, p. 322.

La tuberculose se développerait donc, de *préférence* à notre avis, à l'intérieur de l'os, déterminant rapidement la tuméfaction de ce dernier par suite de l'irritation indirecte du périoste.

De nouvelles couches osseuses viennent alors révéler le travail pathologique qui s'effectue profondément. Peu à peu la moelle, la coque compacte sont envahies par le processus, l'os nouveau lui-même n'échappe pas à la destruction. Une ou plusieurs perforations s'établissent par lesquelles des bourgeons fongueux arrivent sous le périoste, puis sous les tissus avoisinants. C'est ainsi que les gaines des tendons sont souvent altérées secondairement.

D'autre part, nous devons insister sur la fréquence des séquestres. Qu'il y ait eu ou non communication des foyers avec l'extérieur, avec ou sans suppuration, on peut trouver une nécrose d'une étendue variable; bornée quelquefois à de petites parcelles, elle peut comprendre la moitié ou les deux tiers d'un métacarpien ou d'une phalange. Mais, chose curieuse, les articulations sont presque toujours respectées, la maladie appartenant surtout au type diaphysaire.

Le spina d'origine périostique serait caractérisé au début par le développement de nodules tuberculeux dans les couches profondes du périoste, la transformation fongueuse de ce dernier et finalement l'altération du tissu sous-jacent.

La guérison spontanée est possible, assez fréquente même chez l'enfant; elle survient après une suppuration plus ou moins longue, et l'élimination de portions nécrosées. Le raccourcissement de l'os, les cicatrices, restent comme les stigmates de la tuberculose infantile.

Peut-on observer la guérison par résolution, sans suppuration ni nécrose? Nombre de praticiens l'affirment et nous croyons qu'il peut en être ainsi; toutefois il faut se rappeler que l'hérédo-syphilis peut s'accompagner de dactylilites (Taylor) assez semblables au spina, mais qui en diffèrent par l'absence habituelle de pus et de séquestres.

C'est à la main que se rencontre surtout le spina ventosa, le plus souvent sur la première phalange et le métacarpien du médius. Au pied le premier métatarsien, dans sa moitié antérieure, est un siège de prédilection; les phalanges des orteils et les quatre derniers métatarsiens sont très rarement atteints.

Fractures spontanées. — Le développement des lésions tuberculeuses dans les épiphyses, les os à tissu spongieux, plats et courts, le fait que la totalité d'un segment osseux est rarement détruite par le processus nécrotique, nous rend compte de la rareté des fractures spontanées relevant de cette cause. C'est à peine si les auteurs en ont publié quelques cas; certains de ces derniers prêtent à la discussion et peuvent être classés dans la syphilis.

Nous n'avons personnellement jamais observé de fracture spontanée d'un os long produite par la tuberculose; par contre nous avons vu la clavicule et les côtes détruites par l'infiltration puriforme sur une certaine étendue: la solution de continuité s'était faite dans le séquestre lui-même. Ollier a observé plusieurs fois la fracture spontanée des grands os des membres, celle notamment du fémur à son extrémité inférieure. La production de gibbosités à la suite de l'affaissement des corps vertébraux, pourrait, bien souvent, être considérée comme le résultat d'une fracture spontanée, trabéculaire.

La thèse de Simon (1) ne renferme que quelques données sommaires et absolument insuffisantes au point de vue anatomo-pathologique. Il y a là matière à de nouvelles recherches.

§ 3. — Lésions histologiques de la tuberculose osseuse.

Si l'on veut étudier les lésions histologiques de la tuberculose osseuse, il importe d'examiner successivement, d'abord les parties périphériques du foyer morbide, puis les parties centrales. L'état de désintégration de ces dernières rendrait toute recherche à peu près infructueuse, si l'on n'en trouvait auparavant l'explication dans l'examen de la zone d'envahissement. Reprenant la division assez artificielle que nous avons adoptée pour l'étude de la carie, nous décrirons les caractères histologiques de la zone extérieure ou hypérémique (période d'envahissement), de la zone moyenne ou tuberculeuse (période d'état), de la zone centrale, caséeuse (période de désintégration) et cela à propos du tissu osseux et de la moelle qui en remplit les aréoles.

Lésions de la moelle. — Les premières altérations apparentes dans la moelle consistent dans sa transformation fibreuse ou muqueuse, son retour à l'état embryonnaire, sa vascularisation et la production d'exsudats (Poulet). La moelle muqueuse formée par un réticulum fibrillaire, délicat, contient des cellules rameuses anastomosées et des médullocèles; les cellules adipeuses se sont en grande partie transformées: la plupart d'entre elles sont devenues, par la prolifération de leurs noyaux et la résorption de leur graisse, la source d'innombrables éléments embryonnaires.

D'autre part, les capillaires apparaissent gorgés de sang, augmentés de calibre et entourés de cellules migatrices.

Sur certaines pièces la transformation muqueuse de la moelle est moins apparente, le réticulum fibrillaire moins délicat, mais c'est là une modification à peu près constante.

(1) Simon, *Des fractures spontanées*. Thèse agrég., 1886.

En 1885, nous avons eu l'occasion d'examiner au Laboratoire du Val-de-Grâce un grand nombre de coupes qui nous ont convaincu (1). Les comparant aux très nombreuses préparations d'ostéomyélite gommeuse que nous avions faites à ce moment, il nous a paru que cette transformation était l'indice de tout processus réactionnel de la moelle.

A mesure que l'on se rapproche de la zone moyenne, on est frappé de la diminution de l'élément vasculaire et de l'apparition de follicules tuberculeux de plus en plus nombreux. Quelle que soit l'hypothèse que l'on adopte sur le mode de formation de ceux-ci et des cellules géantes (origine vasculaire, prolifération cellulaire, leucocytes...), ces éléments se présentent en groupes plus confluents. Au centre l'ischémie est complète, les follicules se touchent tous, leurs contours sont à peine indiqués, ont même disparu; finalement on voit un détritus à peine coloré par le picro-carmin formant une masse vitreuse, dans laquelle subsistent çà et là quelques débris trabéculaires.

Nous verrons plus tard quelles lésions entraîne l'envahissement des tissus voisins, séreuses articulaires, viscérales.

Dans les formes diffuses (ostéite tuberculeuse aiguë de Kiener et Poulet), l'examen histologique donne les résultats suivants :

Au milieu d'un tissu médullaire hypérémié, riche en cellules jeunes à stroma fibrillaire sur quelques points, se voient un grand nombre de cellules géantes. Ce sont pour ces auteurs les coupes d'autant de capillaires dont les cellules endothéliales sont entrées en prolifération pour former des follicules.

Entourés de cellules migratrices, ces foyers se ramollissent, se désagrègent à peine apparus. Quant au réseau trabéculaire, surtout raréfié, c'est à peine s'il a eu le temps de subir çà et là quelques modifications dans sa structure avant d'être frappé de mort.

Tissu osseux. — Ranvier, se basant sur la dégénérescence graisseuse des corpuscules osseux, avait émis l'idée que la carie était essentiellement caractérisée par cette altération qui entraînait secondairement la mort du tissu osseux avoisinant. Ollier s'éleva contre cette hypothèse et fit remarquer que loin d'être la cause, cette dégénérescence graisseuse pourrait être le résultat de la maladie. Gosselin attribue l'état des corpuscules aux troubles survenus dans la circulation. Enfin à l'étranger on s'en préoccupa si peu que certains auteurs ne le citent qu'incidemment.

A l'heure actuelle on ne lui accorde qu'une valeur absolument secondaire.

(1) Nous tenons ici à rappeler la mémoire de Poulet enlevé prématurément à la science. Ses travaux personnels, ceux faits en collaboration avec MM. Vaillard, Bousquet, ont fait le jour sur nombre de points obscurs de la pathologie osseuse.

A la périphérie de la zone d'envahissement le tissu osseux n'a pas subi de modifications appréciables, malgré le retour à l'état muqueux de la moelle avoisinante. A mesure que l'on se rapproche de la zone tuberculeuse on note des transformations importantes.

En même temps que les follicules tuberculeux envahissent la moelle, les trabécules prennent une épaisseur plus considérable. Au dire de Kiener et Poulet, *dès le début* de l'apparition des follicules, on note une *hyperostose trabéculaire.*

S'agit-t-il d'un processus de défense de l'os? Cette question de la plus haute importance a été résolue par la négative, grâce aux auteurs précédents. En effet, à mesure que l'on se rapproche des parties centrales, caséeuses, les trabécules apparaissent *plus épaisses.* En même temps elles deviennent irrégulières, la forme, les dimensions des aréoles du tissu spongieux sont singulièrement modifiées. Les cloisons qui les limitent sont hyperostosées ou raréfiées, mais dans des proportions irrégulières : si bien que diminuée, presque effacée en certains points, la cavité peut sur d'autres se montrer très élargie. Progressivement, ces désordres atteignent leur maximum; la destruction de l'os s'achève par la disparition des trabécules, leur résorption (Kœnig), et l'on ne trouve plus au centre du foyer dans la masse caséeuse que de fines aiguilles dentelées, un ou plusieurs séquestres plus ou moins irréguliers, mais dont la charpente a été le siège manifeste du double travail signalé précédemment d'hyperostose et de raréfaction.

Étudiant les conditions histologiques de cette raréfaction, Kiener a reconnu que la formation de l'hyperostose variait. Le plus souvent ce travail ne s'effectue que sur un côté ou sur un point limité d'une trabécule; des ostéoblastes se déposent et autour d'eux se forme de la substance osseuse; il en résulte une grande irrégularité dans le dépôt, et par suite l'épaississement des travées. D'autre part, le tissu fibrillaire qui cloisonne les aréoles peut devenir fibreux, et c'est dans l'interstice de ces fibres, directrices en quelque sorte, que se forme la substance osseuse nouvelle.

Quant à la raréfaction, elle s'effectue principalement par le procédé connu sous le nom de corrosion lacunaire de Howship. Le bord des trabécules est creusé de petites fossettes à contour net, comme taillé à l'emporte-pièce, ou comme si on l'avait enlevé çà et là d'un coup d'ongle. On n'a pas d'explication bien plausible de ce processus; on l'attribue, sans doute avec raison, à l'action corrosive des myéloplaxes (ostéophages de certains auteurs).

Un autre mode de fonte de l'os bien décrit pour la première fois par Kiener et Poulet, c'est la *fonte du ciment calcaire avec retour de la substance osseuse à l'état fibreux.* Le tissu osseux commence par pren dre un aspect réfringent et vitreux, puis se colore vivement en rouge orangé par le picro-carmin : on sait qu'il n'en est pas ainsi à l'état normal. Dans cette substance apparaissent des lacunes qui résultent de l'agrandissement des cavités corpusculaires fusionnées entre elles ; peu à peu ces cavités finissent par former de vraies fissures en boyaux parallèles aux bords de la trabécule, car en s'allongeant dans le même sens, elles font disparaître les cloisons intermédiaires. Les lamelles fendillées se détachent de la trabécule et l'on peut voir dans certaines cavités médullaires arrondies une bande annulaire concentrique complètement libre. La trabécule fragmentée se subdivise en un grand nombre de petits débris qui se transforment insensiblement en tissu fibreux.

Ces deux modes de raréfaction de l'os, corrosion lacunaire, corrosion corpusculaire, se trouvent associés le plus souvent.

Tout ce que nous venons de dire éclaire déjà l'aspect que peuvent présenter les séquestres.

Adhérents ou isolés, cunéiformes, arrondis, ou plus irrégulièrement déchiquetés, les séquestres tuberculeux sont généralement blanc jaunâtre, plus ou moins condensés. Dans le cas où le foyer communique avec l'air ils peuvent être noirâtres et exhaler une odeur extrêmement fétide. Les coupes histologiques révèlent avec la plus grande netteté l'existence du double travail de raréfaction et de condensation dont ils sont le siège, mais la constatation de follicules tuberculeux, surtout dans les séquestres éburnés cunéiformes, est fort difficile, sinon même impossible.

Dans les aréoles on trouve des débris d'éléments cellulaires, mais ni vaisseaux, ni cellules géantes. La mortification est si avancée, qu'il est impossible souvent d'en reconnaître la cause. Nous avons eu plusieurs fois l'occasion de constater ce fait. Il faut se reporter en dehors, du côté du sillon de limitation, pour y trouver la preuve anatomique de la tuberculose.

On peut donc véritablement accorder à un certain nombre de ces lésions l'épithète de *para-tuberculeuses*, dénomination employée par Ollier pour bien spécifier que c'est autour d'elles surtout que se rencontrent les follicules caractéristiques.

Kœnig l'avait bien vu lorsqu'il décrivait ainsi ces séquestres :

« En règle générale on parvient sans peine à démontrer la présence de tubercules dans la couche de bourgeons qui unit le séquestre à sa loge.

« Pour examiner l'os lui-même, il faut le décalcifier, et sur le séquestre ainsi préparé on peut démontrer que dans un certain nombre de canalicules de Havers, du moins jusqu'à une certaine profondeur, les vaisseaux sanguins entretiennent la nutrition, quoique faiblement. Mais la grande majorité de ces canalicules sont remplis de cellules et de détritus.

« Par-ci par-là seulement, on y rencontre encore des restes de cellules épithélioïdes et de cellules géantes, et notamment au voisinage des vaisseaux dont nous venons de parler, des tubercules caractéristiques bien conservés. »

Nous ne saurions omettre de signaler maintenant les altérations si remarquables du système vasculaire. A elles seules, ces dernières font pressentir la nature du processus étudié; avant même la constatation des follicules ou cellules géantes, on peut avoir observé la tuméfaction de la tunique interne des petites artérioles. L'endartérite oblitérante est constante dans les tissus tuberculeux, et à leur voisinage.

Quelle valeur faut-il attacher à la constatation des follicules tuberculeux, des cellules géantes? Peut-on se contenter de leur présence pour affirmer la nature tuberculeuse d'une lésion?

Nous croyons que l'importance du criterium anatomique subsiste à peu près complètement, malgré les travaux de H. Martin et malgré ce qui avait été dit avant cet auteur sur les analogies du tubercule avec la syphilis et certaines tumeurs.

Relativement aux nodules morveux, à la lèpre, nous n'émettons aucune opinion ne possédant pas d'expérience personnelle. Il n'en sera pas de même pour les néoplasies gommeuses ou sarcomateuses.

En 1883-84, étudiant la structure histologique d'une lésion dont nous ignorions alors la nature, mais que nous pensions être plutôt tuberculeuse, il nous fut impossible, malgré un très grand nombre de préparations, d'obtenir quelque chose qui ressemblât à des follicules tuberculeux. Pendant près d'un mois et demi nous débitâmes une partie de l'extrémité supérieure d'un humérus; et cela sans arriver à trouver une cellule géante; plusieurs histologistes de la plus haute compétence, MM. Renaut, Pierret, Chandelux, ne parvinrent pas à mettre une étiquette affirmative sur la nature de la lésion. Un an plus tard, de nouvelles recherches sur des pièces d'ostéomyélite gommeuse me permirent de faire un diagnostic rétrospectif: mêlant les dernières préparations avec celles de l'année précédente, la ressemblance était telle qu'il eût été impossible de les distinguer si je ne les avais préalablement marquées d'un signe. M. le professeur Pierret, auquel je les montrais à ce moment, voulut bien me donner l'appui de son expérience, en contrôlant ces préparations.

Je pense donc que le détritus caséeux des gommes peut ressembler au détritus tuberculeux, mais que dans les zones d'envahissement, en pleine lésion, la distinction est facile entre les processus tuberculeux et syphilitiques.

Quant aux diverses tumeurs osseuses (sarcomes centraux ou périostiques), nous n'avons jamais éprouvé aucune difficulté pour les distinguer des altérations tuberculeuses.

Nous approuvons complètement l'affirmation émise dans les lignes suivantes par Kœnig :

« Malgré de nombreux avis contraires, notre opinion basée sur l'examen de bien des centaines de cas est que le tableau histologique que présente la tuberculose, l'existence du tissu tuberculeux spécial dans une articulation ou dans un os portant les signes microscopiques de la tuberculose, sont une preuve suffisante de l'existence de la maladie. Nous considérons aussi comme une preuve suffisante la présence du tubercule avec ses cellules caractéristiques et ses cellules géantes. »

En thèse générale, qu'il s'agisse d'observation clinique ou anatomo-pathologique, on ne doit pas se contenter d'un seul signe. C'est par des examens multiples, portant sur diverses régions, que l'on conserve les chances de se rapprocher de la vérité.

C'est aussi en raison de ce principe que nous terminerons en disant qu'en l'état actuel, il faut autant que possible adjoindre les critères tirés des inoculations et de la bactériologie à ceux relevant de l'anatomie pathologique.

§ 4. — Du bacille dans la tuberculose osseuse. Propriétés pathologiques. Associations microbiennes. Multiplicité des germes tuberculisants. Pseudo-tuberculoses.

Koch avait bien montré que le bacille existait dans une série d'affections jusqu'alors rattachées à la scrofule, le lupus, les adénopathies, les tumeurs blanches. Toutefois la constatation de cet agent pathogène était restée vaine pour un certain nombre d'histologistes, alors même que l'inoculation des tissus examinés avait été suivie de résultats positifs. En se multipliant, les recherches confirmèrent complètement les faits énoncés par Koch ; mais il devint évident que les *bacilles étaient rares dans les lésions chirurgicales*.

Schuchardt et Krause (1) ayant examiné à la clinique de Halle 40 cas de tuberculose articulaire, tendineuse, osseuse, ont toujours trouvé le bacille, lorsque les examens ont été suffisamment nombreux et patients.

A la clinique de M. le professeur Ollier, vers la même époque, nous étions amené à des conclusions identiques, et à l'emploi de la

(1) Schuchardt et Krause, *Fortschritte der Medicin*, 1883, t. I, p. 277.

trituration de préférence aux coupes histologiques. Ce procédé est infiniment préférable comme rapidité et comme sûreté à celui des coupes sur des tissus plus ou moins durcis (1).

Ajoutons que Marchant, Müller, Schlegtendal (2), Mœgling (3)... et bien d'autres observateurs, en confirmant la présence du bacille dans les fongosités, le pus des abcès ossifluents, ont contribué très rapidement à établir le rôle capital de cet agent pathogène.

Le bacille de Koch est un très fin bâtonnet long de 2 à 8 μ, arrondi aux deux bouts, rectiligne ou incurvé, souvent en chapelet. Il contient des spores sous forme de vacuoles claires, de grains réfringents.

On le trouve surtout dans les lésions en pleine activité; rares dans le détritus caséeux, ils sont plus nombreux dans les cellules géantes, entre les cellules épithélioïdes. Quelquefois on les voit occupant l'intérieur de globules blancs encore intacts ou plus ou moins altérés. Notons que le bacille est immobile et qu'il ne paraît pouvoir se propager qu'en empruntant des moyens de locomotion aux leucocytes. Nous renvoyons aux traités spéciaux pour tout ce qui concerne les procédés de coloration, de culture, d'atténuation, nous réservant d'insister ultérieurement sur les seuls points qui nous intéressent.

PROPRIÉTÉS PATHOLOGIQUES DU BACILLE TUBERCULEUX.

L'action pathologique du bacille se révèle tantôt par la *mortification osseuse seule*, tantôt par la *nécrose* et la *suppuration*.

Nous avons trop longuement décrit les séquestres latents, secs, leur tolérance souvent indéfinie, pour qu'il soit utile d'insister beaucoup. L'anatomie pathologique nous montre avec la plus grande évidence cette dissociation des propriétés pathologiques du bacille, nécrosant dans certains cas, pyogène ailleurs. Ce n'est pas là un fait de minime importance au point de vue de la pathologie générale. Il prouve combien étaient erronées les idées des auteurs qui rattachaient par un lien étroit, absolu, ces trois termes *nécrose*, *suppuration*, *infection*. Ce principe faux les conduisait aux conclusions les plus inexactes. Kortweg n'a-t-il pas décrit sous le nom de *nécrose aseptique* les séquestres tuberculeux secs?

Quant aux propriétés pyogènes du bacille, elles sont aujourd'hui bien établies. Fraenkel dans un cas d'abcès du cerveau trouva le bacille seul, sans autre microbe (4); il en a été de même pour Rendu.

Koch avait noté que les cultures filtrées avaient des propriétés

(1) Gangolphe, *Société des sciences médicales de Lyon*, 17 mars 1884.
(2) Schlegtendal, *Fortschritte der Medicin*, 1883, t. I, p. 537.
(3) Mœgling, *Die chirurgischen Tuberculosen*, 1884, Tübingen.
(4) *Deutsch. med. Woch.*, 1887, p. 273.

pyogènes très développées; dans des expériences personnelles Arloing obtint les mêmes résultats.

Nous ne saurions passer sous silence les recherches faites par Arloing et ses élèves sur les substances solubles fabriquées par le bacille tuberculeux.

Les principales conclusions relatives à la tuberculine de Koch sont les suivantes : La tuberculine est incapable de faire un diagnostic certain de la présence de lésions tuberculeuses chez un animal; la tuberculine injectée à des animaux tuberculeux (tuberculoses humaine, bovine, aviaire) occasionne une généralisation et une accélération de la marche de la maladie.

La tuberculine injectée avant l'inoculation tuberculeuse (tuberculoses humaine, bovine, aviaire) a un effet prédisposant (1). Courmont d'autre part a démontré que le bacille tuberculisant d'origine bovine, qu'il a découvert, fabrique des produits prédisposants (2). Par contre des recherches faites en collaboration avec Dor ont démontré à ces deux derniers auteurs que le liquide provenant de la filtration des cultures liquides de bacilles aviaires possède des propriétés vaccinantes contre le bacille aviaire et même dans certains cas contre le bacille humain (3).

Chantemesse et Vidal ont étudié l'influence de l'eau, de l'air sur le bacille, Galtier, Cadéac et Malet, celle du froid, de la chaleur, de la putréfaction, des antiseptiques... En présence de la résistance opposée aux agents extérieurs par le bacille, on peut penser que dans l'organisme il ne perd pas sa virulence malgré qu'aucune manifestation ne survienne. Une occasion favorable se présente-t-elle, trauma ou débilitation, et la tuberculose éclate après avoir longtemps sommeillé.

Haushalter (4) a montré la persistance de la virulence du bacille dans un tubercule crétacé. Enkysté, isolé par un travail de sclérose défensive, le foyer tuberculeux est comme un incendie qui couve sous la cendre; une cause accidentelle peut le raviver alors que la guérison était en apparence complète. Notons toutefois que les expériences de Haushalter lui ont permis de constater qu'il y a dans ces conditions une atténuation de la virulence.

ASSOCIATIONS MICROBIENNES DANS LA TUBERCULOSE OSSEUSE.

La multiplicité des formes cliniques de la tuberculose osseuse permettait de penser à des différences portant non seulement sur

(1) Arloing, Rodet, Courmont, *Leçons sur la tuberculose*, 1892.
(2) Courmont, *Société de biologie*, 1889. *Études sur la tuberculose*, 1890.
(3) Courmont et Dor, *Archives de médecine expérimentale*, novembre 1891.
(4) Haushalter, *Rev. méd. de l'Est*, 1891.

l'atténuation variable du bacille, mais encore sur la coexistence d'autres agents pathogènes. Ce dernier point a été mis hors de doute : Babès a trouvé à plusieurs reprises des streptocoques pyogènes dans le pus d'abcès d'origine vertébrale, d'arthrite tuberculeuse, dans des ganglions tuberculeux médiastinaux.

Baretta et divers observateurs ont fourni des résultats analogues. Mais c'est Paulowsky (1) qui a surtout bien mis en évidence l'influence d'une infection surajoutée sur la marche de la tuberculose chirurgicale.

Babès (2) avait avancé ce fait intéressant que les microbes surajoutés, loin d'empêcher le développement du bacille de la tuberculose, le favorisaient.

Paulowsky, ayant trouvé des bacilles et des streptocoques dans des fongosités, produisit par l'inoculation de ces dernières des arthrites fongueuses, mais avec un gonflement, une suppuration absolument anormales. Il conclut que la tuberculose pure a une marche beaucoup plus lente que la tuberculose compliquée et ne s'accompagne pas d'une destruction aussi rapide, ni aussi étendue des tissus. Il y a cinq ans dans deux articles M. Goullioud et moi nous avions appelé l'attention sur ces mêmes faits (3). Qu'il survienne une infection secondaire d'origine accidentelle ou chirurgicale « c'est la transformation des séquestres de carie en séquestres de nécrose ou plutôt en séquestres qui, avec l'aspect des séquestres tuberculeux, auront les propriétés phlogogènes et pyrogènes des séquestres de l'ostéite suppurée... »

L'existence de streptocoques, staphylocoques, dans un foyer tuberculeux est donc importante au point de vue pratique. Pasquale (4) aurait isolé dans le pus d'une ostéite, à côté du bacille, un micro-organisme différent du streptocoque pyogène par la brièveté de ses chaînes, son mode de croissance sur pomme de terre et sa grande virulence.

Rappelons les intéressantes recherches d'Arloing sur un bacille découvert dans des ganglions caséeux, le bacillus heminecrobiophilus. Inoffensif pour les tissus sains, il posséderait une puissance de désorganisation remarquable dans les tissus nécrobiosés, privés de circulation : cette propriété peut être en rapport avec la caséification observée dans les tissus où il a été rencontré.

Récemment M. Dor (5) présentait les conclusions suivantes dans un mémoire au Congrès de chirurgie :

1° Il existe dans les adénites tuberculeuses, dans les abcès séreux

(1) Paulowsky, *Annales de l'Institut Pasteur*, 1889.
(2) Babès, *Congrès de la tuberculose*, 1889.
(3) Goullioud, Gangolphe. *Lyon médical*, juillet 1888.
(4) Pasquale, *Revue des sc. médic.*, 1892.
(5) Dor, *Congrès français de chirurgie*, 1893.

et dans les périostites albumineuses, des staphylocoques qui sont tantôt blancs, tantôt jaunes, tantôt orangés, et qui possèdent la propriété commune de ne pas liquéfier la gélatine.

2° Avec des cultures de ces microbes, il est possible de produire expérimentalement, par inoculation intra-veineuse à des lapins, des arthrites déformantes, des périostites diaphysaires avec décollements épiphysaires et collections albumineuses, et des œdèmes des parties molles, et par inoculation sous-cutanée à des cobayes, des ostéomyélites nécrosantes se manifestant par des décollements épiphysaires.

MULTIPLICITÉ PROBABLE DES AGENTS PATHOGÈNES TUBERCULISANTS, PSEUDO-TUBERCULOSES OSSEUSES.

Le dernier mot n'est pas dit sur les variétés bactériologiques des faits décrits en clinique sous le nom générique de tuberculose osseuse. Bien souvent nous avons entendu Ollier insister sur l'existence probable de pseudo-tuberculoses. En 1887, au Congrès des chirurgiens italiens (Gênes), Durante fit remarquer que l'on était trop souvent porté à considérer comme tuberculeuses toutes les affections chroniques du squelette. Les travaux récents sur les formes atténuées des ostéomyélites aiguës infectieuses, sur la syphilis, l'actinomycose, la présence d'amibes dans quelques abcès osseux.... viennent à l'appui de ces réserves. Pour la tuberculose chirurgicale il se passe quelque chose de semblable à ce qui a lieu pour la tuberculose pulmonaire. Cette dernière se démembre, suivant l'expression fort juste de Mauclaire, et le nombre des pseudo-tuberculoses s'accroît peu à peu (1). Nous dirons de plus que la multiplicité des agents tuberculisants est un fait établi aujourd'hui sur de nombreux travaux. En 1883 Malassez et Vignal découvraient dans un nodule tuberculeux sous-cutané de l'avant-bras chez un enfant de quatre ans, mort de méningite tuberculeuse, de petits amas microbiens irréguliers, rappelant ce que les botanistes appellent des zoogloées et tenant lieu et place des bacilles de Koch.

D'autres recherches bactériologiques nous montrent que certaines lésions tuberculeuses, en apparence typiques, peuvent résulter d'agents pathogènes tuberculisants autres que le bacille de Koch. Dans un cas de pommelière, Courmont (2) a constaté l'absence du bacille de Koch et a pu par la culture et l'inoculation directe au lapin et au cobaye isoler un bacille tuberculisant qui n'avait pas encore été

(1) Renou, *De la tuberculose aspergillaire*. Thèse Paris, 1893.
(2) Courmont, *Annales de la tuberculose*, t. II.

observé et qui est aussi distinct des microbes de la tuberculose zoogloéique que du bacille de Koch.

Voici du reste d'après Arloing un tableau synoptique des microbes tuberculigènes reconnus jusqu'à ces derniers temps. Ils sont subdivisés en *pseudo-tuberculisants*, caractérisés par la non réinoculabilité en série, et *tuberculisants*, réinoculables.

Non réinoculables en série : pseudo-tuberculoses.

Tuberculoses réinoculables en série : Tuberculoses microbiennes.	1°	T. bacillaire de Koch.
	2°	T. zoogloéique de Malassez et Vignal, Nocard, Eberth, Chantemesse, Grancher et Ledoux-Lebard. T. bacillaire de Charrin et Roger. T. strepto-bacillaire de Dor.
	3°	T. bacillaire de Courmont. T. coccienne (?) de Toussaint. T. bacillaire de Preis et Guinard, de Mosny et Mégnin, de Leroy, de Pfeiffer.

§ 5. — Lésions de voisinage. Articulations. Muscles. Gaines tendineuses. Vaisseaux (1). Centres nerveux et nerfs périphériques. Tissu cellulaire. Téguments.

SYNOVIALES ARTICULAIRES.

L'histoire de la tuberculose articulaire se lie étroitement à celle de la tuberculose osseuse. Dans un très grand nombre de cas, surtout chez les enfants, la dégénérescence fongueuse de la synoviale est consécutive à la contamination de la jointure par un foyer osseux.

Il ne nous appartient pas de discuter à fond sur le plus ou le moins de fréquence des ostéo-arthrites comparées aux arthrites proprement dites. Nous dirons seulement que sous l'influence des idées de Volkmann, notamment, on était arrivé à regarder comme exceptionnelle la synovite primitive. Des faits anatomo-pathologiques démontrent qu'une telle opinion est excessive.

A propos des lésions tuberculeuses des principales régions du squelette, nous avons pris soin de rappeler les proportions obtenues par divers chirurgiens dans l'examen statistique de pièces provenant de résections ou d'autopsies.

Diverses circonstances interviennent pour favoriser l'évacuation intra-articulaire d'un foyer osseux. Et d'abord ce sont les rapports de l'extrémité osseuse avec la synoviale : un tubercule de la tête ou du col du fémur aboutira presque infailliblement à une coxalgie ; un

(1) Les lésions des vaisseaux lymphatiques seront étudiées au paragraphe consacré à la généralisation.

tubercule de l'extrémité inférieure du radius donnera lieu plutôt à un abcès ossifluent qu'à une arthrite radio-carpienne. On n'a qu'à se reporter à notre premier chapitre pour se rendre compte de l'importance de ces données anatomiques.

L'évolution rapide, le défaut de travail d'enkystement habituel, les tiraillements par les ligaments et la capsule... sont autant de causes à signaler.

La pénétration du liquide ou de la substance virulente inocule la synoviale, et y détermine le développement de productions pathologiques connues sous le nom *de fongosités*.

Asclépiade, cité par Panas (1), avait considéré, comme étant la cause de la luxation spontanée dans certaines arthrites chroniques, des *productions charnues* nées à l'intérieur de l'article malade.

Reimar et Brambilla (1757) devaient les décrire sous le nom de *fungus articulorum*, et Wisemann (1676) (2) avait déjà établi comme entité clinique sous le nom de *tumeurs blanches* (white swelling) tout un groupe d'affections articulaires répondant à nos arthrites fongueuses. Plus tard grâce aux travaux de Cruveilhier, Malgaigne, Bazin... et surtout Bonnet, Nélaton, les relations de ces artropathies fongueuses, avec la scrofule, la tuberculose et leurs manifestations (abcès froids, carie, phtisie), s'établissent nettement (3). A notre époque, Ollier, Lannelongue (4), Volkmann (5), Kœnig s'attachent à l'étude des rapports des synovites fongueuses avec la tuberculose osseuse, tandis que les travaux des histologistes et des bactériologistes nous éclairent sur la nature du processus, ses caractères et sa pathogénie.

Rappelons que Köster, en 1869, avait pu montrer, dans les fongosités d'une tumeur blanche, des nodules tuberculeux à cellules géantes identiques à ceux décrits par Friedländer dans le lupus, et que Cornil signalait un an plus tard la présence de tubercules élémentaires sur de mêmes productions morbides.

Dix ans après, Volkmann allait jusqu'à dire que de par l'anatomie pathologique et la clinique, la fongosité articulaire était tuberculeuse, tendait à s'inoculer de proche en proche, et pouvant donner lieu à la généralisation devait être extirpée comme une tumeur maligne. Cette dernière proposition est certainement exagérée comme le prouve l'observation.

(1) Panas, *Articulations*, p. 305. *Dict. de Jaccoud.*

(2) Wisemann, *Several chirurgical Treatises*, London.

(3) Laveran, *Tuberculose aiguë des synoviales. Progrès médical*, 1876, p. 721. — Brissaud, *Études sur la tuberculose articulaire. Revue mensuelle de médecine et de chirurgie*, 1879, p. 457.

(4) Lannelongue, *Abcès froids et tuberculose osseuse*, 1881. — Kiener et Poulet, *Archives de physiologie*, 1883, p. 224.

(5) Volkmann, *Klin. Voträge*, 1879.

Il n'y a en pratique aucune analogie à établir entre un bourgeon épithéliomateux ou sarcomateux et une fongosité.

A l'ouverture d'une jointure atteinte de tumeurs blanches, on est frappé de la distension de la cavité articulaire par une masse grisâtre ou rougeâtre, en certains points gélatineuse, tremblotante, ailleurs tachetée de points jaunâtres ou blanchâtres. Un liquide séropurulent, sanieux, s'écoule par l'incision, mais toujours en quantité minime; si bien que les débutants sont habituellement surpris de ne trouver que très peu d'épanchement dans une cavité qu'ils croyaient surdistendue. Les fongosités en masse donnent parfaitement la sensation de fluctuation.

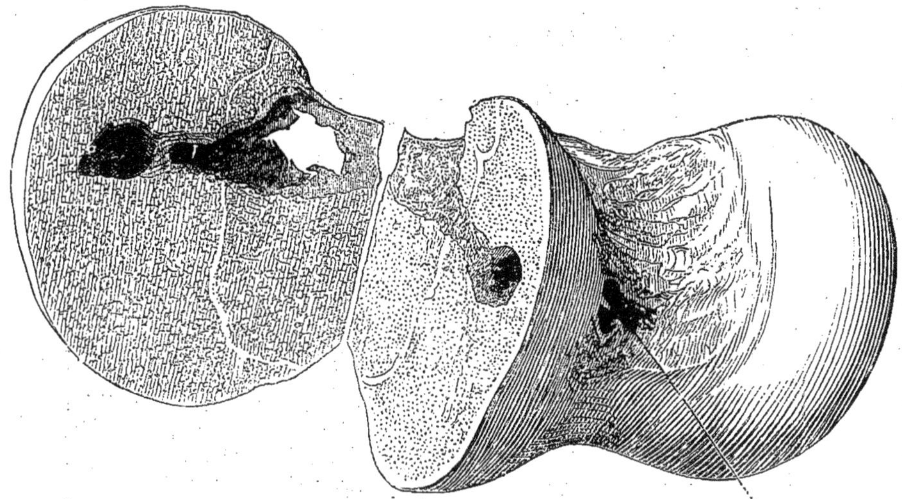

Fig. 41. — Cavité creusée dans le col du fémur s'ouvrant dans l'articulation (d'après Kœnig).

En déchirant avec le doigt ou une pince ces fongosités on constate qu'elles saignent très peu, s'enlèvent très facilement non seulement avec une curette, mais avec un morceau de linge un peu rude ou simplement une éponge.

La vascularité, l'adhérence et la consistance sont plus marquées à la périphérie; les parties centrales, anciennes, sont en voie de désintégration. Si l'on examine la forme des fongosités, on la trouve excessivement irrégulière; au surplus qu'elles soient villiformes, papillaires, réticulaires, arborescentes, lamelliformes, leur structure reste à peu près la même. Nous acceptons complètement la description qui en a été donnée par M. Chandelux (1), pour l'avoir nous-

(1) Chandelux, *Des synovites fongueuses articulaires et tendineuses*. Thèse d'agrég., 1883.

même vérifiée bien des fois. Avec cet auteur nous dirons que sur une coupe de synoviale ainsi dégénérée, il est possible de distinguer trois zones qui sont en allant du centre à la périphérie :

1° La synoviale devenue fongueuse ;

2° La couche vasculaire sous-synoviale ;

3° Le tissu lardacé (ou fibreux).

Ajoutons qu'il est facile à l'œil nu de retrouver ces trois couches : habituellement les deux premières se séparent assez facilement de la troisième. Ce détail est bien connu des chirurgiens qui peuvent ainsi disséquer facilement et extirper à la pince et aux ciseaux les parties malades.

Les dénominations, adoptées pour chacune des couches, font déjà pressentir leurs caractères spéciaux. Tandis que la couche la plus externe est formée par du tissu plus ou moins fibreux, condensé, véritable barrière opposée à la maladie, les deux autres constituent l'une la zone de formation des follicules ou d'envahissement (couche vasculaire), l'autre la zone de désintégration.

La couche *fibreuse* (lardacée de Chandelux) est essentiellement formée d'éléments du tissu conjonctif entrés en prolifération, partiellement organisés, mais non envahis par les follicules tuberculeux.

La couche vasculaire sous-synoviale renferme des vaisseaux, des cellules embryonnaires, et çà et là des follicules tuberculeux typiques.

Ceux-ci deviennent plus nombreux à mesure que l'on se rapproche du centre, alors que la vascularisation diminue.

Çà et là existent de petites granulations jaunâtres, quelquefois translucides et blanchâtres ; tandis que des stries, des traînées grisâtres sillonnent le tissu fongueux plus ou moins transparent. L'examen histologique montre qu'il s'agit souvent de détritus fibrineux, de pus concret, ou encore de productions tuberculeuses évidentes. Certaines de ces dernières qui ressemblent à de petits kystes miliaires correspondent, comme l'ont dit Cornil et Lannelongue, à des amas tuberculeux en voie d'élimination et de destruction à la surface libre de la synoviale fongueuse.

Considérées au point de vue histologique, les fongosités peuvent renfermer les diverses édifications tuberculeuses décrites sous les noms de *nodules embryonnaires*, *follicules* de Köster, *nodules* de Friedländer.

Nodule embryonnaire. — Dans sa forme la plus élémentaire (tubercule élémentaire de Malassez ou lymphoïde de Rindfleisch), la nodosité tuberculeuse est formée par une accumulation de cellules dont la périphérie est en prolifération et le centre en voie de désintégration.

Dans le follicule de Köster la néoplasie est plus considérable : le centre est occupé par une cellule géante autour de laquelle sont étagées des cellules épithéloïdes. Plus en dehors existe une zone d'inflammation vive à vaisseaux perméables, et dans laquelle existe comme une couronne avec semis de petits foyers nodulaires, qui seront plus tard semblables aux premiers.

Le nodule de Friedländer est formé par la réunion de plusieurs follicules séparés d'autres foyers par des espaces notables de tissu sain ou légèrement altéré.

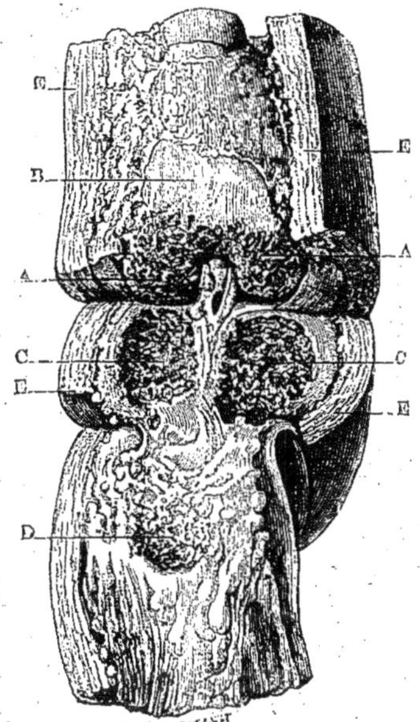

Fig. 42.

A, condyles du fémur affectés de carie. — B, portion de la trochlée fémorale encore revêtue de cartilage. — C, condyles du tibia altérés par la carie. — D, rotule. — E, E, E, tissus lardacés.

Il ne faut pas, à notre avis, accorder plus de valeur qu'elle n'en mérite à la structure histologique des fongosités.

M. Chandelux admet au point de vue anotomo-pathologique trois sortes de synovites fongueuses :

1° Les synovites à nodules embryonnaires ;

2° Les synovites à évolution fibrocaséeuse ;

3° Les synovites à éruption discrète et à lente extension.

Nos propres recherches nous ont conduit à des idées différentes.

Tout d'abord nous avons été constamment frappé de l'*inégale répartition* des lésions tuberculeusss et de leurs *caractères essentiellement variables* suivant le point, la partie de la synoviale examinés. Si bien que sur des fragments de fongosités provenant d'une même jointure, on pourrait retrouver les divers types regardés par M. Chandelux comme suffisants pour établir une classification. Après avoir vu sur un certain nombre de coupes, de rares nodules de Friedländer, le hasard nous mettait en présence de foyers extensifs, riches en nodules embryonnaires.

En se bornant à quelques préparations on aurait donc pu ranger la synovite dans la première ou dans la seconde des catégories spécifiées ci-dessus.

Bien plus, nous dirons qu'il nous est arrivé de chercher vainement des productions tuberculeuses caractéristiques sur nombre de coupes de fongosités dont la nature nous était bien connue.

Un cas surtout bien présent à notre esprit a trait à des préparations faites sur des pièces provenant du service de M. le professeur Ollier (1883) (ablation de l'astragale, Verrier).

Ce n'est qu'après une vingtaine d'examens qu'il me fut possible de mettre en évidence la présence de follicules ou cellules géantes. J'avais eu soin, bien entendu, de prendre des tissus regardés cliniquement comme nettement tuberculeux.

Nous croyons donc : 1° que les synoviales, devenues fongueuses consécutivement à l'ouverture d'un foyer osseux, peuvent présenter indistinctement les diverses néoplasies tuberculeuses ; 2° que la répartition de celles-ci est irrégulière, et par suite ne permet guère de songer à une catégorisation précise des synovites, basée sur la structure histologique.

Mon collègue et ami Maurice Pollosson s'est attaché à montrer les variétés d'aspect que peuvent présenter les fongosités. Nous citerons les lignes suivantes qui précisent bien l'influence des agents extérieurs sur la structure de ces productions pathologiques :

« Si l'on examine au microscope ces nouvelles fongosités qui ont subi l'influence, soit du traumatisme chirurgical, soit d'une cautérisation superficielle, soit d'une autre modification locale on constate : 1° qu'elles ne renferment plus aucun élément tuberculeux et que la disparition de ces éléments est rapide ; 2° que leur tissu embryonnaire a revêtu un cachet de vitalité qui n'existait pas auparavant, et qui s'accuse par une vive coloration, sous l'influence du picro-carmin, et par l'absence de cellules en dégénérescence granulo-graisseuse; 3° qu'avec la disparition de l'élément tuberculeux coïncide un développement extrême de l'élément vasculaire. Le nouveau tissu embryonnaire est parcouru par une infinité de vaisseaux qui ne présentent plus, ni la tuméfaction des cellules épithéliales, ni les infiltrations nucléaires des tuniques, ni la disposition concentrique péri-vasculaire si marquée auparavant.

« Les fongosités de récidive présentent de tout autres caractères, quelques-unes renferment des follicules élémentaires. Mais, dans le plus grand nombre d'entre elles, il semble que la production tuberculeuse n'ait pas eu le temps de s'effectuer. Ces dernières sont pauvres en vaisseaux ; les cellules embryonnaires sont séparées par une grande quantité de substances intercellulaires, se colorent par le picro-carmin, et quelques-unes ont subi la dégénérescence granulo-graisseuse (1). »

(1) *Gazette des hôpitaux*, 1883.

MUSCLES.

En dehors des altérations atrophiques dont les muscles peuvent être le siège, altérations caractérisées par la dégénérescence de la fibre musculaire, la sclérose du tissu conjonctif, l'augmentation du tissu adipeux, on peut observer leur envahissement par des granulations tuberculeuses. Au niveau des culs-de-sac synoviaux et sur une certaine hauteur, le triceps fémoral peut être infiltré de granulations, difficiles à voir dans certains cas, accusées dans d'autres par des fongosités bien nettes. Le muscle est peu à peu détruit, sans qu'il s'établisse une barrière scléreuse limitant l'envahissement. Ces formes infiltrantes, diffuses, de tuberculose musculaire sont particulièrement graves, car elles peuvent conduire à l'amputation alors que les lésions osseuses seules auraient pu être combattues par la simple résection.

La structure histologique de ces foyers ne présente rien de spécial; elle est caractérisée par la disparition de la fibre musculaire remplacée par des nodules tuberculeux plus ou moins confluents, aboutissant au bout d'un certain temps à la formation d'un abcès fongueux, pauvre en pus.

On sait que les muscles peuvent être le siège primitif de tubercules. Nous en avons publié un exemple (1) après ceux que Delorme, Reverdin (2) ont fait connaître.

Tout autre est la *dissociation* des fibres d'un muscle par un abcès ossifluent, ou bien encore l'*envahissement périphérique* du corps d'un muscle.

Au niveau des masses de la racine de la cuisse, sur les fessiers, dans le psoas iliaque, des collections tuberculeuses peuvent se développer qui ont surtout dissocié les éléments musculaires. Une membrane d'enveloppe bien distincte, souvent épaisse, les sépare des tissus adjacents, si bien qu'il est possible de disséquer la poche, de l'énucléer comme une loupe. A vrai dire, il y a des exceptions; en certains points le foyer peut être mal limité et envahir le tissu musculaire à distance.

Quant à l'*envahissement périphérique* des muscles nous l'avons observé à l'avant-bras et à la jambe. Les fongosités issues d'un point d'ostéite pénètrent dans les gaines tendineuses qu'elles remplissent et remontent autour des muscles qu'elles peuvent entourer plus ou moins complètement. Généralement l'enveloppe connective

(1) Gangolphe, *Archives provinciales de chirurgie*, 1892.

(2) Reverdin, *Congrès français de chirurgie*, 1891, et Pilliet, *Bull. Soc. anat.*, série 5, t. VI, fasc. 17, p. 552.

de ceux-ci résiste assez longtemps; par un raclage à la curette on peut débarrasser le tissu musculaire de toute trace de fongosités. Mais si l'affection est déjà ancienne la masse charnue peut être dissociée et détruite en grande partie.

Au point de vue pratique les altérations des parties molles musculaires et tendineuses présentent une grande importance: elles aggravent notablement le pronostic et doivent compter dans le choix de l'intervention.

SYNOVIALES TENDINEUSES.

C'est dans la thèse de Bidard (1), élève de Verneuil, que se trouve pour la première fois mise en relief la nature tuberculeuse de certaines synovites tendineuses. On cessait de considérer comme des tumeurs malignes, des néoplasies qui reproduisaient dans les synoviales tendineuses les caractères des fongosités des synoviales articulaires.

Trélat, en établissant (1882) l'existence des follicules de Köster dans ces fongosités tendineuses, en démontra la nature : Terrier et Verchère (2), puis Nicaise et Poulet (3), et une foule d'observateurs ont confirmé ces données. Ces deux derniers observateurs ont trouvé le bacille dans les synovites à grains riziformes et obtenu des inoculations positives.

La contamination des gaines tendineuses à la suite de tuberculose osseuse est assez fréquente. Les gaines des fléchisseurs, au poignet, celles des péroniers, des tendons internes au cou-de-pied, nous offrent des exemples d'une telle propagation. A vrai dire, dans les lésions avancées, il peut être difficile de savoir laquelle des deux affections a été primitive.

Ollier a fait remarquer, et nous en avons publié des exemples (4), que le développement de tumeurs blanches radio-carpiennes est souvent consécutif à des kystes à grains riziformes. Nous avons vu une synovite de la bourse sous-deltoïdienne sur le point de déterminer une arthrite de l'épaule.

Quoi qu'il en soit, les synoviales tendineuses peuvent être infectées *secondairement* et devenir le siège de fongosités. Celles-ci distendent les gaines qu'elles dessinent comme le ferait une injection : grâce à la facilité qu'elles ont de se développer, on les voit remonter souvent à une grande distance. Au bout d'un certain temps les

(1) Bidard, *De la synovite tendineuse chronique ou fongus des gaines synoviales.* Thèse Paris, 1878.

(2) Terrier et Verchère, *Revue de chirurgie*, 1882.

(3) Nicaise, *Bull. Soc. de chirurgie*, 1886.

(4) Gangolphe, *Résection du poignet dans les ostéo-arthrites fongueuses. Revue de chirurgie*, 1884; *Archives provinciales de chirurgie*, 1892.

désordres qu'elles occasionnent prennent une importance égale, sinon même plus grande, que l'affection osseuse elle-même.

Les fonctions du membre sont plus ou moins compromises, les chances de récidive très grandes, si leur extirpation n'est faite avec soin. Cependant il est de règle de retrouver intacts les tendons ainsi engainés, perdus au milieu des masses fongueuses. Celles-ci les entourent, mais ne leur adhèrent le plus souvent que très peu; il est généralement facile de disséquer le tendon, et de le débarrasser de son enveloppe tuberculeuse. On devra toujours procéder à ce temps opératoire avec précaution, car dans certaines régions, au poignet par exemple, on risquerait, en se hâtant, de couper des tendons cachés par les fongosités.

Ce n'est que dans les cas particulièrement graves, ou très anciens, que la charpente, si résistante du tendon, finit par céder. Le feuillet pariétal de la synoviale étant détruit, les nodules tuberculeux déposés à la surface du tendon s'insinuent dans son épaisseur, des traînées fongueuses pénètrent dans les interstices des fibrilles en les dissociant sur une certaine hauteur. Peu à peu, un à un, les faisceaux conjonctifs sont rongés; finalement la rupture pathologique du tendon se fait spontanément ou sous l'influence d'un mouvement. Le processus se prolonge-t-il, un segment tendineux peut disparaître, non par nécrose, mais par ulcération fongueuse.

Un caractère anatomique et clinique de ces dernières peut permettre de les différencier des synovites tendineuses primitives. Habituellement les synoviales tendineuses, *primitivement* atteintes par la tuberculose, appartiennent à un *même groupe anatomique*, tandis que si un foyer osseux est en cause, le processus d'envahissement peut s'effectuer indistinctement dans n'importe quel sens et atteindre des gaines tendineuses plus ou moins éloignées les unes des autres, *n'appartenant pas à la même région anatomique.*

Sur une femme atteinte de synovites fongueuses de la gaine des péroniers et de la gaine rétro-malléolaire interne, nous avons, en l'absence de tout autre signe, affirmé la nature secondaire, l'origine osseuse de la double lésion.

L'opération montra qu'il s'agissait en effet d'une ostéo-arthrite astragalo-calcanéenne.

Il y a deux ans, nous avons disséqué et nettoyé à la curette et par le frottement avec de la gaze, tous les tendons du cou-de-pied, à l'exception de l'extenseur commun et de l'extenseur propre du gros orteil. Le point de départ était une ostéite calcanéenne.

Signalons un mémoire de Garré (1) sur la synovite primitive des

(1) Garré, *Congrès des chirurgiens allemands*, 1890.

gaines tendineuses, dans lequel se trouvent confirmées et complétées les données déjà connues.

Relativement à leur structure, les fongosités tendineuses n'offrent rien de spécial : aussi renvoyons-nous à ce qui a été dit des fongosités articulaires.

CENTRES NERVEUX.

Les centres nerveux peuvent être altérés à la suite de la tuberculose des cavités osseuses qui les renferment. Les lésions du crâne peuvent retentir sur le cerveau, soit par l'envahissement secondaire de la dure-mère et des méninges, soit par la compression de l'encéphale résultant d'abcès, de fongosités... Dans un cas de Wannebroucq (1), un abcès intra-rachidien communiquait avec la cavité du quatrième ventricule. Presque toujours on observe le développement de tubercules sur la dure-mère et les méninges avoisinant le foyer osseux ; quelquefois une méningite suraiguë qui enlève le sujet peut être regardée comme le résultat d'une propagation et d'une généralisation de proche en proche : nous en avons rapporté un exemple. Mais nous ne connaissons pas de relation anatomo-pathologique complète des altérations de l'encéphale.

Il n'en est pas de même pour la moelle. On sait qu'il est *absolument exceptionnel* de trouver cet organe *comprimé* dans les déviations rachidiennes les plus prononcées. On comprend cependant qu'un séquestre, un fragment osseux saillant, des fongosités, un abcès, puissent la refouler. Cette dernière éventualité est rendue plausible par les recherches de Lannelongue, montrant que la tension du liquide qui y est contenu peut être évaluée en moyenne à 17 millimètres dans certains cas. La cessation de phénomènes paralytiques à la suite de l'évacuation d'abcès par congestion prouve le rôle de cette dernière (Tavignot, Leudet, Hérard, Lannelongue). Mais ce qui domine dans la pathogénie des lésions de la moelle, ce sont les altérations des méninges (pachyméningite tuberculeuse). Décrites par Delpech, Ollivier (d'Angers), Michel, Tavignot, etc., elle a été le sujet d'importantes recherches de la part de l'École de la Salpêtrière. La thèse remarquable de Michaud (2) renferme l'exposé des opinions de son maître Charcot. A part les notions nouvelles relatives au follicule tuberculeux et au bacille, on peut dire que ce travail a conservé toute son importance.

Envahie d'abord à l'extérieur, superficiellement (pachyméningite externe) par les fongosités, la dure-mère s'épaissit, puis se laisse

(1) Wannebroucq, *Bull. Soc. Anat.*, 1859, p. 256.
(2) Michaud, *Sur la méningite et la myélite dans le mal vertébral*. Th. Paris, 1871.

infiltrer dans toute son épaisseur; bientôt les tubercules se développent à sa face interne. « Par le fait de cet épaississement de la dure-mère, la moelle se trouve refoulée et par conséquent comprimée dans une étendue qui varie selon la hauteur de la néoformation caséeuse, généralement en une longueur de 2 ou 3 centimètres. Quelquefois elle est sur ce point seulement repoussée d'avant en arrière, d'autres fois elle est comme enserrée de toutes parts, en quelque sorte étranglée » (Charcot) (1).

Il en résulte une *myélite* qui porte indistinctement sur la substance grise et sur les faisceaux blancs (myélite transverse). Diminuée de volume au point comprimé, diffluente ou quelquefois plus dure, la moelle est plutôt *déviée* que comprimée *circulairement*. Cette dernière disposition peut se présenter, il en résulte alors un véritable étranglement. Du reste, il n'est pas besoin de tels désordres : souvent, avec un aspect extérieur presque normal, la moelle examinée au microscope paraît le siège d'une sclérose manifeste. Les tubes nerveux sont déformés, serrés par l'hypertrophie du tissu conjonctif; les cellules nerveuses sont atrophiées; les cornes antérieures peuvent être rompues, divisées; quelques groupes de cellules persistent néanmoins (Michaud). Une destruction aussi profonde s'accompagne forcément de dégénérescences secondaires.

S'agit-il d'une myélite transverse de la région dorsale supérieure ayant détruit entièrement la continuité de la moelle, il se produira consécutivement des lésions dégénératives ascendantes et descendantes. Au-dessous du foyer, et sur une étendue de quelques centimètres, les faisceaux antérieur et latéral sont complètement sclérosés; le faisceau postérieur seul reste intact. Un peu plus bas la dégénération ne tarde pas à se limiter aux deux faisceaux de Türck et pyramidal croisé, ou postéro-interne du cordon latéral. Les racines antérieures, la colonne grise antérieure et les faisceaux blancs restent indemnes. Au-dessus de la lésion et sur une hauteur de 2 ou 3 centimètres au plus, le faisceau postérieur est entièrement sclérosé, tandis que l'antérieur est intact et que le latéral n'est atteint que superficiellement. Plus haut la lésion se limite aux cordons de Goll et de Flechsig : le premier pouvant être dégénéré jusqu'au plancher du quatrième ventricule, le second sur une hauteur seulement de 7 à 8 centimètres (Lannelongue) (2).

D'après Charcot, la dégénération ne se produit qu'en cas de lésions destructives portant sur les faisceaux blancs; les lésions de la substance grise seule (cornes antérieures ou postérieures) n'ont pas

(1) Charcot, *Anat. path. du syst. nerveux*, VIIe leçon; *Progrès médical*, 1879, p. 825.

(2) Lannelongue, *Tuberculose vertébrale*, p. 123-126.

de semblables conséquences. Un foyer de destruction unilatéral entraîne la dégénération ascendante des deux faisceaux de Goll (décussation) et une dégénération descendante, en général du même côté, exceptionnellement des deux côtés (décussation à travers la commissure). L'explication la plus vraisemblable de ces altérations secondaires est celle qui a été donnée par Bouchard (1). Pour les fibres de la moelle, comme pour celles des nerfs, il existe des centres trophiques; celui des fibres centrifuges serait en haut dans l'encéphale, celui des fibres centripètes dans les cellules de la moelle et peut-être aussi dans les ganglions des racines postérieures.

Les expériences de Flourens, Brown-Séquard, Masius et Van Lair, Vulpian sur la cicatrisation et la régénération de la moelle sectionnée n'entraînent pas une conviction bien nette et absolue. Vulpian, sans nier la possibilité d'une telle régénération, ne la croit pas démontrée. Des faits cliniques de guérison complète, alors qu'il y avait paralysie du mouvement et de la sensibilité et même des contractures, permettent de croire qu'en pareil cas il n'existait pas une interruption complète de continuité. Les quelques autopsies qui ont été faites sont insuffisantes pour prouver qu'il y a eu régénération plutôt que simple conservation d'éléments nerveux.

Les racines nerveuses émanées du bulbe et les nerfs correspondants au moment où ils traversent les trous de conjugaison peuvent être altérés. Dans un cas de Simon un abcès froid comprimait l'hypoglosse. Pierret a signalé la compression du sous-occipital droit qui était atteint de névrite.

Les nerfs rachidiens, au niveau de leur émergence et plus loin sur leur trajet, peuvent être en contact avec des foyers fongueux; il est rare qu'ils soient détruits, le plus souvent ils sont le siège de névrite interstitielle.

On sait que Bærensprung, Charcot (2), ont signalé l'altération des ganglions spinaux dans le zona qui s'observe assez souvent chez les sujets atteints de mal de Pott.

Des troubles trophiques nombreux et variés (atrophie musculaire, glossy skin, arthrites...), peuvent être la conséquence des altérations du système nerveux.

NERFS.

Nous ne possédons qu'un petit nombre de documents au sujet des altérations des nerfs.

(1) Bouchard, *Arch. génér. de méd.*, 1866, t. I et II.
(2) Charcot, *Mémoires de la Société de biologie*, 1866, p. 41.

Poulet, examinant au point de vue histologique les filets nerveux qui se trouvent placés dans les tissus morbides qui entourent les arthrites, a toujours trouvé des lésions de névrite avec prolifération abondante des éléments du tissu conjonctif. Il pense que cette névrite donne, mieux que l'immobilisation seule, la raison d'être des altérations des tissus autour de la jointure malade. Décrivant le ramollissement graisseux des os et les arthropathies de voisinage dans le cas d'ostéo-arthrites tibio-tarsiennes chroniques, il insiste sur ces modifications dans la structure des nerfs. A l'œil nu on voit une augmentation de volume très notable.

Plusieurs fois des foyers caséeux ou des fistules côtoyaient le nerf tibial postérieur ou ses branches plantaires. La périnévrite était *a priori* évidente : les coupes histologiques montrèrent la dissociation des principaux faisceaux par un tissu fibreux dense qui étouffe les tubes nerveux. Les vaisseaux du nerf eux-mêmes présentaient les divers degrés de l'endartérite tels qu'ils existent dans la tuberculose. Vaillard a pu constater, par la dissociation, des altérations atrophiques, la segmentation et la disparition de la myéline sur certaines fibres. Poulet (1) pense devoir rattacher les altérations osseuses et articulaires avoisinantes à celles du nerf lui-même, sans faire intervenir l'inactivité fonctionnelle ou les lésions médullaires. Son opinion est trop absolue, mais ses recherches prouvent que les lésions nerveuses périphériques en rapport direct avec l'affection osseuse sont indéniables et suffisamment prouvées dans certains cas pour jouer un rôle dans l'atrophie du membre.

VAISSEAUX.

Les faits démontrant l'envahissement des parois vasculaires, leur destruction même, par les fongosités émanées d'un foyer osseux, abondent dans la littérature médicale. Loin de s'entourer d'une enveloppe scléreuse protectrice, les vaisseaux subissent l'action ulcéreuse du processus tuberculeux. Si les artères supportent en général assez bien le contact du pus d'abcès chaud, comme l'ont démontré Nélaton et Courtin, il n'en est pas de même dans les cas de tuberculose. Les nombreux faits d'ulcérations de la carotide interne, lors de carie du rocher, et de la vertébrale par le mal de Pott, en sont la preuve irrécusable. Du reste cette question des perforations artérielles au contact des foyers purulents a été l'objet d'une communication remarquable à la Société de chirurgie (1882) (Monod).

Les adénopathies tuberculeuses cervicales, inguinales, ont déter-

(1) Lannelongue, *Coxo-tuberculose*, p. 38. — Poulet et Vaillard, *Congrès français de chirurgie*, 1885, p. 395. — Kirmisson, t. III, p. 745. — Duplay et Reclus.

miné plusieurs fois des hémorrhagies venant de la carotide, de la fémorale.

Dans la statistique de Monod, trente et un faits sont rattachés à la tuberculose qui envahit insensiblement les parois des vaisseaux et peut en amener l'ulcération. Bard (de Lyon), Bouilly ont publié des cas d'hémorrhagies de la poplitée à la suite de tumeurs blanches du genou (1). Charcot a vu une perforation de l'iliaque externe à la suite d'une coxalgie; Volkmann a signalé l'ulcération de l'iliaque primitive par des ganglions tuberculeux consécutifs à la même maladie.

Nous-même nous avons observé l'ulcération de la radiale chez un sujet porteur d'une tumeur blanche suppurée du poignet. Ollier insiste sur les dangers des cautérisations profondes au nitrate d'argent au voisinage des vaisseaux.

On doit donc tenir compte de ces faits lors d'une intervention et n'agir qu'avec précaution dans le voisinage des gaines vasculaires.

Lannelongue a signalé dans la coxalgie la *diminution de calibre* de la fémorale et de ses principales branches. C'est là peut-être, ajoute-t-il, une nouvelle cause de troubles nutritifs qu'il convient d'ajouter à l'influence nerveuse.

Assez souvent, surtout dans la période de cachexie, les veines sont oblitérées par un caillot qui présente la même origine et subit les mêmes transformation que dans les cas de phlegmation alba dolens.

Lannelongue (2) cite l'intéressante observation suivante : « Un malade portait un mal de Pott qui ne se traduisait par aucun signe extérieur.

« Un jour, le côté gauche de l'abdomen se tuméfia et devint douloureux ; le malade eut une syncope. La tumeur était lisse, solide, non fluctuante. Elle s'étendait depuis le diaphragme jusqu'à l'épine iliaque antérieure et supérieure et était le siège de battements manifestes.

« On pensa qu'il s'agissait d'un engorgement de la rate, d'autant plus que le sang était très riche en globules blancs. L'état du malade ne s'était d'ailleurs pas aggravé depuis l'apparition de la tumeur. Il mourut presque subitement trois jours plus tard.

« A l'autopsie on trouva une carie de la face antérieure des deux dernières vertèbres dorsales et des deux premières lombaires. La tumeur qu'on avait remarquée pendant la vie était formée par un énorme caillot sanguin, gelée de groseille... Le péritoine contenait une assez grande quantité de sang, mais on ne put découvrir le point où il était perforé ; il était fortement tendu au-devant du caillot.

(1) Rochet a dû récemment intervenir pour un fait semblable.

(2) *British. med. J.*, 9 juillet 1859, *in* Thèse d'Echeverria et Lannelongue.

« L'aorte présentait au niveau des vertèbres cariées une perforation ayant le diamètre d'un penny (?); tout autour, les tuniques du vaisseaux étaient épaisses et avaient une teinte rouge qui paraissait due à une infiltration sanguine. Cette perforation correspondait à l'origine des artères lombaires. »

Monod signale en outre deux cas d'ulcération de l'aorte abdominale dans le mal de Pott, l'un de Bardenheuer, l'autre de Dewes. Nous trouvons enfin dans les Bulletins de la Société anatomique une intéressante observation de Regnier (1). Un sujet porteur de mal de Pott cervical avec abcès rétro-pharyngien ouvert dans le pharynx, mourut d'hémorrhagies provenant d'une perforation de l'artère vertébrale. Hasse, Legouest ont relaté des faits semblables.

Les *déviations de la tige rachidienne* peuvent imprimer à l'aorte et à la veine cave des changements de direction très marqués ; de plus les collections purulentes peuvent tantôt refouler ces vaisseaux, tantôt les étreindre en quelque sorte. Quel que soit le mécanisme, qu'il y ait aplatissement par courbure antéro-postérieure ou latérale, qu'il y ait compression périphérique, il en résulte constamment une diminution de calibre. Au dire de Lannelongue qui a particulièrement insisté sur ce fait, Goodhart (2) aurait signalé une invagination de l'aorte de haut en bas combinée avec une direction sinueuse. Cette invagination serait favorisée par l'excès de longueur que présente ce vaisseau, le rachis étant raccourci du fait de la perte de substance qu'il a subie.

Les fongosités peuvent enserrer les vaisseaux complètement. La veine cave subit plus que l'aorte ce dernier genre de rétrécissement. En amont, on observe une hypertrophie marquée du ventricule gauche ; en aval, un rétrécissement de l'aorte. Celui-ci, en diminuant le débit artériel, peut contribuer évidemment, comme le dit Lannelongue, à l'affaiblissement des contractions musculaires et sans doute aussi à l'abaissement de la température qui a été relevé dans les membres inférieurs (3).

TISSU CELLULAIRE. ABCÈS OSSIFLUENTS.

Le Dran (1731), faisant l'autopsie d'un sujet atteint d'un mal de Pott avec abcès se prolongeant jusque dans la fosse iliaque, n'était guère fixé sur la question de savoir si la collection de pus avait précédé ou suivi la carie vertébrale. Cinquante ans plus tard David (de Rouen) Percival Pott, B. Bell reconnaissent que c'est la carie

(1) Régnier, 1877, p. 504.
(2) Lannelongue, p. 105.
(3) Lannelongue, *Abcès froids et tuberculose osseuse. Tuberculose vertébrale.*

qui est l'affection primitive : encore Percival Pott garde-t-il sur ce point une prudente réserve. « Contre l'opinion générale, dit-il, la carie est plus souvent une cause qu'un effet de ces abcès. » Le terme d'*abcès par congestion* remonte à Desault et à Boyer ; celui d'*abcès ossifluent* a été créé par Gerdy.

La nature de ces lésions a été longtemps méconnue. La cavité de l'abcès froid était creusée, disait-on, par refoulement, tapissée par une membrane lisse, tomenteuse, tantôt grisâtre, tantôt rougeâtre, quelquefois marquée de plaques ardoisées (Follin) « prétendue membrane granuleuse (Terrier) ». Comme le dit Lannelongue, à cette membrane granuleuse formée de tissu embryonnaire suppurant, de bourgeons charnus, on n'avait jamais attribué de caractères spécifiques. Ce serait nous exposer à des redites que d'insister sur la structure histologique des parois de ces abcès ; la couche la plus interne est formée par des follicules tuberculeux en voie de destruction ; la zone extérieure par du tissu embryonnaire et des follicules disséminés, jeunes, avec cellules géantes, endartérite oblitérante... Repoussant et dissociant les fibres musculaires, cette paroi leur adhère quelquefois assez intimement ; le plus souvent il est possible de la disséquer avec la pointe des ciseaux mousses fermés ; les plans aponévrotiques résistent également, les orifices vasculaires ou les espaces connectifs qu'ils présentent servent de canaux de transmission au pus, d'où la disposition fréquente *en bissac*, en *bouton de chemise*.

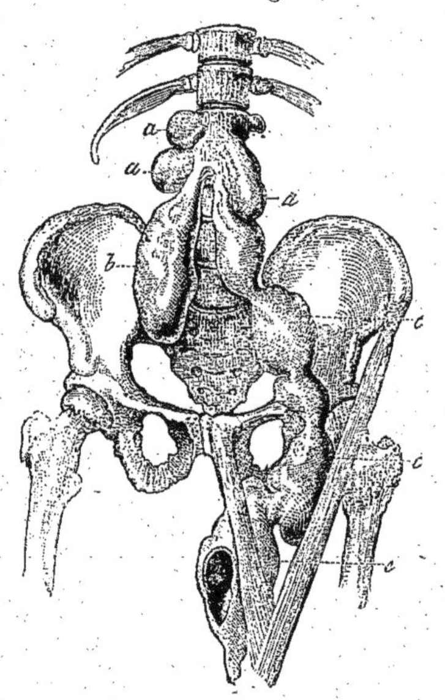

Fig. 43. — Divers degrés d'un abcès par congestion (Paletta).

Étalée au-dessous d'une aponévrose, la collection la traverse par un ou plusieurs petits orifices très étroits pour s'étendre à son aise à la surface. Tel est le cas de certains abcès thoraciques, ou de la face externe de la cuisse... Les vaisseaux et les nerfs généralement respectés peuvent cependant être ulcérés. Au total il est très souvent possible de disséquer et d'enlever en totalité une poche ossifluente.

L'aspect du pus contenu dans les abcès ossifluents est fort variable non seulement suivant les cas, mais encore suivant les périodes de l'affection.

Habituellement le pus est plutôt séreux, blanc jaunâtre, un peu verdâtre, mêlé de quelques grumeaux semblables à des crachats épais. Ce sont ces grumeaux caséeux qui viennent obstruer le calibre du trocart lorsque l'on fait une ponction évacuatrice. Abandonné dans un verre à pied, le pus présente un dépôt abondant dans lequel l'on ne trouve que quelques rares bacilles.

Quelquefois, en pressant ce dépôt entre les doigts, on écrase de petits fragments osseux comme des grains de sable.

Sur d'autres sujets la poche ne contient que très peu de liquide séreux et une quantité considérable de détritus caséeux mous, blanchâtres, analogues à du mastic. Ordinairement quand on a fait l'évacuation avec aspiration, ou des pressions sur la région malade, on détermine un suintement sanguin plus ou moins marqué venant de la surface interne fongueuse de l'abcès.

La quantité de pus est très variable, de quelques grammes à un litre et demi, deux, trois, quatre litres. Il est à remarquer que le volume et l'abondance d'une collection, bien qu'ordinairement en rapport avec l'étendue du foyer osseux, peuvent être disproportionnés : une carie costale limitée peut être l'origine d'un volumineux abcès des parois thoraciques.

Lorsque la collection tend à la guérison, le pus change d'aspect; moins jaune, plus séreux, il peut devenir absolument *clair*, *filant et albumineux*.

C'est pour nous un indice de l'atténuation de la lésion, de sa tendance à la guérison; toutes les fois que nous avons vu cette transformation s'opérer après plusieurs ponctions, nous avons pu prédire la guérison.

Au surplus spontanément l'abcès peut se résorber. Signalée pour la première fois par David (de Rouen), cette résorption est un fait relativement fréquent chez l'enfant, exceptionnel chez l'adulte.

Ajoutons que l'on rencontre assez souvent, à l'autopsie, des poches remplies de magma caséeux résultant de la transformation de collections anciennes, liquides : ces poches peuvent être tolérées à peu près indéfiniment au même titre que les séquestres puriformes.

La *suppuration de ganglions symptomatiques* d'une carie peut être le point de départ d'abcès qui ne méritent nullement l'épithète d'ossifluents, mais qui leur ressemblent beaucoup. Ce sont des collections tuberculeuses aussi, mais sans rapport direct avec le foyer osseux. On les a observés surtout au cou, dans le mal sous-occipital.

Les relations d'un abcès ossifluent avec le point osseux malade sont quelquefois difficiles à retrouver, en raison du trajet sinueux de la collection, de son volume disproportionné avec le foyer de carie.

Ces collections ont en effet un caractère migrateur qui se retrouve à son maximum dans celles qui sont symptomatiques du mal de

Pott. Leur mode de progression a été attribué surtout à des causes physiques et anatomiques. Pour Nélaton « les causes sous l'influence desquelles s'opère la migration du pus sont faciles à comprendre ; nous avons déjà signalé la plus importante peut-être, en mentionnant la résistance des parties qui s'opposent à la fermeture d'un foyer dans le lieu même où le pus est formé. La contraction des muscles qui passent au-devant de la collection purulente peut également forcer le pus à chercher un passage dans les points où le tissu cellulaire se laisse déplacer avec le plus de facilité. Aux deux causes précédentes il faut aussi joindre l'action de la pesanteur, cause moins puissante sans doute que les précédentes, mais qui n'est pas sans influence ; en effet, je ne sache pas que l'on ait jamais vu un de ces abcès migrateurs se porter en sens inverse de cette force. »

Cependant Echeverria, Bouvier, Urdy, Cloquet, ont publié des faits contradictoires. Lannelongue les cite et affirme en avoir vu quelques autres.

Le pus de l'abcès ossifluent ne s'infiltre pas dans le tissu conjonctif comme une injection d'eau ; quoi qu'en ait dit Kœnig, son mode de progression est différent, et l'on ne peut assimiler le phénomène physique de l'infiltration par un liquide à l'envahissement tuberculeux.

La pesanteur, les contractions musculaires, les espaces conjonctifs péri-vasculaires, périnerveux interviennent sans doute pour régler la progression de l'abcès, mais on ne saurait faire abstraction de la nature envahissante, tuberculeuse de la poche. Les recherches de Bourgeot Saint-Hilaire, Tavignot, Nélaton ont établi qu'il existait une disposition régionale des abcès symptomatiques du mal de Pott. Nous renverrons au livre si intéressant de Lannelongue pour l'étude détaillée de cette question. D'autre part, à propos des *lésions viscérales* dans la tuberculeuse osseuse, nous citons certains faits dans lesquels le pus au lieu de s'ouvrir à l'extérieur a pénétré par ulcération dans des viscères, des cavités naturelles.

L'abcès présente donc une partie centrale, dégénérée, liquide, purulente, une partie périphérique envahissante, active, formée par la membrane pyogène.

C'est à proprement parler un tuberculome (Lannelongue). Il représente la propagation aux parties molles avoisinantes d'un foyer tuberculeux développé primitivement dans le tissu osseux. Sa signification est donc *lésion extensive*, nullement celle de *lésion de réaction*. Un séquestre tuberculeux sera le point de départ d'un abcès ossifluent ; un projectile, un corps étranger, s'il y a eu infection, détermineront un abcès phlegmoneux que l'on peut continuer à regarder avec les anciens auteurs comme l'expression d'un travail de réaction défensive de l'organisme. Dans un cas de mal de Pott l'abcès froid représente simplement un diverticule plus ou moins éloigné, un prolongement du foyer vertébral. Ces considérations, que nous ne développerons pas davantage, prouvent que dans l'abcès ossifluent la *membrane pyogène* est la partie importante, dangereuse, la collection l'élément négligeable : Delpech l'avait bien dénommée *pyogénique* mais, en réalité dans l'esprit de tous, le *contenu*, le pus, était le principal, la lésion même, le *contenant*, l'enveloppe, une sorte de poche jouant un rôle purement mécanique de limitation, de contention. Boyer, Nélaton, Follin avaient distingué les abcès froids des parties molles, des abcès ossifluents, mais sans pouvoir leur attribuer de caractères nettement distinctifs. C'est à Lannelongue surtout et aux histologistes Josias, Brissaud, Kiener, que revient le mérite d'avoir établi la signification de l'abcès ossifluent. Sa nature tuberculeuse est nettement démontrée aujourd'hui. La membrane d'enveloppe n'est pas une poche inerte, simplement limitante, elle mérite plus que l'épithète de pyogène, elle est *tuberculigène*; elle est constituée par un tissu embryonnaire infiltré de tubercules adultes, de follicules dégénérés, ramollis, suppurés dans la zone adjacente à la cavité. Le produit de cette mortification cellulaire est deversé dans la collection qui dès lors n'a pas d'autre origine. Dans la zone active ou d'infiltration, on ne trouve qu'un tissu jeune avec çà et là quelques nodules tuberculeux. Notons la fréquence de l'endartérite oblitérante dans cette même région.

TÉGUMENTS.

Dès que les foyers tuberculeux atteignent la surface cutanée, leur action destructive s'exerce sur elle comme sur les autres tissus. Nous ne nous attarderons pas à décrire l'aspect bleuâtre, l'amincissement, le décollement du pourtour des orifices fistuleux, ou encore leur aspect bourgeonnant, plus ou moins gris blanchâtre dans certains cas.

Le derme et l'épiderme disparaissent par suite de leur infiltration tuberculeuse, pour faire place à de véritables surfaces ulcérées. Généralement l'existence de l'affection osseuse, facile à constater, montre quelle est la véritable origine de l'ulcération. Mais dans d'autres cas, sur lesquels Ollier (1) a appelé l'attention, le diagnostic peut varier.

L'épithéliome, le papillome, le lupus, sont le plus souvent les maladies avec lesquelles on peut les confondre : nous avons vu plusieurs

(1) Ollier, t. III, p. 717.

sujets pour lesquels on aurait pu penser à une amputation, si l'examen attentif de la lésion n'en était venu révéler la nature exacte.

C'est sur le dos du métatarse ou du métacarpe que l'on observe ordinairement ces ulcères torpides, quelquefois végétants, papilliformes, d'étendue variable, mais quelquefois plus larges qu'une pièce de cinq francs.

On les prendrait pour des scrofulides ou même des épithéliomes. Ce qui peut induire en erreur, c'est que le point osseux qui a inoculé la peau peut être de très petites dimensions. Nous nous souvenons avoir vu un sujet admis pour une *ulcération du cou-de-pied*, et chez lequel l'exploration de celle-ci ne révélait pas le moindre trajet osseux. L'examen comparatif des deux régions plantaires, en rendant très appréciables la *disparition de la concavité* du côté malade et la sensibilité de cette région ainsi tuméfiée, nous permit facilement d'affirmer le point de départ osseux (tarso-métatarsien).

Chez certains opérés dont le traitement consécutif a été mal surveillé, la repullulation fongueuse peut occasionner les mêmes lésions.

Dans tous les cas le curettage, la cautérisation, et par-dessus tout l'ablation du point osseux malade permettront d'obtenir la guérison.

Nous ajoutons que le retentissement de ces ulcérations sur le système lymphatique est souvent marqué : nous avons observé non seulement l'adénopathie habituelle, mais encore de petits foyers tuberculeux suppurés sur le trajet des vaisseaux lymphatiques. Plus récemment Adénot, Poncet (1) ont apporté de nouveaux faits confirmant la description d'Ollier.

Les muqueuses, au niveau desquelles viennent s'ouvrir des trajets fistuleux, peuvent présenter des altérations secondaires résultant de leur inoculation.

§ 6. — Lésions éloignées. Atrophies osseuses, musculaires. Troubles trophiques. Déformations pelviennes, rachidiennes, thoraciques.

TISSUS OSSEUX ET MUSCULAIRE. TÉGUMENTS.

Les travaux d'Ollier et de ses élèves ont montré les modifications subies à distance par le squelette et les parties molles dans la plupart des affections osseuses.

Mondan (2), dans ses recherches expérimentales et cliniques sur les

(1) Poncet, *Congrès français de chirurgie*, 1893.
(2) Mondan, Thèse Lyon, 1882.

atrophies des membres dans les affections chirurgicales (système musculaire et système osseux), nous a fourni des documents de la plus grande importance. Rochet (1) en étudiant les dystrophies observées à la suite des résections est venu compléter ces données en donnant leur véritable signification à certains résultats énoncés par des auteurs étrangers.

Dans une remarquable communication au Congrès de 1885, le regretté Poulet (2) a bien décrit les altérations osseuses et articulaires existant au voisinage des ostéites et des arthrites chroniques. Ainsi qu'il l'a observé, les os du pied (situés au-dessous d'une ostéo-arthrite tuberculeuse) sont tantôt ramollis au point de se laisser couper au couteau, gras, à trabécules amincies, tantôt plus fermes et pleins d'une moelle rouge : ce qui est rare. Du côté des surfaces articulaires on rencontre assez souvent des modifications intéressantes dans la structure des cartilages. Elles peuvent se rapporter à deux types, l'un érosif caractérisé par des usures centrales ou périphériques des cartilages diarthrodiaux ; l'autre aboutit aux différentes variétés de l'ankylose. L'usure des cartilages et leur transformation fibreuse se font de la périphérie au centre par l'intermédiaire des bourgeons vasculaires émanés de la synoviale et comparables à des pannus. Les capsules cartilagineuses proliférées surtout vers la surface contiennent 10 à 20 cellules ; celles-ci subissent la transformation fibrillaire et contribuent à former un revêtement fibreux parcouru par des capillaires de nouvelle formation : d'autre part des bourgeons vasculaires partis de la moelle pénètrent dans l'épaisseur du revêtement cartilagineux, franchissent la couche calcifiée et tendent à produire des perforations. Dans certains cas Poulet a observé la soudure directe de deux surfaces cartilagineuses sans interposition d'aucune couche connective. Nous nous souvenons avoir vu une telle disposition sur une préparation.

En raison des lésions de névrite constatées sur les nerfs de la région, Poulet rattache ces altérations osseuses et articulaires à celles du nerf lui-même, sans faire intervenir l'inactivité fonctionnelle ou les lésions médullaires.

Nous avons indiqué ailleurs les phénomènes d'atrophie que présentent les os malades et les os voisins de ces derniers : le raccourcissement, la diminution de poids, l'atrophie totale, et ce phénomène singulier si bien étudié par Ollier sous le nom d'allongement atrophique.

Ces modifications pathologiques s'observent communément dans la tuberculose osseuse.

(1) Rochet, Thèse Lyon, 1886. *Revue de chirurgie*, 1887.
(2) Poulet, *Congrès français de chirurgie*, 1885, p. 393.

Plus rares sont les arrêts très marqués d'accroissement, les déviations en valgus, varus, et les inflexions ou courbures juxta-épiphysaires.

Elles existent cependant, mais dans une proportion moindre que dans les cas d'ostéomyélites aiguës ou subaiguës dites infectieuses.

Rappelons la singulière altération décrite sous le nom de *rachi-*

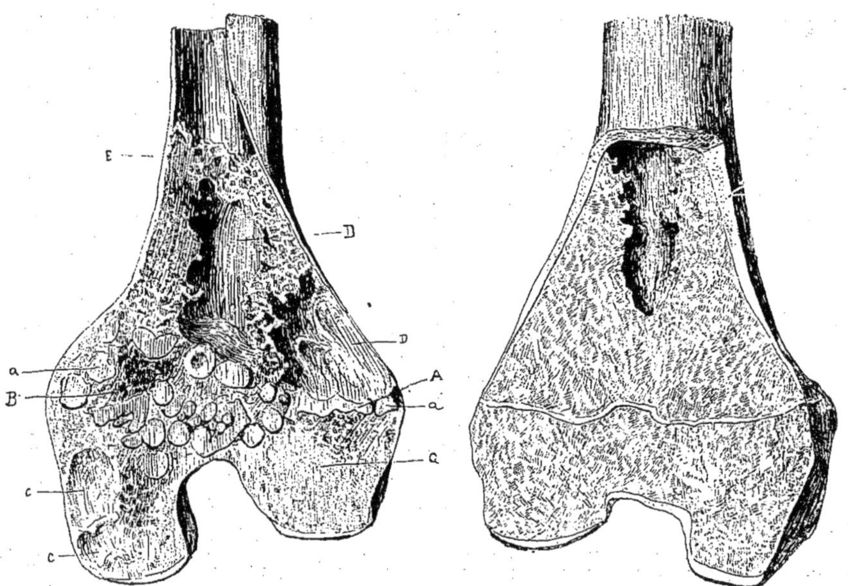

Fig. 44. — Rachitisme des adolescents, local et inflammatoire (rachitisme tardif survenu sur un os enflammé) (Ollier). Coupe longitudinale de l'extrémité inférieure d'un fémur dont l'extrémité supérieure avait été le siège d'une ostéite chronique dans une coxalgie.

Fig. 45. — Coupe longitudinale du fémur sain du même sujet (Ollier).

Fig. 44. — A, cartilage de conjugaison non fragmenté mais plus épais qu'à l'état normal. — *a*, *a*, *a*, îlots cartilagineux qui se substituent au cartilage de conjugaison, et se sont avancés sans ordre vers l'épiphyse et la diaphyse. — B, tissu spongoïde qui les sépare. — C, épiphyse inférieure dont quelques points se sont médullisés (*c*, *c*). — D,D, portions médullisées de la région juxta-épiphysaire de la diaphyse. — E, tissu compact, d'une minceur papyracée, de la diaphyse dont le canal médullaire est très agrandi.

tisme inflammatoire par Ollier et Vincent. L'inflammation peut déterminer à l'autre extrémité, non malade de l'os, un arrêt d'ossification au niveau du cartilage conjugal en même temps qu'un défaut d'ossification des couches ostéogènes sous-périostiques et la médullisation de l'ancien os; d'où l'état poreux du tissu spongieux et l'amincissement de la couche compacte de la diaphyse. Au niveau du cartilage de conjugaison, on ne trouve plus seulement une mince bande de cartilage, mais des amas de noyaux cartilagineux, séparés par du tissu spongoïde et occupant une largeur de plusieurs centimètres (1).

L'*appareil musculaire* d'un membre malade présente rapidement une atrophie considérable. Ce fait commun aux lésions osseuses et articulaires, qu'elles soient traumatiques ou pathologiques, se présente à un haut degré dans la tuberculose.

L'influence trophique et l'inertie fonctionnelle s'unissent pour amener la fonte des masses musculaires impuissantes, pendant un certain temps tout au moins, à assurer les fonctions du membre. Examine-t-on par exemple les muscles de la cuisse chez un sujet porteur d'une ancienne ostéo-arthrite tuberculeuse du genou, on les trouve diminués de volume, jaunâtres, scléreux, perdus dans la graisse. Landouzy, Lavergne, Mondan, insistent avec raison sur le développement de l'adipose sous-cutanée et intermusculaire; adipose si accentuée que souvent l'on ne peut juger par la mensuration périmétrique de l'état des masses musculaires d'un membre. Il y a comme une compensation établie à l'égard de la diminution du volume des muscles, par l'augmentation de la graisse.

Au microscope on constate l'atrophie simple de la fibre musculaire par disparition graduelle de la substance contractile, dépôt de vésicules adipeuses dans le tissu connectif, sans traces d'inflammation interstitielle ou parenchymateuse. Ajoutons l'inégale répartition des lésions au milieu des divers muscles atrophiés.

Nous savons que l'atrophie osseuse s'accompagne toujours d'atrophie musculaire.

D'après Rochet, dans l'atrophie de cause articulaire la lésion a tendance à se localiser ou à prédominer sur certains groupes particuliers, les extenseurs notamment : en outre dans les affections osseuses l'atrophie s'établirait plus lentement.

D'autres dystrophies peuvent intéresser l'enveloppe cutanée. Les changements, de coloration, d'aspect, des téguments qui peuvent être lisses, vernissés, bleuâtres, la croissance exagérée des ongles, des poils, rarement la diminution de la sécrétion sudorale, peuvent s'observer dans les affections osseuses anciennes. Il en est de même des modifications thermiques (hypothermie, hyperthémie.)

L'oubli ou l'ignorance de ces troubles de nutrition a conduit certains auteurs, Wolff (2), Gurlt (3), à les attribuer non à la maladie, mais à la *résection* qui lui avait été opposée.

La lumière est bien faite sur ce point aujourd'hui : les troubles trophiques reconnaissent deux grandes causes : 1° l'immobilisation

(1) *Ostéopathies scrofulo-tuberculeuses. Encyclop. internat. de chirurgie.*
(2) Wolff, *Archiv. f. Chir.*, Band XX, 1877.
(3) Gurlt, *Gelenkresect.*, 1879.

et surtout l'immobilisation sous bandage ; 2° une influence directe ou réflexe du système nerveux.

COXO-TUBERCULOSE. DÉFORMATIONS PELVIENNES.

Lorsque la coxo-tuberculose a évolué pendant l'enfance, elle détermine des déformations pelviennes dont l'importance peut être considérable chez la femme. Sans doute si la tête fémorale ne se déplace pas, et que la guérison s'effectue assez rapidement les conséquences seront moindres, néanmoins on doit redouter une viciation du bassin. Sous le nom de *bassin coxalgique*, Rokitansky avait décrit les déformations consécutives à la coxalgie aussi bien qu'aux luxations congénitales ou traumatiques. En 1855 Litzmann étudia spécialement « le bassin oblique ovalaire produit par la coxalgie unilatérale ». Depuis, Blot, Depaul, Guéniot se sont occupés de cette question et l'ont rendue classique. Le bassin vicié par la coxo-tuberculose appartient au type oblique ovalaire de Nœgelé. L'os iliaque correspondant à la hanche malade est plus grêle, atrophié ; son aile est un peu redressée, tandis que la branche ischio-pubienne et la tubérosité sciatique sont déjetées au dehors.

Il a subi un mouvement de recul, dit Lannelongue (1). Du côté sain, l'os iliaque possède ses dimensions normales, mais il est redressé d'arrière en avant, en sorte que le pubis est dirigé du côté malade. Le détroit supérieur présente dès lors la déformation oblique ovalaire.

La moitié la plus large est celle qui correspond à la hanche malade. L'un des diamètres obliques est diminué, l'autre est augmenté. Le petit bassin présente des dimensions généralement bien suffisantes pour que l'accouchement puisse se faire : Krassovsky (2) aurait signalé des cas où le rétrécissement pelvien siège du côté sain. On peut expliquer ces différences par l'action de causes diverses. Complexes, en effet, sont les conditions qui président à la pathogénie de ces viciations et par suite peuvent les faire varier. Dans une première classe se rangent les causes mécaniques ; le sujet agissant souvent uniquement et toujours davantage du côté sain, il en résulte que l'os coxal de ce même côté est comme redressé, repoussé vers le plan médian.

La gracilité de l'os du côté malade est due à l'atrophie qui s'exerce au-dessus de tout segment osseux malade. Ajoutons que l'irritation propagée à distance et sur une certaine étendue du canal pelvien peut déterminer la formation de couches osseuses nouvelles

(1) Lannelongue, *Coxo-tuberculose*, 1886.
(2) Krassovsky, *Traité d'observations obstétricales*. Saint-Pétersbourg, 1885.

d'ostéophytes, si bien que dans un cas de Lannelongue (1), la paroi de la fosse iliaque présentait une épaisseur de 27 millimètres.

TUBERCULOSE VERTÉBRALE. DÉFORMATIONS SECONDAIRES.

Les courbures de compensation observées dans les cas de gibbosités consécutives au mal de Pott, sont souvent nulles ou à peine marquées et en tout cas toujours moindres que celles observées dans les déviations du rachis, telles que la scoliose, la lordose, la cyphose.

Lorsque l'affection s'est développée pendant l'enfance ou la jeunesse elles sont plus marquées.

Existent-elles, on en trouve généralement deux : l'une au-dessus. l'autre au-dessous de la déviation, toutes deux dans le même sens qui est opposé nécessairement à celui de la gibbosité.

Dans les cas de mal de Pott dorso-lombaire, le sacrum peut lui-même prendre part à la correction et présenter une modification plus ou moins considérable dans sa forme et sa direction. Malgré l'existence possible de courbures latérales, il est exceptionnel d'éprouver quelque hésitation. Comme le fait remarquer Lannelongue (2), dans l'ensemble des courbures d'apparence scoliotique propres au mal de Pott, la courbure primitive a une prédominance antéro-postérieure dont on doit tenir un grand compte.

La cage thoracique subit le contre-coup des modifications survenues du côté du rachis. Non seulement les côtes peuvent offrir des changements dans leur courbure, leur consistance, mais aussi dans leur direction ; plus la maladie a été précoce et de longue durée, plus sont marquées les déformations du thorax et même du bassin. Contrairement aux courbures de compensation qui seraient constantes, celles-ci appartiendraient exclusivement, au dire de Lannelongue, au mal de Pott survenu pendant la période de développement du squelette. En outre le thorax n'est dévié et déformé que dans les gibbosités dorsales ; il se différencie du thorax scoliotique en ce que la gibbosité étant ici médiane, les déformations sont symétriques. Dans les cas de mal de Pott dorsal supérieur, le thorax s'aplatit d'*avant en arrière*, il devient plutôt *globuleux*, avec augmentation du diamètre antéro-postérieur, si la partie inférieure ou moyenne est lésée.

On comprend, sans qu'il soit besoin d'insister, l'influence néfaste que peut avoir sur la santé l'existence de cette gêne dans les fonctions des organes respiratoires et circulatoires.

(1) Lannelongue, *loc. cit.*, p. 47.

(2) Lannelongue, *Tuberculose vertébrale.*

Alors que la croissance est achevée, la carie vertébrale ne déforme nullement l'excavation pelvienne; il n'en est pas de même si la maladie s'est développée pendant l'enfance. Herbiniaux, Rokitansky, Chantreuil (1), Mme Conta (2)... ont étudié le bassin cyphotique du mal de Pott.

Comme on le sait, la cavité pelvienne prend la forme d'un entonnoir par suite de l'agrandissement du détroit supérieur et du rétrécissement de l'inférieur : symétrique ordinairement, le bassin peut être à la fois cyphotique et oblique ovalaire, s'il y a en même temps une coxalgie, ou une sacro-coxalgie. Ainsi que l'a bien exposé Chantreuil le bassin cyphotique survient chez les jeunes sujets atteints de mal de Pott dorso-lombaire par suite de la transmission irrégulière du poids du corps. La charge, en se transmettant au tronçon rachidien sous-jacent à la gibbosité, la repousse en arrière et en bas ; de là un tiraillement d'avant en arrière de la base du sacrum. Le même tiraillement est transmis aux os iliaques par les ligaments ilio-sacrés. Les trois pièces du bassin basculent de telle sorte que leur partie supérieure s'écarte excentriquement et que leur partie inférieure se rapproche de l'axe pelvien.

§ 7. — Lésions viscérales et séreuses.

La tuberculose osseuse détermine trois sortes de lésions viscérales et séreuses :

1° Par envahissement de proche en proche ;

2° Par généralisation ;

3° Par suppuration prolongée.

1° LÉSIONS PAR ENVAHISSEMENT DE PROCHE EN PROCHE.

A. Viscères. — L'envahissement de proche en proche, si manifeste dans les processus tuberculeux, a pour conséquence la propagation d'une affection primitivement osseuse à des organes plus ou moins éloignés.

Par l'intermédiaire des collections ossifluentes, et quelquefois des ganglions lymphatiques, le tubercule envahit, ulcère et perfore les membranes muqueuses adjacentes et les parenchymes viscéraux.

A la région cervicale les abcès peuvent s'ouvrir dans le pharynx, l'œsophage (Lannelongue) ; dans la région thoracique, les voies respira-

(1) Chantreuil, *Études sur les déformations du bassin chez les cyphotiques*. Thèse Paris, 1869.

(2) Mme Conta, *Du mal de Pott chez les enfants, et de ses conséquences au point de vue de l'accouchement*. Thèse Paris, 1887.

toires peuvent être lésées. Guérineau (1), Chénieux ont rassemblé quinze observations de mal de Pott dorsal avec rejet de fragments osseux par la trachée et le larynx (2). Boyer (3), Gaucher (4), ont vu l'uretère distendu, comprimé, avec dilatation du bassinet correspondant, et dans un cas, hydronéphrose. Lannelongue (5) aurait observé l'ouverture dans l'uretère droit d'un abcès symptomatique d'un mal de Pott cervico-dorsal. Nous connaissons un fait de calcul rénal, développé autour d'un séquestre d'origine vertébrale situé dans le bassinet.

La thèse de Goullioud contient deux observations de calculs vésicaux ayant pour point de départ un fragment nécrosé (6).

Les ostéo-arthrites sacro-iliaques peuvent fournir des abcès qui vont s'ouvrir dans le rectum.

Une femme dont l'histoire est rapportée dans la thèse de Joyeux (7) (cité par Lannelongue), accoucha six fois à terme malgré une lésion sacro-iliaque constatée après le second accouchement ; elle rendit par l'anus, à plusieurs années d'intervalles, d'abord du pus grumeleux, puis après une dernière grossesse, deux séquestres qui paraissaient provenir du sacrum.

B. **Séreuses.** — La propagation des lésions aux méninges cérébro-spinales est bien connue : on a moins insisté sur l'infection de proche en proche des séreuses pleurale et péritonéale.

La fréquence des tubercules des côtes devait, semble-t-il, donner lieu souvent à des pleurésies de voisinage, et cependant nous n'avons pas eu l'occasion de recueillir de pièces anatomiques établissant un tel processus.

Il n'est pas douteux, néanmoins, qu'un foyer costal puisse envahir la plèvre ; à tout prendre cette hypothèse paraît plus vraisemblable que celle de Leplat et de Legrand qui considéraient les abcès froids thoraciques comme symptomatiques de lésions pleuro-pulmonaires. L'infection péritonéale a été signalée par plusieurs observateurs dans les cas d'*abcès ossifluents* ou d'*adénopathies secondaires*. A la surface de poches purulentes intra-abdominales, ou de masses ganglionnaires symptomatiques de coxalgies ou d'un mal de Pott, on a noté plusieurs fois un semis de granulations jeunes démontrant avec la plus extrême évidence l'invasion de proche en proche.

Les abcès du mal de Pott peuvent donner lieu à des foyers pleuro-pulmonaires de voisinage (Lannelongue).

(1) Guérineau, Th. Paris, 1859.
(2) *Bull. Soc. anat.*, 1883, p. 160. Thèse Chénieux, Paris, 1873.
(3) Boyer, t. III, p. 78.
(4) Gaucher, *Bull. Soc. anat.*, 1878.
(5) Lannelongue, *Tuberculose vertébrale*, p. 92.
(6) 1 cas d'Ollier, un autre de Heibert, 1855, Goullioud, *loc. cit.*, p. 98.
(7) Joyeux, Thèse de Strasbourg, 1842.

Pour Kœnig ce fait n'est pas absolument rare : « Parfois le processus morbide se propage d'abord par voie directe à une cavité séreuse et de là seulement à l'appareil circulatoire. » A diverses reprises il a constaté que dans une affection de la hanche qui avait gagné le bassin, le tissu conjonctif pelvien et le péritoine étaient envahis.

2° LÉSIONS PAR GÉNÉRALISATION.

On a longtemps considéré comme offrant une gravité particulière les ostéites tuberculeuses du pied. Comme le dit Ollier, c'est qu'elles sont soignées d'une manière plus défectueuse qu'ailleurs et que par sa structure le pied est plus exposé aux récidives. Quoi qu'il en soit, les chiffres suivants, contenus dans la thèse de M. Audry, peuvent servir de points de repère : Sur 185 sujets atteints de tuberculose du pied (dont 6 seulement étaient âgés de moins de dix ans) 75 au moins ont présenté à une période quelconque de leur maladie les lésions tuberculeuses suivantes en dehors de l'affection du pied :

38 ont présenté des lésions pulmonaires ;

28 étaient atteints d'autres lésions osseuses isolées ou associées à la phtisie ;

3 ont eu une péritonite tuberculeuse ;

1 a présenté de la tuberculose uro-génitale ;

4 avaient des kératites et des adénites cervicales suppurées.

Cette proportion, au dire d'Ollier, ne diffère pas beaucoup de celle qu'on observe dans les autres tuberculoses articulaires.

Ce court tableau statistique donne une idée approximative de la fréquence des généralisations. Nous ferons remarquer toutefois qu'il n'est pas absolument complet. La méningite tuberculeuse n'est pas signalée. Or dans les services d'enfants c'est la complication par excellence, la généralisation typique ; alors que chez l'adulte on voit plus souvent la granulie siéger sur le poumon.

A vraie dire les sujets âgés sont loin d'être à l'abri de la méningite et même de la péritonite ; nous avons vu deux sujets, âgés de plus de soixante-dix ans, atteints de mal de Pott succomber l'un et l'autre à ces complications. Nous renverrons aux ouvrages d'anatomie pathologique pour la description de ces lésions de généralisation, qui n'ont rien de spécial dans le cas où elles se présentent dans la tuberculose osseuse.

Chez les enfants l'auscultation révèle rarement des symptômes pulmonaires. Lannelongue a insisté depuis longtemps sur la multiplicité des localisations articulaires et osseuses, contrastant avec l'intégrité des viscères. En 1881 il a publié un cas de localisations externes multiples chez un enfant de douze ans, sans aucune altération pulmonaire appréciable. Dans un autre fait, il n'a trouvé qu'un seul tubercule pulmonaire crétacé. Coudray (1) a rapporté dans sa thèse plusieurs observations de lésions graves et multiples de tuberculose externe sans localisations viscérales chez des enfants. Broca, Richelot (2), Nicaise (3), Phocas (4) ont publié des observations analogues. Les viscères jouissent pendant fort longtemps d'une incontestable intégrité.

Ce fait est en rapport avec la nature de la maladie dont la virulence serait atténuée.

Dans le cours de lésions suppuratives tuberculeuses, les *lésions pulmonaires relèvent-elles constamment du bacille?*

D'après Babès et Stoïcescu (5) l'infection par les plaies serait la cause de certaines formes de pneumonies fibrineuses. Sur neuf cas de pneumonies atypiques, six fois ils ont constaté pendant la vie et quelquefois à l'autopsie des plaies d'ancienne date.

Dans un cas d'adénite inguinale avec fistules, avec pneumonie massive, l'examen bactériologique montra la même bactérie capsulée dans le foyer inguinal et dans le poumon qui ne renfermait pas d'autres microbes.

Dans plusieurs autres cas (kyste de l'ovaire suppuré, abcès du foie, ulcérations des membres inférieurs...) le poumon hépatisé renfermait les mêmes microbes que la plaie primitive. Mauclaire se demande s'il n'en serait pas de même pour les lésions pulmonaires qui disparaissent si vite après une amputation ou une résection pour de vieilles suppurations osseuses? Nous pensons comme lui que l'on pourrait trouver dans ces faits une partie de l'explication des bons résultats si fréquemment constatés dans les interventions pour tuberculoses locales.

3° LÉSIONS PAR SUPPURATION PROLONGÉE.

Dégénérescence amyloïde. — On désigne sous le nom de dégénérescence amyloïde le dépôt dans certains organes, rate, foie, reins, muqueuse intestinale..., d'une substance particulière, homogène, transparente qui possède la propriété de se colorer en rouge brun sous l'influence d'une solution iodée.

On ne rencontre la dégénérescence amyloïde que chez des sujets qui ont succombé à une cachexie prolongée. Toutefois toute cachexie

(1) Coudray, Thèse Paris, 1884.
(2) Richelot, *Congrès Tuberc.*, 1891.
(3) Nicaise, *Soc. chir.*, 1886.
(4) Phocas, *Revue des maladies de l'enfance*, 1891.
(5) Babès et Stoïcescu, *Congrès de Berlin*, 1891.

n'engendre pas l'amylose; le cancer, le diabète... ne s'accompagnent pas de dégénérescence amyloïde.

Comme le fait remarquer M. Marfan (1) au travail duquel nous emprunterons les notions suivantes, trois causes principales la déterminent: ce sont la phthisie chronique, la syphilis, les suppurations osseuses prolongées, et parmi celles-ci les suppurations tuberculeuses surtout, pour ne pas dire exclusivement. Cependant, d'une manière générale, toute suppuration prolongée peut produire de l'amylose (dilatations bronchiques, vieux ulcères de jambes, fistules uréthrales avec rétrécissements...).

D'après Lecorché (2) et Bartels (3) la seule condition nécessaire et suffisante pour que la dégénérescence apparaisse serait l'existence d'un vieux foyer suppuratif communiquant avec l'air.

Une carie vertébrale peut occasionner d'énormes abcès sans que le rein, le foie présentent la moindre altération. Mais, si l'abcès s'ouvre, l'albuminurie apparaît. Les mêmes faits auraient été observés dans l'empyème; les abcès pleuraux non ouverts n'engendreraient pas l'amylose. Cette opinion est trop absolue, puisqu'en dehors de toute suppuration, dans le rhumatisme chronique, la goutte... on a pu la rencontrer. La maladie pyocyanique (de Charrin) (4) n'engendre pas de suppuration chez le lapin, mais des néphrites, des paralysies, et à la longue la dégénérescence amyloïde.

Les observations présentées par Letulle, Moutard-Martin, Brault (5)... montrent la coexistence fréquente de l'artério-sclérose et de l'amylose.

Enfin si cette dernière altération peut se rencontrer dans le rein à l'état isolé, elle peut aussi s'y trouver associée aux processus vulgaires du mal de Bright, surtout à la néphrite diffuse chronique, plus rarement à la néphrite interstitielle. Ces lésions peuvent être simultanées ou successives.

Qu'est-ce que la substance amyloïde?

Meckel en 1853 la confondit avec la cholestérine. Virchow, remarquant que la réaction chimique la rapproche des substances amylacées, lui donna le nom de dégénérescence *amyloïde*. Les analyses de Kékulé, Friedreich, Schmitt, Kuhne, Rudneff montrèrent que la substance amyloïde renferme de l'azote et se rapproche des substances quaternaires ou albuminoïdes, d'où la dénomination proposée par Lancereaux de dégénérescence *albuminoïde*.

Quelle en est la pathogénie?

(1) Marfan, *Gazette des hôpitaux*, 1888.
(2) Lecorché, *Traité des maladies des reins*, 1875.
(3) Bartels, 1883.
(4) Bouchard et Charrin, *Société de biologie*, 1888.
(5) Cornil et Brault, *Études sur la pathologie du rein*, 1884.

Pour Dickinson la substance amyloïde représenterait de la fibrine privée de l'alcali libre qu'elle renferme à l'état physiologique. Or le pus est riche en albumine et en substances alcalines. Donc chez tout individu qui suppure depuis longtemps, l'albumine du sang fait défaut et la fibrine prédomine, privée de son alcali : celle-ci se déposera dans les organes sous forme de substance amyloïde. L'albuminurie agirait de la même manière. Mais comment expliquer ainsi les cas où il n'y a pas eu de suppuration?

D'après Neumann la substance amyloïde serait le produit d'une fonction défectueuse de la cellule hépatique. Normalement celle-ci fabrique de la graisse en dédoublant les amylacés et les albuminoïdes. Sous l'influence de la cachexie, les oxydations diminuent, la graisse n'étant plus brûlée s'accumule, d'où la dégénérescence graisseuse. A la longue, cette fonction adipogène surmenée n'est plus capable de fabriquer de la graisse, elle donne une substance intermédiaire, la substance amyloïde. Les objections sont trop nombreuses pour que nous les citions toutes; cette théorie ne s'adresse qu'au foie, qui n'est jamais le seul organe atteint d'amylose.

Bartels a formulé l'opinion la plus acceptable : pour lui la dégénérescence amyloïde est l'effet « d'une cause spécifique, peut-être d'un agent chimique (se formant de préférence dans les foyers purulents où il y a nécrose moléculaire des tissus); sans doute certaines substances concourent également à cette transformation, peut-être l'oxygène, peut-être des ferments; on peut supposer que cet agent pathologique passe par résorption dans le sang et que de là il est déposé dans les tissus en dégénérescence amyloïde; ou bien il produirait par simple contact la métamorphose amyloïde des parois vasculaires ».

Les expériences de Charrin, qui le premier a pu reproduire expérimentalement l'amylose, éclairent singulièrement la question.

D'après ses expériences, la dégénérescence amyloïde apparaît comme un effet éloigné de *troubles nutritifs* ou d'*intoxications* qui ont accompagné ou suivi le séjour de l'agent pathogène dans l'organisme. L'artério-sclérose est considérée par beaucoup d'auteurs non plus comme une lésion de sénilité, mais comme la suite d'infections microbiennes, d'intoxications autogènes (ptomaïnes, leucomaïnes) ou exogènes (plomb...). Dès lors l'artério-sclérose et l'artério-amylose seraient l'expression d'une irritation vasculaire par produits toxiques en circulation. On s'explique ainsi très bien la coexistence de la néphrite et de la dégénérescence amyloïde.

Le *rein amyloïde pur* peut, au simple examen et lorsque la lésion est au début, ne présenter presque aucune altération. A la coupe c'est à peine s'il y a un peu de décoloration de la substance corticale et de la substance médullaire. Pourtant les glomérules paraîtront plus distincts et transparents comme l'amidon cuit. Le réactif le plus employé est la solution aqueuse d'iode et d'iodure de potassium ; elle doit présenter à peu près la couleur du vin de Xérès. On badigeonne la coupe rénale; au bout d'un instant les parties saines présentent une teinte jaune pâle, tandis que les points dégénérés apparaissent d'un rouge brun vif, acajou. Les parties dégénérées se présentent sous forme de points (glomérules) ou de stries (artérioles). Si l'on ajoute un peu d'acide sulfurique, il arrive parfois que la teinte acajou devient bleue ou violette; mais cette réaction est très inconstante. Avant de faire l'examen avec la solution iodée, il faut avoir soin de laver le rein; car Virchow a montré qu'un vaisseau rempli de sang se colore en brun par ce réactif. Le violet de méthylène, le sulfate d'indigo, la safranine, l'éosine... sont également usités.

Lorsque la *lésion est très marquée*, le rein est ordinairement plus gros; la capsule s'enlève facilement; la surface apparaît alors lisse, pâle, translucide, ayant un aspect lardacé avec des reflets brillants. La teinte est jaune grisâtre. On aperçoit quelques étoiles veineuses dont la couleur rouge tranche sur le fond pâle. La consistance du rein est douce, onctueuse, cireuse; la substance rénale conserve l'empreinte du doigt. Sur une coupe ces lésions sont surtout marquées vers la substance corticale qui est épaissie, pâle, grisâtre comme de la cire blanche (Lécorché). Les glomérules de Malpighi se détachent comme de petits points brillants, semi-transparents, au milieu de cette masse cireuse. Les pyramides de Malpighi, lorsqu'elles sont saines, tranchent par leur teinte brune sur la teinte pâle de la substance corticale; sont-elles envahies, l'organe a une teinte grise générale avec une dureté et une élasticité plus grandes qu'à l'état normal, mais toujours différentes de l'état fibreux. La réaction iodée se produit alors un peu partout, particulièrement sur le trajet des artères qui montrent l'aspect noueux d'une racine d'ipécacuanha (Grainger-Stewart).

Au point de vue histologique on constate immédiatement que la dégénérescence amyloïde débute par les vaisseaux du glomérule. Le résultat de la dégénérescence amyloïde du glomérule est l'obstruction des capillaires qui le constituent; Heller a démontré qu'ils étaient imperméables à l'injection. De là, l'altération gagne les vaisseaux afférents, puis les efférents, et parmi ces derniers tout d'abord les vaisseaux droits : les artères intertubulaires et enfin les capillaires.

Parfois les parois des tubes urinifères sont atteintes; ce sont surtout les tubes droits, les anses de Henle; jamais les canaux contournés (Cornil).

Nous laissons de côté les rapports de la dégénérescence amyloïde et de la dégénérescence hyaline; pour Litten, cette dernière précéderait l'amylose. Lecorché et Talamon pensent que, suivant les les circonstances, la matière hyaline peut subir soit la dégénérescence amyloïde, soit la dégénérescence athéromateuse. Nous avons dit que la dégénérescence amyloïde pouvait s'associer à la néphrite chronique, la néphrite interstitielle, la tuberculose rénale.

Ces lésions peuvent être les effets simultanés ou successifs, soit d'une même cause, soit de causes diverses se superposant chez le même individu.

Nous avons étudié spécialement la dégénérescence amyloïde du rein; mais on en trouve aussi des dépôts dans la rate, les capsules surrénales, le foie, le pancréas, les ganglions lymphatiques, le myocarde, la vessie, les amygdales, le voile du palais, la muqueuse gastro-intestinale.

§ 8. — Lésions tuberculeuses des divers segments du squelette. Face. Crâne. Rachis. Bassin. Membres.

FACE. CRANE.

Les os de la face sont assez souvent chez l'enfant le siège de lésions tuberculeuses. La périphérie de l'orbite et le malaire surtout deviennent le point de départ d'ostéites avec abcès et fistules, dont la guérison laisse des cicatrices absolument caractéristiques. L'angle externe de l'œil, la paupière inférieure, déviés par une cicatrice adhérente au malaire ou aux tissus profonds, indiquent à coup sûr une atteinte ancienne bacillaire.

Les maxillaires, moins fréquemment atteints, présentent des altérations dont la pathogénie est discutable. Souvent la carie dentaire, en ouvrant la porte aux infections d'origine buccale, détermine chez des scrofuleux des ostéites plus ou moins lentes, mais étendues. Peut-être aussi certaines lésions attribuées au bacille jusque dans ces derniers temps relèvent-elles de l'actinomycose. Nous avons observé récemment un cas d'ostéite tuberculeuse de la partie moyenne, ad-génienne, du maxillaire inférieur.

La rareté des observations de tuberculose de la voûte crânienne, les caractères anatomo-pathologiques propres à ces lésions, prêtent un grand intérêt à l'observation suivante (1), recueillie dans notre service à la Charité (suppléance de M. Levrat) par notre excellent in-

(1) Communic. faite à la Soc. des sciences médicales de Lyon. Séance du 13 octobre 1887.

terne M. Bret. Nous avons noté ci-dessous les principales indications bibliographiques relatives à cette question (1).

Observation (résumé). — Marie X..., quatre ans et demi, salle Sainte-Renée. Lésions tuberculeuses multiples : coxalgie suppurée à droite, spina ventosa du cinquième métacarpien droit, gomme scrofuleuse de la paupière supérieure gauche, adénite cervicale. État général mauvais. En présence de symptômes de rétention purulente, une intervention plus énergique paraît nécessaire, et l'on pratique la résection de la hanche. Quelques jours plus tard, symptômes de méningite qui enlèvent rapidement la petite malade.

A l'autopsie, on trouve des lésions tuberculeuses du côté de l'acétabulum droit; tuberculose des ganglions mésentériques; méningite tuberculeuse typique. Mais le détail le plus intéressant est la présence d'un *gros noyau tuberculeux sur le pariétal gauche.*

La lésion siège à la partie postério-supérieure du pariétal gauche. De forme arrondie, ovalaire, elle présente du côté interne un grand diamètre d'environ 2 centimètres et demi ; par contre, ses dimensions sont bien moindres sur la face externe de l'os. Elle ne fait aucun relief, ce qui explique l'absence de tout phénomène de compression cérébrale. La dure-mère, très peu adhérente au niveau du point osseux malade, est cependant infiltrée de très fines granulations tuberculeuses disposées en couronne, répondant au sillon de limitation du séquestre. La vascularisation ne paraît pas modifiée; les méninges sous-jacentes et la portion voisine du cerveau sont intactes. Il n'est *pas possible d'admettre que la méningite tuberculeuse à laquelle a succombé la malade soit une méningite par diffusion procédant du foyer pariétal.* Le péricrâne présente des modifications beaucoup plus prononcées. Épaissi, infiltré de fines granulations tuberculeuses jaunâtres, il est perforé au niveau de la lésion. Le trou présente un diamètre d'environ 5 millimètres, et permet d'apercevoir la surface extérieure d'un séquestre. L'aponévrose épicrânienne et le cuir chevelu sont intacts.

Quant à la lésion osseuse, elle nous présente des particularités intéressantes. Essentiellement constituée par un séquestre entouré de substance caséeuse, elle est plus étendue du côté interne de la boîte crânienne. Pour arriver sur le séquestre, le stylet doit traverser

(1) Ried (d'Erlangen), *Medic. Corr. baier. Arz.*, 1842, n° 33, 43. *Annales de la chirurgie française et étrangère*, 1843, t. VII, p. 480, 489. — Volkmann, *Centralblatt für Chirurgie*, 1880, p. 3. — *Beiträge... für Chirurgie*, 1880, p. 257. — Kraske, *Centralblatt für Chirurgie*, 1880, p. 305. — Coupard, Thèse de Paris, 1882. *Tuberculose de la voûte crânienne et tuberculose osseuse.* — Poulet, *Bulletin de la Société de chirurgie*, 1884, t. X, p. 621. *Note sur les ostéites tuberculeuses et syphilitiques de la voûte crânienne.* — Walter-Edmunds, *Brain*, p. 88 avril 1885. — Israël, *Deutsche medicinische Wochenschrift*; 1886, p. 85.

une couche blanche comme du mastic de vitrier, épaisse de 4 à 5 millimètres. La portion nécrosée est dure, non éburnée cependant, et passablement adhérente aux tissus sains avoisinants. Elle est limitée par un sillon circulaire très bien dessiné et d'une coloration un peu rosée. *Il n'existe aucune altération extérieure appréciable de l'os immédiatement en dehors de ce sillon.* Pas d'ostéophytes, d'hyperostose, rien qui indique un travail de réaction des éléments périostiques et osseux. Sur une coupe on note à peine l'existence d'un anneau d'ostéite condensante, épais de 3 à 4 millimètres, autour du sillon d'élimination. Cette coupe permet, en outre, d'apprécier facilement le degré différent d'altération des deux tables du pariétal. La table externe a mieux résisté à l'envahissement tuberculeux, et c'est elle qui forme la plus grande partie du séquestre. Quant à la table interne, elle est largement détruite et remplacée en grande partie par du détritus caséeux. De là résulte la disposition en biseau de la surface de section du pariétal. Le biseau est fortement marqué et taillé aux dépens de la face interne. Ajoutons enfin que la vascularisation de la table interne paraît légèrement augmentée dans une zone de 1 centimètre, au pourtour de la lésion. Il n'en est nullement ainsi pour la table externe.

Toutes les observations de tuberculose crânienne publiées jusqu'ici présentent avec le fait qui précède une profonde analogie.

Dans tous les cas on a noté *cette même tendance à la perforation de la boîte crânienne, cette même absence de réaction osseuse et périostique.*

Siégeant de préférence sur les pariétaux et les frontaux, le noyau tuberculeux n'intéresse que très exceptionnellement la base du crâne. Les altérations tuberculeuses du rocher sont à peu près les seules qui aient été signalées; leur fréquence est bien connue. On a signalé cependant une large perforation de l'écaille de l'occipital immédiatement en arrière du trou occipital (Israël).

De forme arrondie, ovalaire, la lésion présente quelquefois l'aspect d'un quadrilatère dont les angles seraient émoussés. Quant à ses dimensions, elles peuvent varier depuis quelques millimètres jusqu'à un pouce de diamètre. Loin d'être uniques (comme l'avait dit d'abord Volkmann), les foyers tuberculeux peuvent se présenter simultanément sur plusieurs points de la boîte crânienne : c'est surtout dans ces cas que l'on peut le plus facilement se rendre compte de la pathogénie et de l'évolution du processus pathologique.

Sans doute, le tubercule crânien *n'aboutit pas constamment à une perforation;* néanmoins, nous ne contesterons pas l'exactitude de la dénomination de « tuberculose perforante » attribuée par Volkmann à cette maladie. Ce qualificatif répond à l'immense majorité des cas en même temps qu'il indique le stade final de l'affection.

Un autre caractère essentiel, c'est la *présence constante d'un séquestre*. Infiltré de substance caséeuse, légèrement raréfié, il est séparé des tissus sains par un sillon qui devient de plus en plus profond et finit par le mobiliser complètement. Tantôt le séquestre disparaît par résorption ou destruction parcellaire; tantôt il est éliminé en masse à l'extérieur. Dans certains cas enfin son issue est tout à fait impossible, sans doute à cause d'une disposition spéciale notée dans notre observation. Le sillon qui limite la nécrose offre un biseau taillé aux

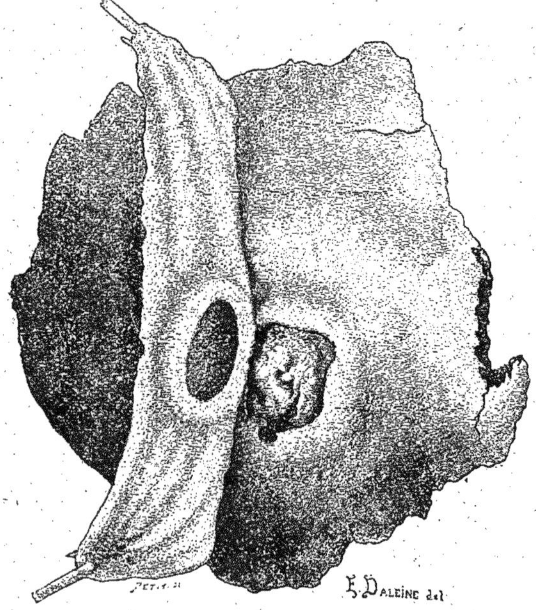

Fig. 46. — Face externe du pariétal. Le péricrâne a été érigné et relevé pour montrer la perforation et le séquestre.

dépens de la face interne; dès lors le séquestre, plus large que le trou à travers lequel on l'aperçoit, ne peut sortir spontanément ou être facilement attiré au dehors. Il est nécessaire en pareil cas d'appliquer le trépan, ou d'employer la gouge et le maillet, pour pratiquer l'extraction.

Les *collections purulentes* extra-crâniennes ou intra-crâniennes (en dehors de la dure-mère) sont la règle. Dans quelques cas, rares à la vérité, on ne trouve que du détritus caséeux ou des fongosités émanées de l'os, de la dure-mère et du péricrâne.

L'ouverture de ces abcès ossifluents, l'élimination des séquestres spontanés ou opératoires sont souvent suivies d'une guérison locale définitive. Une cicatrice fibreuse confondue avec la dure-mère et le péricrâne comble la perte de substance osseuse.

En tout cas il n'existe jamais d'hyperostose, d'ostéophytes, et la voûte crânienne paraît aussi lisse et unie à 2 millimètres de la lésion qu'à 5 centimètres plus loin.

Si maintenant nous nous demandons *quel est le tissu primitivement atteint*, nous sommes amené par notre observation à conclure que *l'os lui-même a été frappé le premier*. L'intégrité presque complète de la dure-mère et des méninges sous-jacentes, les lésions restreintes,

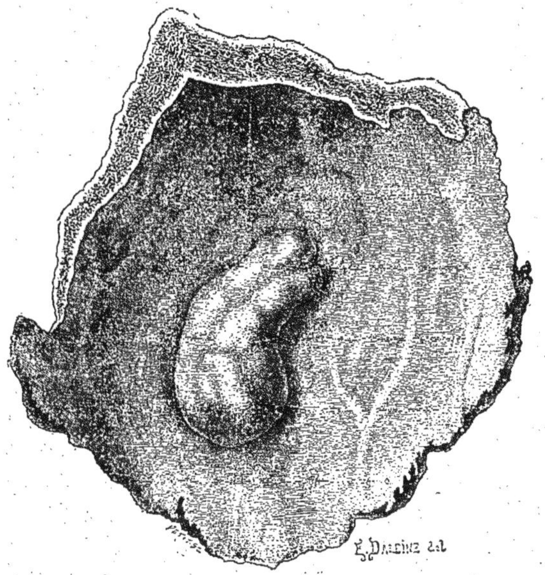

Fig. 47. — Face interne du pariétal. Fongosités tuberculeuses autour du séquestre et sous la dure-mère.

nettement secondaires, du péricrâne contrastent avec les dimensions du séquestre et le stade avancé de l'altération osseuse.

Peut-on confondre ces ostéites tuberculeuses avec les ostéites syphilitiques? Nous répondrons nettement par la négative, comme l'a déjà fait Poulet dans une très intéressante note publiée dans les Bulletins de la Société de chirurgie (1). Nous ne pouvons mieux faire que de citer ici la description qu'il consacre aux ostéites syphilitiques : « Un premier fait qui frappe est l'extrême irrégularité de la surface, la présence de ces petits rognons durs, condensés, travaillés à jour par les bourgeons gommeux; il semble que quelque insecte

(1) *Bull. S. chir.*, 1885.

a rongé l'os en tout sens. Vient-on à pratiquer une coupe, on est frappé du contraste qu'offre l'association de la condensation et de la raréfaction; un grand nombre de petits trous, gros comme une tête d'épingle, sont entourés d'une zone d'ostéite condensante aussi dure que l'ivoire. C'est pourquoi, comme l'ont remarqué MM. Terrier et Luc, ces crânes, quoique ravagés par la syphilis, sont cependant plus lourds que les autres. » Et plus loin : « Le bourgeon gommeux parti du périoste s'enfonce directement dans l'os à travers un pertuis étroit, dont les dimensions ne dépassent pas celles d'une tête d'épingle; il décrit ensuite dans le tissu spongieux une véritable hélice dont les tours de spire deviennent de plus en plus grands à mesure que le bourgeon s'éloigne de son point d'entrée. » La raréfaction osseuse est absolument limitée au trajet du bourgeon, tandis que les parois sont le siège d'une ostéite condensante très intense. Dans les points confluents, ces rampes hélicoïdales empiètent les unes sur les autres, s'enchevêtrent et ne laissent plus subsister que des saillies stalactiformes plus ou moins arrondies. La table interne oppose toujours une résistance notable. Ce n'est que dans les formes les plus graves que l'on voit à la surface du frontal, par suite de la résorption de toutes les petites saillies secondaires, une large perte de substance superficielle et çà et là quelques colonnes saillantes en forme de champignon et formées de tissu éburné. Quant aux perforations, elles sont essentiellement partielles, étroites, dans la plupart des cas.

Comme on le voit, il n'est pas possible de confondre des crânes syphilitiques lourds, éburnés, vermoulus, à perforations étroites, à surface irrégulière, végétante, ostéophytique, avec les crânes tuberculeux lisses, unis, simplement et régulièrement troués comme à l'emporte-pièce. Ajoutons enfin que le point de départ du processus paraît différent dans l'un et l'autre cas. *Le bourgeon gommeux émane du péricrâne et de la dure-mère pour pénétrer dans le diploé; la tuberculose frappe d'emblée le tissu osseux et secondairement les enveloppes fibreuses avoisinantes.*

RACHIS.

Nous ne pouvons décrire ici le mal de Pott; indiquons-en seulement quelques traits essentiels.

Les foyers tuberculeux du rachis se présentent sous deux formes : ils sont *profonds* ou *superficiels*.

Lannelongue étudie le mal de Pott profond, avec gibbosité, et le mal de Pott superficiel, sans déformation apparente.

L'*infiltration puriforme* circonscrite est la cause habituelle du premier; la *carie*, l'ostéite diffuse, celle du second.

Les foyers sont assez souvent multiples. Sur 81 cas se rapportant à des malades de tout âge et comprenant les variétés superficielle et profonde du mal de Pott, Bouvier aurait trouvé des lésions :

De 1 ou 2 vertèbres	31 fois.
De 3 à 4 ou 5	26 —
De plus de 5	24 —

Les disques cartilagineux ne constituent pas des obstacles sérieux à la propagation; quelquefois surtout chez les enfants, les lésions s'arrêtent brusquement; à leur limite les tissus sont absolument sains.

La destruction d'un ou de plusieurs corps vertébraux, les contractions musculaires, la pesanteur, interviennent pour produire les gibbosités (fig. 48). Lannelongue insiste avec raison sur le rôle de l'*ulcération compressive* : la médullisation propagée à distance affaiblit la résistance des corps vertébraux, qui cèdent alors par le fait de la compression : cela par un mécanisme analogue à celui qui affecte la tête du fémur et le rebord cotyloïdien sur les points qui se compriment réciproquement dans la tuberculose de la hanche. L'ulcération atteint alors de préférence la face antérieure des corps vertébraux.

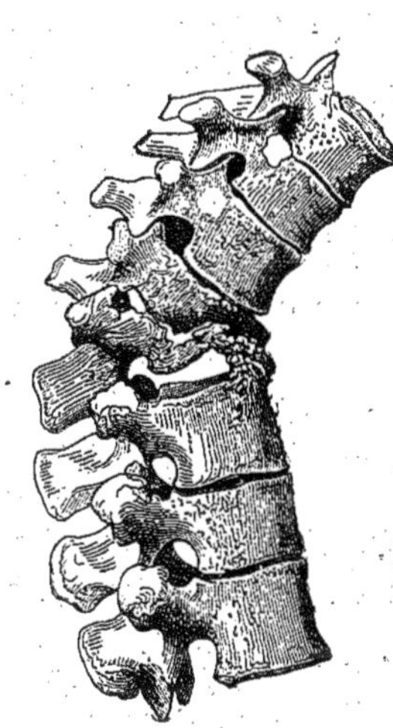

Fig. 48. — Excavation tuberculeuse résultant de la destruction des corps vertébraux.

Quant aux lésions (formes enkystées, formes infiltrées), nous renvoyons à nos généralités sur l'anatomie pathologique.

Altérations superficielles. — Celles-ci sont en surcroît ou indépendantes des altérations profondes. C'est dire que les deux variétés peuvent s'associer ; ce qui est en effet fréquent, bien qu'à un degré variable. Il s'agit alors de lésions typiques de la carie ; elles ont été décrites sous le nom de tuberculose diffuse (fig. 49).

La guérison du mal de Pott a été bien des fois vérifiée. Des tractus fibreux, des ossifications périphériques et intermédiaires consolident les portions ébréchées de la colonne vertébrale; les cavernes se comblent plus ou moins imparfaitement.

Les abcès se tarissent, se résorbent, ou bien se transforment complètement en kystes *séreux*, ou en kystes renfermant du mastic : l'état général s'améliore, les douleurs ont disparu... Bref, le sujet peut, au point de vue clinique, être considéré comme guéri. En est-il vraiment ainsi ? Pas toujours, car on trouve fréquemment à l'autopsie d'anciens gibbeux, morts d'affections intercurrentes, des amas caséeux, des séquestres, et des points d'infiltration puriforme. Ce sont là autant d'étincelles qui couvent sous la cendre et peuvent rallumer l'incendie. La crainte des rechutes est absolument justifiée dans le mal de Pott, et doit rendre réservé quant au pronostic, extrêmement sévère pour le traitement.

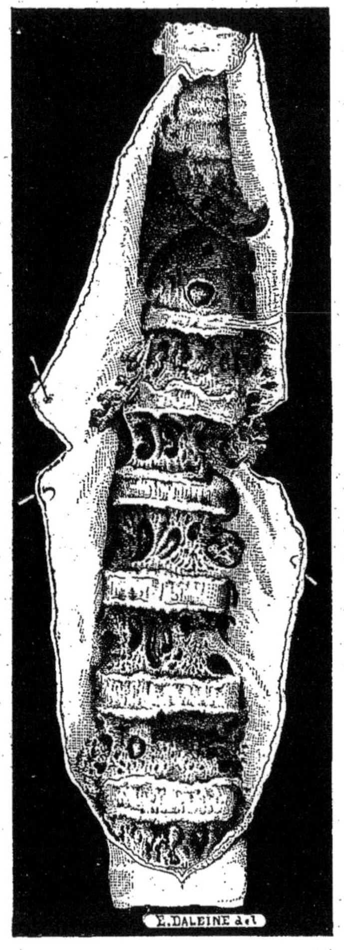

Fig. 49. — Tuberculose superficielle étendue à un grand nombre de corps vertébraux. (Figure empruntée à M. Lannelongue, *Tuberculose vertébrale*.)

Mal de Pott cervical. — Lorsque la tuberculose intéresse la partie la plus élevée de la colonne vertébrale, elle donne lieu à un ensemble symptomatique connu sous le nom de *mal sous-occipital*. Presque toujours il est évident que le siège primitif des lésions se trouve dans les os. Les condyles de l'occipital plus ou moins érodés, détruits, ont quelquefois disparu complètement; les surfaces osseuses adjacentes (apophyse basilaire par exemple) sont irrégulières et peuvent être également envahies. Quant à l'atlas, ce sont surtout les masses latérales qui sont altérées: on peut observer la rupture de l'arc antérieur ou de l'arc postérieur. Mais le maximum des lésions est généralement sur l'axis, et notamment l'apophyse odontoïde. Cette dernière n'est pas seulement dénudée, mais souvent détruite, fracturée à sa base. L'appareil ligamenteux offrant des modifications pathologiques parallèles, on comprend combien peuvent être faciles dans les cas avancés les luxations pathologiques.

Malgaigne en a donné une classification trop complexe; Lannelongue distingue seulement la luxation bilatérale et la luxation unilatérale, l'une et l'autre plus ou moins étendues, incomplètes ou complètes. Or, on a vu que le rétrécissement du canal rachidien était moins que la pachyméningite et les déplacements la cause des phénomènes de compression.

L'infiltration puriforme avec formation de séquestre est fréquemment notée.

Ces lésions peuvent guérir; à côté des faits cités par les auteurs, nous en joindrons un qu'il nous a été permis d'observer pendant notre internat dans le service du professeur R. Tripier (1881). Sur une vieille femme morte de granulie péritonéale et pulmonaire nous avons trouvé une ankylose avec fusion des quatre premières cervicales entre elles et avec l'occipital. Des tractus fibreux avec masses caséeuses intercalaires, sans séquestres bien évidents, des ossifications antérieures et postérieures assuraient une ankylose absolue. Le canal rachidien était peu réduit.

Mal vertébral postérieur. — Lannelongue (1) a décrit fort justement, sous le nom de mal vertébral postérieur, les altérations tuberculeuses limitées à l'arc postérieur des vertèbres, c'est-à-dire aux apophyses *épineuses transverses* et *articulaires* ainsi qu'aux *lames*.

Moins fréquent que les formes antérieures, le mal vertébral postérieur peut se rencontrer à tous les âges. Nous ne savons pour quel motif, mais ce sont toujours des sujets âgés qui nous ont présenté de telles localisations. Celles-ci peuvent affecter un ou plusieurs arcs vertébraux, et même se localiser sur un point fort limité d'une apophyse transverse ou épineuse. En tout cas la portion osseuse malade est habituellement infiltrée ou séquestrée.

Les abcès symptomatiques, habituellement postérieurs, le siège de la douleur, l'absence de gibbosité, permettent un diagnostic facile et un traitement direct.

Tuberculose sacro-iliaque. Sacro-coxalgie (2). — Depuis Boyer et Erichsen qui décrivirent cette affection en lui attribuant une origine scrofuleuse, de nombreux travaux ont établi le siège des lésions et leurs caractères.

Ainsi que Goullioud (3) l'a montré, c'est de dix-huit à trente ans qu'elle est la moins rare; cette date d'apparition est liée sans doute à la soudure tardive des épiphyses du sacrum et de l'os iliaque (ostéites postpubertiques).

Habituellement la sacro-coxalgie (4) est causée par une ostéite siégeant sur les surfaces articulaires du sacrum ou de l'os iliaque; les abcès ossifluents provenant d'un mal de Pott situé plus haut ne

(1) Lannelongue, *Tuberculose vertébrale*.

(2) On doit à Larrey la dénomination très juste de sacro-coxalgie. Hattute, Thèse Paris, 1852.

(3) Consulter Goullioud, Thèse Lyon, 1883.

(4) Delens, *De la sacro-coxalgie*. Thèse d'agrégation, 1872.

pénètrent pas dans l'articulation qu'ils côtoient. Weiss en a cependant signalé un cas (Hattute).

L'infiltration puriforme peut donner lieu à de véritables séquestres en grelot, contenus dans une caverne à parois condensées.

Une pièce de la collection de M. Ollier en offre un type remarquable.

Tuberculose du sacrum, de l'articulation sacro-coccygienne et du coccyx. — Le sacrum peut être atteint secondairement de tuberculose, soit par la propagation de lésions venues de l'*articulation* (ce qui est rare) sacro-iliaque ou des dernières lombaires, soit enfin par le contact d'abcès ossifluents venant d'une ostéite plus ou moins éloignée. D'autre part, il peut renfermer des foyers primitifs analogues à ceux des autres vertèbres.

Shaw (1), Lannelongue (2), Talamon (3) ont relaté des faits d'ostéo-arthrite fongueuse sacro-coccygienne.

Ce sont toujours des lésions rares et spéciales à l'âge adulte.

STERNUM. — CÔTES.

La structure spongieuse de ces os en fait un terrain de prédilection pour le bacille tuberculeux. Le sternum formé de pièces longtemps indépendantes est rarement envahi en totalité, et presque toujours le corps, ou partie moyenne, est la partie atteinte (Ollier) (4). L'affection tuberculeuse se manifeste habituellement sous la forme de taches d'*infiltration puriforme* plus ou moins étendues. Le tissu cellulaire avoisinant devient le siège d'abcès froids, les articulations chondro-sternales sont envahies, et si le foyer osseux est situé à la face interne de l'os, on peut ne trouver aucun point dénudé à l'ouverture de la collection. Il se passe en pareils cas ce que l'on observe souvent dans les ostéites *costales*.

Les abcès froids qui sont la conséquence de ces dernières ont donné lieu à de trop nombreuses discussions pour que nous omettions de les signaler.

Considérés par Leplat comme le résultat de *pleurésies*, ils ont été signalés par Gaujot et ses élèves comme relevant d'une *périostite externe chronique suppurée*.

A l'appui de leurs idées, Leplat (5) et son élève Legrand apportèrent

(1) Shaw, *System of surgery of Holmer*, t. IV.
(2) Lannelongue, *loc. cit.*, p. 358.
(3) Talamon, *Bull. Soc. anat.*, 1877, p. 407.
(4) Ollier, t. III.
(5) Leplat, *Archiv. gén. de médecine*, 1865. *Des abcès de voisinage dans la pleurésie; pathogénie et étude clinique des abcès des parois thoraciques.*

un contingent d'observations intéressantes. Ils eurent le tort de généraliser un fait d'ailleurs rare.

Quant à Choné (1), les cinq observations qu'il publie ne renferment aucune autopsie; bien plus, le stylet n'a pas même servi à l'exploration. Son travail et celui de Midon n'entraînent en aucune façon la conviction qu'il existe une périostite externe sans lésion costale. Duplay (2) admet l'existence de ces abcès prétendus sous-périostiques. Verneuil (3) émet l'hypothèse que ceux-ci peuvent être causés par la suppuration de bourses séreuses (?) situées entre les couches musculaires (grand pectoral, petit pectoral) et la face antérieure du thorax.

En 1882, dans un travail fait à la Clinique de Léon Tripier, le point de départ et la disposition de ces abcès thoraciques se trouvent mieux mis en évidence.

Toutes les fois que les recherches ont pu être faites, assez complètement (4), on a trouvé l'origine de l'abcès dans une ostéite costale fréquemment placée à la face interne de la côte. Souvent très exigu ce foyer détermine un abcès en bouton de chemise dont la tête peu développée est intra-thoracique, sous-pleurale, et le pied quelquefois très développé, extra-thoracique, sous-cutané ou sous-musculaire. Le collet rétréci perfore un espace intercostal.

TUBERCULOSES PELVIENNES.

L'ostéogénie donne l'explication du développement des ostéites du bassin en des points variés suivant l'âge du sujet.

Nous avons dit qu'il y avait deux périodes dans le développement du bassin. Dans la première qui va de la naissance à la puberté, c'est dans la cavité cotyloïde que s'accélère d'abord la soudure des pièces osseuses; plus tard ce sont les épiphyses marginales qui apparaissent et qui complètent l'ossification pelvienne. « Le travail de développement s'opère partout sans doute en même temps; la masse osseuse produite dans cette première période sous le cartilage marginal est même beaucoup plus considérable que celle qui se forme aux dépens du cartilage acétabulaire; mais la réunion des points osseux qui marque la fin de ce travail d'ossification, est plutôt accomplie dans la cavité cotyloïde et à partir de ce moment les ostéites marginales deviennent plus fréquentes » (Ollier). De là la

(1) Choné, *Étude sur une variété d'abcès froids thoraciques*. Thèse Paris, 1873.

(2) Duplay, *Gazette hebdom.*, 1876.

(3) Verneuil, Vesseaux, 1879. *Contribution à l'étude des abcès froids idiopathiques des parois du thorax.*

(4) Giraud, *Contribution à l'étude des abcès des parois thoraciques*. Thèse Lyon, 1882.

division de Goullioud en ostéites *prépubertiques*, péricotyloïdiennes, intra-cotyloïdiennes, et en ostéites *postpubertiques* qui comprennent les ostéites périphériques, marginales ou épiphysaires, juxta-marginales ou juxta-épiphysaires. Tandis que chez de jeunes enfants, au-dessous de dix ans, on observe surtout la coxalgie acétabulaire, chez l'adulte, après vingt ans, on voit la tuberculose se développer à la périphérie du bassin, à l'ischion, vers les épines antérieures ou postérieures.

La vieillesse n'est pas à l'abri de localisations pelviennes du bacille : nous avons observé plusieurs fois l'infiltration puriforme, la nécrose du pubis, chez des sujets âgés de plus de soixante-dix ans.

MEMBRE SUPÉRIEUR.

Épaule. — Dans un travail intéressant, Audry, Mondan (1) nous donnent les résultats de l'examen de trente-deux pièces de la collection de M. Ollier. Il s'agit exclusivement de sujets adultes ou adolescents, de telle sorte que leurs conclusions ne s'appliquent peut-être pas exactement à l'enfance.

Bonnet, Lawrence, Crocq ont vu des tubercules enkystés de la tête humérale.

Volkmann, Kœnig, ont décrit sous le nom de *caries sicca*, et Vogt sous celui de *primärosteale omarthritis*, une ostéite spéciale caractérisée par la résorption progressive de la tête humérale sans fongosités.

Ces diverses formes, surtout celle qui s'accompagne de petits séquestres avec fongosités et points osseux, ont été notées par les deux auteurs lyonnais.

Voici, du reste, les résultats auxquels ils ont abouti :

La tuberculose de l'épaule est ordinairement d'origine osseuse : 29 fois sur 32.

Dans 23 cas, la prédominance des lésions humérales était évidente ; 4 fois même celles-ci étaient hors de proportion avec celles de l'omoplate. Dans un cas les deux os étaient à peu près également atteints ; une fois cependant l'omoplate était à coup sûr le point de départ de la maladie. Dix fois il n'existait qu'*une* lésion de l'humérus, dix-neuf fois celles-ci étaient *multiples* et quatre fois on notait une coïncidance avec les lésions scapulaires.

Comme dans la plupart des autres régions, l'épiphyse est le siège de prédilection des tubercules (22 fois); cinq fois les lésions étaient diaphyso-épiphysaires. Il est exceptionnel de trouver l'épiphyse indemne, la région juxta-épiphysaire (5 fois) étant seule envahie; il est

(1) Audry, Mondan, *Tuberculose de l'épaule. Rev. de chirurgie*, 1892.

encore plus rare de noter l'envahissement de la diaphyse (2 fois).

C'est donc sur le col anatomique et plus particulièrement en haut ainsi qu'à la partie supérieure de la coulisse bicipitale, régions qui appartiennent toujours à l'épiphyse, que se localise la tuberculose. On rencontre le maximum des lésions au niveau du reflet de la synoviale, dans la rainure qui sépare le grand trochanter de la tête.

Ce siège explique pourquoi le processus morbide peut se diriger au dehors *sous le périoste*, en dehors de l'articulation, en même temps qu'il devient intra-articulaire. Deux fois même il s'agissait de foyers isolés, ayant évidé en godet la tête humérale.

Le plus souvent, du reste, l'humérus est atteint à sa périphérie (15 fois) plus que dans son centre (7 fois).

Douze fois il existait des séquestres, mais la forme éburnée, blanche, compacte, signalée sur le fémur est ici exceptionnelle; leur aspect n'est nullement régulier, uniforme.

L'infiltration tuberculeuse de l'épiphyse a été notée 5 fois. Jamais ils n'auraient observé la variété décrite par Kœnig sous le nom de *caries carnosa*. Par contre la carie sèche existait, typique dans un cas.

Pour MM. Mondan et Audry et pour nous-même, la nature tuberculeuse de cette lésion n'est pas douteuse, quoi qu'en aient dit Vogt et Löbker; il faut admettre avec Volkmann, Kœnig, qu'il s'agit là d'une forme spéciale de tuberculose. Ollier fait remarquer qu'il n'est pas rare de l'observer à la hanche.

Nous en avons retracé les principaux caractères dans un paragraphe précédent, nous n'y reviendrons pas.

Rappelons que les scapulalgies glénoïdiennes ont été surtout signalées par Ollier. M. Poncet a attiré l'attention sur l'ostéite de l'apophyse concroïde (1). L'ensemble des observations prouve que ce sont là des lésions rares.

En 1889, dans la *Revue de chirurgie*, M. Ch. Audry a étudié les ostéites de l'omoplate. Les nombreux faits qu'il a rassemblés prouvent que les régions juxta-épiphysaires sont bien le lieu d'élection des ostéites tuberculeuses ou infectieuses. Nous citerons ses conclusions :

On peut ranger sous trois chefs les ostéites spontanées de l'omoplate :

1° Ostéites du bord interne et de l'angle inférieur (rares).

2° Ostéites du massif acromio-spinal; relativement fréquentes, le plus souvent tuberculeuses, souvent bénignes, pouvant affecter des allures extensives redoutables.

(1) Poncet, *Association française pour l'avancement des sciences*. Congrès de Grenoble, 1885.

3° Ostéites coraco-glénoïdiennes.

La glénoïdite est le point de départ de la scapulalgie glénoïdienne; la coracoïdite est aussi rare comme affection primitive. Poncet en a publié deux exemples : dans un cas la lésion se propagea à l'articulation du bras et nécessita consécutivement l'extirpation de l'omoplate. Dans l'autre l'ablation du sommet de l'apophyse amena la guérison.

Les ostéites de l'épine et de l'acromion sont beaucoup plus fréquentes, celles de l'épine surtout. Quoique se développant sur la même pièce qui forme la plus grande partie de la cavité glénoïde, elles restent généralement limitées à la partie saillante et superficielle de l'épine.

Coude. — Les lésions du cubitus sont beaucoup plus fréquentes et plus avancées que celles des autres os, surtout sur les côtés de la grande cavité sigmoïde, au niveau de l'articulation radio-cubitale supérieure. Ce sont les lésions juxta-épiphysaires qui dominent.

Sur 84 pièces Ollier (1) a trouvé 4 fois l'épiphyse comme siège principal, alors que la région juxta-épiphysaire était atteinte 79 fois. Dans un cas, la lésion était diaphyso-épiphysaire.

Après le cubitus, c'est l'humérus qui est le plus souvent atteint primitivement : 31 fois contre 76 lésions primitives; 12 fois seulement sur 112 pièces, le radius a présenté des lésions profondes primitives ou secondaires. Dans 8 cas, les 3 os constituant la jointure étaient à peu près également altérés.

Kœnig est arrivé à des conclusions analogues. Sur 52 cas de résections du coude, il a trouvé comme siège de la lésion : cubitus 22 fois, humérus 17; radius 13 fois; 10 fois il s'agissait de formes synoviales. La diaphyse du cubitus entrant pour les trois quarts dans la cavité sigmoïdienne et les lésions épiphysaires et juxta-éphysaires étant la règle, la pénétration des produits tuberculeux dans la jointure est pour ainsi dire forcée.

Poignet. — De l'avis d'Ollier il est souvent difficile et même impossible de dire exactement si l'altération a été primitivement synoviale ou osseuse. Sur une série de 30 résections, 15 fois l'origine osseuse était manifeste; 6 pièces démontraient une origine radiale; le cubitus avait été une fois le point de départ de l'arthrite, le métacarpe 2 fois. C'est seulement dans 5 ou 6 cas que l'on pouvait regarder les os du carpe comme le siège primitif de la maladie. Mais dans 15 cas d'origine synoviale ou douteuse, c'est entre les petits os du carpe ou à leur niveau que la tumeur blanche a pris naissance : en résumé sur 30 cas, 20 étaient d'origine carpienne, 10 extra-carpienne.

(1) Ollier, *Traité des résections*, t. II, p. 239.

MEMBRE INFÉRIEUR.

Hanche. — En examinant les pièces enlevées dans les résections, Ollier a été frappé de la fréquence des lésions cotyloïdiennes. Sur 30 pièces où l'origine osseuse paraît probable, il a trouvé 15 cas d'origine fémorale et 15 cas d'origine pelvienne. Ce serait une erreur de croire que la coxalgie acétabulaire est aussi fréquente que la coxalgie fémorale; ces derniers cas guérissant souvent sans intervention, échappent à la statistique opératoire.

Les lésions pelviennes seraient moins fréquentes entre un et cinq ans.

Sur 14 cas de lésions cotyloïdiennes, 7 fois la cavité cotyloïde était perforée. Dans 9 cas il y avait des séquestres de nécrose; 5 fois il n'y avait pas de nécrose, mais des érosions plus ou moins profondes avec quelques petits séquestres vasculaires en voie de résorption.

Les 15 cas que l'on pourrait regarder comme d'origine fémorale se répartissaient ainsi : tubercules périphériques 9; tubercules exclusivement centraux 4; à la fois centraux et périphériques 2. Ils siégeaient dans l'épiphyse 6 fois; en même temps sur l'épiphyse et la diaphyse.

Dans un cinquième cas, les lésions étaient aussi marquées et même davantage du côté de la synoviale et du côté de l'os; aussi Ollier est-il moins absolu que Volkmann et Lannelongue, pour lesquels les altérations du squelette sont toujours primitives.

Pour Lannelongue la « coxo-tuberculose est primitivement osseuse ».

Les lésions sont tantôt épiphysaires, tantôt juxta-épiphysaires. Ces dernières sont plus fréquentes chez les enfants, tant que les épiphyses de la tête et du trochanter sont cartilagineuses ou n'ont qu'un point d'ossification entouré d'une couche épaisse de cartilage.

De l'avis de la plupart des auteurs, de Lannelongue entre autres, la tête fémorale est beaucoup plus fréquemment atteinte que le cotyle.

L'épiphyse du fémur possède une activité de développement supérieure à celle du cotyle. Son cartilage de conjugaison fournit à l'allongement de l'os, à l'accroissement de la tête et du col. Du côté du cotyle, on trouve, il est vrai, trois disques épiphysaires disposés en Y, mais leur activité formative est faible. Sur le fémur, un siège d'élection serait, d'après Barwell, le côté inférieur et interne du col. Nous rappellerons que dans ses expériences sur l'entorse juxta-épiphysaire, Ollier a décrit et figuré cette région comme le siège de fractures trabéculaires.

Genou. — Il est incontestable que les arthrites tuberculeuses du genou ne sont pas d'origine exclusivement osseuse. Cependant pendant l'enfance et la jeunesse, à en juger tout au moins par les pièces recueillies à l'amphithéâtre ou sur la table d'opération, les formes osseuses sont la règle.

Sur 41 cas d'origine osseuse ou présumée telle, M. Mondan, chef de laboratoire de M. Ollier, a trouvé :

1° Origine tibiale	17
— simultanée dans le fémur et le tibia ou du moins impossible à préciser	13
— fémorale	8
— rotulienne	2
2° Au point de vue du siège des lésions tuberculeuses : à la fois central et périphérique	11
Uniquement central (y compris les deux tubercules de la rotule)	6
Périphérique	17
Indécis	7

Comme nous l'avons déjà fait remarquer, on observe souvent sur les condyles du fémur ces séquestres éburnés présentant, suivant la comparaison d'Ollier, sur leur surface articulaire le poli et la dureté de la porcelaine.

Pour Kœnig le fémur serait plus souvent atteint, et chez les tout jeunes enfants les lésions seraient plus tôt diaphysaires (bulbe de l'os).

Sur 118 pièces, il aurait pu constater :

L'origine osseuse	69 fois.
— synoviale	32 —
— douteuse	16 —

Il faut de plus remarquer qu'au niveau des insertions ligamenteuses ou synoviales, on peut trouver des pertes de substance de l'os, qui ne sont pas dues à des foyers primitifs, mais à l'action destructive des fongosités.

Tuberculoses du pied. — Nous emprunterons à l'excellente thèse de Charles Audry (1) la majeure partie des renseignements consignés ci-dessous. Puisées dans les précieuses collections de la clinique, ses observations sont d'autant plus importantes, à nos yeux, que pendant plusieurs années nous avons pu suivre la pratique de M. Ollier et connaître, par expérience personnelle, les résultats définitifs aussi bien qu'immédiats fournis par les opérations.

L'examen de 134 pièces donne :

Lésions à point de départ osseux	104
— — synovial	16
— — incertain	14

(1) Th. Audry, *Les tuberculoses du pied*, Thèse Lyon, 1890.

Cou-de-pied. — L'articulation tibio-tarsienne est, au moins dans la moitié des cas, le siège de tuberculose d'origine osseuse. L'astragale d'abord, les os de la jambe pour un tiers des cas, exceptionnellement des os plus éloignés, calcanéum, scaphoïde et même cuboïde, en sont le point de départ (1).

Les tubercules de l'astragale sont centraux ou périphériques ; ces derniers se développent soit sous le cartilage de la poulie, soit sous le périoste du col ou des parties limitrophes du cartilage. Sur 41 lésions osseuses primitives, Ollier (2) en relève 22 ayant débuté par le centre de l'os.

Le tibia au niveau de la malléole interne, plus fréquemment en dehors, vers l'articulation tibio-péronière, peut être le point de départ de l'arthrite. Deux fois nous avons enlevé la malléole externe atteinte d'infiltration puriforme et cautérisé la synoviale adjacente envahie.

Calcanéum. — Le calcanéum est l'os le plus souvent malade dans la tuberculose du pied (37 fois sur 104 cas). Comme le fait remarquer Audry, le segment osseux a des dimensions suffisantes pour que le bacille puisse se développer à son aise sans en franchir les limites. Une large part de l'os n'est pas articulaire, mais en rapport avec le tissu cellulaire des gaines tendineuses.

Enfin le calcanéum possède une épiphyse à soudure tardive ; aussi présente-t-il une lésion typique, c'est une tuberculose centrale juxta ou intra-épiphysaire.

La forme circonscrite est la plus fréquente ; on trouve alors un foyer d'infiltration blanc jaune, puriforme, avec éburnation trabéculaire, plus ou moins étendu : il arrive quelquefois que seule une coque osseuse sous-périostique reste saine, la majeure partie de l'os étant séquestrée. Souvent les portions malades sont déjà en voie de mobilisation ; dans certains cas même existe une caverne à parois *saines quoique condensées*, contenant un séquestre arrondi, blanc jaune, éburné.

Quand l'invasion articulaire s'effectue, elle s'opère presque toujours dans les sous-astragaliennes, rarement dans la tibio-tarsienne. Elle peut se cantonner exclusivement dans la petite séreuse calcanéo-cuboïdienne.

La fréquence plus grande des ostéites à la partie postérieure du calcanéum s'explique facilement. C'est sur l'épiphyse que s'insère le tendon d'Achille ; c'est dans ce point que doit se produire le plus facilement l'entorse juxta-épiphysaire ; aussi les séquestres centraux ou sous-périostiques siègent-ils, comme nous l'avons dit, dans la région juxta-épiphysaire.

(1) Voir les articles de Volkmann, Czerny in *Sammlung*, 1876. — Münch, in *Deutsch. Archiv. für Chir.*, 1879. — Schinzinger, in *Archiv. von Langenbeck*, 1878.
(2) Ollier, t. III, p. 596.

Tarse antérieur. — Le cuboïde, le scaphoïde, les cunéiformes peuvent être le point de départ de tumeurs blanches; aux 9 cas d'Audry (3 scaphoïdes, 3 cunéiformes, 3 cuboïdes), nous pouvons en ajouter deux autres; ils sont relatifs le premier à une ostéite du cuboïde traitée par l'ablation de cet os et guérie, le second (en traitement) à une ostéite du scaphoïde. On observe l'infiltration puriforme avec production de fongosités et envahissement rapide des gaines avoisinantes.

Métatarsiens et phalanges. — Sur 27 cas où l'on a eu affaire à des lésions des métatarsiens et des phalanges, le foyer occupait 26 fois le premier métatarsien, une seule fois une phalange.

Le volume considérable du premier métatarsien, son rôle dans la station et la marche expliquent la fréquence des lésions.

Bien que l'épiphyse se trouve à l'extrémité postérieure de l'os, cette région n'est pas un siège de prédilection, ou tout au moins les ostéo-arthrites cunéo-métatarsiennes ne présentent pas une fréquence extraordinaire.

Habituellement le premier métatarsien est envahi dans la plus grande partie de son étendue; il s'agit d'une ostéomyélite tuberculeuse donnant l'aspect du spina ventosa.

Les phalanges (la première du gros orteil en particulier) sont quelquefois primitivement, mais souvent secondairement lésées.

TROISIÈME PARTIE

§ 1. Etiologie.

Les conditions qui président au développement de la tuberculose osseuse sont multiples : les unes, prédisposantes, tiennent au tempérament, à l'hérédité, à la profession, à l'âge; les autres, déterminantes, à l'infection de l'organisme, infection qui peut se faire de diverses façons (voies respiratoires, digestives, tégumentaires, transmission héréditaire).

D'une manière générale, l'ostéo-tuberculose, constituant une des localisations de l'infection bacillaire, doit participer aux circonstances pathogéniques de cette dernière; les mêmes considérations lui sont en grande partie applicables. Nous nous bornerons à citer ces lignes de l'illustre Villemin, auxquelles les recherches actuelles n'ont guère ajouté :

« 1° A l'exemple des maladies zymotiques, la tuberculose ne règne qu'exceptionnellement sur les grandes hauteurs;

2° Elle croît proportionnellement à l'agglomération des foules et se montre principalement fréquente dans les grandes villes;

3° Elle sévit sur les sujets qui vivent en commun, confinés (prisonniers, religieux, soldats...).

Elle épargne les individus dispersés, vivant au grand air, à l'état sauvage, ou nomade.

La tuberculose, si commune parmi les troupes casernées, cesse de l'être chez le soldat en campagne et non caserné.

La cohabitation dans des demeures étroites et inaérées a pour conséquence la tuberculisation de plusieurs individus qui cohabitent.

La phthisie, inconnue de certaines peuplades de l'Amérique et de l'Océanie, est devenue chez elles le fléau destructeur le plus ardent depuis leurs rapports avec les Européens.

La phthisie de l'espèce bovine, comme celle de l'homme, croît avec le confinement; quand elle sévit dans une étable elle atteint généralement un grand nombre d'animaux.

Il n'y a pas d'antagonisme entre l'impaludisme et la tuberculose; la rareté de celle-ci tient à ce que dans les pays à malaria la population est éparse (Villemin). »

Chaque fois que l'on s'est préoccupé de l'étude étiologique de la tuberculose, on a retrouvé ces mêmes causes mises en évidence par Villemin.

Dans un travail consciencieux et récompensé par la Faculté de Lyon, M. Givre (1) a étudié la tuberculose chez les ouvriers en soie; les documents nombreux, mais surtout importants par le soin avec lequel ils ont été recueillis, les enquêtes et visites domiciliaires auxquelles il s'est livré, l'amènent à formuler les conclusions suivantes :

1° La mortalité tuberculeuse chez les ouvriers en soie de Lyon est un peu supérieure à la proportion des décès tuberculeux généraux de la ville; l'une est de 25,1 p. 100, l'autre de 20,2 p. 100. Il est donc inexact de dire qu'elle est très considérable; elle est même beaucoup moins élevée que celle d'un certain nombre de corps d'état de la ville, dont le travail et le genre de vie sont à peu près identiques (tailleurs, tailleuses, teinturiers, cordonniers).

2° Les femmes, toutes proportions gardées, sont plus fréquemment tuberculeuses que les hommes, surtout dans certaines branches de la corporation (dévideuses, ourdisseuses, ovalistes), qui sont plus frappées que la masse des ouvriers en soie, non par le fait de leur genre de travail, mais par suite *des conditions hygié-*

(1) Th. Lyon, 1890.

niques désastreuses dans lesquelles elles vivent. Ce sont elles qui donnent l'élévation presque tout entière à la mortalité tuberculeuse des ouvriers en soie. Si l'on retranchait des décès tuberculeux les décès de dévideuses, d'ourdisseuses et d'ovalistes, la proportion de la tuberculose chez les ouvriers en soie ne dépasserait plus guère la moyenne ;

3° Quant aux causes professionnelles qui peuvent spécialement débiliter l'ouvrier ou créer des voies d'absorption particulières, il n'y en a pas pour l'ouvrier lyonnais.

Hors Lyon, le métier de cardeuse de déchets est particulièrement dangereux à cause des poussières qu'il soulève et qui créent des érosions de la muqueuse aérienne.

4° Mais ce qu'il faut incriminer surtout comme causes prédisposantes, ce sont les conditions hygiéniques de l'ouvrier, conditions qui sont surtout déplorables, à Lyon, chez l'ouvrière interne à l'atelier, et, hors Lyon, chez l'ouvrière externe.

D'après ses recherches statistiques, difficiles par suite du manque de détails des bulletins administratifs, Givre est conduit à cet avis, que la tuberculose n'est pas plus fréquente chez les ouvriers en soie. Lorsqu'on la rencontre, c'est comme partout ailleurs chez les jeunes sujets (jeunes ouvriers et apprentis); mais ce qu'elle présente peut-être de spécial, c'est *de se compliquer plus fréquemment de lésions pulmonaires*. Contrairement à ses assertions, nous avons été frappés, mon collègue et ami Maurice Pollosson et moi, de la *fréquence de la tuberculose osseuse et articulaire chez les vieillards*. En résumé, la tuberculose, chez les ouvriers en soie, est surtout pulmonaire.

La recherche d'antécédents tuberculeux, héréditaires ou collatéraux est assez rarement infructueuse chez les sujets atteints d'ostéite. Toutefois, il arrive souvent que les grands-parents étaient seuls touchés, le père et la mère étant sains ou considérés comme tels : il semble que la tuberculose ait, comme on l'a dit, sauté une génération. Dollinger (1) a parfaitement observé ce fait et pense que les os doivent, en conséquence, subir pendant une génération l'influence du virus tuberculeux pour constituer un terrain favorable. Il est assez fréquent de noter la tuberculose méningée ou pulmonaire chez les frères ou sœurs. Dans quelques cas il est impossible de relever une tare héréditaire, et c'est alors qu'il faut faire jouer un grand rôle aux conditions générales dans lesquelles vivent les sujets.

Nous nous sommes déjà longuement occupé du rôle de l'hérédité

(1) Julius Dollinger. *Centralblatt f. Chir.*, 1889, p. 609.

dans la pathogénie de la tuberculose : aussi nous bornons-nous à reproduire succinctement les connaissances actuellement admises sur ce point : nous les emprunterons aux leçons de M. Arloing :

L'hérédité fait des sujets *tuberculisés* et d'autres *tuberculisables*. Les exemples appartenant à la première de ces deux catégories sont rares dans l'espèce humaine; un peu plus fréquents et concluants dans l'espèce bovine. D'autre part, M. Courmont ayant découvert dans les cultures d'un *bacille tuberculeux spécial* des produits solubles favorisants, il est possible que le bacille de Koch possède les mêmes propriétés.

L'imprégnation des éléments anatomiques fécondants, paternel (spermatozoïde) ou maternel (ovule) par ces substances favorisantes peut expliquer la prédisposition de l'enfant. C'est surtout pour l'hérédité d'origine paternelle que cette hypothèse est plausible : cependant l'influence paternelle peut encore se comprendre si l'on admet que les agents virulents sont *émis avec le sperme* et introduits dans l'œuf à côté des spermatozoïdes. Ceux-ci ayant la signification d'un noyau ne peuvent contenir de bacilles. Du reste, Jani (1886) aurait trouvé des bacilles dans le sperme de tuberculeux à testicules sains.

En ce qui concerne l'influence maternelle, on peut admettre : 1° l'imprégnation de l'ovule par des substances favorisantes imprimant aux tissus qu'il formera une fâcheuse prédisposition ; 2° l'existence de germes dans l'ovule, l'infection ovulaire est prouvée par le choléra des poules ; 3° l'infection du fœtus par le passage à travers le placenta intact (rare), ou plus ou moins altéré, de bacilles, ou seulement de produits solubles prédisposants.

« En définitive, sous des termes et à l'aide de faits et de raisonnements un peu différents, nous arrivons aux mêmes conclusions que Landouzy. La tuberculose et la prédisposition à la contracter peuvent être communiquées par les ascendants à partir des premières heures de la conception. On devine les terribles conséquences de ce double fait. Il mérite donc d'attirer l'attention du médecin et de la société (1). »

Les faits d'ostéites ou d'ostéo-arthrites tuberculeuses congénitales sont d'une très grande rareté, mais indéniables.

C'est surtout pour la coxo-tuberculose que cette question a été étudiée (2). Aux observations de Parise, de Broca, Verneuil, sont venus se joindre les travaux de Morel-Lavallée sur la coxalgie du fœtus. Marjolin, Padieu (3) en ont cité des exemples certains. Ce

(1) Arloing, p. 146.
(2) *Académie de médecine*, 1854.
(3) Padieu, *Coxalgie chez les fœtus*. Th. Paris, 1865.

dernier rapporte deux observations dans lesquelles, outre des abcès articulaires et péri-articulaires, la tête fémorale avait disparu, la synoviale étant couverte de fongosités. Il n'y a pas lieu de s'étonner si de telles lésions sont rares chez le fœtus et le nouveau-né. Le squelette n'est-il pas en grande partie cartilagineux à cette époque? et ne sait-on pas l'intégrité habituelle de ce tissu à l'égard de la tuberbulose. Perrot (1) a publié un fait intéressant de spina ventosa congénital de la première phalange de l'index gauche: le père était sain, mais la mère mourut tuberculeuse quelques années après la naissance de l'enfant.

Merkel, cité par Ollendorff (2), aurait observé sur un enfant des lésions tuberculeuses de la voûte palatine et de la hanche gauche; la mère tuberculeuse succomba deux jours après l'accouchement.

Tandis que Brandenberg (3) cherche à démontrer que l'hérédité dans le cas de tuberculose congénitale n'existe pas, Demme (4) retrouve son influence dans 70 p. 100 des tuberculoses articulaires et osseuses. Brandenberg tente de substituer à la notion de transmission héréditaire, celle de « occasion d'infection dans la famille ». Il a trouvé pour la tuberculose osseuse 34 p. 100 d'*occasions* chez de petits enfants.

Sur 34 observations d'ostéo-tuberculose à foyers multiples de la deuxième enfance, Perrot (5) trouve les antécédents tuberculeux évidents pour 12 cas.

Il est un fait avéré aux yeux de tous les cliniciens, c'est l'influence prédisposante de certaines maladies de l'enfance.

Les fièvres éruptives (rougeole, scarlatine, variole), la première surtout, ouvrent des portes à l'infection tuberculeuse.

Pourtant notre notre passage à la Charité (de Lyon) comme interne, puis comme chirurgien suppléant, nous avons été frappé de la fréquence d'une telle pathogénie de certaines ostéo-arthrites; il y a là certainement une corrélation. Très souvent les parents attribuaient à la rougeole l'apparition de lésions osseuses chez leur enfant jusqu'alors bien portant. On sait du reste l'importance et le danger des infections tuberculeuses pulmonaires post-rubéoliques.

Nous avons souvent entendu Ollier insister sur la fréquence de la tuberculose généralisée après des ostéites suppurées ayant présenté tous les caractères cliniques des inflammations franches, et notamment après ces localisations subaiguës sur le calcanéum. Quelques

(1) Perrot, *Tuberculose externe à foyers multiples de la deuxième enfance*, Bordeaux, th., 1891.

(2) Ollendorf, *Zeitschrift f. kl. Med.*, 1884, p. 559.

(3) Brandenberg, *Corr. Bl. f. Schweitz...*, 1890.

(4) Demme, *Berlin. klin. Wochens.*, 1884.

(5) Perrot, *loc. cit.*

mois, quelques années plus tard, on peut voir se développer des accidents franchement tuberculeux, et même la granulie aiguë : de là l'opinion, que toutes les manifestations osseuses spontanées pouvaient amener cette prédisposition. Dans son livre, Ollier croit devoir insister sur « les résultats d'une longue observation clinique qui nous indiquent, non pas une similitude de nature entre ces deux affections, mais la fréquence de leur succession sur le même terrain, l'une préparant les voies à l'autre » (1). Il importe d'ajouter que certaines localisations bacillaires peuvent revêtir une allure aiguë, ou même subaiguë, ressemblant fort à l'ostéomyélite dite de croissance. Bien qu'elles soient exceptionnelles, on comprend qu'elles expliquent certains faits où la tuberculose paraît avoir succédé à une ostéite aiguë.

Tantôt l'ostéo-tuberculose est la première et la seule manifestation bacillaire apparente (ce qui est le cas le plus fréquent si l'on comprend la période infantile); tantôt elle coexiste ou succède à des manifestations viscérales: nous avons fort souvent relevé dans les antécédents de nos sujets, la pleurésie. Une première atteinte sur la plèvre guérit sans laisser de traces; quelques mois ou quelques années après se développent une tumeur blanche ou un mal de Pott...

Quant aux causes prédisposantes locales, nous avons déjà cité les conclusions auxquelles Charpy avait été conduit, nous les compléterons par les données suivantes du même auteur (2) :

« J'ai récemment examiné cent cinquante pièces de sujets de dix à soixante ans, provenant des résections faites par M. Ollier, pour des tumeurs blanches ou des lésions chroniques des extrémités osseuses.

« Sans parler des cas d'origine synoviale, et dont les lésions osseuses étaient manifestement secondaires, il s'est trouvé que des foyers tuberculeux se répartissaient régulièrement dans certaines régions. Ainsi, les épiphyses à structure serrée, comme celles de l'extrémité supérieure du cubitus, de la tête fémorale, de la cupule du radius, sont rarement tuberculeuses d'emblée ; de même la rotule, à plus forte raison le tissu compact des diaphyses.

« Et par contre, les espaces spongieux qui occupent l'épiphyse de la tête humérale et celle de l'extrémité supérieure du tibia, les condyles fémoraux, les renflements condyliens et trochléens de l'humérus, le crochet du cubitus, l'extrémité inférieure du radius, et j'ajouterai le grand trochanter, les vertèbres, le calcanéum, le sternum, les côtes, etc..., sont des nids à phthisie. Il y a dans toutes ces régions où la densité s'abaisse au centre à 1,10, un suffisant espace, une suffisante quantité de moelle, et une stagnation assez marquée dans la

(1) Ollier, t. III, p. 631.

(2) Charpy, *Variétés chirurgicales du tissu osseux. Rev. de chir.*, 1884, n° 9.

circulation pour laisser s'implanter les colonies tuberculeuses (1). »

Dans une étude fort intéressante sur l'anatomie et la physiologie pathologique des ostéo-arthrites tuberculeuses et plus tard dans sa thèse inaugurale, M. Mauclaire s'est attaché à mettre en relief les lois qui président au développement de ces tuberculoses. L'analyse de diverses statistiques le conduit aux conclusions suivantes : 1° la tuberculose se développe dans l'épiphyse qui est la plus comprimée dans le fonctionnement du membre ou la plus mobile ; 2° la tuberculose se développe dans l'épiphyse la plus fertile, celle qui est la plus vasculaire ; 3° la tuberculose se développe dans l'épiphyse qui apparaît la première.

En résumé, c'est l'os le plus mobile, le plus traumatisé physiologiquement et pathologiquement, qui est le plus souvent atteint d'ostéo-tuberculose. D'une manière générale ces données sont absolument justes et viennent confirmer celles d'Ollier.

Au niveau de l'articulation sterno-claviculaire, c'est l'os le plus mobile qui est le plus souvent atteint le premier, c'est-à-dire la clavicule. D'autre part, on voit que des deux extrémités de la clavicule, c'est l'extrémité qui porte une épiphyse qui est le plus souvent atteinte d'ostéo-tuberculose.

A l'articulation de l'épaule, dans la *scapulo-tuberculose*, les lésions de la tête humérale sont prédominantes, celle-ci est totalement déformée et diminuée de volume [Vivien (2), Dulac (3)]. M. Audry (4), qui a recherché la glénoïdite tuberculeuse primitive, n'a pu en réunir que trois observations. Dans deux cas de Vivien, la cavité glénoïde, l'acromion avaient été envahis ensuite et l'apophyse coracoïde. Ollier pense qu'il existe des scapulalgies glénoïdiennes comme il y a des coxalgies acétabulaires, mais elles sont moins fréquentes que celles-ci. Pour Volkmann et Kœnig, c'est la tête humérale qui est le plus souvent lésée.

En résumé, dans cette articulation, c'est l'os le plus mobile, celui qui vient buter le plus souvent contre la cavité glénoïde, qui est le plus souvent atteint, la cavité glénoïde ayant ici peu d'effort de pression à supporter.

Au coude, pour Ollier, comme pour Kœnig, les lésions du cubitus sont beaucoup plus fréquentes et plus avancées que celles des autres os ; c'est surtout sur les côtés de la grande cavité sigmoïde, en dehors, au niveau de l'articulation radio-cubitale supérieure ou en dedans que se trouvent les érosions osseuses et les amas de fongo-

(1) *Gazette des hôpitaux*, mai 1892.
(2) Vivien, Th. Paris, 1888.
(3) Dulac, Th. Paris, 1890.
(4) Audry, *Revue de chirurgie*, 1889.

sités. Ce sont aussi des lésions juxta-épiphysaires et non épiphysaires. Sur 84 pièces, l'épiphyse a été le siège principal de la maladie 4 fois seulement, alors que la région juxta-épiphysaire l'était 79 fois. Après le cubitus, c'est l'humérus qui est le plus souvent atteint : 31 fois contre 76 lésions cubitales primitives. Le radius est plus rarement le siège de l'altération primitive (12 fois sur 112 pièces). Ainsi c'est encore l'os le plus mobile, le cubitus, qui est atteint le premier ; c'est celui qui supporte le plus la pression du bras, car le radius la supporte beaucoup moins. La loi sur le rôle de la mobilité et de la compression maxima est donc exacte ici, et en ce qui concerne l'humérus, c'est l'épiphyse la plus tardive dans son apparition, la plus précoce dans sa soudure et la moins fertile qui est la moins souvent envahie par la tuberculose, étant donné ce fait que la tuberculose de l'épaule est plus rare que celle du coude.

Au niveau du poignet, sur 15 cas, c'est le radius qui a été le point de départ, le plus souvent, de l'ostéo-tuberculose.

C'est donc ici l'os le plus mobile et le plus comprimé qui est atteint. Pour le cubitus, c'est donc l'épiphyse la plus fertile et la plus tardive dans son apparition et dans sa soudure, celle vers laquelle se dirige l'artère nourricière, qui est le plus souvent atteinte.

Aux phalanges, c'est au niveau de l'articulation phalango-phalanginienne que siège le plus souvent la lésion.

A la hanche, sur 38 pièces, où les lésions osseuses paraissaient avoir été primitives, Ollier a trouvé 15 cas d'origine fémorale. Ici ce sont donc l'os le plus mobile (le fémur) et l'os qui subit le plus de compression (la cavité cotyloïde) qui sont lésés aussi souvent.

Haberen (1) donne cependant la proportion suivante : 50 fois des lésions cotyloïdiennes, 23 fois des lésions fémorales et 29 fois des lésions fémoro-cotyloïdiennes.

Au genou, sur 41 cas d'origine osseuse, Ollier note 17 fois l'origine tibiale, 13 fois l'origine tibio-fémorale, 9 fois l'origine fémorale, 2 fois l'origine rotulienne. Sans doute c'est le tibia qui est le plus souvent lésé. En ce qui concerne le fémur, c'est l'épiphyse la plus précoce dans son apparition, la plus tardive dans sa soudure et la plus fertile, celle sur laquelle ne se dirige pas le trou nourricier qui est le plus souvent lésée, étant donné ce fait que l'ostéo-arthrite tuberculeuse du genou est plus fréquente que la tuberculose de l'articulation tibio-tarsienne.

Au cou-de-pied, Ollier a montré la prédominance des lésions astragaliennes sur les lésions tibio-tarsiennes dans les trois quarts des cas. C'est l'os de cette articulation qui est le plus mobile et qui sup-

(1) *Ueber Becken Abcess bei Coxitis und ihre Behandlung. Centralblatt für Chirurgie*, 1881.

porte le plus de pression. Pour le tibia, c'est dans l'épiphyse la plus précoce dans son apparition, la plus tardive dans sa soudure et la plus fertile, qu'apparaît le plus souvent le T.

Enfin pour le tarse, c'est le calcanéum qui est le plus souvent lésé. En effet, sur 90 cas de tuberculose du pied, 18 fois la lésion siégeait sur l'astragale, 37 fois sur le calcanéum, 3 fois sur le scaphoïde, 26 fois sur les métatarsiens (le 5e et le 1er le plus souvent). Ici donc, c'est l'os le plus comprimé qui est le plus souvent malade.

Au niveau du rachis, la lésion siège le plus souvent à la région dorsale inférieure ; les vertèbres les plus fréquemment atteintes sont les 6e, 7e, 8e dorsales, puis la 4e lombaire, puis l'atlas (1).

Ces notions tirées de l'examen du siège des lésions dans les principales ostéo-arthrites tuberculeuses (2), nous montrent le rôle important du point le plus mobile.

Comme le fait remarquer Lannelongue, la tuberculose de l'épaule est, d'après ses chiffres personnels, cinquante fois moins commune que celle de la hanche. Cette différence ne peut s'expliquer que par les fonctions opposées à certains égards qui leur sont dévolues. Les pressions sont infiniment plus fortes, plus étendues à la hanche qu'à l'épaule. La même raison explique pourquoi les extrémités osseuses qui forment le genou sont plus souvent prises que le coude.

Quant à la main, si elle est envahie plus que le pied, c'est que ses fonctions multiples et variées l'exposent davantage.

D'après l'âge des sujets, Brandenberg (3) établit la statistique suivante relative aux diverses formes de tuberculose de l'enfance :

	T. osseuse.	T. pulm.	T. méningée.	T. miliaire.
De 0 à 1 an......	31 p. 100	36 p. 100	8 p. 100	19 p. 100
1 à 2 ans.....	52 —	19 —	15 —	14 —
2 à 3 ans.....	65 —	24 —	4 —	2 —
3 à 4 ans.....	48 —	10 —	37 —	2 —

Les nombreux cas (65 p. 100) d'ostéite signalés de 1 à 3 ans proviennent en grande partie de spinosa ventosa.

Alfer, se basant sur les malades observés à la clinique de Bonn, pendant une durée de six années, arrive à un total de 1752 cas, dont la *moitié* est constituée par la tuberculose du rachis, du pied et de la main. Examinant la fréquence proportionnelle des diverses lésions articulaires, il trouve que le genou, la hanche, le coude forment les 80 p. 100.

(1) Lannelongue, *Mal de Pott*, 1886.

(2) Mauclaire, *Étude d'ensemble sur l'anatomie et la physiologie pathologique des O. A. T. Déductions thérapeutiques*. *Gaz. des hôpitaux*, 15 mai 1892.

(3) *Correspond. Blätt. f. Schweiz.*, 1890, p. 285

Quant à l'âge des sujets, 55 p. 100 avaient dépassé la vingtième année, les hommes étaient en grande majorité (1).

Il est tout naturel que le sexe masculin soit plus exposé à la tuberculose osseuse, tout au moins à partir de la puberté : l'influence du traumatisme se faisant sentir du moment où l'adolescent travaille et mène une vie active. Jusqu'alors nous ne croyons pas qu'il y ait une différence appréciable dans la fréquence des manifestations osseuses dans les deux sexes. Quant au siège de celles-ci nous nous bornerons à relater les quelques données suivantes fournies par Lannelongue :

La tuberculose vertébrale atteint surtout les jeunes sujets; commune dans l'enfance surtout entre deux et dix ans, elle l'est un peu moins dans l'adolescence, assez fréquente chez l'adulte, exceptionnelle à un âge avancé. Sur un relevé de 1113 cas de tuberculose externe, Lannelongue a trouvé 180 cas de mal de Pott, soit 16,17 p. 100 : avant le mal de Pott se place la coxo-tuberculose qui comprend 26,88 p. 100 des cas observés.

Sur 246 cas de tuberculose des membres, le même chirurgien a trouvé :

1° Sur le membre inférieur......	Hanche..........................	100
	Genou..........................	66
	Tibio-tarsienne................	33
	Pieds, orteils..................	16
2° Sur le membre supérieur.....	Épaule..........................	2
	Coude..........................	12
	Poignet........................	2
	Mains, doigts..................	25

Cette proportion représente assez bien ce que nous avons pu observer, déduction faite d'un certain nombre de cas de lésions des doigts. Le spina ventosa est exceptionnel chez l'adulte et le vieillard; nous en avons vu plusieurs exemples : on sait que Volkmann a déclaré n'en avoir jamais observé chez l'adulte (2).

A mesure que s'achève l'ossification, les manifestations osseuses diminuent de fréquence, mais elles sont loin de disparaître. Peut-être même, dans certaines circonstances, le nombre d'ostéo-arthrites séniles paraît-il plus élevé qu'il ne l'est en réalité. Placé depuis plus de trois ans à la tête du service de chirurgie de la Croix-Rousse, nous sommes étonné du grand nombre de vieillards et de sujets ayant dépassé quarante ans, atteints de mal de Pott, de coxalgie et surtout de lésions du pied. Fait curieux, le spina ventosa sénile n'est pas une exception : nous avons dit que Volkmann déclarait n'en n'avoir jamais vu chez l'adulte.

Les conditions misérables de nos malades hospitalisés, expliquent,

(1) *Beiträge zur klin. Chir.*, Band VIII, Heft 2, p. 277, 1891.
(2) *Verhandl. d. deutsch. Gesell. f. Chir.*, XIV. Congrès 1885, p. 260.

croyons-nous, ces circonstances déjà connues et mises en relief par divers auteurs (1). Tant que leurs forces ne sont pas usées, et que leur travail leur permet de se nourrir convenablement, ils peuvent lutter efficacement contre l'infection; du moment où leurs ressources organiques et pécuniaires s'épuisent, ils succombent. Nombre d'entre eux ont possédé longtemps une santé robuste, n'ont jamais eu de manifestations antérieures, jusqu'à ce que se montrent les premiers signes d'une carie du pied ou du rachis.

GERMES TUBERCULIGÈNES : LEURS PORTES D'ENTRÉE.

Les germes tuberculisants nous environnent; si la contagion ne s'effectue pas plus souvent, c'est que les conditions nécessaires à l'infection sont multiples. L'organisme sain se défend presque toujours avec succès : nous avons dit quelles causes d'affaiblissement le mettaient en état de réceptivité.

Le danger ne vient pas seulement de l'espèce humaine; les germes tuberculisants de certaines espèces animales sont peut-être susceptibles de déterminer les mêmes lésions dans notre organisme. C'est là tout un côté encore nouveau de la prophylaxie de la tuberculose. Courmont et Dor ont bien montré quels rapports existent par exemple entre la tuberculose aviaire et la tuberculose des mammifères.

Contrairement à Rivolta (1889), Maffucci (1890), Strauss et Gamaleïa (1891), ces auteurs estiment que les bacilles aviaires et ceux des mammifères, certainement distincts, ne seraient que deux races d'une même espèce. Toutes les probabilités sont en faveur de l'unité de l'espèce bacille tuberculeuse de Koch (2).

Strauss et Gamaleïa avaient conclu de leurs recherches que : « semblables pour la forme et pour la réaction à l'égard des matières colorantes, le bacille de la tuberculose humaine et celui de

(1) Bourdelais, *Scrofule chez les vieillards*. Th. Paris, 1876. — Lacouche, *Des scrofules séniles*. Th. Bordeaux, 1882. — Marsh, *Tuberculose sénile. Lancet*, 1892.

(2) Voici les conclusions de Courmont et Dor : 1° La poule n'est pas absolument réfractaire à la tuberculose des mammifères; 2° La voie digestive est une porte d'entrée incertaine chez cet animal, bien inférieure à la voie sous-cutanée; 3° Les bacilles de provenance aviaire, mais soustraits depuis longtemps à l'influence du milieu aviaire, produisent de belles généralisations tuberculeuses chez le cobaye par la voie sous-cutanée ou péritonéale et chez le lapin par la voie sanguine ou péritonéale, si la survie de ce dernier animal inoculé dans le sang est suffisante; 4° Les bacilles ayant ces propriétés les perdent par un seul passage chez la poule. Les mammifères sont donc plus résistants à l'inoculation des lésions tuberculeuses aviaires qu'à l'inoculation des cultures aviaires propagées depuis longtemps sur milieux artificiels.

la tuberculose des oiseaux sont néanmoins deux espèces tout à fait différentes (1) ».

Les poumons étant chez l'homme les organes les plus fréquemment atteints, il était tout naturel de penser à la possibilité de l'*infection tuberculeuse par les voies respiratoires.*

Déjà en 1880, avant la découverte du bacille, Tappeiner, ayant enfermé douze chiens dans une petite chambre où il pulvérisait des crachats desséchés de phtisiques, obtint sur onze d'entre eux des lésions tuberculeuses dans les poumons, la rate et les reins. Plus tard Giboux, puis Koch, Veragüth, Weichselbaum... obtinrent des résultats positifs en se servant de l'inhalation. MM. Cadéac et Malet ont tuberculisé deux animaux sur douze, en leur inoculant la vapeur d'eau d'une salle de phtisiques chargée des poussières qu'elle avait entraînées en se condensant. Toutefois leurs recherches ont démontré que l'infection par les voies digestives est plus commune et plus redoutable que l'infection par les voies respiratoires (2).

Dès 1872, Chauveau, après avoir constaté la transmission au bœuf de la tuberculose bovine et humaine par ingestion, avait conclu à l'identité de ces deux affections.

Au Congrès de 1891, il a développé avec de grands détails ses expériences antérieures. Quant à la réciproque elle est clairement démontrée par les faits de Tscherning (de Copenhague) (1888), de Pfeiffer (Nocard, *Acad. méd.*, 1889) et relatifs à deux vétérinaires qui s'inoculèrent accidentellement la tuberculose en pratiquant l'autopsie de vaches tuberculeuses.

Nous n'insisterons pas davantage sur les dangers résultant de l'ingestion de viande provenant d'animaux tuberculeux.

Les expériences de Chauveau, d'Arloing, de Stubbe, Kastner... démontrent que le suc de viande saine en apparence, mais provenant d'animaux malades, est infectant.

Les expériences suivantes prouvent que le revêtement épithélial des *voies digestives* n'est pas une barrière suffisante :

Cornet (3), ayant mis (sur des chiens) dans le cul-de-sac conjonctival inférieur sans trauma de la muqueuse, des crachats tuberculeux ou des cultures, a observé la caséification des ganglions cervicaux correspondants ; la muqueuse avait simplement été un peu rouge. Il en fut de même pour les muqueuses nasale, gingivale, pour le vagin, le pénis : pour ces derniers on note quelquefois l'ulcération

(1) Strauss et Gamaleïa, *Archives de médecine expérimentale*, 1891.
(2) Arloing, *Leçons sur la tuberculose.*
(3) Cornet, *Congrès des chirurgiens allemands*, 1889.

de la muqueuse. En somme, ces expériences démontrent que le bacille peut, pour aller infecter les ganglions, traverser une muqueuse macroscopiquement saine.

De même Dobroklonsky conclut de ses expériences que l'organisme peut être infecté par les voies digestives, sans qu'il y ait une altération de son revêtement épithélial.

Les bacilles, les spores peuvent traverser sans difficulté l'épithélium avec lequel ils sont restés en contact un certain temps. Quant aux manifestations tuberculeuses, à peu près uniquement localisées à l'iléon, au cæcum, au côlon, à la dernière partie du jéjunum, elles siègent dans l'appareil lymphatique, quelquefois dans les glandes de Liëberkühn ou à l'extrémité des villosités: pendant longtemps le tubercule reste recouvert d'épithélium (jusqu'au 20e jour) ; l'envahissement des ganglions mésentériques est rapide (1).

Les *solutions de continuité des téguments* peuvent être la porte d'entrée du bacille.

Morgagni avoue qu'il n'a jamais osé faire que très peu d'ouvertures de corps de phtisiques, de peur, dit-il, de contracter leur maladie. Il conserva ce préjugé toute sa vie et dans une de ses lettres on lit la phrase suivante : *Phthisicorum cadavera fugi adolescens, fugio etiam senex.*

On cite le fait de Laennec lui-même comme exemple d'inoculation. Laennec raconte, dans son *Traité d'auscultation*, qu'il y a environ vingt ans, il s'est blessé en sciant un os tuberculeux, et qu'au moment où il écrit (1819), il n'en ressent aucun effet, quoiqu'il y ait eu un tubercule local.

Laennec mourut phtisique en 1826, et déjà en 1822 le mal le forçait de suspendre ses travaux (2).

Les expériences de Schmidt confirment l'opinion de Bollinger, de Koch, pour qui la peau résiste beaucoup à l'infection tuberculeuse. Cependant Mouton du Magny a rassemblé un certain nombre de faits cliniques montrant la fréquence de l'inoculation cutanée chez les infirmiers, les médecins, les bouchers, les équarrisseurs (3)... Raymond, Hanot (4), Merklen, Eiselsberg (5)... ont publié des observations probantes.

A côté de ces cas nous rangerons ceux de Czerny, Kœnig, Kraske... Czerny (6) a vu la tuberculose résulter de greffes épider-

(1) Dobroklonsky, *Arch. de méd. expér. et d'anat. path.*, 1890, nº 2.
(2) Villemin, p. 406.
(3) *Contribution à l'étude de l'inoculation tuberculeuse chez l'homme.* Th. Paris, 1885-86.
(4) Hanot, *Archiv. de physiologie*, 1886.
(5) Eiselsberg, *Wien. med. Wochen.*, 1887.
(6) Czerny, *Congrès des chir. all.*, 1886.

miques, par la méthode de Reverdin, appliquées sur des sujets bien portants, atteints de brûlures étendues. Les greffes avaient été prises sur des membres amputés pour tumeurs blanches. Dans les deux cas la jointure voisine fut envahie, et dans un il y eut tuberculose de la surface greffée.

On a publié plusieurs cas de tuberculose survenue après la circoncision faite chez les Juifs selon les anciens rites.

Les cliniciens avaient remarqué de tout temps l'*influence du traumatisme* sur le développement des ostéopathies tuberculeuses. J.-L. Petit enseignait que toutes les coxalgies étaient d'origine traumatique. Larrey expliquait la fréquence de la coxo-tuberculose dans l'armée par les exercices de gymnastique. Par contre Brodie arrivait à l'opinion que la coxalgie devait rarement être rapportée à une cause directe. La même différence se manifesta dans les appréciations émises au cours d'une discussion à la Société de chirurgie (1865). L'opinion qui prévalait était que chez les sujets prédisposés un traumatisme, une entorse pouvait faire naître une tumeur blanche. Les expériences de Max Schüller ont établi sur des données irréfutables cette dernière idée. Après avoir rendu tuberculeux des animaux, à l'aide d'injections de matières tuberculeuses, Schüller exerce des violences sur leurs articulations et détermine des arthrites fongueuses avec gonflement des extrémités osseuses et développement de tubercules typiques. Sur des animaux témoins, non inoculés, les mêmes traumatismes ne déterminent que des épanchements sanguins rapidement résorbés.

Ollier a été conduit par la clinique et l'expérimentation à décrire sous le nom significatif d'*entorse juxta-épiphysaire*, diverses lésions peu apparentes, mais plus fréquentes qu'on ne le croit et dont nous avons donné précédemment la description.

Mal connue, cette entorse peut être le point de départ de bien des ostéopathies. « Généralement sans gravité elle se réduit à une torpeur douloureuse qui bientôt disparaît d'elle-même. Mais si l'enfant n'est pas soigné et s'il est scrofuleux ou héréditairement prédisposé aux tubercules, l'entorse juxta-épiphysaire sera l'origine fréquente d'ostéomyélites hâtives ou tardives qu'expliquent le tassement et les fractures trabéculaires du tissu spongieux » (Ollier) (1).

Comme nous le verrons plus loin, le traumatisme n'est pas nécessaire pour localiser le bacille dans le tissu osseux ; sa virulence spéciale, amoindrie, aurait à ce point de vue une grande importance.

(1) Ollier, *Revue de chirurgie act.*, 1881.

§ 2. — Pathogénie.

La pénétration du bacille dans l'organisme s'effectue généralement par l'intermédiaire du système lymphatique. Quelle que soit la porte d'entrée, qu'il y ait eu ou non érosion cutanée ou muqueuse, les ganglions de la région exposée à l'infection renferment rapidement l'agent virulent qu'ils peuvent ainsi arrêter plus ou moins longtemps. Par contre la persistance souvent très longue de la virulence bacillaire dans de telles conditions prouve qu'il y a là un danger permanent pour l'individu. D'après les recherches de Babès, la tuberculose latente se rencontre chez l'enfant dans la proportion de 70 p. 100. Engelbach (1) a fait l'examen bactériologique des poumons et des ganglions bronchiques ou abdominaux de 120 enfants dont l'âge variait de cinq jours à huit ans. Il a trouvé le bacille dans 12 p. 100 des sujets de deux à huit mois, 93 p. 100 dans le poumon ou les ganglions intra-thoraciques, 86 p. 100 dans ceux de l'abdomen. Pizzini (2) a montré que le bacille existe plus généralement qu'on ne le croit dans l'organisme sain et en particulier dans les ganglions. Pour se localiser dans le tissu osseux le bacille doit y être apporté, et vraisemblablement la voie sanguine est le chemin qu'il suit dans la grande majorité des cas.

Un enfant, porteur d'une adénopathie tuberculeuse chronique sous-maxillaire ou cervicale, pourra présenter une ostéite tuberculeuse de l'extrémité inférieure d'un fémur, parce qu'à un moment donné les germes ayant pénétré dans le sang seront allés se localiser dans le fémur et créer une nouvelle colonie. Nous avons déjà dit quelles pouvaient être les causes occasionnelles de ces localisations. Il serait oiseux d'y revenir et de rappeler que depuis Schüller on a répété des centaines de fois, en le variant quelque peu, le détail des expériences, sans cesser d'obtenir le même résultat.

Hanot établit ce fait que le néoplasme tuberculeux se greffe sur les conduits vasculaires à la manière d'une plante parasite sur le tronc d'un arbre. R. Tripier (3) a fait connaître l'endocardite tuberculeuse. Dernièrement de Souza (4) appelait l'attention sur l'infection bacillaire du sang. Dans le paragraphe suivant nous étudierons de plus près les voies de propagation de la tuberculose. Dès lors nous pensons que c'est *par la voie sanguine sous forme d'embolie* que se développe la tuberculose osseuse. Lorsqu'il y a eu traumatisme il

(1) *Revue générale de clinique et de thérapeutique*, sept. 1892.
(2) *Riforma medica*, 1891.
(3) R. Tripier, *Congrès de Berlin*, 1891.
(4) Souza, *Congrès de la tuberculose*, 1892.

faut admettre que le foyer de la contusion a permis l'issue hors des vaisseaux, l'arrêt et la multiplication de germes en circulation.

Dans un travail des plus intéressants, Müller (1) a fait connaître les résultats de ses recherches sur le développement de la tuberculose osseuse. Cet auteur a fait chez seize animaux, dans la fémorale, des injections de pus tuberculeux soit centripètes soit centrifuges : le résultat fut nul. Sur d'autres, il poussa l'injection dans l'artère nourricière du fémur et du tibia : vingt expériences furent faites sur de jeunes chèvres, cinq sur des moutons, deux sur des chiens. Rien ne se produisit chez le chien et le mouton. Chez les chèvres au contraire apparut une tuberculose osseuse plus ou moins analogue à celle de l'homme. La lésion occupait la plupart du temps la diaphyse, sous forme de masses caséeuses, de granulations avec séquestres de carie : les épiphyses furent atteintes comme on peut en juger par les figures ci-jointes. L'expérience suivante est bien démonstrative :

De la substance tuberculeuse fut injectée dans l'artère nourricière du tibia d'un chevreau âgé de trois mois ; trois mois après le genou se tuméfia, la face externe de l'os devint douloureuse. L'animal fut sacrifié treize mois après l'expérience ; le genou était le siège d'une tumeur blanche typique avec des foyers de fongosités dans le centre de l'épiphyse tibiale et de chaque condyle fémoral ; il y avait un séquestre cunéiforme dans un des condyles du tibia. A part les ganglions lymphatiques de la région, aucun organe n'était malade.

Parfois cependant le poumon est envahi ; deux fois même l'infection fut générale.

On peut voir sur les figures ci-jointes la forme et la disposition des foyers tuberculeux ainsi obtenus.

Müller a entrepris ses recherches pour contrôler l'idée émise par Kœnig que les séquestres cunéiformes étaient dus à l'oblitération d'une branche vasculaire. Nous ne pensons pas que son travail apporte une preuve valable à l'appui de cette hypothèse. Comment peut-on appeler *infarctus* des segments osseux mortifiés non par ischémie simple, comme cela a lieu pour les infarctus proprement dits, mais par l'action d'agents infectieux ?

Quelle analogie y a-t-il entre l'oblitération d'une artériole par un corps aseptique en circulation et l'oblitération par endartérite et multiplication de bacilles, dont le nombre s'accroît en même temps que s'accentue l'action nocive des produits solubles qu'ils sécrètent ?

L'aspect cunéiforme des séquestres ne répond nullement à une disposition anatomique du système vasculaire ; elle est même exceptionnelle : pourquoi invoquer une pathogénie spéciale pour

(1) *Deutsche Zeitschrift f. Chir.*, 1887, p. 30.

certains séquestres épiphysaires, alors que leur structure est la

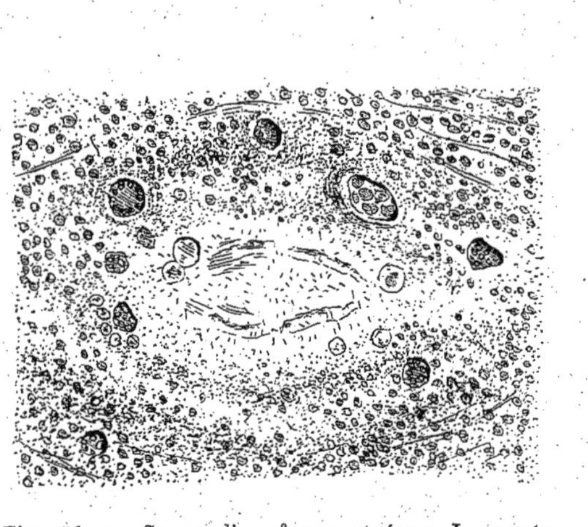

Fig. 50. — Coupe d'un foyer caséeux. Le centre correspond à une artériole en grande partie détruite ; de nombreux bacilles sont répandus dans son voisinage (d'après Müller).

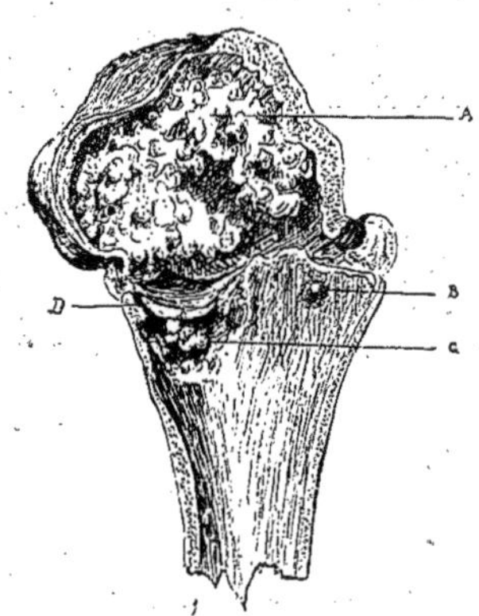

Fig. 51. — Tibia. Extrémité supérieure (chèvre), section verticale (d'après Müller).

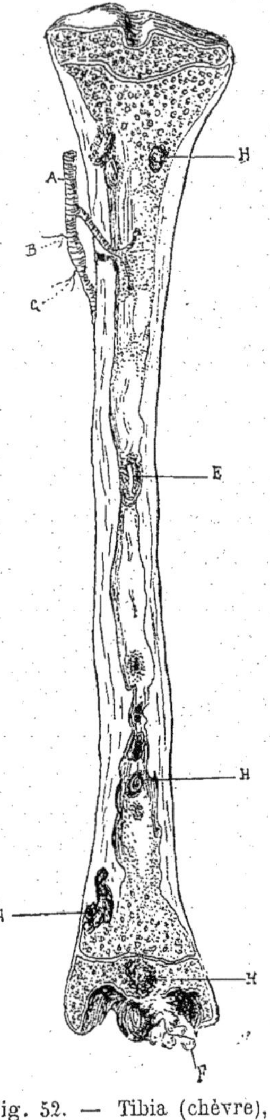

Fig. 52. — Tibia (chèvre), section longitudinale (d'après Müller).

Fig. 51. — A, capsule articulaire fongueuse relevée par en haut. — B, foyer tuberculeux. — C, séquestre cunéiforme.

Fig. 52. — Artère nourricière B, naissant de la tibiale postérieure A. — H, H, H, foyer caséeux autour de l'artère nourricière. — F, productions fibrineuses au niveau d'une perforation d'une lésion épiphysaire.

même que celle des masses nécrosées centrales, profondes, comme on en observe dans le calcanéum par exemple ? Il est plus logique d'admettre la localisation, l'*embolie* de bacilles charriés par le sang, leur multiplication en un point donné et la destruction des cellules de l'organisme par leurs produits solubles. Müller est loin d'être absolu dans ses conclusions et ne se prononce nullement sur l'origine ischémique de la nécrose tuberculeuse.

Nous avons dit plus haut les phases diverses de la lutte entre les bacilles et les cellules de l'organisme; trop souvent ces dernières succombent, constituant les détritus tuberculeux, autour desquels un travail de réaction s'effectue avec une intensité variable. Les édifications tuberculeuses anatomiques connues et décrites sous les noms de nodules, de follicules tuberculeux, cellules géantes, sont le résultat de ces processus.

Le bacille introduit dans le sang peut donc se localiser dans le tissu osseux. Ce dernier lui offre-t-il *un terrain de prédilection?* Il est difficile de l'affirmer; toutefois nous ne pouvons nous empêcher de convenir que la structure lymphoïde de la moelle osseuse plaide en faveur de cette opinion. Dans un travail que nous sommes heureux de citer, M. Mauclaire formule cette idée d'une façon peut-être trop absolue, mais avec une abondance de preuves telle qu'il est difficile de ne pas s'y arrêter.

Après avoir montré les altérations si fréquentes de l'appareil lymphatique, qu'elles sont pour ainsi dire constantes dans tous les cas d'infection tuberculeuse, qu'il s'agisse de la peau ou des muqueuses, des viscères thoraciques ou abdominaux, après avoir insisté sur la tuberculose surtout limitée à l'appareil ganglionnaire, M. Mauclaire se demande s'il ne serait pas juste de faire rentrer la tuberculose osseuse dans l'*adéno-tuberculose.* La moelle osseuse n'est-elle pas un organe moitié lymphatique, moitié sanguin? La clinique ne nous montre-t-elle pas, chez les enfants surtout, un foyer de tuberculose osseuse et, à une bien grande distance, un ou plusieurs foyers de tuberculose ganglionnaire?

Ces considérations sont habilement développées par l'auteur précité, et nous admettrons volontiers avec lui que le tissu osseux offre de grands rapports au point de vue pathologique et anatomique avec le système lymphatique.

Il est un dernier point à envisager : *la tuberculose osseuse n'est-elle pas spécialement le fait d'une infection atténuée?* C'est là ce que les recherches d'Arloing, Dor et Courmont (1) nous paraissent tendre à établir. Ces auteurs ont pu reproduire, chez le lapin, des arthropathies tuberculeuses primitives, sans généralisation tuberculeuse, par l'inoculation intra-veineuse de bacilles de Koch aviaires extrêmement atté-

(1) Courmont et Dor ont observé des lésions tuberculeuses osseuses sur des poules inoculées avec la tuberculose aviaire.

nués et sans l'aide d'aucun traumatisme. Une seule expérience peut être rapprochée de ces observations rapportées plus loin en détail. MM. Cornil et Babès (1), ayant laissé dessécher et putréfier des crachats tuberculeux humains pendant trois mois, les avaient inoculés dans la chambre antérieure de l'œil de deux lapins. Ces deux animaux, sacrifiés au bout de quatre mois, ne présentèrent aucune lésion tuberculeuse de l'œil ou des viscères ; mais l'un d'eux fut trouvé porteur d'une péri-arthrite fongueuse et purulente d'un genou, avec ostéite caséeuse du tibia, lésions contenant le bacille de Koch. Du virus tuberculeux humain atténué par une dessiccation et une putréfaction ayant duré trois mois, inoculé à deux lapins, avait produit une tumeur blanche d'un genou à l'exclusion de toute autre manifestation tuberculeuse.

On peut conclure de ces faits que les fongosités et les produits tuberculeux émanés de foyers osseux ou articulaires, représentant un degré de virulence moindre, produiront plus facilement chez les animaux la *tuberculose osseuse* ou *articulaire* seule.

§ 3. — De la place occupée par l'ostéo-tuberculose dans le groupe des affections tuberculeuses. — Scrofule et tuberculose.

SCROFULE ET TUBERCULOSE.

Nous étudions aujourd'hui sous le nom de tuberculose osseuse ou articulaire, des manifestations regardées jadis comme appartenant à une diathèse générale : *la scrofule.*

La carie, les tumeurs blanches, les adénites, écrouelles, contribuent avec les lésions cutanées destructives du lupus à former un groupe d'affections se présentant chez certains sujets dont l'aspect général était caractéristique et répondait, en clinique, au type lymphatique, scrofuleux. Bien que nombre d'entre eux fussent enlevés par la phtisie pulmonaire, souvent l'appareil respiratoire demeurait intact et l'apparente santé des sujets, leur teint coloré et frais, leur embonpoint souvent, les distinguaient des phtisiques considérés seuls comme des tuberculeux.

Même lorsque des scrofuleux devenaient phtisiques, la marche plus lente de la maladie avait fait admettre par Hérard, Bazin, une phtisie scrofuleuse. Malgré les efforts faits par quelques cliniciens, une distinction radicale entre la scrofule et la tuberculose n'était pas complètement admise, et la fréquence des méningites et de la phtisie chez des sujets anciennement porteurs de lésions scofuleuses

(1) *Journal d'anatomie*, 1883.

forçait à considérer les sujets lymphatiques comme des candidats à la phtisie.

On n'a qu'à parcourir dans le livre de Villemin l'exposé des théories régnantes sur la scrofule pour se convaincre des divergences, et aussi de l'obscurité des opinions émises.

Milcent (1), Bazin (2) voient dans le testicule tuberculeux, dans les granulations des méninges et du péritoine, dans les tubercules du poumon et du cerveau, l'effet de cette cause hypothétique : la scrofule.

« L'hypothèse une fois admise comme une vérité, on l'a arrangée et disposée sur le modèle d'entités morbides bien connues ; de là est venu le parallélisme entre la scrofule et la syphilis. On a distribué les manifestations scrofuleuses en quatre périodes :

« A la scrofule primitive, on a donné les gourmes, les catarrhes, les adénites strumeuses. A la scrofule secondaire, les lésions profondes des membranes, toutes les formes rongeantes. A la scrofule tertiaire, les périostites, les ostéites, les tumeurs blanches simples ou tuberculeuses. Enfin à la scrofule quaternaire, les tuberculisations du poumon, du péritoine, des méninges, du cerveau, différentes tumeurs du foie, du rein, des ovaires, de l'utérus... (3). »

Bien qu'il ait protesté contre l'extension du domaine de la scrofule, malgré les doutes qu'il émet à chaque instant sur l'*entité morbide* de cette diathèse, Villemin ne tranche pas la question. Il s'efforce de maintenir l'indépendance de la tuberculose proprement dite, avérée, contre les empiétements de la scrofule. Au surplus voici ses conclusions :

« Conséquemment, les affections scrofuleuses n'ont de commun avec la tuberculose que la consistance caséeuse de certaines adénites ; elles partagent ce caractère non seulement avec la tuberculose, mais encore avec la syphilis, la morve, la fièvre typhoïde. Par tous les autres points, les altérations scrofuleuses se distinguent complètement des productions tuberculeuses, mais surtout par ce qui constitue l'essence même de toute maladie, à savoir la cause intime ; car les lésions scrofuleuses naissent sous l'influence des déterminations les plus diverses et les plus banales, tandis que la tuberculose est le résultat d'une cause générale, indépendante de l'organisme, une dans ses effets et dans sa nature essentielle (4). »

Ce sont surtout les recherches anatomo-pathologiques, bactériologiques et expérimentales qui ont contribué à élucider le débat dont nous indiquerons sommairement les grandes lignes.

(1) Milcent, *De la scrofule*, Paris, 1848.
(2) Bazin, *Leçons sur la scrofule*.
(3) Villemin, *Études sur la tuberculose*, 1868, p. 235.
(4) Villemin, *loc. cit.* (*Du scrofulisme*, p. 262.)

La constatation du follicule tuberculeux, des cellules géantes dans le lupus, les fongosités articulaires, la carie, aussi bien que dans les poumons des phtisiques, fit considérer comme identiques au fond ces manifestations cutanées, osseuses, articulaires et viscérales.

Les recherches de Schüppel, Rindfleisch, Thaon et Grancher sur les adénites strumeuses, la pneumonie caséeuse, celles de Volkmann, Kiener et Poulet... sur la carie et les fongosités articulaires, concordaient absolument.

Josias et Brissaud, Lannelongue, Friedlander, Leloir... bien d'autres encore, établissaient la nature tuberculeuse des abcès froids et du lupus ; vers la même époque (1882-1884), pendant notre clinicat, nous pouvions, par l'examen de pièces provenant du service de M. Ollier, nous convaincre de l'existence de follicules tuberculeux à cellules géantes typiques dans de nombreux cas de tuberculose chirurgicale. L'identité anatomique était complète entre les produits scrofuleux et tuberculeux ; certains chirurgiens pensèrent qu'il devait en être de même en clinique. Subitement des lésions jusqu'alors réputées curables par des opérations conservatrices, ou même le traitement général, devenaient de par l'histologie très dangereuses ; le revirement dans les idées se fit sentir en thérapeutique : comparées au cancer, la tumeur blanche, la carie étaient justiciables de l'amputation, la résection n'étant pas assez radicale. Cette opinion ne trouva pas cours partout : à Lyon, Ollier s'éleva contre ces tendances, et, au nom de la clinique, ne cessa de réclamer le maintien de la distinction entre la tuberculose chirurgicale et la tuberculose viscérale (1).

Voici quelques-unes des données fournies par Ollier sur ce sujet :

« L'inoculation nous indique si une lésion est tuberculeuse ou ne l'est pas ; mais elle ne peut guère nous donner la mesure de la gravité de la tuberculose sur le sujet qui fournit la matière inoculée, tant est importante la question de terrain. Une de nos reséquées du coude dont les fongosités ont servi, il y a dix ans, à transmettre la tuberculose au bœuf, vit toujours. Les poumons ont été atteints dans ces derniers temps ; mais la marche de la tuberculose est lente, et tout indique que la malade pourra vivre encore plusieurs années.

(1) Parmi les chirurgiens qui se sont élevés, il y a quelques années, contre les résections articulaires dans les cas de carie ou de tuberculose, nous citerons le professeur Albert (1), de Vienne. Il critique les résections dans leur principe théorique et dans leurs résultats pratiques. Au nom des idées modernes sur la tuberculose, il les considère comme irrationnelles dans les cas de carie articulaire. Il veut les remplacer par l'expectation chez les enfants et l'amputation chez les adultes (Ollier).

(1) *Ueber Gelenkresectionen bei Caries* (in *Wiener Klinik*, avril 1883).

Le coude est resté complètement indemne depuis l'opération. »

« Il y a des tuberculoses locales ou qui paraissent telles pendant longtemps.

« Des tuberculoses, provenant de la même source héréditaire, se présentent avec des différences de gravité très grandes sur des individus exactement soumis aux mêmes influences héréditaires.

« La question de terrain, c'est-à-dire de constitution individuelle, exerce une très grande influence sur la marche des affections tuberculeuses.

« Toutes les localisations tuberculeuses peuvent être curables, soit spontanément, soit chirurgicalement. Il y a de très grandes différences dans la marche de la tuberculose ; elle n'est pas fatale comme celle du cancer (1). »

Les expériences de H. Martin, Laulanié, sur les pseudo-tuberculoses ébranlèrent quelque peu la valeur du critérium anatomique : on recourut à l'expérimentation. Déjà Villemin avait employé la même méthode dans le but de résoudre la même question. Ses expériences ne furent pas assez nombreuses, ni concluantes.

H. Martin, Colas, Kiener, Schüller, Hueter... Grancher... obtinrent des lésions tuberculeuses, en inoculant à des animaux des produits scrofuleux. Tout en faisant rentrer les adénites, les lésions articulaires et osseuses dans la tuberculose, Grancher conclut fort sagement *à la conservation du terme de scrofule pour désigner les affections les plus légères, ordinairement curables.* Comme le fait remarquer Arloing c'est à ce moment qu'apparut le terme de *tuberculose locale* auquel M. Bouveret a proposé de substituer celui de *tuberculose localisée.*

La découverte de Koch devait apporter une preuve nouvelle et convaincante à celles tirées de l'expérimentation et de l'histologie.

Krause, Schuchardt... et nous-même, à Lyon, nous pouvions constater l'existence et surtout l'extrême rareté des bacilles dans les fongosités articulaires ou osseuses. Pour déceler leur présence nous avons fait connaître et préconisé la trituration (2). L'unité de la scrofule et de la tuberculose paraissait établie ; devait-on faire disparaître la première en l'absorbant dans la seconde ? ou fallait-il accepter la distinction que persistaient à maintenir les cliniciens ?

Il ne pouvait exister entre elles une différence de nature, puisque la médecine expérimentale et l'anatomie pathologique démontraient le contraire. Mais on ne pouvait refuser de reconnaître une différence dans le pouvoir infectant du virus. Le virus scrofuleux devait être un virus tuberculeux modifié. Il appartenait à M. le pro-

(1) Ollier, *Traité des résections*, passim.

(2) Gangolphe, *Lyon médical*, 1884.

fesseur Arloing (1) de jeter la lumière sur cette question complexe. Des recherches commencées en 1883 lui permirent d'arriver aux conclusions suivantes : « *La tuberculose typique infecte le cobaye et le lapin, la scrofule typique n'infecte que le cobaye en l'espace de deux mois par voie sous-cutanée.* Donc il y a une différence entre ces deux affections. Cette différence se retrouve généralement dans les tuberculoses dites locales, mais non toujours, car quelques-unes infectent le cobaye et le lapin. Elles répondent en partie au pronostic du chirurgien et au résultat opératoire. »

Mais en quoi consiste cette différence? M. Arloing (2) a pu établir expérimentalement (1888) que, *très vraisemblablement*, la scrofule tient ses caractères de l'*atténuation* du virus tuberculeux. En diluant ce dernier, c'est-à-dire en *raréfiant* les bacilles de la matière tuberculeuse, il n'a pu reproduire artificiellement les effets de la scrofule.

En *atténuant* le virus tuberculeux par un chauffage à 60°, pendant quinze minutes ou plus, on obtient un virus qui tuberculise le cobaye sans pouvoir infecter le lapin, par la voie sous-cutanée. L'atténuation était réelle, puisque sur le cobaye la tuberculose ne s'est généralisée qu'une fois sur huit.

Les remarquables expériences de MM. Courmont et Dor (3) qui ont obtenu d'emblée, sans traumatisme préalable, des ostéo-arthrites, véritables tuberculoses chirurgicales, à l'aide de virus atténué, entraînent la conviction et confirment complètement l'opinion de M. Arloing.

En voici la relation :

MM. Courmont et Dor, dans un but spécial, avaient inoculé cinq lapins dans le système veineux, du 31 mars au 27 avril 1890, avec des doses variant de quatre gouttes à un demi-centimètre cube, d'une culture de bacilles tuberculeux aviaires extrêmement atténués. Du 24 septembre au 14 novembre, quatre moururent dans un état de maigreur considérable ; le cinquième fut sacrifié le 10 novembre, en très bon état encore, afin d'étudier la constitution des lésions au début. Chacun de ces lapins offrait plusieurs arthrites fongueuses.

Les symptômes locaux présentés par ces animaux pendant leur vie étaient les suivants : gonflement considérable de l'articulation malade, masses molles péri-articulaires faisant saillie sous la peau et donnant une sensation de fausse fluctuation ; mouvements normaux conservés, sans grande douleur ; mouvements latéraux assez étendus, mais quand on les provoquait, ils s'accompagnaient de douleurs

(1) Arloing, p. 152.
(2) Arloing, *Leçons sur la tuberculose*, 1892.
(3) *Société de biologie*, novembre 1890, février 1891. — *Annales de l'Œuvre de la tuberculose*, 1891.

et de craquements donnant l'impression très nette que les cartilages étaient à peu près détruits.

Quant aux arthrites diagnostiquées sur le vivant, elles présentaient, ainsi que l'ont affirmé MM. Ollier et Tripier, et comme nous nous en sommes rendu compte, de superbes types de tumeurs blanches absolument comparables aux arthrites fongueuses de l'homme.

La peau et les masses musculaires environnantes étaient intactes. Après l'ablation de ces dernières, l'articulation apparaissait volumineuse, noyée dans une tumeur unissant comme un manchon les deux extrémités osseuses. Cette tumeur molle et blanche était constituée par dix ou douze poches adhérentes entre elles : les unes pleines de caséum, véritablement fluctuantes ; les autres pleines de fongosités, présentant de la fausse fluctuation ; d'autres enfin remplies de grains riziformes donnant une sensation de froissement. Le contenu était donc variable : caséum, pus, fongosités, grains riziformes. Les grains riziformes qui ont été rencontrés dans deux cas, étaient identiques à ceux qu'on observe chez l'homme ; quelques-uns étaient libres ; d'autres étaient encore appendus à la synoviale par un pédicule comme de véritables polypes fongueux.

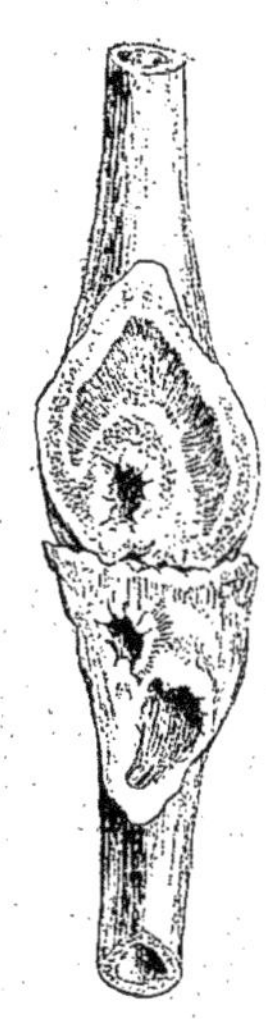

Fig. 53. — Articulation du genou. Fémur et tibia de lapin présentant des cavités tuberculeuses intra-osseuses (Courmont et Dor).

La paroi des poches n'était autre que la synoviale notablement épaissie. La surface interne était très vasculaire et recouverte des franges typiques des synovites fongueuses.

Les cartilages articulaires étaient presque complètement détruits ; en tous cas, dépolis, vascularisés, recouverts de bourgeons charnus et se détachant très facilement de l'os.

Les extrémités osseuses frappaient d'abord par l'augmentation de leur volume ; elles présentaient à la section un certain nombre de petites cavités tuberculeuses, remplies de caséum, ou complètement closes, ou communiquant avec l'articulation. La paroi de ces cavités était formée par du tissu osseux éburné entouré de couches de nouvelle formation.

Aucun de ces lapins n'a présenté la moindre trace de tuberculose viscérale. Un fait remarquable et qui vient encore à l'appui des idées posées plus haut, ressort d'autres expériences des mêmes auteurs. Ces mêmes bacilles tuberculeux aviaires atténués, qui inoculés dans les veines de lapins avaient déterminé des lésions uniquement localisées au système locomoteur, se comportèrent vis-à-vis du cobaye et du lapin comme les produits scrofuleux typiques.

Inoculées sous la peau, *les fongosités ne tuberculisèrent que les cobayes à l'exclusion des lapins.*

En résumé, « les lésions scrofuleuses résultent des bacilles les moins virulents et les lésions viscérales contiennent, au contraire, des bacilles très virulents ». Les tuberculoses locales primitives en général, la tuberculose osseuse en particulier, reconnaissent pour cause des bacilles dont la virulence peut correspondre à tous les degrés intermédiaires à ces deux extrêmes. Ainsi se trouve justifiée l'importance de l'examen clinique complet ; comme on l'a dit, il n'y a pas *une tuberculose*, mais *des tuberculeux.* L'importance de ces données est considérable, comme on le verra, au double point de vue du pronostic et des indications thérapeutiques.

§ 4. Généralisation. Voie lymphatique. Voie sanguine.

GÉNÉRALISATION.

« Les productions tuberculeuses semblent répandre dans leur voisinage une émanation infectante qui donne lieu à l'extension progressive du processus et au développement des granulations nouvelles dans une sphère voisine des nodules plus anciens. On observe ainsi, dans la tuberculose, des altérations des vaisseaux lymphatiques semblables à celles qui constituent la corde farcineuse dans la morve ou le farcin. »

C'est en ces termes que Villemin signale la généralisation des foyers tuberculeux aux reste de l'organisme. La marche de l'infection, locale d'abord, peut être suivie, comme il le dit, dans les ganglions et même les vaisseaux intéressés par les tubercules d'inoculation. Ces études l'amènent à pressentir l'existence d'un agent virulent, animé, vivant, capable de se multiplier : « l'inoculation du tubercule n'agit pas par la matière, visible et palpable, qui entre dans ce produit pathologique, mais en vertu d'un agent plus subtil qui s'y trouve contenu et qui échappe à nos sens » (1).

Les cordons solides, jaunâtres, formés par les lymphatiques pourraient en imposer pour des canaux *charriant* de la matière tuberculeuse, mais les parois de ces vaisseaux sont infiltrés de granulations, leur calibre obstrué ; la matière caséeuse qu'ils contiennent représente le centuple de celle qui a été déposée ; il y a donc eu formation de proche en proche par voie ascendante de ce produit pathologique.

(1) Villemin, p. 597.

Que l'on ait inoculé des crachats ou du sang tuberculeux, ce dernier reste toujours le même; « *il y a donc dans ces substances de nature et d'aspect différents, quelque chose de commun, un agent plus subtil capable de reproduire les mêmes lésions !* »

Nous tenions à citer ces quelques lignes pour montrer à quelles déductions l'analyse des faits avait conduit Villemin.

On peut admettre que la tuberculose localisée dans le tissu osseux peut se généraliser à distance par deux voies différentes, la voie lymphatique et la voie sanguine.

VOIE LYMPHATIQUE.

La première est de beaucoup la plus importante, nous dirons plus loin quelle influence le second mode de propagation peut avoir sur l'allure clinique de la maladie.

Les expériences de M. de Toma (1) ont montré l'influence du lieu d'introduction : dansla cornée, les bacilles restent localisés assez longtemps pour que l'énucléation puisse sauver l'animal jusque vers le trentième ou le cinquantième jour. Les recherches de Jeannel, d'Arloing nous apprennent par contre, 1° que les ganglions extirpés le quatrième jour après l'inoculation à la racine de la cuisse, sont capables de tuberculiser les animaux, 2° que quelques bacilles les ont déjà franchis, et cela sans laisser de traces bien nettes de leur passage. D'après Arloing (2), le virus tuberculeux peut prendre les deux voies sanguine et lymphatique, mais chez le lapin il prend plutôt la voie sanguine, tandis qu'il choisit la voie lymphatique chez le cobaye.

Andral fut le premier qui décrivit la propagation de la tuberculose par la paroi des chylifères. Depuis cette époque un très grand nombre d'auteurs, Virchow, Rindfleisch, Lépine, Villemin, Cornil, Chauveau, Arloing..., l'ont étudiée en clinique et expérimentalement. Nous nous bornerons à l'exposé des notions actuellement admises sur la propagation aux lymphatiques des lésions tuberculeuses osseuses.

Dans un travail rédigé en 1883, nous avons étudié les adénites consécutives aux lésions tuberculeuses des os et des jointures. L'exactitude du terme d'adénite que nous employions alors nous fut constestée ; n'est-ce pas la terminologie qui convient pour exprimer les modifications pathologiques déterminées dans le ganglion par le contact du bacille ou de ses produits solubles ?

Sur ce point, comme sur la synonymie que nous adoptions déjà complètement entre les dénominations d'arthrites fongueuses et

(1) *Congrès de la tuberculose*, 1888.
(2) Arloing, *loc. cit.*

d'arthrites tuberculeuses, personne ne discute plus aujourd'hui.

Bonnet, Richet, Cruveilhier soupçonnèrent à peine l'existence de ces adénopathies, signalées cependant par Cauchois, Lannelongue, Polaillon et Nélaton (1883), par Sand en Angleterre (1868) et Volkmann (1879). Mais ces chirurgiens insistent plutôt sur leur rareté relative comparativement aux dégénérescences ganglionnaires qui accompagnent si rapidement les tumeurs carcinomateuses. Ollier les signale très nettement comme empêchant toute opération d'être absolument radicale.

Il y a dix ans, nous avions pu réunir, sans peine, 45 observations cliniques prouvant la tuméfaction des ganglions correspondant à des régions atteintes d'ostéo-arthrites tuberculeuses. Presque toujours il s'agissait de sujets relativement jeunes (36 n'avaient pas 30 ans) et porteurs de lésions de la hanche (6), du genou (9), du pied (8), du coude (8), du poignet (12). L'examen microscopique dans 2 cas nous avait démontré la nature tuberculeuse de l'adénopathie.

Afin de rendre plus probantes les données fournies uniquement par la clinique, nous avions choisi les cas, éliminant tous ceux dans lesquels existait une lésion ganglionnaire antérieure, idiopathique, d'une région quelconque. On aurait pu nous objecter, en effet, que l'adénite que nous considérions comme consécutive à la lésion osseuse, était en pareil cas, primitive, au même titre que l'ostéite.

Nous apportions encore plusieurs observations d'ostéo-arthrites non suppurées, vierges de tout traitement (révulsion...), et non encore devenues fistuleuses. L'adénite ne pouvait dès lors se trouver sous la dépendance d'irritations de la peau, d'ulcérations, d'infections secondaires.

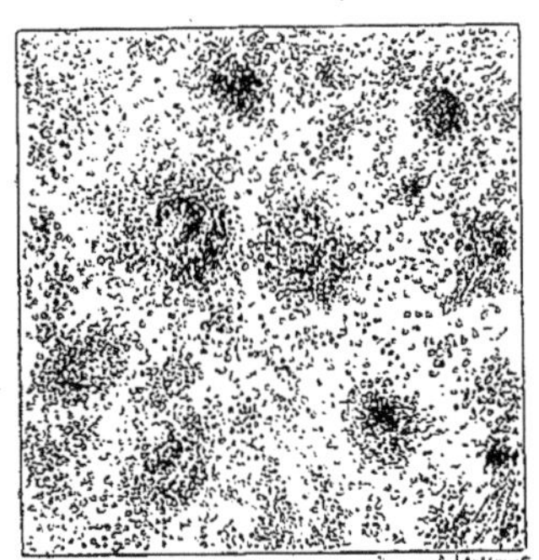

Fig. 54. — Coupe d'un ganglion poplité, sain en apparence, dans un cas de tumeur blanche du genou. Follicules tuberculeux, cellules géantes.

Dans les deux cas, où nous avions pu constater l'état des ganglions, ceux-ci étaient augmentés de volume, et renfermaient à leur intérieur, de petits foyers caséeux. Plusieurs, qui étaient simplement hypertrophiés et même un peu scléreux, renfermaient des follicules tuberculeux typiques avec cellules géantes. Sur un sujet, l'examen microscopique des principaux groupes ganglionnaires (axillaires, épitrochléens, cervicaux, inguinaux, pelviens) nous montra l'intégrité anatomique, tout au moins, de ces divers groupes, à l'exception des ganglions inguinaux et pelviens correspondant au côté malade.

Bref, nous étions arrivé aux conclusions suivantes :

1° Dans la majorité des cas de lésions articulaires ou osseuses dites fongueuses, les ganglions correspondants sont augmentés de volume, indolents, dans certains cas suppurés ;

2° Il est rare de constater des traînées de lymphite tuberculeuse ;

3° L'examen des ganglions tend à démontrer que leurs modifications d'aspect et de volume sont dues à des lésions tuberculeuses consécutives à l'affection osseuse ou articulaire ;

4° Il n'y a pas d'opération véritablement radicale, et si l'on préfère l'amputation à la résection, ce sont d'autres considérations que la pensée qu'on enlève tout ce qui est tuberculeux qui doivent guider le chirurgien ;

5° Nous ne pensons pas qu'il y ait d'assimilation à établir cliniquement entre l'adénite fongueuse secondaire et les lésions ganglionnaires consécutives aux tumeurs malignes. Dans le premier cas, les modifications de l'état général sont surtout efficaces ; dans le deuxième l'opération est l'unique ressource ;

6° Cependant, il nous semble rationnel de chercher à diminuer les chances ultérieures d'infection, en enlevant, chaque fois qu'on pourra le faire utilement et sans grands dangers pour le malade, les masses ganglionnaires qui paraissent dégénérées.

Quelque temps plus tard, M. Vincent consignait (1) dans son article de l'*Encyclopédie* quelques-unes de nos recherches, dont l'intérêt depuis lors est devenu banal à force de démonstrations.

Qu'il nous suffise de citer quelques passages extraits de publications postérieures de Kœnig, Lannelongue, Mondan et Audry...

Voici quelques passages tirés de ces divers auteurs ;

« Le plus souvent il arrive que la tuberculose se répand d'un membre dans l'organisme par les vaisseaux lymphatiques. Les affections de la main donnent souvent lieu à une infection du ganglion épitrochléen de la même nature que la maladie primitive ; de même les affections articulaires du pied et du genou produisent des manifestations secondaires dans les ganglions de l'aine et celles de la hanche dans les ganglions du bassin. Toutes les fois que j'ai extirpé les glandes dans ses cas, l'examen a démontré qu'il s'agissait d'une infection tuberculeuse » (Kœnig).

« Les ganglions inguinaux et iliaques dans la coxalgie sont à peu près constamment altérés. Ceux de la fosse iliaque peuvent même s'engorger isolément, mais c'est un fait exceptionnel. Le plus souvent, leur

(1) Vincent, *Ostéopathies scrofulo-tuberculeuses* (*Encyclopédie internationale de chirurgie*).

altération est consécutive à celle des ganglions inguinaux. Alors, la chaîne adénopathique qui commence dans le triangle de Scarpa, remonte plus ou moins haut dans la fosse iliaque, quelquefois jusque vers la colonne vertébrale. La lésion peut consister, d'abord, en un simple gonflement ayant son origine dans l'irritation virulente des réseaux lymphatiques de l'articulation ; on n'y trouve pas encore d'éléments tuberculeux ; leur tissu est dur et comme sclérosé. Mais il n'est pas rare de voir l'engorgement prendre de plus grandes proportions. Il ne s'agit plus d'une adénite ordinaire susceptible de se résoudre ou de suppurer rapidement, comme il arrive à la suite des lymphangites d'origine extérieure, mais bien de la tuberculose des ganglions.

« Tous les degrés de l'évolution tuberculeuse, depuis le nodule invisible à l'œil nu jusqu'au ramollissement caséeux et aux gros abcès, se rencontrent ; c'est l'infection tuberculeuse portée de la hanche dans les ganglions, en suivant, selon toute apparence, la voie des lymphatiques. C'est une inoculation du virus à distance. On voit là, pris sur le fait, l'un des processus les plus remarquables suivis par la tuberculose pour envahir un tissu éloigné, et produire au loin de nouveaux foyers d'infection. Il est facile, d'après cela, d'expliquer la propagation des éléments tuberculeux dans tout l'organisme, à partir d'une manifestation locale, isolée et restreinte. Par le même mécanisme, les ganglions sont successivement infectés l'un après l'autre. Le chemin des lymphatiques est largement ouvert pour ce transport du virus.

« Il est un autre mode de propagation, non moins intéressant, par continuité de tissu, et jusque dans les régions éloignées de la jointure. Sur deux de nos pièces, une chaîne de ganglions volumineux et caséeux est en contact avec le péritoine. Or, sur cette séreuse, au niveau de la fosse iliaque, se trouvent disséminées un grand nombre de granulations tuberculeuses. Les granulations sont placées dans la zone péritonéale qui recouvre le cæcum, l'origine du côlon ascendant, la terminaison de l'intestin grêle. Dans aucune autre région du péritoine il n'existe de lésions tuberculeuses. Nous sommes donc maintenant en présence d'une tuberculose péritonéale localisée, qui avait sa source dans les lésions ganglionnaires de la région. Il s'est fait là autour des ganglions malades, source de l'élément infectieux, une zone d'inoculation de proche en proche, rappelant ce qui se passe dans la synoviale articulaire. Ces différentes lésions tuberculeuses des ganglions et du péritoine sont de tout point comparables aux résultats d'une expérimentation physiologique ; car on voit la tuberculose s'étendre progressivement aux ganglions de l'aine, de ceux-ci aux ganglions iliaques, et enfin directement au péritoine. Il s'est fait une série non interrompue d'inoculations successives, par divers mécanismes, depuis la hanche jusqu'au péritoine (1). »

« Lorsqu'on dissèque la région correspondant à l'angle rentrant de la déviation rachidienne et aux abcès tuberculeux, il est fréquent, pour ne pas dire constant, de rencontrer des ganglions altérés formant une chaîne continue qui s'étend plus ou moins loin. C'est ainsi que dans un cas de mal de Pott lombaire avec abcès froid descendant jusqu'au-dessous de l'arcade de Fallope, on peut voir sur le trajet de l'artère iliaque et plus haut de l'aorte, une série de ganglions engorgés, peu volumineux inférieurement, plus gros supérieurement (2). »

« L'adénopathie ganglionnaire, fidèle compagne des arthrites tuberculeuses, manque rarement. Elle est naturellement axillaire. Nous ignorons la proportion suivant laquelle sont frappés les ganglions intra-thoraciques. Chez un de nos réséqués, une longue chaîne de tumeurs lymphatiques descendait le long de la ligne axillaire ; sur la face antéro-latérale du thorax, jusqu'au niveau de la quatrième côte. Elles ne furent point modifiées par la guérison de la scapulalgie. Chez une femme récemment opérée, une suite ininterrompue de ganglions volumineux allaient du creux axillaire à l'angle sous-maxillaire du côté malade (3). »

Nous nous bornerons à ces citations, ajoutant seulement que l'observation journalière de nombreux cas de tuberculoses osseuses ou articulaires nous permet de confirmer ces conclusions posées il y a dix ans.

L'analogie sinon l'identité du tissu médullaire avec le tissu réticulé lymphatique, l'existence de voies lymphatiques dans le tissu osseux, la coexistence fréquente des lésions tuberculeuses simultanément développées dans ces deux tissus (adéno-tuberculose de Lannelongue et Mauclaire) expliquent la facilité de la propagation des bacilles de l'os aux ganglions correspondants. On serait tenté de dire que ceux-ci constituent un terrain de prédilection pour l'agent pathogène.

Ne sait-on pas, d'autre part, le rôle important joué par les globules blancs ? destructeurs de bacilles, ce sont eux qui dans d'autres cas les transportent à distance (Pawlowsky).

Ainsi que le dit Lejars, le rôle des lymphatiques est double dans la tuberculose : 1° Ils charrient le virus avec la lymphe et créent ainsi des foyers plus ou moins lointains ; 2° ils s'infectent eux-mêmes et deviennent à leur tour autant de foyers de pullulation.

(1) Lannelongue, *Coxo-tuberculose.*
(2) Lannelongue, *Tuberculose vertébrale*, 1888.
(3) Mondan et Audry, *Tuberculose de l'épaule* (*Revue de chirurgie*, 1892).

La dispersion des bacilles dans la voie lymphatique est rapide, et cependant ce n'est que plusieurs jours après le passage des bacilles que les ganglions se tuméfient (1). Chez le cobaye les bacilles mettent cinq ou six jours à traverser le système lymphatique; or, le premier ganglion n'apparaît guère que vers le quinzième jour : pourquoi? Arloing (1888) suppose que les bacilles fabriqueraient des substances solubles prédisposantes qui, imprégnant les ganglions, en feraient un bon terrain d'implantation.

Au total les ganglions paraissent jouer par rapport à l'infection le rôle de cran d'arrêt et de barrière; mais celle-ci n'est pas infranchissable; bien plus, nous croyons que dans certains cas le terme de *réservoir* leur conviendrait mieux que celui de barrière. Des expériences de Physalix ont établi que dans les maladies où les microbes se répandent au sein des humeurs, les ganglions lymphatiques retiennent aisément des germes en respectant leurs qualités pathogènes.

Sur un bœuf tuberculeux, dont l'embonpoint était fort remarquable, M. le professeur Lortet préleva, dans les masses musculaires d'un membre postérieur, un ganglion lymphatique non tuberculeux à l'œil nu. Ce ganglion infecta le cochon d'Inde.

Ces réserves faites, notons que l'influence préservatrice du système lymphatique a été vérifiée expérimentalement. Pawlowsky a montré que si on détruit la pulpe de la moelle osseuse, les bacilles inoculés pénètrent immédiatement dans le sang et déterminent une tuberculose infiniment plus rapide que si la moelle n'a pas été dilacérée. Deux lapins, auxquels fut injectée de la substance tuberculeuse dans la moelle osseuse au moyen d'un tube mousse, moururent, deux mois et demi après, d'une tuberculose généralisée. A l'autopsie on trouva des chaînes continues de tubercules suivant le trajet des conduits lymphatiques, une dégénérescence caséeuse des ganglions inguinaux et pelviens. Dans ce cas l'infection avait laissé des traces nettes de la moelle jusqu'aux viscères; les bacilles introduits dans la moelle, non lésée, avaient suivi la voie lymphatique. Pour un troisième lapin chez lequel l'injection avait été faite, en lésant la moelle, la mort survint au bout de dix-neuf jours par tuberculose généralisée, aussi vite que si l'injection avait été faite dans le sang (2).

VOIE SANGUINE.

Il est heureux que les ganglions viennent s'interposer entre le foyer où végètent et se multiplient les agents infectieux; toute-

(1) Lejars, *Lymphangite tubercul.* (*Étude sur la tuberculose*, 1891.)
(2) Pawlowsky, *loc. cit.*

fois leur rôle de barrière n'est pas toujours suffisant pour s'opposer à la généralisation. Cette dernière si fréquente chez l'enfant peut tenir à diverses causes :

1° A la pénétration de bacilles dans les vaisseaux efférents des ganglions et le système sanguin ;

2° A l'ouverture directe d'un foyer tuberculeux dans une veine ;

3° A la tuberculose des séreuses péritonéale, pleurale.

La première hypothèse est plausible et nous ne nous y arrêterons pas. Quant à la seconde, il faut convenir qu'on ne l'a pas signalée nettement jusqu'à présent.

Le bacille préfère la voie lymphatique, ou du moins nous trouvons là ses traces ; dans le sang pareille vérification est difficile à faire. Pourquoi ne pas admettre cette pathogénie ? sa possibilité est établie par ce fait que le tubercule se développe dans des régions à lacis veineux développés (tissu spongieux, épiphysaire, diploé)... et d'autre part que l'on a constaté sa présence dans les gros vaisseaux.

En 1877, Weigert (1) a signalé une éruption tuberculeuse à la surface interne de la veine innominée droite ; R. Tripier (2), des tubercules miliaires de l'endocarde (1890) ; ces faits, et d'autres de même ordre, accusent l'infection du système sanguin.

Comme le fait remarquer Arloing, la rareté des lésions des gros vaisseaux tient probablement à la dilution des bacilles dans le sang. En tout cas l'apparition d'une tuberculose miliaire aiguë par suite de pénétration dans une veine adjacente à un foyer tuberculeux a été démontrée pour le poumon, pour le rein, le cerveau (sinus) (Hanau Kossel). Il est vraisemblable que le tissu osseux peut être le siège de pareils processus.

Dans quelques circonstances ce ne sera pas la lésion osseuse mais d'autres localisations qui seront la cause efficiente de la généralisation. Pollak (3) a fait connaître une observation de tuberculose miliaire, probablement due à l'évacuation dans le sang, d'un noyau tuberculeux développé dans la cloison inter-auriculaire à la base de la tricuspide. Schürhoff en a publié un exemple véritablement convaincant ; le sujet de Pollak était atteint de mal de Pott cervico-dorsal. Quant au sujet de Schürhoff (4), le point de départ de la généralisation était dans l'ouverture intra-cardiaque d'un vieux foyer tuberculeux développé dans le voisinage de l'oreillette gauche et de la mitrale.

(1) Weigert, *Berl. kl. Wochens.*, 1877, p. 673.
(2) R. Tripier, *Archives de Méd. expériment. et d'anal. path.*, 1890.
(3) Pollak, *Zeitsch. f. kl. med.* Bd 21, heft 1 et 2.
(4) Schürhoff, *Centralblatt f. all. Path. — Phys.* 5 mars 1893.

Nous avons dit que les séreuses péritonéale et pleurale étaient quelquefois envahies secondairement à la tuberculeuse osseuse. Le mal de Pott, la coxalgie, les ostéites pelviennes avec leurs abcès ossifluents, les adénopathies qui les accompagnent, peuvent donner lieu à l'éruption de granulations dans leur voisinage, à la surface de la plèvre, du péritoine.

Des recherches récentes ont montré l'importance de ces altérations des membranes séreuses. Il résulte des publications de Ponfick (1), Weigert, Brasch... que le canal thoracique peut être infecté par la lymphe tuberculeuse émanée des cavités pleurales précitées, *aucun filtre ganglionnaire ne s'opposant à la progression des bacilles*. Ponfick pensait que dans la granulie généralisée, la tuberculose du canal thoracique résultait du contact des éléments infectieux avec sa surface interne; Weigert a contribué à montrer que la *tuberculose primitive de ce canal peut par l'ouverture des foyers dans le sang provoquer la généralisation*. Depuis huit ans il a adopté comme règle de toujours examiner le canal thoracique dans le cas de tuberculose miliaire liée à une pleurésie ou à une péritonite.

De Souza a dernièrement appelé l'attention sur l'infection bacillaire du sang, si bien mise en évidence par Weigert (2).

Comme on le voit, l'ostéo-tuberculose se propage ordinairement par la voie lymphatique : celle-ci fait-elle défaut, les bacilles l'ont-ils franchie, la généralisation peut éclater; cette dernière présente, en pareil cas, un caractère de gravité excessive. N'oublions pas qu'il faut faire une très large part au degré de virulence des bacilles.

QUATRIÈME PARTIE

SYMPTOMATOLOGIE

---

§ 1. — Symptômes locaux subjectifs. De la douleur dans l'ostéo-tuberculose.

Le développement d'une ostéite tuberculeuse s'accompagne de symptômes locaux et généraux, fort différents, sans doute, suivant le siège, l'étendue de la lésion, les complications auxquelles elle peut donner lieu : cependant il est possible d'en tracer une description clinique générale, quitte à insister sur les variétés que l'on peut

(1) Ponfick, *Münchener Natur*, 1877.
(2) Weigert, *Jahrbuch f. Kinderh.*, t. XXI, 1884.

observer. Celles-ci sont commandées le plus souvent par la prédominance ou l'atténuation extrême de tel ou tel symptôme habituel. Ajoutons que le siège de l'affection joue un tel rôle dans l'appareil symptomatique, que nos indications cliniques générales ne peuvent nullement supplanter l'étude isolée et détaillée des diverses localisations osseuses et articulaires de la tuberculose.

La tuberculose osseuse présente en général une évolution sourde et insidieuse. — La douleur précède cependant les phénomènes objectifs : elle appartient à une période relativement avancée de l'affection ; elle est habituellement l'indice d'une complication.

Nous avons fourni un bel exemple de tuberculose latente du col du fémur ; malgré l'étendue du foyer, ce n'est que par une recherche nécroscopique soigneuse que nous l'avons découvert. Cliniquement, le sujet n'avait jamais attiré l'attention sur la région et le membre qui étaient le siège de la maladie. Les faits analogues abondent ; le rachis, le bassin, et même les épiphyses des grands os longs, nous offrent journellement la preuve que la tuberculose affecte dans le tissu osseux une marche essentiellement sourde et insidieuse. Un noyau d'infiltration puriforme apparaît, grandit dans le tissu spongieux d'une vertèbre ou le diploé de l'os iliaque, sans occasionner aucun trouble sensible, et cela pendant plus ou moins longtemps. Aussi la date du début de la maladie est-elle ordinairement impossible à déterminer avec précision. A l'autopsie de sujets ayant succombé à une cause quelconque, on trouve souvent de grosses lésions, des séquestres enchatonnés, ou mobiles, avec ou sans collections purulentes. Au moment où l'on fait une résection, on découvre une infiltration diffuse puriforme d'une épiphyse, alors qu'un point très limité de l'extrémité articulaire était le siège de douleur spontanée ou à la pression. Ne sait-on pas que certains séquestres puriformes sont tolérés presque indéfiniment, et cela au point de permettre, quelquefois pendant assez longtemps, l'exercice relatif des fonctions du membre ?

Il est juste de reconnaître que certains sujets se plaignent assez rapidement et d'*une façon intermittente.*

C'est surtout chez les enfants que l'on a signalé *les douleurs nocturnes* fréquentes dans d'autres affections osseuses. Leurs gémissements, les cris qu'ils poussent quelquefois pendant le sommeil peuvent, en l'absence de tout symptôme pendant la veille, servir de prélude au développement d'un mal de Pott, d'une coxalgie.

La lésion osseuse est-elle superficielle, l'exploration méthodique la révélera par la *douleur provoquée par la pression.* Nettement et constamment localisée au même point, la douleur est un signe de grande valeur ; le siège, l'étendue de l'altération peuvent être approximativement appréciés : l'origine osseuse d'une arthrite fongueuse est ainsi mise en évidence. On ne saurait trop attacher d'importance à la recherche et à l'étude minutieuse de ce signe. Que l'on palpe ou que l'on percute, du moment où on le constate il jette une vive lumière sur l'ensemble des symptômes et leur pathogénie. Certaines scolioses peuvent s'accompagner de sensations de fatigue, presque douloureuses; elles n'offrent jamais ce point vertébral fixe du mal de Pott. A ce sujet nous ferons remarquer que certains auteurs ont prétendu découvrir la région malade du rachis, en promenant sur la série des apophyses épineuses une éponge trempée dans de l'eau chaude; le contact de cette eau déterminerait une exagération significative des douleurs.

Au rachis, comme aux membres, nous avons expérimenté ce moyen et reconnu son infidélité.

Ordinairement, l'envahissement d'une *articulation adjacente* ou l'irritation des *nerfs voisins* constituent la cause essentielle de l'apparition des phénomènes douloureux. Étudions leurs diverses modalités cliniques, nous verrons ensuite quels symptômes objectifs les accompagnent.

On peut distinguer en deux groupes les douleurs articulaires d'origine osseuse suivant qu'elles ont suivi dans leur apparition une marche plus ou moins lente, progressive, avec des rémissions momentanées, ou suivant qu'elles se sont montrées brusquement dans l'espace de quelques heures. Le premier cas est de beaucoup le plus fréquent.

Formes douloureuses chroniques. — A mesure que les lésions de la synoviale s'accentuent la gêne devient de plus en plus marquée, soit par l'apparition de douleurs dans les mouvements étendus ou pénibles, soit par la faiblesse vraiment extraordinaire du membre malade. Après une période oscillante, pendant laquelle le sujet pouvait à certains moments se croire complètement débarrassé de toute lésion, la maladie s'installe et l'accentuation progressive de ses manifestations atteste sa marche envahissante. A ce moment nous avons noté bien souvent un détail clinique en apparence contradictoire avec ceux qui ont été fournis plus haut. Tandis que, dès le début, la fatigue exaspérait les douleurs ou les provoquait, plus tard un exercice modéré assurait le fonctionnement de l'articulation. Au lever, le sujet ne pouvait qu'avec peine remuer le bras ou la jambe; quelques heures plus tard la gêne s'atténuait suffisamment pour lui permettre de travailler. Peu à peu ces accalmies disparaissent, l'impotence douloureuse devient plus ou moins complète.

La douleur spontanée prend diverses formes : tantôt c'est une sensation de gêne profonde, tantôt ce sont des élancements, plus ou moins marqués. L'exercice l'exagère, le repos la calme; elle peut disparaître pendant plusieurs jours consécutifs, pour se montrer plus tard sous l'influence d'une course, d'une fatigue ou même sans causes appréciables. Au surplus son siège est variable suivant les sujets pour une même région ; dans la coxo-tuberculose, le pli de l'aine (J. Cooper), la face interne et supérieure de la cuisse, la fesse présentent des points douloureux spontanément. On a invoqué des raisons très différentes pour l'expliquer. J.-L. Petit l'attribuait à la distension du ligament rond, Velpeau et Verneuil à la capsule et spécialement à la partie postérieure de celle-ci. Les nombreuses ramifications nerveuses de la synoviale et des ligaments suffisent d'une manière générale pour rendre un compte satisfaisant de la douleur (Lannelongue). Il faut noter que cette variété dans le siège de la douleur tient aussi aux variétés de situation des lésions osseuses, fémorales chez certains, pelviennes, péri-cotyloïdiennes, chez d'autres.

Là ne se trouve pas cependant l'explication complète de la sensibilité, puisque souvent une partie douloureuse à la pression ne l'est pas spontanément. Un remarquable exemple nous en est fourni par la *gonalgie* ou *douleur du genou.* Cette douleur à distance, si fréquente dans la coxalgie, présente quelquefois une telle intensité qu'elle seule attire l'attention du malade et parfois du praticien. Il n'est pas rare d'observer des malades dont le genou est ou a été couvert de révulsifs, variés depuis le vésicatoire jusqu'aux pointes de feu profondes; un bandage silicaté complète parfois ce traitement, rendant l'illusion facile, pour quelques instants, du moins, à celui qui examine le sujet dans de telles conditions. On ne saurait trop le répéter, *toute douleur du genou, notamment chez l'enfant, doit comporter l'exploration méthodique de la hanche.*

On peut comparer ces irradiations à celles du méat dans les cas de lésions du col vésical (calculs, néoplasmes...). Brodie expliquait ainsi la gonalgie. D'autres auteurs se sont également préoccupés de la pathogénie de ce signe : Gerdy faisait intervenir la *sympathie*, A. Berard, Duplay, un phénomène réflexe, Richet, la transmission suivant le canal médullaire. Bonnet avait signalé la coexistence d'une lésion du genou : à l'encontre de cette opinion, nous ferons remarquer l'absence habituelle d'hydarthrose dans ces cas pathologiques, son existence presque constante dans les fractures même très élevées du fémur. Gibert pensait que l'irritation du périoste était la cause principale. Ce tissu est généralement intact à une distance même assez courte de la lésion. Crocq, Cruveilhier admettaient la névralgie, la névrite ; on a également songé à la tension des muscles qui vont du bassin à la cuisse et à la jambe.

Comme le dit fort justement Lannelongue, aucune de ces explications n'a un caractère général et d'ailleurs tous les faits ne comportent pas la même explication. « Wedemeyer rapporte sur ce point une observation fort intéressante, dans laquelle une douleur se montrait au niveau du genou chaque fois qu'on exerçait une pression sur l'extrémité supérieure du fémur.

« Barwell, qui rappelle ce cas, affirme avoir fait lui-même de son côté deux fois une remarque semblable. Cette constatation très positive est en faveur de l'origine nerveuse de la douleur. D'un autre côté la gonalgie a les caractères d'une hyperesthésie cutanée ; tantôt le simple contact de la peau sur la région endolorie est insupportable, tandis qu'une pression large et forte est à peine douloureuse ; tantôt ni la pression, ni le contact ne modifient en rien la douleur. Cette forme particulière des troubles sensitifs ne peut être attribuée qu'à une origine nerveuse réflexe (1). »

Nous nous rangeons complètement à cet avis; jusqu'à présent aucun fait anatomo-pathologique ne permet de songer à une autre explication.

Si nous avons surtout insisté sur ce point, c'est à cause de son importance pratique ; en réalité il est spécial à la hanche et nous n'avons pas observé ailleurs rien qui lui soit comparable. Il n'infirme pas l'indolence habituelle de la tuberculose osseuse, car aucun fait ne démontre qu'il ait existé avant l'envahissement de la synoviale.

Le plus ordinairement la douleur d'abord obscure, sourde, va en s'accentuant; elle finit par devenir intolérable et pousse le sujet à réclamer les soins du chirurgien.

PHÉNOMÈNES DOULOUREUX DUS AUX LÉSIONS DES CENTRES NERVEUX ET DES NERFS.

Le retentissement des altérations tuberculeuses sur les éléments nerveux voisins (centraux ou périphériques), détermine l'apparition de troubles divers, névralgies, contractures, paralysies, trophonévroses... Examinons seulement les irradiations douloureuses symptomatiques de l'ostéo-tuberculose.

Le mal de Pott dans ses diverses localisations cervicale, dorsale, lombo-sacrée, nous en offre de multiples exemples.

Ce sont en général des douleurs irradiées suivant le parcours d'un tronc nerveux cervical, thoracique, abdominal, ou d'un membre. Parmi ces irradiations, les plus fréquentes et les plus caractéristiques sont les *douleurs en ceinture*. Tantôt le sujet éprouve brusquement

(1) Lannelongue, *Coxo-tuberculose*, p. 61.

une sensation de constriction intense, étreignant la base du thorax, gênant la respiration; tantôt ce sont des élancements aigus, rapides, des *éclairs* qui traversent les parties latérales de la poitrine. Souvent ils occupent nettement le trajet des nerfs intercostaux.

Nélaton a comparé la douleur en ceinture à la sensation douloureuse que produirait un coup de fouet entourant la base de la poitrine ou de l'abdomen. Les irradiations cinglent en quelque sorte le patient. Dans nombre de cas la douleur en ceinture est bilatérale, ainsi que le fait préjuger sa dénomination; mais on peut ne constater qu'un point de névralgie latérale. Nous avons vu celle-ci siéger sur le trajet des nerfs lombaires, et dans un cas sur la branche abdomino-génitale.

Telles sont encore les névralgies symptomatiques du mal sous-occipital. Elles siègent à la nuque, au cou, à la partie supérieure des épaules. La disposition du grand nerf sous-occipital qui se répand dans les téguments de la moitié postérieure de la tête, celle des branches cutanées du plexus cervical qui descendent sur le cou, la partie supérieure du thorax et des épaules, expliquent le siège de ces douleurs. Souvent les malades indiquent d'un geste expressif et précis le point de départ et les irradiations névralgiques : plaçant la paume de la main à l'occiput, ils la ramènent en avant et de bas en haut, traçant pour ainsi dire du bout des doigts la distribution nerveuse de la région.

Au membre inférieur, les irradiations se font tantôt en arrière sur le sciatique tantôt en avant sur le trajet du nerf crural. Au membre supérieur, les troncs nerveux divers, notamment le cubital, peuvent être intéressés. La névralgie n'est pas tenace, permanente, elle peut offrir des rémissions prolongées, mais ce qu'il y a de remarquable, c'est qu'elle est *fréquemment associée à diverses sensations subjectives qui lui donnent un cachet clinique particulier.*

Tout à fait au début, la douleur n'est pas très accusée; ce sont des sensations plus ou moins pénibles, fugaces, des picotements, des fourmillements. Localisées quelquefois à certains territoires, ces dernières sont ailleurs diffuses et liées à des sensations subjectives de froid aux mains, aux pieds.

Bien plus, l'examen attentif révèle déjà quelques troubles moteurs: sans doute il n'y a pas encore de paralysie, ni de contracture évidente, *a fortiori*, d'atrophie, mais le sujet se sent maladroit, laisse facilement échapper de ses doigts les objets qu'il a saisis. S'il a une profession dans laquelle il est nécessaire de déployer de l'adresse (mécanicien, modiste...), il attirera de lui-même l'attention sur ces légers troubles de la motilité, sinon il faudra les rechercher. Plus tard les dystrophies (cutanée, musculaire...), en se développant, les rendront extrêmement marqués.

On a essayé d'établir une distinction entre les pseudo-névralgies par compression des troncs nerveux et les autres névralgies dues au froid, au rhumatisme, à un trouble réflexe. On a prétendu que *dans les pseudo-névralgies* les manifestations douloureuses étaient entièrement subjectives et que *la pression ne retrouvait pas les points névralgiques habituels*. Cela n'est pas exact, assure Lannelongue, et nous ne pouvons que corroborer son opinion. Il existe sur certains points des zones d'hyperesthésie cutanée très vive. Les troncs eux-mêmes, le sciatique, le crural, peuvent être douloureux à la pression. Par contre la *bilatéralité fréquente* des douleurs constitue un bon signe, que les irradiations se soient montrées d'abord d'un côté, ou qu'elles aient apparu d'emblée des deux côtés. Ce caractère n'est pas cependant pathognomonique, puisqu'il se retrouve dans l'ataxie locomotrice et les diverses causes de compression médullaire.

L'*intensité* des douleurs irradiées peut-elle servir à distinguer l'ostéo-tuberculose d'une généralisation cancéreuse à la colonne vertébrale? Nullement, et bien que la paraplégie douloureuse, étudiée par Léon Tripier, donne lieu plus que la tuberculose à des douleurs excessives, il n'est pas possible de faire un diagnostic différentiel en se basant sur ce symptôme. Dernièrement notre collègue et ami M. Josserand fit entrer dans notre service une femme en proie à de véritables tortures. Une paraplégie complète, une double phlegmatia, associées à une incurvation non anguleuse, plutôt latérale du rachis... l'intensité et la permanence des douleurs en ceinture et dans les membres, nous avaient amené à songer à une carcinose vertébrale : le diagnostic ferme n'était pas possible. L'autopsie nous montra qu'il s'agissait d'un mal de Pott dorso-lombaire.

Même dans les cas susceptibles d'être rangés sous ce titre de « formes douloureuses chroniques progressives », quelles variantes n'observe-t-on pas, depuis l'*indolence* presque complète jusqu'aux irradiations douloureuses les plus aiguës des périodes avancées!

Il nous a été permis depuis quelques années surtout de rencontrer des *formes* particulièrement *torpides*. Chez l'adulte et surtout le vieillard elles ne seraient pas très rares. Nous avons ouvert souvent des ostéo-arthrites fongueuses, caractérisées par la destruction étendue des surfaces articulaires, des ligaments, alors qu'en clinique l'indolence était si marquée que les malades avaient difficilement consenti à l'opération. Récemment, sur une tuberculeuse admise dans notre service, nous pouvions déplacer, frotter les unes contre les autres les surfaces articulaires du coude gauche, sans provoquer aucune douleur. Il existait cependant des fongosités, du pus, et des altérations osseuses considérables.

Lannelongue (1) a distingué sous le nom de *forme névralgique et convulsive* les cas rares où le mal de Pott débute par de véritables crises épileptiformes, ou des accès de violente douleur. Voici l'exemple qu'il relate :

« Un enfant de huit ans, bien portant jusque-là, eut, il y a trois ans, à la suite d'une indisposition légère, dont il était déjà remis, une crise épileptiforme extrêmement violente que rien n'avait fait prévoir. Il fut trouvé le matin dans son lit, sans connaissance, en proie à des convulsions cloniques des membres et de la face du côté droit. Cette attaque ne dura pas moins de sept heures, puis l'enfant revint à l'état normal. Un peu plus tard, il éprouva des douleurs siégeant dans le côté droit du thorax, et revenant par séries d'accès réguliers ; puis survint une pleurésie de nature suspecte, à marche lente : elle fut qualifiée tuberculeuse par le médecin traitant ; enfin, deux ans après la première, il y eut une nouvelle attaque épileptiforme analogue, mais moins forte ; les contractures furent générales et durèrent seulement quelques minutes. Or le mal de Pott avait été reconnu quelque temps seulement avant cette dernière crise par l'apparition d'une gibbosité angulaire dorsale. Chez un autre sujet une crise de convulsions cloniques généralisées survint aussi, mais ce fut après l'apparition des signes caractéristiques d'un mal vertébral dorsal.

Ici l'attaque convulsive pouvait s'expliquer par l'existence d'altérations médullaires agissant sur le bulbe. Nous sommes conduit à penser que dans le premier fait il y avait eu une atteinte du côté des méninges et de la moelle, près de deux ans avant l'apparition des signes caractéristiques du mal vertébral ; une altération osseuse primitive occupant la face postérieure des corps vertébraux de manière à irriter les méninges ou la moelle pourrait peut-être rendre compte des troubles observés. Nous pourrions citer encore deux autres cas semblables au premier.

D'autres fois, ce ne sont plus des crises convulsives qui se produisent, mais des accès douloureux revenant par intermittences et localisés sur la région du rachis ou dans son voisinage : Un enfant, jusque-là en bonne santé, éprouva en 1885 des crises douloureuses dans la région dorso-lombaire, pendant une quinzaine de jours. Ces crises revenaient tous les soirs à la même heure, lorsque le malade était couché, et duraient quelques heures. Des séries d'accès analogues se renouvelèrent à plusieurs reprises pendant plus d'un an,

(1) *Tuberculose vertébrale*, p. 148.

jusqu'au moment où le médecin, après un certain nombre d'examens de la partie douloureuse du rachis, put reconnaître une très légère difformité et les premiers troubles fonctionnels du mal de Pott. La forme insolite des symptômes avait auparavant fait penser à toute autre chose, à des coliques néphrétiques, à des vers intestinaux, etc.

OSTÉO-TUBERCULOSE A FORME DOULOUREUSE AIGUE.

Il nous reste à parler des cas exceptionnels dans lesquels brusquement, sans avertissement préparatoire, le symptôme douleur apparaît. Par son début, les conditions étiologiques où il survient, ce signe peut être la cause d'erreurs de diagnostic ; on le rattache à un traumatisme, une entorse quand il est le résultat d'une altération profonde et ancienne d'un os. Deux faits surtout nous sont restés gravés dans l'esprit. Le premier a trait à un étudiant en pharmacie, porteur de cicatrices au cou, et présentant les attributs extérieurs des tuberculeux, auprès duquel nous fûmes appelé pour une *entorse du pied droit*. En descendant d'un tramway en marche, le sujet avait éprouvé une douleur tellement violente dans le pied qu'il avait failli perdre connaissance : la marche était impossible ; quelques heures plus tard nous constations l'état suivant :

Le pied droit paraît tuméfié surtout au niveau du massif tarsien ; le cou-de-pied ne présente pas d'œdème appréciable ; les régions malléolaires externe et interne n'offrent aucune ecchymose ; la concavité plantaire est légèrement effacée. La palpation ne révèle aucune douleur sur l'extrémité inférieure des os de la jambe et l'articulation du cou-de-pied; elle est horriblement douloureuse à la partie dorsale et plantaire du moyen tarse.

Le moindre choc imprimé au pied produit de véritables crises douloureuses irradiées dans le pied et la jambe.

En présence de cette symptomatologie nous aurions été absolument perplexe si nous n'avions pas tenu compte de l'état général, tout autant que des signes locaux. Ces derniers, localisés dans la région des cunéiformes, non accompagnés d'ecchymoses étendues, et résultant d'un mouvement un peu forcé du pied, ne comportaient pas le diagnostic d'entorse. L'existence d'antécédents tuberculeux devait rendre circonspect et faire songer à une lésion tarsienne jusqu'alors latente et apparaissant brusquement à l'occasion d'un mouvement violent. Une attelle plâtrée immobilisant complètement le pied fut appliquée et soulagea aussitôt le patient. Une quinzaine de jours après une fistule s'ouvrit sur le dos du pied, un stylet introduit dans le trajet révéla la dénudation, et la consistance éburnée du premier et du second cunéiformes.

Quelques mois plus tard le malade mourait de granulie.

La seconde observation a trait à un malade admis dans mon service dans le courant de l'année 1890. D'un aspect chétif, porteur d'anciennes cicatrices au cou, et d'une suppuration du ganglion épithrochléen droit, X... vint réclamer nos soins pour une douleur survenue brusquement quelques jours auparavant dans la région cervicale à l'occasion d'un mouvement d'extension forcée. L'examen ne nous révéla rien d'anormal, le cou ne paraissait ni enraidi, ni déformé, pas de déviations; bien plus, la pression méthodique ne montrait aucune région bien nettement douloureuse. La souffrance qui s'était montrée brusquement n'avait duré que quelques instants, mais s'était montrée depuis, à de très courts moments, sous forme d'élancements aigus. Nous engageâmes le malade à se reposer, tout en faisant des réserves sur les suites possibles de ces manifestations. Trois ou quatre jours après, X... revenait, en proie à des douleurs intolérables, persistantes, à peine diminuées par le repos, et surtout violemment exaspérées par les mouvements. Le diagnostic de mal de Pott cervical s'imposait, il fut confirmé par le soulagement immédiat que procura la pose de notre minerve plâtrée.

C'est particulièrement dans ces formes douloureuses aiguës que l'intensité de ces souffrances atteint son maximum. Le sujet auquel nous venons de faire allusion restait étendu dans son lit, souffrant au moindre mouvement; le plus petit choc sur les pieds du lit provoquait de véritables accès; les mouvements de la mâchoire se transmettaient douloureusement au cou. L'appétit, le sommeil étaient nuls et le dépérissement rapide. Lorsqu'il s'agit de conduire ce malade à la salle d'opération, où devait lui être appliqué le bandage, ce fut l'occasion de plusieurs crises, dans lesquelles le malade était sur le point de syncoper. Mais il n'est personne qui n'ait souvenir de faits analogues. Qu'il s'agisse de la hanche, du rachis, ou de toute autre région, les phénomènes douloureux peuvent présenter une telle variété qu'ils peuvent indiquer à eux seuls une intervention (*résections de soulagement*, Ollier).

AFFAIBLISSEMENT RAPIDE DES MUSCLES DE LA RÉGION.

Il n'est pas possible de passer sous silence l'affaiblissement musculaire considérable qui accompagne dès le début l'ostéo-tuberculose. Sans doute l'atrophie réflexe en est la cause fréquente, mais elle est quelquefois insuffisante pour expliquer les troubles fonctionnels. Rapidement, de préférence quand une jointure est envahie, la puissance fonctionnelle d'un membre est compromise.

Plus que la douleur, la faiblesse dans ces cas-là s'oppose à ce que le patient continue l'exercice de sa profession.

La mensuration peut ne révéler qu'une diminution insignifiante des masses musculaires, alors que déjà le dynamomètre, quand cette recherche est possible, révèle un affaiblissement extraordinaire. Difficile à étudier, à la hanche, et même au genou, ce fait apparaît très évident à l'épaule, au coude et surtout au poignet.

A l'épaule, l'élévation et l'abduction du bras sont abolies, alors que ces mouvements passifs sont plus ou moins possibles sans entraîner l'omoplate.

Le deltoïde est très rapidement frappé d'inertie et d'atrophie dans les tuberculoses de l'épaule.

Au coude l'extension ou la flexion volontaires ont disparu, alors qu'elles s'exécutent facilement à l'exploration. Si l'on commande au sujet de les déterminer, on reconnaît que le moindre effort d'opposition les annihile. Mais c'est au poignet que nous avons été frappé de ces détails, consignés déjà en 1884 dans un mémoire de la *Revue de chirurgie*. Tel sujet atteint d'ostéo-arthrite, qui n'a jamais été enraidi dans un bandage, qui se présente avec une lésion au début, ayant les mouvements des doigts presque aussi complets qu'à l'état normal, est incapable du plus léger effort. Il ne soulèvera pas un verre à demi plein d'eau, un poids de quelques centaines de grammes. Lui-même sera surpris de cette faiblesse qu'il n'aura pas analysée, mais qui l'a contraint plus rapidement encore que la douleur à immobiliser son membre. Il semble que les fonctions multiples, délicates de la main, permettent, mieux qu'ailleurs, d'apprécier ces désordres.

§ 2. — Symptômes locaux objectifs.

La tuberculose osseuse profonde ne suscite pas habituellement la formation d'hyperostoses; la tuméfaction qui en est la conséquence siège dans les parties molles adjacentes : tissu cellulaire, cavités articulaires. Elle est constituée par des fongosités ou des collections purulentes.

A l'inverse de certaines autres infections dont le siège plus ou moins profond, caché, se révèle à l'observation par une hyperostose, le tubercule reste latent, jusqu'au moment où l'inoculation des tissus mous voisins rend palpable la maladie. Les cavités articulaires et le tissu conjonctif, les premières par leur transformation fongueuse, le second par le développement d'abcès ossifluents, sont la cause habituelle de la tuméfaction tuberculeuse.

TUMÉFACTION DES ARTICULATIONS.

Il nous serait difficile d'énumérer ici les divers types cliniques de tuméfaction articulaire d'origine fongueuse. Variables avec le siège anatomique, les symptômes méritent à propos de chaque région une étude spéciale qui ne peut trouver place ici.

La recherche du gonflement synovial dans certains points (culs-de-sac olécrâniens pour le coude, culs-de-sac supérieurs interne et externe au genou, face dorsale au niveau du grand os pour le poignet) doit être bien connue du praticien.

De même la diversité de la consistance de la tuméfaction pourrait prêter à des erreurs d'interprétation que l'on évitera si l'on sait que les fongosités, le pus, l'induration scléreuse peuvent se rencontrer à des degrés différents. Tandis que chez certains sujets la synoviale paraîtra épaissie, indurée en bourrelets, rappelant les lésions rhumatismales, et n'en sera pas moins tuberculeuse, chez d'autres les culs de-sac articulaires seront distendus et mous. Ce dernier cas est le plus fréquent, mais on aurait tort de conclure de la perception nette de la fluctuation à l'existence du liquide. Les fongosités peuvent, en l'absence de ce dernier, donner lieu à une fluctuation manifeste.

La pression peut déterminer quelquefois une sorte de crépitation ou mieux de frottement neigeux, doux, analogue à celui qui caractérise les synovites à grains riziformes. Qu'il y ait des grains, des grumeaux, des fragments de fongosités flottant au milieu d'une petite quantité de liquide, les doigts perçoivent la même sensation en pratiquant la recherche de la fluctuation.

Les téguments qui recouvrent des masses fongueuses restent plus ou moins longtemps intacts; leur coloration dans les périodes plus avancées est cependant modifiée; bleuâtres, amincis, ou bien infiltrés et moins mobiles, ils sont progressivement altérés des parties profondes à la surface: à ce moment, le diagnostic ne peut guère être hésitant. L'exploration méthodique par la pression, la palpation, en révélant des points douloureux sur les extrémités osseuses qui constituent la jointure, les douleurs nocturnes plus ou moins vives... permettront de reconnaître le point de départ de la synovite.

La détermination objective de la douleur, son exagération par la pression directe, peuvent renseigner souvent avec précision sur le siège et l'étendue des altérations osseuses.

ABCÈS OSSIFLUENTS.

La symptomatologie et l'évolution des abcès consécutifs à la tuberculose tiennent dans les diverses dénominations qui leur ont été données.

En leur accolant les qualificatifs de *froids*, *torpides*, les cliniciens ont bien montré leur allure sourde, insidieuse, si différente des abcès chauds ou phlegmoneux. Formés souvent sans grande douleur, ils constituent quelquefois d'énormes poches dont le volume attire surtout l'attention. Il nous est arrivé de ponctionner plusieurs fois des collections qui avaient ainsi progressé à l'insu des malades. Chez l'un d'entre eux, la lésion faisant saillie au niveau du canal inguinal avait été prise pour une hernie, le sujet portait même un bandage.

Si nous les décrivons après les symptômes subjectifs et objectifs précités, douleur, attitudes vicieuses..., il est juste de faire remarquer que dans certains cas ils se montrent les premiers. Nous n'avons pas besoin d'insister sur ce fait, que leur apparition (clinique tout au moins) n'est pas constante ; leur faible dimension, leur situation profonde (prévertébrale, par exemple), leur absence même (forme sèche), expliquent ces diversités cliniques.

Il est tout aussi difficile de dire à quelle époque ils surviennent. Sans doute, on les voit plus volontiers au début ; et lorsqu'un sujet soumis à un traitement sérieux, à la surveillance du chirurgien, n'a pas présenté d'abcès ossifluent au bout d'un an ou plus, il y a de grandes chances pour qu'il en soit préservé, mais cela n'a rien d'absolu. A diverses reprises nous avons opéré des abcès, *résidueux* en quelque sorte, survenus dans le cours de coxalgies traitées depuis plus d'une année. Deux malades qui étaient, il y a quelques jours encore, dans notre service, nous en ont offert des exemples : l'un et l'autre pouvaient être considérés comme guéris ; l'abcès ne s'était pas révélé pendant près d'une année, lorsque procédant à un nouvel et méthodique examen, nous constatâmes une fluctuation profonde, obscure. Elle était due dans un cas à une collection épaisse, du magma caséeux, dans l'autre à des détritus grumeleux, mêlés à du pus séreux.

Généralement de forme assez régulière, arrondie, lisse, peu bosselée, ils peuvent affecter la disposition en bissac, en bouton de chemise..., par suite de leur passage à travers certains orifices rétrécis. Au pli de l'aine, leur aspect est trop connu pour que nous y insistions ; développée au-dessus de l'arcade crurale, dans le bassin et au-dessous, à la racine de la cuisse, la collection peut quelquefois se révéler à la simple inspection; souvent elle doit être recherchée. Bien des fois nous l'avons vue échapper à l'examen, par suite de la manière défectueuse dont on procédait à sa recherche. On néglige d'appliquer soigneusement les deux *mains à la fois* sur l'abcès ; fréquemment l'une d'elles est placée à la racine de la cuisse sur la collection, l'autre plonge dans le bassin, mais trop en dedans, trop

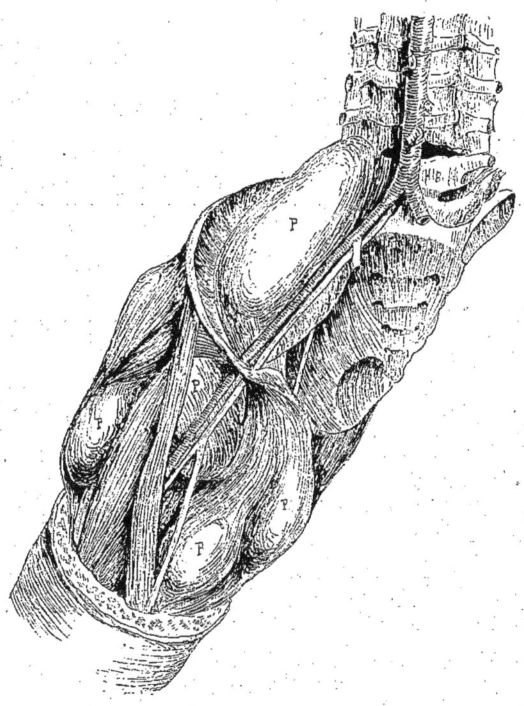

Fig. 55. — Vaste abcès à poches multiples d'origine lombaire. Le trajet suit le muscle iliaque; dans la cuisse, il se détache de la poche mère des diverticules externes récurrents qui remontent dans la fesse et des diverticules internes qui se rendent au milieu des adducteurs. Ces poches secondaires adhèrent aux muscles. La pièce a été injectée à la paraffine pour mieux faire voir les renflements sacciformes (D'après Lannelongue).

près de la ligne médiane, et non sur la loge supérieure iliaque. Il faut placer la main supérieure du côté de l'os iliaque, du côté de la fosse iliaque interne et non dans le bassin. On recommandera au malade de laisser sa paroi abdominale aussi souple que possible, et l'on déprimera progressivement la paroi en profitant de l'expiration.

La disposition en bouton de chemise est fréquente sur les parois thoraciques; au dehors de la cavité thoracique, l'abcès s'épanouit en quelque sorte, s'étale; sa surface est souvent recouverte par les muscles pectoraux dont la contraction peut voiler sa présence et rendre un peu plus difficile la perception de la fluctuation.

Les secousses de toux peuvent produire une sorte de projection en pareil cas, surtout si les muscles intercostaux ont été détruits sur une certaine étendue. De même à l'abdomen, le tension abdominale peut, sous l'influence des efforts, leur faire simuler grossièrement une hernie; d'autant plus qu'un examen superficiel peut faire croire à leur réductibilité. Il s'agit là, comme on le comprend, d'une réduction apparente due à l'élasticité de la poche (généralement faible du reste).

L'abondance de la suppuration tuberculeuse n'est pas l'indice exact et suffisant de l'étendue de la lésion osseuse. Cette dernière n'est pas une source de pus, mais le point de départ de l'infection qui a créé le tuberculome des parties molles, l'abcès froid. Ce dernier, une fois formé, va s'accroître par lui-même, envahir les tissus et augmenter de volume par le double processus déjà décrit d'infiltration périphérique progressive et de régression, de fonte centrales. On ne peut donc apprécier bien nettement une lésion osseuse d'après les abcès symptomatiques. Ces derniers peuvent être volumineux, la carie restreinte : il est juste de reconnaître que la disposition inverse peut être notée. Néanmoins de nouvelles recherches sur cette question offriraient un certain intérêt pratique. Malgré l'indépendance que nous attribuons à l'abcès ossifluent, il est certain que sa progression atteste une permanence de l'affection osseuse primitive, que sa régression vient témoigner de la guérison relative ou complète. Il n'est pas un praticien qui ne base sur ces données les modifications de son pronostic et de son traitement.

On comprend que les éléments infectieux émanés de l'os malade tombant dans la poche ossifluente en maintiennent la virulence : si la guérison du point primitif est complète, la réaction des tissus peut limiter le processus, et transformer l'abcès en une sorte de kyste susceptible de subir diverses transformations (séreuse, caséeuse), ainsi que nous avons pu l'observer.

La preuve que ces considérations sont légitimes, nous la trouverons encore dans les modifications momentanées de volume des collections, coïncidant avec des poussées ou des accalmies de la maladie. Nous avons vu des abcès ossifluents diminuer très notablement de volume, paraître guéris pendant une certaine période, puis augmenter de nouveau et dépasser même les dimensions primitives. Il est probable que les parties séreuses avaient été résorbées à un moment donné et que plus tard une nouvelle fonte tuberculeuse s'était produite.

Leurs tendances extensives, liées en grande partie à leur nature même (tuberculome), le fait qu'ils se montrent quelquefois à une grande distance de leur point de départ, se trouvent bien exprimés par le terme de *migrateurs* qui leur a été anciennement attribué.

Au cou, les abcès symptomatiques peuvent descendre jusque dans le médiastin postérieur, le creux de l'aisselle, la région sous-claviculaire. Au dos et aux lombes, on les a vus s'étendre jusqu'au petit bassin, au plancher périnéal, autour de l'anus, à la fesse, et même jusqu'au creux poplité! On sait qu'ils suivent généralement, mais non absolument, le trajet des troncs nerveux et vasculaires, et qu'ils peuvent s'ouvrir à l'extérieur ou même dans des cavités naturelles faisant partie des voies respiratoires, digestives, génitales et urinaires. Nous avons vu (après d'autres auteurs) l'ouverture d'un abcès de la gaine du psoas dans l'articulation coxo-fémorale provoquer une arthrite suraiguë. Nous ne pouvons insister davantage sur la disposition régionale des abcès ossifluents. En ce qui concerne le mal de Pott, nous avons dit qu'ils offraient une marche non pas régulière, mais fréquemment la même. Bourgeot Saint-Hilaire, Tavignot, Nélaton, Lannelongue l'ont bien décrite : nous ne pouvons que renvoyer aux études qu'ils leur ont consacrées.

Quant aux rapports que les abcès ossifluents affectent avec les organes avoisinants, ils varient nécessairement.

Dans les points accessibles à la ponction, à l'aine par exemple, les vaisseaux se trouvent tantôt en dehors, tantôt en dedans, quelquefois immédiatement en avant. La veine iliaque peut être comprimée, d'où œdème du membre inférieur correspondant. Boyer, Gaucher ont vu l'uretère dévié, aplati...; en général les abcès respectent assez bien les organes; cela n'est pas absolu, comme nous l'avons dit plus haut.

ORIFICES, TRAJETS FISTULEUX. TUBERCULOSE SECONDAIRE DES TÉGUMENTS.

Qu'il s'agisse d'une synovite tuberculeuse ou d'un abcès ossifluent, l'ouverture de ces collections tuberculeuses à l'extérieur est une période en quelque sorte forcée de leur évolution.

Pyogène par lui-même, le bacille peut être secondé par d'autres agents dont l'intervention néfaste est aujourd'hui connue et bien manifeste. Les abcès froids *réchauffés*, que l'on nous passe l'expression, fréquents dans les altérations ganglionnaires, sont loin d'être exceptionnels pour le tissu osseux: leur physionomie est un peu différente, nous en dirons quelques mots.

Les orifices fistuleux ont un aspect souvent caractéristique. Réduits à l'état de pertuis, ils sont d'autres fois formés par un large orifice plus ou moins arrondi, dont le fond apparaît comblé par des fongosités de coloration rougeâtre, blafarde, quelquefois pâles, gélatineuses; les bords sont amincis, violacés, ou encore fongueux. Un liquide séro-purulent plutôt que purulent, mêlé de détritus caséeux, de grumeaux, s'écoule en quantité variable avec l'étendue de la surface de fonte tuberculeuse. Le stylet peut quelquefois s'enfoncer à des distances considérables sans rencontrer le point osseux malade; dans certains cas, malgré la certitude qu'il existe très près, on ne le sent pas; il n'y a pas de dénudation appréciable; on sait qu'à la paroi thoracique l'inefficacité de l'exploration a longtemps fait admettre une périostite externe tuberculeuse. Il est démontré aujourd'hui que c'est une carie limitée à la face interne qui en est la cause.

Fréquemment le stylet conduit sur des séquestres plus ou moins volumineux, siégeant dans les épiphyses ou les os courts, formés de tissu spongieux éburné, présentant les caractères de l'infiltration puriforme. La pression superficielle sur le trajet peut faire sourdre de longs fragments de fongosités; Mollière avait donné le nom de *fongothripsie* à l'expulsion, par pression, des fongosités contenues dans les trajets.

Très souvent, étant donnée la migration de la collection, l'orifice fistuleux siège loin de son point de départ. La disposition indiquée par Lannelongue est assez fréquente.

Un mal de Pott dorsal peut produire un abcès dont la fistule s'établisse au niveau de la région trochantérienne.

Descendant en suivant le psoas, le pus franchit l'arcade de Fallope, arrive au petit trochanter, devient ensuite récurrent, gagne la fesse en passant en arrière de la hanche, et arrive au-dessous du moyen fessier et du tenseur du fascia lata. Nous avons vu une malade, qui éprouvait des douleurs dans la cuisse droite et présentait dans la région trochantérienne du même côté un trajet fistuleux, être considérée comme coxalgique. Un examen plus complet permettait facilement de constater un mal de Pott dorsal inférieur.

Il faut donc s'enquérir soigneusement de la provenance des abcès et ne pas se fier au siège de la fistule. On pourrait citer encore bien d'autres erreurs; elles paraissent toutes tenir à un défaut d'examen; si celui-ci est bien fait, on pourra arriver plus directement sur le siège de l'affection. Pendant une intervention, le trajet peut servir de guide, mais bien souvent on ne peut l'inciser à ciel ouvert à cause des organes importants situés plus superficiellement; il faut alors par une incision méthodique aller par le chemin le plus court et le plus sûr à la recherche du foyer.

Cliniquement, leur fluctuation évidente, la transmission de celle-ci à travers les poches qui les constituent (abcès en bissac), leur indolence, l'intégrité des téguments qui les recouvrent, l'absence d'œdème inflammatoire, leur évolution lente, apyrétique... permettent de les reconnaître facilement.

Il ne faut jamais négliger cependant d'employer tous les moyens d'investigation dans les cas un peu douteux.

Il ne faut pas ignorer qu'un anévrysme de l'aorte après destruction des corps vertébraux a pu simuler un abcès froid (Pelletan).

Nous avons fait connaître (1) un cas d'anévrysme de l'artère vertébrale qui pouvait prêter à une erreur semblable.

On peut encore confondre les abcès avec des kystes hydatiques, des lipomes, certains ostéosarcomes ramollis. L'examen clinique méthodique, la ponction, permettent le plus souvent d'éviter ces erreurs.

Depuis longtemps Ollier a décrit les *ulcérations lupoïdes consécutives à des ostéopathies tuberculeuses.* Elles ont été récemment étudiées par M. Adénot (2). Ces ulcérations lupoïdes secondaires peuvent avoir conservé leurs rapports avec l'os sous-jacent par un trajet fistuleux, ou la lésion osseuse peut avoir guéri et l'ulcère peut avoir persisté à cause des irritations extérieures variées; dans les deux cas l'origine est purement osseuse. Le foyer osseux peut sommeiller, être méconnu d'autant plus facilement que les bourgeons exubérants de l'ulcère masquent le trajet fistuleux. Si ce foyer n'est pas enlevé, la récidive est fatale.

L'origine de ces ulcères provient le plus fréquemment des deux malléoles, de l'extrémité postérieure du cinquième métatarsien et du calcanéum.

Le type clinique de ces ulcères lupoïdes n'est pas spécial au pied, on le rencontre à la main et sur d'autres points des membres, mais plus rarement. On n'a pas donné à leur liaison avec l'os une importance suffisante. M. Leloir regarde l'envahissement des parties molles et du squelette comme secondaire le plus souvent à la lésion cutanée, qui serait primitive. La propagation des lésions a lieu habituellement d'une façon inverse, mais le foyer osseux, point de départ et souvent très minime, doit être recherché avec soin, sinon la récidive tenace provoquera ultérieurement des désordres étendus.

§ 3. — Attitudes vicieuses. Déformations.

L'ostéo-tuberculose retentit rapidement sur l'appareil musculaire du membre malade. Avant même l'apparition des douleurs, le début de l'affection peut être indiqué par des attitudes vicieuses; celles-ci résultent alors de phénomènes de contracture réflexe. A ces causes d'atti-

(1) Gangolphe, *Société des sciences médicales*, Lyon, 1890.
(2) Adénot, *Congrès français de chirurgie*, 1893.

tudes vicieuses peuvent s'ajouter plus tard les épanchements articulaires, les luxations spontanées, et les fractures trabéculaires spontanées (gibbosités).

Parmi les symptômes objectifs qui attirent le plus l'attention du malade et de son entourage, se trouvent sans contredit les *attitudes vicieuses*. Précédant souvent l'apparition des douleurs, des abcès, des collections articulaires, elles les accompagnent toujours, constituant ainsi un élément de diagnostic important. A une période avancée de la maladie elles peuvent être une complication sérieuse et donner lieu à des indications thérapeutiques spéciales. Il n'est pour ainsi dire pas une localisation osseuse qui ne puisse les déterminer. Nous citerons seulement quelques exemples.

A la hanche, l'attitude gênée du malade, la boiterie légère, indolente, quelquefois intermittente du début, résultent de phénomènes de contracture des muscles pelvi-trochantériens.

Les mouvements volontaires de la marche suffisent pour la produire. Examine-t-on le sujet sur un lit, les mouvements passifs pourront paraître libres: nous pouvons affirmer avoir constaté ce fait bizarre sur une enfant de huit ans, qui eut plus tard un abcès ossifluent pelvien. Ces phénomènes sont plus ou moins évidents à certains moments ; quelquefois des secousses convulsives surviennent pendant la nuit ; les sujets se plaignent, gémissent, rêvent qu'ils font une chute et se réveillent quelquefois après un violent soubresaut du membre malade. Pendant la veille les muscles contracturés maintenaient l'articulation dans l'immobilité, mais ils se relâchent dans le sommeil naturel comme dans le sommeil chloroformique. Les mouvements, devenus possibles, sont l'origine de la crise douloureuse qui réveille l'enfant (Lannelongue). Bœckel confirme cette explication en faisant remarquer que si le membre est bien immobilisé, ces mouvements et la douleur ne surviennent pas. Cela n'est pas toujours; quelques sujets continuent à souffrir au moins pendant un certain temps, même dans les meilleures conditions d'immobilisation.

Il est permis de penser que déjà à ce moment le foyer osseux a retenti sur l'articulation.

S'agit-il d'un mal sous-occipital, l'air guindé (Lannelongue) du patient est caractéristique. La démarche lente, l'immobilité de son attitude, sont significatives.

Interpellé par quelqu'un placé derrière lui, on le voit se retourner tout d'une pièce ; lui montre-t-on un objet de côté, ses yeux seuls se dévient pour le suivre. Il marche avec précaution pour ne pas buter du pied contre un obstacle ; il descend un escalier toujours avec la même raideur ; veut-il ramasser quelque chose sur le sol, il s'abaisse en masse, le buste raide, en fléchissant les membres inférieurs. Bref, dans tous les mouvements, le patient ressemble à un pâtissier qui aurait une pile de gâteaux sur la tête et craindrait de la laisser choir.

Même dans la région dorsale, lombaire, dont les mouvements sont infiniment plus restreints, l'état de rigidité des muscles est évident. En faisant exécuter divers mouvements de flexion, d'extension, de latéralité, on se rend bien compte de ce défaut de souplesse du rachis.

A l'épaule, au coude, au poignet, au genou... les attitudes vicieuses s'établissent vite. L'articulation scapulo-humérale est enraidie, l'abduction et l'élévation volontaires ou passives impossibles, ou très douloureuses; au coude, l'avant-bras se fléchit de bonne heure sur le bras; au poignet, la main *tombe* sur la face palmaire. On sait que le genou a servi de sujet principal aux recherches cliniques et expérimentales destinées à élucider cette question des attitudes vicieuses. La jambe se place en flexion et même assez rapidement tend à se subluxer sur le fémur: la rotation externe du tibia traduit le début de ce changement dans les rapports normaux des surfaces articulaires. L'action des tendons fléchisseurs, la rétraction des tissus fibreux... expliquent l'accentuation progressive et le maintien de ces déplacements. Un effort brusque, inconsidéré, de redressement peut compléter la subluxation; il peut avoir d'autres conséquences funestes dont le genou n'a pas le monopole. Les vaisseaux rétractés (1), enserrés par du tissu sclérosé, peuvent céder, se rompre, ou être plus ou moins oblitérés par les efforts de redressement.

Nous ne pouvons que signaler l'importance de ces données au point de vue de l'intervention.

L'anesthésie générale permet de faire disparaître, au début du moins, les attitudes vicieuses. Tant que la vigilance musculaire, la contracture entrent seules en jeu, on peut redresser plus ou moins complètement les membres en mauvaises positions; à une phase plus avancée, cela est souvent impossible. La contracture a fait place à de la rétraction; la capsule et les tissus fibreux articulaires longtemps immobilisés dans la même situation se sont sclérosés et rétractés ainsi que les ligaments.

L'inflammation, plus encore que l'immobilisation prolongée, a suscité un processus scléreux qui a porté souvent à une grande distance de la jointure malade; de telle sorte que le tissu cellulo-adipeux souple, lâche qui l'avoisine est devenu une masse dure, résistante. Elle englobe plus ou moins dans son intérieur les élé-

(1) Chassaignac, *Bull. Sc. anat.*, 1839.

ments vasculo-nerveux : d'où les dangers d'un redressement forcé, brutal.

Nous n'avons pas à retracer ici l'exposé détaillé des diverses théories émises pour expliquer l'attitude des jointures atteintes de tuberculose ; nous ne saurions cependant les omettre complètement.

D'après Brodie, Parise, Bonnet, Sayre... l'épanchement jouerait un rôle capital. Nous ne pouvons que renvoyer à notre chapitre consacré à l'anatomie pathologique et aux lignes précitées pour faire justice de cette hypothèse. Alors que la jointure est sèche; intéressée seulement en un point par la pénétration de fongosités issues d'un os; alors qu'elle ne contient que quelques grammes de liquide, l'attitude vicieuse est extrêmement prononcée.

Après Hunter, nous voyons Maisonneuve, Verneuil..., adopter l'opinion que la contracture des muscles doit seule être mise en cause. Tout le monde admet aujourd'hui son rôle capital.

Une attitude vicieuse peut se modifier pendant le cours d'une ostéo-arthrite.

Elle peut *s'accentuer*, ou *faire place à un type clinique différent*. Le premier cas n'a rien d'étonnant; quant au second, évident pour la coxo-tuberculose, sa pathogénie a donné lieu à diverses hypothèses. Au début, le membre inférieur est dans l'abduction et la rotation en dehors, avec allongement apparent ; dans une période plus avancée il se place en adduction, rotation en dedans, avec raccourcissement apparent.

Pour Guérin, Crocq, Erichsen... les muscles fessiers, le psoas..., tous les muscles abducteurs et rotateurs en dehors, directement irrités, ont déterminé l'abduction : la deuxième attitude serait due à la destruction, à l'atrophie de ces groupes musculaires et au triomphe de leurs antagonistes.

Martin et Collineau pensent que la coxalgie, ligamenteuse d'abord, est devenue osseuse. Lannelongue pense que la condition essentielle du changement d'attitude est dans l'*altération osseuse* (modifications survenues dans la tête fémorale, diminution de son volume, agrandissement du cotyle...). Mais nous pensons avec cet auteur qu'il ne faut pas être absolu : les rétractions fibreuses, la suppuration... peuvent avoir une grande influence.

Quelle est la cause initiale de la contracture ?

On a dit que c'était la douleur et prétendu que pour éviter toute souffrance le malade fixe le membre dans une certaine position ; mais la contracture peut précéder la douleur. Il ne faut pas cependant éliminer cet élément, car il joue un rôle important. Instinctivement, ou, plus exactement, en dehors de tout motif bien appréciable, les groupes musculaires voisins d'une altération osseuse réagissent par voie réflexe, et immobilisent la région.

En ce qui concerne la coxo-tuberculose en particulier (et cet exemple peut s'appliquer à d'autres régions), la cause de la déviation habituelle ne réside pas dans la variété du décubitus comme le croyait Bonnet. Pour ce chirurgien, si le sujet se couche sur le dos ou sur le côté malade il y a flexion et abduction, rotation en dehors; s'il se couche sur le côté sain, on trouve l'attitude contraire, flexion, abduction, rotation en dedans. Comme le dit Lannelongue, l'attitude se montre dès le début, alors que les sujets continuent à marcher. Il faut placer « dans la puissance relative des différents groupes de muscles contracturés la cause de la déviation habituelle. Les muscles les plus nombreux, les plus gros et les plus puissants de la racine du membre concourent au résultat observé... : non seulement les muscles abducteurs et fléchisseurs sont les plus puissants, mais leurs rapports immédiats avec la capsule qu'ils recouvrent immédiatement font comprendre que l'irritation réflexe se concentre sur eux plutôt que sur les mucles plus éloignés de la jointure, » (Lannelongue).

LUXATIONS PATHOLOGIQUES.

L'action musculaire, celle des causes physiques comme la pesanteur, mais surtout les désordres articulaires et osseux ont pour conséquence des luxations pathologiques ou spontanées, désignées encore sous les noms de symptomatiques (Humbert), inflammatoires (Hueter), graduelles (Nélaton), tardives (Lotzbeck).

La hanche, le genou, l'épaule, la région cervicale nous en offrent des exemples présentant chacun une pathogénie spéciale. Presque toujours la luxation est progressive, lente; c'est le résultat direct des déformations des surfaces articulaires et des altérations ligamenteuses.

On sait combien les anciens avaient abusé du terme luxation. Les modifications de longueur, d'attitudes non seulement des membres, mais du tronc, et surtout de la région cervicale, liées à la tuberculose étaient désignées sous le nom de *luxations spontanées* : tel était le cas de la coxalgie, du mal sous-occipital... A mesure que l'anatomie pathologique devenait plus précise, on vit se restreindre singulièrement les faits justifiant nettement cette dénomination : ce qui était considéré comme la lésion caractéristique de l'affection devint l'exception. Ce fut l'œuvre d'un grand nombre d'observateurs dont les noms reviendront dans les lignes suivantes.

Parmi ceux-ci n'oublions pas Larrey, qui combattit avec force la croyance que les modifications de longueur des membres dans la coxalgie étaient dues à une luxation. Ce n'est plus, lorsqu'elle existe, au gonflement et à l'intumescence de la synoviale et du bourrelet adipeux (Portal), à la tuméfaction du cartilage cotyloïdien (Desault), à une excroissance du cotyle (Andry) et encore moins à une tuméfaction de la tête fémorale (Rust) qu'on l'attribue aujourd'hui.

Bonnet a bien montré que l'épanchement articulaire ne joue à peu près aucun rôle dans la pathogénie de ces luxations spontanées. L'ancienne théorie de J.-L. Petit, battue en brèche par Maisonneuve, Croq, Lannelongue... n'est pas admise : les *désordres osseux et ligamenteux ont une importance prépondérante* et sur laquelle nous avons souvent entendu Ollier insister. Il ne serait pas douteux pour Kœnig que des masses fongueuses puissent expulser la tête fémorale de sa cavité de réception.

Nous ne pouvons décrire avec tous les détails qu'elles comporteraient les attitudes vicieuses dues à la coxo-tuberculose avec luxation : on peut dire qu'elles sont extrêmement complexes. Depuis les cas relativement simples, où la flexion de la cuisse se trouve combinée à l'abduction avec rotation en dedans, jusqu'à ceux où le membre inférieur présente les attitudes les plus bizares, on rencontre tous les intermédiaires.

Nous renvoyons aux articles consacrés à l'étude des affections articulaires, et notamment à l'ouvrage de Lannelongue (1).

Pour la hanche, Lannelongue distingue trois degrés. Dans une première phase l'attitude vicieuse et la pression réciproque des surfaces ont produit la déformation du cotyle et de la tête fémorale. Le cotyle est agrandi supérieurement; la tête, qui de son côté est plus ou moins modifiée dans sa forme, *empiète* sur le sourcil effacé, érodé. Mais l'ulcération du rebord cotyloïdien s'étend et s'accroît davantage. La déformation de la tête se met en harmonie avec la nouvelle surface. La tête *chevauche* en partie sur la cavité nouvelle, en partie sur l'ancienne ; c'est la deuxième phase. Dans un troisième temps enfin, la tête, qui continue toujours à monter, a quitté complètement l'ancien cotyle; il existe alors une luxation véritable (Lannelongue). D'après Volkmann, Kœnig « l'ulcération des os peut se faire en l'absence de toute affection tuberculeuse primitive de l'os », par simple pression.

C'est en haut que la luxation est la plus fréquente. Mais on l'a observée sur d'autres points : 1° Roux et Gibert ont vu des cas de luxation dans l'échancrure sciatique; 2° Nélaton, Stanley, des luxations sus-pubiennes ; Richard, Blasius, Lannelongue ont observé une luxation supra-cotyloïdienne directement en haut; 3° la luxation

(1) *Coxo-tuberculose.*

dans le trou obturateur est indiquée par Portal, par Annandale, par Marjolin ; 4° Lannelongue rapporte deux cas de luxation en bas ; 5° enfin, une dernière variété est celle qui se fait à travers le fond du cotyle.

Nous avons eu l'occasion d'observer un exemple de cette dernière variété. A vrai dire, il y avait une destruction complète du fond de la cavité cotyloïde (enfant de sept ans), et la tête fémorale réduite à un tronçon pouvait être propulsée dans le bassin, mais ne s'y trouvait pas d'une manière constante (1).

Récemment, Petit a communiqué au Congrès français de chirurgie une série de faits curieux par l'exagération de la difformité. Sous le nom fort expressif de *jambes en ciseaux consécutives aux affections de la hanche*, Clément Lucas, Goldie... ont décrit une déviation consistant dans une adduction exagérée, avec ou sans ankylose de la hanche, de l'un ou des deux membres inférieurs ; cette déviation est telle que ceux-ci sont croisés au-dessus du genou. Il s'ensuit une attitude permanente qui rappelle celle des branches d'une paire de ciseaux.

Dans presque tous ces cas, il existe en même temps du côté malade un *genu valgum* de compensation, dû à l'attitude que prend la jambe, attirée en dedans, pour revenir à la verticale dans la marche ou la station debout. Ce *genu valgum* est très gênant pour la marche après la correction de l'attitude du membre, car il persiste alors (Page, Quénu). Dans le cas de Goldie, il y avait un *genu valgum* au membre sain attiré en dedans pour les besoins de l'équilibre (2).

Au genou l'attitude en flexion et les tiraillements exercés du côté du creux poplité par les muscles fléchisseurs entraînent une subluxation rapide plus ou moins prononcée. Gerdy, Bonnet, Pitha, Sonnenburg, Ollier... ont bien indiqué les conditions qui président à ces déplacements. Déjà signalées précédemment, celles-ci consistent essentiellement dans l'action des muscles et des tissus fibreux ; les altérations osseuses joueraient plutôt un rôle secondaire. Déformées par le processus tuberculeux et aussi par les pressions constantes, anormales, dues à l'attitude, les extrémités articulaires peuvent chevaucher plus ou moins complètement et rendre impossible tout redressement. Bien avant Volkmann, Nussbaum, Bonnet avait dit que si le tibia s'était creusé une cavité de réception en arrière des condyles fémoraux, sa surface articulaire ne pourrait plus glisser en avant pendant l'extension ; les efforts ne pouvaient que compléter la luxation. Les insertions ligamenteuses (ligaments latéraux

(1) On consultera utilement le mémoire de MM. Forgue et Maubrac, *Luxations pathologiques. Leur pathogénie*, 1886.

(2) *Congrès français de chirurgie*, 1892.

et croisés surtout) détruites, le tibia glisse sur le fémur, attiré qu'il est en arrière par les muscles du creux poplité et de la patte d'oie; la pression entraîne une usure, un aplatissement de la partie postérieure des condyles, une déformation du plateau tibial, qui contribuent à faciliter la luxation. Quant à la partie antéro-inférieure du fémur, nous ne croyons pas qu'elle s'hypertrophie (comme on l'a dit); la tuberculose détruit, mais ne suscite guère d'édifications osseuses. Quoi qu'il en soit, l'attitude vicieuse due à la luxation spontanée, ainsi créée, devient très difficile à corriger. Presque toujours la résection cunéiforme doit être pratiquée, malgré les résultats favorables obtenus dans certains cas par Molliere (1), Robin, avec l'ostéo-arthroclasie, et consignés dans la thèse de notre ancien camarade et excellent ami Édouard (2). En dehors des accidents tenant à l'état de rétraction des parties molles, oblitérations, ruptures vasculaires plusieurs fois notées, la résistance due aux parties osseuses peut être insurmontable. Une opération sanglante, mais à ciel ouvert, vaut mieux qu'une opération aveugle.

L'épaule n'offre guère qu'un type de luxation spontanée, consistant dans le déplacement de la tête humérale en bas et en avant, au-dessous de l'apophyse coracoïde. Mais ici nous devons faire remarquer combien la laxité articulaire, l'atrophie rapide du deltoïde, permettent facilement une telle déviation. Le deltoïde est, comme le dit Lücke, un « muscle fragile »; à ce point de vue il mérite d'être placé à côté des extenseurs, du triceps crural.

Le poids du membre supérieur, la contraction des muscles qui s'insèrent à la coulisse bicipitale, entraînent en bas et en dedans l'extrémité humérale; la tonicité deltoïdienne, déficiente à cause de l'atrophie rapide, ne peut s'y opposer. Par suite, en dehors de destructions osseuses et même ligamenteuses étendues, on peut observer une subluxation sous-coracoïdienne très nette au début de certaines ostéo-arthrites. Un des types de celle-ci est la carie sèche. La mensuration de l'acromion à l'épicondyle faite comparativement des deux côtés, révèle un allongement notable, de plusieurs centimètres, à l'avantage du côté lésé. Il suffit de soulever le coude pour replacer l'humérus en situation et faire disparaître tout allongement. A une période plus avancée, lorsque la capsule est détruite, les os profondément modifiés dans leur forme, la luxation peut être beaucoup plus prononcée.

ANKYLOSES.

Qu'il y ait ou non une attitude vicieuse, avec ou sans déplacement, les surfaces articulaires peuvent être maintenues irrémédiablement

(1) D. Molliere, *Semaine médicale*, 1886. (*Lyon médical*, 1883-4-5.)
(2) Édouard, *De l'arthroclasie*. Lyon, th. 1882.

dans leur situation par l'établissement de l'ankylose. La plupart des ostéo-arthrites tuberculeuses guéries sans intervention se terminent par une ankylose plus ou moins serrée, le plus souvent fibreuse; le membre est-il dans une position favorable à ses fonctions, on peut considérer le résultat comme excellent, puisque l'immobilité met à l'abri de la récidive ou tout au moins en diminue les chances. A la hanche, au genou, au membre inférieur la solidité est infiniment préférable à la mobilité : on comprend difficilement que l'on ait préconisé les abrasions intra-articulaires et autres opérations partielles dans le but d'obtenir la persistance ou le rétablissement de la flexion et de l'extension du genou (Cousins).

Au membre supérieur, l'ankylose seule (l'affection tuberculeuse qui l'a produite étant guérie), peut être dans certaines circonstances l'occasion d'intervention : ici l'importance des mouvements apparaît évidente, et prime, sans l'effacer, l'importance de la solidité. De telle sorte que l'on peut être conduit à l'ostéotomie, à la résection et à diverses interventions pour des motifs différents sur lesquels nous ne pouvons insister. On les trouvera étudiés dans l'œuvre de M. Ollier (1).

Depuis les publications de Bérard (2), Teissier (3), Malgaigne, les luxations pathologiques dans le mal sous-occipital sont bien connues au double point de vue anatomo-pathologique et clinique. Nous avons vu quels désordres osseux et articulaires existaient en pareils cas. Toujours les déplacements sont le résultat d'une lésion destructive plus ou moins profonde de l'articulation même. Cette destruction est quelquefois telle, qu'il y a une véritable dislocation ; la tête n'est plus unie à la colonne vertébrale autrement que par les parties molles ; elle est anormalement mobile dans tous les sens [Cotrel (4), Olivier (5)]. On comprend dès lors que l'attitude vicieuse de la tête ne soit pas toujours le résultat d'une luxation, mais souvent d'un affaissement. En tenant compte de ce qui précède, on serait presque en droit de dire que l'attitude vicieuse est le résultat d'une fracture spontanée trabéculaire avec déplacement des fragments. Bien souvent la contracture seule déterminera une attitude au moins aussi vicieuse que s'il y avait déplacement.

Habituellement ce dernier s'établit progressivement : quelquefois les luxations de l'altas sur l'axis après avoir débuté lentement se complètent brusquement, par suite d'un effort, de la toux, d'une chute...

(1) Ollier, *Dict. des sc. méd.* (*Ankylose*). *Traité des résections.*
(2) Bérard, Th. Paris, 1829.
(3) Teissier, Th. Paris, 1841.
(4) Cotrel, Th. Paris, 1872.
(5) Olivier, *Maladies de la moelle épinière*, t. I. — Delenais, Th. Paris, 1883.

Fait intéressant, bien signalé par Lannelongue, quel que soit le degré du déplacement, ces luxations pathologiques *ne sont fixes que sur le vivant*, où la contracture maintient la mauvaise attitude de la tête; on constate au contraire sur le cadavre que les os sont anormalement mobiles les uns sur les autres, à ce point qu'on peut réduire et reproduire à volonté la luxation existante.

GIBBOSITÉ.

Lorsque le mal de Pott occupe les régions cervicale inférieure, dorsale, lombaire, la direction générale du rachis est modifiée, la gibbosité apparaît. Pour les anciens cette déviation était le résultat d'une luxation spontanée : on sait qu'elle résulte d'altérations osseuses et articulaires, variées, profondes, qu'elle survient lentement, et exceptionnellement d'une façon brusque. Dans ce dernier cas les premières phases de la maladie ont échappé au sujet, comme à son entourage; c'est pour ce motif que l'on voit fréquemment invoquer le traumatisme comme cause de la maladie.

La gibbosité tuberculeuse est postérieure et médiane; ce caractère essentiel sert à la distinguer de la scoliose. Il n'est pas absolu; nous avons observé un cas où la déviation, latérale, avait été la cause d'un traitement intempestif par la gymnastique...

L'aspect anguleux de la déviation, la brusquerie de la coudure, son siège, la douleur à la pression, la coexistence d'abcès,... bref tout un ensemble symptomatique caractérise l'attitude vicieuse. Notons que les courbures de compensation, nulles ou peu marquées chez l'adulte, sont lentes à s'établir chez l'enfant. M. le professeur Fochier insiste beaucoup sur ce caractère différentiel. Boyer a tracé un excellent tableau de l'attitude du sujet qui a conscience du défaut de solidité de son rachis et de son impuissance à le maintenir droit. La même immobilisation, la même roideur indiquées plus haut se retrouvent ici : bref la gibbosité tuberculeuse, qui est la conséquence, pourrait-on dire, de fractures trabéculaires spontanées, traduit cliniquement, sinon en totalité, du moins en grande partie, la destruction qui s'est opérée profondément.

DÉFORMATIONS DES DOIGTS.

Dans une communication au Congrès français de chirurgie de 1890, M. Lannelongue a insisté sur les déformations permanentes des doigts et de la main déterminées par la tuberculose de ces organes.

Les phalanges peuvent être plus longues (ce qui est rare), plus courtes, incurvées, tordues et même présenter des luxations pathologiques.

L'allongement peut se manifester au cours d'un spina ventosa, par irritation des éléments d'accroissement de l'os; il est accompagné d'hypertrophie, et le plus souvent momentané. D'autres fois il existe sur une phalange voisine d'une congénère malade; la propagation de l'ostéite à l'articulation retentit sur la phalange saine et excite sa croissance. Dans certains cas, l'os s'incurve comme un os rachitique.

Le raccourcissement est beaucoup plus fréquent, il résulte de la destruction d'une portion osseuse et de la disparition du cartilage d'accroissement.

Le *doigt rentrant* désigne la déformation produite par la destruction d'une partie d'un métacarpien. Quand la tuberculose a détruit en partie la charpente ostéo-fibreuse, on a un *doigt ballant*. Enfin les ankyloses, les luxations pathologiques peuvent avoir pour conséquence des incurvations, des torsions phalangiennes.

Nous avons vu plusieurs malades présentant les types catégorisés ci-dessus. Nous pensons que dans certains cas ils peuvent être difficiles à distinguer des résorptions phalangiennes de la dactylite syphilitique (Taylor).

§ 4. — Troubles fonctionnels. Troubles trophiques

Nous n'avons pas besoin d'insister sur la gravité variable des troubles fonctionnels qui sont produits par l'ostéo-tuberculose. Qu'elle siège sur une articulation ou la colonne vertébrale, ses effets nocifs ne tardent pas à se faire sentir et à entraîner une *impotence plus ou moins marquée.* Les énumérer en détail ce serait passer en revue la totalité des lésions articulaires avec leur physionomie si particulière pour chacune d'elles : nous renvoyons aux articles spéciaux.

PARALYSIES. CONTRACTURES.

Mais à côté des troubles fonctionnels précités et les dominant se placent les *paralysies*, les *contractures* et les *altérations trophiques* qui sont la conséquence de lésions nerveuses directes, et sur lesquelles nous devons insister.

Nous avons longuement indiqué leur nature anatomo-pathologique; nous n'y reviendrons pas.

Quant aux manifestations cliniques, elles consistent surtout en paraplégies avec ou sans contractures, plus rarement en troubles sensitifs et trophiques. C'est à Percival Pott que revient l'honneur d'avoir reconnu et étudié les rapports qui unissent la gibbosité et la paraplégie. Wedel (de Gotha) en 1671, dans l'Académie des curieux de la nature, avait relaté une observation ayant pour titre : *Paralysis a gibbere*. Mais Pott décrivit complètement *cette espèce de paralysie des membres inférieurs qui accompagne souvent une courbure de l'épine, et qui est supposée en dépendre* (1).

« Les détails qu'on nous donne le plus souvent, dit-il, sont qu'on a observé que l'enfant, avant de ne pouvoir plus marcher, était languissant et nonchalant ; qu'il se fatiguait très promptement, qu'il ne se souciait point de se mouvoir, qu'on le voyait surtout broncher et trébucher quoiqu'il n'y eût aucun obstacle sur son chemin ; que, lorsqu'il se mouvait avec précipitation ou sans précaution, ses jambes se croisaient involontairement, ce qui le faisait tomber souvent et tout d'un coup ; que, s'il s'efforçait de se tenir debout et droit sans être soutenu par une autre personne, ses genoux chancelaient et pliaient sous lui ; qu'il ne pouvait diriger avec précision et avec assurance l'un de ses pieds vers un point déterminé ; mais qu'en essayant de le faire, ses pieds se croisaient aussitôt involontairement ; que peu de temps après il se plaignait de pincements dans les cuisses, particulièrement lorsqu'il était au lit, et d'une sensation gênante au creux de l'estomac ; que, lorsqu'il était assis sur une chaise ordinaire ou sur une chaise percée, on trouvait presque toujours ses jambes repliées sous le siège ; enfin dans un court espace de temps, après avoir présenté ces particularités, il avait totalement perdu la faculté de marcher. »

D'une manière générale cette évolution lente est exacte ; toutefois la paraplégie peut être un des premiers symptômes de la carie vertébrale : non pas qu'il y ait le plus souvent affaissement brusque des corps vertébraux, et compression médullaire, mais parce qu'un abcès, des fongosités intra-rachidiennes, irritent et compriment la moelle.

L'étude de 58 cas de paralysie dans le mal vertébral a conduit Gibney aux notions suivantes :

La localisation de la carie osseuse à la région cervicale ou dorsale supérieure favorise dans des proportions sensibles l'apparition de la paralysie.

Le plus généralement celle-ci serait sous la dépendance d'une pachyméningite externe caséeuse ; dans trois cas elle était due à la pression directe du coin osseux formé par l'écrasement vertébral (2).

La paralysie, précédée ou non d'irradiations douloureuses, de

(1) Cités par Lannelongue, *Tuberculose vertébrale*, p. 155.
(2) *Revue de Hayem*, 1879.

troubles moteurs légers, fugaces, est dite *flasque*, lorsque l'on peut imprimer, sans gêne, des mouvements aux membres atteints. Elle peut conserver longtemps ce caractère ; mais habituellement, plus ou moins tôt, viennent s'ajouter des *contractures*.

« Les muscles sont exténués et diminués de volume ; mais ils sont raides et toujours au moins dans un état tonique par lequel les genoux et les chevilles du pied acquièrent une raideur qu'il n'est pas aisé de vaincre. Par le moyen de cette raideur, jointe à une espèce de spasme, les jambes du malade sont dans un état d'extension constante et on a besoin d'employer une force considérable pour plier les genoux. » (Percival Pott.)

Momentanées, survenant à l'occasion d'un mouvement provoqué, ou spontanément, ou bien encore après le chatouillement, l'excitation des téguments, ces contractures peuvent devenir permanentes. Après une phase marquée par les soubresauts, les mouvements convulsifs, les crampes, la contracture devient continue, immobilisant comme des piquets les membres paralysés.

Ordinairement les membres inférieurs sont dans l'extension complète ; nous n'avons même jamais observé d'autre attitude.

Un seul malade nous a présenté une légère flexion avec adduction de la cuisse et de la jambe droite. Cependant, dans les périodes éloignées, la flexion dominerait aux membres supérieurs. Nous avons vu celle-ci prédominer dès le début, portant sur l'avant-bras et les doigts.

Un autre symptôme est la *trépidation épileptoïde* ou épilepsie spinale (Brown-Séquard). En fléchissant brusquement le pied sur la jambe, on détermine une série de secousses convulsives avec trépidation du pied, de la jambe et même de la cuisse.

Le *phénomène du genou* (réflexe rotulien), produit par la percussion du tendon rotulien, est conservé et généralement augmenté ; il en est de même pour les autres réflexes, *plantaire*, *testiculaire*.

Notons enfin l'*incoordination* des mouvements du membre, et dans quelques cas des crises épileptiformes.

La *sensibilité* est très souvent intacte et *toujours moins altérée que la motilité*. Elle peut être modifiée dans ses modalités (tactile, à la température, à la douleur). L'anesthésie tactile survient la première, plus tard le sujet sent à peine une piqûre, le pincement, et se trompe lorsque l'on touche les téguments avec une cuillère trempée alternativement dans l'eau chaude et l'eau froide. L'interprétation peut être défectueuse alors que la sensation est perçue ; le malade croit à un chatouillement quand il est piqué... ; on observe enfin un retard dans la transmission des impressions.

Les divers troubles nerveux se présentent dans les nerfs situés au-dessous de la lésion, ils occupent le plus souvent les deux côtés.

On a cependant signalé des formes hémiplégiques, unilatérales : dernièrement sur une enfant atteinte de mal de Pott cervical, le membre supérieur droit était seul paralysé. Louis aurait observé une paralysie des membres supérieurs causée par un mal de Pott dorsal. Michaud pense que la sclérose de la myélite transverse peut se propager à distance au-dessus et au-dessous, sans suivre exactement la disposition fasciculée. Nous croyons que Lannelongue a raison de supposer que dans certains cas cette *récurrence de la paralysie* n'est qu'apparente, et qu'un abcès intra-rachidien, des fongosités, remontent et compriment la moelle au-dessus de la gibbosité.

La paraplégie flasque indique une interruption de la continuité physiologique des faisceaux blancs, conducteurs de la moelle : les spasmes et les contractures, l'épilepsie spinale, sont sous la dépendance de l'irritation médullaire de la substance grise. L'exagération des réflexes tient à l'isolement de la partie inférieure de la moelle : quant aux crises épileptiformes, fréquentes dans le mal sous-occipital, elles tiennent à l'irritation du bulbe, de l'encéphale.

Holmes et Michaud ont dit que la motilité était plus atteinte que la sensibilité, par ce que les couches grises qui sont les conducteurs principaux de cette dernière, étaient plus profondément situées, protégées par les cordons blancs. Cela est possible, mais on sait qu'expérimentalement la compression de la moelle amène plus souvent de la paralysie que de l'anesthésie.

Dans une thèse intéressante, Ricard a cherché à préciser cliniquement les caractères qui permettent d'espérer la curabilité de la paraplégie. D'après cet auteur :

1° Les paraplégies du mal de Pott qui doivent se terminer par la guérison sont lentes à se développer et s'accompagnent de contractures ;

2° Pendant la durée de la paraplégie la sensibilité n'est pas abolie dans toutes ses formes ;

3° Les membres inférieurs ne présentent pas d'amaigrissement. L'irritabilité musculaire, l'irritabilité réflexe sont toujours conservées : on n'observe pas de relâchement des sphincters ;

4° Enfin on ne constate pas la présence d'eschares, ni d'abcès par congestion (1).

A vrai dire les malades guérissent le plus souvent, mais quelquefois après de longs mois de repos au lit. Nous ferons remarquer que la paraplégie peut survenir, non pas en pleine évolution, mais alors que la guérison du mal de Pott paraît complète. Un sujet que nous

(1) L. Ricard, *De la paraplégie curable dans le mal de Pott*. Th. Paris, 1876.

avions ponctionné et guéri d'un volumineux abcès en bissac, il y a dix ans, lorsque nous étions chef de clinique, est revenu cette année dans notre service pour une paraplégie complète, sans récidive d'abcès.

Au bout de cinq mois, il quittait le service en assez bon état : nous l'avons revu l'hiver dernier travaillant à l'enlèvement des neiges.

Ajoutons que les fonctions de la vessie, du rectum, fréquemment troublées, peuvent devenir la cause de complications graves (cystite infectieuse) si l'on n'y prend garde. Des troubles circulatoires respiratoires, oculo-pupillaires, la polyurie, la glycosurie peuvent être observées ; enfin la mort peut arriver subitement à l'occasion d'un mouvement spontané ou provoqué. Nous renvoyons pour l'étude détaillée de ces troubles à l'ouvrage de Lannelongue. Baum a publié un fait de polyurie avec glycosurie dans un cas de mal de Pott dorso-lombaire, avec cyphose à angle aigu. A un moment donné il survint brusquement du collapsus avec pouls inappréciable, polyurie considérable, glycosurie. Pour faire disparaître ces symptômes il a suffi de maintenir l'enfant couché, selon les indications de Maas, sur un coussin cylindrique. Baum pense qu'une augmentation brusque de l'inflexion des vertèbres a tiraillé et comprimé les ganglions solaires du grand sympathique (1). On sait que les tendances à la syncope et même des accidents mortels peuvent survenir par l'emploi inconsidéré et prolongé de la suspension pendant l'application du corset par la méthode de Sayre.

TROUBLES TROPHIQUES.

Les troubles trophiques ne sont point rares dans la tuberculose osseuse. Les uns, les plus importants, sont sous la dépendance d'une altération directe des centres et des cordons nerveux ; les autres résultent de phénomènes réflexes et quelquefois de l'immobilisation, de la compression trop prolongée et trop violente auxquelles ont été soumis les membres malades.

Nous avons déjà mentionné l'existence de distrophies cutanées, musculaires, articulaires et osseuses consécutives au mal de Pott (2). L'état luisant des téguments (glossyskin), ailleurs l'épaississement de l'épiderme avec crevasses et sillons, la production exagérée de la couche cornée, des ongles, des poils, le zona, etc., sont assez fréquemment notés ; de même les troubles vaso-moteurs, les sueurs profuses, des modifications thermiques ont été signalés.

(1) Baum, *Revue de Hayem*, 1883.

(2) Michaud, Wagner, Bærensprung, Charcot, *Leçons sur les maladies du système nerveux*, t. Ier, 1880.

Quant à l'influence du traitement on sait que la compression poussée à un certain degré amène assez vite une dégénérescence de la fibre musculaire au point comprimé ; que l'immobilisation est la cause de raideurs articulaires, d'atrophies et de troubles circulatoires. On sait combien une simple fracture de jambe amène souvent des troubles, légers il est vrai mais évidents du côté des téguments, des articulations ; les œdèmes fugaces mais fréquents, la teinte bleuâtre, la sudation abondante, les modifications thermiques seront à plus forte raison la conséquence d'une immobilisation prolongée souvent pendant plusieurs mois, comme cela a lieu pour les ostéo-arthrites. Mal faite ou de trop longue durée, cette immobilisation peut entraîner des désordres qui aggravent extrêmement l'affection primitive. Comme exemple nous citerons le poignet, le coude, dont l'immobilisation est trop souvent et fort intempestivement complétée par celle des doigts. Transformée en palette rigide, la main met des semaines à récupérer sa mobilité, alors que le sujet est guéri avec ou sans opération.

Si l'on ajoute que certaines fautes opératoires peuvent augmenter les désordres (lésions nerveuses), on se rendra compte, comme l'a fait Rochet, que certains troubles trophiques, injustement attribués aux résections, relèvent d'un traitement antérieur.

Dans son travail établi d'après les observations d'Ollier, il prouve l'inexactitude des assertions de Julius Wolff et de Gurlt : loin d'avoir une influence néfaste, d'amener l'atrophie, les résections bien faites ont pour résultat de faire reparaître les masses musculaires plus ou moins atrophiées, de ramener en un mot le membre malade aux conditions de vie normale en lui restituant ses fonctions.

TROUBLES FONCTIONNELS RÉSULTANT DE LA GÉNÉRALISATION OU D'UNE SUPPURATION PROLONGÉE.

En dehors des troubles fonctionnels qui peuvent apparaître dans le mal de Pott, il en est d'autres qui résultent de la généralisation de la tuberculose ou de la persistance de la suppuration.

Nous ne pouvons retracer ici les phénomènes propres aux localisations pleurales, pulmonaires, méningées, génito-urinaires... Il suffit de dire que le chirurgien doit toujours procéder à un examen méticuleux du malade. Ce n'est pas qu'il y ait contre-indication absolue à l'intervention du fait d'une lésion viscérale ; loin de là, mais comme nous le verrons ultérieurement, l'état des organes pèse d'un grand poids dans le choix de la thérapeutique. L'auscultation, la recherche de la température, l'analyse de l'urine sont des préliminaires obligés de toute intervention consciencieuse. Relativement aux dégénérescences consécutives à la suppuration prolongée, nous rappellerons les données principales actuellement admises. La dégénérescence amyloïde, dont nous avons indiqué les caractères anatomo-pathologiques et la pathogénie, se révèle, mais pas toujours, par certains symptômes cliniques.

La polyurie est un symptôme constant (de 2 à 3 litres), dans les premières périodes, pour faire place à une diminution des urines dans les périodes avancées de la maladie. L'urine rendue est jaune, pâle, transparente, peu sédimenteuse, avec des cylindres hyalins gros et peu nombreux; elle est peu chargée d'acide urique, d'urée, d'acide phosphorique, de chlorures. Assez souvent trouble, elle ne s'éclaircit pas par la filtration.

L'albuminurie serait, pour Bartels, un symptôme constant; peu marquée au début, elle serait ensuite portée au taux de 5 à 25 grammes dans les vingt-quatre heures. Pour beaucoup d'auteurs, Jaccoud, Lancereaux, Lecorché... l'albuminurie est un symptôme très inconstant. Strauss explique cela par la topographie spéciale de l'amylose qui ne porte pas sur le revêtement cellulaire du bouquet glomérulaire.

L'œdème manque quelquefois; le plus ordinairement il y a un peu de gonflement malléolaire, rarement un œdème généralisé. La diarrhée est assez commune et peut tenir à une dégénérescence amyloïde de l'intestin, à la stase de la veine porte... Les vomissements sont rares; leur apparition doit être considérée comme un symptôme grave. L'urémie est très rare, on peut même se demander si elle n'est pas due à une complication de néphrite.

La marche de la dégénérescence est lente, progressive, mais présente des rémissions; il est difficile d'en préciser la durée (de 5 à 10 ans). La mort en est la terminaison habituelle. Du reste la durée de l'amylose est abrégée par l'albuminurie, la généralisation de la dégénérescence à d'autres organes.

Nous dirons que les divers traitements médicaux préconisés par Bartels (iodure de potassium), par Dickinson [sels alcalins à acides végétaux (tartrates, citrates)]... par Murchison (acide chlorhydrique)... paraissent inefficaces.

L'intervention chirurgicale, en supprimant les foyers de suppuration, est le meilleur mode de traitement.

§ 5. Symptômes généraux.

L'examen général des sujets atteints d'ostéo-tuberculose révèle souvent l'existence de lésions antérieures ou concomitantes de même nature.

Les cicatrices ou les chapelets ganglionnaires cervicaux, la cicatrice du malaire sont autant de stigmates de l'infection tuberculeuse. Les divers segments du squelette du tronc (côtes, sternum, clavicule), des membres (phalanges surtout), peuvent en offrir d'autres; les doigts *rentrants*, déformés, les *ankyloses* plus ou moins complètes, les traces d'anciens trajets fistuleux au niveau du pied accusent une atteinte antérieure. En même temps des leucomes, d'anciennes suppurations de l'oreille complètent cet ensemble symptomatique.

Ordinairement l'aspect général des sujets permet de distinguer deux types fort différents : les uns gras à la mine colorée, aux lèvres grosses, aux tissus infiltrés; les autres maigres, pâles, secs. Les premiers se présentent avec tous les attributs jadis regardés comme propres à la scrofule; les seconds sont déjà des tuberculeux avérés, souvent des phtisiques.

Cette distinction est sans doute artificielle, puisque l'unité de nature est aujourd'hui bien établie entre ces deux états: scrofule, tuberculose. Tel sujet scrofuleux pendant l'enfance devient un phtisique à la période adulte...; cependant la dualité clinique mérite jusqu'à un certain point d'être maintenue.

N'y a-t-il pas une différence très notable dans la virulence de l'infection dans ces deux cas? Quoi qu'il en soit, on peut dire que *plus de la moitié des faits d'ostéo-tuberculose se développe chez des sujets à type scrofuleux.*

La rareté relative des lésions pleuro-pulmonaires appréciables est un autre argument de même ordre, ou si l'on préfère, une preuve de plus en faveur de l'atténuation du virus tuberculeux chez les ostéopathes.

Le développement de foyers tuberculeux dans les os n'intéressant pas des organes essentiels à la vie, comme cela arrive dans le poumon, la santé générale peut ne pas s'en ressentir dès le début. Mais au bout d'un certain temps, l'amaigrissement et des troubles généraux surviennent, qui affaiblissent plus ou moins le sujet.

Les douleurs en empêchant les mouvements, l'exercice, en troublant le sommeil, suppriment l'appétit. Condamnés au repos au lit, et à la chambre, dans une atmosphère confinée, trop souvent réduits à la misère par l'impossibilité où ils sont de gagner leur vie, les malades maigrissent et se présentent dans des conditions générales telles qu'une intervention quelconque peut être l'occasion d'un véritable shock.

Nous exagérons ici les traits du tableau dans le but de montrer surtout les difficultés en présence desquelles se trouvait jadis l'opérateur. Aujourd'hui, en supprimant les chances d'infection surajoutée, si fréquente autrefois, on évite à coup sûr les accidents qui étaient attribués à la métastase... Bien plus, la résection, l'amputation peuvent littéralement transformer certains patients, et cela pour différents motifs.

La suppression immédiate de la douleur, le retour du sommeil et de l'appétit restaurent certainement la santé, mais il faut tenir compte de la suppression même du foyer fongueux. Nous ne connaissons encore qu'imparfaitement la nature et les effets des produits solubles bacillaires. Pourquoi ne pas leur attribuer une action débilitante, action vérifiée par la clinique?

Du moment où un enfant coxalgique, mis en bandage silicaté, engraisse, paraît se mieux porter, il y a de grandes chances pour que l'affection locale ne progresse pas : s'il maigrit, l'examen s'impose et révèle trop souvent le développement d'abcès, de fongosités...

Souvent nous avons été frappé de l'amélioration survenue chez des réséqués, pour lesquels l'opération n'avait pas été surtout une cause de soulagement; les douleurs étant peu vives, son action principale était évidemment l'ablation des foyers infectieux. Une malade, âgée de plus de quarante ans, atteinte de tumeur blanche du coude avec masses énormes fongueuses, amaigrie (51 kilogrammes), pesait trois ans après la résection 81 kilogrammes. Soumise à un traitement général cette femme avait engraissé de 30 kilogrammes. Dans l'intervalle elle avait accouché d'un enfant bien portant et n'avait pas cessé de s'occuper des soins d'un ménage de cinq ou six personnes. Nous l'avons présentée à la Société de médecine il y a quelque temps afin de montrer l'état fonctionnel du membre opéré (1).

Un fait remarquable, c'est que l'évolution de l'ostéo-tuberculose ne s'accompagne pas habituellement d'*élévation de température*. Les propriétés pyrétogènes du bacille sont indubitables; d'une manière générale elles ne se manifestent pas dans les localisations osseuses. Nous nous sommes assuré de ce fait depuis longtemps, ayant la précaution de faire prendre la température de nos malades avant de les opérer. L'apyrexie tient sans doute à la petite *quantité* ou à l'*atténuation* du virus. Ce qui est certain, c'est que du moment où un tuberculeux ostéopathe présente de la *fièvre*, celle-ci *indique une complication locale ou éloignée*.

Les infections surajoutées dues aux microbes pyogènes se feront de deux manières : de dehors en dedans par un orifice fistuleux ou une incision; de dedans en dehors (auto-infection), ce qui est rare. Cette dernière peut donner des élévations de température plus ou moins grandes, en même temps que se manifestent des modifications d'aspect de la lésion.

(1) *Société nationale de médecine*, février 1893, Gangolphe.

Les collections torpides se *réchauffent*, augmentent, deviennent douloureuses; la peau s'œdématie, rougit, bref les symptômes de l'abcès phlegmoneux succèdent à ceux de l'abcès froid.

On n'a qu'à se rappeler la fièvre hectique, qui enlevait autrefois si souvent les malades porteurs de vastes abcès ossifluents ou à relire ce qui a été écrit sur ce sujet dans les anciens classiques, pour se rendre compte de la gravité de ces infections surajoutées venant de l'extérieur, spontanées ou opératoires.

Actuellement, la méthode des grandes incisions nous paraît devoir être employée d'une façon exceptionnelle. La fréquence des pansements, nécessitée par l'abondance des sécrétions, expose constamment le patient; il est difficile d'éviter l'infection des foyers profonds et lorsque celle-ci est faite, ceux qui l'ont observée savent combien il est difficile de la faire disparaître.

Mais ces complications locales, dont le thermomètre nous révèle la présence, ne sont pas les plus importantes. A tout prendre elles indiquent une intervention qui sera souvent efficace, et tout en modifiant le pronostic ne le rendent pas d'une gravité absolue. Il n'en est pas de même de la fièvre observée alors que rien *ne peut l'expliquer localement*. Presque toujours elle est l'indice d'une infection grave, d'une *généralisation*, dont les localisations viscérales pourront rester cliniquement latentes un certain temps. Opérer dans de telles conditions ce serait commettre une grave faute; l'intervention, loin de sauver le malade, abrégerait sa vie. Il y a quelques jours un garçon d'une dizaine d'années, porteur de spina ventosa, nous fut présenté : son aspect chétif, ses yeux brillants, sa respiration quelque peu précipitée nous mirent en garde : la température prise était assez élevée (autour de 39°). Il ne présentait ni angine, ni coryza, rien qui pût expliquer le mouvement fébrile : ce dernier du reste devait dater de quelque temps, puisque, au dire des parents, l'enfant paraissait chaque soir abattu et altéré. Nous envoyâmes le malade à la campagne après avoir prescrit un traitement général. Nous pourrions citer d'autres faits encore ; nous avons fait connaître l'un d'eux au Congrès français de chirurgie (1893) ainsi que l'importance que devait tenir la thermométrie (1).

Pour que les renseignements fournis par cette investigation aient de la valeur, on doit la renouveler matin et soir, pendant plusieurs jours, et vérifier s'il n'existe pas quelque légère affection de la gorge, ou d'une autre région, capable d'expliquer la fièvre. Celle-ci pourrait encore être due à un de ces érysipèles fugaces, généralement bénins, si fréquents chez les scrofuleux.

(1) *Congrès français de chirurgie*, 1893, Gangolphe.

§ 6. Évolution. — Complications.

Le propre de l'infection tuberculeuse est d'évoluer par étapes : les formes aiguës sont exceptionnelles; elles le sont bien davantage en chirurgie.

L'évolution de l'ostéo-tuberculose habituellement longue par ses débuts et sa période d'état, peut offrir des différences très grandes quant à sa phase terminale.

Nous allons énumérer, en les schématisant, les diverses alternatives que celle-ci peut présenter :

1° L'ostéo-tuberculose évolue spontanément, ou après une intervention, vers la guérison, qui survient en quelques mois et demeure complète.

Cette allure favorable s'observe surtout dans la tuberculose de l'enfance, chez les sujets non héréditaires et dont la santé n'est pas ébranlée ultérieurement par les excès de toute nature comme cela se voit dans les grands centres. Les paysans offrent, plus que les citadins et les ouvriers des villes, des exemples de cette guérison complète. Chez l'adulte, l'intervention opératoire a presque toujours été nécessaire; et dans une très grande quantité de cas elle a conduit à une guérison locale radicale, non seulement lorsque le sujet était indemne de toute atteinte viscérale, mais même dans ce dernier cas. Les nombreux succès obtenus par Ollier dans ses résections, chez des sujets déjà tuberculeux, sont trop connus pour que nous insistions plus longtemps sur la dissociation clinique fréquente des altérations tuberculeuses du poumon et du système osseux : ces dernières guérissant complètement et définitivement après une intervention suffisante ; les premières évoluant et amenant la mort ;

2° Après une période de guérison complète en apparence et de durée quelquefois très longue, les foyers osseux présentent une nouvelle poussée. Cette éventualité, qui est loin d'être rare, se présentait avec une grande fréquence lorsque l'on abandonnait à peu près complètement à elle-même la maladie.

Après avoir suppuré un certain temps, déterminé ou non des phénomènes d'arthrite plus ou moins grave, l'ostéite paraissait guérie : de temps à autre, les trajets fistuleux se rouvraient pour laisser suinter quelques gouttes de pus séreux, grumeleux, puis se refermaient. Le sujet pouvait continuer, ou reprendre ses occupations. Dans certains cas cette accalmie se prolongeait pendant plusieurs années ; puis sans cause bien connue, ou par le fait d'un traumatisme, d'une fatigue exagérée, d'une infection surajoutée, les accidents reparaissaient avec plus d'intensité que jamais. Pendant ce laps de temps, la tuberculose avait pu exercer ses ravages sur l'organisme, ou progresser sourdement *in situ;* la suppuration peu abondante, mais prolongée, en déterminant la dégénérescence amyloïde, diminuait la force de résistance de l'organisme; bref la situation était en général infiniment plus grave qu'au début. D'où la nécessité des interventions hâtives, nécessité admise aujourd'hui par tout le monde. Cette ostéite tuberculeuse *prolongée ou à répétitions*, ne s'observe plus guère, parce que le chirurgien opère de bonne heure; on la retrouve dans les localisations qui sont plus ou moins hors de portée des instruments. Le rachis, le bassin, sont les régions que l'on peut encore citer comme exemples, bien que de récentes interventions rétrécissent de plus en plus les territoires qui étaient regardés comme situés hors de la zone chirurgicale.

Quoi qu'il en soit, on peut comparer fort justement cette *carie à poussées successives* à l'ostéomyélite infectieuse *prolongée*. Comme pour cette dernière son explication réside dans la présence de séquestres, de détritus caséeux dont la tolérance peut être longue, mais n'est pas absolue.

Ollier a l'habitude de dire que les « malades les plus couturés sont les mieux guéris », voulant indiquer par là que l'expulsion des tissus morbides, expulsion attestée par les cicatrices, est un gage de guérison complète et durable.

Certains sujets peuvent offrir des localisations successives sur divers points du squelette, à des époques différentes et quelquefois fort éloignées. Cela prouve la permanence de l'infection, plutôt que des infections nouvelles successives; le pronostic en est donc aggravé alors même que les viscères sont indemnes.

Il nous reste à signaler les *diverses complications* auxquelles sont exposés les sujets porteurs d'ostéopathies tuberculeuses.

La plus redoutable et la plus fréquente est sans contredit la *tuberculose pulmonaire:* antérieure à l'apparition de l'ostéopathie, elle est peut-être plus grave; mais sur ce point il importe d'être réservé, car les lésions pulmonaires peuvent être latentes en clinique pendant un certain temps; lorsqu'elle vient compliquer la carie il est difficile de dire si elle est consécutive à cette dernière, ou si elle est l'expression dans un autre organe d'un même état infectieux. Il est inutile d'insister sur l'aggravation pronostique qui résulte de l'existence de cette complication; elle peut du reste revêtir les allures les plus diverses, depuis la granulie jusqu'à la tuberculose chronique.

Immédiatement à côté, et la dominant dans le jeune âge, se place la *méningite tuberculeuse*. A toutes les périodes des ostéopathies elle est l'épée de Damoclès; et même chez l'adulte et le vieillard cette complication, tout en devenant plus rare, peut survenir à l'improviste.

On a fréquemment accusé les raclages, curettages et autres opérations incomplètes d'en être la cause. Nous savons qu'elle peut apparaître sans motifs ou après un traitement insignifiant, vésicatoires (Le Dentu), badigeonnages iodés, raies de feu...

Quant aux localisations tuberculeuses sur le *tube digestif*, les *ganglions abdominaux*, le *péritoine*, on sait quelle est leur fréquence chez l'enfant.

L'appareil *génito-urinaire* nous a paru atteint un certain nombre de fois. Les reins, la vessie, l'épididyme, le canal déférent et les vésicules peuvent présenter des foyers tuberculeux. A part une femme à laquelle Ollier pratiqua la néphrectomie pour rein tuberculeux et qui était porteur de plusieurs ostéopathies, nous avons vu trois ou quatre fois des faits analogues ; ils ne sont pas exceptionnels certainement.

Quant aux manifestations génito-urinaires proprement dites (prostate, épididyme), elles nous ont semblé plus fréquentes. Mais il est une complication dont nous avons longuement exposé la nature, qui est sous la dépendance de la tuberculose suppurée et à laquelle on doit attacher une importance très grande, c'est l'*altération amyloïde* des reins et plus rarement des autres viscères. On sait que l'albuminurie ne la révèle pas toujours : la mort est survenue souvent du fait de l'insuffisance des fonctions rénales par amylose.

En dehors de ces complications il en est d'autres qui tiennent à des *infections surajoutées*. L'érysipèle développé localement autour des trajets fistuleux n'est pas aussi fréquent aujourd'hui ; quelquefois la gravité insignifiante, le peu de sécrétion des fistules font négliger d'appliquer des pansements à leur niveau. On ne doit pas se départir des règles habituelles; toute plaie constituant une porte d'entrée, si petite soit-elle, doit être mise à l'abri des germes extérieurs.

Insistant sur l'importance considérable de la suppuration dans le pronostic de la tuberculose osseuse, Mauclaire (1) fait remarquer, d'après la lecture des observations anciennes, que l'on a vu le pus apparaître après des applications réitérées de vésicatoires qui avaient longtemps suppuré. Dans un cas de Dauvergne (2), la suppuration, après l'application d'un vésicatoire, fut telle que les symptômes de septicémie ne donnèrent pas le temps de faire l'amputation.

Combien de fois l'exploration, faite avec un stylet malpropre et sans lavage préalable de la petite plaie, n'a-t-elle pas été le point de départ d'érysipèles, et même de pyohémie ?

Kœnig en cite une observation probante. Nous avons bien souvent

(1) Mauclaire, *loc. cit.*, p. 99.
(2) Dauvergne, *Bull. génér. de thérap.*, 1872, p. 167.

entendu Ollier insister sur la nécessité de se mettre dans les conditions les plus strictes de l'antisepsie et de l'asepsie avant de procéder à l'examen au stylet d'une lésion osseuse ou articulaire. Dans la période préantiseptique, et même il y a quelques années, la septicémie aiguë gangreneuse, ou gangrène gazeuse, pouvait survenir dans de telles conditions et foudroyer le malade (1).

Aujourd'hui l'on peut éviter à coup sûr ces complications; il n'en n'est pas de même de celles qui tiennent à une infection développée simultanément, ou pendant le cours d'une ostéopathie. L'érysipèle de la face, si fréquent chez les strumeux, peut avoir des conséquences graves et faire suppurer un foyer torpide ou en voie de guérison. Il est certain qu'il n'exerce pas d'influence favorable sur la marche de la tuberculose. En ce qui concerne le poumon la chose paraît démontrée. Cependant à côté de faits où la suppuration peut être regardée comme la conséquence de l'érysipèle, nous en avons vu un certain nombre d'une interprétation plus difficile. Chez une malade actuellement dans notre service (adulte, coxalgique) plusieurs poussées (7) sur la face n'ont entravé en rien la guérison de l'ostéo-arthrite.

Nous manquons de documents pour apprécier l'*influence* que pourraient avoir la *fièvre typhoïde* et les *fièvres éruptives*. Marjolin (2), Coudray (3), Dauvergne (4) ont publié plusieurs observations attestant l'aggravation du pronostic du fait de ces maladies.

Le développement du tubercule sur un point du squelette peut-il comporter une amélioration des lésions viscérales déjà existantes? Existe-t-il une *tuberculose osseuse dérivative?* M. Favel a publié une observation tendant à l'établir. Mauclaire en cite un cas; pour nous, nous ne l'avons jamais observée.

Cette alternance entre les lésions locales et la tuberculose pulmonaire a déjà attiré l'attention des pathologistes : on sait combien elle a été invoquée ou contestée au sujet de la fistule anale.

A notre avis toute nouvelle localisation chez un tuberculeux est chose néfaste; surtout, si comme cela arrive trop souvent, le sujet est condamné au repos, à la chambre ou au lit, s'il existe des douleurs... L'état général s'aggrave rapidement par la perte de l'appétit, du sommeil, à moins qu'une intervention énergique ne débarrasse le malade de cette malencontreuse dérivation.

Il s'est fait une légende sur ce point, que l'on aurait tort de laisser s'accréditer pour la pathologie osseuse.

Pour peu que l'on fouille dans ses souvenirs et dans ses notes on

(1) Duplessis, *Recueil et mém. de méd. militaire*, 1856. — Brottet, Th. Lyon, 1881.
(2) *Union méd.*
(3) Th. Paris, 1884.
(4) Dauvergne, *loc. cit.*

retrouve de nombreux exemples prouvant l'amélioration de la santé générale, le retour à la vie de phtisiques auxquels on a dû pratiquer une amputation pour une ostéo-arthrite tuberculeuse. Celle-ci dérivait les forces du malade et non l'infection. Le nombre d'observations probantes que l'on pourrait réunir à ce point de vue est hors de proportion avec celles que l'on pourrait avancer dans un but inverse.

Cette idée que la localisation de la tuberculose met à l'abri de l'infection générale devrait, si l'on était logique, conduire à l'abstention. On n'opérerait pas une tuberculose astragalienne de crainte de voir les bacilles se réfugier dans le poumon ! Mais nous n'insisterons pas, on peut juger des déductions auxquelles cette idée peut conduire. En s'en tenant à l'observation clinique on peut affirmer :

1° Qu'en débarrassant un malade d'une infection osseuse, locale (ou si l'on veut localisée) on diminue les chances d'infection générale ;

2° Qu'on améliore immédiatement l'état général en supprimant la résorption des produits solubles microbiens débilitants, prédisposants ;

3° Que les lésions pulmonaires, s'il en existe, loin d'être aggravées, paraissent rétrocéder ; le sujet s'alimentant convenablement, pouvant dormir, vivre en plein air...

§ 7. — Variétés cliniques. Influence de l'âge, des états constitutionnels.

OSTÉO-TUBERCULOSE INFANTILE.

L'ostéo-tuberculose présente une allure spéciale et des localisations particulières chez l'enfant.

La fréquence extrême du spina ventosa et de l'ostéite du malaire à cette période de la vie, ne trouve guère son explication dans l'ostéogénie. Il faut, comme on l'a dit, faire intervenir la fréquence des traumatismes de la main et du pied, et des chutes sur le visage.

Par contre, nous avons suffisamment insisté sur l'existence et la forme des ostéites prépubertiques ou postpubertiques pelviennes pour ne pas y revenir.

Au total on peut considérer la tuberculose osseuse comme infiniment plus fréquente pendant les premières années de la vie jusqu'à dix ou quinze ans, que dans les périodes ultérieures.

Mais le fait capital, que l'on ne doit jamais perdre de vue, lorsqu'il s'agit de poser les indications d'une opération ou d'apprécier les résultats d'une méthode, c'est la curabilité de la tuberculose osseuse, spontanément ou mieux encore à l'aide de moyens simples qui seraient insuffisants chez l'adulte et le vieillard.

S'il est un fait bien connu de tous les cliniciens, c'est la rareté des complications pleuro-pulmonaires; on rencontre peut-être plus fréquemment la tuberculose mésentérique, péritonéale. Mais de toutes les localisations concomitantes, celles qui siègent sur le système lymphatique sont sans contredit les plus nombreuses; elles ont été regardées comme offrant une forme spéciale, *adéno-osseuse*, de l'infection tuberculeuse. (Mauclaire, Lannelongue.)

Un autre caractère clinique de l'ostéo-tuberculose infantile, c'est la *multiplicité* des localisations osseuses et articulaires; Lannelongue a surtout insisté sur cette forme pluri-osseuse et pluri-articulaire de l'infection. Elle a été décrite sous le nom d'ostéo-tuberculose à foyers multiples de la deuxième enfance (1).

Pour Lannelongue toutes ces localisations sont le fait d'une infection unique.

Les bacilles siégeant dans le système lymphatique, moelle osseuse, ganglions, un traumatisme les localise, l'ostéite apparaît. L'intégrité habituelle des viscères prouve qu'il s'agit là, bien souvent, d'une infection atténuée.

Ainsi que le fait remarquer Mauclaire (2), il y a une certaine analogie entre la multiplicité de ces lésions et celle que l'on observe dans la syphilis héréditaire; seulement, au lieu de survenir à la naissance surtout, comme dans la syphilis, c'est un peu plus tardivement, c'est-à-dire après deux ans, que l'on note l'apparition de ces lésions qui sont alors des *manifestations tardives de la tuberculose héréditaire*.

Malgré tout ce que nous venons de dire touchant la bénignité relative de l'ostéo-tuberculose infantile, ce serait s'abuser étrangement que d'en regarder les manifestations comme négligeables au point de vue du pronostic éloigné. Et d'abord ces sujets sont sous le coup d'une généralisation méningée, malheureusement trop fréquente. Guéris ou en voie de guérison, ils sont quelquefois enlevés en quelque jour par cette terrible complication. Elle est même si fréquente que certains chirurgiens l'ont considérée comme résultant plus d'un acte opératoire que de l'évolution naturelle de l'infection. De là les préceptes abstentionnistes de divers auteurs, notamment en ce qui concerne la chirurgie des extrémités. Il y a sans contredit une part de vérité dans ces craintes, mais combien souvent ne voit-on pas la méningite survenir, alors que les malades n'ont été soumis à aucun traitement actif, et par ce mot nous ne comprenons pas seulement les opérations sanglantes, mais les simples manœuvres de redressement. On sait que ces dernières ont été à diverses reprises incriminées.

Nous avons vu des enfants, des adultes, des vieillards tués par la

(1) Perrot, Th. Bordeaux, 1891.
(2) Mauclaire, *loc cit.*, p. 113.

tuberculose rapide méningée, qui étaient depuis longtemps traités par l'immobilisation simple, quelques-uns avec révulsion par les pointes de feu. Dernièrement encore deux sujets mouraient dans notre service, l'un et l'autre non opérés, porteurs de mal de Pott avec paraplégie et d'ostéite du bassin. Il ne faut donc pas mettre toujours sur le compte d'un acte opératoire ce qui n'est qu'un épisode dans l'évolution d'une maladie.

On verra plus loin, à l'occasion du traitement, que l'emploi de la bande d'Esmarch et le chauffage des surfaces malades au fer rouge sont considérés comme jouant plutôt un rôle prophylactique contre ces *coups de fouet* opératoires (Verneuil). Nous convenons qu'une intervention incomplète, en disséminant seulement les germes, peut réaliser une auto-inoculation; par contre, en supprimant complètement le ou les foyers tuberculeux on prévient tout aussi bien la généralisation que la récidive.

Plus tard les ostéopathes seront des candidats à la tuberculose viscérale.

Que la misère, les excès, la fatigue, viennent ébranler leur constitution déjà peu résistante, la bacillose reparaît, non pas seulement sur le squelette, mais sur les organes internes. Une première attaque loin de les vacciner, crée plutôt une prédisposition qui s'explique maintenant par ce que l'on sait sur les produits solubles microbiens.

D'autre part l'anatomie pathologique nous a appris que d'anciens foyers peuvent longtemps sommeiller, paraître guéris en apparence, alors qu'ils contiennent des séquestres puriformes, des masses caséeuses. Comme preuves nous pouvons citer les altérations du mal de Pott si prononcées quelquefois, qu'à l'autopsie on est étonné du peu de retentissement fonctionnel observé en clinique.

Nous sommes donc conduit à cette pensée que *l'ostéo-tuberculose infantile est moins grave en quelque sorte par ses manifestations locales actuelles que par les menaces qu'elle fait planer sur la santé ultérieure du sujet.*

Heureusement que l'hygiène, l'alimentation tonique, l'absence de surmenage peuvent souvent éloigner tout retour offensif de la maladie. Le rôle du chirurgien ne se borne pas à l'opération, son action pour être vraiment efficace doit se prolonger par la surveillance étroite du traitement et des soins généraux.

OSTÉO-TUBERCULOSE SÉNILE.

Au-dessus de cinquante ans les lésions tuberculeuses présentent quelques caractères spéciaux.

Assez souvent multiples, elles s'accompagnent de collections abondantes dont le développement lent, torpide, est caractéristique. La colonne vertébrale, le bassin, le tarse, le carpe, plus rarement les épiphyses des grands os longs, en sont le siège. A proprement parler les vieillards peuvent être porteurs de diverses localisations observées chez les adultes et les enfants.

Volkmann déclare n'avoir jamais observé de spina ventosa chez les vieillards, ni même chez les adultes (1). Nous nous souvenons en avoir vu plusieurs. Du reste il importe de faire remarquer avec Reichel que les diverses régions ne fournissent pas des faits identiques; suivant le recrutement de son service, tel ou tel chirurgien est enclin à considérer comme fréquente une maladie exceptionnelle pour un autre, et inversement.

Nous avons pu nous convaincre de l'exactitude de cette opinion depuis que nous dirigeons le service de la Croix-Rousse : tandis qu'à l'Hôtel-Dieu la tuberculose sénile est plutôt rare, dans notre service elle est fréquente.

Tous les auteurs qui ont étudié la tuberculose pulmonaire chez le vieillard, disent qu'elle est rarement aiguë et présente une marche torpide.

Ici il en est de même. Bourdelais (2), Lacouche (3), rapportent plusieurs observations exceptionnelles; dans un cas l'évolution et l'absence de suppuration avaient fait croire à un ostéo-sarcome; chez deux sujets nous avons vu surgir la même difficulté clinique. Rageot (4) a observé des faits analogues. Pour eux le siège le plus fréquent de la tuberculose est le pied et le rachis.

Letulle (5) rapporte bien un cas de carie sénile avec abcès ossifluent traité par Trélat, et guéri par un simple drainage, mais ce n'est là qu'un exception; comme le dit Marsh (6), l'amputation est plus fréquente.

En réalité la tuberculose osseuse sénile peut offrir les mêmes localisations que la tuberculose de l'enfance et de l'âge adulte.

Personnellement nous l'avons vue siéger, avec une fréquence, inégale il est vrai, sur les divers os du tronc, bassin, rachis, côtes, sternum, clavicule, omoplate, et des membres : os courts, épiphyses, métacarpiens et métatarsiens.

La multiplicité des lésions n'est point rare, bien que ne se présentant pas au même degré que chez l'enfant.

(1) Volkmann, *Congrès*, XIV, 1885, p. 260.
(2) Bourdelais, *Scrofule chez le vieillard*. Paris, 1876.
(3) Lacouche, *Des scrofules séniles*. Bordeaux, 1882.
(4) Rageot de la Touche, *Scrofule tardive*. Paris, 1880
(5) Letulle, *Union médicale*, 1876, p. 967.
(6) Marsh, *Tuberculose sénile*. (*Lancet*, 1892.) — Devereux, *Tuberculose sénile*. (*Lancet*, 1878.)

L'*allure* est plutôt *lente*, *progressive;* la carie détermine de gros abcès ossifluents dont le développement n'aura pas provoqué de phénomènes douloureux très marqués. Par contre, certaines ostéo-arthrites sont quelquefois horriblement douloureuses. Nous en avons observé plusieurs exemples sur des sujets ayant dépassé soixante-dix ans.

Il est évident que les processus de réparation s'effectuent avec une très grande lenteur, ou même pas du tout, si bien que l'on doit peu compter sur les efforts de la nature elle-même pour la guérison.

Affaibli par le fait même de l'âge, souvent aussi par le repos au lit, le séjour dans un air confiné, le vieillard se trouve dans de mauvaises conditions. Ajoutons qu'il peut être porteur d'affections viscérales plus ou moins graves (néphrites, cardiopathie) en rapport ou non avec l'affection osseuse.

L'artériosclérose et ses multiples manifestations, le rein amyloïde, la tuberculose pleuro-pulmonaire, compliquent souvent la situation.

Quant à la généralisation rapide de la tuberculose, nous en avons observé des exemples sur des sujets d'un âge très avancé. Alors que nous avions l'honneur d'être l'interne de M. le professeur R. Tripier, nous avons vu une femme âgée de plus de soixante-dix ans, porteur d'un mal de Pott cervical survenu dans l'enfance et guérie, succomber à une granulie péritonéale, pleurale, pulmonaire... En 1886, un vieillard atteint de mal de Pott de la région cervicale inférieure mourait d'une granulie étendue aux méninges cérébro-spinales.

Nous pourrions multiplier de tels exemples. Le pronostic qui découle de ces considérations est donc grave ; mais il est subordonné bien plus au siège des lésions, à leur étendue, à la coexistence d'affections viscérales, qu'à l'âge même du malade.

Le diagnostic n'offre pas habituellement de grandes difficultés ; néanmoins certaines ostéites tuberculeuses étendues et profondes du bassin, siégeant soit sur l'os iliaque, soit sur les branches ischio-pubiennes, peuvent pendant un certain temps prêter à la confusion. Plusieurs fois nous les avons vu confondre avec des néoplasmes. En tous cas, il importe de s'éclairer complètement sur l'état général. L'examen des *organes internes*, de l'*urine*, la *recherche de la température,* constituent des éléments de la plus grande importance pour le choix d'une méthode thérapeutique.

D'une manière générale, il faut rejeter complètement, évidement, abrasion, curettage, résections atypiques, pour recourir aux résections typiques et plus souvent encore à l'amputation.

ÉTATS CONSTITUTIONNELS, INFECTIEUX. — MODIFICATIONS SYMPTOMATIQUES.

Nous ne possédons guère de documents qui permettent d'établir avec quelque précision l'influence des états constitutionnels sur la marche de la tuberculose osseuse. On a dit que la phtisie des arthritiques (1) était caractérisée par la limitation des foyers intra-pulmonaires, la sclérose, la lenteur de leur évolution. A vrai dire, même au point de vue médical, c'est une question encore bien obscure : elle l'est tout autant, sinon davantage, au point de vue chirurgical. Il est démontré aujourd'hui que l'arthritisme ne met pas à l'abri de la tuberculose; peut-être en rend-il les localisations plus curables. Quelques faits sont insuffisants pour asseoir notre opinion (2); ceux que nous avons observés prouvent que la marche différente des lésions tient à d'autres circonstances qu'à la diathèse arthritique. L'un de nos malades, arthritique avéré, atteint d'ostéopathies tarsiennes, est mort en quelques mois de lésions pulmonaires; il avait présenté des adénopathies pendant l'enfance; un autre guérit, par l'ankylose, d'une tumeur blanche du genou. Actuellement encore il est en bonne santé, mais il n'avait jamais eu d'affection pleuro-pulmonaire et avait apporté le plus grand soin à son traitement local et général.

Un troisième sujet encore dans notre service fut pris sous nos yeux d'un rhumatisme articulaire aigu généralisé avec endocardite. A ce moment le genou droit, qui était le siège d'une tumeur blanche et d'une cicatrice due à l'ouverture d'un abcès ossifluent, se gonfla comme les autres jointures. Mais l'évolution ne fut pas modifiée, les fongosités ne rétrocédèrent pas.

Bien souvent nous avons noté l'alopécie en cœur, les varices, les douleurs articulaires, quelquefois la rétraction palmaire sans que la tuberculose ait paru offrir une allure spéciale.

Bref de nouvelles recherches sont nécessaires pour élucider cette question : il en est de même pour le *diabète*, dont l'influence sur la tuberculose pulmonaire est si évidente.

L'influence de la *grossesse* a été établie à diverses reprises. Dans quelques observations rapportées par Dubois elle a paru faire aggraver des lésions ostéo-articulaires, les faire suppurer [Ivesco (3)].

Nous ne pouvons apporter de fait personnel, mais il est légitime

(1) Ferrand, *Monographie sur la tuberculose pulmonaire*, 1891.
(2) Duguet, *Gazette des hôpitaux*, 1885. — Latil, Th. Lille, 1880. — Lepoutre, Th. Lille, 1888. — Mauclaire, *loc. cit.*
(3) Ivesco, *C. tubercul.*, 1888.

de croire que ce peut être une cause de poussée tuberculeuse aussi bien du côté du squelette que du côté des viscères. Au point de vue médical, l'influence aggravante de la grossesse n'est mise en doute par personne. Nous pensons que sur une femme atteinte d'ostéo-arthrite fongueuse, une granulie provoquée par la grossesse est au moins aussi à redouter qu'une exagération du processus articulaire.

L'influence de la *syphilis* peut se manifester de deux façons : par la débilitation générale à laquelle elle donne lieu et qui vient faciliter le développement de la bacillose ; ou par le développement de produits gommeux sur un point du squelette déjà entamé par la tuberculose.

La première de ces deux actions ne peut être douteuse ; l'aggravation de la tuberculose par l'infection syphilitique est reconnue aujourd'hui. Quant à l'existence d'ostéites hybrides, *tuberculo-syphilitiques*, bien que nous les ayons recherchées avec soin depuis plusieurs années, nous n'avons pu en rencontrer d'exemples. On sait maintenant que les fameuses localisations infantiles désignées par Ricord sous le nom expressif de *scrofulate de vérole*, ne sont pas autre chose que de la tuberculose atténuée. Que les parents aient eu ou non la vérole, les lésions osseuses présentées par leurs descendants apparaissent sous deux formes différentes, tuberculeuses ou syphilitiques.

Le *cancer*, et ce mot est pris dans son acception la plus générale, se présente rarement sur les sujets atteints d'ostéo-tuberculose. Nous ne l'avons jamais rencontré.

Nous avons vu les modifications apportées aux caractères cliniques des ostéopathies par l'âge, les états constitutionnels... Il nous reste à ajouter quelques mots concernant certaines variétés cliniques : l'exagération des divers symptômes habituels, ou leur atténuation peuvent en être la cause déterminante ; de là les formes torpides, latentes, ou douloureuses de l'ostéo-tuberculose.

Quelques faits de névralgie articulaire analogues à ceux décrits par Zésas (1), certains types d'arthralgie sans lésions apparentes, signalés jadis par Brodie... paraissent relever de tubercules osseux profonds. A mesure que les examens anatomo-pathologiques se multiplieront on verra diminuer le nombre de ces arthralgies dites essentielles. Dans certaines ostéo-arthrites la douleur est horrible. Guersant (2) rapporte avoir été deux fois obligé d'amputer des enfants, moins à cause des lésions apparentes que pour les douleurs atroces qu'ils

(1) Zésas, *Centralblatt für Chir.*, 1886, p. 284.
(2) Guersant, *S. chirurgie*, 1848.

éprouvaient. Nous avons vu que certains coxalgiques, ou des sujets atteints de mal de Pott, pouvaient être cités comme exemples de cette variété clinique.

L'abondance de la suppuration, le volume, le nombre des abcès peuvent servir de contraste avec la sécheresse de certaines lésions, de même l'existence ou l'absence de séquestres... mais ce sont des variétés plutôt anatomo-pathologiques et sur lesquelles nous avons appelé l'attention.

Il nous reste à parler des formes aiguës ou subaiguës, fébriles, rappelant par certains côtés les ostéomyélites dites de croissance. Elles constituent une exception, mais ne peuvent être absolument rejetées, Kœnig, Volkmann et dernièrement Reichel (1) les ont indiquées. Ollier en a depuis longtemps signalé l'existence; comme il l'a dit, l'infection tuberculeuse paraît assez fréquente chez des sujets ayant eu antérieurement des ostéomyélites dites infectieuses; ce fait peut s'expliquer par la présence du bacille déjà existant, ou associé à d'autres agents pathogènes. En dehors de ces formes exceptionnelles on sait que l'apyrexie est la règle : nous y reviendrons à propos du diagnostic.

SIXIÈME PARTIE

PRONOSTIC

Le pronostic de l'ostéo-tuberculose tient à des conditions multiples relatives au *siège*, à l'*étendue des lésions*, à l'*âge*, à l'*état général* du sujet, comme aussi à la coexistence de manifestations ou de *dégénérescences viscérales*. Moins grave chez l'enfant et aux extrémités, elle conserve sa gravité au rachis, dans les grandes articulations. Chez l'adulte la guérison est plus difficile à obtenir, à plus forte raison chez le vieillard. A mesure que l'âge diminue la force de résistance, les complications viscérales deviennent plus fréquentes et plus graves. La tuberculose pulmonaire, moins souvent la méningite, enlèvent les patients. La persistance de la suppuration en produisant la dégénérescence amyloïde, les néphrites, peut amener l'issue fatale... Il y a là tout autant d'éléments qu'il faut prendre en considération avant de formuler un pronostic.

Les détails d'anatomie pathologique dans lesquels nous sommes entré font comprendre la possibilité des récidives locales : au

(1) Reichel, *loc. cit.*

surplus les tuberculoses localisées, quelles qu'elles soient, entraînent les plus grandes réserves au sujet du pronostic.

Verneuil et Thiéry (1) ont beaucoup insisté sur la guérison, *seulement apparente*, des tuberculoses locales avec ou sans opération. Sur 98 malades atteints de tuberculose chirurgicale et qu'il a pu suivre, M. Thiéry a noté :

Guérisons	24
Améliorations	11
État stationnaire	11
Aggravation locale	2
Récidive locale	28
Récidive à distance	14
Mort du tubercule pulmonaire	8

Néanmoins ce serait nous répéter que de développer cette thèse que la *tuberculose osseuse est curable, qu'elle n'est comparable ni au cancer, ni à une pustule maligne, comme on l'a dit.* Sans tomber dans ces exagérations on doit dire avec Ollier, *que le sujet a un mal de Pott ou une tumeur blanche parce qu'il est tuberculeux, et que le sujet n'est pas tuberculeux parce qu'il est porteur des lésions précitées.* A ce point de vue les moyens généraux ne doivent jamais être négligés : la condition sociale influe singulièrement sur le pronostic.

Autant un patient qui peut vivre largement, passer ses hivers aux bords de la Méditerranée, ses étés à la montagne, aura de chances de guérison complète et durable, autant l'ouvrier, condamné au travail dans une usine, obligé de subvenir à sa subsistance, à celle des siens, courra des chances de succomber. Les campagnards sont mieux partagés que les citadins ; le grand air achève souvent la cure commencée à l'hôpital par une résection ; le confinement, le surmenage, l'alcoolisme, favorisent la récidive ou l'éclosion de généralisations. Aussi de toutes parts s'est faite une croisade contre la tuberculose, dans le but de parer aux différences de pronostic et de traitement qui tiennent aux conditions sociales.

On ne peut qu'applaudir à ce mouvement généreux dont les bienfaisants effets sont surtout remarquables chez les enfants. L'hôpital Renée Sabran, qui reçoit de jeunes malades de la région lyonnaise, nous paraît appelé à rendre de grands services, à en juger d'après les résultats acquis.

Parmi les multiples circonstances qui peuvent faire varier le pronostic se place l'influence des associations *microbiennes*, des *infections surajoutées*.

Se basant sur l'observation clinique et des données expérimentales,

(1) *Études sur la tuberculose*, 1890, p. 180. *Pronostic éloigné des tuberculoses locales.*

Lannelongue, dans une communication à l'Académie de médecine, proposa les subdivisions suivantes qui sont comme une échelle de gravité des tuberculoses articulaires :

1° Tuberculoses non suppurées et non ouvertes;

2° Tuberculoses suppurées non ouvertes ;

3° Tuberculoses suppurées et fistuleuses.

On peut, croyons-nous, adopter pour les lésions osseuses ces conclusions relatives aux lésions articulaires.

Une statistique présentée à la Société clinique de Londres établit que parmi les malades traités par la méthode de la conservation il y a 33 guérisons pour 100 cas de suppuration, soit un tiers, et 69 guérisons pour 100 cas non suppurés, soit plus des deux tiers. Kœnig insiste sur cette aggravation consécutive à la suppuration. Peut-être serait-il plus juste d'admettre que dans certaines circonstances elle permet l'élimination de produits caséeux et de fongosités (Ollier, Bœckel...). En surexcitant les propriétés réactionnelles de l'organisme, à peine ébauchées dans la tuberculose, elle pourrait jouer quelquefois un rôle utile. D'une manière générale, nous pensons qu'il est vrai de dire que les *infections surajoutées aggravent le pronostic.*

Dans le mémoire intéressant publié par Paulowsky sur la tuberculose articulaire mixte nous trouvons, développées et suffisamment établies, des conclusions importantes touchant le pronostic de la tuberculose osseuse. Ayant examiné des fongosités il trouva, outre le bacille de la tuberculose, trois fois le Streptococcus pyogenes, une fois le Staphylococcus aureus et une fois le Bacillus pyocyaneus. Avec ces divers microbes il fit les expériences suivantes : à un premier lapin il injecta dans l'articulation du genou une culture pure de tuberculose, à un second, une culture de tuberculose mélangée à du Staphylococcus aureus ; à un troisième, le bacille tuberculeux associé au Streptococcus pyogenes, et enfin à un quatrième lapin, du bacille pyocyanique mêlé à celui de la tuberculose.

Le lapin qui devint le plus rapidement malade fut celui qui avait reçu les bacilles tuberculeux et pyocyaniques. Dès le douzième jour il avait succombé et à l'autopsie on trouva de la suppuration dans l'articulation et des tubercules gris disséminés dans les poumons. Le pus de l'articulation contenait du bacille pyocyanique.

Chez le second lapin (tuberculose et Staphylococcus) l'articulation avait, le neuvième jour, le volume d'une noix et au bout d'un mois celui d'une pomme. Il mourut après cinquante-deux jours, l'articulation était remplie de pus et de masses caséeuses.

Le troisième animal (tuberculose et Streptococcus) eut une tuberculose de l'articulation avec généralisation aux poumons et aux reins.

Le lapin de contrôle, qui avait reçu dans l'articulation la culture pure de tuberculose, succomba après trois mois et trois jours à une tuberculose miliaire généralisée, aux poumons, aux reins, aux articulations.

Ces expériences, rapprochées des observations cliniques, montrent que la tuberculose pure des articulations a une marche beaucoup plus lente que la tuberculose compliquée ; elle ne s'accompagne pas d'une fièvre aussi aiguë, ni d'un affaiblissement, ni d'une destruction des tissus articulaires aussi rapide que les formes mixtes. C'est dans celle-ci que les symptômes sont les plus prononcés et les plus aigus.

C'est après la formation des fistules par suite du progrès de la tuberculose que les articulations peuvent être envahies par des microbes étrangers. Ils se cultivent peu à peu dans les trajets fistuleux, pénètrent dans l'articulation et évoluent à côté des bacilles tuberculeux. La présence de ces microbes ajoutés, modifie le cours et les symptômes de la tuberculose articulaire pure. L'apparition de suppuration chaude dans l'articulation, la formation d'abcès périarticulaires, la destruction des tissus, sont les signes de cette invasion secondaire. Les bords des fistules deviennent bleuâtres, ulcérés, anfractueux, œdématiés, le pus qui s'écoule devient épais. En même temps apparaissent des phénomènes généraux graves, fièvre avec exacerbations, diarrhée, affaiblissement, etc., etc. ; des déformations surviennent dans l'articulation, le membre est dévié latéralement et prend une direction vicieuse.

Nous citerons, en terminant, le passage suivant, dans lequel M. Ollier a formulé les modalités cliniques grâce auxquelles le pronostic offre tant de variations :

« Il y a des tuberculoses graves et des tuberculoses bénignes. Il y a des tuberculoses générales et des tuberculoses locales. Il y a des tuberculoses qui marchent fatalement ; il y en a d'autres qui tendent spontanément à s'arrêter. Les unes se développent comme une maladie infectieuse et fatale, les autres produisent de graves destructions locales, mais n'ont pas, à une certaine période de leur évolution du moins, cette marche envahissante et restent longtemps bornées au point primitivement envahi. L'analyse expérimentale pourra nous démontrer un jour ce que l'analogie clinique nous fait déjà soupçonner, c'est-à-dire des affections de nature différente dans ce que nous groupons aujourd'hui sous le nom de tuberculose. Il est probable qu'on *confond sous ce nom des affections pyogéniques différentes*. Mais comme nous ne pouvons pas les distinguer encore nous devons les englober sous le même titre en signalant toutefois les différences cliniques qu'elles peuvent présenter. Comment les reconnaître? Nous n'avons jusqu'ici que l'étude du malade, l'étude du terrain et la considération de la marche de l'affection, basée sur les phénomènes réactionnels et l'étude minutieuse des organes internes (poumons, reins, intestins), que l'observation clinique nous apprend être le théâtre le plus fréquent de la floraison tuberculeuse.

« En dehors de cette observation du malade nous ne pouvons penser qu'à l'inoculation et à la recherche du microbe tuberculeux. C'est seulement dans cet ordre de recherches que nous pouvons espérer trouver le moyen de mesurer la gravité de l'affection tuberculeuse, et encore ne faut-il pas avoir une confiance trop absolue, car l'agent septique peut rester inoffensif sur un terrain qui ne lui convient pas et retrouver toute son activité nuisible dans le terrain mieux préparé sur lequel on l'aura expérimentalement transporté.

« Il y a des tuberculeux qu'il ne faut pas opérer parce que le moindre traumatisme donnerait un coup de fouet à l'évolution tuberculeuse; il en est d'autres qu'on peut opérer dans certaines conditions déterminées et en prenant des précautions spéciales. Il en est d'autares enfin qu'il faut opérer.

« Dans une même famille on voit des enfants tuberculeux à un inégal degré, les uns n'ont que des tuberculoses locales et curables par cela même par l'opération; les autres sont profondément infectés malgré le peu d'étendue de ces lésions locales. »

SEPTIÈME PARTIE

DIAGNOSTIC DIFFÉRENTIEL

La tuberculose osseuse prête assez rarement à de grandes difficultés de diagnostic. Si l'on tient compte de l'aspect général du sujet, de ses antécédents, de l'évolution, lente, torpide, de la maladie et des collections froides qui l'accompagnent à peu près constamment à un moment donné, on risque peu de s'égarer. L'engorgement des ganglions, constant dans les ostéopathies, précoce, antérieur à la fistulisation, à l'application de révulsifs, est encore un bon signe.

Il est évident qu'à la période d'état, quand la suppuration est établie, les fistules conduisant sur le foyer, les fongosités... éclairent le diagnostic. Il importe cependant d'établir les différences symptomatiques qui existent entre l'ostéo-tuberculose et plusieurs autres ostéopathies.

1° Les ostéomyélites aiguës dites infectieuses, par leur allure bruyante, les symptômes typhiques, fébriles, dont elles s'accompagnent, tranchent sur le tableau précédemment tracé de l'ostéopathie tuberculeuse.

L'âge des sujets (ostéomyélites de croissance), l'aspect du membre malade, gonflé, œdématié quelquefois, la rapidité et l'abondance de la suppuration, l'issue de séquestres souvent volumineux, rendent toute erreur impossible. On s'en convaincra davantage du reste en lisant le chapitre suivant.

2° Mais il est certains faits d'ostéomyélites diaphysaires ou plus exactement juxta-épiphysaires, sur lesquels Reichel a récemment appelé l'attention, qui pourraient prêter à la confusion. Ollier, Kœnig, Volkmann, Lücke... ont indiqué la possibilité de manifestations tuberculeuses aiguës ou subaiguës sur le squelette : il est certain que l'évolution de la maladie d'une part, de l'autre la constatation du bacille peuvent seules permettre de faire un diagnostic précis. Chez des individus à antécédents héréditaires ou personnels tuberculeux, le développement d'une ostéite aiguë doit rendre circonspect ; en admettant que celle-ci ne soit pas bacillaire, elle peut ouvrir le chemin à la tuberculose et créer une prédisposition.

Mais ce sont surtout les formes chroniques ou subaiguës de l'ostéomyélite dite *infectieuse*, l'ostéomyélite *insidieuse* de Trélat, qui peuvent prêter à la confusion.

3° Relativement aux formes subaiguës lentes, le *siège* des lésions est de la plus grande importance. Nous faisons allusion ici aux cas dans lesquels d'emblée la maladie a présenté cette allure, et non pas aux faits décrits sous les noms d'ostéomyélite chronique prolongée, ou à répétition. Chez deux malades de notre service, nous avons fait un diagnostic exact en nous basant sur le siège nettement juxta-épiphysaire et l'élévation de la température générale et locale. Dans un cas les difficultés étaient réelles, le sujet présentant au cou d'anciennes cicatrices ganglionnaires. L'intervention nous permit d'évider deux foyers juxta-épiphysaires, contenant du pus et des séquestres et siégeant, l'un à l'extrémité inférieure du fémur, l'autre à l'extrémité supérieure du tibia : examiné, le pus renfermait des staphylocoques. Les deux malades guérirent rapidement.

La recherche de la température est de la plus haute importance, elle doit être poursuivie pendant une douzaine de jours. Il peut se faire qu'à un examen le sujet présente une température élevée, et que pendant un certain temps il soit apyrétique.

De nos deux patients, l'un présenta deux ou trois ascensions vespérales (39°) et une apyrexie à peu près complète (37°,7 38°,1) pendant une dizaine de jours ; l'autre ne fut jamais apyrétique mais n'atteignit pas de haute température (37,9 à 38°,5). Localement la région offrait à la main une différence marquée avec celle du côté opposé.

4° L'*ostéomyélite chronique* (*type de Demoulin*) *avec son siège pan-diaphysaire*, l'absence de pus, de fongosités, la présence d'une nécrose plus ou moins complète de la diaphyse, diffère totalement de l'ostéotuberculose. Trélat, en attirant l'attention sur cette forme, avait émis l'idée qu'il s'agissait d'un processus tuberculeux, mais en faisant cette restriction qu'il ne pouvait apporter aucune preuve à l'appui de son hypothèse.

5° L'*ostéomyélite* et l'*ostéopériostite albumineuse* ne formant pas, jusqu'à présent du moins, une entité morbide, nous nous abstiendrons d'en faire le diagnostic différentiel. Bien plus, son existence bien établie dans certains cas de tuberculose, nous empêche d'insister sur ce point.

6° Certaines *tumeurs sarcomateuses* peuvent simuler l'ostéotuberculose. Un examen attentif permettra la plupart du temps de les différencier. L'ostéosarcome se présente ordinairement chez de jeunes sujets, sans antécédents tuberculeux; la tuméfaction qu'ils provoque est de consistance solide, ou molle, mais sans analogie avec les collections ossifluentes.

L'ostéosarcome périostique, à structure ostéoïde, ne peut prêter à l'erreur; l'ostéosarcome central, avec ses battements expansifs, le bruit de souffle, la crépitation parcheminée, ne ressemble guère à la tuberculose. Le faible retentissement articulaire, à part quelques exceptions indiquées par Gillette (1), l'absence de position vicieuse du membre, de fongosités synoviales, de suppuration, ne prêtent guère à la confusion.

Néanmoins certains faits peuvent se présenter dans des conditions telles qu'un diagnostic précis est presque impossible, nous dirons même *pièces en mains*. Poinsot, Terrier (2), à la Société de chirurgie, ont fait connaître une série d'observations où des ostéosarcomes ont été pris pour des ostéo-arthrites tuberculeuses : cela peut arriver surtout quand la tumeur maligne présente un où plusieurs points de suppuration. Dernièrement nous avons amputé un vieillard atteint d'ostéosarcome de l'extrémité inférieure du fémur : après l'ouverture de la lésion le diagnostic était plus hésitant qu'en clinique. Le périoste décollé, la présence d'un abcès, d'ostéophytes à la surface de l'os, pouvaient rendre perplexe ; en sciant le fémur on se rendait bien compte qu'il s'agissait d'un sarcome central avec infection surajoutée. Mais ce sont là évidemment des faits assez rares. Nous

(1) Gillette, *S. de chir.*, 1876.
(2) Poinsot, Terrier, *Bull. S. chir.*, 1876.

signalerons la confusion possible *entre le cancer primitif et surtout secondaire de la colonne vertébrale, avec le mal de Pott.*

En dehors de la constatation d'une tumeur maligne siégeant sur un point quelconque du corps (sein, utérus...), le diagnostic peut être impossible. Les symptômes fonctionnels, la gibbosité... à eux seuls n'ont rien de bien pathognomonique.

7° L'*ostéomyélite gommeuse* siège ordinairement sur la *diaphyse;* elle se manifeste dans certains cas brusquement par une solution de continuité; néanmoins elle est généralement précédée de douleurs *ostéocopes* caractéristiques; elle s'accompagne d'une *tuméfaction osseuse* qui depuis longtemps déjà a éveillé l'attention du malade. L'*absence de suppuration*, de *fongosités*, de *séquestres*, en dehors de l'interrogation et de l'examen minutieux du sujet, permet de faire un diagnostic.

Il n'en est pas de même pour certaines lésions parasitaires, les *kystes hydatiques* et l'*actinomycose.*

8° L'apparition de collections volumineuses indolentes, froides, provenant du foyer parasitaire hydatique, rappelle complètement la période des abcès ossifluents dans les cas de tuberculose osseuse.

Les phénomènes subjectifs font défaut dans l'affection qui nous occupe; quant aux phénomènes objectifs ils ne peuvent souvent que contribuer à induire le chirurgien en erreur.

Il est bien évident qu'en présence d'une tumeur fluctuante, froide, développée, par exemple, au niveau de la région sacro-iliaque, on pensera à un abcès ossifluent consécutif à la tuberculose vertébrale. Il ne viendra à l'esprit de personne de songer à des échinocoques. En raison de la rareté excessive de cette affection, ce serait faire preuve, à notre avis, de peu de sens clinique, que de s'attarder à ce diagnostic. Il faut faire la ponction pour être certain de la présence des hydatides et rejeter l'idée de carie.

On conçoit que l'erreur soit impossible à éviter si les sujets présentent *à la fois* sur divers points de l'organisme des *manifestations scrofulo-tuberculeuses* et des *hydatides.*

M. le professeur Ollier nous a dit avoir observé un kyste hydatique développé au niveau du tiers supérieur du cubitus chez une jeune dame qu'il avait déjà soignée pour une arthrite fongueuse du genou. La fluctuation, l'indolence manifeste de la lésion imposaient pour ainsi dire le diagnostic d'abcès ossifluent. L'incision démontra qu'il s'agissait d'une poche hydatique, juxta-osseuse, mais extra-périostique.

La ponction et l'incision exploratrice permettront seules de reconnaître, *de visu,* la nature véritable de la maladie. Notons qu'elles furent insuffisantes dans l'observation de Talini : ce n'est qu'à l'autopsie que l'on trouve une carie de la cinquième côte droite, causée par un amas de petits kystes gros comme des lentilles, situés dans le tissu spongieux.

Ce serait dresser une longue liste que d'énumérer toutes les erreurs qui ont été commises.

Le plus souvent on a confondu les échinocoques des os avec l'ostéite, l'ostéo-arthrite tuberculeuses (Frusci, Bardleben, Fricke, Talini, Trendelenburg), ou bien l'ostéite traumatique (?) (Verdalle, Demarquay).

Quant à l'*actinomycose*, sa véritable nature n'a été généralement reconnue qu'après la constatation des grains jaunes, formés par le champignon. Mais ce signe pathognomonique peut ne pas se présenter à chaque instant : si bien que les examens, pour n'être pas négatifs, doivent être répétés.

Les collections costales, prévertébrales, ont donné le change et fait croire à des abcès ossifluents tuberculeux.

SEPTIÈME PARTIE

TRAITEMENT

---

§ 1. — Traitement général.

Les conditions qui favorisent l'éclosion et le développement de la tuberculose ont été longuement exposées. Supprimer celles qui sont *extrinsèques*, en dehors du sujet, et tiennent à son genre de vie, modifier autant que possible celles qui sont *intrinsèques* et résultent de l'hérédité, du tempérament... voilà le but auquel on doit viser par le traitement général. Ce serait nous perdre dans des digressions, non pas inutiles, mais hors de propos, que d'insister sur les mesures à prendre pour empêcher la contamination. La *prophylaxie* doit entrer pour une large part dans la défense contre l'ostéo-tuberculose. Les enfants chétifs, héréditaires ou non, relevant de fièvres éruptives, seront plus que les autres mis à l'abri de l'infection : il faudra veiller à ce qu'ils ne fréquentent pas de tuberculeux, les envoyer au grand air, à la montagne ou au bord de la mer. Les courses, la gymnastique, les exercices physiques, pour être salutaires, ne doivent pas aboutir au surmenage ; on sait l'importance pathogénique du traumatisme dans certaines ostéo-arthrites. Le séjour en plein air, en augmentant l'appétit, relève peu à peu les forces et met l'organisme en état de résistance: le confinement, l'absence d'aération, l'humidité, le manque de soleil, sont des causes puissantes de désorganisation.

Le surmenage physique dans les champs, avec une nourriture moins animalisée, est une source de tuberculose infiniment moindre que le travail dans les usines et le genre de vie de nos ouvriers.

Villemin a bien montré qu'en rase campagne, à la guerre, le soldat échappe à la tuberculose, qui frappe par contre avec une intensité incroyable certains corps d'élite casernés à Paris, dont la solde est plus élevée, la nourriture plus choisie et les corvées moins fatigantes (1).

Ce n'est pas sans ironie qu'il fait remarquer l'erreur de ceux qui attribuent à l'usage du koumyss l'immunité relative des Kirghizes vis-à-vis de la tuberculose. Comme si la vie sous la tente, dans les steppes, ne nous expliquait pas mieux leur santé robuste.

Ce n'est pas à la qualité des aliments qu'il faut faire jouer un rôle prédominant. Le koumyss et la nourriture *animale* préserveraient les Kirghizes (Schnepp), c'est au contraire la nourriture *exclusivement végétale* qui sauve les Indiens des plateaux du Pérou (Rosa Fernandez) !

C'est la vie en plein air, l'absence de toute réclusion, de tout *marais atmosphérique* (Villemin), qui met à l'abri de l'infection. En Crimée, pendant les fatigues et les souffrances de toutes sortes, dans des conditions d'abri, d'alimentation, de température, les plus défavorables, Tolozan, Grellois disent que sur 1200 malades soignés à Constantinople le nombre des phtisiques était *presque nul*.

Nous renvoyons au livre de Villemin (p. 353-403), pour l'exposé lumineux des motifs prouvant : 1° que la tuberculose est une maladie de tous les climats; 2° qu'elle est rare ou nulle sur les grandes hauteurs; 3° qu'elle croît avec l'agglomération et la concentration de la population; 4° qu'elle épargne les individus isolés, dispersés, ou vivant au grand air, à l'état nomade...

L'alcoolisme, les excès de toute sorte, la privation de sommeil jouent un rôle important, sur lequel nous n'insisterons pas. La prophylaxie tiendra également compte des causes d'infection d'origine alimentaire, lait, viandes crues...

Quant aux médicaments susceptibles de diminuer la réceptivité morbide, on conseille avec raison les solutions de biphosphate de chaux, les préparations iodées, arsenicales créosotée, au tannin, l'iodoforme, et surtout l'huile de foie de morue... Le fer est par-

(1) Les cent-gardes de l'Empereur, « la quintessence des troupes d'élite sous le rapport physique, sont dans le même cas ». Un mémoire de Sarazin fixe la mortalité dans l'escadron à 9 pour 1000 annuellement. Villemin, *loc. cit.*, p. 381.

ticulièrement contre-indiqué, car on lui attribuerait une action néfaste dans les cas d'anémie tuberculeuse.

Suivant en cela la pratique constante de M. le professeur Ollier, nous pensons que le *traitement général* doit concourir pour une large part à la thérapeutique de l'ostéo-tuberculose. L'huile de foie de morue, le biphosphate de chaux, la liqueur de Fowler (celle-ci chez les adolescents ou les adultes), l'indoforme, le tannin, sont les préparations auxquelles nous recourons le plus volontiers. La créosote, associée à l'huile, ou à diverses liqueurs alcooliques, nous paraît très utile dans les cas de lésions pulmonaires. L'emploi d'un régime gras (beurre salé, sardines, jambon) complète utilement ces prescriptions. Mais bien plus efficaces sont les cures faites dans les diverses stations balnéaires (eaux chlorurées sodiques)... au bord de la mer... à la montagne.

Ce n'est pas seulement pendant quelques mois que le traitement général sera mis en usage : son action doit se prolonger pour être efficace et prémunir contre les récidives ou la généralisation. Malheureusement la situation sociale de certains malades les met dans l'impossibilité de suivre les conseils qui leur sont donnés : nous exprimons l'espoir que des stations sanitaires, analogues à l'hôpital Renée Sabran, permettront au moins à un certain nombre d'entre eux d'échapper au séjour prolongé et meurtrier dans des salles plus ou moins encombrées.

« La tuberculose est plus grave dans certains milieux, dans la population des villes et surtout dans la population ouvrière qui vit dans les espaces mal aérés, encombrés, et dans les conditions hygiéniques les plus propres à favoriser l'infection générale. La tuberculose reste alors rarement localisée à un organe, à un système ; elle a de la tandance à infecter tout l'organisme. Pour cette catégorie de malades, les complications viscérales sont plus fréquentes, soit avant, soit après l'opération, et la phtisie pulmonaire fait de plus grands ravages. Il en est autrement à la campagne, chez les paysans qui passent toute la journée dans les champs, et surtout parmi les populations des montagnes. La moitié au moins des malades que nous avons opérés à l'Hôtel-Dieu de Lyon rentrent dans cette dernière catégorie, et nous pensons que cette circonstance a été pour eux une part importante dans la persistance des guérisons que nous avons constatées. Vivant au grand air, ces réséqués ont échappé à la tuberculose pulmonaire qui les attendait dans l'atelier ou la chambre étroite qui leur auraient été destinés dans une grande ville. (1) »

(1) Ollier, t. III, p. 1009.

§ 2. — Méthode de Koch.

Nous n'insisterons pas sur les conditions dans lesquelles a été présentée et mise en pratique la méthode de Koch. La vogue dont elle jouit momentanément, grâce au juste renom scientifique de son auteur et sans doute à cause d'un certain mystère planant sur sa composition, a fait place rapidement à l'abandon le plus complet. Les expériences critiques, les observations anatomo-pathologiques et les désastres constatés en clinique ont fait justice de cette préparation.

La tuberculine ne peut plus être regardée, comme le disait Koch dans sa communication de novembre 1890 « comme un remède, un agent curatif ».

Dans une série de communications à la Société de médecine interne de Berlin (janvier 1891), Virchow, s'appuyant sur l'autopsie de phtisiques traités à Berlin, a soutenu que la nécrose du tubercule annoncée par Koch ne pouvait pas se constater, que la congestion péri-tuberculeuse intense et rapide était le résultat capital des injections de tuberculine et qu'une généralisation était habituellement la conséquence du traitement.

A l'appui de cette dernière opinion nous citerons simplement la relation suivante d'un cas de tuberculose chirurgicale traitée par cette méthode :

« Quatre personnes traitées par des injections de tuberculine ont toutes succombé rapidement. Une seule autopsie put être faite. Il s'agissait d'une tuberculose chirurgicale, d'un mal de Pott peu accusé et sans trace de tuberculose viscérale. Les injections furent pratiquées au nombre de trois, à la dose de 1 milligramme chacune, et immédiatement suspendues en raison des phénomènes méningitiques observés chez le malade dès la première injection. La température, qui était normale depuis le commencement du traitement, devint immédiatement et définitivement fébrile jusqu'à la mort qui survint, avec des phénomènes très marqués de méningite tuberculeuse, deux mois après la dernière injection. Le malade, porteur d'une lésion bien limitée, avait succombé aux effets de 3 milligrammes de tuberculine.

« L'autopsie montra l'existence d'une granulie généralisée aux deux poumons, aux plèvres, à la rate, au foie, aux deux reins et aux méninges, toutes ces lésions étaient jaunes, grises, transparentes. Les sommets du poumon ne présentaient pas traces de lésions anciennes. Voilà certes un exemple frappant de mobilisation des bacilles et de généralisation tuberculeuse à la suite du traitement de M. Koch. Cette autopsie a montré encore que malgré le long espace de temps qui s'est écoulé entre la dernière injection et la mort, la congestion péri-tuberculeuse était manifeste. Elle était surtout intense dans les deux poumons, qui présentaient sur la coupe un fond rouge noir et d'où la moindre pression faisait sourdre du sang en abondance (1). »

Nous avons pu juger de visu de l'état des pièces ; il n'était pas possible de voir un plus bel exemple de granulie.

Nous n'avons pas cherché d'exemples analogues, ce qui était inutile, puisque la question est jugée. Les expériences poursuivies au laboratoire de M. le professeur Arloing n'ont été qu'une suite d'échecs pour la tuberculine (2).

§ 3. — Immobilisation. — Compression.

L'immobilisation précoce et complète, en bonne position, de la région malade est un moyen thérapeutique de la plus grande valeur. Bonnet en a montré les avantages, précisé les indications mieux qu'on ne l'avait fait jusqu'alors ; plus tard on lui associa *l'extension* continue dans le but d'empêcher le contact des surfaces malades, et diminuer les causes d'irritation. *Seule* ou *associée à l'extension continue*, l'immobilisation a suffi très souvent pour amener la guérison ; c'est toujours un adjuvant utile, nécessaire pendant un certain temps après la plupart des interventions opératoires.

Quel que soit le siège de l'ostéo-tuberculose on peut dire que

(1) Courmont, *Province médicale*, mars 1891.

(2) Arloing, *Leçons sur la tuberculose*. — Courmont et Dor, *De la vaccination contre la tuberculose aviaire ou humaine avec les produits solubles du bacille tuberculeux aviaire*: (*Archives de médecine expérimentale*, novembre 1891.)

Il nous a paru utile de relater ici les résultats obtenus par Courmont et Dor.

Par toute une série d'expériences faites sur des lapins et des cobayes, Courmont et Dor ont démontré que le *liquide provenant de la filtration des cultures liquides de bacilles aviaires* possède des propriétés *vaccinantes* contre le bacille *aviaire* et même dans certains cas contre le bacille *humain*.

Tous les lapins, ayant reçu par une voie quelconque (sang, tissu conjonctif, péritoine), le liquide vaccinal, ont mieux résisté que les lapins témoins à l'inoculation dans le sang de bacilles aviaires. Les dix témoins sont morts rapidement ; les trente-six vaccinés se subdivisent en trois catégories :

9 ont complètement résisté (sacrifiés à longue échéance) ;

15 ne sont morts que très tardivement avec une forme chronique ;

12 sont morts avec une forme aiguë, néanmoins plus tardivement que les témoins.

Quatre lapins ainsi vaccinés ont été inoculés *sept mois plus tard* avec de la tuberculose *humaine* et ont complètement résisté.

Seuls les cobayes vaccinés par la voie sanguine ont acquis l'immunité contre le bacille aviaire.

Les produits solubles vaccinants existent dans les cultures aviaires, que ces dernières soient virulentes ou atténuées ; dans le premier cas ils sont accompagnés de produits très toxiques.

Le vaccin extrait de *cultures aviaires atténuées* n'est pas *toxique* et doit par conséquent être préféré.

le premier soin du chirurgien doit être l'immobilisation absolue d la région. Évidente pour les ostéo-arthrites cette indication ne l'es pas moins pour le mal de Pott. Examinons en bloc ses indication et ses résultats dans ces deux variétés d'affections.

Les résultats de l'immobilisation parfaite au moyen d'un apparei convenable sont merveilleux dans les *ostéo-arthrites*. Un malade qu était privé de sommeil depuis plusieurs semaines, sans appétit, dom la nutrition générale était plus que compromise, récupère, en parti du moins, la santé. Les douleurs dont chaque mouvement était la cause, qui étaient quelquefois provoquées par un motif insignifiant le heurt du pied du lit, disparaissent.

Le patient n'est plus tourmenté par ces crises spasmodiques, ce secousses qui l'éveillaient en sursaut... Bref, les *douleurs*, et ave elles les *contractures* diminuent et finissent bien souvent par céde complètement.

Les attitudes vicieuses qui sont la conséquence de ces dernières peuvent s'atténuer et disparaître, en *dehors de toute manœuvre de redressement, et de toute traction*. Fréquemment au genou, à la hanche nous avons été témoin de telles modifications au début des ostéo-arthrites. Plus tard, on doit recourir à des manœuvres, ou mieux encore à l'extension, mais le seul fait d'immobiliser peut faire disparaître les douleurs et les contractures, et par suite certaines attitudes entièrement dues à celles-ci.

Quand on se trouve en présence de faits plus ou moins anciens compliqués d'attitudes vicieuses rendues fixes par les rétractions.. le redressement doit précéder l'immobilisation.

Le redressement comprend deux modes de procéder : dans l'un le membre est redressé brusquement en une seule séance, puis immobilisé dans un appareil ; dans l'autre le redressement est lent, progressif, manuel ou instrumental.

Bonnet a bien établi les règles du redressement brusque ; sa méthode comprend deux temps : le *redressement* et la *contention*.

Le premier temps nécessite l'anesthésie ; le chirurgien procède au redressement non pas d'une façon brusque, brutale, comme semble l'indiquer le nom de la méthode, mais lentement, progressivement.

Les résistances musculaires supprimées par l'anesthésie, on juge mieux de l'obstacle tenant aux parties molles ; peu à peu le membre est replacé en bonne position, et maintenu dans cet état par l'application d'un bandage inamovible.

Cette opération est facile, très efficace, inoffensive dans la plupart des cas récents ; elle peut être très dangereuse entre des mains mal habiles ou trop violentes. On sait combien les désordres articulaires, ceux de la coxalgie, par exemple, sont quelquefois prononcés : il est à craindre que les mouvements forcés ne produisent dans la jointure une poussée inflammatoire. Les abcès ne sont pas rares après ces redressements pour les cas anciens ; quant aux décollements épiphysaires, aux subluxations pour le genou, ils peuvent être la conséquence des manœuvres tendant à replacer la jambe dans l'extension.

Le redressement brusque a été fait en plusieurs séances ; chacune d'elles améliorant la position du sujet : on comprend quels reproches peuvent être faits à cette méthode qui expose à diverses reprises le patient à des manœuvres en général violentes, puisqu'il s'agit de cas anciens, et pour lesquels une séance n'a pas suffi.

Nous avons vu fréquemment nos maîtres Ollier, Fochier, Tripier, employer avec avantage le redressement brusque en une séance sous l'anesthésie, nous leur avons toujours entendu insister sur la nécessité d'agir avec prudence et de ne pas employer les *tractions*, les efforts de plusieurs aides. Nous-même à diverses reprises nous nous sommes servi avec avantage de la méthode de Bonnet.

Aujourd'hui on y a recours d'une façon exceptionnelle ; l'extension continue, pour les jointures où elle est applicable, l'a pour ainsi dire supplantée. Il ne faudrait pas tomber d'un excès dans l'autre et abandonner une méthode jadis peut-être trop exclusivement en usage, mais qui peut s'imposer comme méthode de choix.

A Lyon, le redressement brusque est plus rarement qu'autrefois mis en usage, mais l'extension n'est qu'un moyen de combattre sans efforts, sans violence, l'attitude vicieuse, son action est complétée par la contention sous un bandage inamovible.

Comme le fait remarquer Lannelongue, ni l'idée de l'extension continue, ni son application ne sont nouvelles.

En 1835, 1837, Le Sauvage (de Caen) concevait « la possibilité et tout l'avantage de l'application d'un bandage à extension continue pour soustraire les surfaces articulaires aux mouvements et à la pression réciproque que la contraction musculaire leur fait sans doute éprouver ».

Malgré la pratique de Velpeau qui aurait fait l'extension continue, malgré le mémoire de Martin et Collineau et leur appareil faisant l'extension en demi-flexion, on ne fit aucune attention à cette méthode, jusqu'au moment où les chirurgiens américains la préconisèrent. Pour Bauer, Davis, Sayre, Andrews, le but principal était d'écarter les surfaces et de calmer les douleurs ; c'était même un moyen de prévenir l'ankylose. Bien plus, ils appliquaient l'extension en maintenant le malade debout, en le faisant marcher, et cela pour éviter les effets du décubitus prolongé.

Divers appareils, celui de Le Fort, furent construits dans ce but, mais les chirurgiens français se montrèrent peu partisans de cette méthode : à Lyon surtout, elle ne détrôna pas celle de Bonnet. On s'empara du principe de l'extension et on s'en servit pour compléter l'immobilisation.

A l'étranger, Volkmann, Kœnig, Busch... préconisèrent l'extension continue, le malade au repos et couché. Pour le genou divers appareils, celui de Volkmann entre autres, permirent de réaliser l'extension et le redressement, le membre étant immobilisé. A la hanche, la traction continue combinée avec l'emploi de la gouttière de Bonnet rendit et rend encore les plus grands services.

Nous renvoyons aux travaux de Kœnig, Busch, Reyber, Ranke, Morosoff, Schultze..., Lannelongue. Nous dirons seulement que certains résultats expérimentaux sont contradictoires.

Pour Kœnig, la tension intra-articulaire serait diminuée par la traction, elle serait augmentée au dire de Busch, Reyher, Ranke. Kœnig, Paschen auraient constaté que par l'extension faite dans l'abduction, les surfaces articulaires sont écartées d'un demi-millimètre à 2 millimètres et demi. Pour Morosoff, les surfaces restent en contact intime ; il évalue à 60 livres la traction nécessaire pour obtenir le diastasis. Comme le fait remarquer Schultze, la traction prolongée pendant des mois peut amener sans doute à moins de frais un tel écartement (1).

Mais l'expérience la plus probante est celle que Lannelongue a faite sur un sujet coxalgique congelé : pour lui, la traction par des poids même assez faibles, longtemps continuée, écarte les surfaces articulaires, à la condition toutefois que l'appareil ligamenteux ait perdu sa résistance, et c'est ce qui arrive habituellement.

Quoi qu'il en soit, un fait certain c'est le soulagement énorme que procure ce traitement. La méthode est « analgésique, antiphlogistique, correction de l'attitude et de la déviation du membre ; elle vise enfin l'écartement des surfaces articulaires » (Lannelongue) (2).

D'une manière générale, une réaction tend à se faire contre l'emploi exclusif de la traction. Récemment Calot insistait sur les inconvénients qu'il peut y avoir à se fier uniquement et aveuglément à l'extension continue. Celle-ci n'a jamais été employée à Lyon dans les mêmes proportions qu'ailleurs ; et nous ne croyons pas que la réaction actuelle puisse l'atteindre. Jamais nous n'avons utilisé ou vu employer l'extension comme moyen unique de traitement ; ce n'est qu'une phase pour ainsi dire préparatoire. Un coxalgique, ordinairement, est mis en traction, avec un poids de 2 ou 3 kilogrammes, placé dans une gouttière de Bonnet, et lorsque les douleurs ont dis-

(1) Girin, *Sur le rôle de la pression atmosphérique dans le mécanisme de l'articulation coxo-fémorale*. Th. Paris, 1877.
(2) *Coxo-tuberculose*.

paru, que l'attitude s'est modifiée, on applique un bandage ouato-silicaté. Le malade est toujours maintenu au lit, et après un laps de temps fort variable, mais dont le minimum est de trois mois environ, si tout va bien, on peut le laisser se lever et marcher avec des béquilles, le pied n'appuyant jamais à terre. La date que nous indiquons n'est que *grossièrement* approximative, nous n'avons nullement l'intention de régler ainsi mathématiquement une thérapeutique aussi variable que celle de la coxalgie. L'immobilisation reste le véritable traitement de cette dernière maladie, l'extension n'est qu'un complément utile et souvent indispensable au début.

Pour le genou, le redressement lent par la traction rend des services; mais dès que la jointure est dans une position satisfaisante il faut l'immobiliser.

Jusqu'à présent on s'est servi à peu près exclusivement à Lyon des bandages ouato-silicatés, pour les diverses ostéo-arthrites du membre inférieur ; ils sont certainement inférieurs au plâtre, ce dernier sera choisi autant que possible au membre supérieur. Cependant, la solidité des bandages silicatés les rend absolument nécessaires, quand il s'agit d'obtenir l'effet d'un tuteur. Un bandage silicaté solidement étayé d'attelles métalliques incorporées dans son épaisseur est le meilleur appareil. Peu coûteux il réalise, l'élégance mise à part, tous les desiderata. Au membre inférieur, sa supériorité est indiscutable et son emploi général dans les services lyonnais.

Quant aux appareils destinés à permettre la marche en faisant l'extension, nous nous associons aux réserves faites par Bouvier, Valette, Ollier, Lannelongue, « ce sont *tout au plus* des appareils de convalescence ».

Quant au mal de Pott, les mêmes moyens ont été mis en usage. Nous ne pouvons exposer avec tous les détails qu'elle comporte cette importante question de l'immobilisation, de l'extension et même du redressement progressif des difformités rachidiennes.

Le décubitus horizontal dans la gouttière de Bonnet-Ollier (1), les corsets plâtrés, feutrés, orthopédiques, les minerves... doivent être employés suivant les indications particulières, spéciales non seulement à chaque cas, mais suivant les périodes de la maladie. On trouvera dans les traités spéciaux les détails nécessaires à la mise en pratique de ces moyens dont l'efficacité, pour être réelle et complète, nécessite une surveillance étroite.

(1) La gouttière de Bonnet était primitivement formée des deux gouttières destinées aux membres inférieurs et d'une pièce pelvienne ne dépassant guère la région lombaire. Ollier l'a perfectionnée en faisant augmenter la longueur de la portion destinée au tronc : de cette façon le corps entier est uniformément immobilisé et soutenu.

Nous joignons ici la reproduction d'une minerve plâtrée que nous employons depuis plusieurs années et qui nous paraît recommandable par les excellents résultats qu'elle procure, la simplicité de son application et la modicité du prix (1).

Autant, sinon plus, que pour les ostéo-arthrites, le chirurgien doit prolonger ici la période d'immobilisation, résister aux instances du malade et de son entourage. On sait combien la certitude d'une guérison est difficile à obtenir ; aussi la période de convalescence doit-elle être entourée de surveillance ; le corset feutré ou les appa-

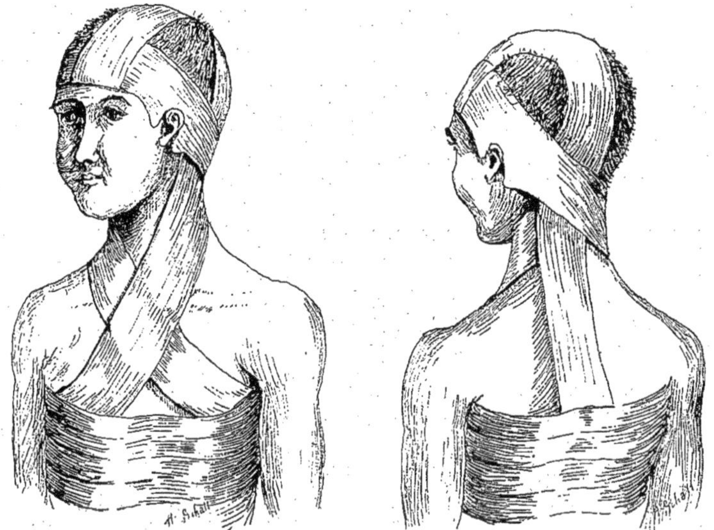

Fig. 56 et 57. — Minerve plâtrée pour le mal de Pott cervical.

reils orthopédiques joueront ici le même rôle que les tuteurs dans les affections des membres inférieurs. Pendant longtemps ils concouront à protéger les surfaces malades contre l'action de la pesanteur et les traumatismes extérieurs.

D'une manière générale, on cherchera à pallier les inconvénients du repos au lit, ou dans une gouttière, par l'aération de la chambre, et même encore par le transport au grand air.

La gouttière de Bonnet, particulièrement chez les enfants, permet la promenade, les sorties, dont l'action est si manifeste sur la nutrition générale : de petites voitures, bien suspendues, sont du reste spécialement construites dans ce but.

Nous n'insisterons pas sur le rôle d'adjuvant indispensable que

(1) Parant, th. Lyon, 1891. *Lyon médical*, 1892, Gangolphe.

joue l'immobilisation après certaines interventions, telles que la résection du genou. Mais il faut prendre garde après les résections où l'on veut obtenir la mobilité, au coude, par exemple, de laisser s'enraidir le membre opéré.

De même on devra veiller à ne pas immobiliser des parties saines que l'on pourrait impunément laisser libres ; trop souvent nous avons observé des raideurs excessives, articulaires et tendineuses, des doigts alors qu'il s'agissait d'une ostéo-arthrite radio-carpienne.

La *compression* qui joue un rôle curatif certain dans les affections purement synoviales, peut également rendre des services comme tout le monde a pu l'observer, dans les ostéo-arthrites: elle est employée en même temps que l'immobilisation. Verneuil, Ollier ont insisté sur les avantages que l'on peut en retirer : il ne faut jamais négliger son emploi. Cet adjuvant utile de l'immobilisation doit être appliqué méthodiquement sur les points fongueux de la synoviale ; il est inutile et même nuisible de la faire porter sur des masses musculaires péri-articulaires, dont elle favoriserait la fonte atrophique. Des tampons d'ouate permettent de réaliser la compression ; la bande de caoutchouc est d'une action trop puissante, et nous en déconseillons l'usage.

Verneuil aurait obtenu des résultats favorables par le chauffage extra-articulaire, en entourant la jointure de briques chauffées. Nous n'avons pas à discuter ces divers moyens (compression, chauffage) dont l'efficacité pour les foyers osseux est discutable. Nous pensons que leur emploi comme celui des révulsifs sont autant de corollaires de l'immobilisation, et qu'ils ne doivent pas faire perdre de vue l'utilité des interventions précoces.

§ 4. — Révulsion. — Cautérisation.

RÉVULSION.

Comme le dit Ollier, il semble qu'il y ait contradiction entre l'emploi des révulsifs et la nature infectieuse ainsi que le siège profond de la tuberculose ; cependant les bons effets constatés par les cliniciens dans certains cas ne doivent pas en faire complètement rejeter l'usage. Nous ignorons de quelle manière précise la révulsion par les pointes de feu, les caustiques, les vésicatoires... peut agir : ce n'est pas une raison pour en nier l'utilité.

L'abus qui en a été fait a suscité une réaction d'autant plus vive que l'intervention devenait plus inoffensive. Nous sommes d'avis qu'une cautérisation *intra* est préférable à une cautérisation *extra ;* qu'une opération hâtive est préférable à une expectation prolongée.

Nous continuons cependant à traiter pendant les premiers temps les ostéo-arthrites, par la révulsion combinée avec l'*immobilisation* et la *compression*. On sait de quelle vogue ont joui les cautères appliqués de chaque côté des gibbosités. Ainsi que le fait remarquer Lannelongue, Pott exagérait certainement ses succès lorsqu'il écrivait : « Les malades que j'ai soignés au commencement de la maladie, de quelque âge qu'ils aient été, ont tous été rétablis. » On ne peut espérer enrayer ainsi le processus tuberculeux ; mais dans la paralysie la méthode révulsive peut avoir certains avantages. Charcot aurait observé des résultats manifestes obtenus par l'application réitérée de pointes de feu. Ces améliorations s'expliqueraient par une action favorable exercée sur la pachyméningite et la congestion médullaire qui l'accompagne. On peut donc y avoir recours en pareille occurrence. De même, dans les affections purement articulaires, on peut admettre que les pointes de feu dans le tissu cellulo-graisseux peuvent modifier l'état de la synoviale : la rétraction très notable qui accompagne l'application de boutons de feu profonds, capitonne (Richet), en quelque sorte la jointure. La rétraction cicatricielle augmente cette action compressive ; contre la lésion osseuse elle-même elles n'ont aucune prise. La révulsion peut cependant rendre des services dans certaines formes douloureuses.

CAUTÉRISATION.

De tout temps les chirurgiens lyonnais ont utilisé largement le fer rouge en chirurgie. En ce qui concerne les affections osseuses et articulaires ils ont montré le parti que l'on pouvait en tirer (1).

C'est chez les jeunes enfants, au-dessous de l'âge de dix ans, alors qu'il y a de grands inconvénients à pratiquer des résections typiques, que la cautérisation ignée, largement pratiquée, a donné les meilleurs résultats. Tantôt la cautérisation a pour but de *détruire* des tissus morbides en suscitant dans le voisinage une vigoureuse réaction : tantôt le fer, placé à une distance plus ou moins rapprochée des tissus, les *chauffe et détruit les germes infectieux* qu'ils peuvent contenir.

La cautérisation directe, *destructive*, est une ancienne méthode que divers chirurgiens ont régularisé. Bonnet (1), Barrier, Bouchacourt... Ollier (2), Richet (3), Vincent (4), Juliard (5), ont pu-

(1) Philippeaux, *Traité de la cautérisation d'après l'enseignement du professeur Bonnet*, 1856.

(2) Dutrait, *Traitement de l'ostéo-arthrite du pied par la cautérisation intra-articulaire*. Th. Paris, 1876.

(3) Trapenard, *L'ignipuncture*. Th. Paris, 1873.

(4) Vincent, Forestier, *De l'arthrotomie ignée*. Th. Lyon, 1885.

(5) Juliard (de Genève), *De l'ignipuncture*, 1874.

blié les résultats de leur expérience clinique et montré les services qu'elle peut rendre.

A l'époque où l'intervention sanglante était pleine de périls, il était préférable de pénétrer dans une jointure ou une extrémité osseuse avec le fer rouge plutôt qu'avec le bistouri. Non seulement la carie des os du pied, de la main..., mais les grandes articulations devenues fongueuses étaient traitées par ce puissant agent. Les orifices laissés par le passage de l'instrument constituaient de véritables drainages, qui assuraient l'écoulement des liquides et l'issue des parties détruites. Les cautères en bec de bécasse, ceux de Richet, le thermocautère enfoncés dans les masses fongueuses amenaient leur fonte et leur remplacement par du tissu fibreux. Déjà depuis longtemps on avait cherché à atteindre un semblable résultat par la cautérisation potentielle. On introduisait par les fistules déjà existantes, ou par des ouvertures faites au niveau des amas de fongosités, des trochisques caustiques, et en particulier des crayons de nitrate d'argent, qu'on laissait fondre plus ou moins.

Le chlorure de zinc (Canquoin) était souvent mis à contribution.

Sur le cadavre, d'après les expériences de Bonnet et de Philippeaux, l'action du fer rouge ne s'étend pas très loin. Le doigt enfoncé dans les chairs à 2 centimètres de distance du fer rouge ne sent pas l'augmentation de la température : mais, comme le dit Ollier (1), « tout dépend, du reste, de la quantité de chaleur et de la durée de son application. Un cautère conique de Paquelin appliqué sur la face externe du crâne d'un adulte fait monter brusquement, au bout de vingt-cinq à trente secondes, la température de la face interne au point de la rendre insupportable au doigt. » Il y a là une propriété ou mieux une action des plus importantes à utiliser ; le calorique n'exerce ses effets destructeurs que sur une zone limitée ; mais les *effets thermiques se font sentir à distance* et peuvent provoquer une réaction intense des tissus, et *tuer les bacilles.* Quand on a passé à plusieurs reprises le fer rouge dans un trajet osseux, on ne voit guère s'éliminer que quelques faibles parcelles osseuses ; par contre, les éléments anatomiques voisins ont été vivement irrités, ainsi que l'attestent l'expérimentation et la clinique. Le *chauffage,* comme cela a été bien mis en évidence par Ollier, Vincent... et ainsi que nous l'avons vérifié est, répétons-le, un complément utile de l'intervention dans l'ostéo-tuberculose.

Le but poursuivi (et souvent atteint chez l'enfant) était la transformation scléreuse des tissus mous, fongueux.

Aujourd'hui, la cautérisation n'est plus le temps essentiel, unique

(1) Ollier, t. I, p. 380.

même, comme autrefois, de l'opération ; elle la complète utilement. Ce n'est pas en détruisant les tissus qu'elle agit surtout, cette besogne a été faite par le bistouri et mieux encore les ciseaux courbes mousses, la curette, mais en *chauffant les parois* du foyer malade. Nous nous sommes toujours bien trouvé de cette façon d'agir : jamais nous n'avons remarqué qu'elle nuisait à la réunion. On trouvera dans les publications citées page 316 et notamment dans la thèse de Forestier des renseignements utiles et complets sur la valeur de la cautérisation.

Notons que celle-ci étant faite sur un membre ischémié doit agir avec plus de force que si la circulation s'effectue normalement. On devra tenir compte du voisinage des nerfs et des vaisseaux et, pour n'avoir pas trop de rayonnement, recourir au thermocautère Paquelin.

§ 5. — Injections médicamenteuses. — Méthode sclérogène.

L'emploi des injections médicamenteuses dans le traitement de la tuberculose et surtout articulaire est de date relativement récente.

Ce serait Luton (de Reims), qui le premier aurait fait des *injections interstitielles irritantes* (1). Il cite six cas de tumeurs blanches traitées par des injections, soit de teinture d'iode, soit de nitrate d'argent en solution au 1/50, au 1/10, même au 1/5, dont il injectait de 5 à 20 gouttes à la fois.

Hueter l'imita en injectant dans les fongosités articulaires et même à leur voisinage, 1 à 3 grammes d'une solution phéniquée à 2 ou 3 p. 100. Dumenil (1867), Lefort (1869), employèrent, mais avec des mécomptes, le perchlorure de fer, le sulfate de zinc.

Ce fut ensuite l'iodoforme qui fut mis en usage : Mickulicz le premier publia en 1881 plusieurs cas de tumeurs blanches traitées et guéries par l'iodoforme,

Verneuil, Vercherè (2), Grynfeldt, Dupin (3), Blaizot (4), Marty (5)... ont fait connaître les résultats de cette méthode, mise aussi en usage par la plupart des chirurgiens lyonnais, Ollier, Léon Tripier, Vincent... En Allemagne, les injections médicamenteuses reprennent une place importante parmi les moyens de traitement conservateurs. L'iodoforme reste la substance choisie, mais le véhicule diffère suivant les chirurgiens. Trendelenburg emploie l'huile iodoformée, pour

(1) Luton, *Traité des injections sous-cutanées. Périostites péri-articulaires.*
(2) *Revue de chirurgie*, 1885.
(3) *Gazette des hôpitaux de Toulouse*, 1888.
(4) Blaizot, Th. Paris, 1890.
(5) Marty, Th. Paris, 1891.

éviter la douleur résultant de la volatilisation de l'éther dans les tissus et cavités. Il en est de même pour Wendelstadt (1), Bruns (2)...

Krause (3), afin d'éviter les accidents dus à l'absorption de l'iodoforme soluble dans l'huile, a remplacé celle-ci par de la glycérine; Billroth emploie l'eau simple, stérilisée.

Afin de montrer quelle extension la méthode des injections a prise dans la thérapeutique de la tuberculose osseuse, nous croyons devoir citer l'opinion récemment formulée par Kœnig au Congrès des chirurgiens allemands. Jadis partisan ardent de l'intervention, Kœnig, dont la haute compétence est connue de tous, se déclare entièrement satisfait de l'emploi de la glycérine iodoformée (4).

Actuellement, assure-t-il, la moitié des tuberculoses qu'on réséquait autrefois guérissent par l'extension continue, par la compression, par l'immobilisation. On obtient également des résultats meilleurs au point de vue du fonctionnement de l'articulation.

Il est des cas toutefois contre lesquels ces moyens physiques et mécaniques sont impuissants; ce sont ceux dans lesquels le squelette est gravement atteint, qui s'accompagnent d'abcès, de fongosités mollasses, 30 p. 100 de ces cas guérissent par des injections de glycérine iodoformée.

En cas d'échec, mais alors seulement, le traitement sanglant reprend ses droits. Il n'est indiqué que chez 20 p. 100 des malades. L'amputation reste l'exception. L'opération typique, c'est-à-dire la résection doit être faite d'une façon raisonnable, et Kœnig taxe d'extravagantes les opérations de Bardenheuer et de Schmidt (5).

Bergmann est, lui aussi, grand partisan des injections iodoformées; il ne donne la préférence à l'intervention chirurgicale que lorsqu'il existe des suppurations étendues, des accidents fébriles sérieux. Sur 36 cas de tuberculose du genou qu'il a traités en 1891, 32 ont été guéris par les injections, 5 seulement ont été opérés. Bergmann a rejeté, comme Kœnig, les résections précoces.

Kölischer a préconisé les injections de phosphate acide de calcium dans le but de déterminer la calcification des produits tuberculeux. En juin 1887, au moment où nous visitions le service de M. le professeur Albert à Vienne, cet éminent chirurgien voulut bien nous montrer des malades traités par ce procédé.

Les résultats paraissaient satisfaisants; nous étions revenu à Lyon décidé à l'employer, lorsque la lecture d'une observation de

(1) Wendelstadt, *Centralblatt f. Chir.*, 1889.
(2) Bruns, *Archiv. f. kl. Chir.*, 1889.
(3) Krause, *Berlin. kl. Wochen.*, 1889.
(4) Kœnig (de Gœttingen), *Congrès allemand*, 1892. (*R. chirurgie*, 1892.)
(5) Voy. *Revue de chir.*, octobre 1891.

gangrène de pied consécutive à ce traitement nous fit différer et finalement abandonner l'intention d'y recourir.

Les bons résultats du naphtol camphré ont fait le sujet de la thèse d'un élève de M. Périer (1) : on sait que Dittel aurait utilisé avec avantage les injections de phosphate de chaux.

A Lyon, nous avons vu surtout mettre en usage la liqueur de Villate, la créosote, le baume du Pérou, simple ou combiné à l'eucalyptol et à la créosote..., le chlorure de zinc. (Landerer, Wamossy ont préconisé le baume du Pérou.)

Quant au chlorure de zinc employé par Lannelongue d'une façon systématique, il est devenu le facteur principal d'une méthode thérapeutique à laquelle son auteur a donné le nom de méthode sclérogène. Ayant eu à traiter un cas d'hypertrophie congénitale énorme de l'avant-bras et de la main chez un enfant de quelques mois, il eut recours à des injections profondes de chlorure de zinc. Il n'y eut pas d'accidents et, en rendant les solutions plus concentrées, il arriva en quelques mois à réduire presque de moitié le volume du membre. Le tissu mou et abreuvé de sucs du lymphangiome avait éte transformé en tissu presque dur et comme fibreux. Lannelongue a remarqué, en outre, que l'action du médicament se faisait sentir à une certaine distance.

Au mois de juillet 1891, il lut à l'Académie de médecine un mémoire intitulé : *Méthode de transformation prompte des produits tuberculeux des articulations et de certaines autres parties du corps humain.*

Dans une thèse, bien souvent citée au cours de ce travail, son élève Mauclaire nous expose les résultats obtenus jusqu'à présent. Nous lui emprunterons les détails qui suivent :

La méthode sclérogène consiste en injections médicamenteuses faites profondément dans les tissus sains, au voisinage des foyers tuberculeux, dans le but de limiter l'extension des bacilles et d'amener la transformation des parties déjà atteintes, en interceptant leur nutrition.

L'agent actif de la méthode est le chlorure de zinc, employé en solution au dixième pour les articulations entourées de parties molles assez épaisses, mais au quinzième seulement pour les articulations à surfaces osseuses très superficielles. Cet agent médicamenteux, classé en thérapeutique parmi les caustiques, est, en même temps un puissant antiseptique, ne produisant jamais aucun abcès, et amenant par son introduction dans les tissus, la transformation fibroïde de ceux-ci.

Pour M. Lannelongue, la solution préférable est la solution aqueuse, titrée au dixième pour les articulations profondes et

(1) Reboul, Th. Paris, 1890.

au quinzième pour les articulations superficielles, les doigts, par exemple.

Quelle est l'action de ce liquide sur les tissus?

Des expériences faites sur les animaux, par MM. Lannelongue et Achard, il résulte que ce médicament se comporte à l'égard des éléments à la façon d'un agent fixateur. Il fixe, en les tuant, les éléments anatomiques, au point où il est déposé et même à une assez grande distance. Il oblitère un certain nombre de petits vaisseaux artériels et veineux. Il provoque enfin une irritation inflammatoire des parois vasculaires qui rétrécit le calibre des vaisseaux dans une étendue notable et parfois éloignée du point initial. Il se produit, aussitôt après l'injection, une foule de petites hémorrhagies, dans toute la zone atteinte, et ce premier effet est bientôt suivi d'une inflammation intense. Les tissus se remplissent d'éléments embryonnaires, formant des plaques indurées, sensibles à la pression ; quelquefois un véritable ostéome sous-périosté avec condensation osseuse si on intéresse le périoste ; puis, plus tard, ces éléments mortifiés disparaissent ; les artères s'enflamment et s'obstruent, et la circulation est ainsi interrompue, dans toute une zone qui s'étend même bien au delà des limites de l'injection. Enfin, graduellement, le tissu embryonnaire s'organise en tissu fibreux et les artères montrent des lésions d'artérite oblitérante. Ces injections ont été faites dans les différents tissus de l'organisme ; muscles, poumons, os, articulations, etc.

Sur les os du lapin, l'injection du liquide caustique sous le périoste et à sa surface, produit une infiltration sanguine et consécutivement une ostéite superficielle, caractérisée par un état rugueux de la surface de l'os. On observe, en outre, au point correspondant dans le canal médullaire de petites productions de tissu osseux sous forme de trabécules délicates. L'ostéite productive peut aboutir à la formation de véritables ostéomes ou exostoses d'un certain volume, comme l'a montré M. Coudray au dernier Congrès de chirurgie : il a constaté à plusieurs reprises l'absence de bacilles de Koch dans les produits fongueux d'articulations traitées auparavant par les injections sclérosantes. Mais il n'en n'est pas toujours ainsi, car, dans un cas d'abcès tardif et bien localisé, le pus inoculé à un cobaye le rendit tuberculeux.

Les résultats cliniques fournis par la méthode sclérogène se comptent aujourd'hui par centaines. On les trouvera consignés dans les thèses de Perlis, Poux, Timmermanns, David, Desquins (d'Anvers)... et surtout résumés et discutés dans la thèse de Mauclaire. Dans une série de communications M. le professeur Lannelongue a attiré l'attention sur le manuel, les indications, et les avantages de ce traitement. Au dernier Congrès, nous avons pu constater personnellement l'état de guérison pour certains malades, d'amélioration pour d'autres qui étaient soumis à ces injections. Voici, rapidement énoncée, la manière de procéder.

La solution à employer est celle au dixième et même, si les injections sont superficielles, serait-il préférable de les faire au quinzième ou au vingtième, pour le spina ventosa par exemple.

L'aiguille sera enfoncée jusque sur l'os et l'on peut, en multipliant les piqûres, injecter dans la même séance jusqu'à 30 ou 40 gouttes autour d'une synoviale fongueuse chez un enfant de huit à dix ans : la dose sera progressivement élevée en raison de l'âge. On attendra au moins trois semaines avant de recommencer, si cela est nécessaire. Chez l'enfant l'anesthésie générale doit être faite ; chez l'adulte les injections de chlorhydrate de morphine suffisent. Le repos absolu est nécessaire ; Lannelongue (1) et Coudray ont tous deux insisté sur les grands avantages qu'on obtient de la compression.

Dès que la douleur a disparu et que le gonflement a pris nettement les caractères de tissu fibreux, l'immobilisation est supprimée. On permettra quelques mouvements; les muscles seront massés et électrisés. La méthode sclérogène permet souvent à l'articulation de retrouver une plus grande mobilité.

La douleur est quelquefois fort vive ; la température ne dépasse jamais 39° ; elle est restée exceptionnellement deux ou trois jours à 38°. Si l'injection est faite trop superficiellement la peau peut être escharifiée. Lannelongue (2) a signalé quelques hémorrhagies interstitielles, tardives, sans gravité. Les récidives exceptionnelles seraient bénignes (Coudray) (3).

L'emploi des injections sclérogènes doit être hâtif; dans les formes non suppurées c'est une méthode rapide de traitement ; dans les formes suppurées elles préparent le terrain opératoire pour l'arthrectomie (Mauclaire) (4).

Ses contre-indications ne tiennent qu'à l'étendue des lésions. Nous partageons l'opinion de l'auteur précité, que les injections sclérogènes et la résection totale peuvent se compléter l'une par l'autre.

Comme on le voit, *le chlorure de zinc n'est pas une panacée*, mais un agent modificateur puissant. *La pratique des injections seules ou combinée comme nous l'avons vu plus haut avec l'évidement*, *le cu-*

(1) Lannelongue, *Académie des sciences*, 1891.
(2) *Académie de médecine*, 1891.
(3) *Congrès de chirurgie*, 1892-1893.
(4) Mauclaire, Th. Paris, 1893. — David, Th. Bordeaux, 1892. — Perlis, Poux, Timmermanns, Th. Paris, 1892.

rettage, est destinée à rendre de grands services dans le traitement de l'ostéo-tuberculose ; *chez les enfants en particulier*, leur emploi hâtif a fourni d'excellents résultats : *la question nous paraît différente chez l'adulte*. La gravité, l'étendue habituelle des lésions, sans exclure l'usage des injections, le rendent aléatoire, *surtout en ce qui concerne l'ostéo-tuberculose proprement dite*.

§ 6. — Évidement. — Extirpation de l'abcès ossifluent.

SUPPRESSION DE LA LÉSION OSSEUSE ET DE SES DÉPENDANCES.

Toutes les fois qu'on le peut, il faut attaquer directement le foyer osseux et le supprimer ainsi que les lésions qui en sont la conséquence, du côté du tissu cellulaire ou des cavités articulaires voisines.

L'intervention opératoire sera différente, suivant que le tubercule osseux s'accompagne d'*abcès ossifluents* ou de *synovites secondaires* : dans le premier cas, l'évidement et l'extirpation de la poche tuberculeuse ne sont plus discutés ; dans le second, nous aurons à examiner les opérations partielles (arthrectomies, tunnellisations, cautérisations, abrasions, résections atypiques) et à les comparer aux résections typiques.

COLLECTIONS OSSIFLUENTES.

L'incision qui conduit sur le siège de la lésion doit être suffisante pour la bien découvrir et combinée de façon à faciliter l'extirpation simultanée de l'abcès ossifluent. Si les téguments adhèrent en un point à ce dernier, il vaut mieux réséquer avec la poche un segment de peau dont l'infection est plus ou moins complète. Dans le cas où il existe un orifice fistuleux, il faut le désinfecter soigneusement et se servir du trajet comme guide, mais en se tenant en dehors de la membrane pyogénique, dans les tissus sains. Il nous est arrivé de disséquer ainsi sur le doigt, introduit dans la poche, un long diverticulum fongueux ouvert à la fesse et provenant d'un foyer d'ostéite intra-pelvienne. Nous pensons qu'il est d'une bonne pratique de faire une dissection aussi minutieuse que possible ; l'opération terminée, la plaie devra, autant que possible, présenter une surface nette, régulière, franche comme celle qui résulterait de l'ablation d'une tumeur.

On peut quelquefois obtenir à peu de frais et rapidement un tel résultat. En glissant les ciseaux courbes, mousses, fermés, une spatule, le doigt autour de l'abcès, on l'énuclée comme une loupe : et cela d'autant mieux qu'il n'est pas ouvert. On devra ménager les pressions et surveiller l'action des instruments pour respecter l'intégrité de la poche le plus longtemps possible. Dans les dernières phases de l'opération sa rupture n'a plus aucune importance. On saisira les lambeaux de la membrane pyogénique à l'aide de pinces hémostatiques, la traction que l'on exercera par leur intermédiaire permettra de mener à bien et rapidement la décortication.

Ce n'est pas toujours que la poche peut être enlevée en bloc ; la consistance variable de ses parois, leurs rapports avec les organes avoisinants, nerfs et vaisseaux, obligent à recourir à la curette et même quelquefois à une compresse de gaze : celle-ci, promenée un peu rudement dans les endroits dangereux, ramènera des débris fongueux et contribuera au nettoyage de la région. La curette ne sera pas maniée à l'aveugle, mais seulement dans les cas où la dissection n'est pas possible. A la surface des aponévroses, des tendons, elle fait merveille et ramène par larges lambeaux la membrane tuberculeuse ; dans les culs-de-sac, où l'on est contraint d'agir en se fiant seulement au doigt, elle sera d'une grande ressource.

Les abcès des parois thoraciques, ceux qui proviennent de la périphérie du bassin et font saillie à la fesse, à l'aine, à la crête iliaque, peuvent être ainsi extirpés ; il en est de même dans les cas de mal de Pott postérieur : les apophyses épineuses, les lames peuvent être évidées en même temps que l'abcès est supprimé.

Arrivé sur le *foyer osseux* on procédera à son *ablation*. Disons tout d'abord que l'aspect en est différent, suivant qu'il s'agit d'*infiltration puriforme* ou de *carie avec fongosités*, *petits séquestres*, ostéite raréfiante.

1° La coloration jaune mastic, la consistance éburnée, la mobilité dans certains cas distinguent bien le tissu malade. Son aspect ischémique le différencie encore des parties avoisinantes : quelquefois une couche fongueuse continue l'isole ; dans les os courts, dans le sacrum, dans les épines iliaques postérieures on rencontre assez fréquemment ces séquestres tuberculeux, *en grelot*. Avec la gouge et le maillet, on agrandit assez l'orifice pour les extraire ; la curette débarrasse la paroi des fongosités qui la tapissent ; la pointe du thermocautère chauffé à blanc, achève de *désinfecter*, *sans la toucher*, la surface osseuse, un tampon de gaze iodoformée complète le pansement. En pareil cas, il n'y a guère d'hésitation sur les limites où doit s'arrêter le chirurgien : le processus de défense qui s'est établie l'indique ; il ne faut pas dépasser la *coque dure*, *limitante*.

Malheureusement, il n'en n'est pas toujours ainsi, et si l'on évidait de parti pris tout ce qui est friable ou non hyperostosé, on dépasserait la zone malade et on commettrait bien souvent de graves désordres. Le processus tuberculeux ne suscite pas toujours des ossifications nouvelles à son pourtour, et l'infiltration puriforme peut se présenter sur un os long, plat ou court, sous la forme d'une *tache*, d'une *nappe* jaune mastic en continuité quelquefois parfaite avec le tissu voisin. Il faut tailler dans le tissu osseux *vasculaire*, en dehors de la région jaune, éburnée : on est averti que les limites du mal sont dépassées, lorsque le davier-gouge, le couteau-gouge ramènent des parcelles vasculaires, *lorsque la tranche osseuse saigne.*

2° La difficulté est encore plus grande quand on a affaire à la forme diffuse, à la carie. Ici les fongosités, la raréfaction dominent, les tissus sont plus ou moins violacés, congestionnés, et peuvent renfermer des granulations tuberculeuses. L'ischémie, la nécrose, ne sont plus aussi évidentes. D'autre part, l'immobilisation prolongée amène un état graisseux des os sains, avec raréfaction de leurs trabécules. Il ne faut donc plus compter sur le *tissu dur* comme point de repère ; plus que jamais on commettrait de grossières erreurs. C'est ainsi que dans une ostéite limitée, par exemple, au cuboïde avec légère couche fongueuse dans l'articulation avec le cinquième métatarsien, on trouverait ce dernier gras, friable, facile à couper au couteau, si on se laissait entraîner à l'entamer. La curette tranchante pourrait suffire à évider tout le tarse, seulement *graisseux* et nullement tuberculeux.

En réalité, lorsque l'on ne rencontre plus de fongosités, de petits séquestres, lorsque les aréoles paraissent renfermer une moelle vasculaire, on devra s'arrêter : mais nous pensons que l'habitude d'observer de telles lésions peut seule, dans certains cas, permettre à l'opérateur de ne pas faire de désordres inutiles.

L'opération est terminée habituellement par le *chauffage;* on fera le pansement à la gaze iodoformée avec drainage.

Nous avons souvent abordé et traité de cette façon des ostéites tuberculeuses des côtes, du sternum, du bassin, des épiphyses. Plusieurs fois, alors que le foyer était à peine suppuré, et non ouvert à l'extérieur, nous avons recherché et obtenu la réunion immédiate, avec drain placé en dehors de la ligne des sutures, selon la pratique de L. Tripier.

On sera en droit de rechercher la réunion si l'ablation a été telle que l'on n'a plus aucune crainte de récidive ; sinon le drainage, le tamponnement à la gaze, la modification ultérieure des surfaces avec la créosote, le chlorure de zinc, le baume du Pérou... nous paraissent préférables.

La *résection partielle ou totale* d'un os court (cuboïde, calcanéum épine iliaque, ischion, par exemple), d'un os long (premier métacarpien, clavicule...), d'une portion d'un os plat (sternum, os iliaque), assure certainement mieux contre les récidives qu'un évidement intra-épiphysaire. C'est là un point que nous aurons à examiner dans un instant.

Quand on se trouve en présence d'une véritable ostéomyélite tuberculeuse (faits de Reichel), d'une infiltration de la moelle par des granulations, ou des foyers tuberculeux, l'ablation du membre s'impose, amputation ou désarticulation.

Dans un article intéressant, M. Vincent a exposé ses idées sur l'intervention opératoire dans le mal de Pott. Les abcès par congestion intarissables, les paraplégies, et même les cas d'abcès *non ouverts, mais perceptibles le long du rachis*, lui paraissent justiciables d'une opération (curettage, évidement, trépanation trans-somatique, drainage...). Les avantages lui paraissent être les suivants : évacuer les produits de l'ostéite à leur origine et mettre ainsi un terme aux abcès par congestion... tarir la source de la suppuration, en enlevant les séquestres, les fongosités, faire cesser ou diminuer une paraplégie, ainsi que cela a été remarqué, dans une de ses observations.

Il est évident que la chirurgie rachidienne pour l'ostéo-tuberculose (1) sera toujours une chirurgie *d'exception* : on sait que dans les traumatismes, l'intervention est très fréquemment indiquée. Au surplus M. Vincent dans le même article insiste longuement sur les services que peut rendre l'immobilisation prolongée...

§ 7. — Traitement des abcès ossifluents volumineux.

La possibilité d'obtenir la résorption spontanée des collections ossifluentes est connue depuis longtemps. C'est un fait plus commun qu'on ne le pensait jadis. L'immobilisation aussi complète que possible, l'amélioration de l'état général par le séjour à la campagne, au grand air, au soleil, et par l'emploi d'une médication tonique, concourent efficacement à atteindre ce but.

Les cautères, les révulsifs, usités jadis par Pott, Boyer, Larrey, doivent être laissés de côté ; il n'est guère possible d'accorder une plus grande confiance aux badigeonnages iodés dont le mérite est d'être au moins inoffensifs. Chez les enfants, les sujets jeunes et vigoureux, plus rarement les adultes, on peut espérer obtenir la résorption d'abcès assez volumineux. On peut donc attendre quel-

(1) Vincent, *Revue de chirurgie*, p. 273, 1892. — Capillery, *Contribution à l'étude du traitement chirurgical rachidien du mal vertébral de Pott*, 1892. — Chipault, *Chirurgie rachidienne du mal de Pott.* (*Arch. gén. de médec.*, 1890, t. II, p. 449.) — Auffret, *De l'intervention chirurgicale dans les affections du rachis.* (*Archives de méd. navale*, 1892.) — Schœfer, *The journal of the amer. Ass.* 1891.

que temps avant d'avoir recours à une intervention bien plus énergique. Nous pensons cependant que dès le début, à peine formées les collections ossifluentes doivent être l'objet d'un traitement actif. D'où la nécessité de surveiller étroitement les malades porteurs de bandages ou couchés dans une gouttière.

Pendant longtemps la conduite des chirurgiens a été guidée par la crainte des complications que pouvait déterminer l'entrée de l'air dans les cavités suppurantes. L'expectation était sans doute à ce moment ce qu'il y avait de plus sage : et cependant les inconvénients tenant à l'augmentation indéfinie de l'abcès poussaient les cliniciens à l'intervention.

Abernethy pratiquait la ponction des abcès par congestion avec un bistouri à lame étroite, qu'il enfonçait très obliquement de manière à piquer la peau et la membrane du kyste purulent en deux points assez éloignés l'un de l'autre ; il se formait ainsi deux valvules qui s'opposaient efficacement à la pénétration de l'air. Ce mode d'évacuation a pris le nom de méthode valvulaire, *valvular method.*

C'était aussi le procédé de Boyer (1), qui y avait apporté une légère modification, consistant à tirer la peau de côté avant de faire la ponction, et à la lâcher aussitôt après l'évacuation du foyer, de telle façon que, reprenant sa place, elle couvrait la piqûre profonde.

Richerand (2) ne faisait également l'ouverture qu'au moment où la peau amincie menaçait de se rompre. Il se servait d'un trocart à hydrocèle et recouvrait la petite plaie avec un emplâtre de diachylon gommé. Cependant il était persuadé de l'inutilité de son intervention. « L'expérience prouve, dit-il, que les abcès par congestion sont mortels, soit qu'on les ouvre, soit qu'on abandonne ce soin à la nature. »

Marc-Antoine Petit (3) joignait à la ponction l'aspiration par les ventouses. A la place du bistouri, il employait une aiguille chauffée au rouge ; il n'évitait pas pour cela les accidents de septicémie.

J. Guérin (4), en 1841, pour éviter l'introduction de l'air, emploie un trocart plat. Pour Denonvilliers cette modification ne paraît pas très heureuse, et il préfère le procédé de Boyer. Nous empruntons à cet auteur quelques détails sur un perfectionnement apporté par Pelletan (5). Ce praticien se sert, nous dit-il : 1° d'un trocart large et aplati, et muni d'un robinet, et 2° d'une seringue qui peut se visser sur le trocart lorsque le mandrin a été retiré. Ce dernier appareil

(1) *Maladies chirurgicales*, t. I.

(2) *Nosographie et thérapeutique chirurgicales*, t. IV.

(3) *Œuvres chirurgicales*, 1797. *Mémoire sur une nouvelle manière de vider les dépôts par la ponction et les ventouses.*

(4) *Traitement des abcès*, 1841.

(5) Pelletan, *Clinique chirurgicale.*

aspire le pus à mesure qu'il s'écoule, et chaque fois que le corps de pompe est rempli, on dévisse l'appareil en ayant soin de fermer le robinet de communication du trocart avec l'air extérieur. Cette manœuvre s'exécute à plusieurs reprises jusqu'à l'affaissement de la poche, sur laquelle un aide exerce une légère pression.

Dupuytren, Ledran, Sabatier, Velpeau, Nélaton proscrivent l'ouverture prématurée et mettent tout leur soin à retarder autant que possible l'ouverture spontanée. Marc-Antoine Petit, Larrey, ouvraient les abcès par congestion au fer rouge et y laissaient un séton. La pâte de Vienne, le Canquoin... ont été largement mis à contribution dans ce même but de ne pas avoir de plaie fraîche, inoculable, susceptible de devenir le point de départ d'érysipèles ou de la pyohémie.

Quant aux chirurgiens qui préconisent l'ouverture large au bistouri, ils sont l'infime minorité.

Bell est convaincu qu'un des grands principes de la chirurgie est d'ouvrir aussitôt qu'on l'a reconnu, et dès que le pus est évidemment formé, tout abcès situé près d'une des grandes cavités. « J'ai, ajoute-t-il, toujours donné jour à la matière contenue dans les abcès lombaires sans aucune conséquence fâcheuse et quand on ne le fait pas, il peut, au contraire, en résulter beaucoup de mal. Si la matière a coulé quelque temps et si la quantité n'est pas considérablement diminuée au bout de deux à trois semaines, il peut être utile d'injecter avec une seringue une faible dissolution de sel de Saturne, de l'eau de chaux, ou quelque autre doux astringent. Ce moyen modère peu à peu l'écoulement, et le fait cesser souvent entièrement. »

Lisfranc (1) ouvrait largement les abcès par congestion, mais pour combattre l'inflammation du foyer il appliquait immédiatement trente ou quarante sangsues sur les parois de l'abcès. Il renouvelait ces applications deux ou trois fois, selon l'intensité des phénomènes inflammatoires. Lisfranc n'a pas observé un cas de résorption purulente. Plusieurs guérisons radicales ont été obtenues; dans d'autres cas les malades ont gardé des fistules, mais leur constitution s'est améliorée.

Bégin, dans ses ouvrages, se fait le défenseur de l'incision, mais il supprime les applications de sangsues.

Quant au drainage préconisé par Chassaignac (2)... son efficacité était douteuse à cause de la difficulté et même de l'impossibilité de drainer au point déclive et d'éviter le séjour du pus dans des arrière-cavités ou prolongements anfractueux.

L'antisepsie devait ramener les esprits vers une thérapeutique active.

(1) *Médecine opératoire*, 1848.
(2) *Traité de la suppuration et du drainage*, 1859.

Lister, Smith, Panas, Letiévant... Langenbeck, Thiersch, Billroth... préconisent l'ouverture large avec drainage de la cavité de l'abcès.

Cette pratique, devenue absolument courante après une période d'engouement, tend à se restreindre à des cas mieux déterminés.

Il nous reste à signaler rapidement les indications générales des méthodes précitées.

a. — PONCTION.

L'évacuation d'un abcès ossifluent par la ponction ne peut être mise en question que dans les cas de mal de Pott.

Le siège profond, le volume des collections, l'impossibilité fréquente où l'on est d'agir sur le point malade, font de la ponction une *méthode de choix*. Que l'on se serve ou non de l'aspirateur Potain, il importe de faire une asepsie absolument rigoureuse de la région opératoire et des instruments; le flambage, le nettoyage à la solution phéniquée forte... s'imposent comme la toilette des mains et l'application d'un pansement aseptique. Le plus souvent nous nous servons du gros trocart de l'appareil Potain; son calibre est parfois obstrué par des masses grumeleuses, caséeuses. L'aspiration doit être faite avec prudence, et nous conseillons de la cesser dès que le pus est coloré par le sang. La petite plaie résultant de la piqûre doit être recouverte d'un fragment de gaze iodoformée, imbibée de collodion iodoformé. Un pansement compressif à l'aide d'ouate antiseptique complétera l'intervention.

Cette ponction bien faite est inoffensive et nous sommes certain de son efficacité réelle. Il peut arriver que l'on tarisse d'emblée une poche volumineuse; une seule ponction, ayant donné 600 à 700 grammes de pus, a suffi chez une malade de vingt ans qui m'avait été présentée par mon collègue et ami Devic. Dernièrement nous avons revu un sujet adulte que nous avions ponctionné il y a dix ans pendant notre clinicat dans le service de M. le professeur Ollier. L'abcès en bissac occupait la fosse iliaque et la racine de la cuisse : il n'existait pas de récidive.

Habituellement plusieurs ponctions sont nécessaires; il est loisible de les répéter aussi souvent qu'on le jugera nécessaire d'après le volume de la collection. La rapidité de la récidive, les caractères du pus sont de précieux éléments pronostics. Lorsque la guérison doit survenir, l'abcès ne se reforme que lentement au bout d'un ou plusieurs mois, et le liquide que l'on retire est différent de celui que l'on avait obtenu au début.

La première ponction a donné un pus blanc jaunâtre, fluide, avec des grumeaux plus ou moins abondants; la seconde ponction donnera issue à du pus moins coloré, plus clair; une troisième évacuation produira un véritable liquide clair et filant, albumineux comme du blanc d'œuf, La guérison sera proche et probablement définitive, puisque l'abcès ossifluent traduit en grande partie au dehors l'état du foyer qui en est la cause initiale.

Nous sommes partisan de la ponction pour en avoir entendu citer les bons effets par Ollier, Fochier, L. Tripier, et les avoir constatés nous-même.

Quant aux larges incisions, il ne faut y recourir qu'exceptionnellement et après l'échec de l'évacuation par le trocart. Celle-ci est simple, facile, n'oblige pas le sujet au séjour au lit, à des pansements pénibles, fréquents, coûteux, à des infections surajoutées... Du reste il est plus sage de procéder de la manière que nous indiquons. Iscovesco, d'après les résultats observés à Beck-sur-Mer, est arrivé « à croire que, pour tout mal de Pott antérieur avec abcès, un enfant chez lequel on intervient d'une façon active est un enfant mort.., les résultats de la chirurgie expectative sont incomparablement supérieurs à ceux que donne la chirurgie active » (1).

b. — PONCTION SUIVIE D'UNE INJECTION MODIFICATRICE.

L'iodoforme, comme nous l'avons dit, a pris la place de l'iode. Mikulicz et Billroth se sont servis d'un mélange d'iodoforme et de glycérine ; Mosetig et Verneuil ont employé une solution d'iodoforme dans l'éther à la dose de 4, 5, et même 10 pour 100. Le liquide injecté se répand dans toute la cavité de l'abcès et va se déposer à la surface interne. Les vapeurs d'éther distendent la poche qui devient sonore à la percussion ; des douleurs plus ou moins vives, irradiées, pouvant aller exceptionnellement jusqu'à un sentiment de défaillance, sont la conséquence de cette distension. On peut les diminuer en faisant deux ou trois ponctions avec des aiguilles de Pravaz qui jouent le rôle de soupapes. Lannelongue aurait observé des menaces d'inflammation vive l'obligeant à inciser largement. Quant aux accidents d'intoxication dus à l'absorption de l'iodoforme, on les évitera en n'injectant que de petites quantités.

L'incision et le drainage s'imposent du moment où l'ouverture spontanée est devenue inévitable, imminente, les méthodes précédentes ayant échoué.

On sait que, même dans ces cas-là, Verneuil, Barette, ont insisté sur l'utilité des injections préalables d'éther iodoformé. En se déposant à la face interne de la poche, l'iodoforme réalise une

(1) *C. franç. de chirurgie*, 1890, p. 190.

asepsie préalable qui rendra plus assurées les suites opératoires.

Afin de tarir la suppuration abondante dont ces poches étaient le siège après l'ouverture spontanée ou chirurgicale on y injectait des substances variées.

Fabrice d'Aquapendente injectait de l'oxymel dans la cavité des abcès froid; Dupuytren se servait de vin chaud; en Allemagne, Ruit injectait de l'eau bouillante, et Schaack, des solutions de nitrate d'argent.

Bonnet voulait convertir les abcès froids en abcès chauds et dans ce but il employait tantôt le vin aromatique, l'eau-de-vie camphrée, la teinture d'iode... Mais dans son livre on ne trouve pas d'exemple d'abcès par congestion traité de cette manière. Boinet s'est fait le champion de cette méthode. Les accidents observés par Robert, Guersant, Voillemier, d'autres chirurgiens, firent négliger ces injections. Aujourd'hui l'éther iodoformé, la glycérine, l'huile, l'eau stérilisée iodoformées, ont supplanté avantageusement les liquides anciennement en usage.

c. — INCISION.

Grâce à l'emploi de l'antisepsie l'ouverture large des abcès ossifluents présente généralement des suites fort simples, à la condition cependant que l'on évite les infections secondaires au moment des pansements. Ces derniers doivent être renouvelés fréquemment à cause de l'abondance du suintement. A notre avis, le traitement des abcès par congestion volumineux au moyen de larges incisions et du drainage doit être réservé à un nombre de cas restreint. Nous avons évacué ainsi des abcès de trois, quatre et cinq litres de pus : pendant des mois nous avons dû maintenir nos malades au lit, faire des pansements fréquents et soigneux pour éviter l'infection : la cachexie a fini par enlever les patients. Peut-être l'issue fatale aurait-elle été retardée ou évitée par l'évacuation réitérée au moyen de la ponction.

La dégénérescence amyloïde avec néphrite diffuse (rein scrofuleux, Iscovesco) est certainement facilitée par la mise en communication avec l'extérieur de ces cavités et arrière-cavités suppurantes : les infections surajoutées sont inévitables, nous avons montré combien elles aggravent le pronostic. En résumé, pour les *abcès ossifluents volumineux du mal de Pott antérieur, le traitement de choix paraît être la ponction avec ou sans injection iodoformée.*

§ 8. — Opérations partielles. — Résections atypiques. Résections typiques. — Amputations. Interventions éloignées. — Notions générales et Indications.

Le traitement des ostéo-arthrites tuberculeuses a été l'objet de travaux si nombreux et si importants que l'on ne peut s'attendre à en trouver ici la nomenclature complète.

Nous nous bornerons à l'exposé des notions qui concernent spécialement les altérations osseuses.

A tout prendre l'envahissement d'une jointure par la tuberculose et la contamination de la synoviale peuvent être comparées au développement de l'abcès ossifluent.

Peut-on se comporter comme il a été dit précédemment au sujet de ce dernier, extirper la membrane pyogène, ici la synoviale, et détruire le point osseux malade et rien que ce point? Doit-on, en un mot, appliquer l'évidement et la synovectomie au traitement des ostéo-arthrites tuberculeuses, ou vaut-il mieux recourir à une résection typique des extrémités articulaires? En général une question de thérapeutique ne peut se résoudre par une affirmation, ou une négation absolue.

Nul terrain n'est plus propice que celui sur lequel nous nous trouvons pour prouver la justesse des opinions modérées et le danger des exagérations.

Nous sommes heureux de constater que la chirurgie française a su se garer des revirements complets et brusques de la pratique étrangère. L'antiseptie, en simplifiant les suites opératoires, a fait se multiplier outre mesure les résections articulaires. Les succès immédiats, jusqu'alors plus ou moins difficiles à obtenir, parurent être un gage des résultats définitifs; si bien qu'une observation, publiée aussitôt après l'ablation des fils de suture, était presque invariablement suivie du mot *guérison :* on sait combien ce terme a besoin de commentaires au point de vue spécial qui nous occupe.

Du reste à l'étranger même une réaction ne tarda pas à s'élever, et à dépasser le but. Comme le dit Ollier « elle a eu pour motif et pour point de départ deux faits récemment acquis à la science, c'est-à-dire l'inoculation de la tuberculose et la nature éminemment infectieuse du microbe qui le caractérise. On a dit : Pourquoi abraser et évider des os, puisque l'économie est infectée et qu'il peut y avoir dans d'autres organes des produits tuberculeux inaccessibles à nos instruments? — Il faut toujours amputer, ont dit les uns. — Il faut être plus logique et ne rien faire, ont dit les autres, puisque l'amputation elle-même ne peut pas enlever tous les foyers primitifs d'infection. »

En France, les travaux de Verneuil sur les états constitutionnels et diverses discussions à la Société de chirurgie avaient rappelé l'attention sur la durée passagère des succès dus aux opérations sanglantes dans les affections tuberculeuses; l'esprit conservateur était même poussé à l'excès par la plupart des chirurgiens et on n'abandonnait l'expectation que pour amputer (1). Certains allèrent jusqu'à dire qu'il fallait enlever tout foyer tuberculeux comme on enlève une pustule maligne, un cancer ! (Bradley, Steiner, Daniel, Mollière, Cazin...)

Un chirurgien éminent, Albert (2), critique les résections dans leurs principes théoriques et dans leurs résultats pratiques. Au nom des idées modernes sur la tuberculose il les considère comme irrationnelles dans les cas de carie articulaire. Il veut les remplacer par l'expectation chez les enfants et l'amputation chez les adultes.

Le 25 février 1883, dans une communication importante à la Société de médecine (3), M. le professeur Ollier réagissait contre ce pessimisme décourageant ; pour tous ceux qui avaient eu l'honneur de suivre son enseignement, de revoir ses anciens opérés, la question n'était pas douteuse. La vérité se trouvait dans ses conclusions basées sur une observation clinique prolongée. Les derniers travaux sur la tuberculose n'en n'ont pas modifié la virulence, les malades ne sont ni plus, ni moins exposés, depuis que le bacille a été démontré. Du reste, mieux que personne, Ollier était à même de connaître la nature infectieuse d'une maladie qu'il avait soumise à l'expérimentation en collaboration avec Chauveau. L'analogie forcée que l'on a voulu établir entre la tuberculose et le cancer ne l'ébranla pas, il n'eut pas à changer d'opinion, puisque depuis vingt-cinq ans « il s'était mis en garde contre l'exagération opératoire qui a entraîné hors des voies rationnelles beaucoup de nos confrères étrangers » (4).

En 1886, Jalaguier (5) pouvait écrire :

« Il est piquant de voir comment les chirurgiens, que l'on a spirituellement dits atteints de résécomanie, les Volkmann, les Kœnig, les Leisrinck, jettent aujourd'hui presque par-dessus bord leur résection typique tant prônée jadis, pour se faire les défenseurs

(1) *Traité des résections*, t. I, p. 449.
(2) Albert, *Wiener klinik.*, avril 1883.
(3) *Lyon médical*, 11 avril 1883.
(4) *Traité des résections*, p. 448, t. I.
(5) Jalaguier, *De l'arthrotomie*. Th. agrég., 1886.

d'opérations conservatrices, telles que l'arthrectomie suivie de raclage et d'évidement, l'arthroxésis de Létiévant et même l'arthrectomie de Volkmann. »

Examinons rapidement les deux types d'opérations mis en présence, d'une part, la *résection atypique*, caractérisée par l'ablation isolée du foyer osseux (évidement) et de la synoviale secondairement atteinte (synovectomie) ; d'autre part, la *résection typique*, caractérisée par la section nette des extrémités articulaires, les parties enlevées comprenant des tissus malades et des tissus sains.

Les *opérations atypiques*, partielles, ont été mises en usage pour les diverses régions, surtout au coude, au genou, à la hanche, au pied. Kosima, Angerer, Sendler, Larsen, Bruns..., un grand nombre d'autres chirurgiens, ont publié sur ce sujet des mémoires dont l'intérêt réside surtout dans les résultats détaillés concernant spécialement chaque jointure. Les partisans de ces opérations ont prétendu :

1° Que les résections partielles permettent d'éviter ce raccourcissement que l'on a toujours reproché aux résections totales ;

2° Que les fonctions du membre reprennent plus facilement leur étendue et leur puissance ;

3° Que l'atrophie musculaire est moins marquée après les nettoyages articulaires qu'après les résections totales.

On peut leur répondre que l'abrasion des extrémités articulaires peut déterminer le raccourcissement ultérieur du membre. Contrairement à Bruns, Kœnig, Volkmann, Socin..., Bœckel l'aurait observé. Les expériences d'Ollier ont montré que si l'on enlève une petite tranche de l'épiphyse il y a un léger arrêt d'accroissement. Mais nous ne discuterons pas longuement, puisque Bœckel lui-même a pu observer *au contraire* un *allongement momentané* du fémur après une résection intra-épiphysaire de son extrémité inférieure. Ce même allongement aurait été observé par Mandry, après l'arthrectomie, et compté à l'avantage de cette dernière. Qu'importent 2 ou 3 centimètres de plus ou de moins, et l'on ne saurait affirmer que la résection typique produira un raccourcissement considérable, puisque dans les cas à lésions évidemment limitées, où la résection atypique est possible, un chirurgien digne de ce nom n'enlèvera qu'une tranche intra-épiphysaire en faisant la résection typique.

D'autre part, sur l'adulte, cette dernière n'aura pas les graves inconvénients qui sont la conséquence de l'ablation du cartilage d'accroissement. D'où cette conclusion, que *les partisans des opérations partielles ont absolument raison en ce qui concerne l'enfance;*

mais que leur argument perd en grande partie, sinon toute sa valeur, chez l'adulte.

4° On a dit que les fonctions du membre se rétablissaient plus complètement après l'arthrectomie qu'après les résections totales.

Là encore, il importe de faire des distinctions. Nous ne doutons pas que l'ablation hâtive d'une lésion limitée de l'épaule, du coude, du poignet, du pied..., ne permette au membre opéré de récupérer sa puissance antérieure, et cela chez l'enfant. Mais chez l'adulte, les résultats seront moins bons à lésions égales, les raideurs fréquentes et la récidive bien davantage.

Quoique Angerer, Sendler, Wright, Kœnig aient prétendu que pour le genou, si les lésions osseuses étaient légères, il fallait après l'arthrectomie rechercher la mobilité, nous pensons avec Ollier, Volkmann... qu'il faut viser à l'ankylose. Les quelques faits que nous avons pu observer personnellement (sur l'adulte exclusivement), nous paraissent probants; ceux qui ont été communiqués à la Société de médecine par notre collègue et ami Rochet démontrent que, même en immobilisant un genou ainsi traité, la guérison peut faire défaut et l'amputation devenir nécessaire. Ce n'est pas sans surprise que nous voyons un auteur anglais affirmer qu'il faut autant que possible conserver à l'articulation sa mobilité. Après l'arthrectomie, il a vu le membre redevenir absolument sain et présenter des mouvements jusqu'à 45°. Le malade pouvait se tenir debout et marcher plusieurs heures sans aucune fatigue (Cousins).

C'est le cas de citer les considérations si pleines de sagesse qui ont été émises par Ollier sur la valeur des opérations économiques pour le genou:

« On s'est demandé si avec l'antisepsie on ne pourrait pas faire mieux que la résection et se contenter des opérations économiques, en se bornant à l'abrasion, au grattage, à l'arthrectomie. On comprend, en effet, que ces opérations économiques aient séduit les chirurgiens, et elles seraient certainement excellentes si on pouvait, avec elles, arriver aux mêmes résultats que par la résection.

« J'espère vous démontrer que ces opérations offrent moins de sécurité et donnent beaucoup moins de guérisons que la résection typique. Il suffit de réfléchir aux conditions dans lesquelles se trouve le tubercule, car je parle seulement ici des affections tuberculeuses.

« Le tubercule, en effet, se présente sous plusieurs formes au point de vue du siège. Il y a des tuberculoses limitées à la synoviale, et c'est précisément un des grands arguments dont Volkmann s'est servi pour préconiser l'arthrectomie; à mon avis, il avait raison de parler de cette opération pour les cas où la tuberculose est limitée à la synoviale, mais il avait tort en croyant ces cas fréquents. Cette forme existe parfaitement, mais, le plus souvent, la tuberculose se développe sous les cartilages, sous le périoste, dans le tissu osseux, et l'on conçoit qu'on ne puisse pas, dans la majorité des cas, se contenter de l'arthrectomie, lorsque l'on songe à cette multiplicité des lésions et aux difficultés de l'os pour aborder tous les points malades. En se bornant à faire une arthrectomie, on peut parfaitement laisser non seulement des parties oubliées, mais aussi des parties malades qu'il était impossible de soupçonner. Dans la résection typique, au contraire, on est certain d'enlever les régions qui, comme les parties épiphysaires du fémur et du tibia, constituent le point de départ le plus fréquent des lésions osseuses.

« *Il faut reconnaître toutefois que les opérations économiques sont celles qui sont indiquées surtout dans la première enfance, en raison du danger qui menace l'accroissement du membre si on touche aux épiphyses. C'est donc chez l'adulte et chez l'adolescent que je recommande essentiellement la résection typique.*

« Ce raccourcissement n'a pas l'importance qu'on pourrait lui attribuer, et, comme le résultat final doit aboutir à l'ankylose, je dirai même que, surtout lorsqu'il ne dépasse pas 4 à 5 centimètres, le raccourcissement est utile. Un ankylosé, dont les jambes sont égales, fauche en marchant, tandis que, si sa jambe ankylosée présente un raccourcissement de 3 à 4 centimètres, il boite à peine, et l'on peut aller jusqu'à 4 et 5 centimètres, sans gêner trop le malade. J'ai même observé un raccourcissement de 8 centimètres chez une jeune fille qui avec un talon de 5 à 6 centimètres ne boitait pas d'une manière sensible, sur un sol uni. »

Quant aux autres articulations, nous pourrions dire, en nous basant sur ce que nous avons vu, que la résection typique permet une *restitutio ad integrum* qui, au point de vue fonctionnel, peut ne le céder en rien aux interventions partielles.

Peut-on affirmer que l'atrophie musculaire est moindre après celles-ci ? Nous croyons que cela est difficile à apprécier. Habituellement, au moment même où le chirurgien intervient, les masses musculaires ont subi une atrophie plus ou moins marquée relevant de causes diverses (atrophie réflexe, ou par troubles nerveux directs, immobilisation, compression...) ; loin de l'aggraver, la résection améliore la situation. Dans sa thèse intéressante et à laquelle nous renvoyons le lecteur, Rochet a répondu aux arguments de Wolff, Gurlt, et démontré que loin d'être la conséquence de l'intervention, les troubles trophiques préexistaient et ne pouvaient être qu'atténués.

Si maintenant nous envisageons les avantages des résections typiques nous voyons : 1° que la récidive est prévenue avec plus de certitude ; 2° que la guérison opératoire est en général plus rapide.

Nous n'avons qu'à rappeler les données fournies par l'anatomie pathologique pour nous convaincre de la possibilité de laisser de côté des lésions importantes. La dissémination de celles-ci dans les coins et recoins d'une articulation, l'état latent (non seulement en clinique, mais pièces en mains) de certains foyers, justifient les réserves les plus formelles.

Au cours de résections on est quelquefois surpris de trouver une masse d'infiltration puriforme dans une extrémité, alors que l'inspection de l'articulation avait d'abord fait penser à une altération limitée. Cependant Angerer, se basant sur 82 cas d'arthrectomie du genou, dont 63 au-dessous de quatorze ans, aurait montré que le danger de récidive par méconnaissance d'un foyer osseux est moins grand qu'on ne l'a cru (1).

En dehors de cette éventualité, il faut convenir que les chances de récidive sont évidemment moindres après la résection typique. Nous sommes si convaincu de la supériorité de cette dernière (chez l'adulte), que nous nous sommes promis, après des échecs par l'opération partielle, d'y avoir recours d'une manière absolue.

Quant à la rapidité de la guérison, elle tient à ce que les surfaces réunies après la résection sont plus nettes, non anfractueuses, et que la repullulation fongueuse est plus rare.

Nous ne pouvons consacrer à l'exposé du manuel opératoire des résections typiques et atypiques les développements que comporte un tel sujet : aussi bien serait-ce franchir les limites du cadre que nous nous sommes tracé. Chaque articulation présente à ce point de vue des particularités si importantes, qu'une description serait défectueuse si elle était générale. Nous renverrons à l'œuvre magistrale de M. le professeur Ollier, nous contentant de rappeler sommairement quelques détails généraux.

Nous ne reviendrons pas sur les principes de la *méthode sous-périostée*. La nécessité de la conservation soigneuse et méthodique de la gaine périostique, de l'appareil ligamenteux et tendineux, des rapports des divers organes d'une région avec la charpente osseuse... est trop connue aujourd'hui pour que nous insistions. Les merveilleux résultats que l'on peut obtenir, à la condition de suivre les préceptes d'Ollier, contrastent étrangement avec ceux qui ont été publiés à l'étranger.

Il n'est pas possible d'attribuer leurs échecs à un défaut d'*antisepsie ;* avant la période contemporaine Ollier avait obtenu d'excellents résultats. Il est certain que le *raspatorium* employé longtemps

(1) Angerer, *Congrès all. de chirurgie*, 1890.

en Allemagne ne permet pas la conservation du périoste aussi bien que le détache-tendon du chirurgien lyonnais.

L'emploi de la bande d'Esmarch a facilité la pratique des opérations sur les os. En rendant les chairs exsangues, elle permet d'apprécier plus exactement l'étendue des lésions : elle peut aussi faire croire à une altération plus grande qu'elle n'existe en réalité. Il faut prendre l'habitude de ces modifications d'aspect pour éviter de commettre de pareilles erreurs. « Tout tissu médullaire qui n'est ni infiltré de pus, ni caséeux, ni fongueux, peut reprendre sa structure normale. Cette moelle grisâtre parsemée de taches couleur lie de vin qui ressemble à du pus infiltré quand le membre est ischémié, prend un aspect normal, paraît plus rouge, moins grisâtre, dès que la bande de caoutchouc a été enlevée. Bientôt, quand la circulation est rétablie, il est impossible de retrouver les caractères qu'on avait constatés pendant l'ischémie ; la moelle, colorée par le sang qui la traverse, reprend une couleur rouge plus ou moins foncée ; et l'expérience apprend qu'elle peut parfaitement se cicatriser et s'ossifier plus tard (1). »

Certains chirurgiens, à l'exemple de Volkmann, ne l'emploient pas, soit à cause de cet inconvénient, soit par la crainte d'hémorrhagie abondante capillaire après l'opération (Richelot). Ajoutons que l'ischémie momentanée serait une garantie contre l'absorption des germes au cours de l'opération (Ollier).

On a dit que la nature infectieuse des fongosités, nécessitant un nettoyage complet, conduisait fatalement à sacrifier le périoste. Il y a une part de vérité, mais de l'exagération, dans cette affirmation. Ollier pratique l'éradication complète et soigneuse des fongosités ; quand le périoste, les ligaments ont disparu, font partie des masses fongueuses, il les supprime ; lorsque l'on peut les reconnaître anatomiquement, il les conserve.

Du reste cette considération n'enlève pas les avantages de la *méthode sous-périostée ;* la conservation méthodique des insertions musculaires, de leurs rapports, permet, en dehors de toute reproduction osseuse, d'obtenir d'excellents résultats fonctionnels.

Nous avons présenté récemment à la Société de médecine de Lyon une malade à laquelle nous avions pratiqué il y a deux ans une résection totale du coude, avec ablation du périoste, de la capsule, cautérisation soigneuse des surfaces... Il n'y avait naturellement pas la moindre reproduction ; néanmoins cette femme vaquait seule aux soins d'un ménage de six personnes, lavait son linge... finalement se servait de son bras aussi bien que de celui du côté sain, sauf pour l'ex-

(1) Ollier, t. I, p. 472.

tension (1). Une jeune fille qui avait subi l'ablation des deux tiers externes de la clavicule, ablation faite dans les mêmes conditions et non suivie de régénération, présentait un retour complet des fonctions du membre supérieur correspondant (2).

La curette dans l'intervention ne joue pas un rôle aveugle, elle permet de fouiller les points inaccessibles au bistouri ou aux ciseaux. Mais c'est surtout le fer rouge, thermocautère ou cautère actuel (ce dernier rarement), qui est appelé à compléter l'œuvre du bistouri. Promené à la surface des points suspects, ou laissé dans une cavité de manière à en chauffer fortement les parois qu'il ne touche pas, le thermocautère doit certainement modifier profondément les tissus, tuer les germes qui s'y trouvent peut-être disséminés.

En s'opposant à l'auto-inoculation opératoire, le chauffage est sans doute aussi efficace contre la récidive ultérieure. Les cautères ordinaires rayonnent trop et pourraient avoir une action nuisible au voisinage des vaisseaux et des nerfs : il est préférable de n'y pas recourir.

Le drainage s'impose d'une manière générale ; il met à l'abri d'accidents infectieux et facilite, plus qu'il ne compromet, la réunion immédiate. Quant au pansement, c'est l'iodoforme qui en constituera le principe essentiel; son action antiseptique prolongée permet les pansements à longue échéance. La résection du genou bénéficie particulièrement de cet avantage ; nous nous rappelons ce qu'était jadis cette opération : aujourd'hui la règle est d'obtenir la réunion avec consolidation au moyen d'un seul pansement. Celui-ci est quelquefois traversé par le suintement sanguin, malgré l'hémostase et l'élévation ; il ne faut pas le renouveler, mais appliquer de nouvelles couches d'oaute aseptique fortement soupoudrées d'iodoforme.

Les appareils plâtrés rendront les plus grands services en assurant l'immobilisation et en permettant de faire lever les malades très rapidement et sans qu'ils éprouvent aucune douleur.

Ajoutons qu'une surveillance active sera exercée dans le but de combattre les récidives par les divers caustiques et modificateurs habituellement usités. Le chlorure de zinc, le nitrate d'argent, la créosote et le baume du Pérou nous ont rendu de grands services, ce dernier surtout fort employé à la clinique de M. le professeur Ollier. Le fer rouge et la curette feront justice des foyers fongueux de quelque importance.

A côté de ces soins destinés à assurer la guérison locale, nous mentionnerons ceux si importants qui doivent conduire au rétablissement des fonctions du membre. Nulle part plus que là ne peut se

(1) Gangolphe, *Société de médecine*, 1893.
(2) Gangolphe, *Société des sciences médicales*, 1890.

vérifier l'axiome qu'en chirurgie on a les résultats que l'on mérite.

Le séjour au grand air et un traitement général compléteront l'intervention...

Quelles sont les indications respectives des résections atypiques et des résections typiques ?

En dehors de l'étendue des lésions qui constitue un élément très important dans le choix de l'opération, il faut tenir compte *surtout de l'âge du sujet*.

Autant les opérations partielles, combinées ou non avec la méthode sclérogène, la cautérisation... nous paraissent indiquées pendant l'enfance et la jeunesse, autant elles nous semblent contre-indiquées après vingt ans.

La facilité plus grande de la guérison, les désordres que pourrait produire l'ablation des cartilages d'accroissement, sont les principaux motifs qui s'opposent à l'emploi des résections à cet âge.

Est-ce à dire qu'il ne faudra pas y recourir ? Certes non ; Bœckel, notamment, a bien montré les bénéfices que l'on retirait de son emploi précoce dans la coxalgie suppurée.

Mais c'est surtout pour le genou, l'épaule, le poignet, qu'il faudra craindre les raccourcissements ultérieurs et ménager autant qu'on le pourra les éléments d'accroissement du membre.

A propos de la méthode sclérogène, nous avons dit que son emploi hâtif restreindrait le nombre des opérations typiques, mais nous manquons d'éléments pour apprécier ses résultats chez l'adulte. En tous cas nous croyons qu'elle peut être efficace surtout dans les *affections articulaires d'origine synoviale;* son action sur les foyers osseux paraît moins certaine, d'où la nécessité fréquente de l'associer aux incisions, curettages, abrasions. Nous ne pouvons pas apporter de documents personnels, car nous n'avons guère soigné que des adultes depuis les publications de Lannelongue. Mais les bons effets du chlorure de zinc sur les trajets fongueux, sur les lupus, sont pour nous évidents. Nous citerons comme modificateur excellent, en dehors des caustiques, le baume du Pérou, simple ou combiné à la créosote.

Au total les évidements, abrasions intra-articulaires, avec synovectomie, les tunnellisations ignées du carpe et du tarse, la méthode sclérogène nous paraissent indiqués surtout pendant la jeunesse.

Ultérieurement, après vingt ans, c'est aux résections typiques que l'on donnera la préférence. Chez l'adulte et, *a fortiori*, chez le vieillard, les lésions se réparent moins vite, récidivent plus facilement, sont plus souvent associées à des altérations viscérales. L'indication pressante est de débarrasser le sujet le plus rapidement et le plus complètement possible. L'accroissement étant terminé, de ce côté-là il n'y a pas de contre-indications.

Plusieurs fois nous nous sommes laissé tenté par le désir fort naturel de n'enlever que les tissus malades; nous n'avons pas eu lieu de nous en féliciter.

Au coude, au poignet, au pied, au genou, nous avons tenté l'évidement avec synovectomie; une seule fois chez une femme ayant dépassé cinquante ans, nous avons obtenu une guérison relative pendant quatre ans, après lesquels la récidive survint. Il s'agissait d'une ostéo-arthrite sous-astragalienne. Ailleurs la récidive a été moins longue à reparaître.

L'exemple qui a le plus contribué à nous éloigner des opérations partielles est celui d'une femme âgée de cinquante-quatre ans, atteinte d'ostéite tuberculeuse de la rotule avec synovite fongueuse consécutive.

Nous avons enlevé la rotule, la synoviale, et abandonné séance tenante l'idée de résection à cause de l'état parfait des extrémités articulaires. Voilà deux ans que cette femme attend sa guérison complète; elle ne peut appuyer le pied à terre sans que des fongosités, des douleurs reparaissent. En deux ou trois mois la résection typique l'aurait mise en état de se lever et de marcher.

Nous pourrions citer d'autres faits, appartenant à la pratique de nos collègues, qui montrent les résultats aléatoires, chez l'adulte, de l'arthrectomie.

La thèse importante de Mauclaire renferme l'énoncé plus ou moins détaillé de trois cent soixante-sept observations, appartenant à la littérature française et étrangère.

On voit, en les parcourant, qu'un très grand nombre d'arthrectomies ont été pratiquées chez les enfants au-dessous de dix ans; toutefois les observations de Bœckel, Picqué, Delorme..., relatives à des adultes, sont particulièrement intéressantes, en raison des bons résultats qui ont été obtenus.

Au Congrès international de Copenhague, M. le professeur Ollier avait posé nettement en principe que chez les enfants on ne devait faire que des opérations partielles. « La plupart des lésions suppuratives des os et des articulations guérissent chez l'enfant par les moyens les plus simples : l'arthrectomie, l'abrasion, l'évidement des extrémités osseuses, aidés des moyens hygiéniques. A cet âge, ces opérations peuvent même guérir la maladie tuberculeuse sans ankylose. Il faut être sobre de résection chez l'enfant; la résection coxofémorale, par exemple, donne les meilleurs résultats de quatre à dix ans, mais pour les résections du genou et de l'épaule, il vaut mieux épuiser toutes les autres ressources de la chirurgie conservatrice avant de se décider pour la résection... On insistera donc sur les opérations économiques dans le jeune âge, pour les articulations où l'on veut obtenir l'ankylose, au membre inférieur en particulier. La fréquence de la guérison spontanée des ostéo-arthrites suppurées de l'enfance nous fait comprendre pourquoi toute opération qui a pour but de hâter l'élimination des produits tuberculeux a de grandes chances de succès...

« Les arrêts d'accroissement après une résection totale seront d'autant plus grands que la résection aura été faite sur un sujet plus jeune ; ils seront si fâcheux pour certaines articulations (genou, poignet, épaule), qu'ils constitueront le meilleur argument en faveur des opérations économiques, arthrectomie, abrasion ou évidement des parties altérées, à la condition toutefois que ces opérations pourront tarir prochainement la suppuration et rendre au membre son activité fonctionnelle. Sans cela, la conservation du cartilage conjugal ne préviendrait pas l'arrêt d'accroissement de la totalité du membre qu'occasionneraient les troubles trophiques entretenus par la persistance de la lésion articulaire. » (*Traité des résections.*)

Par contre, après cinquante ans, l'amputation, sans devenir la règle, devient une ressource fréquemment mise en usage. Même à cet âge, et bien au delà, on peut espérer avoir de bons résultats par la résection typique. Pendant notre clinicat nous avons vu une femme de soixante-cinq ans subir avec succès la résection du coude, et reprendre ses travaux de ménage. Quelques années plus tard elle mourait d'un épithélioma de l'utérus. L'âge ne doit pas seul décider du choix de l'opération, tout au moins pour le membre supérieur. Un réséqué du coude ou du poignet peut huit jours après l'opération se promener au grand air et au soleil; s'il s'agit des membres inférieurs, le repos, auquel est condamné un vieillard ou un sujet affaibli, peut être fatal : une amputation est préférable. D'autre part, l'existence de lésions pulmonaires, rénales, doit souvent conduire à la même conclusion.

Lorsque les désordres sont trop étendus ou l'état général menaçant, un moyen radical s'impose, c'est à l'*amputation* qu'il faut recourir.

Nous devons envisager les conditions diverses dans lesquelles ses indications se présentent.

D'une manière générale, elle est absolument contre-indiquée chez l'enfant quelle que soit la gravité apparente de l'affection.

A moins de circonstances exceptionnelles, pressantes, et celles-ci seront rares puisque les viscères sont très souvent sains, il faut tout essayer avant de la pratiquer. Les résections typiques, même très étendues, sont préférables sans contredit à la perte du membre.

Nous ne nous rappelons pas avoir vu amputer de sujets au-dessous de dix ans pour affection tuberculeuse.

Relativement aux lésions, on peut dire que celles des parties molles pèsent d'un grand poids dans la détermination à prendre. L'infiltration tuberculeuse des muscles, des espaces conjonctifs, met le chirurgien dans la nécessité d'amputer presque autant que l'infiltration de la moelle osseuse.

Combien de fois n'avons-nous pas vu Ollier sacrifier un membre qu'il s'était d'abord proposé de conserver, parce que les culs-de-sac synoviaux perforés avaient laissé s'égrener des granulations dans les parties molles adjacentes, ou parce que la moelle était infiltrée de tubercules! A ce sujet nous dirons une fois de plus qu'il ne faut pas regarder comme malade une moelle dont la coloration est jaune ou tachée de rose et même un peu pâle, ou un tissu aréolaire friable et que l'on peut couper au couteau. Ce sont là des modifications dues surtout à l'immobilisation prolongée et nullement pathologiques.

Les abcès avec décollements étendus, l'existence d'une infection surajoutée avec fièvre, peuvent aussi conduire au sacrifice du membre.

Quant à l'étendue des lésions osseuses, elle peut indiquer l'amputation; mais il est exceptionnel que cet élément seul entre en ligne de compte; presque toujours les parties molles envahies largement ne permettent pas d'opération conservatrice.

On a dit que l'amputation constituait un moyen radical et mettait à coup sûr le sujet à l'abri d'une généralisation. Qu'y a-t-il de vrai dans cette assertion? Ceux qui l'ont émise sont les mêmes qui comparent une *tumeur blanche* à une *pustule maligne*. Comme si l'on pouvait affirmer que l'ostéo-tuberculose est *locale* et non *localisée!*

En principe un sujet ne devient pas tuberculeux parce qu'il a une tumeur blanche; il a une tumeur blanche parce qu'il est tuberculeux. Quand l'arthrite fongueuse se déclare, il est déjà plus ou moins infecté; et c'est parce qu'il présente un terrain favorable, qu'un traumatisme insignifiant peut amener dans une articulation la formation d'un tissu tuberculeux.

« La tuberculose inoculée nous montre bien l'origine et la cause de l'infection; mais il n'est pas rationnel de comparer un foyer tuberculeux spontanément développé à un foyer de même nature provoqué par l'expérimentateur. Nous voyons bien d'où vient l'infection dans ce dernier cas; nous ne le voyons pas dans la formation d'un foyer tuberculeux spontané. Si ce foyer se développe à la suite d'une entorse juxta-épiphysaire, c'est que cette entorse s'est produite sur un individu déjà infecté héréditairement ou accidentellement, comme pour les animaux chez lesquels Schuller rend tuberculeuses les arthrites traumatiques, en injectant de la matière infectieuse dans le tissu cellulaire ou les vaisseaux. » (Ollier.)

Quelle que soit l'opération que l'on pratique, amputation ou résection, le sujet n'en restera pas moins un tuberculeux. Au surplus l'infection constante de l'appareil lymphatique des ganglions sus-jacents à la lésion s'oppose à ce que l'intervention mérite l'épithète de radicale.

Ce qui est vrai, c'est que lorsqu'il s'agit de supprimer une suppuration articulaire ou osseuse sur un sujet débilité par une longue maladie, il faut amputer. On doit soustraire le plus tôt possible le malade aux causes de débilitation, séjour dans un air confiné, douleurs...

En dehors de ces conditions la résection typique bien faite nous paraît constituer un moyen curatif aussi puissant que l'amputation. « La permanence de la guérison locale pendant que les autres organes peuvent s'infecter est le grand argument en faveur de la résection », elle prouve que l'acte chirurgical a été complet et suffisant tout en permettant au sujet l'usage de son membre.

Lorsqu'il s'agit de malades tuberculeux pulmonaires, ou présentant de l'albuminurie, l'amputation devra bien souvent être préférée à la résection. Dans les *formes fébriles*, cette dernière sera absolument abandonnée; Ollier a publié de bons résultats obtenus dans certains cas apyrétiques et torpides. C'est le cas de faire pencher la balance au bénéfice de l'indication vitale et au détriment du résultat orthopédique. Sans doute il importe de distinguer les cas où la lésion pulmonaire paraît s'être surajoutée à l'affection locale de ceux où la maladie a suivi une marche inverse : les premiers étant peut-être moins graves que les seconds. Mais bien souvent il est impossible d'établir cette filiation et *dans le doute il vaut mieux amputer*.

Tous les chirurgiens ont pu apprécier les résurrections véritables qui suivent l'ablation radicale. Les malades amaigris, fébricitants, sans sommeil, albuminuriques, reviennent à la vie. L'appétit, le sommeil, le repos contribuent à leur rétablissement rapide ; la fièvre tombe, l'albuminurie peut disparaître comme nous l'avons constaté.

Loin de subir une aggravation, les lésions pulmonaires restent stationnaires ou s'améliorent : on ne constate rien qui puisse venir à l'appui des idées émises sur la tuberculose dérivative. Parmi les chirurgiens qui ont contribué à en faire justice nous citerons Daniel Mollière; c'est avec raison qu'il attribue à l'infection opératoire les mauvais résultats, notés après quelques amputations. Il est évident que les tuberculeux constituent un mauvais terrain; aussi faut-il redoubler de précautions aseptiques pour éviter de souiller la plaie opératoire. En agissant ainsi, nous avons fait de très nombreuses amputations, suivies de réunion immédiate, sur des sujets qui suppuraient abondamment et depuis longtemps.

§ 9. — Traitement des adénopathies symptomatiques de l'ostéo-tuberculose. — Ankyloses.

Quelle conduite faut-il tenir à l'égard des ganglions symptomatiques de l'ostéo-tuberculose ?

Nous pensons qu'il faut s'en tenir aux conclusions que nous avions formulées à cet égard il y a dix ans ; l'extirpation n'en sera tentée que si elle n'aggrave pas sensiblement l'opération.

Il suffit de se rappeler ce qui a été dit au sujet de la généralisation rapide de l'infection par les lymphatiques, pour comprendre que le curage des ganglions ne peut donner une sécurité complète ; cependant les ganglions tuberculeux pouvant être longtemps virulents et constituer de véritables réservoirs infectieux, leur extirpation doit être regardée comme rationnelle. Pas plus dans ce cas-là que lors d'adénopathies idiopathiques, le chirurgien ne peut prétendre à une opération radicale. Ce mot n'est qu'un leurre et repose sur l'ignorance des résultats fournis par l'anatomie pathologique.

Ne sait-on pas que les ganglions peuvent être envahis à une grande distance du foyer, et échapper par cela même à la main du chirurgien ? L'expérience n'apprend-elle pas que des ganglions sains en apparence sont déjà infectés? Dans 18 cas d'extirpations de ganglions tuberculeux, Iscovesco (1) a enlevé en outre des ganglions caséeux, plusieurs autres situés à quelques centimètres plus loin, gros comme un petit pois et tout à fait sains en apparence. Or toujours, sans exception, dans ces 18 cas, les petits ganglions à volume normal, à consistance molle, ont présenté à la coupe un ou plusieurs foyers caséeux.

Quoi qu'il en soit et malgré que nous partagions absolument la réserve de M. Iscovesco, il nous semble que l'ablation de ganglions hypertrophiés, accessibles, ne peut qu'être utile et compléter l'acte opératoire (évidement, résection...) concernant une ostéo-tuberculose. Nous avons plusieurs fois enlevé les ganglions épitrochléens lors d'affections des os de la main, du poignet, du coude. Mais nous ne nous ferions aucun scrupule de ne pas toucher aux groupes axillaires ou inguinaux ; en effet, leur tuméfaction laisse à supposer que les ganglions situés immédiatement au-dessus et hors d'atteinte sont déjà envahis ; d'autre part, l'opération peut être considérée comme véritablement importante et susceptible d'aggraver le pronostic immédiat.

(1) *Annales de la tuberculose*, mai 1889.

Ce dernier pourrait, d'après certains cliniciens, se ressentir fâcheusement de toute intervention sur l'appareil ganglionnaire : des poussées suraiguës de granulie, de méningite, auraient été observées en pareil cas. M. le professeur Arloing ne pense pas que l'on puisse absolument incriminer l'opération, et expliquer tous ces faits par l'auto-inoculation : peut-être la plaie a-t-elle été l'occasion d'infections surajoutées permettant, ou mieux favorisant la généralisation.

La conclusion pratique à tirer de ces considérations est, à notre avis, que l'ablation des ganglions symptomatiques de l'ostéo-tuberculose ne doit être tentée que si elle paraît facile et inoffensive.

Les *attitudes vicieuses* rendues fixes par la fusion osseuse ou simplement les rétractions fibreuses, tendineuses, l'organisation des adhérences... conduisent le sujet à réclamer les soins du chirurgien. L'*ankylose*, qui est trop rarement la conséquence de l'ostéo-tuberculose, doit être respectée lorsqu'elle est effectuée en bonne *position* et au *membre inférieur*. Cette proposition souffre des exceptions; c'est ainsi que dans les cas d'ankylose double des hanches, en bonne position, la marche étant impossible, il faudra intervenir. La résection d'une seule tête fémorale donnera la mobilité du côté opéré, tandis que l'ankylose persistante de l'autre membre assurera la solidité. Au *membre supérieur*, où la mobilité prime la solidité, on peut très souvent par la résection perfectionner le résultat. Un coude fléchi à angle droit et solide peut être moins utile à certains malades que s'il est mobile et un peu moins résistant.

Bref, lorsque les fonctions du membre sont compromises par la position anormale des surfaces articulaires, leur direction..., les diverses ostéotomies, résections orthopédiques... peuvent permettre de les corriger.

Nous préférons d'une manière générale les opérations sanglantes, à ciel ouvert, aux redressements forcés, plus ou moins aveugles, dangereux, ainsi qu'à l'ostéo-arthroclasie.

Nous ne pouvons nous engager dans la discussion et l'exposé de cette importante question thérapeutique et nous renvoyons à l'œuvre de M. le professeur Ollier.

CHAPITRE III

OSTÉOMYÉLITES ET OSTÉOPÉRIOSTITES DITES INFECTIEUSES

Le terme d'*ostéomyélites infectieuses* a besoin d'être commenté pour ne pas exposer à des confusions.

D'une manière générale, le bacille de Koch, celui de la lèpre, le microbe probable, mais encore inconnu, de la syphilis, peuvent déterminer des ostéomyélites qui mériteraient l'épithète d'infectieuses. Tel n'est cependant pas l'usage.

La dénomination d'ostéomyélites infectieuses s'applique essentiellement : 1° Aux localisations qui s'effectuent pendant la période de croissance, souvent sans motifs apparents, au niveau des régions juxta-épiphysaires. La brusquerie du début, l'acuité, l'intensité des symptômes, aussi bien que les conditions spéciales de leur apparition et plus tard les récidives en font un groupe clinique parfaitement établi. C'est à lui que s'adressent les termes d'ostéomyélite aiguë juxta-épiphysaire (Ollier), ostéomyélite de croissance, des adolescents (Lannelongue), ostéomyélite aiguë spontanée (des auteurs allemands).

2° Aux altérations osseuses consécutives à certaines infections générales ; que la localisation sur le squelette se soit effectuée spontanément (ostéites post-fébriles, Ollier), ou qu'elle résulte d'une fracture (suppuration des fractures fermées).

3° Aux ostéomyélites chroniques d'emblée ; déterminées par les mêmes agents que les ostéomyélites aiguës, ces lésions, dont l'étude est loin d'être complète, ont été bien souvent rattachées à tort à la syphilis, ou à la tuberculose.

Nous étudierons dans autant de *sections* différentes, ces diverses variétés d'ostéomyélites infectieuses.

SECTION I

OSTÉOMYÉLITES INFECTIEUSES AIGUES OU SUBAIGUES DES ADOLESCENTS (OU PENDANT LA CROISSANCE)

PREMIÈRE PARTIE

HISTORIQUE

Sous la dénomination d'*ostéomyélites infectieuses des adolescents*, nous étudierons diverses lésions aiguës, ou subaiguës, *survenant de préférence chez les jeunes sujets, s'accompagnant souvent d'un état général grave et remarquables par la fréquence de la suppuration et de la nécrose.*

Sans rapports avec la tuberculose ou la syphilis, elles peuvent être sous la dépendance de divers agents pathogènes, et revêtir, soit pour ce motif, soit par le degré variable de virulence d'un même agent, des allures cliniques dissemblables suivant le cas.

Frappés surtout de la production de séquestres étendus, les anciens avaient étudié et décrit isolément la *nécrose*, l'opposant à la *carie*, maladie chronique, accompagnée de fongosités... d'abcès torpides. Il faut arriver jusqu'à Schutzenberger (1853) (1), Chassaignac (1854), pour trouver une description nette de l'ostéomyélite infectieuse aiguë. A partir de cette époque paraissent de nombreux et importants travaux visant tous, sous des dénominations diverses, le même groupe de lésions infectieuses.

Schutzenberger se préoccupe surtout des lésions du périoste; Chassaignac (2) voit deux affections distinctes : l'une plus fréquente, moins grave, l'abcès sous-périostique; l'autre plus rare, l'ostéomyélite suppurée.

En 1858 Gosselin (3) attire l'attention sur deux faits importants: l'âge auquel l'affection se développe et le siège habituel de l'inflammation au niveau du cartilage de conjugaison. Afin d'en mieux marquer les caractères cliniques et anatomiques, il la désigne sous le titre (inexact comme nous le dirons plus loin) d'*ostéite épiphysaire des adolescents*.

(1) Schutzenberger, *Gaz. méd. de Strasbourg*, 1853.

(2) Chassaignac, 1° *Abcès sous-périostiques aigus*. Mémoire. *Revue de chir.*, 1853, t. IV, p. 281; 2° *De l'ostéomyélite* (*Gaz. méd. Paris*, 1855, p. 505).

(3) Gosselin, *Ostéites épiphysaires des adolescents* (*Arch. gén. méd.*, 1858, t. II, p. 513).

Comme on le voit, des notions précises commencent à se dégager de tous ces travaux, elles sont encore complétées par de nouvelles publications portant des titres qui permettent de la ranger sous trois chefs différents, selon que les auteurs regardent comme *principales*, les altérations *périostiques*, *juxta-épiphysaires* ou *médullaires*.

A cette idée que la lésion prédominante consiste dans une inflammation *périostée* ou *sous-périostée*, se rattachent la *périostite phlegmoneuse* de Bœckel (1), la *périostite phlegmoneuse diffuse* de Giraldès (2), la *périostite diffuse* de Holmes (3), la *périostite maligne* de Volkmann (4), la *périostite externe* de Trélat.

La localisation *juxta-épiphysaire* (et non épiphysaire comme l'avait dit Gosselin) était indiquée pour la première fois et particulièrement mise en relief par Ollier et son élève Jamet (5), puis par Salès (6). A la même opinion appartient le *décollement aigu des épiphyses*, de Klose (7) (de Breslau).

Les travaux des histologistes, en démontrant la présence d'éléments médullaires dans les canaux de Havers, leur continuité avec la moelle d'une part, de l'autre avec la couche ostéogène sous-périostique d'Ollier, amenèrent certains observateurs à envisager la maladie comme une inflammation de cette moelle répandue partout, dans l'épaisseur de l'os, autour de lui et à son intérieur.

C'est dans cet ordre d'idées qu'ont été décrites l'ostéite *phlegmoneuse diffuse* de Ranvier, la *médullite aiguë* de Culot (8), l'*ostéomyélite aiguë pendant la croissance* de Lannelongue...

Enfin quelques auteurs, particulièrement frappés de la gravité des symptômes généraux observés dans certains cas, s'étaient servis des termes de *typhus* des membres (Chassaignac), fièvre *pseudo-rhumatismale*, *périostite maligne* (Roser).

On peut juger d'après cet exposé du nombre de mémoires publiés dès cette époque : la source de connaissances qu'ils avaient fournie était certainement considérable ; les symptômes, l'évolution, les conditions cliniques d'apparition des lésions, leur siège et même leur traitement étaient dès lors absolument déterminés. Mais leur nature intime avait encore échappé aux investigateurs. Il appartenait à la bactériologie de nous la révéler.

(1) Bœckel, *Sur la périostite phlegmoneuse* (*Gaz. méd. de Strasbourg*, 1858, p. 21).
(2) Giraldès, *Leçons cliniques sur les maladies chirurgicales des enfants*, 1869. Paris.
(3) Holmes, *The Lancet*, mars 1866.
(4) Volkmann, *Archiv f. klin. Chir.*, 1863.
(5) Jamet, *Sur l'ostéite juxta-épiphysaire*. Th. Paris, 1862.
(6) Salès, *De la marche et du traitement de l'ostéite dia-épiphysaire suppurée*. Th. Paris, 1871.
(7) Klose, *Sur les décollements épiphysaires spontanés* (*Archives génér. de méd.*, 1858).
(8) Culot, *De l'inflammation primitive aiguë de la moelle des os*. Th. Paris, 1871.

Les premières recherches microbiologiques avaient seulement permis de constater la présence de bactéries dans les tissus lésés. Klebs (1) en 1873 décrivit un microsporon septicum ; Recklinghausen dans un cas de Lücke (2) observa des micrococques dans les foyers osseux et viscéraux ; Eberth (3) en vit également dans le sang et le périoste, de même que Neureutter et Salomon (4). En examinant le contenu d'une articulation voisine d'un foyer d'ostéomyélite, Schüller (5) découvrit des microbes et les figura. Nepveu, de son côté, avait aussi observé des microbes dans le pus provenant de sujets atteints d'ostéomyélite et soignés dans le service de Verneuil.

Bientôt on chercha à isoler par la culture les microorganismes dont l'existence avait aussi été reconnue et démontrée.

Dès l'année 1880 Pasteur (6) annonce à l'Académie de médecine qu'il a trouvé dans le pus d'une ostéomyélite un organisme pareil à celui du furoncle, « par couples de deux et quatre grains et par paquets de ces mêmes grains, les uns à contours nets, accusés, les autres peu visibles et à contours très pâles. Si j'osais m'exprimer ainsi, je dirais, ajoute Pasteur, que dans ce cas tout au moins, l'ostéomyélite a été un furoncle de la moelle. »

Ogston (7), en 1881, rapporte un cas d'ostéomyélite aiguë infectieuse dans lequel fut constatée la présence d'un grand nombre de staphylocoques.

Un peu plus tard, grâce aux perfectionnements apportés aux procédés de culture, la présence de ces microbes, aujourd'hui bien connus (staphylocoques, pyogènes surtout), peut être démontrée dans une foule de cas d'ostéomyélites par Rosenbach, Socin et Garré.

Vers la fin de 1884, Cornil et Babès (8) pouvaient dire : que dans le pus de toute ostéomyélite « on trouve constamment un microbe, le micrococus pyogenes aureus ; ce microbe est presque constamment le seul contenu dans le pus de l'ostéomyélite ».

Cette opinion reproduite dans l'édition plus récente de leur ouvrage est trop absolue, mais exprime bien la fréquence des lésions déterminées par le staphylocoque aureus.

Parmi les premiers, Socin et Garré, soutinrent que l'ostéomyélite n'a pas d'agent spécifique. On connaît la courageuse expérience de

(1) Klebs, *Arch. f. exper. Pathol. und Pharm.*, 1873.
(2) Lücke, *Deutsche Zeitsch. f. Chir.*, 1874.
(3) Eberth, *Virchow's Arch.*, 1875. Bd. LXV.
(4) Neureutter et Salomon, *Œsterr. Jahrb.*, 1876, Bd. VII.
(5) Max Schüller, *Centralbl. f. Chir.*, 1881, n° 42. Thellier, *De l'ostéomyélite spontanée considérée dans son étiologie et sa pathogénie*. Th. Paris, 1883.
(6) Pasteur, *De l'extension de la théorie des germes à l'étiologie de quelques maladies communes* (*Bull. de l'Acad. de méd.*, 1880, p. 435).
(7) Ogston, *Journal of anat. and Physiol.*, 1882-1883, t. XVII.
(8) Cornil et Babès, *Les Bactéries*.

Garré. Pour prouver son opinion, il s'inocula en trois endroits, au bord d'un ongle, une petite quantité de microbes provenant d'une culture artificielle de staphylococcus pyogenes aureus, émanant du sang d'un malade atteint d'ostéomyélite. En vingt-quatre heures il se développa un abcès sous-épidermique. Le pus de cet abcès cultivé donna le même microbe jaune. Dans une deuxième expérience il s'inocula à l'avant-bras, par frottement, le staphylocoque pyogène, en troisième génération du même pus ; l'avant-bras fut envahi par une rougeur diffuse, puis se couvrit de petites pustules furonculeuses ; une poussée anthracoïde très intense eut lieu avec fièvre et adénite. La guérison eut lieu après l'élimination des tissus mortifiés. Les cultures donnèrent le même microbe jaune (1).

Il restait à déterminer le rôle pathogénique de ces staphylocoques. Rosenbach, Kœstlin (2) en inoculant du pus dans les veines ou sous la peau et en produisant un traumatisme des os obtinrent la suppuration osseuse. Nous-même obtînmes les mêmes résultats (3). Par un procédé analogue, c'est-à-dire en fracturant des os et en injectant dans les veines des animaux des cultures pures de staphylocoque orangé, Becker observa au niveau des foyers de fractures les lésions de l'ostéomyélite suppurée. Krause (4) obtint même dans un cas sans traumatisme, un abcès de la moelle osseuse au niveau du col fémoral. Mais à Rodet (5) appartient l'honneur d'avoir le premier réalisé expérimentalement les lésions de l'ostéomyélite en se rapprochant le plus possible des conditions cliniques. Par l'injection intraveineuse de staphylocoques pyogènes, *chez des animaux jeunes, en voie de croissance, il obtint sans traumatismes la localisation des agents pathogènes au niveau des régions juxta-épiphysaires.*

Krause avait ainsi résumé son travail : « Les quelques cas d'affection osseuse semblable à l'ostéomyélite de l'homme représentent dans nos expériences seulement l'exception et ne nous autorisent pas à conclure que nous avons affaire chez nos animaux d'expériences à un processus semblable à celui de l'ostéomyélite de l'homme. Jusqu'à présent nos expériences ne nous conduisent qu'à ce résultat, qu'un micrococcus existant dans l'ostéomyélite aiguë infectieuse est extraordinairement pathogène et pyogène ; introduit en quantité suffisante dans les vaisseaux, il produit chez les lapins et les cobayes une maladie infectieuse aiguë, qui conduit régulièrement à la mort et se localise avec une grande prédilection

(1) *Congrès fr. de chir.*, 1885.

(2) Rosenbach, *Mikroorganismen bei dem Wundinfectionskrankheiten des Menschen.* Wiesbaden, 1884.

(3) Gangolphe, *Lyon médical*, 1884.

(4) Krause, *Fortschritte der Medicin*, 1884, Bd. II.

(5) Rodet, *De la nature de l'ostéomyélite infectieuse* (*Revue de chirurgie*, 1885).

dans l'appareil de mouvement (articulations, os, muscles). »

Dans ces lignes se trouve bien précisé le desideratum qui restait à atteindre, savoir la production expérimentale d'une affection identique ou le plus analogue possible à celle de l'homme. Les pièces présentées par Rodet entraînent la conviction, et les cas offrant dans ses expériences une telle similitude sont, non pas l'exception, mais la règle dans des conditions déterminées. Reprises ultérieurement par Colzi (1), les recherches ont été confirmées, et cet auteur est parvenu à reproduire, non seulement dans ses traits généraux, mais encore dans ses détails, la maladie telle qu'elle se présente chez l'homme.

Dans ces derniers temps, la question de l'ostéomyélite aiguë infectieuse s'est élargie (2). On a reconnu que les staphylocoques pyogènes ne sont pas seuls à posséder le pouvoir de reproduire cette lésion. On sait que les streptocoques peuvent aussi lui donner naissance. De plus, d'autres microbes pyogènes ont encore été rencontrés dans des foyers d'ostéomyélite aiguë. Lannelongue a observé deux exemples de pareilles lésions dues au pneumocoque.

Divers auteurs ont fait des constatations analogues pour le bacille typhique. Il est vrai que, jusqu'à ce jour, la reproduction expérimentale des altérations osseuses n'a pu être faite avec ces deux derniers organismes, dans les *mêmes conditions* qu'avec les précédents; toutefois leurs propriétés pyogéniques sont assez bien établies pour qu'on ne puisse guère leur refuser le pouvoir de produire également l'ostéomyélite dans l'espèce humaine (3).

Dans les diverses publications indiquées ci-dessous, Lannelongue et Achard (4) se sont attachés à mettre en relief les propriétés biologiques propres à chaque variété de microbes; en présence de la pluralité des agents pathogènes capables d'engendrer l'ostéomyélite infectieuse, la comparaison s'imposait entre les lésions qui reviennent à chacun d'eux. On reconnaissait en même temps que, par les variations extrêmes de son degré de virulence, un même microbe

(1) Colzi, *Sulla etiologia della osteomielite acuta* (*Lo Sperimentale*, novembre, décembre, 1889).

(2) Lannelongue et Achard, *Sur les microbes de l'ostéomyélite aiguë, dite infectieuse* (*C. R. de l'Acad. des sc.*, 10 mars 1890; *Bulletin médical*, 12 mars 1890, p. 239); *Des ostéomyélites à streptocoques* (*C. R. de la Soc. de biol.*, 24 mai 1890, p. 298; *Bulletin médical*, 28 mai 1890, p. 492).

(3) Colzi a obtenu la suppuration de fractures faites sur des animaux auxquels il avait inoculé le bacille d'Eberth.

(4) Lannelongue et Achard, *Un cas d'ostéomyélite à pneumocoques* (*Bulletin médical*, 24 avril 1890, p. 789). — *Annales de l'Institut Pasteur*, 1891. — Lannelongue, *Des ostéomyélites à staphylocoques, à streptocoques et à pneumocoques au point de vue expérimental et clinique* (*Congrès français de chirurgie*, 1892).

pouvait produire ici du pus et de la nécrose, là une hypertrophie des éléments anatomiques. C'est dans ces nouvelles voies que de récentes recherches ont été faites, grâce auxquelles on parviendra probablement à déterminer les relations qui existent entre une forme clinique d'ostéomyélite et la nature ainsi que la virulence de l'agent qui l'a produite. On peut dire, en résumé, que la bactériologie, après avoir semblé établir une entité morbide, reposant sur la prétendue spécificité d'un microbe, dissocie aujourd'hui le faisceau artificiellement formé et se trouve ainsi en complet accord avec la clinique.

A côté des formes aiguës, foudroyantes, ou subaiguës, on reconnaît des *formes chroniques d'emblée*, qu'il importe de rattacher au groupe des ostéomyélites dites infectieuses. Causées par les mêmes agents, leur allure clinique, les lésions qui les caractérisent sont cependant différentes des ostéomyélites aiguës. L'*atténuation* de la virulence, qui peut varier dans des proportions considérables, est démontrée comme principale cause de ces transformations. Nous aurons plus loin l'occasion de dire quels travaux ont fait le jour sur cette importante question. C'est fort artificiellement que nous les avons distraites du groupe des ostéomyélites de croissance ; un certain nombre de ces observations remarquables par la chronicité se développent à la même époque que les formes les plus aiguës, sous l'influence des mêmes agents, mais atténués ; bien plus, on peut voir coïncider sur le même sujet dans les cas de localisation multiple, ici la suppuration, ailleurs la nécrose, là une simple hyperostose. Néanmoins leur aspect clinique spécial nous imposait une distinction qui, ces réserves faites, ne peut que contribuer à la clarté de l'exposé de cette question.

De même l'*association* de certains microbes peut imprimer un caractère particulier aux lésions, presque toujours dans le sens de l'aggravation. Ce sont là tout autant de points dont l'étude est loin d'être achevée.

Quant à la thérapeutique elle a largement bénéficié des recherches anatomo-pathologiques et des progrès de l'antisepsie. L'intervention hâtive et énergique préserve aujourd'hui bien des sujets que les accidents immédiats, ou une suppuration indéfinie, enlevaient autrefois. C'est ce que nous établirons dans le paragraphe consacré au traitement.

DEUXIÈME PARTIE

ANATOMIE PATHOLOGIQUE

§ 1. — Lésions du tissu osseux, du périoste, des cartilages, de la moelle. — Lésions de voisinage. Lésions viscérales.

Il est absolument nécessaire de séparer, comme nous l'avons fait, l'étude des lésions infectieuses aiguës ou subaiguës de celle des lésions résultant d'un processus chronique, déterminées par les mêmes agents, mais à dose, à virulence... différentes; elles sont aussi distinctes en clinique que sur la table d'amphithéâtre. Nous décrirons ici l'ensemble des altérations osseuses répondant au groupe nosologique connu en clinique sous les noms d'*ostéopériostite juxta-épiphysaire aiguë* (Ollier), d'*ostéomylite aiguë pendant la croissance* (Lannelongue).

Ollier (1) fait remarquer, avec raison, que le mot *juxta-épiphysaire* est un qualificatif qui indique le siège et non la nature de l'affection : de même que l'on a eu tort de l'attribuer à la forme aiguë, grave de l'infection. Cependant on doit reconnaître que la localisation juxta-épiphysaire est plutôt spéciale aux diverses variétés d'ostéomyélites dites infectieuses, tandis que l'épiphyse est le siège de prédilection de la *tuberculose.*

Cette partie renflée de la diaphyse comprise entre le canal central et le cartilage de conjugaison présente une structure, des rapports bien spéciaux, sur lesquels nous nous permettrons d'insister (2).

Le cartilage de conjugaison est intimement adhérent au périoste avec lequel il se continue ; cette continuité se voit bien dans les décollements épiphyso-diaphysaires chez les jeunes enfants, lorsque l'extrémité d'une diaphyse décollée de son cartilage crève la gaine périostique et fait hernie au milieu des muscles à travers cette déchirure. Il reste généralement, du côté du cartilage, la couche spongoïde.

L'activité de la région juxta-épiphysaire dépasse de beaucoup celle des épiphyses. La prolifération des éléments ossifiables, et l'accroissement de l'os qui en est la conséquence, ne sont pas égaux sur les deux faces du cartilage conjugal. La *hauteur de l'os, due aux*

(1) Ollier, *Traité des résect.*, t. I, p. 412.

(2) Lannelongue a désigné, comme on le sait, sous le nom de région bulbaire, ou bulbe de l'os, les portions renflées des diaphyses.

faces épiphysaires de ses deux cartilages de conjugaison, représente à peine, en moyenne, le quinzième de la hauteur gagnée par les faces diaphysaires des mêmes cartilages. Cette zone des proliférations physiologiques est aussi la zone d'élection des processus pathologiques (Ollier). Il n'est donc pas exact de désigner sous le nom d'ostéites diaphysaires les affections dont la description suit ; sans doute, l'épiphyse n'est pas en cause, mais il importe de spécifier le siège au niveau de la portion bulbaire, juxta-épiphysaire de l'os. Une pareille terminologie n'est cependant pas encore d'un usage courant, notamment à l'étranger; les mots d'ostéomyélites *diaphysaires, épiphysaires* reviennent à chaque instant sous la plume de Kœnig, Volkmann, Haaga, Fröhner... visant les mêmes processus, suivant qu'ils sont plus ou moins rapprochés des extrémités de l'os. La nécrose d'un fragment de la diaphyse ne suffit pas pour justifier la dénomination d'ostéite diaphysaire.

Débutant habituellement au niveau du bulbe de l'os, dans cette portion renflée de la diaphyse qui confine à l'épiphyse mais en est séparée par le cartilage de conjugaison, l'affection envahit souvent le canal médullaire, les espaces sous-périostiques, l'épiphyse et jusqu'aux cavités articulaires avoisinantes.

Lésions du périoste. — Ce furent d'abord les lésions du périoste qui frappèrent les observateurs ; Schutzenberger Bœckel, Giraldès, Holmes, Chassaignac... sous les noms de périostite phlegmoneuse diffuse, d'abcès sous-périostiques aigus, décrivirent longuement les altérations de l'enveloppe fibreuse des os et lui attribuèrent, comme nous le disions, un rôle prédominant. Quelles que soient les restrictions que les nombreux faits publiés depuis lors aient apportées à cette opinion exclusive, il faut reconnaître leur existence à peu près constante et par suite leur valeur. On a dit que tout à fait au début, le périoste rouge, congestionné, se décollait plus facilement de l'os sous-jacent, dont il était ensuite séparé par une sérosité gélatiniforme. Ce n'est guère sur le malade que de telles constatations ont pu être faites, tant est rapide le plus souvent l'apparition du pus. Mais, expérimentalement, Rodet a pu se convaincre de la congestion intense, allant même jusqu'à la production de foyers hémorrhagiques, du périoste avoisinant la région juxta-épiphysaire. La surface osseuse mise à nu est souvent elle-même congestionnée, mais il n'y a pas un rapport constant dans le siège des points congestionnés périostiques et osseux. Ce qui est constant, c'est une sorte d'œdème inflammatoire sous-périosté ; on voit sourdre de la sérosité entre l'os et le périoste qu'on décolle : l'on peut déceler par des cultures la présence de microbes. Enfin le tissu osseux a d'ordinaire en ces points une consistance moindre qu'à l'état normal. Il est de plus une autre lésion constatée expérimentalement, c'est la présence de taches blanches de la grosseur d'un grain de millet, formant une saillie appréciable au toucher. On pourrait croire qu'il s'agit d'abcès sous-périostés ; en pratiquant une section on constate que la lésion occupe l'épaisseur même du périoste, qu'elle ne renferme aucune matière liquide ou caséeuse, isolable. Ces points d'épaisissement du périoste sont rarement isolés ; deux ou trois, cinq ou six au plus, sont rapprochés dans l'espace de quelques millimètres, et dans l'étendue qu'ils occupent, le périoste est congestionné : chose remarquable, ils n'auraient pas une préférence absolument nette pour les régions juxta-épiphysaires.

Très rapidement l'exudat sous-périostique revêt l'aspect purulent (24, 48 heures suffisent dans les cas suraigus) ; en même temps l'abondance de sa production est telle que le périoste est décollé dans une étendue considérable ; la diaphyse d'un os long, d'un cartilage de conjugaison à l'autre, peut être isolée, baignée par le pus. Si l'on incise alors le foyer, l'os dénudé apparaît souvent d'une blancheur éclatante, tandis que le périoste plus ou moins ramolli, gris, blanchâtre, semble sur le point de se sphacéler. Un peu plus tard en effet il se rompt et la suppuration diffuse au loin, envahissant alors les espaces intermusculaires, les gaines vasculaires.

Peut-on, comme le pensait Gosselin, observer la formation du pus en dehors même du périoste ? Il est probable qu'en pareil cas la collection offrait la disposition dite en bouton de chemise, une perforation du périoste ayant livré passage au pus sous-jacent.

Dans les points où le périoste est adhérent on peut constater sa tuméfaction, sa congestion, son décollement plus facile.

Les caractères du pus ont depuis longtemps frappé les observateurs ; d'aspect blanchâtre, laiteux, d'autres fois jaune, crémeux et épais, il peut être encore quelque peu sanieux, roussâtre, mélangé de détritus provenant du sphacèle des parties molles avoisinantes, mais à peu près toujours on le voit contenir des *gouttelettes huileuses surnageant à sa surface.* Leur présence est pour ainsi dire la preuve de l'origine osseuse du pus et plus particulièrement de la lésion centrale médullaire. La graisse de la moelle liquéfiée par l'inflammation transsude à travers l'os et passe sous le périoste sans que l'on puisse trouver une perforation spontanée de la coque diaphysaire.

TISSU OSSEUX.

Le tissu compact peut ne présenter aucune altération pendant un certain temps ; plus tard on constate qu'il est infiltré de pus, que les canaux de Havers sont déjà rongés, agrandis par érosion lacunaire. Il peut même arriver qu'une portion osseuse soit nécrosée, sans que l'examen histologique révèle des modifications très considérables de sa texture. Ses éléments constitutifs, foudroyés pour ainsi dire par les toxines, n'ont pas eu le temps de subir les changements propres à l'ostéite. Un fait certain, c'est que l'opinion de Gosselin, acceptée et reproduite par nombre d'auteurs, que la *condensation du tissu compact contribue à la nécrose*, n'est appuyée sur aucune observation précise ; nous partageons, pour l'avoir vérifiée, cette assertion émise par Poulet, que dans les cas de nécrose rapide l'os a sa structure normale, tandis que si le séquestre est le résultat d'un processus plus lent il est généralement raréfié.

C'est surtout dans la région spongieuse qui avoisine le cartilage d'accroissement que les altérations osseuses atteignent leur maximum. Très hypérémiée, d'une coloration vineuse, violacée, la moelle contenue dans les aréoles osseuses passe rapidement à la suppuration ; celle-ci serait même constante, au dire de Lannelongue. Nous avons vu Ollier trépaner plusieurs fois à ce niveau après avoir ouvert des collections sous-périostiques, et ne pas trouver de pus. A plusieurs reprises nous avons pu nous-même nous convaincre, au cours d'opérations, qu'il en était ainsi ; sur un enfant âgé de dix ans nous avons, il y a six mois, incisé un volumineux abcès sous-périostique, occupant les trois quarts supérieurs de la cuisse, puis trépané en deux points le col du fémur à sa base sans qu'il y ait eu issue de pus. La guérison fut rapide et sans nécrose malgré l'étendue de la dénudation du fémur.

Aussi, tout en admettant la fréquence de la suppuration dans les régions diaphyso-épiphysaires, doit-on arriver à une opinion moins exclusive que celle de Lannelongue. Au surplus, il n'existe plus guère de dissentiments sur ce point jadis en litige ; les recherches précédemment exposées et les résultats auxquels sont arrivés MM. Lannelongue et Achard eux-mêmes, Courmont, Rodet, Jaboulay... tendent à faire croire que certains microbes donnent plus spécialement lieu à telles ou telles lésions. On peut donc dire, d'une manière générale, que *quand il existe du pus dans les profondeurs de l'os on trouve habituellement un abcès sous-périostique, mais que ce dernier n'indique pas nécessairement l'existence du pus dans le bulbe de l'os.*

ÉPIPHYSES. — CARTILAGES DE CONJUGAISON.

Étant donnés le voisinage, les rapports immédiats existant entre les cartilages de conjugaison et le foyer infectieux, on pourrait croire à la constance de leurs lésions. Cependant il n'en est rien, bien qu'il ne soit pas rare de les trouver plus ou moins détruits. Très souvent ils jouent un rôle de barrière et s'opposent à la propagation de l'inflammation du côté de l'épiphyse et de la jointure adjacente (Ollier); mais ils peuvent être ramollis, perforés, détruits plus ou moins complètement. On peut les trouver troués comme à l'emporte-pièce (Chassaignac), et dans certains points la formation de ces orifices est précédée par l'apparition d'une *dépression en godet* au niveau de laquelle le cartilage aminci est privé de sa couche profonde calcifiée (Lannelongue). Lorsque la suppuration a détruit le cartilage de conjugaison on peut observer le décollement des épiphyses; privées de leurs points d'attache avec les diaphyses, elles peuvent se déplacer sur ces dernières sous l'influence des mouvements, de l'action musculaire (1).

Dans un travail fort intéressant, Klose a bien étudié le *décollement aigu des épiphyses.* Voici, très sommairement résumées, les notions qu'il fournit sur ce sujet ; nous avons pensé qu'il était utile de conserver les expressions mêmes de l'auteur afin de rendre plus exactement sa pensée (2) :

« C'est avant la soudure complète qu'on observe le décollement des épiphyses consécutif à la méningo-ostéophlébite. Quoique cette affection ne soit pas très fréquente, M. Klose, depuis 8 ans, a pu en observer 13 cas. On la rencontre le plus souvent à l'extrémité inférieure du fémur et à l'extrémité supérieure du tibia. Ses causes sont ou traumatiques, ou internes ; les premières agissent surtout sur les os superficiels, et c'est ce qui explique peut-être la fréquence de cette maladie dans les os qui forment l'articulation du genou ; les causes internes, au contraire, qui sont souvent de nature rhumatismale, portent plus souvent leur action sur les os profonds.

« Lorsque l'affection envahit l'extrémité inférieure du fémur, les symptômes initiaux sont habituellement, une douleur vive dans la cuisse, survenue sans cause appréciable, un frisson intense suivi d'une forte chaleur ; celle-ci persiste. On ne voit d'abord qu'un peu de tension, une coloration grisâtre, terreuse, de la peau qui recouvre le genou ; celle-ci est chaude. La marche et la station sur le membre affecté sont impossibles ; le genou est demi-fléchi ; les mouvements passifs sont possibles, mais douloureux. On ne trouve pas d'épanchement dans l'articulation. Le malade a beaucoup de fièvre ; puis, dans le courant du premier septénaire un œdème

(1) *Prager Vierteljahrsch.*, 1858, t. I. Traduction, résumé in *Archives de médecine*, 1858.

(2) M. Dor a pu obtenir expérimentalement des décollements épiphysaires sans suppuration, en injectant des liquides de culture d'un staphylocoque, atténuée. Nous nous occuperons plus longuement de cette question à propos des formes atténuées de l'ostéomyélite et notamment de l'ostéomyélite chronique d'emblée. (*C. français de chirurgie*, 1893.)

aigu envahit la cuisse et le genou; la rotule s'élève, la douleur devient plus vive, le moindre contact suffit pour l'exaspérer; la peau, quoique tendue, n'est ni rouge ni luisante, elle conserve sa coloration grisâtre, terreuse, la pression du doigt n'y laisse pas d'autre trace qu'une tâche jaunâtre qui se perd rapidement. En même temps le malade tombe dans un état d'anémie remarquable; la soif est vive, le pouls fréquent, petit, l'épigastre sensible, la rate un peu gonflée, les selles et l'urine noires. En enfonçant en ce moment un trois-quarts explorateur jusque sur les condyles, on trouve leur surface rugueuse; on reconnaît que le périoste est décollé, par les mouvements qu'on peut imprimer à la canule; d'ailleurs, au moyen d'une seringue adaptée à son pavillon, on peut amener au dehors un exsudat liquide; celui-ci se transforme en pus ou en sanie. L'infiltration séreuse et fibrineuse des muscles et des autres tissus sous-aponévrotiques augmente. Puis le pus sanieux perfore le périoste, arrive au contact des parties molles profondes, et alors commence la seconde période de la maladie.

« Les exsudats séro-fébrineux, sous-aponévrotiques, subissent rapidement la fonte purulente.

« Les muscles sont alors infiltrés par le pus qui baigne l'os dans toute l'étendue dénudée, tout autour des condyles. Plus haut le fémur est encore revêtu de son périoste, et ne participe d'abord aux désordres de l'extrémité inférieure que par les progrès de la fonte purulente et putride dans la cavité médullaire; c'est ainsi que, peu à peu, la méningo-ostéophlébite envahit le fémur entier qui finit par se nécroser. Le pus, bridé par le *fascia lata,* s'accumule surtout dans le voisinage du genou, en même temps la jambe s'œdématie; puis il se fait jour dans la capsule synoviale, ou bien l'abcès s'ouvre en dehors, au-dessous de l'articulation. Pendant que la maladie poursuit ainsi sa marche, on peut constater que les veines crurales sont oblitérées dans toute leur longeur; mais l'inflammation ne se borne pas aux troncs veineux; une phlébite capillaire envahit toute l'étendue des parties qui vont s'infiltrer de pus. On trouve en effet dans le pus, qui est souvent coloré en brun rougeâtre par du sang veineux, des caillots de volume variable, noirâtres, provenant des veines dont les parois sont détruites; quelquefois aussi il contient des globules graisseux; ce dernier caractère toutefois n'est pas constant et ne mérite pas l'importance qui lui a été donnée par M. Chassaignac.

« Voilà donc l'os dénudé, baigné, infiltré par un pus sanieux; alors la membrane pulpeuse est détruite à son tour; c'est là le début de la troisième période qui est caractérisée par le décollement de l'épiphyse.

« On le reconnaît à la mobilité anormale au niveau de la ligne de séparation, à la saillie que l'extrémité inférieure de la diaphyse forme dans quelques points de la partie inférieure de la cuisse. On n'obtient pas de crépitation, parce que l'épiphyse et la diaphyse ne restent pas en contact; d'ailleurs celle-ci a été le siège d'une absorption qui a arrondi, égalisé son extrémité. Bientôt d'ailleurs elle perfore la peau et vient faire saillie au dehors; on lui trouve alors une couleur noire foncée. Si le malade n'a pas succombé, dans la période précédente, à une pneumonie, au marasme ou à l'infection purulente, cette terminaison ne tarde pas à survenir dans la troisième; elle est presque inévitable. L'amputation dans la deuxième période, la résection dans la troisième, modifient à peine ce pronostic.

« Le traitement ne réussit guère à sauver le malade que dans la première période, c'est-à-dire avant la perforation du périoste. En évacuant les liquides accumulés entre l'os et le périoste, on empêche la destruction de cette membrane, on facilite son recollement, on restitue à l'os ses moyens de nutrition, et on prévient à la fois la nécrose de la diaphyse et le décollement de l'épiphyse, parce que dans ce stade de la maladie, la suppuration n'a pas encore envahi et détruit la membrane pulpeuse; en outre, l'incision exerce une influence favorable sur l'état du canal médullaire, en arrêtant les progrès de l'ostéophlébite. »

A part le travail consacré par Müller (1) à l'étude des lésions épiphysaires, nous signalerons les faits (12) recueillis par Garré à la clinique de Tubingue. Dans la plupart il y avait des décollements épiphysaires. Deux fois seulement les épiphyses (supérieure et inférieure) du tibia étaient seules malades. Dans les autres cas, l'affection s'étendait à la diaphyse. Contrairement à Müller qui relevait 16 lésions de la hanche pour 4 du tibia, Garré a trouvé un nombre égal d'altérations du fémur et du tibia. Chose remarquable mais très compréhensible, les adultes et, *a fortiori*, les vieillards, chez lesquels le cartilage de conjugaison a disparu par suite des progrès de l'ossification, sont particulièrement exposés aux complications articulaires.

Les apophyses, qui ne sont pour ainsi dire que des épiphyses en miniature, peuvent subir le même sort.

Campenon (2) aurait observé la séparation des deux trochanters du fémur. Lannelongue aurait vu le grand trochanter complètement mobile par suite de la destruction de son cartilage.

Petit, Henrot, Cartaz (3)... ont publié des faits analogues.

La séparation ne se ferait pas constamment, d'après Lannelongue,

(1) *Deutsch. Zeitsch. f. Chir.*, Bd 21.
(2) *Société anat.*, 1870, p. 94.
(3) *Société anat.*, 1872, p. 365.

au niveau du cartilage mais dans la région juxta-épiphysaire, du côté de la diaphyse. Dans cinq cas de cette nature il a noté la conservation du cartilage.

Nous avons entendu souvent Ollier insister sur cette particularité, qui n'est du reste pas spéciale aux décollements spontanés, mais se présente aussi dans les décollements traumatiques.

On peut rapprocher de ces décollements, les déplacements qui s'effectuent plus ou moins lentement et qui tiennent à la friabilité du tissu osseux, à son ramollissement inflammatoire et sur lequel nous avons déjà insisté.

La disparition plus ou moins complète du cartilage sérié permet l'envahissement de l'épiphyse ; mais on sait que cette éventualité est assez rare. L'épiphysitis de Macnamara, l'ostéite épiphysaire de Gosselin doivent, comme l'a dit Ollier, faire place à la dénomination d'ostéite juxta-épiphysaire (1).

Cartilages diarthrodiaux. — Quant aux cartilages diarthrodiaux, ils ne sont guère lésés que dans deux circonstances différentes : par le développement d'une arthrite suppurée ou par l'envahissement du tissu épiphysaire sur lequel ils reposent. Perforés, plus ou moins décollés, ils peuvent disparaître complètement, ce qui est exceptionnel, ou présenter seulement ces orifices ou canaux à travers lesquels les foyers épiphysaires viennent se déverser dans la jointure.

MOELLE.

Un nombre de faits assez considérable échappe au groupe des ostéomyélites proprement dites. La région juxta-épiphysaire, le périoste, sont seuls le siège de processus pathologiques : la trépanation faite dans ces circonstances démontre, sinon l'absence d'infection, du moins l'absence de suppuration de la moelle. Néanmoins, ces cas constituent une telle minorité, que la description didactique de l'affection que nous étudions comporte à cette place même l'énoncé des *altérations médullaires.*

Si l'extension du processus rencontre un obstacle relatif du côté de l'épiphyse, on conçoit qu'elle se fasse plus librement dans le sens

(1) Nous ferons remarquer la fréquence des décollements épiphysaires d'origine infectieuse, comparativement à leur rareté, nous dirons même leur absence dans la tuberculose osseuse. Cela tient non seulement à la différence des processus, mais encore au siège des lésions. L'épiphyse primitivement atteinte dans la tuberculose est plus ou moins détruite : dans les ostéomyélites infectieuses elle est décollée. Owen (1) a publié deux cas de décollement de l'épiphyse inférieure du fémur dus à la tuberculose. La lecture de ces observations montre qu'il s'agit de lésions diffuses, étendues de l'épiphyse à la diaphyse et ne rappelant que de très loin les décollements infectieux.

(1) *The Lancet*, 1893.

du canal médullaire. Aussi l'apparition du pus est-elle précoce, à tel point que le terme d'ostéomyélite suppurée convient certainement à la plupart des cas.

A la période de congestion, de prolifération cellulaire et de diapédèse intense, succède vite la suppuration ; celle-ci, mêlée à la moelle plus ou moins sphacélée, remplit le canal médullaire souvent en totalité, en même temps que les éléments anatomiques contenus dans les canalicules de Havers, sous le périoste, subissent les mêmes transformations pathologiques. A un moment donné le tissu osseux peut être littéralement isolé dans la suppuration ; *au bain de moelle*, qui assure sa vitalité, a succédé un véritable *bain de pus*. C'est dans ces cas extrêmes que la diaphyse remplie de pus, séparée du périoste et de ses épiphyses, flotte en quelque sorte dans un sac purulent, dont on peut l'extraire en entier par une simple incision. A côté de ces faits, il en existe heureusement beaucoup d'autres où les désordres sont limités à une extrémité osseuse.

La réaction de l'organisme ou le peu d'intensité de l'infection ont localisé les lésions. En pareil cas, la trépanation, en donnant issue au pus chargé de gouttelettes huileuses, caractéristiques, rendra les plus grands services.

ARTHRITES SECONDAIRES.

Les premiers auteurs qui ont décrit l'ostéomyélite infectieuse ont été frappés de voir se produire dans le cours de la maladie de graves lésions articulaires.

On peut les considérer comme relevant de processus différents suivant les cas. Tantôt la synoviale est simplement *influencée* par ce travail inflammatoire qui s'effectue dans son voisinage : tantôt elle est brusquement *envahie* par l'ouverture, dans son intérieur, du foyer infectieux. A la première catégorie appartiennent sans doute les cas les plus fréquents; nous avons vu plusieurs fois le cou-de-pied, le genou, distendus par un épanchement séreux plus ou moins trouble, alors qu'il existait une ostéomyélite juxta-éphiphysaire inférieure du fémur, du tibia. Dans un cas nous avons inoculé sans succès à un lapin le liquide retiré par la ponction, alors que le pus provenant du foyer, inoculé dans les veines et sous la peau, déterminait, chez de mêmes animaux, l'ostéomyélite.

Quant à l'infection secondaire de la jointure par irruption du pus, elle peut survenir lorsque le cartilage de conjugaison est détruit et même sans cela dans certaines conditions anatomiques. Ollier, dans la thèse de Sézary (1), avait déjà insisté sur les rapports des synoviales

(1) Sézary, *Gazette médicale*, 1872.

articulaires avec les cartilages conjugaux et précisé les causes de ces arthrites. Dans notre premier chapitre nous avons insisté sur ces données, tout entières fournies par les recherches d'Ollier, et montré leur importance. L'extrémité supérieure du fémur, entièrement *intra-synoviale*, s'accompagnera forcément de suppuration de la hanche, si elle est le siège d'ostéite. Par contre, l'extrémité inférieure du radius, extra-synoviale, pourra être lésée sans arthrite du poignet.

A côté des cas précédents il en est d'autres, indubitables, où l'on constate du pus dans les articulations sans qu'il y ait lésion osseuse; cliniquement et expérimentalement la réalité de ces faits est établie. Il faut admettre sans doute qu'il s'agit ici d'une véritable localisation pyohémique.

LÉSIONS CONSÉCUTIVES. — NÉCROSE.

La mortification du tissu osseux est une conséquence extrêmement fréquente des ostéomyélites infectieuses aiguës. On peut même l'observer dans les cas d'incision rapide des collections sous-périostiques ou intra-médullaires; à plus forte raison en sera-t-il ainsi, lors d'évacuations spontanées ou tardives du pus.

En six jours, après une injection de culture de staphylocoques, Rodet a obtenu des ostéites juxta-épiphysaires fémorales et humérales bien nettes, caractérisées par la formation de pus et de séquestres, quelques-uns de ces derniers déjà mobiles sur les parties avoisinantes. Cliniquement, de tels faits ne sont pas rares.

Dans un précédent chapitre, nous nous sommes longuement occupé de la nécrose en général et à ce sujet nous avons fait connaître les causes habituelles de ce processus. Nous n'y reviendrons pas; nous insisterons seulement sur les caractères anatomo-pathologiques des séquestres dus à l'ostéomyélite infectieuse aiguë et les altérations d'ordre réactionnel qui les accompagnent.

Ils appartiennent tous à la catégorie des *séquestres primitifs* (Ollier). Foudroyée en quelque sorte par les produits microbiens, la partie nécrosée a conservé à peu près intacte sa structure. Ses dimensions, considérables souvent, peuvent comprendre la totalité d'une diaphyse, le corps d'un os plat, un os court tout entier : dans d'autres cas plus rares elle portera sur une partie seulement d'un os long, les lames superficielles d'un os plat ou bien encore un territoire limité du tissu spongieux juxta-épiphysaire.

Généralement constitués aux dépens de la diaphyse, les séquestres peuvent atteindre de grandes dimensions. En dehors des cas où ils comprennent toute la diaphyse d'un os, il est fréquent d'enlever des séquestres de 10 à 15 centimètres de longueur. Formés de tissu compact, leur surface est plane, unie, absolument lisse même, en cas de nécrose suraiguë et d'extraction rapide. Lorsque l'ablation est tardive, le processus moins foudroyant, ils sont érodés, déchiquetés, *gothiques* (Mollière). Il suffit de jeter un coup d'œil sur les figures ci-jointes pour avoir une idée précise de cette forme caractéristique. On se rend immédiatement compte de la différence qui existe entre ces séquestres primitifs et les *séquestres consécutifs* de la *tuberculose*. Les premiers représentent des portions d'os frappés de mort, déchiquetés, mais dont la charpente n'a pas subi de remaniement notable. Les seconds, déterminés par l'infiltration puriforme, sont éburnés, formés de tissu spongieux épiphysaire et non de tissu compact diaphysaire.

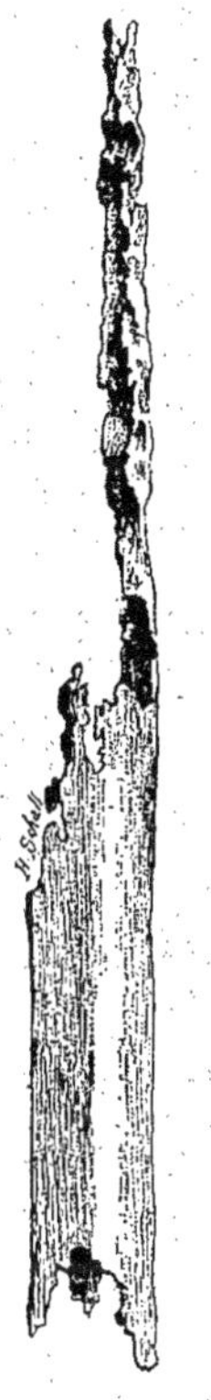

Fig. 58. — Séquestre comprenant une certaine étendue de la diaphyse radiale.

Il n'y a rien de régulier dans le siège et l'étendue de ces séquestres du tissu compact. On en trouve souvent plusieurs à la suite les uns des autres, déchiquetés et remontant plus ou moins haut dans le canal médullaire. S'agit-il d'un segment nécrosé, fragmenté ultérieurement par le travail de résorption, ou de portions osseuses frappées isolément? Les deux éventualités peuvent exister. Pour l'extrémité inférieure du fémur, si fréquemment atteinte d'ostéomyélite, Ollier (1) a indiqué un lieu d'élection pour les séquestres: c'est l'espace triangulaire délimité à la face postérieure du fémur par la bifurcation de la ligne âpre. On trouve souvent des séquestres compacts ayant la forme d'un V à extrémité supérieure. La base du V répond à la ligne de conjugaison. C'est par là que l'articulation du genou est surtout envahie. La partie antérieure de la ligne conjugale qui répond au cul-de-sac sous-tricipital est aussi une voie par où s'opère l'invasion de la synoviale.

S'agit-il d'une *nécrose cylindrique, diaphysaire;* que la coque ait été mortifiée dans toute son épaisseur ou seulement dans sa partie interne, l'écorce restant plus ou moins intacte, on observe la disposition suivante : Un étui osseux d'origine périostique d'épaisseur inégale, mais quelquefois excessive, enferme le séquestre. En rapport avec l'ancienneté de la lésion, la *couche osseuse nouvelle* permet de se rendre compte, avant l'opération,

(1) T. III, p. 183.

du siège, de l'étendue même de la *maladie :* elle donne en quelque sorte la *mesure* de celle-ci.

Le périoste est épais, peu adhérent et très vasculaire; le détache-tendon le sépare avec la plus grande facilité, et permet d'apercevoir la surface extérieure de l'os augmentée de volume, déformée, trouée d'orifices vasculaires. Veut-on l'entamer avec le ciseau et le maillet, on est surpris de sa dureté : à mesure que l'instrument enlève les copeaux, on voit combien est vivant, vasculaire, ce tissu cependant hyperostosé, éburné. La tranchée se creuse, les parois sont piquetées de rouge, finalement la gouge ou le ciseau ouvrent la cavité où séjourne le séquestre. A ce moment du pus mélangé à des détritus rougeâtres, d'une odeur quelquefois repoussante, sort par la surface ainsi évidée.

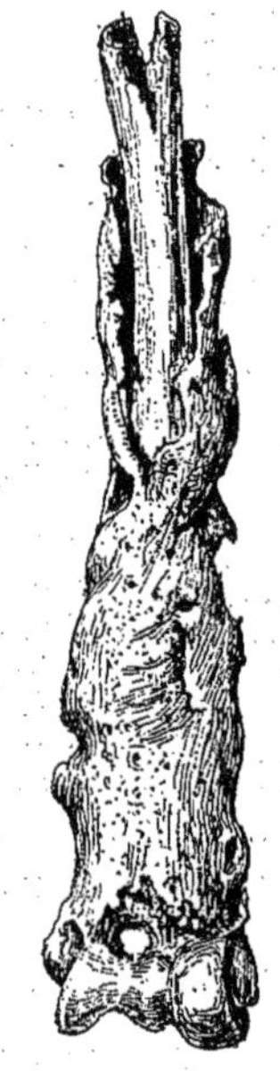

Fig. 59. — Nécrose totale de l'humérus. La diaphyse est tout entière nécrosée, contenue dans un étui osseux nouveau d'origine périostique. Il est possible de la retirer et de la replacer comme un couteau dans sa gaine (Musée de Lyon).

On se rend alors compte du volume, de la forme, du nombre des séquestres, et de l'aspect de la *loge* qui les contient. Cette dernière ne constitue pas en général une cavité close ; tapissée de bourgeons charnus qui produisent une suppuration plus ou moins abondante, elle communique avec l'extérieur par des orifices ou pertuis osseux, désignés par Troja sous le nom de *foramina*, et par Weidmann sous celui bien significatif de *cloaques*, d'*égouts*. Destinés à conduire le pus au dehors, ils permettent aussi l'exploration avec le stylet. Notons que si l'inflammation a été trop intense, le périoste détruit en partie ne peut reconstituer une gaine osseuse complète ; des pertes de substance, des brèches plus ou moins grandes, existent dans l'os nouveau, à travers lesquelles on peut apercevoir et même extraire le séquestre. Ce dernier est dans ces points directement en contact avec les parties molles, au milieu d'un tissu de granulation. Il en est de même lorsque par le fait de l'âge la couche ostéogénique a perdu son activité.

Nous avons déjà dit que les séquestres avaient un rôle absolument passif aussitôt la nécrose confirmée ; comme les chevilles d'ivoire ils subissent un travail de corrosion lacunaire dont les agents sont les myéloplaxes.

Véritables séquestrophages, ces éléments anatomiques creusent le sillon de séparation entre le mort et le vif, réduisent les dimensions des parties nécrosées, peuvent les fragmenter, les faire disparaîtr même, et en tout cas sont la cause de leur mobilité. Il est viden qu'un certain délai, impossible à évaluer, est nécessaire pour l'achè vement de ce processus. L'activité des éléments médullaires nou explique donc pourquoi la surface lisse et unie des grands séquestre est érodée en certains points, et pourquoi leurs extrémités son déchiquetées. Soumises à un filet d'ea et débarrassées des détritus sanieu qui remplissent leurs aréoles, les parties nécrosées apparaissent plutôt raréfiées et toujours plus petites que l segment osseux représenté par elle à l'état vivant. Plusieurs examens histologiques nous ont permis de constater l'absence de toute hyperostose Habituellement, s'il existe à leur intérieur des éléments vivants, ce sont de bourgeons charnus qui ont pénétré secondairement comme ils l'auraient fait dans un fragment d'éponge ou un morceau de drain...

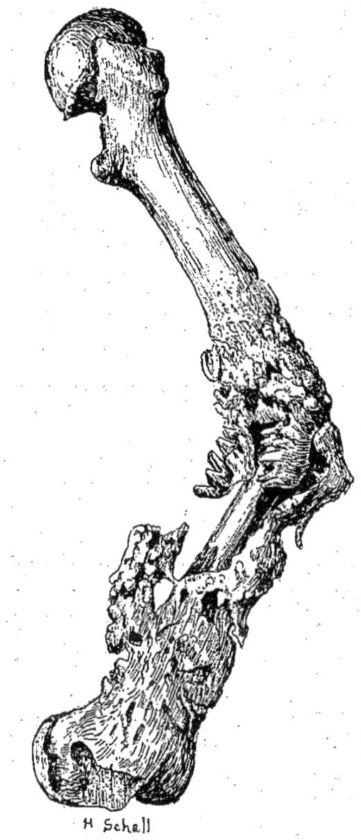

Fig. 60. — Nécrose comprenant les deux tiers inférieurs de la diaphyse fémorale. Celle-ci, nécrosée, s'est fracturée, pendant que l'os nouveau s'incurvait (Musée de Lyon).

Il est bien rare que la moelle ne soit pas détruite en même temps que le cylindre osseux qui l'entoure ; cependant on a pu observer la persistance de sa vitalité, affirmée nettement par les ossifications dont elle était l'origine. On a rencontré, au centre d'une coupe diaphysaire nécrosée, de l'os nouveau d'origine médullaire évidente.

Mais c'est surtout dans les lésions limitées juxta-épiphysaires que se montre le pouvoir ostéogénique de la moelle ; une couche épaisse, éburnée isole la région malade, empêche l'envahissement du canal médullaire. C'est alors que l'on observe ces cavités à parois lisses, arrondies, tapissées d'une membrane plus ou moins épaisse, contenant un ou plusieurs séquestres (dits en grelot), et dont les manifestations cliniques affectent souvent une allure spéciale (abcès des os). De même encore dans certains cas d'envahissement complet d'un os long (pandiaphysite d'Ollier), on peut trouver le canal médullaire cloisonné de distance en distance; certains points intercalaires ne renfermant ni pus, ni séquestres, paraissent comme des îlots conservés intacts, d'autres fois la totalité de la diaphyse est altérée, les cloisons médullaires incomplètes n'ont pas suffi à s'opposer à l'extension des désordres.

Mais nous ne pouvons nous étendre davantage à ce sujet ; qu'il nous suffise de faire remarquer combien seront diverses les conditions d'*élimination* des séquestres, suivant leurs dimensions, leur siège, l'épaisseur du tissu osseux qui les entoure. Pour avoir quelques chances d'être expulsés ils doivent être petits, et effilés, ou bien encore provenir de la table externe d'un os plat (crâne ou bassin) à périoste peu actif. Que l'on se reporte aux figures ci-jointes et on comprendra combien l'issue naturelle du séquestre est difficile. Exceptionnellement, l'extrémité inférieure peut s'engager dans un cloaque, l'agrandir progressivement et perforer l'étui périostique. Nélaton aurait vu cet étui s'infléchir et livrer ainsi passage à un séquestre diaphysaire enchatonné. Follin cite le cas d'un séquestre du fémur qui finit par perforer l'articulation voisine. Le plus souvent les séquestres invaginés entretiennent des suppurations interminables, auxquelles l'intervention chirurgicale peut seule mettre un terme.

Il ne faut pas compter sur leur *résorption*, pas même sur leur *tolérance*, celle-ci n'est que passagère ; pour être quelquefois de longue durée, elle n'est pas définitive.

Haaga (1) a consigné dans le tableau suivant la terminaison observée dans 559 cas :

	NOMBRE de CAS.	GUÉRISON sans suppuration.	SUPPURATION sans nécrose.		TERMINAISON PAR NÉCROSE.		
			a. Opérat.	*b.* Spont.	*a.* Opérat.	*b.* Spont.	*c.* Non opér.
Fémur.......	200	14	18	11	138	5	14
Tibia.........	241	2	9	5	189	13	23
Humérus.....	55	3	1	4	34	10	3
Radius.......	25	1	»	»	22	»	2
Cubitus......	18	»	»	»	11	2	5
Péroné.......	20	»	»	1	18	1	»
TOTAL...	559	20	28	21	412	31	47
			49		490		

Ainsi qu'il résulte de ces chiffres, la *nécrose apparaît avec une fréquence extrême ;* 559 lésions ont abouti 490 fois à la nécrose, soit 87, 6 p. 100. Quant à l'issue spontanée des séquestres, notée 10 fois à l'humérus (55 cas) elle n'a eu lieu que 5 fois au fémur (157 nécroses) et 5 au tibia (225).

(1) Haaga, *Beiträge zur klin. Chirurgie*, 1889.

La *suppuration sans nécrose* consécutive n'est pas absolument rare 8, 76 p. 100; la guérison se fit spontanément dans la moitié des cas pour les autres on l'obtint après intervention (évidement...).

Vingt fois seulement (3, 6 p. 100) la guérison eut lieu sans ouverture à l'extérieur : dans 10 cas le retour à l'état normal fut complet 10 fois il persista de la tuméfaction osseuse.

LÉSIONS DE VOISINAGE.

Les parties molles qui recouvrent un os atteint d'ostéomyélite infectieuse sont protégées pendant un certain temps contre toute altération.

Le tissu compact, l'os nouveau, le périoste forment autant d'obstacles à leur envahissement par la suppuration : tout cela certainement n'est pas absolu, ni surtout de très longue durée. Les fusées purulentes, intermusculaires, consécutives à la destruction de l'enveloppe périostique, sont loin d'être rares dans les formes aiguës Nous n'avons jamais vu la production de gaz donnant lieu non seulement à de la crépitation emphysémateuse, mais même à des bruits de glouglou, comme cela a été observé dans un cas par Lannelongue. Ce symptôme, apparaissant dans le cours d'une ostéomyélite, est l'indice d'une infection intense et d'un pronostic fatal.

Dans les cas subaigus, le tissu conjonctif se sclérose, et par cela même limite efficacement le processus pathologique. Les muscles les aponévroses, les ligaments, enflammés chroniquement, peuvent être, les premiers scléreux, atrophiés, les seconds, épaissis et rétractés ; on peut observer les divers troubles déjà notés dans notre premier chapitre comme accompagnant les lésions osseuses et articulaires. Toutefois, nous ne les avons jamais observés au même degré que dans la tuberculose. Cela tient sans doute à ce que dans cette dernière affection, l'immobilisation du membre est toujours, sinon le principal moyen de traitement, du moins celui qui a été mis en usage le plus longtemps.

Les vaisseaux, les nerfs sont habituellement respectés ; toutefois la phlébite est relativement fréquente dans les formes aiguës.

Les artères ne sont pas ulcérées ordinairement, même par un contact assez prolongé avec le pus ; néanmoins il ne faudrait pas compter sur leur immunité absolue.

Les extrémités aiguës des séquestres peuvent venir les blesser et occasionner la mort par hémorrhagie (1). Ollier (2) a vu à Londres en

(1) Hunt, *American Journal of medic. sciences*, 1865.
(2) Ollier, t. III, p. 184.

1860, un malade qui avait été amputé à la suite d'une blessure de la poplitée. Ainsi qu'il le fait remarquer, si l'os mort est séparé des vaisseaux par un périoste épais, plus ou moins ossifié, cet accident n'est pas à redouter, mais dans le cas contraire, surtout au moment des tentatives d'extraction, les pointes et les aspérités peuvent venir déchirer les vaisseaux.

Nous avons dit quelle importance Klose avait attachée à l'ostéophlébite, à l'inflammation des veines osseuses et des plus gros troncs qui leur succèdent. En dehors des phénomènes pyohémiques, des abcès pulmonaires qu'elles peuvent ainsi déterminer, Waldeyer, Niederstadt, Flournoy (1), ont donné la relation d'autopsies d'ostéomyélite aiguë, dans lesquelles ils ont trouvé de la graisse en abondance dans les capillaires du poumon. Sans nier la gravité de cette complication, on ne saurait dire avec Flournoy que les embolies graisseuses jouent un rôle prédominant dans le tableau clinique de l'ostéoymélite.

LÉSIONS VISCÉRALES.

Il n'est pas surprenant que l'on ait signalé des lésions viscérales. Les localisations osseuses traduisant un état d'infection générale, cette dernière peut se manifester sur d'autres organes : dans certaines circonstances, il s'agit d'une véritable pyohémie avec abcès multiples.

Nous ne pouvons dresser un tableau établissant la proportion des altérations viscérales dans le cas d'ostéomyélites infectieuses.

Cependant, d'après les documents que nous avons parcourus, et ce que nous avons observé nous-même, la *suppuration* métastatique paraît être rare. Dans les formes foudroyantes, l'infection ne dépassant pas le stade septogène, le sujet est enlevé avant que des abcès aient eu le temps de se manifester. Lorsque le stade pyogène existe, des collections peuvent apparaître dans les séreuses viscérales, le péricarde, les plèvres... (Giraldès), les articulations, divers organes (foie, poumons, cœur)... Blandin a signalé des phlébites suppurées. Mais ce sont surtout les reins qui sont le siège d'altérations importantes et sans doute dans un grand nombre de cas : leur rôle d'émonctoires les prédispose aux lésions dans l'ostéomyélite aussi bien que dans les autres variétés d'infections.

Neureutter et Salomon (2) auraient constaté dans les lésions rénales de l'ostéite phlegmoneuse des vibrions et des bactéries. Mouret (3), sans parler des microorganismes, a signalé le premier un caractère particulier de ces néphrites ostéomyélitiques. Il a parfaitement

(1) Flournoy, *Contribution à l'étude de l'embolie graisseuse*, 1878.
(2) *Œsterr. Jahrb. f. Path.*, t. VII.
(3) *De la néphrite infectieuse dans l'ostéomyélite.* Th. Paris, 1883.

vu et décrit les tractus jaunâtres allant de la surface du rein jusque dans l'intérieur de la substance médullaire. Ribbert (1) a expérimentalement reproduit ces lésions.

Ayant injecté dans le sang d'un animal une émulsion de culture de micrococcus d'ostéomyélite, il observa que les microbes se fixent d'abord sur les globules blancs; vingt-quatre heures après il y en a dans tous les viscères, foie, poumons, glomérules du rein; puis ils disparaissent peu à peu pour rester beaucoup plus longtemps dans ce dernier organe.

Six heures après l'injection, on en voit déjà passer de nombreuses colonies dans les tubes contournés et les tubes droits, où ils s'arrêtent quelquefois et où ils peuvent produire des abcès.

Plus tard on trouve des obstructions emboliques dans les glomérules; mais évidemment tous les microorganismes ne sont pas fixés dans le rein, et un très grand nombre se sont éliminés, dès les premiers temps après l'inoculation.

Plus récemment Rodet (2) obtenait expérimentalement des points de myosite suppurée dans les muscles volontaires, le cœur, et enfin d'importantes lésions rénales; loin d'êtres constantes dans les cas subaigus, *ces dernières sont la règle dans les cas aigus*. A la coupe de l'organe on voit, à l'œil nu, de fines traînées jaunâtres filant du voisinage de la substance corticale vers le hile, parallèlement à la direction des tubes de la substance médullaire; la transition est brusque en général entre ces traînées et les parties saines. A un degré plus avancé ce sont des traînées plus larges, dont le contenu est alors plus blanc et ressemble davantage à du pus. Mais il n'y a point encore d'abcès formé, ou au moins cette exsudation, née dans la substance corticale du rein, n'a aucune tendance à former un foyer, une cavité circonscrite pleine de pus; elle se propage seulement le long des tubes. Quelquefois il arrive que ces traînées jaunâtres sont si nombreuses qu'elles forment, en se touchant, et en semblant se confondre, une large tache jaune blanchâtre, radiée sur la coupe. Malgré la profondeur des lésions, on peut toujours y distinguer des traînées d'un jaune orangé absolument caractéristiques de la présence du micrococcus aureus.

Histologiquement, la lésion rénale est caractérisée par une inflammation interstitielle, pouvant aboutir à la formation de foyers purulents collectés; parallèlement on constate la dégénérescence et la mortification des cellules épithéliales.

L'examen microscopique du rein permet de constater que les taches jaunes sont formées presque uniquement par des micrococci

(1) *Berlin. klin. Wochen.*, 1884.
(2) Rodet, *Revue de chirurgie*, 1885.

très volumineux et très abondants. Ils sont en si grandes quantités qu'ils prennent la coloration orangée. Il est donc vraisemblable qu'ils sont l'agent de cette néphrite infectieuse. Dans l'urine des animaux qui offraient ces lésions on trouvait de l'albumine, du pus, des globules sanguins, des cylindres et de nombreux micrococci.

Les cylindres hyalins présentaient à leur surface un semis de microbes; et à côté d'eux on voyait d'autres cylindres d'aspect granuleux qui par la coloration semblaient formés par des amas de micrococci. Aussi Rodet pense que dans ces néphrites infectieuses, il est fort probable que beaucoup de cylindres granuleux ne sont que des amas rubanés de microorganismes.

C'est également sur le rein d'un sujet atteint d'ostéomyélite que Babès (1) a décrit les altérations en rapport avec la présence de microorganismes. Ceux-ci étaient déposés en masses colossales et confluentes dans les vaisseaux des glomérules et dans les artérioles afférentes. Ils traversent les parois vasculaires et forment des foyers parasitaires, points de départ des abcès disséminés, entourés d'un tissu hémorrhagique et mortifié par place. Des microbes isolés, ou en zooglées volumineuses, se propagent le long des tubes urinifères, et on voit se former jusque dans la substance médullaire, de petits abcès qui contiennent des masses zoogléiques très serrées.

Plusieurs expériences de Barette (2) viennent confirmer les données précédentes. Mais ce ne sont pas seulement les formes aiguës d'ostéomyélite qui se compliquent d'altérations rénales. La persistance de foyers de suppuration, comme on l'observe dans l'ostéomyélite prolongée ou à répétition, est la cause de néphrites dont l'importance pronostique peut devenir prépondérante. Les lésions rénales deviennent de plus en plus profondes et peuvent présenter des recrudescences parallèles à l'affection du squelette.

Ainsi que l'a dit Verneuil (3), la néphrite peut se comporter comme la lésion osseuse; elle reste latente, guérie en apparence pendant un temps souvent fort long, puis elle se réveille en même temps que l'altération osseuse.

Quelle est la variété de néphrite engendrée par ces suppurations prolongées? S'agit-il de la dégénérescence amyloïde, de néphrite mixte?... On ne peut guère fixer de type absolument précis. Cependant la néphrite chronique, plus ou moins pure, paraît se présenter plus souvent que l'amylose : cette dernière est plus fréquente, mais non caractéristique, dans les suppurations prolongées tuberculeuses.

(1) Cornil et Babès, 1885, p. 3?6.
(2) Barette, *Des néphrites infectieuses au point de vue chirurgical*, 1886, p. 125.
(3) Verneuil, *Soc. de chirurg.*, décembre 1884.

On admettait récemment que la néphrite était le résultat d'une véritable décharge de bactéries (Labadie-Lagrave). Cette expression nous paraît inexacte. Sans doute, des microorganismes viennent en quantité considérable se localiser dans les vaisseaux glomérulaires, mais la décharge ne se produit pas, car le nombre de ceux qui passent dans l'urine et sont expulsés est véritablement infime.

Dans sa thèse, notre ancien camarade et ami Berlioz arrive aux conclusions suivantes :

1° Que dans les maladies infectieuses, il est exceptionnel de constater la présence de l'agent pathogène dans l'urine;

2° Quand cela est, le passage des bactéries à travers le rein est d'autant plus facile que la lésion de cet organe est plus intense;

3° Les bactéries sont dans la plupart des cas la cause de la néphrite observée dans le cours de ces maladies;

4° L'idée qu'il existe une élimination des microorganismes par l'urine, dans la période critique des maladies, d'une façon générale ne doit pas être reconnue comme vraie (1). . . . .

. . . .

Aujourd'hui la signification de ces néphrites paraît bien établie, elles ne sont pas l'expression de *décharges de bactéries*, mais des *produits solubles* fabriqués par ces dernières.

On conçoit le danger qui peut résulter de la permanence de foyers infectieux, versant dans le sang à petites doses, mais continuellement, des toxines plus ou moins nocives.

§ 2. — Os longs. — Siège des localisations; leur multiplicité. Ostéite bipolaire.

Aux statistiques de Demme (2), Lücke (3), Helferich (4), Schede (5), Kocher (6), Müller (7), un assistant de Bruns, Haaga (8), est venu ajouter les résultats obtenus en compulsant les notes recueillies à la clinique de Tubingue depuis plus de quarante ans. Cette masse de documents permet de résoudre en grande partie une foule de points relatifs à l'étiologie et à l'anatomie pathologique de l'ostéomyélite

(1) Berlioz, *Recherches cliniques et expérimentales sur le passage des bactéries dans les urines*. Th. Paris, 1887.

(2) *Arch. f. klin. Chir.*, III.

(3) *Deutsch. Zeitsch. f. Chir.*, Bd. IV.

(4) *Id.*, Bd. X.

(5) *Mitteil. a. d. chir. Abteil. d. Berl. Stådt. Krankenh. im... Friedrichshafn*, 1878.

(6) *Deutsche Zeitschrift f. Chir.*, Bd. XI.

(7) *Id.*, Bd. XXI.

(8) *Beiträge z. Statist. der akut. spont. Osteom. der lang. Röhrenknochen.* (*Archiv z. kl. Chir.*, 1889.)

dite infectieuse, ou, suivant la terminologie allemande, *aiguë spontanée.*

C'est certainement le travail le plus documenté que nous possédions sur les divers points susceptibles d'être éclairés par la statistique. Demme avait fait connaître 17 cas, Lücke 24, Helferich 131, Schede 17, Kocher 26, Müller 21. Haaga nous présente 403 observations ayant donné lieu à 470 localisations sur les os longs.

On a émis des opinions contradictoires, quant à la fréquence proportionnelle des localisations sur le *côté droit* ou sur le *côté gauche* du corps (Kocher, Demme...) : d'après Haaga, le total des faits indique une *égale proportion* pour les deux côtés. Mais si l'on envisage le détail on trouve le motif des contradictions précédemment indiquées. Tandis que le fémur gauche entre pour 56,6 p. 100 dans la totalité des lésions de cet os, le fémur droit est représenté par 43,3 p. 100 : la proportion du fémur droit est donc de 13,3 p. 100 supérieure à celle de son congénère.

Pour le tibia la proportion est renversée : à droite, 99 cas nous donnent 54,7 p. 100 ; à gauche 82 cas, 45,3 p. 100.

Le fémur gauche et le tibia droit seraient donc atteints dans une proportion supérieure aux autres os longs.

Quand on parcourt les données statistiques, la fréquence des localisations sur le fémur et le tibia apparaît avec la plus grande clarté. Sur 13 cas de décollements épiphysaires, Klose (1) indique 8 fois l'extrémité inférieure du fémur comme siège de l'affection ; Frank (2), sur 34 cas analogues, trouve 17 fois un pareil siège. Réunissant les chiffres publiés par Helferich, Lücke, Volkmann (3), Schede, Kocher, Rosenbach (4), Haaga nous apporte une masse considérable de faits, que nous avons cru devoir reproduire :

Détail des statistiques de Lücke, Volkmann, etc.

	Fémur.	Tibia.	Péroné.	Humérus.	Radius.	Cubitus.	Ensemble.
Lücke........	12	11	1	4	2	»	30
Volkmann.....	13	12	»	4	»	2	31
Helferich......	45	66	4	20	6	»	141
Schede........	11	11	1	3	»	1	27
Rosenbach....	24	41	1	5	»	»	71
Kocher........	11	14	1	1	»	»	27
TOTAL.....	116	155	8	37	8	3	327

(1) *Prager Vierteljahrsch.*, 1858.
(2) *Deutsche Klinik*, 1861.
(3) *Beiträge z. Chirur.*, 1875.
(4) *Deutsche Zeitschr. f. Chir.*, X, 1878.

Au total, les statistiques précédentes fournissent les résultats ci-dessous :

Fémur	181 fois	(38,5 p. 100).
Tibia	181 —	(38,5 —).
Péroné	16 —	(3,4 —).
Humérus	52 —	(11,1 —).
Radius	24 —	(5,1 —).
Cubitus	16 —	(3,4 —).

En les réunissant à la sienne, Haaga obtient le tableau suivant :

OS MALADES.	STATISTIQUE particulière.	STATISTIQUE de différents auteurs.	TOTAL.
Fémur	181 = 38,51 p. 100	116 = 35,47 p. 100	297 = 37,26 p. 100
Tibia	181 = 38,51 —	155 = 47,40 —	336 = 42,16 —
Péroné	16 = 3,40 —	8 = 1,53 —	23 = 3,01 —
Humérus	52 = 11,07 —	37 = 11,93 —	89 = 11.16 —
Radius	24 = 5,10 —	8 = 1,53 —	32 = 4,01 —
Cubitus	16 = 3,40 —	3 = 0,91 —	19 = 2,38 —
	470	327	797

Relativement au siège des ostéites sur chaque segment osseux, le dépouillement de 291 observations a donné à Ollier :

Fémur	Tiers supérieur	22	95
	— moyen	15	
	— inférieur	58	
Tibia	Tiers supérieur	40	124
	— moyen	42	
	— inférieur	42	
Péroné	Tiers supérieur	5	18
	— moyen	2	
	— inférieur	11	
Humérus	Tiers supérieur	13	30
	— moyen	5	
	— inférieur	12	
Radius	Tiers supérieur	1	11
	— moyen	3	
	— inférieur	7	
Cubitus	Tiers supérieur	4	13
	— moyen	2	
	— inférieur	7	
	TOTAL		291

Dans sa statistique Sézary arrive aux résultats suivants :

Tibia	56
Fémur	47
Humérus	10
Péroné	3
Radius	2
Cubitus	1

Quant à Lannelongue, il aurait vu les lésions siéger :

Sur le fémur	35 fois.
— tibia	23 —
— péroné	2 —
— humérus	5 —
— radius	2 —
TOTAL	66 fois.

Les résultats de Rosenbach, Helferich, Haaga sont à peu près concordants.

Voici les tableaux dressés dans ce but par ces auteurs :

Helferich.

	Extrémité supérieure.	Extrémité inférieure.	Partie moyenne.
Fémur	3	40	2
Tibia	29	18	19
Péroné	1	2	1
Humérus	16	3	1
Radius	»	6	»
Cubitus	»	»	»
TOTAL	49	69	23

Rosenbach.

	Partie supérieure.	Partie inférieure.	Partie moyenne.
Fémur	1	20	1
Tibia	14	16	11
Péroné	1	»	»
Humérus	4	1	»
TOTAL	20	37	12

Haaga.

	Partie supérieure.	Partie inférieure.	Partie moyenne.
Fémur	28	107	65
Tibia	54	64	123
Péroné	2	9	9
Humérus	28	11	16
Radius	»	7	18
Cubitus	5	9	4
TOTAL	324		235

Comme on le voit, le fémur à son extrémité inférieure, l'humérus à son extrémité supérieure, sont les sièges de prédilection de l'ostéomyélite; quant au tibia, ses deux extrémités seraient à peu près également atteintes, la partie moyenne l'emportant de beaucoup.

Le péroné dans la statistique de Haaga est également frappé à sa partie inférieure et à sa partie moyenne (9 fois), tandis que deux fois seulement, l'extrémité supérieure était lésée.

Le radius prête à des considérations analogues, puisque, touché dix-huit fois dans sa partie moyenne, il l'était sept fois à son extrémité inférieure, la supérieure restant indemne (O.). Pour le cubitus la prédominance des localisations aux extrémités a été nette (supérieure 5 fois, inférieure 9 fois), la partie moyenne n'était affectée que quatre fois.

OSTÉITE BIPOLAIRE.

Ollier (1) a désigné sous le nom d'*ostéite bipolaire*, une variété d'ostéite qui consiste dans une double ostéite juxta-épiphysaire, le centre de l'os étant ou paraissant intact.

D'après Ollier une ostéite, développée dans une zone juxta-épiphysaire, pourrait se propager à l'autre pôle de l'os sans laisser de traces bien appréciables. L'inflammation a passé, dans ce cas, d'une extrémité diaphysaire à l'autre sans qu'il soit possible souvent de retrouver des lésions sur la région intermédiaire.

Mais dans d'autres cas cette intégrité de la portion intermédiaire n'est qu'apparente et il s'est formé du pus sous le périoste, le long d'une crête osseuse ou bien dans le canal médullaire le long d'une de ses parois. C'est alors une pandiaphysite suppurée, ouverte aux deux extrémités juxta-épiphysaires de l'os. La compacité du tissu osseux au centre de la diaphyse et la rareté des ouvertures vasculaires à ce niveau expliquent, d'après Ollier, la marche de l'inflammation, par l'intermédiaire de la moelle, sans qu'elle se communique au périoste correspondant. Au niveau des régions juxta-épiphysaires, au contraire, le grand nombre et le volume des trous vasculaires rendent compte de la facilité de la propagation de l'inflammation de la moelle au périoste et réciproquement.

Nous pensons que dans certains cas l'ostéite bipolaire peut être non pas l'indice d'une *propagation successive* d'une ostéite d'une extrémité à l'autre pôle de la diaphyse, mais l'expression d'une *infection simultanée et indépendante* des deux régions juxta-épiphysaires.

A notre grand étonnement nous n'avons pas vu que cette forme, décrite par Ollier, ait frappé l'assistant de Bruns. On ne saurait en méconnaître l'importance anatomo-pathologique et clinique. Point de départ de pandiaphysite, elle peut donner lieu à l'extraction totale de la diaphyse. Si elle n'est pas envahissante à ce point, elle peut par les troubles dans l'accroissement porter atteinte au fonctionnement du membre... ; bref, l'ostéite bipolaire mérite une mention spéciale dans la description des lésions infectieuses des os.

(1) *Traité des résect.*, t. I, p. 428.

L'ostéite bipolaire du fémur, dont Ollier a pu observer plusieurs exemples, peut occasionner des raccourcissements de 10 à 12 centimètres malgré l'intégrité du cartilage sous-trochantérien. Dans un cas de résection de la tête et du col du fémur pratiquée à l'âge de sept ans sur un sujet qui avait eu une suppuration juxta-épiphysaire inférieure de cet os, Ollier a trouvé onze ans plus tard un raccourcissement de 11 centimètres pour le fémur seul, mesuré du sommet du trochanter au rebord inférieur du condyle.

LÉSIONS MULTIPLES.

Plusieurs os peuvent être atteints simultanément ou consécutivement; aucune influence prochaine ou éloignée ne rend compte de ces atteintes qui attestent seulement l'intensité de l'infection générale. Elles frappent tous les os, tantôt l'homologue et tantôt un os différent du tronc, de la face... La clavicule, le péroné, le maxillaire inférieur en sont le siège de prédilection (Lannelongue).

Rassemblant tous les faits dans lesquels a été notée la multiplicité des localisations osseuses, Haaga les subdivise en diverses catégories suivant le nombre des os atteints.

Il a compris dans les tableaux suivants non seulement les cas où les localisations paraissent résulter d'une infection simultanée, mais encore ceux qui sont la conséquence d'une infection secondaire ou d'une récidive.

De plus il a considéré, et cela à juste titre, comme devant faire partie de ce paragraphe, toutes les observations où divers segments du squelette ont paru affectés, qu'ils aient été le siège d'une tuméfaction simple, ou d'une suppuration, avec ou sans nécrose.

Foyers multiples d'ostéomyélite siégeant sur **2 os.**

Fémur	2 fois.
Tibia	3 —
Fémur et tibia	7 —
— —	3 —
— humérus	3 —
— —	6 —
— radius	2 —
— cubitus	1 —
— péroné	1 —
Tibia et humérus	4 —
— —	4 —
— radius	1 —
— cubitus	1 —
— péroné	1 —
Humérus et cubitus	1 —
Fémur et os nasal	1 —
A reporter	41 fois.

	Report	41 fois.
Fémur et	omoplate	2 —
—	os iliaque	1 —
—	métacarpiens	2 —
—	phalanges	3 —
—	métatarsiens	1 —
—	avant-bras	1 —
—	coude	1 —
—	cou-de-pied	1 —
Tibia et	phalanges	3 —
—	clavicule	1 —
—	mâchoires	1 —
—	genou	1 —
—	dos de la main	1 —
Humérus et	os scaphoïde	1 —
—	clavicule	1 —
Radius et	phalanges	1 —
—	astragale	1 —
		64 fois.

Foyers multiples d'ostéomyélite siégeant sur **3 os.**

Fémur des deux côtés et radius	1 fois.
— — humérus	1 —
— tibia et humérus	2 —
— — cubitus	1 —
— — calcanéum	1 —
— humérus et cubitus	1 —
— — clavicule	1 —
— — radius	1 —
— et omoplate des deux côtés	1 —
Tibia, clavicule et os malaire	1 —
— omoplate et os occipital	1 —
	12 fois.

Foyers multiples d'ostéomyélite siégeant sur **4 os.**

Fémur des deux côtés et tibia des deux côtés	1 fois.
— avant-bras et tibia —	1 —
— humérus, radius et cubitus	1 —
— — des deux côtés et omoplate	1 —
	4 fois.

Foyers multiples d'ostéomyélite siégeant sur **5 os.**

Fémur, clavicule des deux côtés, phalanges, crâne	1 fois.
Tibia des deux côtés, os sacrum, os malaire, métatarsiens.	1 —
	2 fois.

Comme l'indiquent les chiffres précédents :

Sur	64	individus,	2 os	étaient affectés.
—	12	—	3	—
—	4	—	4	—
—	2	—	5	—

82 malades ont donc présenté 190 lésions du squelette. Si l'on compare ce chiffre au nombre total des patients (403), on voit que *dans un cinquième des cas l'ostéomyélite est multiple*, soit 20 p. 100.

D'autre part, dans les trois cinquièmes des cas les grands os longs étaient atteints.

M. Ollier aurait observé plusieurs fois un plus grand nombre de localisations que celui indiqué par Haaga. La plupart des os étaient atteints; quelques-uns même en plusieurs points.

§ 3. — Fractures spontanées ou pathologiques.

Comme on le sait, le terme de fracture spontanée est uniquement employé pour désigner les solutions de continuité des os qui résultent d'un traumatisme tel, qu'il serait à coup sûr insuffisant pour produire une fracture dans les conditions ordinaires. On leur donne encore le qualificatif de *pathologique* afin de montrer qu'il y a toujours altération préalable du tissu osseux.

De telles lésions ne sont pas rares au cours d'ostéomyélites infectieuses. Signalées par Verneuil (1) à l'occasion d'un fait observé dans son service, elles ont été l'objet de nombreuses recherches qui en ont élucidé le mécanisme. Le premier travail d'ensemble fait sur ce sujet est la thèse d'Aubry (2) inspirée par E. Bœckel, basée sur quatre observations inédites et probantes. Étudiées ensuite dans les thèses de Salès (3), Kaufmann (4), Patey (5), elles ont été décrites avec soin dans l'ouvrage de Lannelongue (6). Plus récemment nous devons signaler un travail intéressant de M. Picqué (7) et enfin la thèse de M. Simon (8). Les ouvrages classiques récents et les publications étrangères renferment d'assez nombreuses observations de telles fractures.

Une différenciation complète doit être établie tout d'abord parmi ces lésions, suivant que la solution de continuité porte sur la région *juxta-épiphysaire* ou bien sur la *diaphyse*. La pathogénie, les symptômes sont distincts dans ces deux cas.

D'après les relevés de Lannelongue, les fractures spontanées se produisant au cours d'ostéomyélite aiguë se rencontreraient dans la proportion de 10 pour 100. Cet auteur comprend, à juste titre, à la fois les décollements épiphysaires signalés par Klose et les fractures diaphysaires. Il n'est pas possible de dire aujourd'hui que

(1) Verneuil, *Bull. Soc. chir.*, 1863, 2e série, t. IV, p. 28.

(2) Aubry, Th. Strasbourg, 1868. *Des fractures spontanées compliquant la périostite phlegmoneuse.*

(3) Salès, Th. Paris, 1871. *De la marche et du traitement de l'ostéopériostite diaphysaire suppurée de l'adolescence.*

(4) Kaufman, Th. Paris, 1878. *Des fractures consécutives à l'ostéomyélite.*

(5) Patey, Th. Paris, 1878. *Étude d'ensemble sur les fractures spontanées*, p. 33.

(6) Lannelongue, *De l'ostéomyélite aiguë pendant la croissance*, 1879, p. 41. Paris.

(7) Picqué, *Gaz. médicale*, 1885, nos 18, 20, 22, 26.

(8) Simon, Th. agrégat., 1886, *Des fractures spontanées*.

les décollements épiphysaires résultent de la fonte purulente du cartilage de conjugaison et que le tissu osseux n'y participe en aucune façon, la séparation s'opérant le plus souvent sans cause déterminante, par le seul fait de la destruction de la membrane épiphysaire (?). Les observations anatomo-pathologiques démontrent qu'en pareils cas il s'agit d'une *séparation diaphyso-épiphysaire*, survenant très rapidement par suite du ramollissement inflammatoire de la zone du tissu spongieux qui avoisine le cartilage de conjugaison. C'est dans la portion renflée de la diaphyse, le bulbe de l'os, que s'effectue cette fracture, trabéculaire si on le veut, à cause de la fragilité des aréoles osseuses, mais relevant d'un traumatisme, d'un mouvement plus ou moins violent, volontaire ou spasmodique. L'existence de cette variété est indéniable; tout ce que l'on peut admettre, c'est la possibilité d'un décollement suraigu par suite de la fonte du tissu osseux, sans qu'il y ait eu traumatisme bien évident. Si bien qu'entre ces cas et la *séparation diaphysaire* de Lannelongue il n'y a qu'une différence d'intensité de processus.

Les observations de Henrot, Petit, Bœckel, Cartaz..., celles de Lannelongue, montrent que c'est généralement de bonne heure, vers la fin du premier mois, qu'elles se produisent. Les surfaces osseuses séparées, ou quelquefois adhérentes encore par certains points, sont en général inégales et mamelonnées : une certaine épaisseur de tissu spongieux est restée fixée, du côté de l'épiphyse, à la face diaphysaire du cartilage de conjugaison. Le trait n'est pas oblique, mais plutôt sinueux : tantôt seule l'extrémité de la diaphyse est en voie de nécrose, tantôt le fragment épiphysaire offre également des signes de mortification plus ou moins étendue. Une intervention hâtive et la désinfection du foyer peuvent permettre la consolidation, grâce aussi à l'activité ostéogénique de l'enveloppe périostéo-capsulaire.

Quant aux *fractures proprement dites ou diaphysaires*, elles surviennent à une époque variable, mais le plus souvent assez éloignée du début des accidents. Elles peuvent siéger vers le tiers supérieur ou le tiers inférieur des os longs, moins fréquemment à la partie moyenne. L'os le plus fréquemment fracturé est le fémur, et cela à une distance plus ou moins grande du genou. Son extrémité supérieure (Berger) (1), son tiers moyen ne sont pas non plus restés indemnes. Le tibia, les côtes, l'humérus, a titre exceptionnel, peuvent aussi être fracturés.

Ollier a décrit ces fractures et en rapporte un bel exemple (fig. 61). Il s'agit d'une fracture double du membre inférieur produite à quel-

(1) Berger, *Bull. Soc. chirurg.*, 1880, p. 728, t. VI.

ques jours de distance sur un malade qui avait à la fois une ostéomyélite fémorale de la région sous-trochantérienne et une ostéomyélite juxta-épiphysaire inférieure du tibia.

Ces fractures étaient consolidées quand le malade entra à l'hôpital; le sujet marchait sur la pointe du pied. Pendant notre internat nous avons observé deux faits de fracture du fémur atteint d'ostéomyélite; l'un et l'autre étaient survenus plusieurs mois après le début de l'affection et alors que les sujets commençaient à marcher.

L'un de ces malades, après avoir guéri, se brisa de nouveau la cuisse en glissant sur la glace quelques années plus tard. Il guérit de nouveau, sans suppuration.

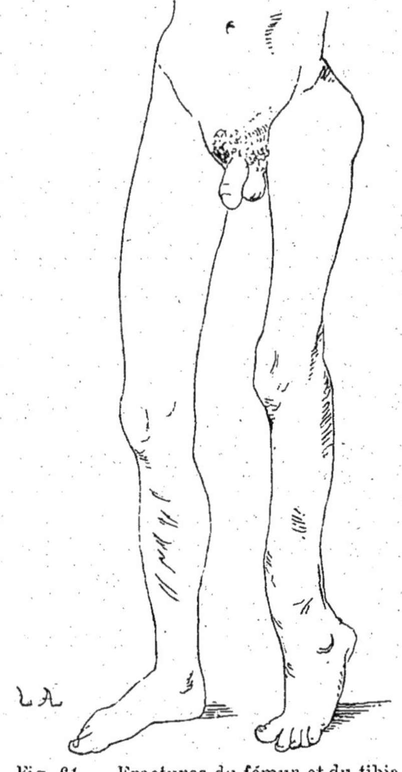

Fig. 61. — Fractures du fémur et du tibia produites sur des os atteints d'ostéomyélite. La fracture du fémur siège dans la région sous-trochantérienne; celle du tibia à la réunion du quart inférieur avec les trois quarts supérieurs (d'après Ollier).

La dernière centaine de cas observés à Tubingue donne huit fractures spontanées : les renseignements cliniques prouvent qu'il s'agit là d'une lésion généralement tardive : jamais on ne l'aurait vue avant la sixième semaine. Bruns, distinguant les cas où la fracture s'est produite dans le séquestre de ceux où elle siège sur l'os nouveau, aurait noté une fois la fracture dans l'os périostique et un cas douteux (?). Cinq fois la cuisse, trois fois le tibia, une fois l'humérus étaient atteints. Garré fait remarquer que l'allongement par irritation indirecte du cartilage de conjugaison peut jusqu'à un certain point compenser le raccourcissement. C'est ainsi que sur un malade le raccourcissement qui était de 3 centimètres était réduit au bout d'un an à 2 centimètres et demi, et après trois ans à 1 demi-centimètre. Dans un cas il n'y avait pas de différence; dans d'autres il existait un allongement de 1 et même de 2 centimètres et demi.

La *cause essentielle de ces lésions est la nécrose*, mais celle-ci agit *directement* ou *indirectement* pour amener la solution de continuité :

1° Lorsque la diaphyse d'un os long est nécrosée, le périoste qui la recouvre réagit vigoureusement. De nouvelles couches osseuses, sans cesse édifiées, forment une coque dont la résistance, insuffisante d'abord, sera plus tard assez grande pour supporter le poids du corps. Mais pendant une assez longue période la solidité du membre n'est guère assurée que par l'os malade plus ou moins mortifié ; celui-ci forme une véritable attelle interne à la surface de laquelle se modèle et se dépose l'os périostique. Que le sujet se lève, marche à un moment où la raréfaction de la diaphyse en a diminué la consistance, et alors que l'ostéogenèse n'a pas achevé sa tâche, et l'os se brisera à la fois dans le séquestre et la coque nouvelle.

2° La formation des cloaques destinés à l'élimination du pus et des séquestres peut, si elle est marquée par la largeur des orifices, diminuer la solidité de l'os et être la cause de fractures. Souvent aussi l'insuffisance de la réaction périostique, due soit aux conditions générales du sujet, soit à la destruction du périoste, joue un rôle analogue.

On ne peut guère présenter une description didactique de telles lésions ; le trait de fracture présente souvent une grande irrégularité ; sur une pièce que nous reproduisons l'os ancien est fracturé alors que la couche osseuse périostique encore molle s'est incurvée seulement sans se rompre... Le foyer renferme des séquestres baignant dans un liquide purulent... ou quelquefois un peu hémorrhagique : bref nous renvoyons à ce qui a été dit à l'anatomie pathologique. Les douleurs souvent très violentes, le gonflement du membre aussi bien que l'impossibilité de le remuer, les commémoratifs permettent un diagnostic facile. Quant au pronostic, il doit certainement toujours être réservé.

Pour Aubry la consolidation serait la règle ; il n'est malheureusement pas possible d'envisager cette proposition comme absolue. A côté de sujets guéris en quelques semaines (Berger, Picqué), il en est d'autres qui seront immobilisés pendant trois, six, huit mois (Bœckel) ; il en est d'autres enfin chez lesquels on a dû avoir recours à l'amputation ou à la désarticulation. La mort peut survenir soit par affaiblissement progressif du sujet, soit par l'apparition de phénomènes septico-pyohémiques.

§ 4. — Lésions des os plats et des os courts. Particularités qu'elles présentent suivant les diverses régions.

Les lésions des os plats et des os courts méritent une étude spéciale.

Malgré l'identité des causes qui les déterminent, elles diffèrent des altérations des os longs. Plus rares, moins faciles à diagnostiquer, souvent plus profondes, elles sont d'autre part remarquables au point de vue anatomo-pathologique par l'étendue généralement moindre de la nécrose.

Lücke sur 24 cas d'ostéomyélite en a rencontré 6 portant sur des os courts ou plats; Volkmann, sur 29, deux seulement, comme Schede et Stahl (sur 24). Kocher l'aurait observée 3 fois sur 30 et Lannelongue 4 fois sur 24. En réunissant ces diverses statistiques on voit que 131 faits d'ostéomyélite aiguë ont donné 157 localisations sur lesquelles 17 seulement, soit 8, 2 pour 100, siégeaient sur les os courts et les os plats. Fröhner nous a fourni une nouvelle et importante série de faits recueillis à la clinique de Tubingue depuis une quarantaine d'années. Parmi les 470 lésions osseuses (sur 403 sujets) étudiées dans le mémoire de Haaga, il se trouve 23 cas d'ostéomyélites des os courts et plats, Fröhner ajoute 11 nouvelles observations, qui réunies aux 23 précédentes donnent un total de 34; ce qui permet d'établir le rapport de 13, 8 pour 1 relativement à la fréquence comparée des localisations sur les os longs et sur les os plats et courts.

Le tableau suivant dressé par Fröhner permet de se rendre compte, à première vue, du siège et de la fréquence relative des lésions que nous étudions.

Il comprend les statistiques de quelques chirurgiens ajoutées à celle de Bruns :

(1) Fröhner, *Beiträge z. Kenntniss der akut. infect. Osteom. der kurz. und platt. Kn.* (*Arch. z. klin. Chir.*, 1889, p. 78).

	Lücke. 24 cas.	Volkmann. 20 cas.	Schede. 24 cas.	Kocher. 30 cas.	Lannelongue. 24 cas.	Bruns. 414 cas.	TOTAL Os longs.	TOTAL Os courts.
Clavicule	»	1	»	1	1	8	»	11
Omoplates	»	»	»	»	1	8	»	9
Côtes	2	»	»	»	»	1	»	3
Humérus	4	4	3	1	2	52	66	»
Cubitus	»	2	1	»	»	16	19	»
Radius	2	»	»	»	3	24	29	»
Vertèbres	»	»	»	»	1	»	»	1
Os iliaque	1	»	2	1	1	4	»	9
Sacrum	»	»	»	»	»	1	»	1
Fémur	12	13	11	11	8	181	236	»
Tibia	11	12	11	14	9	181	238	»
Péroné	1	»	1	1	3	16	22	»
Calcanéum	2	1	»	1	»	3	»	7
Astragale	»	»	»	»	»	2	»	2
Os scaphoïde	»	»	»	»	»	1	»	1
Os occipital	»	»	»	»	»	2	»	2
Os nasal	»	»	»	»	»	1	»	1
Os zygomatique	»	»	»	»	»	2	»	2
Mâchoires	1	»	»	»	»	1	»	2
	36	33	29	30	29	504	610	51
							661	

Sur 661 localisations osseuses, nous en trouvons 51 sur les os plats et les os courts, soit un *rapport de 12 à 1*.

Quant à la *répartition*, les chiffres suivants l'établissent avec la plus grande netteté :

Clavicule	11
Omoplate	9
Os iliaque	9
Calcanéum	7
Côtes	3
Occiput	2
Zygomatique	2
Mâchoires	2
Astragale	2
Os nasal	1
Vertèbres	1
Sacrum	1
Scaphoïde	1
	51

La clavicule, l'omoplate, l'os iliaque, le calcanéum sont de beaucoup les plus fréquemment lésés ; le crâne, le rachis, les côtes, les osselets du pied, de la main, ne sont qu'exceptionnellement atteints.

On pourrait discuter longtemps, et sans grandes apparences de certitude, sur la question de *priorité des localisations* lorsqu'elles existent en plusieurs points du squelette. L'absence d'observation au début vient souvent compliquer le débat et même en empêcher toute solution. Nous ne nous y arrêterons pas ; voici seulement les résultats fournis par les statistiques *sur la fréquence à l'état isolé*, ou la *coexistence d'ostéomyélite* des os courts et plats et d'altérations analogues des *os longs* :

		LÉSIONS isolées des os courts et des os plats.
Lücke	24 cas.	0
Volkmann	29 —	1
Schede	24 —	2
Kocher	30 —	2
Lannelongue	24 —	2
Bruns	414 —	11
	545 cas.	18

Un total de 545 cas nous donne donc *18 lésions isolées*, soit 3,3 p. 100; chose remarquable, toujours un seul os, plat ou court, était atteint (os iliaque, calcanéum, omoplate). Voici la répartition de ces cas isolés :

	Os iliaque.	Calcanéum.	Omoplate.	Clavicule.	Côtes.	Astragale.
Volkmann	»	1	»	»	»	»
Schede	2	»	»	»	»	»
Kocher	»	1	1	»	»	»
Lannelongue	1	»	1	»	»	»
Bruns	3	2	2	2	1	1
Total	6	4	4	2	1	1

Quant aux faits dans lesquels il y avait à la fois altération des os plats, des os courts, des os longs, Fröhner nous fournit les renseignements suivants:

Trente-trois étaient lésés sur un total de 27 cas. Coïncidant avec des lésions des os longs, l'ostéite portait sur les côtes (2 fois), l'os iliaque, la mâchoire (1 fois), le calcanéum (2 fois). Lücke, Volkmann, Lannelongue observèrent dans les mêmes conditions l'ostéomyélite de la clavicule, Kocher celle de l'os iliaque. Lannelongue a fait connaître celle du rachis.

Dans la statistique de Bruns nous voyons la mâchoire, l'os nasal, le scaphoïde, l'astragale, l'os iliaque (une fois), la clavicule et l'omoplate (deux fois) atteints en même temps qu'un os long. Le calcanéum était dans un cas lésé avec le fémur, le tibia ; la clavicule avec le fémur et l'humérus ; l'omoplate de chaque côté avec le fémur ; la clavicule et l'os zygomatique avec le tibia ; l'omoplate et l'occipital avec le tibia. Sur un malade 4 os étaient altérés : l'omoplate, les deux humérus et le fémur ; sur deux autres, il y en avait 5 : l'occipital, les deux clavicules, le fémur, une phalange ; et enfin sur le dernier de ces deux sujets, le sacrum, l'os zygomatique, les deux tibias, un métatarsien.

Ces 27 cas donnent, comparativement aux 545, une proportion de

4,9 p. 100, qui réunie au 3,3 p. 100 des localisations isolées, donn en définitive un pourcentage de 8, 2 p. 100.

A part les faits contenus dans les statistiques précédentes, Fröhne rappelle que Lannelongue aurait trouvé 4 fois le calcanéum attein d'ostéite. Volkmann, Bruns, à diverses reprises, auraient constat cette lésion ainsi que celle d'autres os du pied et de la main.

PARTICULARITÉS QUE PRÉSENTENT LES LÉSIONS SUIVANT LES RÉGIONS.

Les descriptions que nous venons de faire ont trait surtout aux o longs et il faut convenir que les lésions infectieuses des os plat et des os courts n'en diffèrent pas essentiellement. Cependant cer tains points concernant ces derniers méritent d'être mis en relief.

Crâne. — Si l'on met à part les faits de carie du rocher consécu tifs à de vieilles suppurations de l'oreille, on ne trouve pas fréquem ment l'ostéomyélite infectieuse localisée au crâne. Lannelongue (1) e plus récemment notre ami Gérard Marchant (2) s'appuyant sur le observations personnelles (3) et celles publiées par Crampton (4), Chip pault (5), Lépine (6), ont montré que par ordre de fréquence, le frontal le pariétal, le temporal sont touchés, et cela chez de jeunes enfants Habituellement la dénudation est considérable ; le diploé est infiltr de pus ; ce dernier est verdâtre, épais, concret et visqueux. L nécrose, comme l'a dit Pearson (7), est pour ainsi dire foudroyante entre la dure-mère et le péricrâne décollés, on trouve l'os d'aspec blanc, lavé, au début, puis noirâtre et d'odeur infecte cadavérique Le séquestre n'a rien de régulier ni comme forme, ni comme éten due, sa délimitation n'est jamais établie au moment de l'interven tion, ou de l'autopsie, cependant sa coloration tranchant nettemen sur les parties encore vivantes permettrait d'apprécier et d'enleve la zone malade.

A part les cas de Chippault, Crampton, Lépine, Lannelongue nous devons en mentionner 3 de Bergmann.

Mâchoires. — La plupart du temps le maxillaire inférieur est at teint d'ostéite à la suite de maladies infectieuses (rougeole, scarla tine...), ce qui avait fait donner à ces lésions le nom de nécros exanthématique (Salter) ; on peut encore les observer comme foyer secondaires, plus rarement comme foyers primitifs dans les ca

(1) Lannelongue, *Ostéomyélite aiguë pendant la croissance.*
(2) Gérard Marchant, *De la résection dans l'ostéomyélite*, 1889.
(3) Duplay et Reclus, *Traité de chirurgie.*
(4) Crampton, *On periostitis. Dublin hospital Reports*, t. II.
(5) Chippault, *Soc. anat.*, 1863.
(6) Lépine, *Soc. anat.*, 1869.
(7) Pearson, *Nécrose aiguë du crâne. British. med. Journal*, 1888.

d'ostéomyélite des membres. En général la suppuration décolle le périoste, s'ouvre dans la cavité buccale et détermine une mortification plus ou moins étendue de la mâchoire; limitée parfois à certaines portions du rebord alvéolaire elle peut, dans d'autres circonstances, envahir la plus grande partie de la portion horizontale ou de la branche montante.

Plusieurs observateurs ont constaté dans le pus provenant d'ostéites avec séquestre de la mâchoire inférieure, l'existence d'amibes.

Les faits cliniques cités plus loin sont encore trop peu nombreux pour permettre de créer une nouvelle variété d'ostéomyélite due aux amibes.

Colonne vertébrale. — Comme Duguet et Lannelongue (1), Kœnig (2) a observé une ostéomyélite aiguë vertébrale.

Nous reproduisons ci-dessous les résultats fournis par l'autopsie du sujet observé par Lannelongue :

« Au-devant de la colonne nous avons trouvé la veine cave, contenant à son origine un caillot très adhérent, à centre décoloré; plus haut ce centre était ramolli et diffluent, d'aspect puriforme.

« Sur la colonne vertébrale, on remarque les lésions les plus importantes; au niveau de la région lombaire, il existe sur la face latérale gauche du corps de la troisième vertèbre lombaire, une dénudation comprenant toute la face latérale du corps jusqu'à la ligne médiane; cette dénudation a pour limites, en avant, le grand surtout ligamenteux antérieur, confondu avec le périoste, en arrière, un pont de périoste épaissi qui recouvre l'apophyse transverse; en haut et en bas, les disques intervertébraux. Il y a en un mot, autour de la partie dénudée, comme une collerette blanche épaissie de toutes les parties; cette vertèbre est seule dénudée. Mais, à côté, l'apophyse transverse est dénudée sur sa face antérieure, son bord inférieur et supérieur. L'aspect de la surface dénudée du corps vertébral est gris, ardoisé, noirâtre, et l'on y voit des orifices vasculaires à bords assez réguliers, agrandis, il en est qui reçoivent une tête d'épingle, ils sont nombreux. Il n'y a plus vestige des vaisseaux qui les traversaient; il s'en écoule une sanie noirâtre qui donne cette même coloration au corps et aux parties voisines. En même temps, on constate d'abord qu'en haut et en bas, dans une partie probablement limitée, le corps vertébral est séparé de ses disques, en un mot qu'il y a une disjonction partielle. Voilà les lésions qu'on trouve sur l'os extérieurement. Quant à l'abcès né de cette région osseuse, il se porte en dehors, se créant d'abord une cavité dans le

(1) Lannelongue, *De l'ostéomyélite aiguë pendant la croissance*, obs. XXI.
(2) *Lehrb. der allg. Chirur.*

muscle psoas, et, continuant ensuite son trajet le long de l'apophyse transverse, il vient au dehors, par le trajet que j'ai ouvert.

« Par une coupe médiane antéro-postérieure portant sur plusieurs corps vertébraux, au-dessus et au-dessous, en ménageant autant que possible les os, nous avons reconnu qu'il n'y avait pas de pus dans la cavité arachnoïdienne. La moelle se terminant à un pouce plus haut que la lésion, les racines nerveuses passent par leurs trous comme à l'ordinaire.

« Dans la partie qui correspond au corps de la troisième lombaire, la dure-mère qui forme la paroi latérale gauche du canal est décollée dans une étendue de deux centimètres en travers, et de un centimètre en hauteur. Une couche de pus existe entre elle et l'os. La coupe nous montre tout d'abord que le corps de la troisième lombaire est séparé partiellement, en haut et en bas, de ses disques intervertébraux ; en plein milieu du corps, comme nous l'avons dit plus haut, la séparation gagne la face latérale gauche.

« Mais en avant et en arrière, le disque conserve ses adhérences et possède des dimensions comparables à celles des autres articulations. La coupe du corps de la troisième vertèbre lombaire présente tout d'abord une coloration très frappante, après avoir été nettoyée par des lavages. Cette coloration consiste en une grande tache absolument noire, occupant un centimètre de hauteur dans ce corps vertébral ; elle est placée à la face postérieure du corps de la vertèbre et avance de un centimètre dans ce corps, puis se bifurque en deux branches qui s'écartent et aboutissent à la face antérieure du corps vertébral. Les branches de bifurcation dessinent un V ouvert en avant ; chacune d'elles est constituée par une zone noirâtre de deux millimètres de hauteur. La tache noire d'où elles partent est en réalité une cavité creusée en plein corps de la vertèbre et remplie par une substance noire, de la couleur de l'encre de Chine forte ; les zones noirâtres qui en partent correspondent à des aéroles dilatées du tissu spongieux pleines de la même substance. Cette substance noire tache un peu en rouge, le linge. En réalité, la tache n'est qu'une apparence, car elle disparaît par le lavage ainsi que la coloration dont je parle ; la coloration du reste du tissu spongieux est rosée. »

Omoplate. — L'ostéomyélite infectieuse aurait été vue par Marjolin, Ollier, Lannelongue, Jones, Billroth, Poncet... Dans tous les cas, hormis celui de Lannelongue, de Poncet, elle paraît avoir été périglénoïdienne au début et généralisée dans la suite. Nous rappellerons à ce sujet que si l'on examine l'omoplate d'un fœtus de huit à neuf mois, on constate que cet os est formé d'une masse centrale comprenant le corps et la plus grande partie de l'épine. A cette surface sont accolées trois masses cartilagineuses très distinctes, assez peu adhérentes pour être facilement détachées de l'os central et qui occupent : 1° tout le bord interne et l'angle inférieur ; 2° l'extrémité externe de l'épine ; enfin la plus importante constituerait l'apophyse coracoïde et la *région glénoïdienne*. C'est dans ces trois zones ostéogéniques que surviennent les manifestations infectieuses (1). La suppuration, le décollement périostique, la nécrose n'ont rien de particulier (2).

A part les dix cas signalés par Bergmann, Volkmann en a fait connaître trois et Lannelongue deux autres (3).

L'ostéomyélite aiguë est rare au scapulum ; à part une panostéite septique terminée rapidement par la mort et qui avait débuté par la cavité glénoïde, Ollier en aurait observé deux autres exemples qui se terminèrent par ankylose, l'un spontanément, l'autre après l'extraction d'un séquestre du col.

Les nécroses totales de l'omoplate, ou même partielles, permettent de constater le mode de reproduction de l'os, par le périoste des faces superficielles et profondes ; l'os mort se trouve alors entre deux feuillets ossifiés (Ollier).

Les observations de Hashimoto (4), de Mikulicz, Brigham (5), Bœkel (6) citées par Ollier, démontrent la possibilité d'une abondante reproduction osseuse.

Les faits observés à la clinique de Bruns corroborent les considérations précédentes.

Tantôt l'épine de l'omoplate est seule lésée en un point circonscrit, tantôt l'os tout entier est dénudé, les épiphyses marginales détachées, baignées par le pus. Fröhner publie deux cas, remarquables, l'un par début de l'affection au niveau de l'épine et l'envahissement consécutif de l'omoplate tout entière, l'autre par le développement de l'ostéomyélite sur trois points du même os (épine, bord postérieur, bord antérieur).

Bassin. — Il est peu de régions qui démontrent mieux que le bassin l'importance des phénomènes ostéogéniques sur les localisations infectieuses.

Dans sa thèse inspirée par Ollier, Goullioud s'est attaché à le démontrer ; les observations qu'il fournit sont absolument convaincantes. Se basant sur l'apparition et la soudure des pièces osseuses, *principales* et *accessoires*, à des époques différentes, les premières avant la puberté, les secondes un peu après, vers dix-huit

(1) Rambaud et Renaut, *Développement des os*, p. 194.
(2) Audry, *Des ostéites de l'omoplate* (*Revue de chirurgie*, 1887, p. 865-988).
(3) Lannelongue, obs. III, p. 103.
(4) *Archiv. f. klin. Chirurg.*, Bd. XXXVII, 1888.
(5) *Bull. S. de chir.*, 1879.
(6) *Fragments de chirurgie antiseptique*, 1882, p. 91.

ans, il divise les ostéites en *prépubertiques* et *post-pubertiques*. Cette distinction répond à des localisations absolument différentes.

Ostéites prépubertiques. — Un fait qui frappe dans l'étude des ostéites du bassin pendant cette période de la vie, c'est leur rareté à la périphérie de l'os coxal, leur fréquence au contraire au pourtour de la cavité cotyloïde. L'acétabulum est alors le centre d'une zone d'accroissement étoilée à rayons multiples et à points d'ossification nombreux; on comprend que le point de rencontre des trois pièces de l'os coxal forme une localisation fréquente de l'ostéite, celle-ci *péri-cotyloïdienne* ou *intra-cotyloïdienne*, suivant qu'elle se développe dehors ou dedans l'articulation. Goullioud relate un fait remarquable d'ostéite infectieuse intra-cotyloïdienne avec ostéomyélite bipolaire du tibia à la suite d'un phlegmon diffus du sein chez un nouveau-né.

Il ne connaît qu'un cas de périostite phlegmoneuse diffuse de la crête iliaque développée chez un enfant de onze ans (Lannelongue). Les lésions de l'ischion seraient moins rares, mais elles débutent probablement au niveau du cartilage qui sépare l'ilium de l'ischion.

Ostéites post-pubertiques. — Exceptionnelles sont les ostéites marginales du bassin chez les enfants. De dix-huit à trente ans, au contraire, elles diminuent de fréquence sur les autres points du squelette pour se multiplier sur le pourtour du bassin. L'âge de leur plus grande fréquence est celui de vingt-trois ans. A cette époque de la vie, les ostéites de l'ischion et du pubis réunies égalent à peine en nombre celles de la crête iliaque. Deux points d'élection des ostéites tardives sont l'épine iliaque postérieure et supérieure, et les masses apophysaires du sacrum sur lesquelles se développent des épiphyses à un âge avancé. Ollier, Kœnig, Playfair, Dubar, Lannelongue..., ont observé des décollements et la suppuration sous-périostiques, avec disjonction des épiphyses marginales et nécrose. L'ilium entier a pu être envahi; le corps de l'os totalement ou partiellement nécrosé. Nous avons vu, en 1878, sur un jeune cuirassier de vingt ans, la nécrose aiguë de l'épine iliaque postéro-supérieure, et de la surface auriculaire du sacrum..., bref une sacro-coxalgie infectieuse qui se termina par des accidents pyohémiques mortels.

La statistique de Bergmann (1), contenant vingt-sept cas d'ostéomyélite infectieuse des os plats (os iliaque, omoplate, sternum, crâne), doit être complétée par la relation de faits appartenant à d'autres observateurs. A part les douze cas d'ostéomyélites iliaques qu'il fait connaître, Volkmann, Kocher, Hagedorn, Lannelongue, Fleury en ont publié plusieurs, ce qui porte le chiffre total à plus de vingt. Ce

(1) Bergmann, *St Petersburger med. Wochen.*, 1884 et 1887.

nombre est certainement très au-dessous de la réalité, et représente insuffisamment la fréquence de cette affection qui, néanmoins, est plutôt exceptionnelle.

Nous trouvons dans l'article de Fröhner la relation de plusieurs cas d'ostéomyélites aiguës iliaques.

Le siège principal des lésions au niveau de la crête, de l'épine, du pourtour de la cavité cotyloïde, n'était pas dans d'autres cas aussi limité; et comme cela a été observé par Schede, Volkmann, Kocher, Hagedorn, la hanche participait à l'affection.

En pareille occurrence l'issue fatale est constante.

Clavicules. — Côtes. — Sternum. — Chose curieuse, tandis que d'après les chiffres de Fröhner la clavicule était l'os le plus souvent touché, Bergmann n'en signale qu'un cas.

L'étendue, le siège de la nécrose n'offrent rien de particulier. Bergmann a observé deux fois l'ostéite aiguë du sternum. Cette localisation est rare : nous croyons l'avoir vue une fois sur un adulte ; mais le défaut de vérification anatomique ne nous permet pas d'être affirmatif.

Quant aux côtes, c'est surtout au niveau de leurs extrémités antérieures et postérieures qu'elles peuvent être le siège d'ostéoméylite.

Rotule. — Deux fois Lannelongue a vu l'ostéomyélite siéger sur la rotule ; les faits rassemblés par Francois (1) dans sa thèse, montrent que cet os peut être nécrosé en partie ou en totalité; l'envahissement articulaire n'est pas une conséquence forcée de la nécrose totale. La zone cartilagineuse postérieure protège l'articulation, ainsi que cela résulte de faits observés par Ollier, Bœkel.

Calcanéum. — Astragale. — Scaphoïde. — Le siège de prédilection de l'ostéite aiguë du calcanéum est la partie postérieure juxta-épiphysaire, suivant la remarque d'Ollier. Ce détail est confirmé par Fröhner. Quant à l'astragale, au scaphoïde, nous ne possédons pas de renseignements précis sur le point de départ des lésions.

§ 5. — Ostéomyélite prolongée, récidivante. Lésions articulaires. — Troubles dans l'accroissement des os. — Allongement. — Raccourcissement. — Déviations. — Dégénérescence épithéliomateuse.

LÉSIONS TARDIVES OU ÉLOIGNÉES. — OSTÉOMYÉLITE PROLONGÉE OU RÉCIDIVANTE.

Après avoir sommeillé plus d'un demi-siècle, la maladie peut reparaître tout à coup, justifiant ainsi la dénomination, attribuée à

(1) François. Th. Lyon, 1889.

cette forme clinique, d'*ostéomyélite prolongée ou à répétitions*. Certains sujets ont eu jusqu'à quatre ou cinq poussées inflammatoires avant l'ablation définitive des séquestres; chaque fois la formation d'abcès, l'élimination de fragments osseux paraissaient faire croire à la guérison définitive. Intervient-on en pareilles circonstances, on trouve ces hyperostoses énormes portant sur la totalité d'un os long, ou plus circonscrites, mais toujours très épaisses; ces cloisonnements médullaires qui rendent laborieux l'évidement à la gouge et au maillet. Des cloaques, de vieux trajets fistuleux taris ou en activité conduisent sur les foyers remplis de détritus noirâtres, fétides, et de séquestres déchiquetés et dentelés. Si l'on fait l'examen bactériologique des liquides, on voit qu'ils renferment le microbe pathogène. Ayant recueilli le pus de vieilles lésions, datant de vingt-cinq à cinquante ans, Rodet (1) a reconnu l'existence du staphylocoque aureus et obtenu expérimentalement les lésions de l'ostéomyélite aiguë.

La fréquence de ces formes est bien connue, de même que la disposition anatomique des lésions. C'est particulièrement dans ces cas que l'on peut se rendre compte de la puissance ostéogénique du périoste, de la moelle, et aussi de l'efficacité d'une irritation prolongée, indirecte de ces éléments. L'épine, constituée par les séquestres plus ou moins volumineux, suscite d'épaisses couches sous-périostiques, des cloisonnements intra-médullaires, qui localisent le foyer. S'agit-il d'une nécrose ayant intéressé toute la diaphyse et terminée par l'évacuation ou l'extraction incomplètes du séquestre, au bout de longues années, l'aspect, l'épaisseur, et comme nous le dirons, la longueur du segment osseux sont profondément modifiées. Le tibia par exemple, au lieu de sa forme prismatique, triangulaire, à bords anguleux, bien arrêtés, sera noueux, arrondi; ouvert à la gouge et au maillet, il n'offrira souvent que des traces du canal médullaire, en grande partie comblé par des ossifications. Quelquefois même sur une certaine hauteur l'os est un vrai *bloc* de tissu compact.

Quant au contenu des cavités intra-osseuses, il est souvent constitué par de petits fragments osseux, baignant dans un liquide sanieux; la dimension des séquestres est bien souvent hors de proportion avec les accidents qu'ils déterminent.

Lorsque l'ostéomyélite est restée localisée dans une région juxta-épiphysaire, on trouve le plus souvent une sorte de caverne à parois lisses, régulières, compactes et renfermant de petits séquestres. Cette variété d'*abcès des os* fait donc suite à une poussée aiguë ter-

(1) Rodet, *R. de chirurg.*, 1885.

minée par l'ouverture au dehors et qui, longtemps guérie en apparence, est restée latente. Elle diffère complètement au point de vue clinique de la variété décrite à propos de l'*ostéomyélite chronique d'emblée*. Dans cette dernière, prennent place les faits dans lesquels un abcès s'est lentement développé dans une région juxta-épiphysaire, et s'est révélé par de la tuméfaction localisée et surtout des phénomènes douloureux.

Il s'agit alors d'un processus chronique d'emblée et non d'une récidive.

LÉSIONS ARTICULAIRES.

Les lésions articulaires que l'on observe dans l'ostéomyélite prolongée peuvent être, comme celle-ci, la continuation du retentissement observé dans la période aiguë : elles peuvent encore résulter d'une inflammation chronique de voisinage. La déformation des surfaces articulaires, la sclérose des ligaments, de la synoviale, et plus encore leur liaison manifeste avec un foyer ostéomyélitique, leur donnent une physionomie spéciale, fort différente des arthrites tuberculeuses. Diverses publications ont attiré l'attention sur ces lésions, connues du reste de la plupart des cliniciens (1).

DÉGÉNÉRESCENCE ÉPITHÉLIALE DES TRAJETS FISTULEUX.

Une des conséquences rares de la permanence des trajets fistuleux, c'est la dégénérescence épithéliomateuse de leur revêtement. Les bourgeons charnus deviennent cancéreux, et le processus, qui a certainement son point de départ à la surface des téguments, pénètre jusque dans les cavités intra-médullaires. Aucune réaction périostique nouvelle ne vient révéler ce travail néoplasique ; seules la présence d'une *sécrétion horriblement fétide malgré les lavages*, l'existence de bourgeons de mauvais aspect, d'une plaie cancroïdale, annoncent cette complication. Si l'on observe l'os malade on trouve dans son intérieur un ou plusieurs séquestres, souvent *noirs comme de l'ébène*, exhalant une odeur putrilagineuse. L'extension du processus est d'autant plus limitée que l'épithélioma s'enfonce dans des cavités intra-médullaires cloisonnées. Dans ces cas-là, l'amputation sur le segment malade, mais à une grande distance, peut suffire comme intervention radicale. La généralisation ganglionnaire observée sur certains sujets comporte l'ablation du groupe dégénéré.

(1) Salmon, *De l'ostéo-arthrite chronique du genou non tuberculeuse*. Th. Paris, 1889. — Wassilief, *Arch. génér. de méd.*, 1892. — Lautier, *Étude clinique des complications articulaires de l'ostéomyélite chez l'adulte*. Th. Paris, 1892. — D. Mollière, *Arthrite ulcéreuse* (*Lyon médical*, 1890).

En cas de doute, il vaut mieux faire porter la section plus haut.

Au point de vue histologique, il s'agit d'épithélioma pavimenteux.

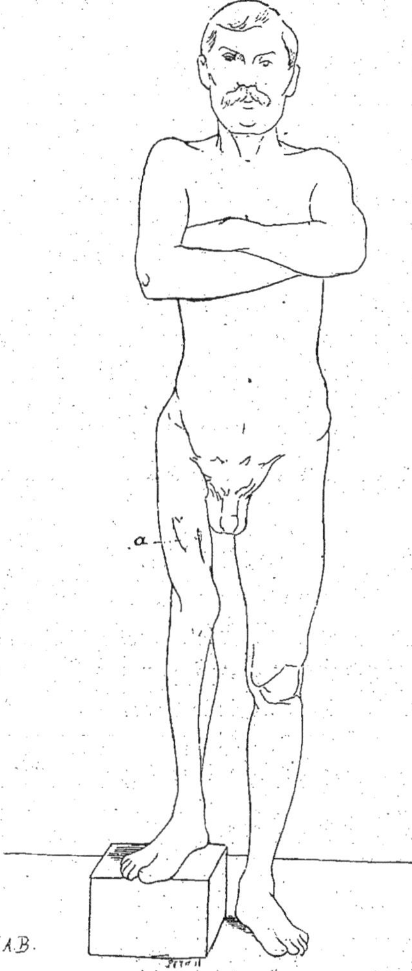

Fig. 62. — Arrêt d'accroissement du fémur produit par une ostéite juxta-épiphysaire survenue dans l'enfance à l'âge de huit ans (d'après Ollier).

a. Cicatrices provenant des plaies par où des portions séquestrales ont été expulsées. L'articulation de la hanche est libre; il y a un peu d'adduction due à la rétraction des adducteurs produite par la suppuration AB, qui a persisté longtemps au niveau de leurs insertions inférieures. Il y a eu autrefois arthrite du genou par propagation, mais peu à peu les mouvements se sont en partie rétablis.

DÉFORMATIONS DIVERSES RÉSULTANT DE TROUBLES SURVENUS DANS L'ACCROISSEMENT ET LA CONSISTANCE DE L'OS MALADE.

Arrêts d'accroissement. — Le fait que la région juxta-épiphysaire est le siège de prédilection des localisations infectieuses, entraîne comme conséquence fatale des troubles souvent considérables dans l'accroissement du segment osseux. Plus le sujet est jeune, plus active est normalement la prolifération du cartilage, plus les déformations seront accentuées. C'est pour ce motif que les extrémités supérieures de l'humérus, inférieure du fémur, fournissent des spécimens remarquables de ces troubles de croissance; ceux-ci sont à leur maximum quand l'inflammation s'étend à l'os tout entier ou siège en même temps à ses deux extrémités (ostéites bipolaires).

La figure ci-contre (Ollier, t. III, p. 170), donne une idée du raccourcissement énorme que peuvent entraîner de semblables lésions. Les exemples abondent, et pour peu que l'inflammation ait eu un certain degré de gravité, la croissance de l'os est notablement troublée.

A plus forte raison, les déformations sont-elles complexes et

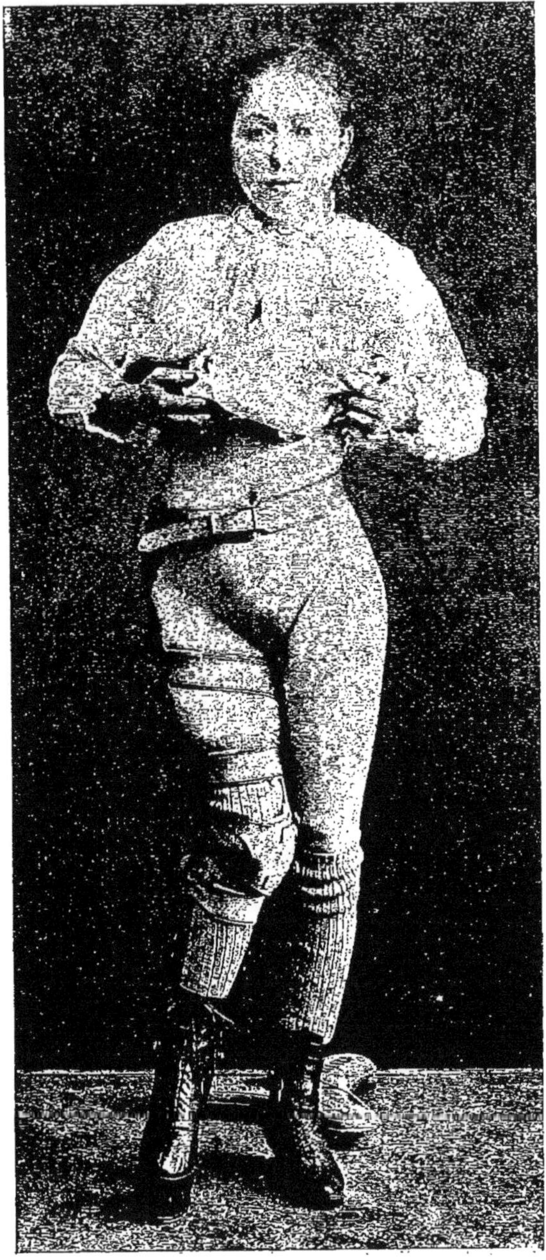

Fig. 63.

excessives quand l'infection a sévi avec intensité chez un sujet jeune. La malade dont nous reproduisons ci-dessus la photographie (fig. 63) avait été atteinte d'ostéomyélite aiguë infectieuse de l'extrémité inférieure du fémur droit vers l'âge de sept ans; lorsqu'elle entra dans mon service, elle avait dix-huit ans, et jusqu'alors n'avait marché qu'à l'aide de béquilles. Le fémur malade présentait un raccourcissement énorme de 8 à 10 centimètres environ. De plus, son extrémité inférieure était singulièrement modifiée dans ses proportions. Le condyle interne, plus saillant, descendant beaucoup plus bas que le condyle externe, repoussait la surface articulaire correspondante du tibia et donnait lieu à l'aspect du genu valgum. Le motif de cette déviation résidait sans nul doute dans l'inégale destruction du cartilage de conjugaison inférieur. Plus ou moins bien conservé en dedans, alors qu'il était détruit dans sa moitié externe, il n'avait pu fournir au développement du condyle externe.

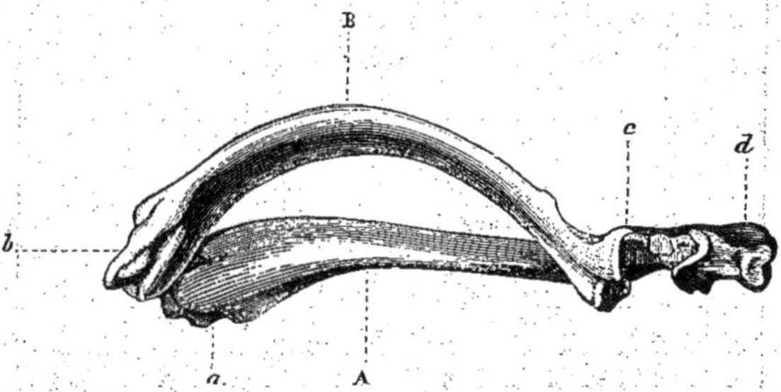

Fig. 64. — Difformité produite par l'excision du cartilage de conjugaison inférieur du cubitus (d'après Ollier).

Le développement du cubitus ayant été arrêté par cette opération, le radius, qui est resté fixé par ses extrémités au cubitus, n'a pu s'accroître qu'en se contournant.

Le *genu valgum d'origine inflammatoire*, signalé par Ollier, est plus fréquent que le genu varum.

Nous rappellerons que pour avoir une notion exacte de son degré, il importe de pouvoir mettre le genou dans l'extension. La flexion fait disparaître, comme on le sait, ou du moins dissimule le genou en dedans. Nous avons utilisé cette remarque en faisant construire un tuteur qui, tout en maintenant le genou un peu fléchi, corrige la cagnosité, tandis qu'un talon épais pare au raccourcissement.

Quand il s'agit d'un segment à deux os parallèles, la destruction du cartilage conjugal de l'un d'entre eux peut entraîner une difformité très marquée.

Depuis longtemps Ollier en a signalé le mécanisme et obtenu expérimentalement la reproduction. Lorsque à la suite de la disparition de son cartilage de conjugaison inférieur, un os de l'avant-bras cesse de s'accroître, l'autre continuant de s'allonger, l'axe de la main se dévie, s'incurve. Si c'est le radius qui est ainsi arrêté dans son développement, la main s'inclinera en dehors sur le bord radial de l'avant-bras. La déviation sera inverse, s'il s'agit du cubitus. Nous donnons ici la reproduction d'une pièce recueillie par M. Poncet et publiée par lui dans le *Lyon médical*, 1872 (fig. 231, t. II).

A la jambe, les troubles résultant de l'altération d'un cartilage conjugal peuvent entraîner de semblables déformations. Quand le tibia est frappé d'un arrêt d'accroissement par suite d'une lésion unipolaire ou bipolaire, le pied s'incline en dedans, repose sur le sol par son bord externe, prend l'attitude du pied *varus :* c'est un *valgus* que l'on observe par contre si le péroné est lésé.

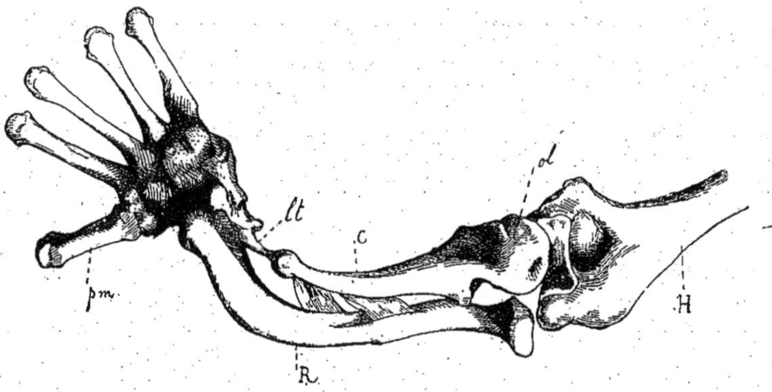

Fig. 65. — Déformation des os de l'avant-bras par l'arrêt de développement du cubitus produit par une ostéite juxta-épiphysaire inférieure de cet os (d'après Ollier).

Le cubitus ayant cessé de grandir pendant que le radius avait conservé tous ses éléments d'accroissement, les deux os n'ont pu suivre un développement parallèle. Le radius R tendait à s'échapper en bas, mais, retenu au cubitus C par le ligament triangulaire, il a dû se contourner pour utiliser ses matériaux d'accroissement. Le ligament triangulaire *lt* est tendu verticalement ; *pm*, premier métacarpien ; *ol*, olécrâne élargi s'articulant avec l'humérus.

La *diminution de résistance de l'os*, déterminée par l'inflammation, peut entraîner comme conséquences des *décollements épiphysaires*, des *glissements épiphysaires*, des *incurvations diaphyso-épiphysaires* et même de *véritables fractures* (1).

La médullisation résultant de la propagation de l'ostéite au tissu osseux juxta-épiphysaire mobilise l'épiphyse, si des couches osseuses sous-périostiques sécrétées en abondance ne viennent pas servir d'*attelle extérieure*. C'est là l'éventualité la plus fréquente ; habituellement cette *disjonction* n'est que temporaire et une *virole périphérique* sert à fixer les os. Le cas de disjonction le plus remarquable observé par Ollier est celui d'un jeune homme entré dans son service

(1) Voir Ollier, t. I. Introduction, chap. x. — T. II, p. 441. — T. III, p. 478.

en 1868 et qui, six mois après une ostéomyélite aiguë de la régio juxta-épiphysaire supérieure du tibia, avait encore la diaphyse mobi

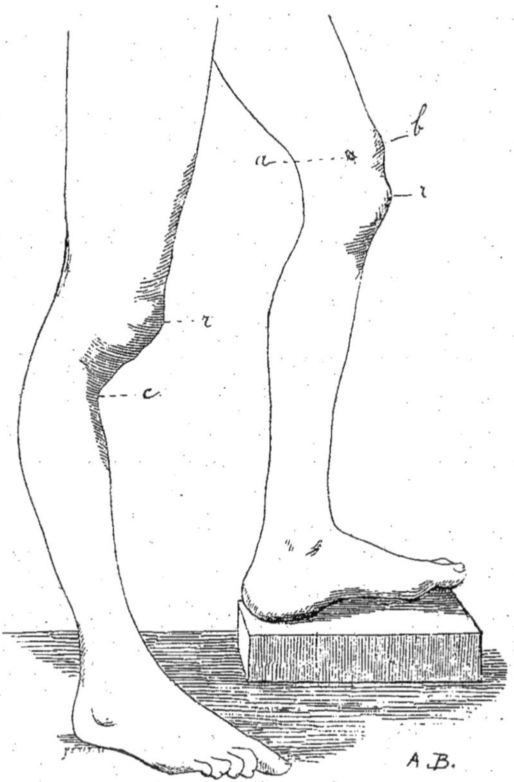

Fig. 66. — Disjonction pathologique diaphyso-épiphysaire produite chez le mêm sujet, sur le fémur à gauche, sur le tibia à droite, à la suite d'ostéites infe tieuses aiguës survenues à l'âge de seize ans; l'humérus fut envahi plus tar (Photographie prise en 1868, deux ans après le début de l'ostéomyélite; mêm état en janvier 1889) (d'après Ollier).

A gauche on voit la difformité du *double genou.* La saillie supérieure *a* tient à la flexion l'épiphyse sur la diaphyse à la suite de la médullisation de la couche spongoïde entre la diaphyse le cartilage de conjugaison; on dirait une fracture de la rotule avec écartement des fragments. saillie inférieure *r* est formée par la rotule. Cette déformation, survenue dans le cours d'u ostéite aiguë, a été produite par la prédominance d'action des muscles fléchisseurs de la jamb *a*, cicatrice de la fistule interne sus-condylienne.

A droite, la flexion de la diaphyse sur l'épiphyse supérieure s'est faite en sens inverse; angle sa lant en arrière. Au lieu d'une saillie antérieure, il y a un angle rentrant, en coup de hache, au nive de la ligne de conjugaison *c*; *r*, rotule. Il n'y a d'ankylose d'aucun côté; mais les mouvements so plus limités cependant qu'à l'état normal.

sur l'épiphyse : son membre était ballottant, et quand il se tenait s ses béquilles et appuyait légèrement le pied par terre, le memb se pliait à 5 centimètres au-dessous du genou. Il est évident que c déplacements peuvent devenir permanents si un traitement conv nable n'est pas mis en usage. Il peut se faire des fractures à ce niveau, nous avons insisté précédemment sur ce point.

EXCÈS D'ACCROISSEMENT.

Nous avons insisté sur l'excès d'*accroissement en épaisseur* des os atteints d'ostéomyélites, nous n'y reviendrons pas; mais l'irritation prolongée résultant de la présence de séquestres n'est pas seulement la cause de la formation d'os nouveau sous-périostique, elle excite la zone de prolifération juxta-épiphysaire. Comme l'a démontré Ollier l'irritation directe de cette zone en tarit les propriétés physiologiques, l'irritation indirecte les stimule. Chez les enfants et les adolescents l'*hypertrophie longitudinale* de l'os en est la conséquence. Celle-ci est une cause d'inégalité des membres et, comme conséquence, de claudication. Le tibia, surtout par la fréquence de ses lésions, peut servir de type. Au bout de quelques mois, d'un an, le tibia malade a pu croître de 2, 3, 4 centimètres de plus que le tibia sain. Le maximum d'accroissement rencontré par Ollier était de 8 centimètres; il existait sur un jeune homme de vingt-deux ans qui souffrait dans le tibia depuis l'âge de huit ans. Nous avons observé nous-même d'assez nombreux cas d'allongement du tibia : toujours il s'agissait d'ostéomyélite ancienne avec séquestre.

Dans un tableau minutieusement établi d'après l'âge du sujet, le siège de la nécrose... Haaga analyse les documents relatifs aux troubles de croissance.

Nous ne pouvons les reproduire ici, mais nous tenons à citer leurs résultats en bloc :

		Allongement.	Raccourcissement.	
Fémur....	Partie supérieure.	2	3	25
	— inférieure	3	11	
	— moyenne	5	1	
Tibia.....	Partie supérieure	2	3	28
	— moyenne	17	2	
	— moyenne et inférieure...	1	1	
	— supérieure et inférieure.	1	1	
Humérus.	Partie supérieure	»	1	1
Péroné...	— moyenne et inférieure..	1	»	1
Radius...	— moyenne	»	2	2
		32	25	57

La plupart du temps le *siège de l'ostéomyélite à la partie moyenne* des os a eu pour conséquence leur *allongement;* aux *extrémités* elle a produit le *raccourcissement;* résultat tout à fait conforme à ce que nous avons dit précédemment.

Indépendamment de l'*allongement atrophique* décrit par Ollier (1) et dont il a été longuement question à diverses reprises, on peut observer exceptionnellement chez les jeunes sujets, au-dessus ou au-dessous d'un os irrité et atteint lui-même d'hyperostose, une autre variété d'allongement.

Désigné par Ollier sous le nom d'*allongement hypertrophique, symptomatique*, ou par *congestion active*, « il serait le résultat de l'accélération de la nutrition dans un membre où la persistance d'un foyer inflammatoire sur un de ses segments amène une hypertrophie partielle ou même générale de son squelette ».

Depuis longtemps Ollier a signalé certains faits d'ostéite chronique et persistante du tibia dans lesquels l'irritation étant entretenue par un séquestre central, on trouve le fémur du côté malade plus long que celui du côté sain. Haab (de Zurich) (2) l'a constaté et vérifié dans ses expériences : il aurait constaté l'allongement sympathique du fémur après la fracture ou la périostite du tibia. Cet effet se produirait assez tardivement : au bout de trois mois environ chez les mammifères ; trois semaines chez les pigeons. En tout cas Ollier fait remarquer qu'on ne le rencontre que très exceptionnellement à un degré qui puisse influer sur la longueur totale du membre. Différant totalement de l'allongement atrophique, il paraît devoir être plus stable. Trop souvent l'atrophie réflexe ou l'atrophie par inactivité fonctionnelle annihilent l'effet de ces irritations.

Au surplus il est rare de constater cet allongement hypertrophique. Haaga (3) fait connaître 7 cas d'allongement ou de raccourcissement d'os sains, voisins de ceux qui étaient le siège d'ostéomyélite.

Dans *cinq cas d'allongement* il s'agissait deux fois du tibia, le fémur correspondant étant malade; deux fois du péroné, le tibia étant lésé, et une fois du fémur, le tibia du même côté étant atteint d'ostéite. Deux fois la localisation infectieuse siégeait au milieu, à la partie inférieure du fémur; deux fois la partie moyenne, une fois l'extrémité supérieure du tibia étaient en cause.

Dans un cas le raccourcissement portait sur le tibia, l'extrémité inférieure du fémur étant malade.

Enfin, se distinguant des cas précédents, citons un fait dans lequel la jambe était allongée, la cuisse raccourcie, le foyer ostéomyélitique siégeant à l'extrémité inférieure du fémur.

(1) Ollier, t. II, p. 594.

(2) Haab, *Experiment. Stud. über das normale und patholog. Wachsthum der Knochen*, 1875.

(3) Haaga, *loco cit.*

L'interprétation de ces faits est différente pour chacun en particulier. Certains relèvent de l'*allongement hypertrophique*, d'autres du *raccourcissement atrophique* d'Ollier. Ce sont ceux dans lesquels les os, *allongés ou raccourcis*, étaient sains, mais voisins d'os malades. Cette explication convient à notre avis aux six premiers cas. Quant au dernier, il s'explique très naturellement, grâce aux notions précédemment acquises : la jambe était allongée, la cuisse raccourcie, le foyer ostéomyélitique siégeant à l'extrémité inférieure du fémur : pour nous, le raccourcissement du fémur tient à la destruction de son cartilage inférieur fertile ; quant à l'allongement du tibia, il s'explique par l'hypertrophie due à la congestion active. Ajoutons en terminant qu'à côté de l'influence évidente de l'afflux sanguin provoqué par l'épine irritante, les séquestres, on peut émettre une hypothèse fort vraisemblable. L'allongement hypertrophique peut être la conséquence d'un foyer d'ostéomyélite juxta-épiphysaire latent en quelque sorte, suffisamment atténué pour ne pas s'accompagner de pus et de séquestre, mais pouvant irriter la zone de prolifération de l'os. Il s'agirait, en somme, d'un second foyer qui peut passer inaperçu, ou ne se révéler que par des douleurs, de l'allongement, comme cela a été constaté par Ollier à propos de certains cas de fièvre de croissance, ou d'inégalités des membres réputées congénitales.

TROISIÈME PARTIE

ÉTIOLOGIE. — PATHOGÉNIE

Fréquence de l'ostéomyélite suivant l'âge, le sexe, les climats... — Portes d'entrée. — Causes de la localisation.

Les agents infectieux jusqu'à présent reconnus capables de produire les diverses variétés d'ostéomyélite sont :

Le staphylococcus pyogenes aureus ;
Le staphylococcus pyogenes albus ;
Le staphylococcus pyogenes citreus ;
Le streptococcus pyogenes ;
Le pneumocoque ;
Le bacille d'Eberth.

Les nombreux examens bactériologiques démontrent la prédominance considérable des lésions osseuses déterminées par les diverses variétés de staphylocoques, seuls ou mélangés. On peut donc considérer ces microorganismes comme la cause la plus fréquente des ostéomyélites dites infectieuses.

Golding Bird (1) (en 1883), communique à la Société de pathologie de Londres un fait d'ostéomyélite aiguë infectieuse de l'extrémité inférieure du fémur droit, développée cinq jours après une chute, sans blessure, sur le genou droit et compliquée d'une péricardite et d'un abcès au bras se terminant par la mort. Les cultures lui auraient révélé la présence de streptocoques; il est probable, d'après Mirovitch, qu'il s'agissait d'une infection mixte à streptocoques et staphylocoques. Rattone aurait peut-être vu des streptocoques isolés, en tout cas Lannelongue et Achard, puis Chipault... (2), les ont signalés à l'état de pureté.

En outre diverses maladies infectieuses (variole, rougeole, scarlatine, grippe), peuvent se compliquer d'altérations osseuses : nous leur consacrerons une description spéciale. Les érosions, les plaies des téguments cutanés, les voies digestives ou respiratoires, tels sont les points de pénétration des microbes. Lannelongue soutient que dans chaque cas d'ostéomyélite il y a une porte d'entrée, si petite, si éloignée soit-elle. Dans les 14 cas, signalés dans la thèse d'Ayala-Rios (3), différentes portes d'entrée sont signalées : les engelures des orteils, le panaris superficiel des doigts, la gourme, les excoriations du scrotum ou de l'aine, une plaie, une écorchure, un furoncle, la teigne, des aphtes buccaux... Kraske (4) dit qu'il faut d'abord prendre en considération le tégument externe comme porte d'entrée ; mais il ne considère pas comme démontrée l'infection par voie digestive. Krantzfeldt (5) admet que l'infection peut avoir lieu en l'absence de toute lésion externe. Les expériences d'Orloff (6) sur le pouvoir de pénétration des microbes dans la circulation générale et dans les organes internes, les tissus sains ou irrités, l'ont amené aux conclusions suivantes :

1° Le staphylococcus pyogenes aureus ne provoque pas de troubles dans les organes digestifs, que ces organes soient sains ou qu'ils soient malades; de plus, ce microbe ne peut s'introduire ni dans les humeurs ni dans la circulation générale;

2° Le microbe introduit dans les organes respiratoires n'a habituellement aucune influence fâcheuse; il provoque cependant de rares affections infectieuses des poumons et de la plèvre; sa présence peut alors être constatée dans tous les organes;

(1) *Tr. Path. Soc. Lond.*, 1883.
(2) *Bull. S. anat.*, 1890, p. 280.
(3) Ayala-Rios, *Portes d'entrée de l'ostéomyélite*. Th. Paris, 1886.
(4) Kraske, *Archiv. f. klin. Chir.*, 1887.
(5) Krantzfeldt, *Centralbl. f. Chir.*, 1886,
(6) Orloff, *Centralblatt f. Bact. und Parasit.*, cité par Mirovitch, 1888.

3° Introduit dans les organes respiratoires malades, le microbe ne pénètre pas dans le corps;

4° Les lésions sous-cutanées avec introduction de staphylocoques dans les organes digestifs ou respiratoires sains ou dans un état maladif, ne donnent pas de suppuration.

Cherchant à interpréter cliniquement les résultats obtenus, cet auteur admet qu'en cas de maladie infectieuse d'un organe quelconque, le microorganisme arrive à l'organe lésé après introduction par voie pulmonaire, ou stomaco-intestinale.

Pour lui, les muqueuses des poumons, de l'estomac et de l'intestin des animaux ayant servi à ses expériences apparaissaient *seulement* intactes; certainement l'une ou l'autre de ces parties était malade, avait des érosions pouvant servir de porte d'entrée aux microbes.

D'après les expériences de Colzi (1) la pénétration des staphylocoques dans la circulation par la voie pulmonaire ne se ferait pas; Lücke a fait des injections de staphylocoques dans la trachée sans obtenir de lésions viscérales.

Wood aurait vu une ostéite infectieuse de la rotule résulter chez une enfant de sept ans, d'une piqûre septique d'un doigt.

Lannelongue a signalé l'ostéomyélite de l'extrémité supérieure du fémur chez un enfant trachéotomisé pour diphtérie. La plaie opératoire avait servi de porte d'entrée aux staphylocoques. On pourrait indéfiniment multiplier de tels exemples.

Néanmoins il faut reconnaître que la porte d'entrée dans certains cas échappe complètement à toute constatation.

L'érysipèle peut, comme nous le dirons plus loin, être la cause d'ostéomyélites à streptocoques. Quant aux pneumocoques, leur existence dans la bouche de personnes saines étant chose acquise, on comprend qu'ils puissent pénétrer par les voies respiratoires et provoquer l'ostéomyélite.

Saisis par les globules blancs qui en détruisent une partie, mais servent de véhicules aux survivants, les microbes sont entraînés dans le torrent circulatoire et déterminent, suivant leur quantité et leurs qualités, des phénomènes morbides variables. A dose massive, ou très virulents, ils peuvent entraîner la mort d'une manière foudroyante, sans qu'il y ait de manifestations locales bien appréciables. Expérimentalement, on obtient surtout de pareils résultats en injectant directement le liquide de culture dans le système veineux; en injections sous-cutanées, les doses doivent être bien plus considérables. Nous avons vu, en clinique, un jeune sujet

(1) Colzi, *Lo Sperimentale*, 1889.

de douze ans succomber quarante-huit heures à peine après le début de la maladie, avec une suppuration insignifiante de la région juxta-épiphysaire inférieure du fémur gauche.

Presque toujours la résistance de l'organisme est suffisante pour s'opposer à de tels effets ; souvent même pour les annihiler d'une façon complète. Non seulement la phagocytose intervient dans ce but, mais on observe comme un effort d'élimination, à la fois des produits toxiques et des microbes qui les ont sécrétés. Les expériences de Rodet ont montré quelle était l'importance de la voie rénale. Si l'on porte sous le microscope une parcelle de tache jaune d'une lésion du rein, on constate qu'elle est presque entièrement formée d'amas de micrococcus qui sont bien réellement, comme pour les colonies sur milieu nutritif solide, la cause de la coloration orangée. On saisit ici sur le fait l'agent de la néphrite infectieuse. L'examen de l'urine prouve que le microbe non seulement fait la néphrite, mais peut être versé dans les voies d'excrétion.

Les éruptions cutanées, les évacuations intestinales, témoignent également de la lutte contre l'infection. Mais diverses circonstances interviennent qui peuvent localiser l'agent pathogène sur un segment du squelette.

Faut-il attribuer au staphylocoque une sorte d'action élective sur le tissu osseux? Rodet n'était pas loin de l'admettre, lorsqu'il écrivait, en faisant allusion à son mode d'expérimentation : « Le micrococcus est disséminé par la circulation, libre de choisir sa localisation préférée, sans y être provoqué par aucun adjuvant artificiel ; il est lancé par la voie veineuse, rencontre par conséquent les viscères et altère profondément les os. » Il est incontestable que si le staphylocoque n'est pas *spécifique*, c'est l'agent qui détermine le plus souvent l'ostéomyélite.

Les *conditions physiologiques particulières à la période d'accroissement* des os jouent un rôle prédominant dans l'étiologie des ostéomyélites.

La vascularisation de la région juxta-épiphysaire, l'intensité des phénomènes de nutrition à ce niveau, et peut-être le ralentissement de la circulation dans les capillaires dilatés et en voie d'accroissement (Bobroff), expliquent l'arrêt des microbes contenus dans le sang. Nous avons dit que le mérite d'avoir obtenu, sans traumatisme, l'ostéomyélite infectieuse chez les animaux en pleine croissance, revenait à Rodet. Nous ne pouvons nous empêcher de rappeler que ce sont également deux auteurs lyonnais, Courmont et Dor, qui ont obtenu les premiers, sans traumatisme, la production d'ostéo-arthrites tuberculeuses à l'aide du virus tuberculeux aviaire atténué.

Un grand nombre d'auteurs ont obtenu, par le traumatisme, la localisation de staphylocoques, de streptocoques, inoculés à des animaux.

La *fréquence des traumatismes chez les enfants*, *l'entorse juxta-épiphysaire*, contribuent à produire ces localisations à cette époque de la vie.

Les documents cliniques consignés dans les pages suivantes mettent bien en lumière les circonstances qui président le plus souvent à l'apparition de l'ostéomyélite :

En dépouillant 312 observations d'ostéites, recueillies dans le service de M. le professeur Ollier(1), M. Mondan, chef du laboratoire de la Clinique, a trouvé les particularités suivantes, relativement à l'âge des sujets atteints d'ostéite :

La maladie a débuté :

Au-dessous de 10 ans	37 fois.
Entre 10 et 20 ans	166 —
— 20 et 30 —	51 —
— 30 et 40 —	16 —
— 40 et 50 —	10 —
Au-dessus de 50 ans	7 —
Age non précisé	25 —

Tout en montrant la fréquence des ostéites entre 10 et 20 ans, ce tableau induirait en erreur si nous ne faisions remarquer qu'il a été établi à l'Hôtel-Dieu, où l'on ne reçoit qu'exceptionnellement des malades au-dessous de 12 ans.

Lannelongue (2) donne les chiffres suivants :

Avant l'âge de 5 ans	9 cas.
De 5 à 10 ans	17 —
De 10 à 15 —	41 —
De 15 à 20 —	30 —
1 cas à 21 —	3 —
1 — à 22 —	
1 — à x —	
TOTAL	100 cas.

Les 24 cas de Lücke se répartissent tous entre 7 et 21 ans, ceux de Demme entre 13 et 25. Pour Chassaignac, l'ostéomyélite est surtout fréquente de 12 à 14 ans, pour Schede entre 9 et 28, un seul sujet avait 49 ans. Quant à Müller, Kocher, c'est entre 7 et 18, 8 et 25 ans qu'apparaît la maladie. Nous consignons ci-dessous le tableau détaillé fourni par Haaga, tableau dans lequel se trouvent indiqués l'âge des malades et la date *du début* de l'ostéomyélite :

(1) Ollier, *Encyclop. internat. de chirurgie*, t. IV, p. 293.
(2) Lannelongue, *Ostéomyélite pendant la croissance.*

AGE des malades.	NOMBRE de malades.	AGE des malades.	NOMBRE de malades.
1 an	3	23 ans	3
2 ans	6	24 —	8
3 —	4	25 —	4
4 —	4	26 —	3
5 —	7	27 —	1
6 —	15	28 —	3
7 —	14	29 —	2
8 —	9	30 —	4
9 —	24	31 —	2
10 —	22	32 —	2
11 —	18	33 —	1
12 —	23	34 —	2
13 —	33	35 —	1
14 —	33	37 —	1
15 —	32	38 —	2
16 —	36	41 —	1
17 —	39	42 —	1
18 —	19	43 —	2
19 —	10	45 —	2
20 —	3	46 —	1
21 —	5	50 —	1
22 —	5		

Les cinq premières années après la naissance nous donnent 5,81 p. 100; les cinq suivantes 20,34 p. 100; pendant la première enfance l'ostéomyélite est donc peu fréquente, mais la proportion augmente à mesure que s'effectue la croissance du squelette.

La première dizaine avait fourni 26,15 p. 100; la seconde donne 59,56 pour 100.

Si l'on étudie de plus près la répartition des cas d'ostéomyélite pendant cette période, on voit que l'âge le plus prédisposé est compris entre 13 et 17 ans; à lui seul il nous représente les 42 p. 100 de l'ensemble des malades observés. A partir de 20 ans, la prédisposition s'éteint brusquement.

La troisième dizaine nous donne 9,2 p. cent. La quatrième dizaine 2,67 p. 100, la cinquième 1,94 p. 100; au delà il n'y a aucun fait à signaler. Nous ferons remarquer que dans les chiffres précédents, il n'est question que de la date du début de la maladie et non *des récidives*.

L'éclosion de l'ostéomyélite s'effectue donc habituellement entre 13 et 17 ans; plus tard, après 25 cas, c'est une véritable rareté.

Lohmann (1) a étudié récemment l'ostéomyélite survenant à l'âge adulte; son mémoire est basé sur 21 cas, dont deux personnels. Les deux plus âgés avaient 50 et 54 ans : fait curieux, six d'entre ces sujets présentèrent des lésions de l'épiphyse avec suppuration articulaire consécutive. Citant les 14 faits observés à Tübingue (sur 500 cas), Garré montre qu'aucun âge n'est à l'abri d'une poussée pri-

(1) Lohmann, *Inaug. Dissert. Greifswald.*, 1892.

mitive d'ostéomyélite ; quant à la fréquence des lésions épiphysaires et par suite des complications articulaires, elle tient à la disparition de l'obstacle naturel créé par le cartilage de conjugaison à l'égard de l'extension du processus. De là, le caractère éminemment grave d'un grand nombre de ces faits. Kraske, Berger, Albert (1) ont publié des faits d'ostéomyélites des adultes.

Quant au sexe, la proportion serait tout en faveur du sexe masculin, les ostéites étant à peu près *trois fois plus fréquentes chez l'homme que chez la femme.* Cela peut s'expliquer par la fréquence plus grande des traumatismes, la turbulence des jeunes garçons, et les travaux plus pénibles des jeunes gens et des adultes.

Les diverses statistiques publiées par les auteurs précités, par Billroth (118), nous donnent une proportion de 77,7 p. 100 pour le sexe masculin, 22,3 p. 100 pour le sexe féminin.

Les résultats sont à peu près les mêmes pour Haaga, 77,17 p. 100 sexe masculin, 22,83 p. 100 féminin.

Madelung (2) considère les ostéomyélites infectieuses comme plus fréquentes dans le nord de l'Allemagne; Lücke désigne Berne, les régions montagneuses, les hautes vallées comme le siège classique de ces affections; Volkmann les croit plus fréquentes à la campagne qu'à la ville.

Nous ne reproduirons pas les détails fournis sur cette question par l'assistant de Bruns ; il démontre, par ses recherches, qu'*aucune localité ne peut être considérée comme indemne et qu'il n'y a aucune différence entre les citadins et les habitants des campagnes.* Néanmoins, si nous interrogons nos souvenirs, il nous semble que la plupart des enfants atteints d'ostéomyélites appartenaient à des familles de paysans.

Le surmenage, les efforts de traction, l'action de soulever, notés douze fois, jouent un rôle absolument démontré ; le fémur, l'humérus, le tibia étaient, dans ces observations, les os lésés.

Quant à la profession, elle ne paraît jouer aucun rôle prédisposant à l'ostéomyélite. C'est ce que démontrent les recherches de Haaga sur 116 individus adolescents ou adultes ; 143 de ses sujets étaient des écoliers et 33 avaient moins de 7 ans.

Kocher, Lücke, admettaient l'influence d'une température basse; Haaga arrive aux résultats suivants :

22,40 p. 100	se sont montrés	au printemps.
27,47 —	—	l'été.
26,37 —	—	l'automne.
24,80 —	—	l'hiver.

(1) Berger, *loc. citat.* — Albert, *Wien. medic. Presse*, 1887.
(2) Madelung, *Versammlung der Naturfors. Köln*, 1888.

Dès lors, *aucune saison* ne peut être regardée comme fournissant particulièrement à l'éclosion de l'ostéomyélite. Ce résultat est contraire à l'opinion de Pertik (1), pour qui les saisons froides peuvent figurer comme cause occasionnelle de la maladie, le tégument et les muqueuses étant intacts.

Sur 403 cas, 37 fois (soit 9,2 p. 100) le *refroidissement* est indiqué comme cause de l'ostéomyélite ; la plupart du temps à propos de bains froids pris pendant le mois d'août. Sept fois, il existait un rapport absolument certain et évident entre l'impression du froid et l'apparition des symptômes.

L'action du traumatisme est signalée dans 58 cas (14,4 p. 100), sur lesquels 18 peuvent être considérés à coup sûr comme relevant d'une telle cause.

L'importance de la chute (5 à 10 pieds), de la violence exercée sur l'os malade, est ici manifestement l'origine de l'ostéomyélite. Dans 4 cas, celle-ci s'est montrée à l'extrémité inférieure du tibia deux ou trois jours après une entorse du cou-de-pied. Nous avons déjà insisté sur l'importance des désordres décrits par Ollier, sous le nom d'entorse juxta-épiphysaire ; il est certain qu'ils doivent intervenir bien souvent dans la pathogénie de l'ostéomyélite.

Nous avons dit dans quelles conditions générales s'effectue la localisation des microorganismes, ainsi que les phases de la lutte qui s'engage entre eux et les éléments normaux. Les désordres qui en sont la conséquence contribuent comme les phénomènes réactionnels à donner à ces divers cas d'ostéomyélites infectieuses leur physionomie particulière. Bien des points sont encore obscurs, nous ne possédons à ce sujet que des documents insuffisants.

Une première question se pose, encore indécise, mais dont on peut prévoir la solution : Les microbes agissent-ils par leur présence, et cela sur les éléments anatomiques *en contact immédiat avec eux*, ou peuvent-ils produire les effets pathologiques *à distance*, et même en leur *absence*, par les *produits solubles qu'ils ont fabriqués?* Ces deux opinions semblent vraies ; les produits solubles injectés sans traumatisme ou avec traumatisme, peuvent, croyons-nous, donner les mêmes résultats que l'inoculation des cultures qui les fournissent. L'influence de ces produits sur la mortification du tissu osseux est évidente ; dernièrement M. Dor a obtenu des décollements épiphysaires par la simple injection de produits solubles.

Un autre point, dont l'importance est capitale, est le *degré d'atténuation* de ces produits solubles. *En se basant seulement sur les faits cliniques, il est à prévoir que l'on arrivera à doser la virulence des pro-*

(1) Pertik, *Pesth. medic. Press*, 1890.

duits solubles, de manière à obtenir toute la série des variétés d'ostéomyélites, depuis les formes suraiguës avec nécrose et suppuration abondante, jusqu'à l'ostéomyélite chronique d'emblée sous son aspect le plus simple, l'hyperostose. Diverses circonstances ne nous ont pas permis jusqu'à présent de vérifier expérimentalement ces hypothèses; nous espérons le faire plus tard.

MODIFICATIONS IMPRIMÉES AUX LÉSIONS PAR LA DIFFÉRENCE DES AGENTS INFECTIEUX.

Nous pensons qu'il convient d'indiquer maintenant les modifications imprimées aux lésions par la différence des agents infectieux. Encore bien peu connue, cette question a suscité de nombreux travaux dont nous donnerons ici le sommaire, en rapportant *in extenso* l'importante communication de Lannelongue (1) au Congrès de chirurgie (1891) :

« 1° **Lésions expérimentales. — Staphylococcus aureus.** — Elles ont été produites sur des lapins en voie de croissance par des injections de bouillon de culture de ce staphylocoque dans les veines de l'oreille, sans avoir fait de traumatisme osseux.

« Elles se sont montrées sous la forme d'abcès sous-périostiques, d'abcès et d'infiltrations intra-médullaires, de suppurations articulaires, de nécroses, de décollements épiphysaires.

« Les abcès *sous-périostiques* siègent de préférence sur le corps du tibia, de l'humérus et quelquefois sur les épiphyses, ils sont fréquemment multiples et miliaires ou plus volumineux.

« Les abcès *intra-médullaires* s'observent non seulement dans les régions juxta-épiphysaires des os longs, mais encore aux extrémités des diaphyses dans la moelle osseuse et loin du cartilage conjugal; tantôt c'est une goutte de pus et d'autres fois, dans des cas anciens, un abcès encapsulé. On voit de même dans les épiphyses, des cavités purulentes avec ou sans séquestre en rapport avec le cartilage conjugal plus ou moins détruit, ou à côté de lui. L'examen histologique fait voir au niveau des lésions osseuses, de nombreux microbes agglomérés ou disséminés par groupes dans la masse du canal médullaire, dans les aréoles des épiphyses, dans les abcès sous-périostiques et médullaires.

« Enfin, on rencontre aussi des nécroses limitées, superficielles ou profondes, et des suppurations articulaires, tantôt liées aux altérations des os qui les produisent, tantôt sans lésion des os, c'est-à-dire infectieuses; nous n'insisterons pas sur ces états.

(1) *Des ostéomyélites à staphylocoques, à streptocoques et à pneumocoques au point de vue expérimental clinique. Congrès français de chirurgie*, 1891.

« **Staphylococcus albus.** — Expérimenté par MM. Rodet et Jaboulay, puis par Colzi, nous l'avons soumis à notre tour à des études suivies, et, d'accord avec Colzi, nous avons pu nous assurer que sa virulence était moindre; nous croyons avec M. Achard, contrairement à MM. Rodet et Jaboulay, qu'il est d'une espèce différente du staphylococcus aureus, car nous n'avons pas pu voir la transformation de l'albus en aureus. Il nous a paru au contraire très fixe, car, après plus de cinquante générations, le staphylocoque aureus conservé pendant vingt-deux mois et l'albus pendant un an ont gardé intacte leur coloration primitive.

« Les désordres sur le squelette sont plus difficiles à produire qu'avec l'aureus ; ils sont moins considérables, mais ils revêtent les mêmes formes : abcès sous-périostiques, abcès intra-osseux, séquestres, décollements épiphysaires des os longs. Notons la couleur blanche des abcès, différente de la couleur jaune verdâtre des abcès produits par le staphylocoque aureus.

« **Streptocoque.** — Nous avons publié les deux premiers faits observés chez l'homme, et qui ne sauraient laisser de doute. Il s'agissait dans le premier cas d'une ostéomyélite du tibia, et du sacrum dans le second. M. Chipault en a publié un nouvel exemple quelque temps après et nous en avons recueilli un nouveau cas cette année ; dans tous ces faits le streptocoque était pur, sans association, et l'affection était primitive. La réalité de l'ostéomyélite à streptocoque étant établie dans la pathologie humaine, il était intéressant de reproduire expérimentalement la lésion. C'est ce que nous avons fait avec M. Achard, pendant que MM. Courmont et Jaboulay expérimentaient de leur côté.

« Nos résultats ne sont pas pareils aux leurs sur tous les points, nous n'en donnerons qu'un court résumé, en faisant remarquer la moindre constance des suppurations médullaires et la plus grande fréquence des arthrites qu'avec les staphylocoques. — Nous avons ici comme complication de nos injections par les veines de l'oreille du lapin, l'érysipèle dans la moitié des cas.

« Les lésions osseuses ont consisté en abcès osseux siégeant à la partie inférieure des diaphyses, au voisinage ou au contact des cartilages de conjugaison, dans la moelle des extrémités diaphysaires du tibia et du fémur. — Les séquestres sont ici plus rares, nous n'en avons vu que deux fois isolés au milieu du pus. — Enfin nous avons rencontré des décollements épiphysaires plus ou moins complets, et très fréquemment des arthrites multiples siégeant par ordre de fréquence dans : genou six fois, coude trois fois, épaule et poignet, chacun deux fois, articulation tibio-tarsienne quatre fois, hanche une fois.

« L'histologie révèle dans les os, comme pour les staphylocoques, des amas microbiens dans la moelle osseuse, dans les canaux de Havers, dans les capillaires au voisinage du cartilage de conjugaison.

« 2° **Clinique.** — J'ai examiné depuis trois ans : 37 cas d'ostéomyélite à staphylococcus aureus ; 7 ostéomyélites à staphylococcus albus ; 1 ostéomyélite à staphylococcus aureus et albus ; 4 ostéomyélites à streptocoques ; 2 ostéomyélites à pneumocoques ; 2 ostéomyélites indéterminées.

« Le début de l'*ostéomyélite à streptocoques* paraît être aigu et se rapproche des formes graves de l'ostéomyélite à staphylocoques. Mais à moins que l'infection ne se généralise en présentant les caractères de la pyohémie, l'état général ne tarde pas à présenter une détente que justifient d'ailleurs les modifications locales des parties malades. Ainsi la fièvre, précédée ou non de frissons, après avoir été intense, tombe en deux ou trois jours en subissant des oscillations d'un degré du matin au soir. Les douleurs spontanées semblent moins intenses que dans l'ostéomyélite à staphylocoques, et cependant on détermine, par la pression sur l'os atteint, une douleur vive, dont l'intensité augmente à mesure qu'on se rapproche du foyer du mal. L'examen du gonflement montre aussi des différences nouvelles avec ce qu'on voit dans l'ostéomyélite à staphylocoques. La suppuration y est plus principale et la fluctuation très nette et très rapidement apparente ; il semble que la fonte des éléments anatomiques, qui contribue avec la diapédèse à produire le pus, soit prompte et rapidement complète ; de plus, la suppuration prend vite d'assez vastes proportions ; elle est diffuse et abondante.

« La peau rougit vite et présente les caractères des angioleucites réticulaires ou de l'érysipèle ; il y a un œdème sous-cutané assez étendu. *On ne voit pas se dessiner sous la peau le réseau veineux si remarquable de l'ostéomyélite à staphylocoques*, nous ne l'avons pas du moins trouvé dans les quatre cas qu'il nous a été donné d'observer, et Chipault ne le mentionne pas non plus. Si les faits antérieurs établissent qu'il en est toujours ainsi, ce sera un signe différentiel important. Dans l'ostéomyélite, la dilatation veineuse sous-cutanée autour du foyer, et plus exactement vers la racine des membres, semble indiquer que l'infection se propage par les veines, dont ils amènent une dilatation secondaire. On pourrait toutefois fournir du fait une autre explication et dire, avec le professeur Bouchard et Charrin, que les produits solubles agissent par l'intermédiaire des centres nerveux, en paralysant les vaisseaux périphériques de manière à favoriser la diapédèse.

« Quoi qu'il en soit, la dilatation veineuse est un signe à peu près constant dans l'ostéomyélite à staphylocoques, et l'un de nous a jadis longuement appelé l'attention sur ce caractère. Jusqu'ici il a fait défaut dans les ostéomyélites à streptocoques, ; mais, en revanche, il semble que dans cette dernière affection, *les appareils lymphatiques soient le siège d'un envahissement secondaire;* l'angioleucite réticulaire en est un premier effet, et il en est un autre qui fait défaut dans l'ostéomyélite à staphylocoques et que nous avons rencontré trois fois dans celle à streptocoques (ostéomyélites du péroné et du tibia): c'est l'adénite des ganglions qui reçoivent les lymphatiques de la région malade. Chez l'un de ces malades (péroné), on trouve au troisième jour de l'affection une adénite crurale caractérisée par un ganglion de la grosseur d'un haricot, très sensible; l'autre côté n'offrait rien de semblable. Il semble que le streptocoque aime les voies lymphatiques et on en a encore un nouveau témoignage dans les *complications articulaires des jointures éloignées qui sont plus communes dans l'ostéomyélite à streptocoques;* ce fait est en parfait accord avec les résultats que nous avons obtenus expérimentalement chez nos animaux. Le staphylocoque infecte l'économie au contraire par la voie sanguine.

« Si nous voulions retracer en quelques traits la physionomie clinique de l'affection, nous dirions : Évolution locale des accidents plus prompte, et surtout suppuration assez rapidement collectée en vastes foyers; fluctuation très manifeste ; pus liquide et plutôt séreux, moins poisseux et moins verdâtre que celui de l'ostéomyélite à staphylocoques, collecté, sans empâtement périphérique; rougeur diffuse et plus érysipélateuse des téguments, avec adénite dans le groupe des ganglions voisins, absence de réseaux veineux souscutanés, tels sont en peu de mots les caractères locaux propres à l'ostéomyélite à streptocoques. Il convient d'y joindre une invasion très brusque des accidents, avec réaction intense au début, température de 39° à 40°, mais tombant assez vite dès que le pus est collecté, en offrant préalablement des oscillations assez grandes du matin au soir, qui reparaîtront très marquées si l'affection se complique de pyohémie proprement dite. Ajoutons enfin que, dans les premiers cas, il s'agissait de nouveau-nés dont les mères avaient éprouvé des accidents puerpéraux. Il semble donc, puisque le streptocoque est l'agent habituel des différents modes de l'infection puerpérale, qu'on doive rapporter à une origine maternelle les lésions infectieuses observées chez les enfants. Chez eux aussi, on avait noté l'abondance de la suppuration et sa tendance à la diffusion.

« Au point de vue du pronostic, les faits actuels semblent faire croire que le streptocoque trouve dans la moelle osseuse un terrain moins favorable, et que par suite ses effets sont moins graves que ceux du staphylocoque. Il n'y a pas eu de nécrose dans deux cas.

« **Pneumocoque.** — Comme la plèvre et les synoviales articulaires, le tissu osseux peut, sous l'influence de cet agent, devenir le siège d'un processus phlegmoneux. Zaufal, Verneuil, Netter, avaient déjà rencontré le pneumocoque dans les suppurations mastoïdiennes consécutives à des otites. Netter et Mariage l'ont encore vu envahir des foyers de fractures multiples sans communication avec l'air extérieur. Enfin, durant le cours d'une pneumonie lobaire, Leyden a vu se former au cinquième jour un phlegmon de la cuisse; à l'autopsie du sujet, on trouva le fémur dénudé. Ce fait est malheureusement incomplet et il ne fournit aucun renseignement sur l'état des os. Nous avons été assez heureux pour observer un cas d'ostéomyélite de l'extrémité supérieure du fémur survenu sans cause apparente chez un jeune enfant âgé de dix-sept mois. C'est, croyons-nous, le premier cas d'ostéomyélite à pneumocoque survenu sans lésion des voies aériennes et sans fracture, comparable en un mot aux autres espèces d'ostéomyélites. On ne put sur ce sujet découvrir la porte d'entrée, mais il est certain que son transport jusqu'à l'os s'est fait par la voie circulatoire et l'on a trouvé à l'autopsie du sujet une endocardite attestant la réalité de l'infection sanguine. Le pneumocoque était le seul microbe du pus. Ce fait ayant été publié dans le *Bulletin médical*, du 24 août 1890, nous n'y insisterons pas davantage. »

Depuis cette époque, un autre fait observé par Lannelongue lui permet de croire à la moindre virulence de cet agent infectieux chez l'homme, et en définitive l'espèce d'ostéomyélite à *pneumocoque* paraît se placer *loin*, au point de vue de la gravité, des deux autres espèces envisagées, la plus grave étant l'ostéomyélite à staphylocoques et celle à streptocoques occupant le second rang.

Dans une série de communications à la Société de biologie, MM. Courmont, Rodet, Jaboulay, sont arrivés à des conclusions partiellement différentes de celles de MM. Lannelongue et Achard. Il serait trop long d'énumérer ici les arguments que l'on peut tirer des résultats expérimentaux, qu'il nous suffise d'indiquer leurs conclusions:

1° Le staphylococcus pyogenes albus et l'aureus constituent une même espèce pyogène ;

2° Sans traumatisme osseux on peut reproduire, chez le jeune lapin, de la suppuration osseuse par inoculation intra-veineuse de streptocoques provenant les uns d'un phlegmon, les autres d'une septicémie puerpérale ;

3° En comparant les lésions ainsi obtenues avec celles qu'engendre le staphylocoque pyogène, ils ont montré que la suppuration osseuse n'est pas identique dans les deux cas et que même pendant la vie on peut distinguer un lapin inoculé avec des streptocoques d'un lapin inoculé avec des staphylocoques. Le premier ne présentera rien d'anormal à l'examen, tandis que le second immobilisera une de ses deux pattes de derrière; dès qu'on le soulèvera il offrira des signes non équivoques de douleurs lorsqu'on ployera ses genoux, dont le gonflement sera en plus très appréciable.

L'ostéomyélite à streptocoques a les caractères suivants : collections purulentes dans le canal diaphysaire central, pas d'arthrite, pas de périostite, extrême rareté des séquestres, pas de décollement épiphysaire; tandis que l'ostéomyélite à staphylocoques s'accuse surtout par : arthrite purulente, nécrose de la diaphyse, décollement de l'épiphyse, suppuration très discrète autour des séquestres, pas de suppuration médullaire (1).

Comme on le voit, les auteurs lyonnais admettent que les staphylocoques dorés et les staphylocoques blancs sont de la même espèce, tandis que pour Lannelongue et Achard il s'agit d'espèces distinctes. D'après Besser (Vratch, 1888), ce staphylocoque doré pourrait dans certains cas perdre sa couleur, qu'il reprend dès que les influences contraires ont été écartées.

En tout cas, tout le monde est d'accord pour reconnaître au staphylococcus albus une virulence moindre.

Nous renvoyons, pour plus amples détails, aux travaux précités et notamment à la thèse de Mirovitch, dont voici les conclusions nous intéressant directement (2) :

« 1° L'ostéomyélite aiguë infectieuse, comme toutes les suppurations franches, peut être produite par plusieurs sortes de microbes. Il y a dès lors pluralité de formes de l'ostéomyélite aiguë, parmi lesquelles nous connaissons déjà :

« I. — *Staphylococcus pyogenes*, forme classique de l'ostéomyélite, divisée elle-même en quatre variétés : a) *aureus*, b) *albus*, c) *aureus et albus associés*, d) *aureus*, *ou aureus et albus associés, mélangés de streptococcus*.

« II. — *Streptococcus* (Lannelongue et Achard).

« III. — *Pneumococcus* (Lannelongue et Achard).

« IV. — *Bacille typhique*.

« 2° La forme d'ostéomyélite à *streptococcus* se différencie de la forme classique à *staphylococcus* surtout *bactériologiquement;* la dif-

(1) *Sur les microbes de l'ostéomyélite aiguë juxta-épiphysaire*. (*Société de biologie*, 19 avril 1890). — *Étude expérimentale comparée de l'ostéomyélite à streptocoques et de l'ostéomyélite à staphylocoques*. (*Société de biol.*, 17 mai 1890. juillet 1890.)

(2) *Sur les microbes de l'ostéomyélite aiguë infectieuse*. (*Sc. d. biol.*, juillet 1890.)

férence symptomatique ou pour mieux dire le type clinique est encore à faire.

« Cette forme a pour origine l'érysipèle, la fièvre puerpérale ; en un mot toutes les maladies dans lesquelles se rencontre le *streptococcus*.

« 3° L'ostéomyélite à *pneumococcus* se différencie de la forme classique, *non seulement bactériologiquement*, mais aussi *anatomiquement* (par la prédominance de l'arthrite, par l'absence d'abcès sous-périostiques et de séquestres) et *cliniquement* par son évolution très rapide, causant des désordres considérables, évolution de courte durée, avec tendance à cicatrisation, à réparation prompte.

« Cette forme peut survenir non seulement dans le cours d'une pneumonie, mais encore sans pneumonie, avec ou sans traumatisme, et comme manifestation primitive de l'infection. »

Les diverses variétés de staphylocoques, de streptocoques et de pneumocoques peuvent donc exister à l'état de pureté ou se trouver combinés les uns aux autres ; en thèse générale les associations microbiennes aggravent plutôt le pronostic. Les faits de Struck, Rosenbach, Kraske,.. justifient cette opinion. Pour Kraske, dans les cas mixtes, le staphylocoque joue le principal rôle, le streptocoque n'apparaissant que pour aggraver l'affection. Il faut convenir que cette remarque n'enlève en rien la possibilité d'infections graves relevant uniquement de staphylocoques ; dans un cas récent (de notre service), d'ostéomyélite infectieuse multiple, chez un enfant, terminé par la mort, le staphylococcus pyogenes aureus existait à l'état de pureté. Nous verrons à propos des ostéomyélites postfébriles qu'il peut en être ainsi des streptocoques.

QUATRIÈME PARTIE

SYMPTOMATOLOGIE

---

§ 1. — Symptomatologie générale. — Forme foudroyante. — Formes graves. — Complications. — Formes bénignes.

L'expérimentation et la bactériologie nous donnent aujourd'hui la clef des différences cliniques que peut présenter l'ostéomyélite infectieuse aiguë juxta-épiphysaire. L'état de virulence de l'agent pathogène, son mode d'introduction, sa nature, sa dose, comme la résistance plus ou moins efficace que lui oppose l'organisme, interviennent dans des proportions variables pour imprimer des caractères fort dissemblables aux accidents, si bien que les termes extrêmes de leur série, envisagés isolément, paraissent relever d'entités morbides distinctes. Ceci apparaîtra plus clairement lorsque nous étudierons les formes atténuées ou chroniques. Afin de nous rapprocher le plus possible de la vérité, nous envisagerons successivement plusieurs types cliniques. Grâce à ce moyen, quelque peu schématique, il sera facile d'ordonner autour de chacun d'eux les faits observés.

Gosselin a décrit les cinq variétés suivantes : 1° ostéomyélite sans abcès laissant seulement de l'hyperostose ; 2° ostéomyélite avec abcès sus-périostique ; 3° avec collection sous-périostique au niveau du cartilage conjugal ; 4° avec envahissement articulaire ; 5° avec destruction du cartilage (décollement aigu de Klose).

Cette classification, basée sur la nature des désordres anatomiques, a l'inconvénient de laisser dans l'ombre les symptômes généraux ou du moins de subordonner leur importance à celle des troubles locaux. Or, on voit souvent succomber des sujets chez lesquels l'intoxication arrivée d'emblée à son maximum ne s'accompagne pas de localisations bien marquées. Sans prétendre qu'elle échappe à tout reproche, nous proposons la classification suivante :

1° *Forme foudroyante.* — Les symptômes généraux dominent la scène ; le sujet peut être emporté avant qu'il y ait des lésions accentuées.

2° *Forme grave,* par suite du siège, de la multiplicité des localisations, des complications articulaires... viscérales.

3° *Forme bénigne,* comprenant les faits terminés par la guérison rapide, complète et définitive.

Avant d'étudier chacune de ces trois catégories, indiquons à grands traits les symptômes cliniques les plus souvent notés :

SYMPTÔMES GÉNÉRAUX.

Précédée quelquefois de douleurs vagues, erratiques, accompagnées de malaises (Giraldès), la maladie apparaît presque toujours brusquement. Le sujet est surpris en pleine santé, sans causes appréciables, ou bien encore après avoir subi l'influence du froid, de l'humidité, du surmenage. On sait quel est le rôle pathogénique de l'entorse juxta-épiphysaire décrite par Ollier.

En tous cas presque en même temps apparaissent les symptômes d'une *infection générale* et ceux de la *localisation*.

Les cas ne sont pas rares dans lesquels un frisson violent, une céphalée intense, des vomissements accompagnés d'un abattement extrême et de délire, ouvrent la scène.

La température atteint d'emblée pour ainsi dire 39°, 40°, avec des rémissions matinales variables, souvent insignifiantes : le pouls est fréquent (120 à 130) ; bref l'anorexie, la soif vive, quelquefois la diarrhée, viennent avec les symptômes adynamiques compléter les traits d'un tableau qui se rapproche de celui de la fièvre typhoïde.

S'il s'agit d'enfants, les convulsions, les contractures peuvent détourner l'attention et faire croire à la méningite, jusqu'au moment où des symptômes locaux bien nets apportent de précieux éléments de diagnostic.

Au dire de plusieurs cliniciens, Chassaignac, Lannelongue, la douleur marquerait le début du mal..., tandis que Gosselin insiste sur la préséance des symptômes généraux.

Peu importe, très rapidement la *région malade* est le siège d'une *douleur violente* avec *tuméfaction marquée.*

S'agit-il d'une ostéomyélite de l'extrémité inférieure du fémur ; le tiers inférieur de la cuisse, dans la partie qui avoisine immédiatement l'articulation, est le siège de douleurs excessives. Au repos, spontanément, celles-ci atteignent quelquefois un degré tel que le sujet a la sensation de *fracture sans fracture.*

D'abord intermittentes, puis continues avec exacerbations nocturnes, excruciantes, elles sont très exagérées par la pression. Le moindre mouvement, le heurt du lit, à plus forte raison la palpation, la pression provoquent des crises atroces. Presque en même temps le gonflement survient, mais avec des caractères différents suivant les points.

Tandis qu'il existe un empâtement *dur*, *profond*, au niveau de la région juxta-épiphysaire, les parties situées au-dessus et au-desssous sont surtout *œdématiées*. Le membre inférieur tout entier peut être augmenté de volume des orteils à la racine de la cuisse. Mais tandis que le pied, la jambe sont manifestement le siège d'un œdème simple, de voisinage, la partie inférieure de la cuisse est œdématiée et empâtée. Le genou est le siège d'un épanchement symptomatique secondaire souvent très abondant et très hâtif. Puis des *marbrures* apparaissent, sillonnant la surface du membre et indiquant le trajet parcouru par les veines dilatées. Cette vaso-dilatation remarquable, sur laquelle ont insisté tous les cliniciens, notamment Ollier, Lannelongue, serait liée surtout à l'infection staphylococcienne. Qu'elle soit due à l'action directe des produits solubles microbiens, ou bien qu'elle résulte d'une action réflexe par action sur les centres nerveux, elle constitue un signe très fréquent. L'œdème du membre tient, sans nul doute, à cette influence, élective en quelque sorte, sur le système veineux. Nous rappellerons que Rodet a signalé, expérimentalement, les mêmes phénomènes de congestion vaso-dilatatrice, de turgescence veineuse des réseaux superficiels. Les *ganglions* inguinaux, sont assez peu souvent augmentés de volume ; toutefois les streptocoques les envahissent de préférence, si bien que la constatation de l'adénopathie serait un signe propre à cette sorte d'infection. Peu à peu le gonflement diminue de consistance et la fluctuation jusqu'alors absente, ou très difficile à percevoir, devient appréciable. A ce moment les symptômes généraux s'amendent quelque peu, des sueurs abondantes, l'abaissement de la température, tout autant que la diminution de l'œdème, indiquent la limitation des désordres.

La collection s'ouvre alors spontanément, ou est ouverte par le chirurgien : un flot de pus jaunâtre, crémeux ou blanchâtre, sur lequel surnagent des gouttelettes huileuses, s'échappe au dehors ; dans le fond de la plaie, l'os apparaît lisse, uni, d'une blancheur éclatante, et dénudé sur une étendue variable. Cette débâcle est le signal d'une détente souvent complète ; les douleurs diminuent ou disparaissent, il en est de même du gonflement et de l'épanchement articulaire.

La fièvre, après être tombée au voisinage de 38° à 39°, cède à son tour, l'appétit revient..., finalement le sujet se rétablit après une période plus ou moins longue pendant laquelle les orifices fistuleux ont suppuré plus ou moins, donnant issue à de petits fragments osseux nécrosés.

Dans les cas les plus heureux, le sujet ne conserve d'autres traces de son ancienne affection que quelques cicatrices déprimées, adhérentes à l'os, un peu d'hyperostose, quelque raideur articulaire. Mais il est loin d'en être ainsi, surtout lorsque la maladie a suivi son évolution naturelle. L'insuffisance des ouvertures spontanées, la lenteur qu'elles ont pu mettre à s'établir, le contact prolongé du pus avec l'os, entraînent, comme conséquences, la nécrose de fragments plus ou moins étendus.

Tolérés quelque temps, les séquestres sont le point de départ de poussées inflammatoires ultérieures révélant à la fois le travail fait par la nature pour les éliminer et aussi la permanence d'une colonie microbienne. Les faits que nous avons indiqués démontrent que des agents infectieux peuvent persister après une guérison apparente, complète, et produire plus tard soit de nouveaux accidents locaux aussi graves que les premiers, soit même des phénomènes de pyohémie mortelle (1).

Les troubles apportés dans la croissance du membre, les lésions articulaires, les dégénérescences viscérales qui peuvent compliquer

(1) *Congrès français de chirurgie*, 1891. — Doyen, *Des différentes espèces de suppurations examinées au point de vue bactériologique et clinique.*

les ostéomyélites infectieuses, méritent par leur importance d'être étudiés à part, tout autant que la transformation, en épithélioma, du revêtement des trajets fistuleux anciens.

FORME FOUDROYANTE.

Chez certains sujets la maladie revêt des allures véritablement foudroyantes.

Kraske(1), a vu mourir des individus avant qu'il y ait eu pour ainsi dire ostéomyélite.

Quelquefois, comme dit Ollier, les sujets succombent si rapidement qu'on a à peine eu le temps de se douter de la lésion osseuse.

On constate cette lésion à l'autopsie, mais on la trouve si peu étendue, qu'on ne peut la considérer comme la cause directe de la mort. Laure, médecin de la Charité, apporta un jour à la Clinique de M. Ollier, des pièces que nous avons pu examiner, recueillies sur un enfant de neuf ans, mort en trois jours d'une ostéomyélite infectieuse. Sans cause connue, sans traumatisme appréciable, cet enfant avait été pris de fièvre intense, de délire, de sécheresse de la langue, puis d'un abattement profond. En recherchant les signes de la fièvre typhoïde, M. Laure aperçut un peu d'empâtement autour de la hanche droite; les mouvements imprimés faisaient pousser des cris à l'enfant. Il diagnostiqua alors une ostéite infectieuse de la hanche, et pensa à faire pratiquer la résection de l'articulation. L'opération fut remise au lendemain matin, mais quelques heures après le malade succombait.

A l'autopsie, qui ne put être très complète à cause de l'opposition de la famille, on trouva, dans l'articulation de la hanche, une à deux cuillerées de liquide séro-sanguinolent, légèrement purulent ; synoviale légèrement injectée; pas d'altération de la tête fémorale. Dans le fond de cette perte de substance du cartilage, la substance osseuse est à nu et infiltrée de pus. Le périoste pelvien correspondant est épaissi, infiltré, mais pas d'abcès sous-périostique. Dans le poumon un petit abcès métastatique ; sur la plèvre, trois ou quatre saillies ressemblant à une éruption tuberculeuse commençante (2).

Citons encore un fait de Le Fort, relatif à un jeune homme de quatorze ans, qui dans un mouvement brusque, ressentit une douleur violente dans l'aine gauche, bientôt accompagnée d'une fièvre intense, de délire, de phénomènes typhoïdes, et qui en quatre jours entraîna une terminaison mortelle (3).

(1) Kraske, *Centralbl. f. Chir.*, 1888.

(2) Ollier, *Encyclopédie internationale de chirurgie*, t. IV, p. 278.

(3) Coxalgie suppurée suraiguë, mort après quatre jours avec lésions septicémiques du péricarde et du cœur. *Bull. et mém. de la Soc. de chir.*, 7 janvier 1880.

En *quelques heures* la fièvre, le délire acquièrent une intensité surprenante, voilant plus ou moins le développement des localisations juxta-épiphysaires; celles-ci sont fréquemment *multiples* en pareil cas et leur recherche est relativement laborieuse par suite de l'état de prostration du sujet. S'il s'agit d'un enfant de quatre ou cinq ans, ou même plus jeune, un examen attentif est nécessaire, pour ne laisser échapper aucun foyer.

La température est toujours très élevée, aux environs de 39°,5 à 40°,5 et au delà; l'état typhique avec son cortège habituel, abattement, sécheresse, fuliginosités de la langue et des lèvres, soif vive, diarrhée, est à son summum; les urines sont rares, albumineuses dans les dernières périodes, des selles involontaires se produisent, la peau se couvre de plaques rouges, lie de vin, surélevées quelquefois comme des plaques d'urticaire. Elles ne sont pas douloureuses, disparaissent par la pression et constituent une *éruption septique*, variable du reste comme nombre des plaques, siège et intensité.

Depuis le jour où Gübler attira le premier l'attention sur ces éruptions 1858), les travaux se sont multipliés. Civiale (1), Maunder, Broadobent, Lee, Spencer Wells (2), Bristowe, Duplay (3), Bouchard (4), Verneuil (5)... ont étudié ces manifestations dans divers états pathologiques (affections urinaires, génitales, hépatiques, chirurgicales). Le 26 octobre 1892, Bouchard annonçait à l'Académie de médecine, l'existence, dans des cultures de microbes, de deux toxines, qu'il dénommait *anectasine* et *ectasine*, en raison de leur action vaso-motrice; la première paralysait les centres vaso-dilatateurs, la seconde favorisait la dilatation vasculaire et la diapédèse. Chose curieuse, ces deux substances à effets si dissemblables peuvent être sécrétées par le même microbe, le pyocyanique, comme l'ont démontré Gley et Charrin. On sait d'autre part que Arloing a trouvé, dans les cultures filtrées du staphylocoque pyogène, un produit soluble hyperexcitant du système vaso-dilatateur.... Nous avons vu un de ces érythèmes infectieux à son apogée, il y a quelque temps, sur un enfant de huit ans (6): le thorax, le dos, l'abdomen, les cuisses et les membres supérieurs en étaient à ce point couverts, que l'on aurait pu croire à une fièvre éruptive. Apporté dans notre service le septième jour, dans un état semi-comateux avec des selles involontaires, c'est à peine si la pression sur les points malades lui faisait pousser quelques gémissements.

(1) Civiale, *Organes génito-urinaires*, t. III.
(2) Spencer Wells, *Medical Times and Gazette*, 1865.
(3) Duplay, *Archives de médecine*, 1874.
(4) Picard Tremblez, Thèses de Paris, 1875, 1876.
(5) Verneuil, *Mémoires de chirurgie*.
(6) *Contribution à l'étude des érythèmes infectieux, en particulier dans la diphtérie*. Mussy, Th. Paris, 1892.

Opéré séance tenante, sans anesthésie, il mourut le troisième jour, après avoir paru quelque peu soulagé; l'infection était d'origine staphylococcienne pure.

Sur deux autres jeunes gens, l'un de douze ans, l'autre de quinze ans, l'issue fut aussi rapidement fatale. Nous vîmes le premier au moment même où il succombait. Ses parents négligents et surtout absolument misérables, affirmaient que l'avant-veille (36 heures auparavant), à la suite d'un bain dans le Rhône, l'enfant s'était plaint de frissons et de douleurs violentes dans la cuisse gauche. Il s'agissait d'une ostéomyélite de l'extrémité inférieure du fémur gauche. Quant au second cas, la mort survint le quatrième jour, avec l'appareil d'une septico-pyohémie.

Est-il possible de donner une statistique de la fréquence de ces formes foudroyantes? Cela nous paraît très difficile; car nous ne voyons guère dans les hôpitaux que des sujets ayant résisté plus ou moins longtemps, traités au dehors et admis presque toujours pour des suppurations interminables.

FORMES GRAVES. — COMPLICATIONS.

A côté de l'intoxication aiguë et générale entraînant la mort, prennent place les localisations accompagnées de symptômes graves à cause de leur siège, de leur étendue, de leur multiplicité, de l'envahissement des articulations... ou bien encore par leurs conséquences éloignées (nécrose, néphrite...).

L'ostéomyélite des os du crâne mérite d'être mise en première ligne ; à côté d'elle, nous placerons les localisations sur la colonne, le bassin. Le danger qu'elles présentent apparaît avec la plus grande netteté lorsque l'on parcourt les documents qui les concernent et qui sont consignés plus loin.

De même tout ce que nous avons dit sur la multiplicité des foyers osseux, les décollements épiphysaires, les complications articulaires, permet, le cas échéant, de se faire une opinion suffisamment exacte sur la sévérité du pronostic.

La dénudation d'un os long avec décollement spontané d'une épiphyse, *a fortiori* des deux épiphyses, la pénétration du pus dans une articulation comme la hanche, le genou, modifient singulièrement le tableau symptomatique.

Pour ne pas être frappé à mort dans les deux ou trois premiers jours, le sujet n'en succombera pas moins au bout de quelque temps; l'abondance de la suppuration, la débilitation dans laquelle se trouvera le patient, pourront amener une issue fatale que l'intervention chirurgicale faite largement sera impuissante à enrayer.

Au surplus, les désordres locaux peuvent être tels, que la perte du membre par l'amputation, ou son impotence ultérieure, empêchent le sujet de reprendre ses occupations... Les ankyloses, l'atrophie musculaire, les fractures spontanées, la néphrite... peuvent faire ranger parmi les formes graves certains faits dans lesquels l'absence ou bien l'insuffisance du traitement chirurgical, l'incurie du malade, sont les principaux facteurs des désordres observés.

Nous devons examiner avec quelques détails les diverses complications dont la présence aggrave l'ostéomyélite :

L'*extension* du processus à la totalité d'un os, alors qu'il était d'abord localisé à une des extrémités, l'apparition d'un foyer distinct, tout au moins en apparence, dans la région juxta-épiphysaire (ostéite bipolaire d'Ollier) peuvent être regardées comme des complications locales. Au même titre doivent prendre place les *fusées purulentes* dans les gaines tendineuses, les espaces intermusculaires, les *altérations vasculaires*, telles que la plébite suppurée ou non.

Nous savons que les artérioles et même les artères de gros calibre peuvent être déchirées par les pointes aiguës de certains séquestres (ceux du creux poplité par exemple). Le drainage, la trépanation, les lavages antiseptiques, permettent presque toujours de lutter efficacement contre ces lésions, dont la symptomatologie ressort de leur simple énoncé.

La *multiplicité des foyers* constitue une complication sur la fréquence de laquelle les relevés de Haaga nous ont éclairé. Mais le simple énoncé de cette complication ne suffit pas; certains détails cliniques la concernant méritent d'être particulièrement signalés :

Le développement des foyers secondaires ne s'effectue pas dans des conditions toujours identiques. Habituellement *il est successif et non simultané;* au bout de trois, quatre, cinq, six jours un nouvel os devient douloureux vers une de ses extrémités, un abcès se développe... bref, on observe le même tableau clinique que pour le foyer primitif. Mais ce peut être plus longtemps après le début des accidents que se montre la localisation secondaire; l'élévation de la température, qui était redevenue plus ou moins normale, annonce cette complication en même temps que se manifestent des symptômes locaux. Ces derniers peuvent passer inaperçus si le sujet est plongé dans un état de dépression marquée; c'est pour ce motif que *toute élévation thermique dans le cours d'une ostéomyélite infectieuse doit comporter un examen soigneux du squelette.* On pourra ainsi intervenir à temps après avoir reconnu des lésions qu'un examen superficiel eût laissées méconnues.

Il est très rare de voir plusieurs os frappés en même temps ou même dans les deux ou trois premiers jours.

Un fait intéressant et qui doit être mis en relief, est la *différence* qui peut exister *dans la gravité des localisations multiples.* De la lecture d'un très grand nombre d'observations d'ostéomyélite infectieuse, et de ce que nous avons pu voir personnellement, il résulte que les localisations secondaires n'affectent pas forcément la même allure que le foyer primitif. Bien plus, dans certains cas, celui-ci paraît avoir épuisé pour ainsi dire la dose d'infection de l'organisme.

Tel sujet, atteint d'ostéomyélite infectieuse de l'extrémité inférieure du fémur avec suppuration et séquestre volumineux, aura un foyer secondaire sur le radius, accusé simplement par une *périostose* sans pus, ni nécrose. Il faut reconnaître cependant que la multiplicité des foyers, loin de mettre à l'abri de complications viscérales, atteste la tendance infectieuse, pyohémique de la maladie. Certains cas analogues à l'exemple précédent, malgré l'atténuation des lésions osseuses secondaires, se sont terminés par la mort. *Il n'y a pas là de dérivation* dans le sens attaché anciennement à ce mot; et nous pensons que la multiplicité des foyers constitue toujours une complication.

Arthrites secondaires. — Nous avons fait remarquer que la purulence d'épanchements articulaires était loin d'être la règle, et que nous avions pu, après nombre d'autres observateurs, constater qu'il ne s'agissait dans certains cas que d'une arthrite de voisinage et non par perforation. La présence constatée du pus dans l'articulation conduit évidemment à l'arthrotomie et parfois à la résection; au contraire, si l'épanchement est séreux, le traitement de la lésion osseuse elle-même en amène la guérison. La symptomatologie, en dehors des résultats fournis par une ponction capillaire exploratrice, est différente dans les deux cas. Lorsque l'incision de l'abcès sous-périostique et la trépanation ont permis l'évacuation du pus, la température s'abaisse plus ou moins complètement et l'épanchement se résorbe s'il est simplement séreux. Dans le cas contraire la persistance de la température, la douleur, l'œdème, la rougeur même, périarticulaires, révèlent la présence du pus.

Les complications articulaires ne sont pas seulement graves par les dangers d'infection, la perte des mouvements de la jointure, mais aussi parce qu'elles propagent les lésions aux os voisins. Le segment sain jusqu'alors, est envahi; bien plus une arthrite suppurée peut apparaître dans la jointure située à l'autre extrémité. L'affection, née à la jambe ou à la cuisse, à franchi le genou pour s'étendre dans la jambe ou dans la cuisse. Ainsi que le fait remarquer Lannelongue, la marche ascendante des extrémités vers le centre n'est pas la règle comme le pensait Chassaignac. Elle peut être *centrifuge*, et même dans quelques circonstances, *diffuse*, à la fois vers les extrémités et vers la racine du membre. La gravité des symptômes généraux qui accompagnent de tels désordres justifie l'emploi des moyens radicaux, lorsque l'intervention conservatrice a échoué ou n'a pu être mise en usage au moment opportun.

Lannelongue a observé la luxation pathologique de la hanche consécutivement à une ostéomyélite limitée de la tête du fémur et compliquée d'arthrite (1). Garré en signale deux autres cas (à la hanche) observés à la clinique de Tubingue. Ces déplacements articulaires sont assez rares, puisque nous ne les voyons relatés qu'une douzaine de fois, sur plusieurs centaines de cas.

Quant aux conséquences éloignées de ces altérations secondaires des jointures, elles sont bien connues des cliniciens.

Relativement aux désordres articulaires persistants qui peuvent être la conséquence de l'ostéomyélite aiguë, nous trouvons des renseignements extrêmement intéressants dans le mémoire de Haaga. La hanche, 22 fois (sur 28 cas de lésions de l'extrémité supérieure du fémur), présentait des lésions plus ou moins marquées. Dans 14 cas, la mobilité était très diminuée; l'ankylose existait 10 fois rectiligne (2), ou fléchie (8); il y avait par contracture ou rétractions, 4 fois une limitation très nette des mouvements. Enfin dans 8 cas, il y avait eu luxation spontanée.

Pour le membre supérieur, 7 fois sur 28 il s'agissait de l'épaule : l'extrémité humérale était le point de départ des complications articulaires consistant, 1 fois en une luxation pathologique sous-coracoïdienne, 1 fois en une diminution très marquée de la mobilité. Chez deux malades, il existait une articulation flottante, et chez deux autres une inflammation chronique.

Au coude (19 cas), l'humérus (10), le radius (6), le cubitus (3), avaient été la cause des désordres de la jointure. Celle-ci était détruite 2 fois, ankylosée 4 fois, ou présentait une très grande raideur, 13 fois. Fait intéressant sur ces 19 cas, 7 fois les parties osseuses adjacentes immédiatement à la jointure étaient malades, 12 fois l'ostéomyélite siégeait, soit à la partie moyenne, soit aux extrémités les plus éloignées de l'articulation.

Quant au poignet (7 cas), les lésions du radius (4 fois), du cubitus (3 fois), avaient déterminé 1 fois l'ankylose complète, 4 fois une disparition à peu près totale des mouvements.

En résumé, sur un total de 470 localisations osseuses, Haaga a

(1) *Bull. et mém. de la Soc. de chir.*, t. XIII, p. 17.

relevé 189 faits de troubles articulaires plus ou moins persistants, plus ou mois durables.

Pour le cou-de-pied (lésions de l'extrémité inférieure du tibia, 24 cas, de l'extrémité inférieure du péroné 1 cas), on a noté :

Troubles de la mobilité 21, soit par ankylose, soit par modifications dans les conditions statiques; une articulation flottante; 2 fois la destruction de la jointure; 1 fois son inflammation chronique.

Les affections secondaires du genou sont extrêmement fréquentes, puisque les extrémités osseuses qui constituent cette jointure sont des sièges de prédilection de l'ostéomyélite infectieuse. Sur 107 cas d'ostéomyélite de l'extrémité inférieure du fémur, 71 fois le genou fut atteint consécutivement; 54 cas d'inflammation tibiale retentirent sur lui 21 fois. Ajoutons à ces faits, 16 cas de lésions diaphysaires du fémur et 2 du tibia. Un total de 109 lésions du genou fournit en somme le tableau suivant :

Luxation en arrière		1
Subluxations		9
Articulations flottantes		11
Destruction des surfaces articulaires		5
Suppuration tardive		6
Mobilité diminuée : 77	Par ankylose	20
	— contracture très prononcée	24
	— — légère	33

Les *décollements épiphysaires proprement dits*, les séparations diaphyso-épiphysaires, sont encore des complications locales qui peuvent survenir pendant les premiers temps de l'affection.

D'après les observations recueillies à la clinique de Tubingue, Garré estime à 12 ou 15 p. 100 la fréquence des décollements épiphysaires. Naturellement leur siège de prédilection est celui même de l'ostéomyélite, c'est-à-dire l'extrémité inférieure du fémur, d'une part, et l'extrémité supérieure du tibia, d'autre part. Le terme le *plus prompt* de leur apparition a été le *cinquième jour* (tête humérale); on en connaît plusieurs entre le sixième et le onzième jour (Chassaignac), le dix-huitième jour.

Il est certain, à en juger d'après les renseignements cliniques, que l'âge du malade a une influence marquée sur le moment où peut se montrer cette complication. Chez l'adulte les rapports plus étroits, presque absolus, entre l'épiphyse et la diaphyse expliquent la longueur de la période de séparation diaphyso-épiphysaire, alors que chez l'enfant trois ou quatre jours sont suffisants pour mobiliser ces parties.

Les décollements épiphysaires multiples sont des lésions essentiellement graves ; Garré en relate deux cas : dans l'un, il existait un décollement épiphysaire de l'extrémité inférieure des deux fémurs : dans l'autre, le décollement intéressait trois régions juxta-épiphysaires : l'humérale supérieure droite, fémorale inférieure droite, fémorale supérieure gauche. Sur les 93 cas recueillis par Bruns, 20 étaient multiples : en tout 134 épiphyses étaient décollées (1).

Mais il est un détail clinique dont la constatation par Garré, dans 3 cas, nous paraît mériter plus qu'une simple mention. Chez cinq malades, dont les observations sont publiées par l'auteur précité, nous voyons le décollement occuper 3 fois la hanche, 1 fois le radius, 1 fois le tibia.

Chez trois sujets, l'ostéomyélite accompagnée de suppuration abondante, de nécrose grave dans d'autres points, *ne donna lieu à aucune suppuration au siège même du décollement* (hanche). Nous pensons qu'il y a là un fait de nécrose trabéculaire sèche, sans pus, comparable, semblable peut-être, à celle qui a été obtenue expérimentalement par Dor, avec les produits solubles d'un staphylocoque. Sans doute, les *disjonctions diaphyso-épiphysaires lentes, non accompagnées de pus*, ne sont point exceptionnelles ; mais il n'en est pas de même des *décollements aigus*. Nous avons pensé qu'il était utile de faire ressortir cette singularité clinique, au sujet de laquelle l'expérimentation et la bactériologie nous fournissent aujourd'hui une explication plausible.

Quant à l'épiphyse *décollée*, elle peut être *éliminée* ou encore disparaître par *résorption*.

Nous n'insisterons pas sur les signes qui les caractérisent, sur l'arthrite suppurée qui en est la conséquence fréquente, forcée dans certaines jointures, à la hanche, par exemple, les détails consignés dans notre anatomie pathologique ont suffisamment éclairé le lecteur. Qu'il nous suffise de faire remarquer les conséquences pronostiques et thérapeutiques qu'elles entraînent. La conservation est souvent impossible, l'amputation reste le seul moyen de salut. Toute autre est la symptomatologie des disjonctions diaphyso-épiphysaires lentes, sans arthrite concomitante. De même que les fractures spontanées diaphysaires, leur gravité est infiniment moindre ; l'extraction des séquestres, l'immobilisation en bonne position assurent le rétablissement fonctionnel en faisant disparaître la mobilité anormale, l'attitude vicieuse du membre lésé.

Complications viscérales. — L'apparition de *complications viscérales* est fréquente dans les formes aiguës, graves. L'endocardite végétante ou ulcéreuse, la péricardite, les épanchements pleuraux, séreux ou

(1) Bruns, *Deutsch. Chir.*, 27 Bd., p. 51.

purulents, ont été signalés, de même que le développement d'abcès dans le foie, les reins, la rate, les muscles...

..... Nous avons déjà dit que l'ostéomyélite paraît revêtir dans certains cas une véritable forme pyohémique.

L'élévation de la température, les désordres fonctionnels des divers appareils intéressés peuvent attirer l'attention et permettre le diagnostic. Toutefois l'état d'adynamie est alors si marqué, et l'évolution de la maladie si rapide, que la plupart du temps, c'est sur la table d'amphithéâtre que l'on reconnaît les complications viscérales.

La recherche de l'albumine peut rester vaine même dans les cas d'infection profonde, mortelle, et cependant nous savons quelle est la fréquence des altérations rénales ; la constatation de l'albumine n'est pas un élément de pronostic d'une très haute valeur, nous l'avons trouvée en abondance chez des sujets guéris en quelques semaines.

Cependant, il est incontestable que l'on doit en tenir compte, notamment au point de vue du choix des liquides antiseptiques ; le sublimé sera généralement proscrit.

On peut affirmer que *dans les cas graves les altérations rénales sont la règle.*

Le mémoire de Lannelongue contient la relation de dix autopsies ; une fois les reins paraissaient intacts, deux fois ils étaient congestionnés d'une façon très intense, et sept fois il y avait des abcès métastatiques. La proportion est donc énorme dans les ostéomyélites suivies de mort.

Les *embolies graisseuses* ont été signalées au cours de l'ostéomyélite aiguë ; leur gravité est extrême comme on le sait ; mais les embolies simples, résultant du développement de phlébites profondes, peuvent être aussi la cause d'accidents cardio-pulmonaires graves et même mortels.

Lannelongue a particulièrement insisté sur certaines complications *pleuro-pulmonaires*. Au cours d'une ostéomyélite à marche rapide, au bout de trois ou quatre jours le malade éprouve brusquement un peu de gêne respiratoire, ou il est pris d'une toux fréquente, répétée : on examine sa poitrine et on découvre une pneumonie unilatérale ou bilatérale, compliquée ou non d'adhérences ou d'un épanchement pleural ; ces pneumonies ont les allures de pneumonies franches, elles s'accompagnent de matité, souffle, râles crépitants, cachés quelquefois par des craquements pleuraux : leur durée est courte, mais elles laissent après elles une toux suivie d'une expectoration verdâtre, adhérente, peu aérée.

COMPLICATIONS VISCÉRALES ÉLOIGNÉES.

Sans connaître exactement leur pathogénie, Rosenstein (1) avait indiqué les relations qui existent entre les suppurations septiques et la néphrite. Qu'elles soient d'origine traumatique, ou qu'elles résultent d'une affection spontanée, phlegmon, arthrite, elles peuvent, disait-il, provoquer le développement d'une néphrite grave. Les recherches anatomo-pathologiques et expérimentales nous permettent de comprendre facilement la pathogénie des altérations rénales chez des sujets atteints d'ostéomyélites prolongées. Que l'on admette l'action directe des microbes observés dans les vaisseaux des reins, ou l'influence des produits solubles qu'ils ont fabriqués et qui s'éliminent par ces émonctoires, il est avéré que la néphrite chronique pure ou avec dégénérescence amyloïde est possible en pareil cas.

Bien plus, dans les formes à poussées successives, récidivantes, la néphrite pourrait présenter des oscillations parallèles à celles de l'affection osseuse.

Nous avons régulièrement recherché l'albumine chez nos malades porteurs d'anciens foyers et nous sommes loin de l'avoir rencontrée constamment. De nouvelles recherches pourraient seules nous apprendre la fréquence proportionnelle de l'albuminurie, d'une part, et d'autre part, les caractères anatomo-pathologiques propres à ces néphrites. Nous pensons que la dégénérescence amyloïde, qui joue un rôle prépondérant dans la tuberculose, est plus rare dans l'ostéomyélite infectieuse.

Quoi qu'il en soit, il faudra toujours faire l'examen des urines et se méfier de néphrites plus ou moins latentes dans les cas anciens.

Rappelons que M. Ollier a attiré l'attention sur la fréquence de la tuberculose sur les sujets atteints d'anciennes ostéomyélites infectieuses et notamment lors de localisations calcanéennes.

FORMES BÉNIGNES.

Quant aux cas bénins, il est incontestable que les notions actuellement répandues dans le monde médical les rendront de plus en plus fréquents. Depuis que Chassaignac, Gosselin, Ollier, Lannelongue... (pour ne parler que des chirurgiens de notre pays), ont, par leurs publications et leurs enseignements, montré la nécessité d'une thérapeutique active immédiate, on n'hésite plus, on connaît mieux ces lésions; leur diagnostic hâtif suivi d'une intervention complète,

(1) Rosenstein, *Traité des maladies des reins*, 1870.

incision jusqu'à l'os et trépanation de celui-ci, doit sauver certainement la vie à bien des sujets et préserver la vitalité du segment osseux touché. D'autre part, nombre de sujets vivant à la campagne, peu ou pas soignés, échappent à la mort qu'ils n'auraient pas évitée peut-être, dans des milieux moins favorables.

Si nous nous en tenions à la classification de Gosselin, il faudrait considérer comme appartenant à la variété bénigne ses trois premières catégories, soit : 1° les cas où il n'y a pas d'abcès, mais seulement hyperostose; 2° ceux où l'abcès est sus-périostique; 3° où il est sous-périostique (sans nécrose). Nous savons que la suppuration extérieure au périoste n'est rien moins que certaine et qu'il s'agit d'abcès en bouton de chemise, sous-périostiques d'abord et devenus sus-périostiques par perforation. Il est certain qu'une telle localisation peut être suivie, après l'incision, d'une guérison complète et définitive.

Il y a un an, nous avons ouvert un vaste abcès sous-périostique occupant les deux tiers supérieurs du fémur : deux trépanations portant sur le col nous démontrèrent l'absence du pus dans la moelle. En quatre ou cinq semaines l'enfant guérit complètement sans qu'il y ait eu formation de séquestres ou fistulisation.

Après Kocher, Rosenbach, Müller (1), Reichel, Ulmann (2), Garré insiste sur les formes subaiguës de l'ostéomyélite. La température peu élevée, la marche lente de l'affection... peuvent faire croire à la nature tuberculeuse ; de même dans certains cas le retentissement articulaire chronique. Mais l'aspect des séquestres diaphysaires, l'existence antérieure ou concomitante de localisations ostéomyélitiques à caractères francs, aigus, éclairent le diagnostic. De même l'examen bactériologique, en révélant la présence des staphylocoques aureus ou albus, permet de reconnaître la nature véritable de la suppuration.

En somme la nature de l'agent pathogène, sa virulence moindre, ou la résistance plus grande de l'organisme en réduisant la localisation, expliquent ces formes bénignes, soit par l'absence de nécrose, soit par la modération ou le peu de durée des symptômes d'infection générale.

Il est encore bien difficile de préciser à quelles variétés bactériologiques correspondent les formes bénignes ; l'atténuation variable d'un même agent pathogène modifie tellement ses manifestations cliniques, que l'on s'exposerait à de grossières erreurs si l'on prenait comme base absolue la composition bactériologique du pus. Toute-

(1) Müller, *Die akute Osteomyelitis der Gelenkgeb. Deutsch. Zeitsch. f. Chir.*, Bd. XXI.

(2) Ulmann, *Beiträge zur Lehre der Osteomyelitis*, 1891, p. 97.

fois, en se reportant aux données fournies précédemment, on peut voir que les recherches de Lannelongue et Achard, Courmont, Rodet,... ne sont pas restées vaines.

Nous verrons plus loin que certaines affections fébriles, la fièvre typhoïde par exemple, donnent lieu à des lésions généralement bénignes ; il en est de même d'un grand nombre de cas, étudiés dans le groupe des *Ostéomyélites infectieuses chroniques d'emblée.*

§ 2. — Ostéomyélite prolongée ou récidivante. — Symptômes. — Complications.

Afin d'apporter un certain ordre dans l'exposé des symptômes de l'ostéomyélite infectieuse prolongée, nous devons subdiviser en deux catégories les faits qui s'y rattachent. Cette classification naturelle nous permettra d'examiner successivement : 1° Les cas, de plus en plus rares aujourd'hui, dans lesquels l'affection primitive nullement ou imparfaitement traitée poursuit son évolution. Après s'être accompagnée de l'appareil symptomatique grave, général et local, des poussées aiguës, elle continue à déterminer de la suppuration, des douleurs...

2° Les faits caractérisés par la *récidive*, *in situ*, de la maladie guérie en apparence depuis plus ou moins longtemps.

Le terme d'ostéomyélite *récidivante* convient plus particulièrement à cette forme.

L'*ostéomyélite prolongée* proprement dite, celle qui est caractérisée par la persistance d'un trajet fistuleux ou sa permanence presque complète, interrompue seulement à de courts intervalles, se présente avec les caractères suivants :

Le membre qui en est le siège peut être œdématié, plus ou moins impotent et présenter des modifications de forme, de longueur... que nous indiquerons plus loin. Au voisinage du segment osseux malade et des fistules, on a noté la coloration plus ou moins violacée des téguments, la croissance exagérée des poils.

Quant aux fistules, leur aspect diffère habituellement de celles qui sont consécutives à la tuberculose osseuse.

Déprimées, adhérentes, à bords rigides, elles ne sont pas béantes, fongueuses, à bords décollés. La pression sur les téguments qui les avoisine ne fait pas sourdre des masses caséeuses, ni ces fongosités pâles, mollasses, que l'on expulse des trajets ossifluents bacillaires. Les parties molles en un mot sont *sèches*, *et non infiltrées de fongosités.*

La palpation démontre la *tuméfaction de la diaphyse de l'os et* cela quelquefois sur la plus grande partie de son étendue. La pression sur cet os hyperostosé est généralement *indolore*, sauf dans quelques points correspondants à un abcès chaud. Si l'on saisit à pleines mains les deux os symétriques, de manière à les comparer, cette tuméfaction osseuse est extrêmement évidente. Bien plus, l'exploration clinique fait généralement croire à une hyperostose plus considérable qu'elle ne l'est en réalité. On se rend compte, en opérant, que l'épaisseur du périoste souvent excessive a pu contribuer pour une large part à l'augmentation de volume du membre.

Si l'on suit attentivement l'hyperostose, on s'aperçoit que ses limites vont dans certains cas en s'atténuant d'une façon progressive, tandis qu'ailleurs elle se termine brusquement. Partout la consistance dure, osseuse, est manifeste et invariable; presque toujours la surface examinée est assez lisse, ou largement mamelonnée.

L'*exploration au stylet* permet de compléter cette énumération symptomatique.

Si l'on a soin de donner à l'instrument la forme nécessaire pour lui faire parcourir les sinuosités du trajet, on arrive sur une *surface osseuse*, *dénudée*, *sèche*, *immobile*, ou bien encore dans une cavité intra-médullaire, renfermant des débris osseux, *durs*, *irréguliers*, *mobiles*. Peut-on introduire une pince dans le foyer, on parvient à saisir certains fragments; leur aspect pathognmonique, gothique, les différencie immédiatement des séquestres tuberculeux, épiphysaires, blancs, jaunâtres, puriformes, et condensés.

RÉCIDIVES.

La guérison complète et définitive de l'ostéoméylite infectieuse aiguë ou subaiguë, dite de croissance, est entièrement liée à l'évacuation spontanée ou chirurgicale du pus et des séquestres. Cette évacuation, toujours imparfaite, lorsqu'elle est livrée aux seuls efforts de la nature, peut laisser à désirer même lorsque le malade reçoit des soins éclairés. L'incision, la trépanation, l'évidement peuvent laisser persister certains germes infectieux dont les manifestations, latentes pendant un certain temps, réapparaîtront plus tard.

L'existence de cavités, d'arrière-cavités osseuses, susceptibles de servir de réservoir septiques, est fréquemment constatée ; le bourgeonnement comble mal les brèches faites dans les régions juxta-épiphysaires. A plus forte raison pourra-t-on invoquer comme causes de récidives, la présence de séquestres plus ou moins volumineux, imparfaitement mobilisés et peu reconnaissables lors d'une première intervention. Enfin ne sait-on pas que les bactériologistes ont démontré la persistance, pendant de longues années, de colonies microbiennes au sein même d'os anciennement atteints d'ostéomyélites? Les circonstances précitées, la reviviscence de ces germes, nous expliquent les récidives si fréquentes dans l'ostéomyélite infectieuse. A vingt-cinq, trente, cinquante et même soixante ans de distance, un malade peut être admis à plusieurs reprises dans les hôpitaux. Frappé pendant sa période d'accroissement, il peut rester guéri pendant un certain nombre d'années, pour être finalement atteint d'une nouvelle et violente poussée inflammatoire. La plupart des ostéomyélites soignées à l'Hôtel-Dieu et à la Croix-Rousse ont trait à des adultes ; tous ont été atteints dans leur enfance, nous n'avons jamais vu un homme d'une quarantaine d'années présenter une poussée primitive d'ostémyélite infectieuse sur le fémur. Il est inutile de multiplier les exemples, destinés à montrer la possibilité de rechutes à longue échéance ; qu'il nous suffise de citer le cas d'un vieillard que nous avons observé pendant notre clinicat : soixante ans auparavant il avait eu une ostéomyélite infectieuse de l'extrémité supérieure du tibia. A cette époque (1821), à l'âge de douze ans, il avait eu une ostéomyélite aiguë qui, après des accidents graves terminés par l'issue d'un petit séquestre, était arrivée à cicatrisation complète. Depuis lors il éprouvait de temps en temps des douleurs sourdes qui se dissipaient spontanément. En 1882 il fut forcé d'entrer à l'Hôtel-Dieu par suite de l'intensité des phénomènes douloureux. M. Ollier pratiqua la trépanation et trouva un séquestre déchiqueté, long de trente-cinq millimètres et large au maximum de trois à six.

L'ostéite avait donc mis exactement soixante et un ans à évoluer et à amener la formation d'un séquestre qui tenait encore un peu par une extrémité (1). A diverses reprises nous avons vu des sujets chez lesquels un espace de dix, vingt, ou trente ans, séparait la lésion primitive, de la seconde poussée.

Dans cet intervalle de temps, la guérison avait paru quelquefois complète et marquée par la disparition de la suppuration et des douleurs. D'autres fois un léger écoulement de pus, l'évacuation de petits séquestres s'effectuant à des intervalles rapprochés, venaient révéler la permanence de la lésion.

Plus rarement enfin, quelques malades *n'avaient pas cessé de suppurer* plus ou moins, et cela pendant de longues années.

L'interprétation de ces faits, en ce qui concerne leur pathogénie, ne nous paraît pas douteuse pour la plupart d'entre eux. Les détails anatomo-pathologiques et bactériologiques, sur lesquels nous avons insisté, permettent de dire qu'il s'agit *d'ostéomyélites réellement prolongées*, dans certains cas, et dans d'autres de *récidives*, de réveils de l'affection inflammatoire.

(1) Ollier, t. III, p. 428.

La tolérance des séquestres n'est pas indéfinie, mais elle peut être assez longue pour faire croire à une guérison définitive.

Lorsqu'un intervalle de temps très considérable s'est écoulé depuis l'attaque primitive, et cela au milieu d'une santé parfaite, on peut se demander s'il ne s'agit pas d'une réinfection, la localisation s'effectuant sur l'ancien foyer, parce qu'il constitue un *locus minoris resistentiæ*.

Dans un travail sur l'étiologie et la pathogénie de l'ostéomyélite infectieuse, Kraske, loin de considérer les *récidives* comme le fait de la réviviscence de germes restés latents pendant de longues années dans le foyer primitif, estime qu'il y a là une *réinfection*. La localisation à la place même d'anciennes lésions, tient à ce qu'il existe à ce niveau un *locus minoris resistentiæ*... Garré accepte cette opinion et cite à l'appui un fait intéressant de Brünner (1).

Au cours d'une pneumonie franche, un enfant présenta une périostite suppurée du crâne à l'endroit même où deux ans auparavant il avait eu une blessure par une roue de voiture; le pus renfermait des staphylocoques aureus et albus. Küster (2) a vu se développer une ostéomyélite aiguë au niveau même d'une fracture survenue six ans auparavant.

Dennig (3), Köhler (4), Rinne (5), etc. ont apporté de nouveaux arguments basés sur des observations plus ou moins semblables (blessures anciennes par armes à feu...).

Sans vouloir nier qu'il puisse en être ainsi, nous estimons que la plupart du temps *il n'y a pas réinfection*, mais *récidive in situ*, de l'affection primitive. Nous connaissons d'autres exemples que ceux cités par les auteurs allemands, on les trouvera consignés à propos de la suppuration dans les fractures fermées; ils montrent qu'une infection générale se fixe de préférence sur les points dont les conditions de vitalité, de nutrition, ont été modifiées.

Ces faits ne suffisent pas pour faire passer au second plan l'influence dominante du *microbisme latent dans les mêmes foyers*.

La symptomatologie de l'ostéomyélite prolongée, récidivante, diffère par plus d'un côté de celle qui caractérise la poussée primitive. Bien que la fièvre, l'abattement, les divers signes généraux d'infection puissent l'accompagner, on peut dire que les symptômes locaux sont prédominants. La douleur, la tuméfaction, avec œdème, rougeur, précèdent ou accompagnent l'élévation de la température.

(1) Brünner, *Korres. f. Schw.*, 1892.
(2) Küster, 1888.
(3) Dennig, *Maladies infectieuses*. Leipzig, 1891.
(4) Köhler, *Charité-Annalen*, 1878.
(5) Rinne, *Archiv f. kl. Chir.*, Bd. 39. — Lürmann, *Inaug. Dissert.* Strasbourg, 1890.

Le malade attire immédiatement l'attention du chirurgien sur la gêne fonctionnelle, l'attitude du membre atteint plusieurs années auparavant d'ostéomyélite. Bien souvent, s'il s'agit d'une troisième ou quatrième récidive, les sujets ne réclament pas même les secours médicaux, et connaissant l'évolution habituelle de leur maladie, se contentent de garder le repos et de faire des applications résolutives. Assez rapidement la région tuméfiée s'abcède, de vieilles fistules se rouvrent, ou de nouveaux trajets s'établissent qui donnent issue à du pus et à des séquestres. Après un laps de temps variable, les plaies se cicatrisent, et le sujet reprend son travail.

Dans d'autres circonstances les phénomènes généraux peuvent être menaçants.

L'élévation de la température, les frissons, l'altération de l'état général peuvent faire craindre la pyohémie. Cette dernière pourrait être la conséquence de suppurations abondantes et prolongées. Néanmoins nous n'avons jamais vu les poussées d'ostéomyélite prolongée revêtir un caractère de gravité comparable à celui que peut présenter l'ostéomyélite aiguë.

Les cloisonnements intra-médullaires, les ossifications sous-périostiques, s'opposent, on le comprend, à la diffusion dans les cas de récidives d'anciennes lésions; d'autre part des trajets fistuleux cicatrisés, mais en rapport immédiat avec les foyers, servent de guide au pus, et le dirigent naturellement vers les anciens orifices. Ceux-ci, plus ou moins adhérents à l'os sous-jacent, limités par du tissu conjonctif sclérosé, forment la continuation des cloaques diaphysaires. De telle sorte que les tendances extensives si fâcheuses de la maladie se trouvent annihilées dans la plupart des cas.

Néanmoins nous ne voudrions pas généraliser, outre mesure, ces faits, puisque nous en connaissons dans lesquels l'envahissement de la diaphyse jusqu'alors respectée, a été le résultat d'une seconde poussée. On peut trouver dans les auteurs la relation de faits semblables, assez nombreux pour justifier la réputation de gravité attribuée par Volkmann aux formes récidivantes. Cela prouve qu'il n'est pas possible de formuler une opinion absolue sur ce point, mais ne contredit pas l'opinion émise plus haut sur la *tendance infiniment moins marquée à la diffusion de ces récidives*. Nous ajouterions volontiers comme corollaire, que la récidive est d'autant plus redoutable que la localisation primitive a été plus grave. On est ainsi conduit à relier l'une à l'autre les diverses poussées dont un os a été le siège.

Les phénomènes généraux d'infection seront en rapport avec le degré d'intensité de la récidive ; presque nuls dans quelques cas, ils pourront offrir, comme nous le disions, un haut degré de gravité.

Quant aux symptômes locaux, ils présentent une certaine variété. En dehors de la tuméfaction osseuse plus ou moins étendue, les téguments peuvent être le siège de rougeur, de gonflement, de chaleur, indiquant une inflammation phlegmoneuse. La constatation de la fluctuation, celle de fistules, l'exploration de ces dernières, renseignent sur le siège de la suppuration, son origine, la présence des séquestres; si bien que, les anamnestiques aidant, le diagnostic est ordinairement facile.

Il en est de même dans les *récidives à évolution plus lente, chronique.*

Le type de ces dernières, ou du moins l'un de ceux que l'on observe assez souvent, se rencontre localisé dans les extrémités diaphysaires, plus rarement à leur partie moyenne. Caractérisées surtout par des phénomènes douloureux, de l'hyperostose, ces lésions forment une bonne partie des *abcès des os.*

L'intensité des douleurs est souvent hors de proportion avec les signes objectifs; spontanées, exagérées par la marche, souvent par la simple position déclive du membre, elles offrent quelquefois une intensité plus marquée pendant la nuit. La pression sur l'os peut ne pas être douloureuse, alors que celui-ci est sans causes appréciables le point de départ d'élancements, de sensations de térébration des plus pénibles. On observe, en résumé, les symptômes sur lesquels nous nous étendons davantage dans le chapitre consacré à l'*ostéomyélite chronique.*

La nature de la maladie est facile à reconnaître; il s'agit d'une récidive sur un ancien foyer d'ostéomyélite; la trace de fistules, l'hyperostose, les anamnestiques, éclaireront le diagnostic. Nous verrons qu'il n'en est pas absolument de même pour les *abcès des os chroniques d'emblée.*

La prolongation de l'inflammation juxta-épiphysaire est le point de départ de *déformations* dont la présence achève de donner une physionomie spéciale à l'ostéomyélite prolongée ou récidivante. Nous avons dit et figuré les diverses modalités de ces troubles de croissance; l'allongement de l'os malade, son raccourcissement, les déviations en varus, valgus, et celles des segments à deux os. Nous avons également signalé l'allongement hypertrophique, ou le raccourcissement d'os sains, mais voisins de vieux foyers ostéomyélitiques; nous n'y reviendrons pas : disons seulement que dans ces cas il s'agit de modifications survenues pendant la période de croissance. L'ossification terminée, l'accroissement ne peut être qu'interstitiel; on sait combien ce dernier est rare.

Si l'on compare ces troubles à ceux qui sont la conséquence d'une poussée aiguë, on constate qu'ils diffèrent notablement.

L'ostéomyélite aiguë, par son action plus directe et surtout trop intense, arrête l'ossification ; la destruction du cartilage de conjugaison, partielle ou totale, a pour conséquence l'arrêt de l'accroissement longitudinal de l'os. Aussi les *raccourcissements* sont-ils plus fréquemment observés en pareilles circonstances.

Par contre, l'ostéomyélite prolongée, ou récidivante, en maintenant une irritation indirecte, moins vive, des zones de prolifération, est la cause habituelle d'allongements qui atteignent 7 à 8 centimètres. De même les déformations en varus, valgus, les courbures inflammatoires, appartiennent à ce même processus.

Si les décollements aigus des épiphyses sont le propre de l'ostéomyélite infectieuse aiguë, les *glissements diaphyso-épiphysaires* (Ollier) et les *fractures spontanées* se montrent dans l'ostéomyélite prolongée. Ollier a bien décrit ces diverses déformations; l'aspect du *double genou* est caractéristique pour les décollements de l'extrémité inférieure du fémur; la dépression *en coup de hache*, angulaire à sinus antérieure, est produite par la flexion et le glissement de l'épiphyse supérieure du tibia sur la diaphyse.

Les fractures spontanées affectent tantôt le voisinage de la région juxta-épiphysaire, là où cesse le canal médullaire central, tantôt la partie moyenne des diaphyses.

Ainsi que le fait remarquer Ollier, ces fractures siègent surtout au fémur.

Lorsqu'elles se produisent après la cicatrisation des abcès, après l'évacuation du pus, des séquestres, leur consolidation se fait assez simplement. Toutefois on doit toujours redouter de voir réapparaître des phénomènes d'inflammation violente. On devra donc s'attacher à les prévenir autant que possible, en ne permettant la marche qu'après s'être assuré de la solidité du segment osseux.

§ 3.— Symptômes spéciaux à certaines localisations.

FACE.

Fröhner a publié la première et, jusqu'à présent, unique observation d'ostéomyélite infectieuse des os *nasaux*. Il s'agissait d'un jeune homme de 17 ans bien portant jusqu'au moment où il fut pris brusquement de fièvre avec tuméfaction de la région du nez et de l'extrémité inférieure du fémur gauche. Il fut forcé de s'aliter pendant plusieurs mois ; la suppuration qui s'était produite ne fut tarie que par l'ablation de séquestres : au niveau du nez l'issue de ces derniers aurait été spontanée. Il est inutile d'ajouter que le sujet n'était nullement syphilitique.

La *mâchoire* est notée comme touchée par l'ostéomyélite dans un cas absolument indubitable. La présence de localisations simultanées sur les deux tibias, un métatarsien, le sacrum, ne permet pas de conserver de doute à ce sujet.

Il y a longtemps déjà que l'on connaît les inflammations périostiques diffuses des mâchoires, celles surtout du maxillaire supérieur. De même que pour les os longs on les a observées surtout chez les enfants, et fréquemment à la suite d'exanthèmes aigus (rougeole, scarlatine, variole), si bien que Salter avait désigné cette affection sous le nom de *périostite exanthémateuse*.

En dehors de ces conditions, il est certain que la septicité des liquides buccaux peut être le point de départ d'ostéopériostites diffuses ; mais celles-ci succèdent encore plus fréquemment, comme on le sait, à la carie dentaire ; il y a là une porte d'entrée pour les germes qui habitent la bouche, comme aussi pour tous ceux qui se trouvent dans les aliments, les liquides ingérés. Nous renvoyons pour compléter cette étude au chapitre consacré aux ostéites post-fébriles, à l'actinomycose, mais nous citerons ici deux cas d'ostéites infectieuses *mixtes* dans lesquelles on a constaté la présence simultanée d'*amibes* et de *staphylocoques*.

Deux observations de Kartulis (1), de Flexner (2), ont éveillé l'attention sur ce point ; nul doute que de nouvelles recherches ne viennent bientôt faire le jour sur cette question. Dans le fait de Kartulis, il s'agissait d'un Arabe de 43 ans, porteur d'une tumeur de la grosseur d'une orange siégeant sur la moitié droite du maxillaire inférieur ; dure, mais nettement fluctuante en son milieu, elle présentait une petite fistule par laquelle sortait un pus épais. Deux molaires manquaient, la muqueuse gingivale et buccale était rouge et gonflée.

En bonne santé jusqu'alors, le patient n'avait pas eu de dysenterie. L'affection avait débuté trois semaines auparavant par des douleurs très vives dans la moitié droite du visage : la tuméfaction et la coloration rouge s'étaient développées en même temps, et deux jours avant l'admission du malade à l'hôpital l'abcès s'était ouvert, donnant issue à un pus jaunâtre. Les présomptions étaient en faveur de l'actinomycose ; les recherches microscopiques démontrèrent l'absence du champignon caractéristique et la présence d'*amibes semblables à celles de la dysenterie*. Il y avait deux séquestres contenus dans l'arc de la mâchoire ; le plus volumineux présentait 6 centimètres de longueur, 4 centimètres de largeur, 1 centimètre d'épaisseur. Ces deux séquestres étaient mous, et en dehors des points

(1) Kartulis, *Zeitsch. für Hygiene und infect. Krankheit.*, 1893, p. 19.
(2) Flexner, *John Hopkins' Bulletin*, 1892, *Am. Journ. of. med. sc.*, janvier 1892.

lisses de leur surface offraient de petites dépressions pleines de pus, de la grosseur d'une tête d'épingle à celle d'un grain de chanvre.

A part les amibes très mobiles, vivantes, le pus renfermait des staphylococcus albus, et de petits bâtonnets. Très comparables aux amibes dysentériques, celles-ci étaient cependant plus volumineuses (leur diamètre à l'état de repos avait de 30 à 38 μ, alors que celui de ces dernières ne dépasse guère 30 à 31 μ). Leur protoplasma était granuleux, et les parasites absorbaient les globules du sang comme les globules de pus ; ceux-ci suivaient les déplacements du protoplasma. Les prolongements protoplasmiques, filiformes, hyalins, brillants, dépassaient souvent le diamètre de l'animalcule, et se trouvaient au nombre de 2 ou 3. Passant sous silence les détails techniques fournis par Kartulis, nous dirons que l'examen histologique des séquestres montra des lésions analogues à celles des altérations intestinales dysentériques. Les régions occupées par les érosions précitées étaient remarquables par l'intensité de l'ostéite raréfiante. Il ne restait aucune trace de corpuscules osseux normaux. Les bords de la lésion présentaient un détritus formé en partie de cellules sans noyaux, en partie de cellules embryonnaires. Les coupes de tissus malades offraient deux zones difficiles à distinguer l'une de l'autre.

La zone extérieure présentait les signes de l'ostéite raréfiante (lacunes de Howship) ; le tissu osseux est détruit, il n'existe que des éléments cellulaires dégénérés au milieu desquels se trouvent des amibes. La zone plus profonde renferme des corpuscules osseux, des canaux de Havers plus ou moins intacts : mais dans les points plus malades, le tissu osseux est altéré, les espaces médullaires indistincts.

On ne trouve pas d'amibes, sauf dans les parties où il existe de la nécrose. Superficiellement, dans le tissu osseux nécrosé, se trouvent en abondance des amas de microcoques et de bactéries signalées.

Deux sortes d'infection due aux amibes pourraient être discutées. S'agissait-il de l'amibe buccale ou de l'amibe dysentérique?

En ce qui concerne la première (décrite par Steinberg, Grassi), on sait que Grassi contrôlant ses premières recherches était arrivé à cette opinion, qu'il s'agissait simplement de *corpuscules salivaires*, avis partagé par d'autres chercheurs. Kartulis sur son malade, malgré plusieurs examens des liquides buccaux, n'a pu rencontrer aucune amibe.

La seconde hypothèse n'était admissible qu'en faisant intervenir la métastase ou l'invasion d'origine buccale. La métastase sur le système osseux d'amibes intestinales, paraît bien improbable. Par contre, l'infection buccale est d'autant plus possible que le sujet présentait des dents cariées, qu'il les avait fait extraire et que les portes d'entrée résultant de leur ablation avaient pu servir à la pénétration d'amibes et d'autres bactéries. La présence de celles-ci bien démontrée dans l'eau, la poussière, l'air, par Kartulis, rend vraisemblable une telle pathogénie.

Ajoutons en terminant que dix jours après l'opération, le malade de Kartulis présenta un troisième séquestre dont les dépressions contenaient aussi des amibes : un mois plus tard le sujet était entièrement guéri.

M. Flexner rapporte l'histoire d'un homme de 66 ans qui eut d'abord une petite tumeur sous la gencive à la partie antérieure et interne du maxillaire inférieur, juste à droite de la ligne médiane. Cette tumeur fut enlevée et cinq mois après apparut un ulcère qui mit l'os à nu. Peu à peu il se développa une tuméfaction considérable du plancher de la bouche, faisant saillie sous le maxillaire en avant du cou, occupant tout l'espace circonscrit par la courbe du maxillaire descendant jusqu'au larynx. Un peu de fluctuation à la partie la plus saillante et la pression en ce point fait sourdre du pus à l'intérieur de la bouche par un point nécrosé du maxillaire correspondant aux deux incisives et à la canine droites. Incision qui donne issue à 2 onces 1/2 de pus, grattage de l'os carié, etc. Le malade allait très bien au moment où l'observation fut publiée.

Le pus évacué était grisâtre, d'une odeur repoussante, peu épais, mélangé de sang, avec de petits flocons clairs. L'examen microscopique y fit découvrir des globules de pus, des globules rouges, et des amibes impossibles à distinguer des amibes qu'on trouve dans la dysenterie. Les jours suivants on trouva encore ces amibes dans le pus qui sortait par les drains.

En dehors de ces deux observations, les relevés de Fröhner montrent l'extrême rareté de l'ostéomyélite de la mâchoire inférieure : sur 104 affections des os plats et des os courts, 5 fois seulement le maxillaire était atteint. Liée deux fois à d'autres lésions osseuses, elle ne présente rien de bien spécial au point de vue clinique. Les incisions hâtives, la résection des parties nécrosées et la désinfection soigneuse à l'aide de lavages fréquents s'opposeront aux effets nocifs de la présence du pus dans la cavité buccale.

CRANE.

L'ostéomyélite des os du crâne survient chez de jeunes sujets (2 à 14 ans, Gérard Marchand) ; Chippault l'aurait vue après la rougeole avec un abcès sus et sous dure-mérien. Le début de l'affection est brusque, marqué par une céphalalgie intense, des douleurs atroces, lancinantes ; la fièvre s'élève d'emblée à 39, 40°. L'état général devient grave ; le malade est plongé dans la somnolence, la torpeur ou le subdélirium. Dans un cas il y avait du délire avec agitation, carphologie. L'aspect des malades rappelle celui des typhiques, ou mieux « des maladies typhiques et septicémiques ».

Finalement les malades atteints d'ostéomyélite du crâne ne tardent pas, si une intervention active ne survient, à tomber dans le coma ; leur respiration devient stertoreuse, leurs pupilles largement dilatées ne réagissent plus et la mort arrive.

Quant aux symptômes locaux, masqués quelquefois par l'intensité des troubles généraux, ils sont constitués au début par la douleur ; mais celle-ci est souvent diffuse, il n'y a pas trace de rougeur, et ce n'est qu'au bout de trois ou quatre jours que surviennent le gonflement, la fluctuation et les signes évidents de lésion locale. L'abcès s'ouvre-t-il ou est-il ouvert, un pus fétide s'écoule, l'os apparaît dénudé ; la rapidité avec laquelle il se nécrose est tellement remarquable que certains auteurs anglais indiquent ces cas sous le nom de *nécrose aiguë du crâne* (1). La maladie évolue très rapidement, huit, quinze jours au plus. Les complications locales (méningite, phlébite des sinus), ou générales (pneumonies, épanchements pleuraux, péricardiques), l'endocardite, la pyohémie... peuvent déterminer la mort. Le pronostic est si grave que Lannelongue a pu écrire : « Au crâne l'affection n'a d'autres terminaisons qu'une mort promptement survenue. »

La maladie peut être méconnue, mais le diagnostic, une fois l'attention attirée sur la lésion crânienne, ne peut rester longtemps hésitant. Quant au traitement, il est d'une urgence absolue ; nous pensons avec Gérard Marchand que la résection, par la gouge et le maillet ou mieux encore la pince-gouge, des parties malades est la méthode de choix. C'est le meilleur moyen de faire une désinfection suffisante du foyer et de se mettre à l'abri des complications cérébrales.

RACHIS.

Les localisations ostéomyélitiques sur le *rachis* sont rares ; nous avons pensé qu'il était préférable de reproduire ici, très résumée, l'observation de Lannelongue. Sa lecture suffira pour donner une idée des conditions cliniques que peut présenter cette maladie.

(1) Pearson, *Brit. med. Journ.*, mars 1888. — Jaymes, *De l'ostéomyélite des os du crâne*, 1887. Th. Paris.

« *Ostéomyélite primitive de la colonne vertébrale ; ostéomyélites consécutives du tibia et du péroné droits, du radius gauche. — Mort.*

« Garçon de douze ans, bien portant d'habitude, pas de traces de scrofule. Le 13 décembre chute sur le côté, de sa hauteur; a continué à marcher. Le lendemain il boite et se plaint du côté. — Le 15 décembre il est obligé de prendre le lit à cause de la violence des douleurs; fièvre et réaction générale assez intense le 16 décembre. — Entré à l'hôpital le 21 décembre, examiné le 22. Cet examen offre des difficultés et un grand intérêt. J'émets l'idée, après discussion motivée, d'une affection aiguë d'un corps vertébral.

« L'enfant est suivi, jour par jour, avec grand soin. Les phénomènes locaux dans la région lombaire s'accentuent chaque jour. Le 6 janvier, j'ouvre un vaste abcès placé sous la masse sacro-lombaire gauche; avec le doigt je découvre une dénudation vertébrale. Pendant cette période écoulée depuis le 22 décembre jusqu'au 6 janvier, il s'est produit une pneumonie double, d'origine pyohémique. Dans la suite sont apparues des complications pyohémiques de tout ordre: arthrites suppurées de l'épaule droite, du genou droit, dont la synoviale se rompt et déverse le pus dans la cuisse, de l'articulation tibio-tarsienne droite; abcès sous-cutané de la cuisse gauche, emphysème de la cuisse. Enfin ostéomyélite secondaire du radius gauche. Des désordres se montrent dans le cœur et ont persisté depuis le début. — Mort le 27 janvier.

« L'autopsie montre les lésions curieuses du corps vertébral de la troisième vertèbre lombaire, qui ont été les lésions primitives. Les veines vertébrales sont enflammées, détruites et pleines de pus; un fibro-cartilage vertébral est partiellement détruit. Le tibia droit à son extrémité supérieure, le péroné droit à son extrémité inférieure, le radius gauche à son extrémité inférieure, ont été atteints d'ostéomyélites secondaires. — Enfin, abcès métastatiques dans les poumons, les reins. — Endocardite valvulaire.

« Au total les symptômes ont été ceux d'une infection profonde de l'organisme, mais, comme on le voit, il n'en est aucun qui puisse être regardé comme spécial au siège de l'affection.

CLAVICULE.

L'anatomie pathologique nous a montré que la clavicule était assez peu souvent lésée; la clinique prouve qu'elle est rarement atteinte d'une façon isolée.

Fröhner nous fait connaître avec détails un fait intéressant d'ostéomyélite infectieuse de la clavicule avec nécrose totale de cet os. Trois ans plus tard le périoste avait reproduit une nouvelle clavicule. Les contours paraissent normaux, à part une coudure à angle obtus siégeant au milieu de l'os, et dont le sommet est dirigé en arrière. Terminée par deux extrémités renflées, large de 3 à 4 centimètres en son milieu, elle a une longueur de 10 centimètres 8 millimètres, celle du côté opposé ayant 12 centimètres. La mobilité et la puissance fonctionnelle de l'épaule et du membre supérieur correspondant sont parfaites. Il en fut de même dans un autre cas.

Quant à la nécrose partielle de la clavicule, signalée plusieurs fois, elle se termine toujours par la guérison.

La symptomatologie n'offre rien de spécial, l'attention du malade et du chirurgien une fois attirée sur l'os touché, le diagnostic ne comporte aucune difficulté.

COTES ET STERNUM.

Les localisations costales ne sont point absolument rares dans les faits d'ostéomyélites multiples ; à l'état isolé, elles constituent une curiosité. Fröhner en a observé un cas sur un enfant de quatre ans : il y avait suppuration et nécrose de la sixième côte gauche sur une étendue de 6 centimètres ; l'abcès incisé, le séquestre fut extrait et la guérison survint rapidement.

Ainsi que le démontrent les faits rassemblés par Haslé, Berthomier, Barbacci (1), pour ne parler que des publications récentes, le siège costal de l'infection osseuse prête à d'intéressantes considérations.

Habituellement l'ostéomyélite se développe par deux foyers correspondant aux points épiphysaires : l'un antérieur, *chondro-costal*, saillant en avant ; l'autre postérieur, au niveau de la *tête de l'os*. En quelques heures (48 heures quelquefois), l'abcès devient appréciable, à la tuméfaction succède vite la sensation de fluctuation ; aussi l'apparition assez fréquente de telles collections à la suite de la fièvre typhoïde, chez des enfants, avec les symptômes généraux infectieux, ne prête-t-elle pas habituellement à des difficultés de diagnostic.

Tel n'est pas le cas s'il s'agit d'un foyer *postérieur*, au niveau de la

(1) Berthomier, *Ostéomyélite des côtes. Interprétation des signes stéthoscopiques*. — *Congrès français de chirurgie*, 1897, p. 322. — *Contribution à l'étude de quelques variétés d'ostéomyélites costales aiguës*. Hasle, Th. Paris, 1892. — O. Barbacci. *Lo Sperimentale*, 15 sept. 1891.

tête de la côte. Il résulte en effet des observations communiquées par Berthomier au Congrès de chirurgie, que lorsqu'il n'existe qu'un foyer ostéomyélitique unique, développé à la partie postérieure de la côte, l'affection peut pendant les premiers jours simuler absolument un épanchement pleural et rendre le diagnostic fort difficile. Dans certains cas où les deux foyers antérieur et postérieur coexistent, ils communiquent entre eux par suite du décollement du périoste qui revêt la face interne de l'os.

Les signes stéthoscopiques, matité, souffle, égophonie, sont intimement liés à la tension et à la résistance des parties molles qui forment l'espace intercostal. Dès qu'elles se laissent distendre, tous les symptômes disparaissent.

Nous ajouterons que dans un cas, une ostéomyélite costale survenue chez un enfant de trois ans et due au staphylocoque aureus simulait à s'y méprendre, à la région lombaire, un abcès péri-rénal.

Un point intéressant à relever, c'est l'absence habituelle, mais non constante, de nécrose ; cela tient probablement à ce qu'un grand nombre des faits connus sont d'origine typhique.

En fait d'indications thérapeutiques il n'y a rien de particulier. Une intervention aussi hâtive que possible, par l'incision et le drainage, et les lavages antiseptiques, suffira en général pour assurer la guérison.

BASSIN.

L'ostéomyélite des os iliaques est une affection rare, mais par sa fréquence relative vis-à-vis des ostéomyélites des os plats, elle a droit à une des premières places dans cette variété.

Nous ne reviendrons pas sur ces localisations et les raisons d'ordre physiologique qui les expliquent. Notons qu'elle peut se manifester chez l'enfant et chez l'adolescent (vers la 20e année). Elle affecte surtout l'ilium, bien plus rarement le pubis et l'ischion.

Les symptômes qui l'accompagnent sont souvent d'une gravité excessive, la forme typhique est fréquente ; d'emblée le sujet présente une température très élevée, un abattement extraordinaire dont le tirent surtout les phénomènes douloureux. Après avoir souffert un jour ou deux auparavant, le malade doit s'aliter, en proie à une fièvre intense ; déjà le membre inférieur du côté lésé s'est fléchi, et a refusé tout service. La claudication, quand elle a existé, a été courte ; l'impotence complète lui a rapidement succédé.

La cuisse se met dans la flexion, et toute tentative de redressement provoque des douleurs extrêmement vives. Nous avons encore devant les yeux l'état lamentable d'un cuirassier d'une vingtaine d'années observé pendant notre volontariat (1878). Couché sur le côté droit, en chien de fusil, suivant l'expression vulgaire, il refusait tout service, tenant par-dessus tout à ce que l'on ne remuât pas son lit. La fesse gauche, à sa partie supérieure, était particulièrement douloureuse; un gonflement mal limité existait au niveau de la crête iliaque et vers l'articulation sacro-iliaque. La pression, à ce niveau, était très douloureuse, mais peut-être moins intense que celle provoquée par des mouvements de déplacement. Peu à peu le membre inférieur correspondant s'œdématia, la tuméfaction œdémateuse de la fesse fit place à une fluctuation évidente. L'incision donna issue à une grande quantité de pus. Le malade mourut au bout de quelques jours; nous pensons qu'une intervention hâtive l'aurait peut-être sauvé. A peu de chose près, la lecture de diverses observations publiées ressemble à ce très court récit. Après être resté un ou deux jours, au maximum, avec une douleur fessière, pubienne, ou ischiatique, de la claudication, de l'impossibilité de s'asseoir... et une température qui avoisine 40°, le malade présente de l'œdème dans la région fessière, une dilatation du réseau veineux superficiel. Bientôt l'œdème augmente, se manifeste sur le membre inférieur du même côté et même sur celui du côté sain, sur la paroi inférieure et latérale de l'abdomen...

Le membre inférieur est fléchi et tout mouvement très difficile ou impossible... L'état général est des plus graves, l'adynamie profonde et le pronostic des plus sombres. 19 observations ont donné 7 décès, soit 36,8 p. 100, et cependant l'intervention avait été hâtive (Fleury).

Mauny(1) a publié un fait intéressant par les détails cliniques et anatomiques. Chez un garçon de 16 ans on crut à une tuberculose miliaire aiguë, à cause de l'existence d'un abcès phalangien dans le pus duquel se trouvaient des bacilles. Walther reconnut une ostéomyélite iliaque avec fracture spontanée, passant par la cavité cotyloïde. Malgré l'évacuation du pus, le drainage... le sujet mourut.

On peut dire que l'ostéomyélite aiguë iliaque est mortelle dans près de la moitié des cas. (2)

L'intervention hâtive peut seule avoir quelques chances de succès; nous connaissons un cas où, bien qu'elle ait été pratiquée dans les quarante-huit heures après le début, elle ne fut pas suivie de résultat favorable. L'année dernière, appelé près d'un enfant d'une huitaine d'années, le quatrième ou le cinquième jour, j'arrivai après

(1) Mauny, *Bull. méd.*, 1890, p. 1133.

(2) Kœnig, *Path. chirurg.*, t. III. — Playfair, *Transact. of the obst. S. of London*, 1877, p. 14. — Giraldès, *Maladies des enfants*, 1869, p. 780. — Lannelongue, *loc. cit.* — Goullioud, *loc. cit.* — Weiss, *Trépanat. du bassin*, 1880. — Fleury, *De l'ostéomyélite de l'os iliaque*. Th. Paris, 1886. — Secheyron, *Arch. génér. de médecine*, 1887, p. 54.

son décès. On voit combien peuvent être intenses et infectieuses les manifestations de l'ostéomyélite iliaque.

ROTULE.

L'ostéite infectieuse de la rotule retentit habituellement sur le genou, s'accompagne d'épanchement séreux et dans d'autres cas d'arthrite suppurée. A part cela, la tuméfaction prérotulienne, la formation d'un abcès localisé à la partie antérieure du genou, le cortège des phénomènes généraux habituels à l'ostéomyélite, contribuent à caractériser cette affection.

Quelques points méritent cependant d'être mis en relief.

La thèse de François renferme quelques observations (1) d'ostéomyélites infectieuses de la rotule ; la plus intéressante est sans contredit celle qui a été recueillie dans la pratique de M. Ollier.

Chez un enfant de neuf ans la rotule se nécrosa et s'élimina en totalité sans que l'articulation du genou ait été ouverte. Plus tard une nouvelle rotule se reproduisit, en même temps que le genou récupérait l'intégrité de ses mouvements. Tholl (Ant.) revu à l'âge de trente-trois ans, est fort, vigoureux, marche toute la journée et ne se plaint jamais de son genou gauche qu'il trouve aussi fort que celui du côté opposé. Les deux jambes paraissent aussi longues l'une que l'autre ; bref, les photographies jointes à ce travail permettent de bien se rendre compte de l'état des membres inférieurs. Quant aux mensurations de la rotule nouvelle elles indiquent : six centimètres de hauteur pour la rotule saine et sept centimètres pour la rotule reproduite ; la largeur des rotules est à peu près la même vers la portion moyenne, six centimètres.

Comment se défend l'articulation du genou dans les cas heureux comme le précédent, ou celui de Türner dans lequel on vit la rotule nécrosée à la suite d'un traumatisme, s'éliminer spontanément sans que la jointure ait été ouverte ?

La portion postérieure cartilagineuse sert de barrière ; les trabécules osseuses, raréfiés, se séparent du cartilage qui ferme seul la jointure. Tholl (Ant.) voyait la base de la rotule faire une saillie de jour en jour plus appréciable dans l'ouverture de la plaie. Peu à peu la séparation se faisait, bientôt la rotule ne tint plus que par sa pointe. Elle était mobile et le petit malade racontait que souvent il ébranlait ce séquestre qui, un beau jour, lui resta dans les doigts. Après l'extraction spontanée de sa rotule il voyait parfaitement dans le fond de la plaie une espèce de membrane blanchâtre, à laquelle il n'osait

(1) *Des ostéites primitives et isolées de la rotule.* Th. Lyon, 1888.

toucher, recouverte à demi par des bourgeons charnus. C'était le cartilage de la rotule.

Dans un fait de Bœckel le genou fut également respecté ; l'incision précoce permit à ce chirurgien l'extraction de la rotule séquestrée dans sa coque cartilagineuse. Malheureusement ces faits sont loin de constituer la règle.

Les symptômes de l'ostéomyélite infectieuse du calcanéum, de l'astragale, du scaphoïde, sont en général ceux de l'arthrite aiguë des jointures avoisinantes. Il serait oiseux d'insister sur les phénomènes généraux qui les accompagnent. Mais les symptômes locaux peuvent dans certains cas prêter à la confusion.

Lorsque le *calcanéum* est le siège de l'ostéomyélite, celle-ci a son point de départ le plus fréquent en arrière, dans la zone juxta-épiphysaire. La douleur à ce niveau est très violente, spontanément et surtout à la pression. En raison de l'épaisseur des téguments plantaires l'œdème apparaît en arrière, dans la région des malléoles ; bientôt même, si comme cela est assez fréquent, la suppuration envahit les articulations voisines, on pourra observer de la tuméfaction du cou-de-pied et tous les symptômes objectifs et subjectifs d'une arthrite aiguë tibio-tarsienne. Arrive-t-on quelque temps après le début des accidents, on peut croire à du rhumatisme articulaire aigu, tant les symptômes dominent du côté du cou-de-pied. Mais l'œdème du pied, de la partie inférieure de la jambe, la présence de réseaux veineux dilatés, l'inefficacité du salicylate, de l'antipyrine..., et la constatation de la douleur à la pression *sur le talon*, permettent de faire le diagnostic.

Ce dernier sera plus délicat si l'astragale est le siège primitif de l'affection. Son enclavement entre l'extrémité inférieure de l'os de la jambe et le massif tarsien rend l'examen à peu près impossible ; cliniquement on trouve des signes d'arthrite aiguë suppurée.

Pour les cas aigus avec phénomènes graves d'infection, on peut recourir hâtivement à l'ablation totale ; une large trépanation peut sans doute faire cesser les accidents, mais s'il n'y a pas une sédation immédiate il faut procéder à l'extirpation totale.

Indépendamment de la nécrose massive, il y a une forme de panostéite qui réclame l'ablation, c'est l'*ostéite nécrotique disséminée* (Ollier), c'est-à-dire cette forme dans laquelle on trouve de nombreuses parcelles nécrosées, soit sous le périoste, soit dans la moelle. Enfin, dès que les articulations limitrophes sont envahies, il faut se hâter d'intervenir pour empêcher la propagation aux autres os du tarse et prévenir la nécessité de l'amputation ou d'une tarsectomie plus complète (Ollier) (1).

(1) T. III, p. 616.

L'intervention doit être hâtive. Pour le calcanéum, le débridement périostiqué, plus tard l'ablation des séquestres, ou même de l'os entier, permettront d'obtenir la guérison.

Pour l'astragale, l'indication absolue, comme l'a dit Ollier, c'est l'extirpation de l'os. A cette condition seulement, on a quelques chances de supprimer toute source d'infection et d'établir un drainage parfait.

Dans certains cas particulièrement graves, caractérisés par l'envahissement, par le pus des articulations et des gaines du pied, il faut, comme nous l'avons fait une fois, pratiquer l'amputation de la jambe.

CINQUIÈME PARTIE

DIAGNOSTIC. — PRONOSTIC

Le diagnostic de l'ostéomyélite infectieuse aiguë ou subaiguë des adolescents a donné lieu à de nombreuses erreurs. L'importance des phénomènes généraux, l'état d'obnubilation ou la jeunesse des malades, la prédominance, ou l'intensité des symptômes articulaires, ont été les principales causes d'erreur. Nous devons les examiner succinctement; l'étude préalable des symptômes nous permettra d'abréger.

Assez souvent les enfants sont envoyés dans les hôpitaux avec le *diagnostic* de fièvre typhoïde. L'état de torpeur, de dépression dans lequel ils sont plongés, l'aspect éminemment typhique qu'ils présentent, expliquent la confusion, surtout si les phénomènes locaux sont encore peu exagérés. Néanmoins, la constatation d'un état fébrile brusque, excessif, non précédé d'une certaine période de malaise, de diarrhée, comme cela arrive chez les typhiques, la présence d'une tuméfaction articulaire et juxta-articulaire, doivent toujours mettre en garde contre une pareille erreur. Les plaintes, les gémissements habituels des enfants malades, sont ici singulièrement en rapport avec les *mouvements* que l'on peut imprimer aux membres. Les fonctions du segment lésé sont absolument entravées; le petit malade reste au lit, veillant soigneusement à ce que personne ne le dérange de sa position. Spontanément les douleurs sont assez vives pour le tirer de son assoupissement : à la pression elles paraissent produire des sensations atroces. Au surplus, l'œdème, la tuméfaction articulaire, ne tardent pas à se joindre à l'impotence fonctionnelle pour appeler l'attention du médecin. Malheureusement les renseignements fournis par les parents égarent quelquefois les investigations. Ils attirent l'attention sur les cris, l'agitation, les convulsions de leur enfant, d'où l'idée de méningite qui se présente à l'esprit; d'autrefois c'est le récit détaillé et surtout exagéré d'un traumatisme, d'une chute, qui fait considérer la localisation infectieuse comme une entorse plus ou moins grave... Il n'est pas jusqu'aux éruptions cutanées septicémiques qui accompagnent l'ostéomyélite dont la signification n'ait été méconnue, et qui ne soient, par cela même, devenues une source d'erreur.

Au total on peut dire que celle-ci tient toujours à un examen incomplet. On devrait adopter comme ligne de conduite uniforme, l'*examen des divers segments du squelette chez tout enfant ou adolescent atteint d'un état fébrile mal défini.* La constatation de douleurs au niveau d'une jointure, d'une extrémité osseuse, avant même qu'il y ait un gonflement marqué, peut permettre de poser un diagnostic.

Dans d'autres circonstances les phénomènes généraux, tout en n'étant pas accentués, ne voilent pas les lésions locales. Néanmoins celles-ci peuvent être mal interprétées.

Généralement c'est avec les accidents du *rhumatisme articulaire aigu* que la confusion est commise.

A vrai dire, il est certaines circonstances dans lesquelles l'erreur est excusable, du moins un certain temps.

L'ostéomyélite infectieuse aiguë de l'astragale, celle même du calcanéum peuvent donner lieu à la tuméfaction douloureuse du cou-de-pied, et faire croire à une attaque de rhumatisme. Et cependant, cette dernière affection est plus souvent poly-articulaire, ne s'accompagne pas de l'œdème d'une partie du membre, avec dilatations veineuses superficielles. L'échec du salicylate, de l'antipyrine est encore un indice de la plus grande valeur; on sait l'efficacité de ces médicaments à l'égard du rhumatisme; nous pouvons affirmer qu'ils ne calment pas les douleurs ostéomyélitiques et que la température est peu abaissée. Presque toujours l'examen minutieux et détaillé de la région nous montre le *maximum des douleurs au-dessus et au-dessous de l'interligne, non sur la synoviale elle-même, mais sur l'os, dans sa portion juxta-épiphysaire.* La tuméfaction est extra-articulaire; ce qui n'empêche pas la jointure d'être distendue par du liquide; dans le cas d'abcès sous-périostique, la fluctuation est distincte du flot synovial... En résumé, le diagnostic s'impose en quelque sorte du moment où l'attention a été attirée du côté du squelette. L'allure générale est si caractéristique que les symptômes locaux apparaissent plus évidents.

Nous nous sommes trouvé un instant embarrassé il y a six ans, en présence d'un enfant de trois ans atteint (disait le billet du médecin), d'ostéomyélite infectieuse. Le siège de la localisation n'était pas indiqué, le membre supérieur droit tout entier était œdématié, d'autre part les parents étaient repartis après l'avoir conduit à la Charité. Je me décidai à inciser au niveau de l'extrémité inférieure du bras, parce que la tuméfaction était *plus dure, plus consistante* qu'ailleurs. J'estimai que là se trouvait le foyer phlegmoneux, le gonflement mou, œdémateux, avoisinant n'étant que symptomatique et la conséquence du premier. L'incision jusqu'à l'os me donna une cuillerée à café de pus; je trépanai, séance tenante, l'humérus, de part en part et plaçai un drain trans-osseux. Cet enfant guérit parfaitement avec intégrité des fonctions du coude.

Le diagnostic de l'*ostéomyélite prolongée*, ou des *récidives*, est naturellement infiniment plus simple. En dehors des anamnestiques, la constatation de l'hyperostose diaphysaire, l'exploration des trajets fistuleux, ne permettent guère de méprise. Quant aux abcès des os consécutifs à d'anciens foyers juxta-épiphysaires, fermés depuis plus ou moins longtemps, le seul fait de connaître leur existence, d'y songer, conduit à les reconnaître.

On peut se trouver embarrassé dans quelques cas rares, analogues à celui que nous avons publié et concernant un malade du service de L. Tripier. Cet homme, âgé de trente-sept ans, avait eu vers l'âge de quinze ans une ostéomyélite aiguë, typique (suppuration, nécrose), de l'extrémité supérieure du tibia droit; à plusieurs reprises récidives marquées chaque fois par l'issue du pus et de quelques séquestres. Il y a cinq ans il contracta la syphilis; admis à l'Antiquaille il y a quelque temps pour une nouvelle récidive de l'ostéomyélite du tibia, il s'élimina un nouveau séquestre, puis la plaie se cicatrisa rapidement.

Il y a huit ou dix jours, il ressentit des douleurs violentes dans les deux bras et dans le dos. A son entrée on trouva l'humérus droit tuméfié surtout à sa partie moyenne; la peau est rouge, tendue, un peu chaude. Aucun point douloureux dans l'articulation du coude. Les mouvements ne sont difficiles que par les tiraillements qu'ils exercent sur le bras. Léon Tripier, qui avait bien voulu nous montrer ce sujet, pense, comme nous, que l'humérus est le siège d'une *ostéomyélite gommeuse*, en raison du siège diaphysaire, de l'absence de signes de suppuration et de fièvre. L'iodure à haute dose amène une amélioration rapide et des plus évidentes. Ostéomyélite infectieuse et ostéomyélite gommeuse évoluèrent donc indépendamment l'une de l'autre, chacune avec ses signes propres, sur un même terrain.

On devra donc tenir compte de l'existence d'antécédents syphilitiques et, sur un sujet atteint autrefois d'ostéomyélite infectieuse, mais entaché de vérole, ne pas rapporter forcément tout accident osseux à l'ostéomyélite de croissance.

Les ankyloses, déformations articulaires ou juxta-épiphysaires, seront bien vite reconnues et rapportées à l'affection osseuse qui les a déterminées. De même pour les allongements ou raccourcissements des segments atteints, ou voisins d'os lésés.

Il est un dernier diagnostic qu'il importe de faire, car il conduit à une intervention radicale. Nous voulons parler de la dégénérescence épithéliomateuse des vieux foyers ostéomyélitiques. L'*aspect* spécial, bourgeonnant, des orifices et trajets fistuleux, comparable absolument aux masses rougeâtres, semées de *vermiotes*, du *cancroïde des lèvres*, est déjà un bon signe ; mais c'est surtout l'*odeur nauséabonde* qui s'en dégage qui nous paraît caractéristique : et cela alors même que la sécrétion purulente ou sanieuse est peu abondante. Cette fétidité est des plus remarquables, et, chose curieuse, résiste aux soins antiseptiques. A peine diminue-t-elle par les lavages répétés, il faut des désodorisants énergiques pour la supprimer, l'iodoforme ne la dissimule pas, si bien que c'est encore un moyen de distinguer cette complication d'un état momentané de la plaie dû à la malpropreté ou à l'absence de soins. Il suffit d'enlever (si l'on est indécis), un fragment du tissu douteux pour reconnaître qu'il s'agit d'un épithélioma pavimenteux. Quant aux *douleurs*, quelquefois considérables, elles peuvent être presque nulles dans d'autres circonstances.

La *tuméfaction des ganglions* correspondants n'existe pas forcément, nous supposons qu'elle doit s'observer si l'envahissement cutané est de quelque étendue.

Bien entendu, la seule intervention est en pareil cas l'amputation, soit sur l'os malade lui-même, mais à une très grande distance de la lésion, soit de préférence plus haut. Nous ne pouvons raisonner que par analogie, mais un sujet auquel nous avons amputé la jambe un peu au-dessous de la tubérosité antérieure du tibia pour une dégénérescence épithéliale survenue dans un vieux foyer de fracture compliquée, située à l'extrémité inférieure du tibia, est resté plusieurs années parfaitement guéri ; nous avons appris qu'il avait succombé en quelques jours à une pneumonie franche.

Quant au *diagnostic des formes subaiguës et chroniques*, il sera exposé plus utilement dans les pages suivantes.

Il est bien évident qu'un examen clinique pour être complet doit comporter l'examen des organes thoraciques et abdominaux. Dans les cas anciens, les *altérations rénales* doivent être l'objet d'une attention spéciale.

Il est impossible de formuler un *pronostic général* de l'ostéomyélite infectieuse des adolescents.

L'intensité des *phénomènes généraux* le domine ; la *multiplicité* des lésions, leur *siège*, plus encore que leur étendue, le font varier à l'infini. L'existence de *complications locales*, où à distance, l'aggravent dans des proportions extrêmement variables. De même l'énergie et la rapidité de l'intervention modifient avantageusement la marche du processus qui, abandonné à lui-même, eût conduit à la mort. Ce sont tout autant d'éléments dont il importe de tenir compte pour formuler un pronostic et sur lesquels nous n'avons pas à nous appesantir davantage.

SIXIÈME PARTIE

TRAITEMENT

---

§ 1. — Traitement immédiat.

L'intervention opératoire doit suivre immédiatement le diagnostic d'ostéomyélite infectieuse aiguë. Il serait inutile, et surtout dangereux, de recourir à la révulsion, aux émollients et autres moyens dilatoires. « Dès que le pus est formé, il faut lui donner issue, et il est d'autant plus important de le faire écouler librement, que la structure du tissu osseux est plus favorable à sa rétention et à sa décomposition septique (1). » L'allure clinique parfois foudroyante de la maladie imprime en quelque sorte un caractère d'*urgence absolue à l'opération* : pour être moins pressant que le débridement herniaire, le débridement périostique et osseux s'impose ; différer, c'est souvent compromettre la vie du sujet, et presque toujours faciliter le développement de la nécrose. D'autre part, la gravité de l'état général ne doit pas faire reculer; nous avons opéré avec succès, sans anesthésie, un enfant dont la vie paraissait compromise à brève échéance. Grâce à l'évacuation des foyers infectieux, sous-périostiques et intra-osseux, tel sujet guérit aujourd'hui, qui avec les anciens errements, et surtout l'absence de l'antisepsie, eût peut-être succombé. Il faut rechercher dans les notions imparfaites de l'anatomie pathologique les motifs de l'attitude réservée, presque expectante, de certains chirurgiens; n'avait-on pas observé la pyohémie avec ses frissons caractéristiques, après l'ouverture de ces collections? Aussi Demme et Billroth préconisèrent-ils les incisions tardives : singulier précepte, puisque pendant l'abstention le malade s'infecte davantage et les altérations osseuses s'accentuent.

(1) Ollier, t. I, p. 418.

La première indication chirurgicale à remplir, c'est de *débrider largement le périoste ;* la seconde, de *trépaner l'os sous-jacent* dans le but de se rendre compte de son état et surtout d'évacuer le pus qui peut s'y trouver contenu.

1° **Incision périostique.** — Après avoir procédé à la désinfection extérieure du membre, absolument comme s'il s'agissait d'une *intervention aseptique*, on choisit, pour lieu de l'incision, la région qui permet d'arriver le plus vite et le plus sûrement sur le territoire osseux malade. Nous ne conseillerions pas de recourir à la bande d'Esmarch ; on pourrait peut-être en pressant sur les veines déterminer des accidents emboliques ou disséminer l'infection : il est inutile d'ajouter que la prudence la plus élémentaire exigerait dans tous les cas l'application de la bande *uniquement* au-dessus et loin de l'endroit malade. Nous n'avons jamais fait l'hémostase préventive, et nous n'avons nullement été gêné par l'hémorrhagie.

Qu'il y ait ou non fluctuation évidente, il faut se souvenir du point de départ primitivement juxta-épiphysaire des désordres et prolonger l'incision de manière à mettre à nu la zone incriminée. S'agit-il de la jambe, une incision longitudinale faite sur sa face interne permet d'arriver d'emblée sur l'os, sans risques d'aucune sorte ; il n'en n'est pas de même à la cuisse, au bras, par exemple. Se guidant sur ses connaissances anatomiques, le praticien délaissera le voisinage des gaines vasculaires, des troncs nerveux ; et si la nécessité l'oblige à les côtoyer, le doigt, la sonde cannelée, le dilatateur-gouttière de Léon Tripier, devront autant que possible faire la besogne réservée ailleurs au couteau.

D'emblée, ou après avoir traversé une couche de tissu plus ou moins œdémateuse, l'instrument pénètre dans l'abcès ; le périoste est alors débridé dans toute la longueur du décollement si celui-ci n'excède par 6 ou 7 centimètres ; lorsqu'il s'étend à la majeure partie ou à la totalité d'une diaphyse, il faudra recourir à plusieurs incisions successives, échelonnées et permettant un drainage complet. Habituellement, dès que le pus jaune ou blanchâtre, avec ou sans gouttelettes huileuses, s'est écoulé, l'os se montre d'un blanc éclatant sur sa diaphyse, rouge vineux, piqueté au niveau du bulbe.

2° **Trépanation de l'os sous-jacent.** — Faut-il se contenter de ce débridement, et terminer l'opération en établissant un drainage aux points déclives? Sans doute, on a pu guérir ainsi un grand nombre de malades, mais quels dangers ne leur fait-on pas courir en laissant peut-être le canal médullaire infiltré de pus ! La manœuvre est bien simple qui permet de se renseigner et de parer à cette éventualité. Un petit perforateur, une vrille ordinaire au besoin préalablement stérilisée par le flambage, ou encore un couteau-gouge, le trépan serviront à perforer l'os. C'est à cette pratique, renouvelée de J.-L. Petit, Morven-Smith, que Ollier, Lannelongue... ont eu recours avec succès à notre époque.

« Nous sommes de plus en plus partisan de ces trépanations hâtives, dit Ollier (1), pour les cas graves et de forme infectieuse. Avec des pansements antiseptiques, l'ouverture du canal médullaire n'a plus les dangers qu'elle avait autrefois ; dans plusieurs cas, nous n'avons retiré que du sang mélangé de gouttelettes huileuses, ou bien nous n'avons rencontré qu'une moelle plus dense et plus charnue qu'à l'état normal, et nous avons vu les douleurs disparaître et la fièvre tomber. Ces trépanations, faites antiseptiquement, n'amènent pas la nécrose, elles sont le meilleur moyen de la prévenir. » On a chez les enfants des résultats parfois inespérés par ces trépanations hardiment faites. A-t-on découvert ainsi un foyer en plein tissu spongieux juxta-épiphysaire, on peut se contenter d'un couteau gouge ou d'une gouge à main pour l'évider et agrandir le débridement osseux. L'on obtient ainsi le même résultat qu'avec le trépan, mais plus simplement et plus commodément. Ollier insiste sur la nécessité d'agir avec prudence pour éviter les accidents de l'embolie graisseuse; c'est pour cela qu'il faut s'abstenir, chez les adultes à moelle essentiellement grasse, d'introduire profondément, à tort et à travers, des intruments dans le canal médullaire.

Bien qu'il soit suffisant en général de faire au moins deux ou trois perforations sur la même ligne lorsque la présence du pus est constatée, néanmoins la perforation de part en part et l'établissement d'un drain transmédullaire rendra des services.

Lorsque les perforations pratiquées de distance en distance, sur la plus grande partie ou la totalité de la diaphyse, donnent issue à du pus, il est utile de créer de larges brèches. On pourra dans ce but réunir par quelques coups de gouge et de maillet deux perforations voisines, et si cela paraissait utile, faire un *évidement longitudinal étroit* pour ne pas compromettre la solidité du levier osseux, suffisant pour mettre à l'abri d'accidents de rétention. Certains chirurgiens étrangers ont préconisé d'une façon presque systématique le *curage de la moelle*. Tscherning (2), sur 12 cas, a 8 fois pratiqué d'emblée ce nettoyage; 4 fois, il a attendu quelque temps avant d'y recourir. Les résultats ont été très bons. Thelen (3) a fait 14 fois la même opération. L'étendue du décollement sous-

(1) *De la trépanation dans les diverses formes de l'ostéomyélite* (*Comptes rendus de l'Acad. des sciences*, 1877). — Lannelongue, *De l'ostéomyélite pendant la croissance*, 1879.

(2) Tscherning, *Centralblat f. Chir.*, 1888, p. 232.

(3) Thelen, *Id.*, p. 875.

périostique, la suppuration centrale, tout autant que l'aspect de l'os pourraient pousser à une intervention plus radicale, consistant dans l'ablation, la résection, et même l'amputation du membre. Mais, le plus souvent, si l'opération a été faite *larga manu*, on voit céder les signes d'infection. En tous cas, avant de prendre un parti, il est préférable d'essayer « de désinfecter sur place l'os et les tissus malades qui l'entourent. Il faut détruire l'agent septique et laisser ensuite agir la nature qui se charge si souvent dans les milieux favorables de réparer les désordres osseux les plus graves. »

Les sages conseils d'Ollier, nous les lui avons vu maintes fois mettre en pratique. Bien que dans certains cas la *résection* hâtive doive être faite avec raison, comme nous le verrons plus loin, il faut généralement s'en tenir au débridement sous-périostique et médullaire.

Il est à peu près impossible le plus souvent de prévoir d'emblée l'étendue de la nécrose; les suppurations sous-périostique ou centrale, isolées ou même concomitantes, n'entraînent pas forcément la mortification du territoire osseux qu'elles ont touché. C'est affaire de virulence et aussi de rapidité dans l'intervention. Sur le jeune malade qui nous a fourni le pus pour nos expériences et celles si concluantes de Rodet, le fémur était dénudé sur une hauteur de plus de 25 centimètres, le canal médullaire contenait du pus, l'articulation avait été influencée... Le débridement hâtif et le drainage transmédullaire faits par M. Ollier, assurèrent la guérison. Quelques petits séquestres furent éliminés par la suite, mais le fémur dénudé continue à remplir son rôle mécanique. Aujourd'hui (huit ans après l'opération), une couche osseuse nouvelle est encore venue consolider l'ancienne diaphyse et assurer la solidité du membre. Un os ainsi trépané, évidé et par cela même rendu suffisamment aseptique, peut être toléré très longtemps par les tissus. Autour de lui se déposeront les couches osseuses nouvelles, et ce tuteur, cette attelle interne servira au modelage de l'os périostique dont la formation est le résultat de son action excitante.

La ligne de conduite du chirurgien est certainement parfois fort difficile à préciser : l'*ablation* d'un segment osseux infiltré et baigné de pus assure davantage la désinfection, mais « on ne doit pas se hâter, même chez les enfants, d'enlever un os au début d'une inflammation aiguë, quelque grave que soit cette inflammation et quelque fatale que paraisse la mortification consécutive de l'os enflammé. En opérant trop tôt, on s'expose à ne pas avoir de régénération osseuse, ou du moins à n'avoir qu'une régénération très incomplète... Il vaut donc mieux essayer d'abord d'arrêter les accidents septiques par l'ouverture des foyers purulents, par les trépanations multiples, c'est-à-dire par les opérations qui paraissent conserver l'os ou du moins assurer sa reproduction dans l'avenir » (Ollier).

Nous pourrons résumer ces préceptes thérapeutiques en disant que la conservation de l'os malade doit être le but du traitement du début de l'ostéomyélite, et que l'on atteindra le plus souvent ce résultat par des débridements périostiques, intra-médullaires, suffisamment étendus.

Nous devons envisager maintenant les cas plus rares où l'on peut être contraint de recourir à l'ablation hâtive, à la résection précoce de la portion osseuse lésée, ou même à l'amputation du membre.

EXTRACTION D'UN OS NÉCROSÉ. RÉSECTION. ARTHROTOMIE. AMPUTATION.

En 1854 Chassaignac (1) avait posé en règle « que l'amputation doit être faite aussitôt que le diagnostic est certain ». Nous sommes loin aujourd'hui de cette opinion absolue contre laquelle déjà, dans la période pré-antiseptique, Ollier s'était fortement élevé (2). Depuis les observations de Holmes (3), traduites et commentées par M. le professeur Verneuil, de nombreux faits, de Jambon et Aubert (de Mâcon), de Letenneur (4), de Giraldès (5), Perrier, Le Fort, Duplay (6), Th. Anger, Cerné (7), Poncet (8), sont venus montrer jusqu'où l'on pouvait reculer les limites de l'amputation au bénéfice de la conservation. L'étendue de la suppuration périostique et centrale, la présence d'arthrite purulente avec lésions épiphysaires, telles sont les conditions dans lesquelles on est habituellement appelé à décider la résection ou la suppression du membre.

LÉSIONS ARTICULAIRES.

L'existence d'un épanchement dans une jointure voisine d'un foyer d'ostéomyélite doit, à juste titre, préoccuper le chirurgien. S'agit-il d'une arthrite par térébration diaphyso-épiphysaire, par communication directe due au siège intra-synovial du cartilage, ou d'une synovite par retentissement, la conduite à tenir est fort différente suivant l'une ou l'autre de ces hypothèses.

(1) *Gazette méd. de Paris*, 1854. — *Abcès sous-périostiques aigus.* (*Mém. de la Soc. de chir.*, t. IV, 1857.)

(2) Ollier, *Traité de la régénération des os*, t. II, p. 254, 256.

(3) Holmes, *Gazette hebd.* Obs. traduite et commentée par Verneuil.

(4) *Congrès de Lille*, 1874. (*Acad. de méd.*, 1875.)

(5) *Traité de méd. opér.*, p. 45?. (*Soc. de méd.*, 1875.)

(6) Duplay, *Id.*

(7) Cerné, *De la résection précoce dans l'ostéomyélite des os longs en voie de croissance, avec suppuration de l'articul. voisine.* (*Congrès franç. de Chir.*, 1885, p. 403.)

(8) *De la résection dans l'ostéomyélite et spécialement dans les nécroses diaphysaires*, 1886. — Poncet, 1889, *Congr. franç. de chir.*

Pour s'éclairer, l'on peut recourir à la ponction avec l'aiguille de l'aspirateur Potain ; mais cette petite opération doit être faite avec les plus grandes précautions et, autant que possible, avant d'avoir pratiqué l'ouverture du foyer osseux ; de même il faudra assurer l'occlusion parfaite de la piqûre avec un peu de gaze aseptique et de collodion iodoformé. Nous l'avons faite une fois au genou sans aucun inconvénient ; le liquide retiré était séreux, légèrement trouble. Dans les cas où l'on n'aurait pas eu recours à la ponction, le fait que la température reste élevée malgré les débridements du périoste et de la moelle, peut indiquer la nature purulente de l'épanchement. Par contre, si la température tombe on n'a pas à se préoccuper outre mesure du gonflement articulaire ; il vaut mieux laisser les choses en l'état ; peu à peu l'exsudat se résorbe et disparaît complètement ; c'est ce que nous avons vu plusieurs fois au cou-de-pied et au genou.

La surveillance étroite du malade est donc nécessaire, mais nous rejetons l'incision de l'articulation pour ces synovites *séreuses* bien qu'elle ait été pratiquée quelquefois (voir Th. Jalaguier, p. 62).

Quand le diagnostic de l'épanchement purulent est posé, il faut intervenir sans retard. « Retire-t-on par la ponction exploratrice un liquide purulent ou simplement louche, sans retard on doit procéder à l'ouverture de l'articulation dans les lieux les plus favorables à son drainage » (Lannelongue).

L'arthrotomie avec drainage a-t-elle donné des résultats assez encourageants pour être tentée? Les documents rassemblés par Cerné (*loco citato*) et par Jalaguier (1) prouvent qu'elle peut rendre de grands services. Ce dernier auteur donne comme résultats de 15 opérations pour suppurations articulaires de l'ostéomyélite : 2 morts, 13 guérisons ; parmi ces dernières 2 ankyloses complètes, 4 ankyloses partielles plus ou moins prononcées et 7 guérisons à peu près parfaites. Un chirurgien américain, Senn (2), est allé jusqu'à conclure que l'arthrotomie était seule nécessaire et qu'elle suffisait contre la suppuration franche par communication directe de la jointure avec le foyer. Nous ferons remarquer que Senn a lui-même montré que ces conclusions étaient trop absolues, en pratiquant deux fois avec succès la résection de la hanche. Lannelongue et Duplay ont dû amputer après avoir fait d'abord l'arthrotomie. On ne peut donc pas plus rejeter cette opération que l'adopter d'une façon absolue. Il suffit de considérer les conditions générales et locales dans lesquelles apparaît l'arthrite, pour voir qu'une mesure radicale peut souvent seule sauver le membre et même la vie du sujet.

(1) Jalaguier, *De l'arthrotomie*. Th. agrég., 1886.
(2) Senn, *Centralblatt f. Chirurg.*, 1880.

La gravité de ces arthrites suppurées est considérable ; s'appuyant sur les statistiques de Chassaignac, Louzet et Sezary, Cerné trouve 37 cas d'arthrites sur 145 cas d'ostéomyélite, soit 1 sur 4.

Près des deux tiers des sujets atteints de cette complication ont succombé ; la plupart des chirurgiens ne connaissaient d'autre traitement efficace que l'*amputation*, réservant encore à ces cas l'application du précepte général de Chassaignac depuis longtemps abandonné.

White en 1768, au vingt-troisième jour de l'affection, avait fait avec succès la résection de la tête humérale et de la moitié supérieure de la diaphyse.

En 1865 Ollier fait la résection de l'extrémité inférieure du fémur ; dans un autre cas il enlève la malléole externe et la portion épiphysaire du tibia. E. Bœkel (1) pense que la résection serait permise au membre supérieur. Volkmann (2) la conseille dans le cas d'envahissement de la tibio-tarsienne. Un mémoire d'un de ses élèves, Jean Driessen (3), fait penser qu'il la pratiquait de plus en plus, principalement à la hanche ; mais il conseille l'amputation dans la suppuration du genou. Macnamara partage cet avis lorsque le drainage n'a pas amené d'amélioration. Lannelongue croit « que dans certaines régions, au cou-de-pied, au poignet, au coude, à l'épaule même, la résection peut être mise en parallèle avec l'amputation ». A peu près à la même époque, Th. Anger faisait avec succès une résection du genou publiée plus tard par Cerné, et Bockenheimer (4) relatait un cas remarquable, où il enleva tout le fémur et le plateau tibial ; quatre mois après, l'enfant se tenait debout et ne présentait qu'un raccourcissement de 4 centimètres.

Dans l'*Encyclopédie* (5), Ollier établit nettement ce précepte : « Les cas auxquels la méthode de l'extraction sous-périostée sera spécialement appliquée, sont ceux dans lesquels une articulation est en suppuration et s'accompagne d'ostéomyélite sur une plus ou moins grande longueur de l'os. » Les lésions épiphysaires, voilà le motif qui commande la résection. Lorsque l'épiphyse est perforée par la suppuration, plus ou moins décollée, baignée par le pus, lorsque l'infection générale est menaçante, ne vaut-il pas mieux enlever l'extrémité malade ? Dans une ostéomyélite de la partie supérieure du tibia avec arthrite du genou, Lannelongue (6) pratiqua l'arthrotomie, puis fit, quinze jours après, la résection de la diaphyse

(1) Bœkel, *Mém. de la Soc. de méd. de Strasbourg*, 1870, p. 319.
(2) Volkmann, *Sammlung klin. Vork.*, 1872.
(3) Jean Driessen, *Centralblatt f. Chirurg.*, 1880.
(4) Bockenheimer, *Deutsch. med. Wochen*, 1878, nos 80 et 58.
(5) *Encyclopédie*. t. IV, p. 289.
(6) Lavergne. *Progrès méd.*, 1882.

mais en laissant l'épiphyse. Quelques jours plus tard les phénomènes généraux restant graves, il amputa ; or, l'épiphyse fut trouvée pleine de pus et le cartilage articulaire perforé, il est évident qu'elle eût dû être comprise dans la résection.

A côté de ces faits, d'autres cas pourraient faire hésiter. Holmes (1) a réséqué la diaphyse et fait l'arthrotomie, laissant l'épiphyse saine, isolée entre deux foyers de suppuration.

Guyon dans un cas de périostite communiquant avec l'articulation, guérit son malade par l'incision et le drainage.

Gérard Marchand, après avoir réséqué une étendue notable de la diaphyse tibiale, pratique quelques jours plus tard, avec succès, l'arthrotomie du genou. Il fait remarquer, avec juste raison, qu'il s'agit là d'une arthrite par propagation lymphatique, et qu'il n'existait pas d'ouverture intra-diaphyso-épiphysaire. Dans ce dernier cas, il considère la résection comme indiquée.

Le précepte d'Ollier n'en reste pas moins applicable à l'immense majorité des cas : *Toutes les fois qu'il y a une lésion de l'épiphyse avec arthrite, la résection s'impose.* En supprimant le foyer infectieux, cette opération est encore bien souvent le seul moyen efficace d'assurer l'évacuation du pus ; elle constitue la plus haute expression du drainage (Ollier).

C'est à tort que Lannelongue l'exclut pour la hanche et le genou. De même que pour le membre supérieur elle a donné de bons résultats entre les mains de Volkmann, Cerné, Th. Anger, Bockenheimer, Bardenheuer (2), Bruns... La crainte de nuire à l'accroissement du membre par la suppression d'un de ces deux cartilages de conjugaison doit être dominée par l'intérêt vital.

Chez les enfants et les adolescents, lorsqu'un seul des grands os est atteint, on doit essayer de conserver, malgré l'invasion par le pus des deux articulations limitantes.

En 1888 M. Poncet, dans un cas de panostéite du tibia, avec invasion et suppuration du cou-de-pied et du genou, chez un enfant de dix ans, fit l'ablation totale de l'os, diaphyse et épiphyse. Une intervention immédiate était commandée par la gravité des accidents infectieux. Après l'ablation de l'os, ces accidents cessèrent rapidement.

On peut dire que le succès le plus heureux suivit cette tentative,

(1) Holmes, *Traité chirurg. des maladies*, obs. VII et VIII.

(2) Le traitement des arthrites coxo-fémorales consécutives à l'ostéomyélite infectieuse cotyloïdienne ou fémorale, a fait l'objet d'un travail intéressant de Bardenheuer. En dehors de la résection de la tête du fémur, cet auteur a pratiqué la résection de la cavité cotyloïde au moyen d'une incision pratiquée au-dessus de la branche horizontale du pubis. — Bardenheuer, *Arch. f. klin. Chir.*, Band XLI et Band XLII.

malgré l'inégalité progressive des deux jambes qui se produira dans l'avenir.

En 1889 E. Vincent a présenté à la Société de médecine de Lyon, une observation d'ostéomyélite du tibia (enfant de neuf ans), avec suppuration de deux articulations limitantes, dans laquelle il a fait cesser les accidents par de larges débridements osseux et articulaires. Comme dans le fait précédent il s'agissait d'une ostéomyélite infectieuse du tibia avec suppuration des deux articulations limitantes (genou et cou-de-pied). La trépanation de l'os, l'ouverture et le drainage des articulations, et enfin l'ablation consécutive de la diaphyse tibiale furent suivies de guérison avec 1 centimètre d'allongement du tibia malade. Ces deux beaux exemples sont bien faits pour venir à l'appui des méthode préconisées ici.

Nous avons vu il y a quelques jours, dans le service de M. Ollier, une jeune fille à laquelle il avait enlevé la diaphyse entière du tibia, l'épiphyse inférieure comprise, ainsi que l'astragale. Actuellement un nouvel os concourt avec le péroné à assurer la solidité du membre. La malléole interne s'est reproduite, si bien que la mortaise est reconstituée ; le cou-de-pied est doué d'une mobilité évidente.

Bref la restauration de la forme et des fonctions du membre est aussi parfaite que possible.

Nous bornerons là ces citations; elles suffisent pour fixer l'opinion.

Enfin si les parties molles avoisinantes sont envahies par le pus, si plusieurs articulations adjacentes sont envahies (tibio-tarsiennes et tarsiennes, proprement dites), il vaut mieux amputer.

LÉSIONS DIAPHYSAIRES. — DÉCOLLEMENTS SOUS-PÉRIOSTIQUES ÉTENDUS A LA TOTALITÉ D'UNE DIAPHYSE. — PANOSTÉITE.

Dans certaines formes graves, rapides, suraiguës d'ostéomyélite, le périoste est décollé par le pus formé sur place et aussi par le pus intra-médullaire déversé par l'os; la diaphyse, souvent une ou les deux épiphyses, nagent dans une nappe purulente. Le périoste distendu va se rompre..., faut-il songer à la trépanation, à l'évidement? L'os ne peut être conservé ; il a été foudroyé, et à peine découvert, exposé à l'air, il se dessèche et devient aussi blanc qu'un os macéré. On procédera d'emblée à l'ablation et à la résection des parties malades. Bien qu'il n'ait jamais eu l'occasion de pratiquer l'extirpation *totale* du fémur, de l'humérus, Ollier cite à ce sujet (t. II) plusieurs faits qui montrent jusqu'où l'on peut pousser ces tentatives de conservation. D'une manière générale, il repousse l'amputation du membre toutes les fois que les désordres sont confinés dans la loge de l'os, c'est-à-dire dans la gaine périostique et les articulations limitantes. On sera autorisé à extirper l'os en totalité d'une articulation à l'autre.

C'est en suivant cette ligne de conduite qu'il a pu depuis plusieurs années s'abstenir de toute amputation ; il est des cas cependant où il faudra y revenir, lorsque, par exemple, plusieurs des articulations d'un membre sont envahies et que les parties molles sont disséquées par des fusées purulentes.

Peut-on pratiquer l'amputation dans la continuité de l'os malade ? Évidemment non, car il peut exister dans son autre extrémité juxta-épiphysaire de petits foyers encore latents.

C'était la crainte de laisser au-dessus de la section de l'os des sources d'infection qui avait conduit Chassaignac et Jules Roux à préférer la désarticulation du membre. *On pratique donc l'amputation dans la contiguïté ou dans la continuité d'un os sain.*

DÉCOLLEMENTS SOUS-PÉRIOSTIQUES DES OS PLATS.

La trépanation et l'évidement à la gouge des os plats tels que le maxillaire inférieur, le scapulum, l'os iliaque, assurent l'issue du pus et mettent un terme au processus envahissant.

En est-il de même au crâne ?

Si l'on tient compte de l'étendue de la dénudation, de l'infiltration de l'os par un pus verdâtre, épais, concret et visqueux, odorant, il faut convenir que la désinfection sera difficile. Gérard Marchand le fait remarquer dans un intéressant mémoire. Dans de pareilles conditions anatomiques, une trépanation même après un large débridement cutané, ne permet guère la désinfection ; plusieurs couronnes de trépan très rapprochées des unes des autres ouvrent une large voie pour évacuer le pus. Mais n'a-t-on pas à craindre que les points intermédiaires aux rondelles de trépan et formés par de l'os nécrosé infiltré d'un pus odorant ne soient pour les méninges un voisinage dangereux ? Il conclut que la résection de toutes les parties malades est encore ici la méthode de choix.

Dans l'observation qu'il a apportée à l'appui de cette thèse (il s'agissait d'une ostéomyélite aiguë du temporal chez un enfant présentant des symptômes typhiques), il trouva « l'écaille du temporal dénudée sur une surface qui répond aux dimensions d'une pièce de cinq francs.

« L'os est mat, dur, blanc et grisâtre, manifestement infiltré de pus, très odorant. Toute cette partie malade de l'écaille, y compris la base de l'épiphyse mastoïde, est enlevée à la gouge, copeaux par copeaux, jusqu'à ce qu'on atteigne les limites de l'os sain. En profondeur, on arrive jusqu'à la dure mère où l'on trouve un foyer purulent du volume d'une noix étalé entre l'os et la dure-mère. Pansement à la gaze iodoformée; le malade guérit après avoir été opéré d'un foyer secondaire sur le péroné. »

A diverses reprises, à l'occasion de la symptomatologie, nous avons insisté sur le traitement immédiat des ostéomyélites, *des os courts*, calcanéum, astragale. Comme on le sait, le foyer calcanéen peut être le point de départ d'arthrites susceptibles de compromettre le pied. L'incision hâtive jusqu'à l'os, la trépanation, et même son extraction immédiate s'il est baigné par le pus, sont les meilleurs moyens d'assurer la guérison. Les fonctions du membre ne sont nullement entravées par la suite; le calcanéum se reproduit très bien en pareil cas.

Quant à l'astragale, au scaphoïde, leur ablation s'impose ; c'est le meilleur moyen d'assurer le drainage.

Enfin, nous rappelons que dans les cas d'envahissement du cou-de-pied à la suite d'ostéomyélite du tibia, c'est encore à l'ablation de l'astragale qu'il faut recourir si l'on veut obtenir rapidement la cessation immédiate des accidents septiques.

Le fait cité précédemment, dans lequel M. Ollier a enlevé la diaphyse tibiale, l'épiphyse inférieure, l'astragale, montre l'efficacité du traitement et la reconstitution de la mortaise sur son ancien type.

§ 2. — Traitement de l'ostéomyélite prolongée et de ses complications éloignées.

La mortification du tissu osseux est une suite fréquente de son infection.

Après une periode d'accalmie, de guérison apparente complète, des accidents peuvent survenir qui prouvent la persistance du processus pathologique. Souvent la persistance de la suppuration, sa réapparition, des phénomènes douloureux, fébriles, un gonflement phlegmoneux, viennent révéler les efforts faits par la nature, pour se débarrasser des parties nécrosées. Il est certain qu'un traitement immédiat énergique peut prévenir dans une certaine mesure de pareilles éventualités; cependant comme il est impossible au début de prévoir l'étendue de la nécrose, il peut se faire que l'incision, les trépanations, l'évidement trop restreints, ou l'intensité même de l'action virulente, déterminent la formation ultérieure de séquestres.

L'intervention du chirurgien est nécessaire, les *cloaques* étant presque toujours insuffisants pour l'élimination spontanée des fragments nécrosés. Dans quelles limites doit-on opérer, à quelle époque... ? Ce sont là tout autant de détails d'une grande importance dans le traitement de la *nécrose.*

TRAITEMENT DE LA NÉCROSE.

1° Lorsque l'exploration au stylet permet de reconnaître la présence de *séquestres mobiles*, il faut les enlever et pour cela pratiquer une tranchée longitudinale, parallèle au grand axe de l'os et suffisamment étroite pour ne pas compromettre la solidité du levier. Nous avons suffisamment insisté sur l'épaisseur des couches osseuses nouvelles sous-périostiques, résultant de l'irritation chronique profonde; les séquestres centraux jouent le rôle d'épine irritative et pour arriver dans le canal médullaire, il faut se frayer un pénible chemin avec le ciseau et le maillet.

On ne doit pas se laisser tromper par l'aspect extérieur de l'os et prendre les inégalités dues aux ostéophytes pour des signes persistants de la maladie primitive. Ce serait une erreur grossière que d'imiter certains chirurgiens qui ont cru devoir enlever des diaphyses entières dans ces conditions.

Le foyer bien mis à jour, le séquestre est enlevé d'une pièce ou fragmenté; un nettoyage soigneux, à l'aide d'une curette et ensuite avec des tampons de gaze iodoformée montés, permet de ramener les plus petits débris, ainsi que les bourgeons sanieux qui tapissent les parois. De vigoureux lavages à l'eau boriquée ou au sublimé faible, 1/3000, achèvent la désinfection. La cavité est ensuite bourrée de gaze froissée, iodoformée, faible, dont les extrémités émergent sur la plaie et peuvent ainsi être retirées plus facilement. Il importe de ne pas laisser de recoin vide; dans ce cas la gaze ne draine pas et il y a de la rétention. Aussi, avons-nous souvent intercalé entre les lanières, de gros drains debout, largement troués. On peut ensuite terminer le pansement, et finalement *enlever la bande* d'Esmarch. Ce tamponnement, l'élévation du membre sur des coussins empêchent toute hémorrhagie. Bien que nous ayons souvent agi de cette façon, nous préférons enlever la bande hémostatique, avant de procéder au tamponnement définitif de la cavité et au pansement; si une artériole périostique ou musculaire donne du sang, on la lie. Quant au suintement qui vient de l'os et qui est quelquefois fort abondant, la compression par les tampons suffit à l'arrêter.

Enfin, c'est une sage pratique, conseillée par Ollier, que celle qui consiste à immobiliser le membre, au moyen d'une demi-gouttière plâtrée. Cette précaution est surtout utile et nécessaire lorsque l'on a des motifs de craindre la fracture de l'os malade et opéré.

2° Les avis sont partagés sur la conduite à tenir en présence des *parties nécrosées encore adhérentes.* Une portion osseuse dont la moelle suppure intérieurement, dont le périoste est décollé sur certaines parties, adhérent sur beaucoup d'autres, se continue sans interruption avec l'os sain. Ira-t-on la décoller de son périoste et l'extirper, en sciant au-dessus et au-dessous dans les parties saines?

Ce fut Vigarous (de Montpellier) qui, pour la première fois, pratiqua cette opération en 1761 sur un jeune soldat de vingt et un ans atteint d'ostéomyélite infectieuse aiguë du tibia. Il n'y avait pas de séquestre mobile ; l'os s'était rompu là où sa consistance avait été diminuée par la médullisation produite par l'ostéite. Les parties enlevées mesuraient six pouces de longueur. En suivant la réparation de la plaie, Vigarous constate que la *régénération* s'opère dans la cavité laissée par l'extraction de l'os, et il fait remarquer que les bouts de l'os sont étrangers à cette formation de la substance osseuse nouvelle. Peu de temps après, Moreau commença la série de résections et d'évidements diaphysaires publiés plus tard par Champion (1).

En 1853, Larghi résèque sur un enfant de douze ans, vingt-deux centimètres de tibia atteint d'ostéite chronique avec trajets fistuleux pénétrant dans le canal médullaire ; ayant conservé méthodiquement le périoste, la régénération se fit si bien que, quatre mois et demi après, le « nouveau tibia était d'une forme très régulière, comme si l'ancien n'avait pas été extrait ». Ollier (1861), puis Creus y Manso, et ultérieurement Holmes, Letenneur... dernièrement Gérard Marchand ont pratiqué des opérations analogues.

Ollier insiste longuement (2) sur la nécessité de différencier cette opération de celle qui consiste à enlever un os mort ou voué à une nécrose fatale :

« Ces deux dernières opérations, *consistant dans l'extraction d'une diaphyse du tibia vouée à une nécrose fatale ou déjà nécrosée*, sont d'excellentes opérations, nettement indiquées et qu'on devra faire au plus tôt, *sans attendre l'isolement complet des séquestres*, quand les accidents de résorption n'auront pas cédé aux larges incisions des foyers.

« C'est ce que nous avons fait toujours pour les os en général et qu'ont fait particulièrement pour le tibia, dans ces dernières années, Holmes, Duplay, Macdougall, Faucon (3) et beaucoup d'autres

(1) L. Champion, Th. Paris, 1815. *Essai sur la résection des os cariés dans leur continuité ou hors des articulations.*

(2) Ollier, t. I, p. 432; t. III, p. 386.

(3) *De la résection précoce de toute la diaphyse du tibia dans certains cas d'ostéo-myélo-péri-stite diffuse aiguë.* Bruxelles, 1880, par le Dr Faucon. Extrait des *Mémoires de l'Académie royale de médecine de Belgique*, p. 82.

Scultet avait déjà au dix-septième siècle retiré dans plusieurs cas l'os mort en incisant le périoste épaissi qu'il appelait le cartilage. Cartier, chirurgien lyonnais, en 1802, enleva la totalité d'une diaphyse du tibia, pendant que la gaine périostique était molle et flexible ; on plaça le membre dans un appareil à fracture et l'os se reforma en conservant à peu près sa disposition primitive (Ollier).

chirurgiens, avec d'excellents résultats. Mais on a tort de donner à cette opération le nom de résection précoce. C'est pour nous une résection secondaire ou tardive, qu'on peut comparer pour l'état anatomique de l'os et du périoste aux résections traumatiques, secondaires ou tardives, faites quand la suppuration a envahi le foyer de la fracture et déjà isolé le périoste de l'os. On doit seulement considérer cette opération comme une extirpation hâtive de la diaphyse nécrosée. »

Ici la question est tout autre : pratiquer une ablation, une résection portant à la fois sur les parties saines et les parties malades, sur toute la circonférence du cylindre diaphysaire, c'est interrompre la continuité de l'os et faire disparaître une bonne partie des éléments de sa reconstitution.

La solidité du membre peut être à jamais compromise ; bien que l'on ait ménagé le périoste, il faut redouter les pseudarthroses.

Il est bien préférable de recourir à un de ces longs évidements, portant au besoin sur toute la longueur de l'os et mettant à nu les foyers profonds, disséminés, séparés par d'épais cloisonnements dus à l'ossification médullaire. Il est bien rare que l'on ne fasse ainsi disparaître complètement ou que l'on ne réduise dans des proportions extrêmes la suppuration et les accidents généraux qu'elle entraîne.

Sur deux malades, nous avons obtenu ainsi une guérison complète et presque inespérée.

Le premier de ceux-ci, porteur d'une vieille ostéomyélite du tibia, était venu nous réclamer l'amputation de la cuisse.

Nous pensons donc que ce n'est que très exceptionnellement que l'on aura recours à la résection. L'échec des moyens plus conservateurs, la nécessité de faire disparaître au plus tôt une source d'accidents généraux, pouvant compromettre la vie, justifient son emploi.

DE LA RÉGÉNÉRATION DES PARTIES OSSEUSES DÉTRUITES PAR LA NÉCROSE OU RÉSÉQUÉES PAR LE CHIRURGIEN.

Depuis fort longtemps (1) l'observation clinique a démontré la réalité de la régénération des portions osseuses détruites par la nécrose ; les diaphyses entières, baignées par le pus intus et extra, flottant dans un étui périostique transformé en poche purulente, et enlevées au

(1) En 1826 Lombard (1) publia une observation d'extraction complète d'une clavicule nécrosée suivie de la régénération de l'os ; il l'a fait suivre des réflexions suivantes :

1° Le périoste s'ossifie-t-il ? On peut voir la clavicule extraite, elle est lisse et polie, toutes les empreintes musculaires y sont manifestes, et le cartilage articu-

(1) *Archives générales de médecine*, 1826.

moyen d'une simple incision, sont remplacées dans la suite par un os d'origine périostique, dont la dimension, la forme peuvent être plus ou moins régulières, mais qui suffit à assurer le fonctionnement du membre.

Il en est de même et à plus forte raison de l'extraction de séquestres volumineux englobés déjà dans un milieu de tissu nouveau en voie d'ossification.

Dans un cas récent, A. Poncet enleva six semaines après le début de l'affection la totalité du tibia moins l'épiphyse supérieure.

Le sujet, âgé de treize ans, put abandonner son tuteur au bout de deux ans, et trois ans plus tard faire jusqu'à 36 kilomètres dans la journée.

C'est donc un succès aussi complet que possible. L'inégalité inévitable du membre augmentera sans doute de plus en plus jusqu'à la fin de la croissance; de 6 centimètres environ, trois ans après l'opération, elle atteignait 8 centimètres quelques mois plus tard, et arrivera probablement à 9 centimètres.

Ce serait nous exposer à d'inutiles redites que d'appuyer davantage sur ce point.

Les notions de physiologie normale et pathologique exposées précédemment nous dispensent d'insister. Quant à la régénération des parties osseuses réséquées par le chirurgien, elle est aujourd'hui surabondament démontrée, mais a été fort discutée autrefois.

Sédillot accueillit avec une critique peu bienveillante l'exemple de régénération osseuse après une résection faite par Larghi. Le fait publié par Jambon et Aubert (de Mâcon) et présenté au Congrès de Lyon, leva tous les doutes.

Bientôt parurent ceux de Holmes, Letenneur, David Chewer, Gayet,

laire y est encore adhérent; je ne vois pas comment les lames superficielles de l'os auraient servi à la formation d'un nouvel os;

2° Le périoste s'ossifie-t-il lorsqu'il est détaché de l'os? Il y avait bien là, je crois, détachement du périoste de l'os;

3° Le périoste s'ossifie-t-il dans le cas de destruction de la membrane médullaire? J'avoue que cette question m'a paru plus qu'oiseuse, car qu'a à faire la membrane médullaire dans l'ossification du périoste, s'il est déjà prouvé, surtout, que le périoste s'ossifie quand il est détaché de l'os?

4° Le périoste en contact avec du pus s'ossifie-t-il? Je ne le pense pas, tant que le pus n'a point d'issue.

Je me résume et je crois que le périoste s'ossifie.

Qu'il s'ossifie après avoir suppuré, qu'il s'ossifie quoique détaché de l'os.

Qu'il s'ossifie quoiqu'en contact avec le pus, quand ce pus a une issue libre.

Je crois qu'on devrait dans le cas de périostose aiguë, donner de bonne heure issue au pus, pour éviter la dénudation de l'os, et par suite sa nécrose, comme on le fait dans le cas de panaris, pour éviter d'autres accidents, et si l'on ne peut éviter ainsi qu'une portion d'os ne soit nécrosée, au moins préviendra-t-on une nécrose fort étendue. Je crois encore qu'il faut ouvrir le plus promptement possible les abcès dans lesquels baigne le périoste, de peur qu'il ne finisse par participer à l'inflammation des parties voisines.

Laroyenne, Faucon... Ollier nous donne dans son troisième volume des *Résections* l'état actuel (1889) de plusieurs anciens opérés.

Il ne peut y avoir de doute sur la régénération osseuse. Celle-ci peut cependant faire défaut; les extrémités osseuses sont alors réunies par une masse fibreuse plus ou moins épaisse, mais insuffisante pour permettre l'utilisation du levier osseux ; il faut alors recourir à une intervention.

Pour combler le déficit osseux laissé par les résections du tibia non suivies de régénération osseuse, on essayera d'abord de *réveiller les propriétés ossifiantes* du tissu intermédiaire par des perforations et des dilacérations accompagnées du décollement du périoste des bouts de l'os; on recourra à l'implantation de chevilles osseuses vivantes pour activer l'ossification (5 à 6, dans un espace de 5 à 6 centimètres carrés).

Ollier insiste avec juste raison sur les difficultés quelquefois insurmontables que présente la cure de ces pseudarthroses; rien n'est si difficile que de rendre à ces tissus les propriétés ostéogéniques perdues. Aussi les irritations, l'*implantation des chevilles* sont-elles souvent inefficaces. Si l'écartement n'est pas trop considérable, on devra tenter la *suture osseuse* après avivement préalable.

Dans les cas où il s'agirait du tibia, la résection du péroné permettrait d'amener au contact les extrémités à suturer, à moins que l'espace qui les sépare ne soit excessif.

Dans ce dernier cas, il serait préférable d'essayer d'abord les *greffes osseuses*, de transplanter entre les fragments un morceau d'os pris sur le sujet lui-même (greffe autoplastique) ; sur un sujet sain (homoplastique) ou un animal d'espèce différente (hétéroplastique).

La greffe *massive* est d'autant plus exposée à échouer que le transplant est plus volumineux.

La greffe *fragmentaire* a été employée pour la première fois par Mac Even. Ce chirurgien divisa le transplant en de nombreux fragments qu'il répartit dans la loge où il voulait obtenir du tissu osseux. Il aurait réussi à faire reconstituer une grande portion de l'humérus sur un enfant de trois ans qui avait une pseudarthrose de cet os à la suite d'une nécrose de toute l'épaisseur de la diaphyse (*Rev. de Chir.*, janv. 1882).

Dans trois opérations successives, il divisa des morceaux d'os pris sur des rachitiques, en petits fragments de dimensions variables, les plus gros ayant 14 millimètres sur 7 ; la plupart n'avaient que 2 millimètres d'épaisseur. Les parcelles transplantées dans une tranchée creusée au centre du tissu cicatriciel intermédiaire, aux extrémités supérieures et inférieures humérales, suffirent pour rétablir la continuité de l'humérus. L'enfant reprit l'usage de son bras.

D'après Ollier, cette greffe fragmentaire paraît avoir servi d'abord à la reconstitution de l'humérus comme pièce de soutien; mais elle a agi ensuite par l'*action de présence*, en réveillant dans les tissus voisins des propriétés ostéogéniques. (Nous renvoyons à nos généralités sur les greffes.)

Comme on le sait, Ollier a démontré que c'est surtout dans les greffes interhumaines, autoplastiques et homoplastiques, que nous pourrons trouver les moyens de réparer d'une manière permanente certains déficits osseux. Les transplantations interanimales, hétéroplastiques, ne nous permettent que des greffes temporaires ou incomplètes.

C'est justement parce qu'ils offrent plus de résistance à la résorption que les corps durs, comme l'os mort, l'ivoire, pourront être utilement employés. Par cela même qu'ils ne se grefferont pas et qu'ils ne seront pas résorbés comme les transplants osseux par les vaisseaux qui se forment dans leur substance, ils pourront servir plus longtemps de soutien et d'excitants. Rose, Glück, Ollier ont fixé le tibia par des chevilles introduites dans le canal médullaire. Claude Martin et Ollier ont eu recours à une véritable prothèse interne réalisée par une armature de platine.

DE L'OBLITÉRATION DES TRANCHÉES ET CAVITÉS CREUSÉES ARTIFICIELLEMENT DANS L'OS.

Lorsqu'il s'agit de sujets jeunes ou bien encore d'individus plus âgés, mais présentant des tissus à vitalité très active, les tranchées ou les excavations creusées dans le tissu osseux se comblent assez rapidement. Non seulement les bourgeons émanés des parois réduisent peu à peu la profondeur de la tranchée, mais le périoste et les parties molles contribuent à la cicatrisation.

Il faut reconnaître que cela arrive particulièrement dans les cas de tranchées très profondes ou chez des individus plus ou moins cachectiques. La disposition de l'excavation osseuse d'une part, l'état général d'autre part, méritent d'être pris en considération.

Si l'on est en présence d'un os extrêmement hyperostosé, il suffira bien souvent de transformer en pentes douces les parois verticales de la rigole où était logé le séquestre : quelques coups de ciseau et de maillet permettront l'ablation de copeaux osseux en quantité suffisante pour atteindre ce but. Il est bien entendu que le détache-tendon aura préalablement accompli son office en libérant les parties molles, périoste compris, de chaque côté de la brèche.

Un tamponnement à ciel ouvert, à la gaze iodoformée, et un bandage ordinaire compléteront l'opération. Rapidement, si le sujet est résistant, on verra les parties molles s'unir aux bourgeons émanés des parties profondes et combler la perte de substance. La couche de périoste dont ils sont doublés n'est pas inutile ; par l'ossification dont elle est l'origine, elle concourt efficacement au but poursuivi et aussi à la consolidation du membre.

Il y a six ans, nous nous sommes comporté de cette manière dans un cas de *pandiaphysite* du tibia, avec hyperostose énorme, médullaire et périostique. La cavité médullaire n'était plus représentée que par un étroit canal contenant quelques séquestres. La solidité du membre ne fut nullement compromise, et la guérison fut obtenue. L'année dernière, sur un homme de soixante-cinq ans, porteur de séquestres datant de l'enfance, je me comportai de la même façon.

Mais il est incontestable que l'on sacrifie ainsi une cetaine quantité de tissu osseux : cela n'est pas indifférent, puisque dans certaines nécroses où la couche osseuse nouvelle n'est pas très abondante, la fracture spontanée peut être la suite d'une telle intervention.

Neuber, assistant d'Esmarch, a proposé d'enfoncer les parties molles dans l'intérieur de la cavité osseuse et de les y clouer au moyen d'aiguilles en os : naturellement pour arriver à ce résultat, il ne faut plus seulement, comme nous l'indiquions précédemment, modifier par l'ablation de simples copeaux osseux, les parois rigides, mais en supprimer une portion. Ollier (1) a fait depuis longtemps l'ablation partielle des parois ; mais il insiste sur la nécessité de tenir compte en pareils cas de l'intensité de la réaction périostique.

Il vaut mieux, suivant son précepte : « détacher sur la face antérieure du tibia un lambeau ostéo-cutané qu'on déplacera de manière à l'introduire dans le fond de la cavité. Ces lambeaux ostéo-cutanés auront toute chance de vivre à cause de la riche vascularisation que leur assureront les parties molles extérieures; ils formeront une masse stable, résistante, plus propre par cela même à redonner au tibia sa forme et sa solidité normales. Dans ce but, on mobilisera complètement une des parois osseuses avec la scie ou le ciseau, et on la taillera en un ou deux lambeaux selon la disposition des parties. Le détachement de fragments osseux multiples, qu'on laisserait partiellement adhérer et qu'on repousserait vers le centre de la cavité, pourrait aussi réussir : mais en raison de l'asepsie souvent imparfaite dont sont susceptibles ces parties autrefois envahies par la suppuration, on risquerait de les voir se nécroser. »

Dans un cas de pseudarthrose datant de quatre ans et consécutive

(1) Ollier, t. III, p. 472.

à une fracture du cubitus, Nussbaum (1) réséqua les extrémités osseuses, détacha un fragment de l'extrémité supérieure qui tenait encore par un pont périostique et l'interposa entre les deux fragments. Le malade guérit.

Lücke (2) a mis cette idée à exécution et a comblé les pertes de susbtance du fémur succédant à des ostéites nécrotiques; dans un cas notamment le fémur et le tibia étant soudés, Lücke mobilisa la rotule et s'en servit pour garnir l'excavation osseuse.

Sous le nom de *nécrotomie ostéoplastique*, Bier (3) a décrit un procédé opératoire qui n'est pas autre chose que celui indiqué par Ollier et Lücke. Il consiste essentiellement dans la taille d'un véritable volet ostéo-cutané, que l'on peut soulever et rabattre ensuite sur la cavité qui renfermait les séquestres.

Les observations qu'il fournit sont intéressantes et ont trait au tibia surtout, bien qu'il ait mis en pratique son procédé sur le fémur, le cubitus, le bassin. L'auteur insiste avec juste raison sur la nécessité de ne pas sacrifier de tissu sain, et les difficultés que présentent certains cas d'excavations profondes, juxta-épiphysaires. Le procédé d'Ollier, évidement avec lambeaux ostéoplastiques, est certainement le meilleur moyen à mettre en usage pour combler ces pertes de substance. Nous devons examiner maintenant les divers procédés proposés et employés pour atteindre le même but.

Lister avait depuis longtemps remarqué que sous le pansement antiseptique, les caillots s'organisent; ce fait fut confirmé histologiquement par son élève Lesser en 1876. Deux ans plus tard, Neuber laissait les cavités, résultant de l'évidement par nécrose, se remplir de sang; mais les résultats furent si mauvais qu'il abandonna ce procédé. Celui-ci devait être repris par Schede (guérison sous la croûte humide du caillot).

Après désinfection soigneuse de la cavité, l'hémostase avec la bande d'Esmarch étant faite, il suture les parties molles en laissant seulement un orifice au sommet de la cavité. Après l'enlèvement de la bande hémostatique, la cavité se remplit de sang; une bandelette protectrice est placée au-dessus de la plaie, ainsi qu'une compresse antiseptique épaisse : la bande n'est pas trop serrée, afin que la cavité puisse se remplir de sang.

Si cette méthode lui a permis d'obtenir en douze ou quinze jours l'occlusion de cavités osseuses, elle a échoué bien des fois : la suppuration, difficile à éviter par suite de l'état d'infection ancienne des tissus, a souvent annihilé ces tentatives.

(1) Nussbaum, *Aerztliches Intelligenzblatt*, 1875.
(2) Lücke, *Centralblatt f. Chir.*, 1889, p. 885.
(3) Bier, *Arch. f. klin. Chir.*, 1892, p. 121.

On a essayé de combler ces cavités par la greffe osseuse, et même en les remplissant d'os décalcifiés ou autres substances, organiques, aseptiques et résorbables. Dans un cas de perte de substance de l'extrémité supérieure du tibia à la suite d'une fracture par coup de feu, Ollier tenta de combler la cavité au moyen de fragments d'os et de périoste vivants pris sur un chien. Le succès immédiat de la greffe fut complet, mais il y eut une élimination tardive d'une partie des transplants osseux, et résorption graduelle du lambeau périostique et du périoste des transplants osseux. Au total le résultat ne fut pas absolument nul. Il y avait eu au moins stimulation des propriétés ostéogéniques dans les tissus humains. Ollier ajoute (1) que d'autres faits de greffe osseuse publiés dans ces dernières années (Trucart, Poncet, Shermann), ne prouvent malheureusement rien au point de vue des processus de la greffe et du rôle du transplant dans l'ossification restauratrice. Mais si l'on ne peut compter absolument sur le succès de cette greffe hétéroplastique, peut-être aurait-on de meilleurs résultats par la greffe interhumaine.

Hamilton avait tenté de substituer au caillot sanguin les éponges aseptiques, Glück la gaze iodoformée, les tampons résorbables de catgut, Holsted la sous-muqueuse de l'intestin du porc, préparée en longues fibrilles. Tous ces corps étrangers sont rejetés à la moindre suppuration. Bien que Dreesmann ait obtenu 4 succès sur 6 cas en remplissant la cavité osseuse à l'aide d'une pâte plâtrée, nous ne croyons guère à l'avenir de ce procédé.

En 1889 Senn (2) publiait le premier mémoire sur l'implantation d'os décalcifiés et aseptiques : en 1890, Mackie (3) ajoutait 11 cas nouveaux de Senn, des observations de Keef (de Oconto), de Jones, de Dearer, à celles déjà publiées antérieurement. Kümmel (4) ne se borne pas à utiliser les os décalcifiés pour remplir les cavités osseuses, il les utilisa trois fois : pour remplacer le premier métacarpien (2 fois), le premier métatarsien (1 fois). Middeldorpf, sans présenter d'observations détaillées, a dit au Congrès d'Heidelberg (1889) qu'il faisait depuis deux ans le tamponnement des cavités osseuses avec des os iodoformés et décalcifiés. Bier, à la clinique d'Esmarch, a vu dans 7 cas, la méthode de Senn ne donner aucun résultat. L'un d'entre eux, rangé parmi les « guérisons » par Mackie, s'accompagna quelques mois plus tard de suppuration et d'élimination des os implantés.

(1) Ollier, *Traité des résections*, t. III, p. 470.

(2) Senn, *The american Journ. of the medic. Sciences*, sept. 1889.

(3) Mackie, *Medical News*. August 1890. — Bier, *loc. cit.* — Hamilton, *Edinb. med. Journ.*, 1881, p. 385.

(4) Kümmel, *Deutsch. med. Wochen.*, n° 11, 1891. — Dreesmann, *Ueber Knochen Plumbirung. Beiträgez. klin. Chir.*, 1892.

Dans une thèse récente, un élève de M. Le Dentu, M. Buscarlet (1), s'est occupé de cette question des greffes osseuses et de l'implantation d'os décalcifiés.

Voici ses principales conclusions :

La *difficulté* de trouver des os vivants, pour la transplantation, la crainte de greffer chez un sujet, sain d'ailleurs, un *os malade* (syphilis, tuberculose); le fait que les greffes vivantes ne prennent que dans les tissus absolument *aseptiques*, qu'elles se résorbent souvent, et n'ont qu'un rôle temporaire, ont donné l'idée de substituer, dans beaucoup de cas, aux os vivants des *os morts*. Les os *décalcifiés*, pour augmenter la rapidité de la résorption, conservés dans des liquides antiseptiques, faciles à préparer, à conserver, comme le matériel des sutures et des ligatures, et par conséquent à avoir toujours prêts sous la main, ont l'avantage de pouvoir être employés même dans les cas où il y a eu suppuration des tissus environnants.

Ils peuvent servir à combler des *cavités osseuses*, creusées dans la diaphyse des os longs pour abcès profonds, nécroses simples ou tuberleuses, ostéomyélite chronique, ablation de séquestres anciens.

Dans ces cas, le mieux est d'employer de gros fragments d'os de bœuf décalcifiés pendant huit jours dans l'acide chlorhydrique au dixième, et conservés dans l'éther iodoformé. Ils permettent d'obtenir une réunion par première intention en suturant les téguments par-dessus la cavité entièrement comblée,

Ils conviennent également pour remplacer des *os longs*, que l'on a dû enlever à la suite de lésions étendues, et dans les *résections osseuses dans la continuité* pour ablation de tumeurs, pour cals vicieux ou traumatismes, mais certaines conditions sont nécessaires pour la réussite : la jeunesse du sujet, la conservation d'un étui périostique ou osseux, l'ablation complète des lésions et l'antisepsie absolue du foyer. L'os décalcifié n'a qu'un rôle temporaire, celui de soutien provisoire; si le sujet est trop âgé, ou s'il manque dans le voisinage une source d'ossification nouvelle, le transplant se résorbe et finit par disparaître.

Dans certains cas, on est obligé de reconstituer un *os entier*, enlevé avec son périoste, et ce n'est plus un soutien provisoire qu'il s'agit de trouver, c'est de l'os actif qu'il faut transplanter; alors on aura recours aux *greffes vivantes*, *fragmentaires*, provenant d'os humains, pris dans le voisinage de la ligne épiphysaire chez des sujets jeunes; ces fragments semés en grand nombre dans le point où on veut obtenir un os nouveau selon la méthode de Mac Ewen,

(1) Buscarlet, Th. Paris, 1892.

sont de véritables centres d'ossification; c'est lentement, à la suite de greffes successives, d'opérations répétées, que l'on arrivera à un résultat. Les os d'*animaux* peuvent aussi être employés, si l'on a soin de procéder avec l'asepsie la plus exacte.

Au point de vue *expérimental*, il résulte des recherches d'Adamkiewicz que les fragments osseux vivants, transplantés dans un autre os, se soudent à celui-ci au moyen d'un tissu conjonctif riche en noyaux; des bords de l'os récepteur partent des aiguilles d'ossification, tandis qu'apparaissent dans le tissu conjonctif des îlots d'os nouveau. Le tissu conjonctif diminue, tandis que ces îlots s'accroissent, et il arrive un moment où (après plusieurs mois), il y a continuité osseuse complète entre l'os implanté et le terrain mère; alors les injections vasculaires démontrent la continuité entre les deux tissus.

Dans l'*implantation d'os décalcifiés*, les choses se passent à peu près de même, l'os implanté se soude à l'os récepteur par du tissu conjonctif, des travées d'ossification partant de l'os récepteur pénètrent le transplant, mais tandis que dans la greffe vivante ce dernier vit et s'accroît, l'os décalcifié se résorbe peu à peu et finit par être remplacé entièrement par de l'os nouveau.

Dans les deux cas, la perte de substance est comblée également.

En somme l'os mort ne se comporte pas comme un corps étranger, puisqu'il ne s'enkyste pas, et qu'il n'est pas éliminé; au contraire, il se soude intimement et joue le rôle de soutien temporaire.

Schmidt vient de publier un travail intéressant sur l'ostéoplastie. Ses expériences sur les chiens et ses recherches cliniques sur l'implantation d'os frais et vivants, d'os décalcifiés, de tiges et d'appareils d'ivoire, l'amènent à conclure que nulle méthode n'est à même de conduire à la guérison rapide et sûre des grandes pertes de substance osseuse. L'oblitération à l'aide des os décalcifiés n'a pas de valeur si la marche du processus est aseptique et les fragments disparaissent sans déterminer de néoformation osseuse; si l'asepsie n'est pas parfaite, les fragments sont en général rejetés et sont plutôt nuisibles. Dans certains cas, on peut essayer la greffe autoplastique; la variété homoplastique peut réussir, la variété hétéroplastique fournit peu de résultats. La méthode de Bier est très utile, à son avis, mais le moyen le plus certain consiste à excaver l'os, à y attirer le plus possible les lambeaux des parties molles et à appliquer le tamponnement. Le procédé de Glück a déterminé des accidents; jamais l'implantation de tiges d'ivoire n'a eu d'utilité (1).

(1) Schmidt, *Ueber Osteoplastik in klinischen und experimentallen Beziehung*. — *Archiv. f. klin. Chir.*, 1893.

Barth, dans une communication récente sur la réimplantation osseuse, aurait toujours trouvé l'os implanté nécrosé (1).

Enfin, dans un mémoire fort étudié et très intéressant *sur la greffe osseuse*, Laurent (2) nous apporte de nouveaux faits qui éclairent encore cette question si intéressante.

D'une manière générale il confirme les idées exposées et soutenues par Ollier ; voici quelques-unes de ses conclusions :

« La vitalité de la greffe osseuse est variable.

« A. 1° La greffe autoplastique peut persister et cela après avoir présenté un certain degré de résorption ;

« 2° Le type homoplastique montre plus de tendances à la résorption, qui peut être complète ;

« 3° La variété hétéroplastique est destinée à la résorption, à l'élimination ou à l'enkystement. Dans les cas de réunion par première intention ces greffes restent en grande partie vivantes, alors même qu'elles sont en voie de résorption.

« B. Les greffes de cartilage et fréquemment celles d'os morts peuvent être assimilées au type hétéroplastique. »

Au point de vue pratique, *il pense que la greffe hétéroplastique vivante doit être rejetée de la thérapeutique; que la graisse d'os décalcifiés peut parfois rendre des services.*

Il donne la préférence toutes les fois que cela est possible à l'opération proposée par Bier et par suite au *lambeau ostéo-cutané d'Ollier*. Nous avons déjà dit que telle était également notre opinion. On nous pardonnera d'avoir donné une telle extension à ce point de thérapeutique à cause de l'intérêt qu'il présente et des problèmes qu'il soulève.

SECTION II

OSTÉOMYÉLITES INFECTIEUSES POSTFÉBRILES

---

§ 1er. — Lésions consécutives à la fièvre typhoïde.

HISTORIQUE.

En 1854 Chassaignac (3) avait attiré l'attention sur les suppurations sous-périostiques comme phénomènes critiques de fièvres graves (variole, scarlatine, fièvre typhoïde). Cependant Griesinger,

(1) Barth, *Congrès all. de chirurg.*, 1893.
(2) Laurent, *Journ. de méd., de chir. et de pharmac.* Bruxelles, 1893.
(3) Chassaignac, *Traité de la suppuration.* .

Murchison, Liebermeister, Zuelzer... les avaient passées sous silence. Les faits d'ostéites post-typhiques étaient connus des praticiens, mais aucun travail d'ensemble n'avait été fait avant le mémoire de Keen : cet auteur, se basant sur 39 observations de lésions osseuses consécutives à la fièvre typhoïde, arrivait à des données cliniques auxquelles on a peu ajouté : Cerenville, Meusel, Paget, Masse, bien d'autres encore, avaient signalé de telles lésions, mais aucun avec la même précision.

D'après W. Keen (1), la fièvre typhoïde serait de toutes les fièvres continues celle qui comporte le plus souvent des complications osseuses : son travail renferme non seulement des cas d'hyperostoses, mais des faits de périostite suppurée suivie de nécrose. Peu après, Mercier, Lévesque (2) insistaient sur la périostite suppurée typhique. Bouchard (3), parlant de l'ostéite de croissance des convalescents de fièvres graves, en particulier de la fièvre typhoïde, disait que le processus ostéogène pouvait dépasser les limites ordinaires et donner lieu à des ostéomyélites.

Signalons les thèses de Rondu (1880), Hutinel (1883), Gelez (1884), Turgis (1884), Hulin (1885), Courcenel (1885)... faites à peu près toutes au point de vue strictement clinique.

En 1885, Freund (4) émit l'hypothèse que l'ostéite était due à la localisation du bacille d'Eberth.

Schede, de Munich, ayant examiné le pus contenu dans dix cas d'abcès survenus comme complications de la fièvre typhoïde, n'avait trouvé que des staphylocoques vulgaires, microorganismes communs à diverses suppurations.

L'année suivante, Ebermaier démontrait que le bacille d'Eberth était réellement la cause de tels accidents ; ses recherches étaient confirmées par Achalme (5), Orloff, Chantemesse et Vidal, mais n'infirmaient en rien l'opinion que les suppurations osseuses post-typhiques pouvaient être sous la dépendance de staphylocoques ordinaires (Schede, Moizard).

Nous signalerons enfin le travail important publié par Fürbringer (6) basé sur 1600 observations de fièvres typhoïdes, et celui de Witzel (7), remarquable surtout au point de vue des lésions articulaires, les thèses de Bosnières, Haslé (8)...

(1) W. Keen, *Smithsonian Miscellaneous*, 1878.
(2) Lévesque, Th. Paris, 1879.
(3) Bouchard, *Leçons de thérapeutique et de pathol. générale*, 1879.
(4) Freund, *Inaug. Dissert.* Breslau.
(5) Achalme, *Soc. méd. des hôpit.* Paris, 1890.
(6) Fürbringer, *Wiener klin. Wochen.*, 1890.
(7) O. Witzel. — *Die Gelenk und Knöchenentzünd. bei acut-infekt. Erkrank.* Bonn, 1890.
(8) Bosnières, Th. Paris, 1890. — Haslé, Th. Paris, 1892.

Nous aurons du reste à rappeler ces différents travaux au cours de cette étude.

ANATOMIE PATHOLOGIQUE.

Nous ne nous étendrons pas longuement sur les caractères anatomo-pathologiques des altérations osseuses.

Leur siège, dans les régions juxta-épiphysaires, leur physionomie diverse suivant les sujets, bien plus, sur le même malade, les rapprochent complètement des formes d'ostéomyélites et d'ostéopériostites décrites précédemment. La *bénignité habituelle* de ces lésions, la terminaison fréquente par résolution, ou par simple hyperostose plus ou moins durable, permettent de les classer dans les formes atténuées d'ostéomyélites. Néanmoins, la gravité exceptionnelle de certains cas prouve que cette règle n'a rien d'absolu. L'apparition d'abcès volumineux, d'une nécrose étendue, et même de phénomènes de pyohémie peut singulièrement modifier l'allure clinique et le pronostic de ces localisations.

L'examen de la *moelle osseuse*, chez les typhiques, démontre l'existence d'une *congestion* manifeste dont le maximum s'accuse nettement dans les *régions juxta-épiphysaires*. Nous avons pu nous convaincre de cet état anatomique (en dehors de toute altération osseuse) après bien d'autres auteurs, Ponfick, Neumann, Ollier, entre autres. Au même titre que les autres organes lymphoïdes, la moelle osseuse et la couche ostéogène du périoste sont touchées par l'agent pathogène. La réaction des éléments anatomiques se traduit par une hyperostose juxta-épiphysaire, ou un accroissement en longueur ; dans d'autres circonstances, par un abcès sous-périostique seul ou combiné à une nécrose plus ou moins étendue. Nous avons dit que certains cas d'inégalité prétendue congénitale des membres s'expliqueraient d'après Ollier par l'existence d'un état fébrile plus ou moins considérable survenu pendant l'enfance.

Quant aux *hyperostoses*, elles peuvent persister indéfiniment comme les vergetures. Nous en avons observé plusieurs fois, notamment à la périphérie du bassin chez un garçon de dix-sept ans, atteint trois ans auparavant de fièvre typhoïde.

La *suppuration sous-périostique n'entraîne pas généralement la nécrose* du tissu osseux sous-jacent. Cette dernière éventualité, toujours liée à la présence de pus dans le canal médullaire, est d'ailleurs rare : peut-être serait-elle le plus souvent le fait d'une infection mixte. Nous ne faisons que soulever cette hypothèse sans pouvoir apporter de preuves à l'appui. Quant à l'existence d'ostéomyélite prolongée, récidivante, consécutivement à la fièvre typhoïde, elle est exceptionnelle et sans doute liée à un traitement chirurgical insuffisant.

Tous les os peuvent être atteints. Ceux des membres inférieurs le sont plus fréquemment, dans la proportion de 42 sur 77 fois (Keen), 8 sur 12 (Mercier), 48 sur 77 (Bourgeois). Les côtes et les cartilages costaux [Haslé (1), Helferich (2), Barbacci (3)]; le crâne (Meusel) (4); les mâchoires (Alexander) (5);... le calcanéum, sont signalés comme ayant été le siège de lésions post-typhiques. Les diverses apophyses, tubérosités des grands os, du bassin (grand trochanter, tubérosités tibiales, ischiatiques, iliaques...), n'ont pas échappé à la maladie : fréquemment l'hyperostose seule a témoigné de leur altération. Le côté gauche serait spécialement affecté, 44 fois sur 61 (Bourgeois). Quant à la multiplicité des localisations sur le même sujet elle est assez fréquente. Chez un patient, 7 os furent atteints : il n'est pas rare d'observer sur le même malade toute la série des manifestations, depuis les simples douleurs avec hyperostose, jusqu'à la suppuration avec nécrose.

Ajoutons que l'on peut voir la coexistence d'abcès des parties molles et du squelette.

Dupraz (6) a rapporté deux cas de thyroïdites et d'ostéomyélites suites de fièvres typhoïdes dans lesquels on a reconnu l'existence du bacille d'Eberth.

Le retentissement des localisations osseuses sur les jointures avoisinantes peut s'effectuer dans des conditions analogues à celles qui ont été signalées pour l'ostéomyélite de croissance. L'atténuation habituelle du processus post-typhique fait toutefois de ces complications une rareté. Le cartilage de conjugaison crée une barrière suffisante, le tissu osseux lui-même moins souvent nécrosé s'oppose à l'envahissement des articulations; de même les décollements épiphysaires sont exceptionnels.

Nous tenons à signaler par contre l'existence de désordres articulaires liés à un processus osseux chronique, déformant.

Chantemesse (thèse Bosnières, obs. IV) a observé un fait remarquable d'ostéo-arthropathie du genou gauche avec déformations osseuses du membre inférieur du même côté : celui-ci était tout entier arqué en dehors. Le malade continuait à souffrir et à présenter de l'impotence fonctionnelle plus de trois ans après sa fièvre typhoïde.

(1) Haslé, Th. Paris, 1892.
(2) Helferich, *Verhand. d. deutsch. Gesell. Naturf.* Brême, 1890.
(3) Barbacci, *Lo Sperimentale*, 1891.
(4) Meusel, *Deutsch. Klinik.*, 1872.
(5) Alexander, *British medic. Journ.*, 1885.
(6) Dupraz, *Archives de méd. expérim. et d'anat. path.*, 1892.

Quant aux complications *purement* articulaires dont nous n'avons pas à nous occuper, elles seraient relativement plus fréquentes que les manifestations osseuses.

FRÉQUENCE. — ÉTIOLOGIE. — PATHOGÉNIE.

D'après les chiffres de Fürbringer les complications osseuses post-typhiques seraient assez rares; il n'a relevé que 4 fois sur 1600 cas cette complication. Ces lésions apparaissent à tous les âges, mais avec une *prédominance excessive pour la période de la vie qui correspond à l'accroissement du squelette.* Sur 46 cas, 30 s'étaient produits sur des individus âgés de moins de trente ans (Keen). D'après la statistique de Bourgeois, 41 fois sur 52 les malades n'avaient pas vingt-cinq ans. Il est inutile de faire ressortir davantage l'influence prédominante de l'âge, qui fait de ces ostéites de véritables ostéomyélites pendant la croissance. Comme nous l'avons constaté pour ces dernières, le sexe masculin est plus souvent atteint.

Bourgeois attribue une certaine influence au froid et notamment aux bains froids. Cette même opinion, soutenue par plusieurs auteurs, Witzel entre autres, est loin d'être démontrée. Ne voyons-nous pas Lewis Potter (1) attribuer ces suppurations à l'antipyrine! Ce qui est certain, c'est que trois malades sur cinq de Fürbringer n'avaient pas pris de bains froids. Keen, Mercier, Twedy, insistent sur l'influence du traumatisme.

Il est certain que la fréquence des localisations aux membres inférieurs, plus exposés aux coups, aux heurts, peut s'expliquer en partie de cette manière.

Longtemps les suppurations osseuses furent considérées comme des phénomènes critiques, sans que l'on cherchât à préciser davantage leur *pathogénie*. Keen attribue la nécrose qui accompagne la fièvre typhoïde à une gêne circulatoire tenant à l'encombrement des veines par de grandes cellules remplies de pigment, et à la dégénérescence graisseuse des parois des vaisseaux. De là des troubles de nutrition qui aboutissent à la gangrène de l'os. Gelez développe une autre théorie : la stase circulatoire serait due à « l'asthénie » du système nerveux qui modifie la circulation périphérique, celle du périoste comme celle des parties molles. Notre ancien collègue et ami Auboyer (2) est plus près de la vérité lorsqu'il fait intervenir l'influence de la congestion active de la moelle observée dans la fièvre typhoïde. « Si la lésion

(1) Lewis Potter, *Pacific. medic. Journ.*, 1889.

(2) Auboyer, *De la croissance et de ses rapports avec les maladies aiguës fébriles de l'enfance et de l'adolescence.* Th. Paris, 1881.

est peu intense, nous aurons seulement une activité plus intense dans les phénomènes de la croissance; si elle est portée à un degré plus élevé, nous pourrons constater des ostéites, des ostéopériostites, des ostéomyélites... » Mais c'est dans le travail de Rendu que se trouve exprimée clairement l'action irritante d'un poison typhique en circulation dans le sang. Et cependant en 1887 Bourgeois pense encore « que c'est en épuisant l'organisme et non par une relation de cause à effet que peut agir la fièvre typhoïde dans le développement des ostéopériostites ». Ces lésions sont de simples accidents, survenant chez des individus profondément débilités par une maladie récente et grave.

La bactériologie devait éclairer complètement la pathogénie de ces lésions osseuses en prouvant qu'elles étaient sous la dépendance du bacille d'Eberth.

Le mérite de cette démonstration appartient à Ebermaier. Avant lui cependant, comme après la publication de ses travaux, divers auteurs montrèrent que le bacille d'Eberth n'était pas seul en cause.

En 1888, Schede (1) n'avait trouvé que des staphylocoques vulgaires; en 1890, Muscatello (2), tout en établissant que le bacille typhique possède à un haut degré les propriétés nécrosantes, pensait qu'il s'agissait d'une infection mixte.

Plus récemment (1891), Moizard (3) trouvait uniquement le staphylocoque aureus dans une ostéomyélite de l'extrémité inférieure du péroné survenue au déclin d'une fièvre typhoïde. Tous ces faits prouvent que *l'on ne peut attribuer à un agent pathogène unique, les diverses suppurations osseuses post-typhiques.*

Il est démontré aujourd'hui que le bacille d'Erbeth peut à lui seul produire la suppuration.

Rendu, en 1886 (4), présenta le premier cas de suppuration uniquement dû au bacille typhique. Foa et Bordoni-Ulfreduzzi (5) ont reconnu dans une pneumonie consécutive à une fièvre typhoïde, la présence exclusive du bacille d'Eberth dans l'exsudat intra-alvéolaire ; Favel (6), dans une orchite post-typhique, Valentin (7), dans une pleurésie purulente, font les mêmes constatations.

En 1887 (8) Frænkel l'avait trouvé à l'état pur dans un abcès de la fosse iliaque. Depuis, les travaux de Chantemesse (9), Achalme, Gil-

(1) Schede, *Münch. med. Wochen.*, 1888.
(2) Muscatello, *Réforme médic.*, 1890.
(3) Moizard, *Bull. S. anat.*, 1891.
(4) Rendu, *Bull. et mém. de la Soc. chir.* Paris, 1886.
(5) Foa, Bordoni-Ulfreduzzi, *Riforma medica*, 1887.
(6) Favel, *Corresp. Blatt. f. Schweizer Ærzte*, 1887.
(7) Valentin, *Berlin klin. Wochen.*, 1889.
(8) Frænkel, *Congr. f. inner. Medicin*, 1887.
(9) Chantemesse et Vidal, *Courrier médical*, 1887.

bert et Girode (1), Raymond, Laveran, Netter (2)... ont absolument établi ses propriétés pyogènes. Ce n'est pas un motif, après lui avoir refusé jadis toute influence dans les suppurations osseuses, pour lui accorder maintenant un rôle exclusif.

Les ulcérations intestinales constituent, sans doute, de larges portes d'entrée pour les microorganismes de toutes espèces ; on ne peut donc dire que toutes les manifestations osseuses post-typhiques seront le fait du bacille d'Eberth.

Voici dans quelles conditions ont été recueillies les premières observations d'Ebermaier (3). Sur un étudiant de vingt-quatre ans, mort d'hémorrhagie intestinale, il enleva un fragment de côte et l'extrémité supérieure du fémur. La moelle de ces deux os fournit des cultures de bacilles typhiques aussi riches que celles obtenues avec le tissu de la rate.

Chez deux malades de la clinique de Quincke, il trouva le bacille d'Eberth à l'état de pureté. Dans un cas il l'avait rencontré dans une tuméfaction périostique, non suppurée et qui guérit complètement sans pus et sans nécrose ; dans un autre, le deuxième métatarsien gauche était le siège d'un abcès, sans séquestres.

Une observation d'Orloff nous a paru particulièrement intéressante, la voici résumée à grands traits : Jeune fille de vingt-deux ans, ayant eu la fièvre typhoïde en janvier 1888 ; au bout de six semaines, pendant la convalescence, tuméfaction douloureuse à la face interne de la partie inférieure du tibia. Avec plus ou moins d'intensité les douleurs persistèrent pour devenir insupportables en septembre 1888. Le traitement mixte (iodure et mercure), étant resté inefficace, la malade réclame l'opération. Incision jusqu'à l'os ; on décolle le périoste, et avec la gouge et le maillet on enlève un noyau de périostose saillant. Au-dessous, la surface de l'os est chagrinée et l'on aperçoit une masse gris rougeâtre qui ressemble à une noisette écrasée. Cette masse enlevée, on nettoie la surface de l'os ; alors apparaît un petit foyer semblable au premier... Il y avait un foyer périostique et un foyer osseux réunis en bouton de chemise. Les douleurs disparurent.

Avec les masses extirpées, on obtint des cultures typiques de bacilles d'Eberth.

Dans cette observation on trouve démontrées :

1° La présence du bacille typhique dans les produits de l'inflammation osseuse ;

2° La persistance d'un foyer de bacilles vivants dans l'os huit

(1) Gilbert et Girode, *Semaine médicale*, 1891.
(2) Raymond, Netter, *Bull. et mém. Soc. médic. des hôpit.* Paris, 1891.
(3) Ebermaier, *Deutsch. Archiv f. klin. Med.*, 44 Bd., 1889.

mois après le début de la fièvre typhoïde et six mois et demi après la guérison (1).

Dans un cas d'Achalme et Mauclaire (2) il s'agit d'une femme de cinquante ans qui, soignée pour une fièvre typhoïde ordinaire, fut prise au début de la convalescence de douleurs intolérables avec empâtement au niveau du tibia gauche : la fluctuation devint manifeste, l'incision donna issue à trois ou quatre gouttes de pus bien lié, blanchâtre. La guérison fut très rapide. L'examen du pus donna le bacille typhique à l'état de pureté. Il en fut de même dans un cas de Colzi (3).

Nous rapprocherons de l'observation d'Orloff, celle de Péan et Cornil, à cause de la persistance des bacilles d'Eberth dans le foyer osseux. Une jeune fille de dix-neuf ans est atteinte de fièvre typhoïde au mois de juillet 1890; en mars 1891, elle présente une ostéomyélite suppurée du tibia, dans laquelle on retrouve des bacilles vivants (4).

Ces faits cliniques sont absolument d'accord avec les données expérimentales.

Chantemesse et Vidal ayant inoculé des cultures de bacilles d'Eberth à des lapins qu'ils sacrifièrent quelque temps après, cherchèrent en vain le microorganisme dans les différents organes et ne le retrouvèrent *localisé et persistant que dans la moelle des os.* Il faut admettre de la part de ce dernier tissu une tolérance très grande, inférieure cependant à celle de la rate.

Les expériences faites par Orloff (5) l'amènent à conclure que les suppurations observées dans le cours de la fièvre typhoïde ou qui apparaissent durant la période de convalescence dépendent du bacille typhique et ne peuvent être regardées comme les suites d'une infection mixte. Nous avons dit que cette opinion était trop absolue. Colzi a répété avec le bacille d'Eberth les expériences qui avaient été faites avec le staphylocoque pyogenes aureus (inoculations à des lapins et *fractures*). Les résultats ont été absolument probants, les neuf dixièmes des animaux eurent des abcès dans les foyers de fractures. A son avis les propriétés pathogènes du bacille seraient plus considérables chez les animaux que chez l'homme.

SYMPTOMATOLOGIE.

Les lésions osseuses peuvent apparaître dans le cours même de la

(1) Orloff, 1889. Thèses Mirovitch, Bosnières.
(2) *Compte rendu de la Société de biologie*, 1890.
(3) *Lo Sperimentale*, 1890.
(4) *Bull. Acad. méd.*, avril 1891.
(5) Orloff. Wratch, 1890. Thèse Mirovitch.

fièvre typhoïde. Mais la *convalescence* est la période pendant laquelle se manifestent le plus fréquemment ces lésions.

Le maximum de fréquence est de la *sixième à la septième semaine* Cette notion découle des diverses statistiques publiées; elle représente la date habituelle de l'apparition des hyperostoses, des abcès.

Toutefois, on a noté des cas où elles ne se sont manifestées que plusieurs mois ou même un an après la fièvre typhoïde. A côté des observations d'Orloff, de Cornil et Péan, nous citerons encore celle de Sacchi (1). Une jeune fille de dix-neuf ans, convalescente, présente des douleurs et de la tuméfaction au niveau des épines iliaques antérieure et postérieure. Au mois de novembre, elle éprouva des douleurs dans le sacrum, la tubérosité ischiatique qui étaient tuméfiés, sans œdème, ni rougeur; puis tout rentra dans l'ordre.

On connaît le fait d'*ostéo-arthropathie déformante* publié par Chantemesse.

Les manifestations osseuses typhiques offrent un exemple manifeste des degrés variables que peut présenter une même infection sur le squelette.

Dans l'immense majorité des cas, des douleurs plus ou moins vives, dans les membres, à caractères quelquefois intolérables, ostéocopes, mais sans tuméfaction appréciable, révèlent seules l'état congestif du tissu médullaire. On ne saurait mieux les comparer qu'aux douleurs de la période secondaire de la syphilis.

L'exacerbation nocturne a été signalée par plusieurs auteurs, surtout par Fürbringer; elle n'est pas constante. Chez les sujets jeunes, les régions juxta-épiphysaires peuvent être plus sensibles à la pression, dans les mouvements, augmentées de volume; sur certains points superficiels, tubérosités tibiales, ischiatiques, iliaques, des hyperostoses se développent. On sait enfin quelle *influence décisive* la fièvre typhoïde peut avoir *sur la croissance*.

Tous ces faits s'expliquent naturellement par l'irritation des zones juxta-épiphysaires.

Rarement la suppuration, et la *nécrose très exceptionnellement* viennent compliquer le tableau clinique. Hutinel avait divisé cliniquement ces affections en deux catégories, suivant qu'elles s'accompagnent ou non de fièvre et de suppuration.

On peut dire que *dans plus des trois quarts des cas*, la terminaison a lieu par *résolution simple*. Fürbringer regarde le retour à l'état normal comme la règle; la persistance d'une exostose est dans certains cas la seule trace de l'affection.

(1) Sacchi, *Rivista*, 1889.

Les abcès ouverts se tarissent vite, et ne s'accompagnent pas ordinairement de séquestres.

Les cas dans lesquels survient la nécrose sont absolument rares ; il en existe toutefois dans lesquels la *maladie osseuse a pu se prolonger et même récidiver pendant plusieurs années.*

La gravité de cette complication est donc habituellement minime.

Les cas de mort sont rares. Bosnières en cite trois cas ; dans l'un il n'y avait pas eu d'intervention ; Fürbringer aurait vu un sujet mourir d'hémo-pyopneumothorax produit par une gangrène du poumon.

Il est permis de conclure que le pronostic tient plus à l'état général du malade qu'à la localisation osseuse.

Le diagnostic est généralement facile ; néanmoins on pourrait dans certains cas commettre une grossière erreur, en confondant ces suppurations post-typhiques avec les ostéomyélites dites infectieuses, accompagnées d'un état général grave, typhique (typhus des membres). La brusquerie des accidents, leur début en pleine santé, l'abondance et la rapidité de la suppuration, la nécrose, sont les principaux éléments qui serviront à distinguer ces deux affections si dissemblables.

Le traitement à opposer à ces complications sera entièrement subordonné à leur nature et à leur gravité. Nul dans les cas de douleurs, avec hyperostose simple, il devra être actif si les signes locaux indiquent la formation de collections purulentes. L'ouverture hâtive de ces dernières, leur évacuation complète ne peut présenter que des avantages.

L'abaissement de la température, l'amélioration de la santé générale, prouvent cet heureux effet de l'incision. Trouve-t-on l'os dénudé sur une certaine étendue, nous pensons qu'il est logique de faire du même coup une trépanation dans le but de s'assurer du contenu du canal diaphysaire, et d'évacuer le pus qui pourrait y être enfermé. Cette ouverture, à l'aide d'un petit perforateur, ne complique guère l'intervention et la rend plus complète.

Plus tard, s'il se produisait de la nécrose, on devrait recourir à l'ablation des séquestres (1).

(1) Les publications relatives aux complications articulaires simples sont fort nombreuses à l'étranger ; bien qu'elles ne soient pas de notre domaine, nous avons pensé être utile en plaçant ici cet index bibliographique, recueilli au cours de nos recherches dans la littérature étrangère : Stromeyer, *Handbuch der Chir.*, Bd. I, S. 496. — Volkmann, in *Handbuch von Pitha und Billroth*, Bd. II. — Hüter, *Klin. der Gelenkkr.*, 1876. — Lorinser, *Wien. med. Woch.*, 1853. — Schotten, *Arch. f. Phys.*, 1854. — Hellnig, *Diss.* Marburg., 1856. — Roser, *Schmidt's Jahrb.*, 1857. — Güterbock, *Chirurg. Congress*, 1873. — Krönlein, *Arch. f. kl. Chir.*, Bd. XXI. — Volkmann, *Centralbl. f. Chir.*, 1885. — Friedheim, *Inaug. Dissert.* Berlin, 1885. — O. Witzel (1890). Ouvrage déjà cité, et qui renferme ces diverses indications.

Bref, les mêmes opérations applicables aux ostéomyélites aiguës pendant la croissance et à leurs suites (nécrose, décollements épiphysaires, lésions articulaires) peuvent trouver ici leur application. Terminons en faisant remarquer de nouveau que la résolution est fréquente, et la nécrose exceptionnelle.

§ 2. — Lésions osseuses consécutives à la variole, à la scarlatine, à la rougeole.

VARIOLE.

Nous ne connaissons qu'un petit nombre d'observations de lésions osseuses consécutives à la variole. Dans le mémoire de Witzel il n'est fait mention d'aucun cas en dehors de celui de Fischer. Cependant il nous a été possible d'en réunir quelques-uns et nous ne doutons pas que cela doit être assez facile, dans les pays où sévit encore la variole sous forme épidémique. C'est ainsi que Neve (1) en a fait connaître une série intéressante observée dans le Cashmir. En fouillant dans tous les recueils on pourrait certainement ajouter à ceux que nous indiquons; nous pouvons affirmer que nos recherches nous ont fait constater leur rareté relative.

Une des plus intéressantes observations est celle de Lombard, dont voici le résumé (2) :

« Louise Perrot, âgée de neuf ans et demi, d'une constitution molle, fut atteinte de la variole dans le courant du mois de mars 1824. Plusieurs abcès apparurent et s'ouvrirent spontanément, et, en raison des accidents qui les accompagnaient, tels que diarrhée colliquative, toux sèche, fièvre continue, avec redoublement le soir, nécrose des deux clavicules, suppuration séreuse fétide, ils furent considérés comme devant amener la perte de la malade. On prescrivit le vin de quinquina, le vin antiscorbutique, et pour le pansement, des plumasseaux de charpie sur les diverses ouvertures. Ce fut le 8 mai, cinquante jours après l'invasion de la variole, que je vis cette petite malade. Elle était, quant aux accidents généraux, dans l'état que je viens de décrire, et d'une maigreur extrême ; elle avait à l'épaule gauche deux ouvertures fistuleuses, dont la plus externe était située sur l'acromion, et l'autre à deux pouces de celle-ci, vers la face supérieure de la clavicule.

« Au moyen d'une sonde à panaris, introduite par une des ouvertures, je sentis une portion d'os mobile, dénudée, que je jugeai être l'extrémité externe de la clavicule, ayant fait sortir une sonde

(1) Neve, *Lancet*, 1887.

(2) L.-L. Lombard, *loc. cit. Archives de médec.*, 1826.

par l'ouverture opposée. J'incisai la peau, et au moyen de pinces à pansement, j'amenai la portion acromiale de la clavicule; elle était rugueuse et inégale dans la partie qui donne attache à la capsule ligamenteuse et au ligament acromio-claviculaire; l'extrémité externe articulaire était revêtue encore de son cartilage; son extrémité externe ressemblait parfaitement à une partie détachée par fracture; quant à sa circonférence elle était lisse et polie, comme celle d'un os qu'on aurait fait macérer.

« Du côté droit, je trouvai une ouverture qui présentait l'extrémité externe de la clavicule dénuée de son périoste et entièrement libre de toute attache avec l'acromion et l'apophyse coronoïde. Un pus grisâtre, séreux, fétide, s'écoulait par cette ouverture; mon stylet promené sur toute la longueur de la clavicule me la fit reconnaître pour nécrosée, mais attachée encore par son extrémité sternale vers laquelle existaient à la peau, du gonflement et de la rougeur; en pressant de sa partie interne vers l'externe et de bas en haut, je faisais sortir du pus, accompagné d'un certain bruit qui provenait de la pénétration de l'air dans le trajet fistuleux, ce qui m'engagea à faire une contre-ouverture. Il est bon de noter que j'avais cherché, en faisant quelques tractions, à amener la clavicule, ce qui n'eut aucun résultat...

« ..... Après dix jours d'attente, pendant lesquels je n'avais pas manqué, à chaque pansement, de faire quelques tractions pour amener la clavicule, la malade perdant ses forces, je résolus de faire l'extraction, et voici comment je voulais la pratiquer...

« ..... Mais ayant voulu, pour inciser avec plus de facilité la capsule articulaire, la soulever au moyen de la clavicule, cette dernière se rompit, non cependant sans quelque effort, car dans le fait j'avais plutôt séparé violemment, que détaché l'extrémité sternale de la clavicule du corps de l'os. L'inflammation dont elle était atteinte avait évidemment favorisé cette avulsion. A l'endroit de la rupture, la clavicule était rouge et saignante, comme la portion celluleuse d'un os frais qu'on brise pour en étudier la structure, peut-être même était-elle plus striée de sang. Le tissu fibreux du périoste qui formait le fond de la plaie était grisâtre et mollasse... »

Ultérieurement la guérison se fit dans les conditions suivantes :

« ..... Pendant le cours de cette cicatrisation il apparut sur le radius droit une tumeur qui était évidemment une périostose; j'employai vainement les antiphlogistiques; ni saignées locales, ni cataplasmes résolutifs n'en purent arrêter le cours, et voyant qu'elle augmentait de volume et qu'elle était déjà de la grosseur d'un œuf de poule et de la longueur de 4 ou 5 pouces, je crus devoir, ayant reconnu de la suppuration, je crus devoir, dis-je, y plonger un bistouri droit à lame étroite, persuadé que si j'attendais trop longtemps, le périoste se décollerait dans une grande étendue et que l'os se nécroserait dans une grande partie de sa longueur. Cette ouverture donna issue à du pus séreux... Au moyen d'une petite bandelette de diachylon tournée en spirale, je tins cette ouverture extrêmement petite, à même de donner issue à une suppuration, qui fut d'abord assez abondante et qui peu à peu diminua. La tumeur a une base infiniment moins considérable qu'à l'époque où je l'ouvris, elle s'est beaucoup aplatie, et je suis convaincu que quand l'ossification du périoste, qui a déjà commencé à la base de la tumeur, permettra d'enlever le séquestre, il sera peu considérable et fort peu étendu en longueur...

« La première incision guérit dans l'espace de onze à douze jours, et la seconde fut deux mois avant d'être complètement cicatrisée. A cette époque la cicatrice était enfoncée, adhérente à un cordon qu'à son élasticité on aurait pu considérer comme ligamenteux, puis, plus tard, comme cartilagineux; peu à peu les mouvements d'abduction du bras devinrent faciles, l'état cartilagineux devint de plus en plus apparent, et aujourd'hui, en janvier, vingt mois environ après l'invasion de la maladie, l'on peut voir une clavicule encore élastique quoique s'acheminant chaque jour vers l'ossification, remplissant tous les usages de celle qui fût enlevée, augmentant de volume, ayant une forme analogue à l'ancienne, mais plus inégale et présentant dans son centre un renflement. La cicatrice d'abord enfoncée, adhérente, est superficielle et libre, et l'enfant jouit d'une assez bonne santé à l'exception d'un séquestre du radius. La clavicule extraite présente, comme on peut s'en assurer, sa circonférence lisse et polie, et son extrémité externe est recouverte du cartilage articulaire ; toutes les insertions ligamenteuses sont analogues à celles des os qui ont été macérés... »

Nous avons noté ailleurs les réflexions judicieuses, émises par Lombard, sur le rôle du périoste dans la régénération de la clavicule nécrosée.

Dans la thèse de François, sur les ostéites de la rotule, nous avons trouvé une observation de Poncet. Il s'agissait d'une inflammation périarticulaire suppurée du genou, à point de départ rotulien, survenue dans la convalescence d'une variole grave chez une jeune fille de vingt-trois ans. L'incision donna issue à un petit séquestre; la guérison se fit normalement sans arthrite secondaire.

Quant aux faits de Neve ils sont particulièrement intéressants. Cet auteur les a observés dans le Cashmir, pays où la variole est épidémique et entre dans la proportion de 75 p. 100 dans la mortalité infantile. Fréquemment les ostéites, les arthrites surviennent à titre de complications; trois fois surtout l'évolution de ces dernières a été remarquable :

1° Un enfant de trois ans est atteint de variole au mois de septembre. Un mois plus tard, tuméfaction et suppuration des deux coudes et d'un poignet. Au commencement de novembre, résection du coude, évidement d'un foyer développé dans l'épiphyse radiale. Guérison complète, avec mobilité suffisante, constatée le 10 décembre;

2° Un enfant de six mois prend la variole en février 1887; quatre semaines plus tard un abcès apparaît au-dessus du coude. Le 18 mai, issue d'un séquestre formé par l'olécrâne sans qu'il y ait d'ouverture articulaire. Nous rapprochons ce détail de celui étudié dans la thèse de François et relatif à l'intégrité de la jointure lors d'élimination de la rotule par nécrose;

3° Sur un troisième enfant de six mois, varioleux, il se forme au bout de quelques semaines un abcès de l'aisselle; une fois ouvert, les trajets conduisirent sur l'omoplate. A diverses reprises il s'élimina des séquestres cartilagineux, à demi ossifiés, si bien qu'il ne resta plus de tout l'os que la moitié supérieure, l'épine et le col. En trois semaines la guérison était à peu près complète, il ne restait qu'une fistule.

Nevé insiste à diverses reprises sur le rôle de protection joué par le tissu cartilagineux chez les enfants; il limite les tendances envahissantes du processus.

On ne peut tirer de conclusions générales de ces faits. Bornons-nous à dire que dans la variole les complications osseuses tiennent sans doute à des infections surajoutées. La présence de staphylocoques, de streptocoques dans les pustules, et même dans les organes internes, a été démontrée : il est logique de supposer ces agents capables de se localiser dans les régions juxta-épiphysaires et d'y déterminer les désordres caractéristiques des ostéomyélites dites infectieuses.

Quant aux indications thérapeutiques, elles n'offrent évidemment rien de spécial.

SCARLATINE. ROUGEOLE.

Salter (1) a bien étudié les ostéites des mâchoires liées à la variole, à la rougeole, à la scarlatine surtout (*exanthematous yaw necrosis*). Ordinairement c'est quelques semaines, ou même deux mois après la scarlatine que survient cette complication, et cela surtout chez les enfants de trois à huit ans. La muqueuse gingivale est décollée par

(1) Salter, *Holmes Syst. of surgery*, 1864, vol. IV.

une suppuration abondante, le maxillaire est dénudé, et le bord alvéolaire se nécrose plus ou moins ; il en résulte la perte des germes dentaires. Les lésions de l'oreille moyenne sont bien connues, le rocher peut être le siège d'ostéopériostites avec ou sans nécrose.

Les côtes auraient été atteintes d'ostéite suppurée. Les os courts du pied, de la main, peuvent être touchés. Fischer aurait perdu trois petits malades à la suite de lésions ostéo-articulaires aiguës du carpe et du tarse.

Graves a signalé l'inflammation du tissu osseux des vertèbres cervicales. Kennedy (1), des décollements épiphysaires.

Toutefois, Witzel se demande si dans ces cas comme dans ceux relatés par Hauff (pour le coude), Hamburger (pour le métatarse et le métacarpe), il s'agit réellement de complications primitivement et non secondairement osseuses. A vrai dire, les deux hypothèses nous paraissent acceptables.

Les os longs (fémur et tibia) peuvent être certainement le siège d'ostéites juxta-épiphysaires d'origine scarlatineuse.

Albert (2) en a fait connaître un cas ; nous en avons observé plusieurs, quelques années après la fièvre éruptive, les malades revenant dans les hôpitaux pour se débarrasser de fistules et de séquestres.

Quant à la pathogénie de ces complications, faut-il admettre qu'elles sont dues à des microbes pyogènes ordinaires ? Nous le pensons, sans pouvoir formuler une opinion absolue, faute de preuves convaincantes.

Relativement à la rougeole, tous les cliniciens savent combien elle prédispose aux localisations tuberculeuses sur les os ou les articulations ; dans l'immense majorité des cas, elle paraît préparer le terrain pour le bacille de Koch.

Il est rare que des ostéomyélites aiguës, morbilleuses à proprement parler, apparaissent à la suite de cette maladie. Demme en a signalé deux cas survenus chez des enfants de cinq ans et de neuf ans, l'un aussitôt après la disparition de l'éruption, l'autre cinq semaines plus tard. Dans les deux cas, l'extrémité supérieure du tibia étant en cause, la guérison s'effectua assez rapidement après incision de l'abcès, mais sans nécrose.

Les recherches bibliographiques que nous avons faites nous permettent de croire que ce sont là des complications rares de la rougeole.

Les préceptes thérapeutiques généraux déjà formulés permettent de ne pas insister sur le traitement.

(1) Kennedy, *Medic. surg. Review*, 1843.
(2) Albert, *Wiener medic. Presse*, 1887.

§ 3. — Lésions osseuses consécutives à l'érysipèle, la fièvre puerpérale, la diphtérie, l'influenza, la pneumonie, la blennorrhagie.

SUPPURATIONS OSSEUSES CONSÉCUTIVES A L'ÉRYSIPÈLE, LA FIÈVRE PUERPÉRALE.

L'existence d'ostéomyélites suppurées chez les enfants, peu après la naissance, paraît être en rapport avec l'infection de la mère et la circulation de streptocoques dans le sang. Lebedeff, qui rapporte un cas d'accouchement prématuré survenu huit jours après la guérison d'un érysipèle de la mère, aurait trouvé dans les vaisseaux de l'enfant (mort dix minutes après la naissance), des streptocoques caractéristiques.

La fièvre puerpérale, l'érysipèle peuvent donc être des causes d'infection chez le nouveau-né. Il en est de même des érysipèles qui se développent autour de la petite plaie ombilicale. Les exemples de ces diverses variétés ne sont point d'une extrême rareté; nous en avons observé plusieurs à la Charité; nous n'avons toutefois aucune donnée à fournir sur leur nature bactériologique. Chez l'adulte nous verrons que l'érysipèle peut être la cause de suppuration de *fractures simples*, récentes et même *consolidées*. Comme le dit Mirovitch (1), l'ostéomyélite à streptocoques se différencie de la forme classique (à staphylocoques) surtout bactériologiquement; la différence symptomatique ou, pour mieux dire, le type clinique est encore à faire.

Nous ne connaissons aucun fait prouvant l'apparition de lésions osseuses dans le cours de la diphtérie et sous la dépendance du bacille de Löffler. La fréquence de formes mixtes à staphylocoques ou à streptocoques, la possibilité d'infection surajoutée au niveau du pharynx ou de la plaie résultant d'une trachéotomie, peut être la porte d'entrée et la cause d'une ostéomyélite aiguë. Lannelongue en a rapporté un bel exemple.

Par contre, on sait que les manifestations articulaires sont assez fréquentes au cours de la diphtérie.

INFLUENZA.

Dans l'intéressant travail consacré à la grippe-influenza, par M. le professeur Teissier (2), nous n'avons pas trouvé de relation de

(1) Lebedeff, *Zeitschrift f. Gebürtsch.*, 1886. — Allard, Th. Paris, 1890. — Chipault, *Bull. Soc. anat.*, 1890. — Mirovitch, Th. Paris, 1890.
(2) Professeur Teissier, *La grippe-influenza*, 1893. Baillière, p. 134.

complications osseuses. Ces dernières sont certainement rares. Witzel (1) relate cependant plusieurs cas de périostite du tibia, du fémur, marquée par l'augmentation du volume de l'extrémité osseuse, la douleur; ... dans un cas il y eut un abcès qui fut ouvert au bout de quatre semaines et qui renfermait des streptocoques à l'état pur. Le fémur dénudé en un point ne se nécrosa pas, la guérison fut rapide.

Nous tenons à citer en terminant le fait suivant observé par Teissier; il s'agit d'une ostéomyélite du genou présentant tous les caractères de l'arthropathie tabétique. La malade présentait une hydarthrose considérable du genou droit avec tuméfaction énorme des extrémités articulaires et distension considérable des ligaments: cette distension permettait d'imprimer au membre des mouvements très accentués de latéralité, de telle sorte que le genou paraissait complètement disloqué. Chose singulière, comme dans l'arthropathie tabétique, ces accidents s'étaient produits sans douleur bien accusée, sans rougeur marquée à la peau: la gêne seule que le malade éprouvait pour marcher et la tendance du genou à se déformer en dedans avait attiré l'attention de la patiente. Il y avait en plus de la diminution du réflexe patellaire du même côté, une empreinte plantaire caractéristique, ce qui achevait de compléter le tableau et rapprochait étroitement cette arthropathie des arthrites myélopathiques du tabes dorsal. M. Teissier n'hésite pas à attribuer cette ostéo-arthropathie à l'action sur l'axe spinal de poisons que l'examen de la toxicité urinaire ne permettait pas de nier.

PNEUMONIE.

On sait le rôle pathogénique des pneumocoques dans les suppurations mastoïdiennes consécutives à des otites; on ignorait jusqu'à la publication de Lannelongue et Achard que ce même agent peut engendrer l'ostéomyélite aiguë sans traumatismes, sans solution de continuité de l'os. Le fait qui a servi de base aux auteurs précités s'était présenté d'une manière spontanée, sans pneumonie, ni méningite, et l'examen donna des cultures pures de pneumocoques. A ce propos Lannelogue et Achard insistèrent sur les particularités de cette ostéomyélite. Non seulement elle diffère de la forme classique au point de vue bactériologique, mais aussi anatomiquement par la prédominance de l'arthrite, l'absence d'abcès sous-périostique et de séquestres; cliniquement l'évolution très rapide, causant des désordres étendus, mais avec une tendance marquée à

(1) Witzel, *loc. cit.*, p. 143.

la cicatrisation, à la réparation prompte, telles sont les particularités attribuables à cette sorte d'infection. Un nouveau fait publié par Mirovitch vient à l'appui de ces considérations. Il faut évidemment attendre encore avant de poser des conclusions définitives. On verra plus loin que certaines fractures fermées ont suppuré sous l'influence de pneumocoques.

Ajoutons en terminant que cette forme d'ostéomyélite peut survenir non seulement dans le cours d'une pneumonie, mais encore *sans pneumonie*, avec ou sans traumatisme et comme *manifestation primitive de l'infection.*

BLENNORRHAGIE.

Les arthropathies blennorrhagiques, qui constituent un groupe de formes cliniques bien connues, peuvent s'accompagner de lésions de voisinage, c'est-à-dire des tissus juxta- et extra-articulaires. On peut constater alors soit une polyarthrite, déformation pseudo-noueuse due à des hyperostoses amenant la déformation des extrémités osseuses et des cartilages épiphysaires (1), soit des périostites. Les périostites blennorrhagiques n'existent donc probablement pas à l'état isolé, elles compliquent les arthrites. Elles sont souvent tenaces et douloureuses. Récemment Fournier et Jacquet ont décrit le *pied blennorrhagique* caractérisé par une tuméfaction en masse du calcanéum attribuable à une périostite de cet os (2).

Les périostoses observées chez des sujets atteints de blennorrhagie peuvent se présenter sur les diverses parties du squelette. Le tiers inférieur du cubitus, le tibia, le tiers supérieur du péroné, les bords et angles de l'omoplate, les apophyses épineuses des vertèbres, plus rarement le grand trochanter, peuvent être le siège de tuméfactions. Habituellement, celles-ci s'effacent progressivement, cependant il peut subsister de l'hyperostose. Nous ne connaissons pas de cas terminés par suppuration.

S'il est difficile à l'heure actuelle de présenter une étude clinique de la périostite blennorrhagique, il en est de même de la pathogénie.

La question de l'infection blennorrhagique est à l'ordre du jour, mais non élucidée (3). Si au moment de la découverte du gonocoque de Neisser on crut pouvoir attribuer les complications de la blennorrhagie à cet agent virulent, on doit reconnaître aujourd'hui que le problème est toujours posé, mais non résolu. La périostite est-elle due à la gonohémie? La technique bactériologique actuelle ne

(1) Fournier, *Ann. de dermat. et de synt.*, 1869. — Amarat, Thèse de Paris, 1891.
(2) *Soc. franç. de dermat. et de syphil.*, 1892.
(3) Souplet, Th. Paris, 1893. — Patoir, Th. Lille, 1893.

permet pas de déceler le gonocoque dans le sang. Est-elle due aux toxines sécrétées par le gonocoque? à une infection mixte ou secondaire? Il ne nous est pas permis de conclure dans un sens ou dans l'autre.

SECTION III

OSTÉOMYÉLITES TRAUMATIQUES.

DE LA SUPPURATION DANS LES FRACTURES SIMPLES.

Nous avons insisté sur le rôle du traumatisme dans l'éclosion des ostéomyélites infectieuses aiguës. C'est en déterminant des fractures chez des animaux, auxquels ils avaient préalablement inoculé des staphylocoques, que les premiers expérimentateurs ont reproduit les lésions de l'ostéomyélite.

Nous pensons que ces conditions réalisées à volonté dans le laboratoire, peu souvent observées en clinique, devaient être signalées dans notre étude. Le traumatisme remplace l'influence prédisposante du travail ostéogénique, la maladie reste la même, si bien que l'étude de la suppuration dans les fractures fermées ou simples trouve naturellement sa place à la suite des ostéomyélites infectieuses de croissance.

Exceptionnelle aujourd'hui dans les fractures compliquées, pansées antiseptiquement, la suppuration ne peut évidemment apparaître que dans des circonstances spéciales lorsqu'il s'agit de fractures sous-cutanées.

Dans un travail publié l'année dernière (1) nous avons fait connaître les rares observations publiées sur ce sujet, en les joignant à nos notes personnelles. Nous ne pouvons que renvoyer à ce mémoire pour l'exposé détaillé des faits.

Dans une thèse inspirée par Trélat, M. Béraud en a réuni quelques-uns ; mais nous devons avouer que nous avons été surpris de l'obscurité qui règne dans ce travail ; les données fournies par les expériences de Chauveau sont absolument inconnues à l'auteur, aussi bien du reste que celles d'autres expérimentateurs.

Depuis cette époque (1887), aucune étude d'ensemble n'a été faite, et l'on peut voir que les classiques les plus récents gardent un silence à peu près complet sur cette question.

(1) Gangolphe, *Lyon médical*, 1892, p. 495.

Netter et Mariage (*Société de biologie*, 7 juin 1890), en communiquant leurs observations très intéressantes et très complètes, ont appelé de nouveau l'attention sur cette complication rare.

Quant aux données recueillies dans les journaux étrangers, elles se bornent à peu de chose.

Symptomatologie. — Sans cause connue, appréciable, la suppuration peut survenir brusquement et enlever le sujet en quelques heures au milieu d'accidents de la plus grande violence. Spillmann en relate une observation bien curieuse, la voici :

« Cependant cette complication peut se présenter, et j'en ai observé un cas il y a deux ans à la suite d'une fracture du tiers inférieur de la jambe, qui cependant n'était pas une fracture en V et ne communiquait pas avec l'articulation. Les accidents marchèrent avec une rapidité foudroyante ; nous vîmes pour la première fois le blessé trente-six heures après l'accident (chute de $1^{m},50$). Le membre était énorme, horriblement douloureux et fluctuant; aucune plaie extérieure; la peau et l'aponévrose incisés, il s'écoula une quantité énorme de pus au milieu de laquelle un grand nombre de gouttelettes huileuses. L'amputation, décidée en principe, fut remise au lendemain matin, vu l'heure avancée et l'absence d'aides. Pendant la nuit le malade mourut. » (Th. Béraud.)

Dans nulle autre observation on ne signale l'apparition aussi foudroyante de la suppuration. Les faits suivants dus à Verneuil, Trélat, Hennequin, sont particulièrement intéressants.

Les voici énoncés sommairement :

1° Verneuil (*Soc. de chirur.*, 1872. Th. Béraud). — Suppuration dans le foyer d'une fracture simple du péroné. — Mort le 25e jour.

2° Verneuil (*ibid.*). — Alcoolisme. — Fractures multiples. — Phlegmon sous-pectoral, pleurésie, péricardite, méningo-encéphalite. — Suppuration d'un foyer de fracture de l'avant-bras non exposé. — Mort le 4e jour.

3° Trélat (thèse de Béraud). — Fracture de cuisse. — Érysipèle. — Abcès du cal.

« Un homme de quarante-huit ans a la cuisse droite fracturée au tiers moyen par le passage d'une roue de camion vide lancé à toute vitesse. La fracture est simple. Il existe en même temps vers la partie externe et supérieure de la jambe un gonflement très notable et une douleur vive spontanée et provoquée, qui font soupçonner une fracture du péroné au tiers supérieur, confirmée par un examen ultérieur.

« Le blessé présente en outre une plaie superficielle étendue à la partie supérieure et externe de la jambe droite. Un mois plus tard, érysipèle. Au bout de quatre semaines, fluctuation évidente au niveau de la fracture du fémur.

« Pendant deux mois, cet abcès incisé donne issue à du pus, et il se forme à plusieurs reprises des abcès de voisinage. Finalement guérison. Il est dit que le doigt arrivait sur un cal irrégulier, non dénudé. »

Il n'est pas possible d'admettre avec certitude comme le fait Béraud qu'il s'agit dans ce dernier cas d'une collection développée *dans les parties molles* autour du cal; nous pensons plutôt, et tous les faits précités et suivants le démontrent, qu'il y avait suppuration dans le foyer de la fracture.

Dans un mémoire publié en 1887, Steinhal (1) cite plusieurs faits dont voici l'indication sommaire :

« Un sujet de vingt-huit ans entre le 16 août 1885 à l'hôpital pour une fracture de la cuisse droite au tiers supérieur, consécutive à une chute. T. 38°,9. Appareil à extension, sac de glace. Les jours suivants, la fièvre s'élève à 41°,1.

« Le 11 septembre, fluctuation à la partie externe, incisions au-dessus du grand trochanter et près de l'articulation du genou, écoulement d'une grande quantité de pus infect. Lavages deux fois par jour. La fièvre persiste, nouvelles incisions, drainage. Orchite suppurée.

« Le 10 octobre. Abcès de l'avant-bras. Eschares. Thrombose de la veine fémorale gauche. — Mort le 8 novembre.

« La fracture porte sur le col du fémur et le trochanter à droite. Suppuration de l'articulation de la hanche et des parties molles avoisinantes avec fusées sous le muscle psoas iliaque. Arthrite suppurée du genou droit. Pneumonie lobulaire de la base gauche. Thrombose de la veine crurale droite, des deux iliaques et de la veine cave inférieure. »

Steinhal cite un fait de suppuration d'une fracture du col du fémur produite par une tentative de réduction dans un fait de luxation iliaque. Le malade guérit après plusieurs mois de traitement (incision, drainage).

Bryck (2) aurait observé un fait analogue; enfin Laurens Marcus (3) et Hecker auraient publié, le premier un fait d'*ostéite et de périostite albumineuse* développée au niveau d'une fracture du cubitus (tiers inférieur), le second un cas d'*ostéo-arthrite tuberculeuse*, suite de fracture de l'extrémité supérieure du cubitus chez un enfant de huit ans.

Dans les deux cas de Netter et Mariage, l'examen microscopique et

(1) *Ueber Vereiterung subcutaner Fracturen.* (*Deutsche med. Woch.*, 1888, n° 21.)
(2) *Langenbeck's Archiv.* Bd. XV, 279, Bryck, *Inaug. Dissert.* Heidelberg.
(3) Laurens Marcus, *Inaug. Dissert.* Strasbourg, 1886. Hecker.

les cultures montrèrent que la suppuration osseuse était sous la dépendance exclusive des pneumocoques, celle des poumons sous la dépendance des streptocoques et des staphylocoques.

Ces deux remarquables observations ont suggéré à MM. Netter et Mariage des conclusions auxquelles nous nous associons absolument. Comme eux, nous pensons qu'il s'agit là de véritables *ostéomyélites infectieuses traumatiques*.

Au moment où nous corrigions les épreuves de notre mémoire, M. Nové-Josserand remet l'observation énoncée ci-dessous. Il est regrettable que des cultures n'aient pas été faites ; toutefois les circonstances cliniques sont suffisamment précises pour permettre de considérer ce cas comme un bel exemple de suppuration d'un foyer fermé sous l'influence d'un état général infectieux :

Plaie contuse du cuir chevelu. — Fracture compliquée de l'humérus droit. — Fracture sous-cutanée de l'humérus gauche. — Érysipèle du cuir chevelu et de la face. — Suppuration du foyer de la fracture fermée à la suite de l'érysipèle.

Sous quelles influences, dans quelles circonstances une fracture simple peut-elle suppurer ?

Faut-il, comme le pense Béraud, faire jouer un rôle à l'intensité du traumatisme, à l'attrition profonde des parties, à un épanchement considérable, à une arthrite de voisinage (?). Mais ne sont-ce pas là des conditions excessivement fréquentes, et ne voyons-nous pas chaque jour des traumatismes osseux épouvantables, même avec plaie, guérir simplement ? Les notes ci-dessus démontrent au surplus que la suppuration peut survenir à la suite de fractures absolument simples. Dès lors, nous pensons qu'il ne faut accorder à ces détails qu'une importance secondaire.

Plus importantes sont certainement les conditions générales du sujet : l'âge avancé, l'alcoolisme, toutes les causes débilitantes, le diabète, peuvent constituer un terrain favorable à l'éclosion d'accidents infectieux.

Budjwid injectait des cultures de staphylocoques pyogènes dans le tissu cellulaire sous-cutané des lapins sans résultat, alors que la même quantité de la même culture donnait lieu à un abcès si l'on injectait également en même temps un peu de solution de glucose à 25 p. 100.

Heydenreich avait observé la suppuration d'une fracture simple du fémur, chez un ataxique. Pour Deguise (1) et Decorse (2), les fractures produites chez les aliénés déprimés et chez un certain

(1) Deguise : *Quelques maladies du domaine de la chirurgie des aliénés*. (*Mém. de la Soc. de chir.*, 1853.)

(2) Decorse : *Considérations sur la chirurgie des aliénés*. Th. de doctorat, 1871.

nombre de paralytiques généraux se compliqueraient quelquefois de suppuration.

Mais la cause première des accidents que nous étudions tient certainement à la présence dans l'organisme d'un *microbe pyogène entré par une porte quelconque.*

La plupart des observations sont très nettes sur le *siège de la suppuration;* elle existe dans le foyer fracturé sous le périoste, dans la moelle, elle baigne les fragments osseux.

Presque toujours, comme dans notre cas, on peut avec le doigt ou le stylet constater l'analogie de ces lésions avec celles relevant d'*ostéomyélites infectieuses.* De fait, elles reproduisent en clinique les expériences de laboratoire entreprises sur ce sujet.

Tout le monde admet aujourd'hui que l'on peut voir survenir un abcès au niveau d'un traumatisme, d'une contusion dans un foyer irrité, bien que souvent la porte d'entrée du microbe soit éloignée de ce point de moindre résistance.

« C'est ce qui se passe dans l'ostéomyélite et dans l'endocardite expérimentales. Injectez à un animal des microbes pyogènes dans le sang, le plus souvent il restera indemne. Mais avant cette injection lacérez-lui les valvules du cœur ou fracturez-lui un os, aussitôt il se développera au point lésé, dans le premier cas, une endocardite, dans le second cas, une ostéomyélite (1). » Ainsi que le fait remarquer Lemierre, dans son étude si complète et si intéressante de la suppuration, on a contesté ces données. Rinne, dans un long travail sur les conditions qui favorisent les métastases, déclare que les traumatismes, les irritations chimiques ou mécaniques de toute nature créent une prédisposition à l'action bactérienne pour les bactéries s'introduisant directement de l'extérieur dans le foyer, mais non pour celles qui circulent dans le sang et qui sont introduites loin du point irrité. Cette propriété appartiendrait uniquement aux produits d'origine bactérienne.

En pratique, il importe peu que ce soient les microbes ou leurs produits qui causent la suppuration; dans un cas comme dans l'autre, il y a formation de collections purulentes dans un foyer de fracture; mais en se plaçant sur le même terrain que Rinne, on voit que les assertions de cet auteur sont loin d'être démontrées. Ses expériences sont trop complexes : il pratique souvent une vingtaines d'opérations sur le même lapin, et alors il est difficile de dire que ce lapin soit en parfaite santé; de plus, il est impossible de rapporter à chaque facteur ce qui lui appartient. Il se sert surtout des extraits de putréfaction, et dans ce cas on sait combien le pro-

(1) Lemierre, *De la suppuration.* Th. Paris, 1891.

cessus est complexe et combien il peut différer suivant l'origine de l'agent putréfactif.

Ajoutons en terminant que la constatation faite par Netter, de pneumocoques, de staphylocoques, de streptocoques dans le pus recueilli chez les malades, ne permet guère de penser à autre chose qu'à une relation de cause à effet entre la suppuration des os fracturés et la présence à ce niveau de microbes pyogènes. Le bacille d'Eberth, pyogène, lui aussi, d'autres encore sans doute, peuvent occasionner les mêmes accidents. La recherche des microbes en pareilles circonstances, tout en complétant nos connaissances fort imparfaites sur ce point, pourrait aussi offrir quelque avantage.

De même que les ostéomyélites infectieuses revêtent diverses modalités cliniques suivant l'agent pathogène, de même, pensons-nous, *la suppuration des fractures simples affectera telle ou telle allure, selon sa nature bactérienne*. Chez notre malade, par exemple, il eût été particulièrement intéressant d'avoir pu recueillir et cultiver le pus ; peut-être eussions-nous constaté qu'il était dû à des pneumocoques, la bénignité des suites, malgré l'étendue du foyer et l'envahissement articulaire, l'absence de nécrose, paraissant concorder avec ce que l'on sait de cet agent infectieux (1).

La porte d'entrée fort variable paraît avoir été quelquefois une plaie superficielle des téguments située plus ou moins loin de la fracture : aussi avons-nous plus d'une fois entendu Léon Tripier dire d'une façon pittoresque qu'une « *fracture pouvait être regardée comme compliquée toutes les fois que le sujet avait une écorchure dans le dos* ». D'autres fois les microbes se sont introduits au niveau de la bouche et du pharynx, réceptacles normaux de ces parasites; dans un cas, une suppuration préexistante (otite) paraît avoir déterminé l'infection.

Lorsqu'il y a plusieurs fractures sur le même sujet on peut observer leur suppuration simultanée ; notre malade n'en présenta cependant aucune trace au niveau de la clavicule, du malaire et de l'apophyse zygomatique.

Le pronostic est singulièrement aggravé par l'apparition d'une telle complication, non pas à cause de la lésion osseuse en elle-même, mais bien parce que celle-ci n'est que le reflet extérieur de l'empoisonnement de l'organisme. Dans près de la moitié des cas les sujets ont succombé : tantôt par suite de lésions graves, traumatiques, concomitantes, tantôt, le plus souvent, par suite de lésions

(1) Il y a trois ans, nous avons vu guérir rapidement, par une seule ponction évacuatrice de 150 grammes, une arthrite suppurée de l'épaule consécutive à une pneumonie.

septico-pyohémiques, de bronchopneumonies ou autres lésions suppurées viscérales.

Que doit faire le chirurgien en pareille occurrence? Il est certain que la *prophylaxie* est d'une grande importance; on devra mettre à l'abri de l'infection extérieure les plaies ou écorchures que peuvent présenter les sujets porteurs de fractures simples. Existe-t-il une otite suppurée, une plaie du côté de la bouche, la désinfection soigneuse de ces régions pourra peut-être suffire pour épargner la suppuration du foyer sous-cutané. Chez notre malade, elle s'est produite cependant, malgré les précautions prises dès le début, par suite des fractures multiples des maxillaires. Lorsque la localisation s'est produite, l'incision large, rapide, suivie d'un drainage parfait, peut, comme on l'a vu, amener la guérison.

SECTION IV

OSTÉOMYÉLITES ET OSTÉOPÉRIOSTITES INFECTIEUSES CHRONIQUES D'EMBLÉE

---

§ 1. — Formes bénignes ou atténuées. Fièvre de croissance. Hyperostoses. Ostéite névralgique. Abcès des os.

Il n'était pas inutile de placer dans les pages précédentes l'étude des localisations infectieuses sur le tissu osseux à la suite des fièvres éruptives. On a pu voir quelles variétés symptomatiques elles pouvaient offrir, depuis la simple tuméfaction douloureuse d'un os, jusqu'à la suppuration et à la nécrose. Si nous n'avions déjà insisté sur la possibilité d'observer en quelque sorte tous les degrés dans les ostéomyélites infectieuses, le lecteur en aurait maintenant l'absolue certitude. Mais cela n'est pas spécial aux lésions postfébriles. Comme le dit Ollier (1) : « on s'est quelquefois mépris sur la signification de l'*ostéite juxta-épiphysaire;* parce que c'est la forme grave et infectieuse qui a été plus particulièrement décrite, on s'est imaginé que cette affection n'était autre que celle qu'on connaissait sous le nom de périostite phlegmoneuse diffuse, de décollement des épiphyses, de typhus des membres. C'est là une erreur contre laquelle nous nous sommes toujours élevé, car dès le début de

(1) Ollier, *Encyclopédie internat. de chir.*

nos recherches (1860), nous avons observé des formes chroniques et bénignes. »

Gosselin n'avait-il pas également signalé l'hyperostose comme variété simple et premier degré de l'ostéomyélite? En somme, cliniquement, l'ostéomyélite chronique d'emblée était connue, mais son étude avait été seulement esquissée, et très incomplètement séparée des formes aiguës.

Le mémoire de Lannelongue et Comby (1), en attirant l'attention sur la durée des processus de nécrose, la récidive, aboutissait à cette proposition trop absolue : *L'ostéomyélite chronique est toujours la prolongation d'une ostéomyélite aiguë.* Il n'en est rien et l'ancienne classification de Gosselin est parfaitement exacte.

Faut-il considérer ces deux termes *ostéomyélite chronique* et *ostéomyélite atténuée* comme absolument synonymes? Sans doute, cela est vrai pour un grand nombre de cas; *envisagée d'une manière générale et absolue, cette opinion serait inexacte.* Nous ne pouvons regarder comme des lésions bénignes, atténuées dans le vrai sens clinique du mot, des nécroses diaphysaires, sans suppuration, étendues à tout un segment osseux et nécessitant l'amputation.

Les faits de Morrant-Baker, Trélat, etc., celui plus récent de Berger (2), rentrent dans cette dernière catégorie. L'atténuation existait peut-être au point de vue des propriétés pyogènes, en tout cas le pouvoir nécrosant des toxines n'était guère diminué, et somme toute, cliniquement, il s'agissait d'affections graves ; c'est pour ce motif que nous leur refusons l'épithète d'*atténuées*. Un caractère commun permet au contraire de grouper ces faits en les classant par ordre de gravité croissante. Tous sont remarquables par la *chronicité* de l'évolution, l'absence, plus ou moins complète, de phénomènes généraux retentissants, à grands fracas. Mais, tandis que certains sujets s'apercevront de leur maladie par la seule présence d'une hyperostose, plus ou moins douloureuse, d'autres seront tourmentés par des douleurs lancinantes, parfois très vives, avec ou sans élévation de température, et localisées dans une extrémité osseuse, généralement à la partie supérieure du tibia. Intervient-on, on trouve un abcès chronique d'emblée.

Quelques-uns enfin, et ce sont, à vrai dire, les moins nombreux, après avoir souffert pendant plusieurs années même, présenteront une nécrose sans suppuration.

En résumé, l'ostéomyélite chronique peut déterminer diverses lésions que leur nature, leur gravité différentes, permettent de ranger sous cinq chefs principaux :

(1) *Archives générales de médecine*, 1879.
(2) *Société de chirurgie*, juin 1893.

1° Hyperostose simple;

2° Hyperostose avec suppuration (abcès chroniques douloureux);

3° Hyperostose sans suppuration, mais avec nécrose;

4° Hyperostose avec suppuration et nécrose;

5° Ostéo-périostites séreuses ou albumineuses. Ces derniers faits seront étudiés dans une *section spéciale.*

Nous croyons enfin devoir placer en tête de ce paragraphe quelques considérations sur la *fièvre de croissance.*

Sans vouloir affirmer qu'il s'agit toujours d'un processus pathologique, infectieux, très atténué, il est logique de penser que dans certains cas une telle opinion est tout à fait plausible.

Émise par Bouilly, dans son intéressant mémoire, elle ne peut trouver qu'une confirmation dans les recherches actuelles sur les formes atténuées de l'ostéomyélite.

L'activité nutritive des régions juxta-épiphysaires pendant l'accroissement peut être la cause de douleurs, fixes dans leurs sièges, spontanées, ou appréciables seulement à la pression. L'extrémité inférieure du fémur, supérieure du tibia; la hanche, l'épaule, peuvent être douloureuses. Le plus souvent *apyrétiques*, elles surviennent d'emblée chez un enfant à croissance rapide, ou se montrent après une marche, une fatigue quelconque. Le repos les fait disparaître et au bout de quelques jours tout est terminé.

Mais dans certains cas, les douleurs de croissance sont plus tenaces, elles peuvent envahir plusieurs points du squelette, donner lieu parfois à un *mouvement fébrile.* A vrai dire, nous avons fait prendre la température chez plusieurs jeunes malades présentant ces douleurs de croissance. Aucun n'avait de la fièvre. On a dit cependant que celle-ci pouvait être assez élevée, s'accompagner d'agitation, de convulsions, de délire... Ces symptômes sont, croyons-nous, l'indice d'un état infectieux. Les douleurs de croissance accompagnées d'état fébrile, à plus forte raison s'il y a un peu de tuméfaction de l'os ou d'une jointure adjacente, méritent d'être rangées dans les manifestations bénignes de l'ostéomyélite.

Bouilly avait formulé sur ce sujet les conclusions suivantes :

1° Il peut y voir, chez les jeunes enfants, des fièvres qui reconnaissent pour cause des poussées congestives, au voisinage des articulations de la zone épiphysaire;

2° Les poussées peuvent être apyrétiques et ne se traduire que par de la douleur et l'accroissement de la taille;

3° C'est le degré le plus atténué de l'ostéomyélite des enfants et des adolescents, de l'ostéite juxta-épiphysaire de Gosselin;

4° C'est peut-être là une explication plausible des fièvres dites de croissance.

Nous partageons complètement cette manière de voir.

Ollier explique par la fièvre de croissance, l'origine de *certaines inégalités* de longueur du fémur ou du tibia qui ne s'accompagnent d'aucune cicatrice, ni d'aucune trace de suppuration osseuse. Certains arrêts d'accroissement du fémur ont pu être rattachés chez quelques sujets à la congestion aiguë juxta-épiphysaire, qui produit les douleurs de croissance. Ils avaient éprouvé à une ou plusieurs périodes de leur enfance ou de leur adolescence des douleurs vives avec tuméfaction siégeant à la hanche, au genou, et qui s'étaient dissipées au bout de quelques jours. Au lieu de produire du *raccourcissement*, ces mêmes phénomènes peuvent provoquer de l'*allongement*.

Ollier est d'autant plus porté à regarder cette explication comme digne d'attention, que sur deux ou trois de ces sujets, il a constaté avec le *raccourcissement* de l'os un peu de *flexion diaphyso-épiphysaire*, c'est-à-dire une saillie de l'extrémité de la diaphyse fémorale au-dessus de l'articulation du genou (1).

HYPEROSTOSES. — OSTÉITE A FORME NÉVRALGIQUE. — ABCÈS DES OS.

Nous n'insisterons pas sur le développement possible d'*hyperostoses* dues à des manifestations d'ostéomyélites infectieuses. Situées dans les régions juxta-épiphysaires, elles peuvent apparaître d'emblée (ce qui est exceptionnel), ou se trouver liées à des localisations concomitantes de même nature, mais plus accentuées, suppurées, sur d'autres segments du squelette. Nous avons dit également la fréquence de ces hyperostoses à la suite de la fièvre typhoïde. Chez certains sujets, le travail pathologique profond, intra-médullaire, ne se manifeste que par une modification extérieure nulle, ou très peu appréciable, mais se révèle par des douleurs intolérables. Gosselin, dans la thèse de Naud (2), avait attiré l'attention des chirurgiens sur l'*ostéite à forme névralgique* et les résultats que l'on obtenait par la trépanation. Peu de temps après, Perret (3) exposait les différentes trépanations pratiquées par Ollier dans ce but depuis une quinzaine d'années.

Le tibia est le siège d'élection de ces *ostéites à forme névralgique*; mais l'aspect du tissu osseux très variable rend insuffisamment compte de l'existence et de l'intensité des douleurs.

Tandis que le tissu paraît plus dense, plus compact en certains

(1) Ollier, t. III, p. 738.

(2) Naud, *De l'ostéite à forme névralgique*, 1868. Th. Paris.

(3) Perret, *De la trépanation dans les abcès des os et dans les ostéites à forme névralgique*.

points, ailleurs il est plutôt raréfié, on ne rencontre ni pus, ni séquestres. Pour donner un exemple de ces faits singuliers, nous citerons cette note d'Ollier :

« J'ai pratiqué une première trépanation du tibia pour des douleurs rebelles à caractère névralgique, sans pus, en 1863 (Th. Perret, p. 46). J'avais diagnostiqué un abcès intra-osseux, et je ne trouvai que des espaces médullaires comblés par une moelle fibreuse. Je fis part de mon erreur à mon maître Barrier, ancien chirurgien en chef de l'Hôtel-Dieu de Lyon, qui me dit : « Rassurez-vous, j'ai fait dans « ma vie deux opérations semblables, je n'ai pas trouvé de pus, et mes « malades ont parfaitement guéri. » « Mon opérée guérit parfaitement en effet ; elle quitta deux mois après l'Hôtel-Dieu, ne souffrant plus du tout. Dix ans plus tard, elle venait mourir dans mon service, atteinte de panostéite du même tibia qui s'était déclarée tout à coup à la suite d'un refroidissement post-puerpéral. »

Lorsqu'on ouvre au moyen de la gouge une extrémité diaphysaire, siège de ces douleurs intolérables, on peut y rencontrer une moelle fibreuse, plus dure qu'à l'état normal, contenue dans des aréoles osseuses irrégulièrement disposées. L'absence de pus avait fait donner à ces lésions l'appelation de *faux abcès* des os (Gosselin).

Le défaut de limitation de cette sorte d'*ostéomyélite plastique*, accompagnée souvent d'hyperostose du tissu spongieux, empêche de fixer les limites de l'intervention. La dissémination des points malades, la difficulté de communication entre les diverses vacuoles médullaires, exposent, comme le dit Ollier (1), à laisser en dehors du trajet de l'instrument des causes d'étranglement.

La *ténacité* et l'*intensité* des douleurs peuvent attribuer un caractère de gravité spécial à ces altérations osseuses que leur nature anatomo-pathologique nous a fait ranger parmi les formes atténuées des ostéomyélites infectieuses.

C'est particulièrement à la suite de la fièvre typhoïde que l'on a noté ces ostéalgies rebelles. Nous avons cité plus haut un fait remarquable de Chantemesse, dans lequel la déformation du membre et d'une jointure était venue s'ajouter aux phénomènes douloureux, et cela deux années après la fièvre typhoïde.

Il faut bien savoir que les diverses variétés d'altérations médullaires, profondes, infectieuses ou néoplasiques, peuvent être le point de départ d'élancements douloureux excessifs. Dans les abcès juxta-épiphysaires chroniques d'emblée, ou consécutifs à une ancienne poussée, accompagnée de suppuration, les souffrances du malade ont fait accoler au titre des observations une épithète signi-

(1) Ollier, *Comptes rendus de l'Académie des sciences*, 1876.

ficative. La plupart des travaux ayant trait à cette question sont intitulés de manière à bien marquer le caractère clinique si important sur lequel nous insistons; exemples : l'ostéite à forme *névralgique* de Gosselin, d'Ollier, les abcès *douloureux*, de Golay...

La cause des douleurs réside, sans doute, dans l'étranglement des filets nerveux intra-médullaires, par suite de processus de sclérose ostéo-fibreuse. Sur un malade du service de M. Ollier (atteint il est vrai d'abcès proprement dit), M. le professeur Renaut a pu reconnaître la richesse en filets nerveux amyéliniques, d'un fragment de tissu médullaire pathologique correspondant à un point particulièrement douloureux. Il serait à désirer que de nouvelles recherches complémentaires fussent tentées dans cette voie.

La trépanation paraît agir par le débridement, la destruction d'éléments nerveux et, comme le pense Ollier, par des changements dans la circulation locale.

Le diagnostic des ostéites névralgiques sans hyperostose doit surtout être établi comparativement avec les douleurs de croissance et les douleurs ostéocopes d'origine syphilitique. L'âge des sujets, la fixité et l'intensité des douleurs sont autant d'éléments importants; de même l'existence d'une fièvre typhoïde antérieure pourra établir le diagnostic.

L'examen du malade, son interrogatoire permettront, comme le succès de la médication spécifique (traitement mixte, iodure de potassium et mercure), de reconnaître s'il s'agit de la syphilis.

Quant au traitement chirurgical, c'est à la trépanation qu'il faudra recourir.

Nous ferons remarquer à ce sujet que l'on ne tombe pas toujours d'emblée, malgré l'indication fournie par la douleur, sur le point qu'il faut débrider, et qu'il peut être nécessaire de faire plusieurs trépanations. Il est important de les disposer dans le sens longitudinal, de ne pas en multiplier le nombre, car on courrait le risque de diminuer la résistance du levier osseux.

Ollier a vu deux fois des fractures consécutives sur des femmes qu'il avait opérées. Une de ces malades était une fille de vingt ans qui avait eu une ostéite névralgique sur les deux tibias à la suite d'une fièvre typhoïde. Elle se brisa le tibia droit, dans une chute qu'elle fit en glissant sur le parquet, trois mois après la trépanation.

Sous le nom de *forme sclérosante non suppurée* (sklerosierende nicht eitrige Form), Garré (1) décrit certains faits rares d'ostéomyélite infectieuse, caractérisés par l'épaississement de l'os sans production du

(1) Garré, *Beiträge zur klin. Chir.*, 1893.

pus. Dans la plupart des cas, la maladie se montre avec tout l'appareil habituel de l'ostéomyélite aiguë : fièvre élevée, tuméfaction d'une extrémité osseuse, douleur, infiltration inflammatoire des parties molles faisant craindre un abcès.. Puis, peu à peu, la fièvre tombe, l'infiltration disparaît et le malade guérit, ne conservant qu'une tuméfaction plus ou moins marquée de l'os atteint. Klüpfel (1) en a publié un exemple typique. Ce fait, comme ceux publiés par Garré, n'a rien qui doive nous surprendre; ils appartiennent au groupe des ostéomyélites infectieuses chroniques et tiennent le milieu entre la forme bénigne décrite ici-même, et la forme grave, dont le type se trouve assurément dans les observations de Morrant-Baker, Trélat, Berger... étudiées plus loin.

Nous devons faire remarquer en terminant que la forme chronique d'emblée, ci-dessus décrite, *peut aboutir aux mêmes lésions* (abcès et séquestres) *que l'ostéomyélite aiguë*. La suppuration peut se manifester très tardivement, et l'on n'est jamais sûr, comme le dit Even, qu'une hyperostose chronique d'emblée ne suppurera pas au bout de longues années, avec ou sans causes déterminantes. Une malade de Even (2) présentait depuis huit à neuf mois une tuméfaction de l'extrémité inférieure de l'humérus; baignée à Lourdes pendant qu'on manipulait son bras, elle fut prise d'une poussée aiguë qui nécessita la trépanation à la gouge et au maillet à son retour à Paris. Ce pus, intra-médullaire, renfermait des staphylococcus aureus à l'état de pureté.

ABCÈS DOULOUREUX DES OS.

Dans quelques circonstances, alors qu'il n'y a pas eu suppuration antérieure, élimination de séquestres, on peut trouver dans les régions juxta-épiphysaires des collections purulentes. Ce ne sont plus là des reliquats d'infections anciennes, guéries en apparence, mais susceptibles de récidives, il s'agit d'infections assez atténuées d'emblée pour ne pas s'être accompagnées des symptômes habituels, bruyants, propres aux suppurations non tuberculeuses. David avait signalé, dans un mémoire à l'Académie de chirurgie, les foyers purulents localisés dans les os et proposé leur traitement par la trépanation. En 1836 Brodie reprit cette question. A notre époque de nombreux travaux ont été publiés sur ce sujet. E. Cruveilhier rassembla dans sa thèse sur les abcès douloureux des épiphyses, tous les faits connus; Gosselin, sous le nom d'ostéite névralgique, décrivit une affection qu'il est difficile de reconnaître comme une

(1) Klüpfel, *Med. Korresp. d. Würtemb. ärzt. Ver.*, 1879.
(2) Even, Th. Paris, 1892.

entité morbide, et dans laquelle rentrent certainement quelques abcès des os. Perret, dans sa thèse inspirée par Ollier, Golay (1) complétèrent nos connaissances en même temps que les recherches de Volkmann, Kœnig, Lannelongue..., montraient que les abcès des os pouvaient reconnaître diverses origines. Le plus grand nombre d'entre eux paraissent appartenir au groupe des ostéites dites infectieuses; certains ne seraient pas autre chose que des tubercules osseux enkystés, quelques-uns enfin relèveraient peut-être de la syphilis (?).

Nous n'aurons en vue dans notre description que la première de ces variétés, qui est du reste la plus fréquente.

Bien que l'on ait divisé les abcès des os en *deux grandes catégories*, suivant qu'ils siègent dans le *canal médullaire* ou les *extrémités*, on peut dire que dans l'immense majorité des cas ils occupent la *région juxta-épiphysaire*, le *bulbe de l'os* et non, comme le croyaient Cruveilhier, Gosselin, l'épiphyse proprement dite.

A peu de distance du cartilage de conjugaison existe une cavité de la dimension d'une amande, d'une grosse noisette, renfermant du pus, ou une sérosité plus ou moins claire, quelquefois filante, albumineuse. Dans un cas, la loge nous a paru presque vide. Quelquefois on ne trouve qu'une sorte de tissu fibreux peu résistant, blanchâtre, mais peu ou pas de liquide. Le plus souvent ce dernier est en petite quantité; les parois de la cavité sont tapissées par une membrane assez épaisse, lisse, un peu bourgeonnante, sans foyers caséeux; formées par du tissu hyperostosé, elles sont complètement étanches, différant en cela des abcès consécutifs de l'ostéomyélite prolongée. Ces derniers communiquent en effet avec l'extérieur par des trajets fistuleux ouverts, ou momentanément fermés.

Très souvent, en trépanant ces foyers, on rencontre à leur centre, au sein du liquide ou adhérents à la membrane, des parcelles osseuses, d'anciens séquestres. Il s'agit là de portions osseuses nécrosées, primitivement plus étendues, mais dont un travail de résorption a diminué considérablement le volume. Examinés à l'œil nu, ces séquestres ne sont *nullement éburnés*, jaunâtres, comme les séquestres épiphysaires tuberculeux; leur irrégularité, leur aspect déchiqueté, gothique, les différencie encore nettement de ces derniers; quant à l'examen histologique il indique, en général, des traces d'ostéite raréfiante et non d'hyperostose trabéculaire. Leur ressemblance avec les grands séquestres des formes aiguës est frappante, et nous montre que la même cause pathogénique les a sans doute produits. A l'heure actuelle les recherches bactériologiques

(1) *Des abcès douloureux des os*. Th. Paris, 1879.

prouvent en effet que les staphylocoques plus ou moins atténués se rencontrent dans ces abcès chroniques douloureux.

Dernièrement, chez deux malades de notre service atteints d'abcès chronique des os, les cultures révélèrent la présence du staphylocoque aureus.

Ajoutons que si tous les os peuvent présenter des abcès osseux, le tibia est cependant en quelque sorte leur lieu d'élection : sur 113 cas réunis par Golay, le tibia figure quatre-vingt-onze fois.

La symptomatologie en est assez curieuse pour avoir vivement attiré l'attention des cliniciens. Les phénomènes *douloureux* qui accompagnent ces abcès, peuvent être au début, et pendant un certain temps, l'unique manifestation du travail pathologique qui s'effectue profondément.

Nous les avons vus débuter brusquement chez un malade; habituellement leur intensité est progressivement croissante. Bornée à une simple gêne, à la fatigue plus rapide du membre atteint, la douleur s'accompagne d'irradiations quelquefois très étendues : quelques sujets désignent comme siège de ces élancements, le tibia tout entier, le dos du pied; quelquefois la partie inférieure de la cuisse et le genou. La pression sur ces points n'est nullement douloureuse; ils ne présentent du reste aucun changement extérieur apparent. Au lit et surtout pendant la nuit, les douleurs peuvent avoir le caractère ostéocope, empêcher tout sommeil et causer de véritables tourments au malade.

La marche le soulage plus ou moins momentanément; par contre, nous avons observé l'apparition d'élancements plus douloureux dès que le sujet mettait la jambe pendante, ou marchait. La congestion due à la position déclive du membre devenait le point de départ d'irradiations aussi pénibles que des douleurs dentaires.

L'état général du sujet et surtout son état moral peuvent être fâcheusement impressionnés par la prolongation et la fréquence de ces crises douloureuses.

A ces symptômes subjectifs, ne tardent pas en général à se joindre des *symptômes objectifs*. L'os est *tuméfié* dans la région juxta-épiphysaire de la diaphyse; la pression est douloureuse à ce niveau; la peau et le tissu cellulaire peuvent offrir quelques modifications d'aspect et de chaleur. Mais dans quelques cas les téguments sont souples, non œdématiés, et ne présentent pas une température locale plus élevée que la région symétrique du côté sain.

La tuméfaction osseuse est donc assez *régulière*, nullement fluctuante, à moins qu'un abcès ne soit en voie de formation.

Les téguments, habituellement normaux et souples, sont dans ce dernier cas plus colorés, et présentent quelquefois une élévation de la température locale, appréciable à la main.

Les ganglions correspondants, dans les rares cas où nous avons fait cette recherche (3 fois), ne paraissaient pas augmentés de volume, ni douloureux. Mais il est un symptôme qu'il faut rechercher soigneusement et pendant plusieurs jours sous peine de ne pas le rencontrer, nous voulons parler de la fièvre. L'ostéite à forme névralgique pure, sans abcès, reste sans doute apyrétique ; nous pensons qu'il n'en est pas aussi souvent ainsi pour les abcès véritables. Malgré l'état général satisfaisant, la conservation de l'appétit, l'apyrexie complète en apparence, il faut recourir au thermomètre. On reconnaîtra facilement que la température se maintient ordinairement autour de 38°, les dépasse certains jours pour atteindre même 38°,5 et retomber le lendemain. Nous considérons ce signe comme capital; dans un cas notamment il nous a permis de faire le diagnostic d'abcès alors que celui d'ostéosarcome, central au début, pouvait offrir quelque vraisemblance.

On a dit que les tumeurs des os s'accompagnaient d'une certaine hyperthermie : celle-ci est surtout locale ; quant à la fièvre, nous ne l'avons jamais constatée dans les ostéosarcomes de petit volume, prêtant par suite à des difficultés de diagnostic.

Quant au traitement, nous savons que la trépanation, ou pour parler plus justement, l'ouverture à la gouge et au maillet, constitue une intervention efficace. Nous avons vu disparaître ainsi brusquement les douleurs intolérables, ostéocopes ; la bénignité actuelle de ces opérations ne permet plus d'hésiter longtemps.

Sur deux malades opérés récemment, nous avons eu un excellent résultat ; l'un d'eux éprouve cependant quelquefois une sensation de tension profonde, mais passagère et de peu d'importance, puisqu'il a repris son travail.

§ 2. — Formes graves. — Nécrose avec ou sans suppuration.

En 1885, au Congrès français de chirurgie, Trélat faisait l'intéressante communication suivante :

« On reconnaît actuellement deux formes bien tranchées de l'ostéomyélite : l'une, maladie aiguë et grave, particulière à l'enfance et à l'adolescence, *périostite phlegmoneuse*, *ostéomyélite aiguë*, *typhus des membres*, etc..., s'accompagnant d'un appareil symptomatologique considérable et menaçant ; l'autre, sur laquelle MM. Lannelongue et Comby ont attiré l'attention dans ces dernières années, l'*ostéomyélite prolongée*, dont on connaît la longue durée, les accès indéfiniment récidivants, marquant ainsi la persistance de l'affection première.

« Quoique méritant d'être distinguées, ces deux formes sont en réalité la même maladie. L'une est le début violent, l'autre la trace pouvant durer toute la vie de l'infection première.

« J'ai eu l'occasion d'observer une forme d'ostéomyélite qui diffère des deux précédentes. Elle n'a eu ni la longue durée de la seconde, ni le caractère violent de la première. Loin de là, elle évolue d'une manière lente, sourde, trompeuse et serait facilement méconnue si l'on s'en rapportait aux symptômes et si une investigation pénétrante ne recherchait pas les signes locaux souvent difficiles à saisir. »

Mais les réflexions par lesquelles il termine nous montrent qu'il ne croyait guère à l'existence de lésions développées sous l'influence des staphylocoques :

« Nous ne possédons pas, à l'heure actuelle, de documents qui nous permettent de fixer la nature étiologique de cette forme d'ostéomyélite. Les expérimentations délicates que réclame ce genre de recherches n'ont pu être faites chez nos deux malades.

« Nous avons émis l'opinion que l'ostéomyélite insidieuse pourrait bien être une ostéomyélite tuberculeuse ou bacillaire, mais nous n'avons aucune preuve de cette présomption; nous constatons seulement que certains malades, primitivement atteints d'ostéomyélite à marche lente, n'ont jamais guéri et ont fini par succomber au bout de plusieurs années à la tuberculose généralisée. Nous avons, cette année même, exposé dans l'une de nos leçons cliniques, un fait de ce genre des mieux caractérisés. Nous savons d'autre part que plusieurs chirurgiens, entre autres Lucke, de Strasbourg, pensent que l'ostéomyélite est fréquemment d'origine tuberculeuse. Si donc on tient compte de l'énorme différence qui sépare l'ostéomyélite infectieuse, engendrée par le staphylococcus aureus, de l'ostéomyélite dont nous avons tracé la marche, on comprend que notre hypothèse est acceptable. Mais, encore une fois, ce n'est qu'une hypothèse qui devra être soumise au contrôle des expérimentations variées que réclame le sujet. »

Cet exemple suffit pour démontrer combien la question était obscure à cette époque.

Dès 1884, au moment où nous rédigions nos *Recherches sur l'ostéomyélite gommeuse*, nous avions été frappé de ce que celle-ci ne s'accompagnait pas de pus, de suppuration et de nécrose, et que fréquemment le premier symptôme était une fracture spontanée.

Désireux de mettre en relief ces données anatomo-pathologiques et cliniques, nous avoins fait de nombreuses investigations bibliographiques afin d'assurer davantage notre opinion.

Au cours de celles-ci, un fait remarquable de Morrant-Baker, publié en 1877, tomba sous nos yeux et nous parut absolument exceptionnel. Alors que nous avions toujours trouvés associés le *pus* et les *séquestres* (ostéomyélite infectieuse), ou (comme dans la syphilis), la *sécheresse des lésions* et l'*absence de nécrose*, nous trouvions là un cas de *nécrose intra-osseuse du fémur*, *sans suppuration* et pour lequel on pratiqua la désarticulation de la hanche.

Morrant-Baker rappelle à ce propos qu'il n'est pas le premier à décrire la nécrose sans suppuration, qu'il considère comme le résultat d'une ostéomyélite chronique dès le début.

Paget en avait déjà parlé avant lui sous le nom de *quiet necrosis*. Stanley avait observé un cas analogue.

Mais, comme le fait remarquer Demoulin, en lisant la description que donnent ces auteurs de la nécrose sans suppuration, on est obligé de faire la plus grande réserve sur la nature de l'ostéomyélite qui l'a engendrée; il semble en effet, quand on lit leurs observations, qu'il s'agit de tuberculose.

La communication de Trélat avait eu le mérite d'attirer l'attention sur ces formes absolument chroniques d'emblée. Dans sa thèse M. Demoulin les a bien étudiées et s'est attaché à établir leur diagnostic d'avec les ostéosarcomes.

Plus récemment, Thorel (1) en recueillait deux nouveaux cas à la clinique d'Erlangen, et Watson Cheyne (2) publiait un fait de nécrose centrale du radius sans suppuration. Il y a quelques jours Berger (3) présentait une observation tout aussi intéressante à la Société de chirurgie.

En somme, à l'heure actuelle, il existe dans la littérature médicale un nombre déjà respectable de faits bien étudiés au point de vue clinique et anatomo-pathologique, mais sur lesquels de nouvelles recherches bactériologiques seraient nécessaires.

ANATOMIE PATHOLOGIQUE.

Bien que les agents pathogènes susceptibles de déterminer ce type clinique soient nombreux, nous pensons qu'il vaut mieux, dans l'état actuel de nos connaissances, les étudier à part sous forme d'entité morbide, en laissant complètement de côté ce qui a trait aux altérations tuberculeuses.

(1) Thorel, *Inaug. dissert.* Erlangen, 1871.
(2) Watson Cheyne, *Centralblatt f. Chir.*, 1892.
(3) Berger, *S. de chir.*, 1893.

Une observation communiquée en 1875 à la Société anatomique par Gauderon (1) établit nettement les relations qui existent entre les types d'ostéomyélites. Sur le *même sujet*, et en même temps, le *fémur* était le siège d'une *suppuration* abondante avec *nécrose*, alors que le *radius* présentait seulement de la *nécrose sans pus*.

Les symptômes, l'âge du malade (13 ans)... tout indique une infection semblable à celle que l'on considère aujourd'hui comme étant sous la dépendance du staphylocoque pyogenes aureus. « Le fémur, examiné après l'amputation, contenait un séquestre invaginé et baigné dans le pus : deux puits creusés à travers le fémur faisaient communiquer la cavité où était le séquestre avec l'extérieur et se prolongeaient par les deux fistules..... »

Aucun foyer purulent autour du radius gauche. Cet os complètement débarrassé des parties molles qui l'entourent a l'aspect d'un pilon de pharmacie; son tiers supérieur est indemne; ses deux tiers inférieurs ont pris un développement énorme, puisque leur circonférence mesure 12 à 13 centimètres.

Il est recouvert par un périoste épais et peu adhérent; la surface du radius dépouillée du périoste est mamelonnée, couverte d'aspérités inégales, séparées par des sillons; les surfaces articulaires du radius sont saines. Le radius est fendu dans le sens de sa longueur et on aperçoit au milieu de sa portion hyperostosée un séquestre éburné, long de 6 centimètres et enfermé dans une cavité anfractueuse, mais qui ne contient pas trace de suppuration; cette cavité renferme, outre le séquestre, une substance gélatineuse ressemblant assez à des fongosités articulaires.

Le séquestre invaginé est évidemment une partie du radius ancien; sa face interne est creusée en gouttière, et sa face externe est convexe comme celle du radius qu'on aurait coupé dans le sens de sa longueur; plus haut et sur la même ligne que la cavité du séquestre, on aperçoit deux petits séquestres éburnés, enfermés dans des cavités séparées, mais ne renfermant pas non plus de pus. De chaque côté de ces cavités à séquestre, on trouve une couche osseuse de 1 centimètre et demi d'épaisseur, qui forme les parois de ces cavités et qui remplace le radius ancien; ce tissu osseux de nouvelle formation est grenu.

Le cubitus gauche est entouré dans son tiers inférieur d'une véritable gaine de tissu osseux nouveau, et sur une coupe dans l'axe du cubitus, on peut distinguer nettement les limites de l'os ancien et le tissu nouveau déposé à sa surface; on croirait voir là le premier degré de cette hyperostose qui s'est terminée sur le radius par un

(1) *Bulletin de la Société anatomique*, 1875, p. 763.

séquestre invaginé du radius sans suppuration et sur le fémur par « un séquestre invaginé avec suppuration ».

Voici maintenant le fait de Morrant-Baker :

MORRANT-BAKER : *Medico-chirurgical Transact.*, *1877*. *Relation d'un cas de nécrose du fémur sans suppuration. Fracture spontanée. Désarticulation de la hanche. Guérison.*

. . . .

« En disséquant le membre, on vit que les téguments et les muscles étaient dans l'état qu'on pensait. Il n'y avait pas d'inflammation, d'abcès, de clapier, pas une goutte de pus. En faisant une coupe longitudinale du fémur et du tissu condensé qui l'entoure immédiatement, un fait inattendu se présenta.

« Il devint évident que la maladie dont souffrait le patient n'était autre chose qu'une nécrose de toute la diaphyse de l'os.

« Là où le fémur avait été fracturé, les deux fragments formaient un angle obtus; les surfaces fracturées étaient, du côté de la face interne du membre, recouvertes d'un tissu fibreux formant une espèce de pseudarthrose, mais à la partie externe la fracture était très irrégulière, et là le bout du séquestre inégal et dénudé sortait du fragment supérieur pour se mettre en rapport avec une dépression correspondante creusée dans l'inférieur. La fracture était aussi entourée par un tissu fibreux dans lequel une quantité d'os nouveau s'était déposée comme pour former un cal irrégulier et assez volumineux.

« Les liens qui unissaient les fragments étaient assez faibles et le cal était moins apparent qu'il n'avait dû l'être en raison de sa continuité avec le nouvel os qui avait été déposé dans son intérieur et sous le périoste dans toute la longueur de la diaphyse.

« La moitié supérieure du fémur sur sa face postérieure n'avait point été atteinte comme le reste de la diaphyse, mais l'os nouveau s'y était déposé, ou plutôt naissait d'elle, se continuant avec elle; comme on peut le voir par la pièce, l'os mort n'est pas partout privé de connexions. Près des trochanters, de même qu'à l'extrémité inférieure, près des condyles, il est encore en continuité avec le tissu spongieux.

« Entre ces deux points d'ailleurs, le canal médullaire est rétréci par l'os nouveau, plus à la partie inférieure qu'à la partie supérieure, ce nouvel os a été formé en dedans du séquestre et se trouve en continuité avec le tissu spongieux des extrémités articulaires et de la partie immédiatement adjacente de la diaphyse. Sur la face externe du séquestre de l'os nouveau, épais et dur, a été disposé partout par le périoste comme pour former une gaine modérément épaisse qui enveloppe complètement l'os mort, si complètement même qu'en plusieurs endroits on ne saurait voir de ligne de séparation entre eux.

« Dans d'autres points, l'espace compris entre l'os nouveau et l'os mort est occupé par une membrane mince, mais résistante, représentant, je crois, la couche la plus interne du périoste. Là où la diaphyse n'est point nécrosée dans toute son épaisseur, l'os nouveau et l'ancien se continuent de telle sorte qu'en ce point on pourrait dire qu'il s'agit plutôt d'une hypertrophie que d'une nécrose.

« La gaine périostique de l'os nouveau s'étend exactement du cartilage des condyles aux trochanters, entoure complètement l'os, excepté en un ou deux petits points où l'os mort est à découvert. Mais ces ouvertures paraissent plutôt avoir été produites accidentellement après la désarticulation du membre et ne doivent pas être considérées comme des cloaques fermés pendant la vie. »

Voici maintenant le fait observé par Trélat (1) :

« Il s'agit d'une ostéomyélite chronique d'emblée chez un homme de cinquante-neuf ans.

« *Tibia gauche.* — Longueur de 36 centimètres. Recouvert sur toute la longueur du corps par un os périostique. L'extrémité supérieure et l'inférieure sont recouvertes seulement par un périoste épaissi qui se continue avec celui qu'on trouve à la surface de l'os périostique dont il suit toutes les aspérités.

« L'os périostique a une longueur totale de 26 centimètres à la partie moyenne du tibia. Son épaisseur est d'environ 8 millimètres, au niveau des extrémités supérieures et inférieures de l'os; il s'amincit graduellement pour se continuer avec le périoste épaissi.

« Lorsqu'on enlève le périoste très adhérent à l'os nouveau, opération difficile et qui ne peut se faire qu'en des points limités, on note que la surface externe de l'os périostique est mamelonnée, composée d'un ensemble de stalactites osseuses qui se continuent étroitement liées par leur base, sans laisser entre elles, en aucun point, le plus petit orifice.

« L'os, dans son ensemble, rappelle bien la forme du tibia, mais ses bords, surtout l'antérieur, sont émoussés et rugueux.

« Au niveau des extrémités supérieure et inférieure de l'os, qui ne sont du reste nullement déformées, on voit, quand on enlève le périoste, ici beaucoup moins adhérent qu'à la surface de l'os nou-

(1) Demoulin. Th. de Paris, 1888.

veau, que le tissu compact qui recouvre les extrémités spongieuses de l'os se continue directement avec l'os périostique ; il n'y a pas là le bourrelet caractéristique dont parlent les auteurs dans les cas d'ostéomyélite chronique.

« Les cartilages articulaires des épiphyses supérieure et inférieure sont absolument normaux, les articulations sont du reste saines dans toutes leurs parties composantes.

« La coupe longitudinale du tibia montre que l'os périostique répond à l'ancienne diaphyse complètement nécrosée ; celle-ci a une longueur d'environ 24 centimètres ; elle est dure, éburnée, de teinte verdâtre, rappelant sur la coupe l'aspect de la pierre sciée ; plus large à sa partie moyenne, elle se termine en pointe à ses deux extrémités.

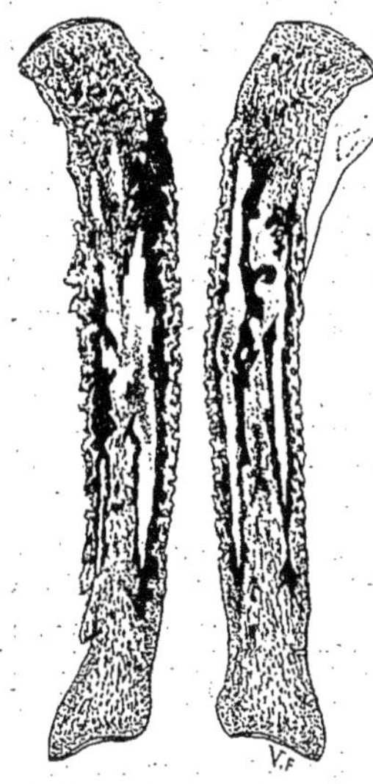

Fig. 67. — D'après Demoulin. L'espace clair représente la diaphyse ancienne nécrosée comprise entre l'os périostique nouveau et la moelle centrale ossifiée.

« La diaphyse nécrosée est comprise entre l'os périostique qui recouvre sa face externe, se moulant exactement sur elle et le canal médullaire complètement ossifié.

« L'os nouveau qui occupe le canal a complètement remplacé la moelle dont il n'existe plus de trace.

« L'os médullaire se continue en haut et en bas sans ligne de démarcation avec le tissu spongieux des extrémités.

« L'os périostique et l'os médullaire présentent à la coupe l'aspect d'un tissu spongieux rougeâtre au voisinage des extrémités de l'os, et dont les aréoles seraient de très petites dimensions.

« En résumé : Tissu éburné, verdâtre, pour la diaphyse ancienne nécrosée. Tissu spongieux rougeâtre, à petites cellules, pour l'os médullaire. Tissu d'apparence spongieuse aussi, mais plus dur que celui de l'os médullaire, composant l'os périostique, tels sont les caractères qui permettent d'établir une distinction entre les différentes parties qui entrent dans la composition du tibia malade que nous avons sous les yeux.

« En aucun point, on ne voit de sillon de séparation entre l'os nouveau et l'os ancien ; il n'y a point de membrane granuleuse suppurante séparant le mort du vif, pas une goutte de pus entre la diaphyse nécrosée et l'os nouveau.

« Un peu au-dessus de la partie moyenne du tibia, dans l'os médullaire, on voyait sur la pièce fraîche une toute petite cavité du volume d'une lentille qui contenait une substance demi-molle, verdâtre, qu'il fallait gratter pour l'extraire de l'os médullaire.

« Ajoutons enfin que le tissu spongieux des extrémités nous a paru un peu plus dense que dans un os normal.

« Le péroné est sain.

« Les parties molles présentent les lésions que voici : muscles atrophiés, graisseux ; graisse abondante dans les interstices musculaires ; aponévroses intactes, tissu cellulaire sous-cutané, épaissi, lardacé ; on y trouve encore la trace du foyer purulent ouvert à l'arrivée du malade à l'hôpital. Ce foyer ne communiquait pas avec l'os. La peau est épaissie, a perdu sa souplesse, violacée, avec poils nombreux. »

Nous signalerons enfin l'observation suivante, communiquée par M. Berger à la Société de chirurgie. Elle mérite de prendre place à côté des précédentes, à cause de la gravité des lésions :

Ostéomyélite chronique d'emblée; nécrose totale de l'humérus; désarticulation de l'épaule (1).

« J'ai observé, dans les conditions suivantes, un cas d'ostéomyélite chronique d'emblée de l'humérus, ayant déterminé la nécrose totale de l'humérus et nécessité la désarticulation de l'épaule :

« Il s'agissait d'une jeune fille de seize ans, chez laquelle rien dans les antécédents ne pouvait expliquer la poussée d'ostéomyélite à laquelle nous avons assisté, de même que, malgré un examen soigneux, il n'a pas été possible de déterminer la moindre porte d'entrée. Vers le mois de septembre 1892, elle avait commencé à ressentir, au niveau de l'humérus gauche, une douleur sourde, plus accentuée le jour que la nuit, et assez intense pour empêcher tout travail. Ces phénomènes douloureux continuèrent à se manifester jusqu'au mois de janvier où l'on put constater, en outre, un gonflement notable de l'humérus.

« Je vis la malade, pour la première fois, le 14 mars dernier : le bras gauche présentait un gonflement très manifeste, à peu près fusiforme, plus prononcé dans la région externe et postérieure, et l'on percevait en un point de la partie moyenne une sensation assez vague de fluctuation profonde ; la malade n'avait pas de fièvre et n'en avait jamais eu, d'après les renseignements fournis. On aurait pu évidemment se demander si l'on n'avait pas affaire à un ostéosarcome de l'humérus à développement rapide. Cependant, la situation diaphysaire du gonflement et l'existence de la fluctuation, qui devint plus nette les jours suivants, me firent penser plutôt à une ostéomyélite.

(1) *Société de chirurgie*, 17 juin 1893.

« Je fis une large incision qui me permit de mettre à nu une gaine périostique extrêmement épaissie ; je fendis cette gaine et donnai alors issue à une très grande quantité de pus dont l'examen bactériologique n'a malheureusement pas pu être fait. L'humérus, grisâtre à sa surface, était dénudé dans toute sa circonférence, sur la moitié de sa longueur. Je le perforai en plusieurs points sans trouver de pus dans le canal, mais la coloration noirâtre de la moelle osseuse, qui ne saignait pas, me fit déjà craindre la nécrose totale de l'os. Je terminai l'opération par une désinfection soignée au naphtol camphré et j'établis un drainage.

« Dix à douze jours plus tard, en faisant un pansement, je constatai l'existence d'une fracture spontanée. Avant de songer à tenter une résection de l'os nécrosé, je me décidai à faire de l'immobilisation au moyen d'un appareil plâtré et à attendre que le périoste fût mieux en état de permettre une réparation osseuse. La suppuration était presque nulle, mais, les jours suivants, le gonflement du membre augmenta au point qu'on dut renouveler l'appareil plâtré, et nous vîmes à ce moment que les téguments avaient pris une teinte rosâtre, violacée. Cinq à six jours après, le gonflement était plus considérable encore, et l'appareil plâtré fut enlevé ; quarante-huit heures plus tard, la température monta à 40°5 et il se produisit en même temps des hémorrhagies par la plaie.

« Une nouvelle intervention s'imposait, et, la malade ayant été endormie, je trouvai l'humérus réduit à l'état de fragments multiples, complètement indépendants les uns des autres, nageant dans le pus, et présentant une friabilité extrême : une hémorrhagie survint alors avec une telle abondance, que je crus à une perforation de l'artère humérale par un des fragments osseux ou à une ulcération de ce vaisseau. On fit la compression de l'axillaire, et je pus m'assurer qu'il n'y avait pas de lésion artérielle, mais que l'hémorrhagie était fournie par toute la surface interne du périoste et des parties molles. Je me décidai à pratiquer immédiatement la désarticulation de l'épaule. Les suites opératoires furent absolument normales, et la malade sortit quinze jours après, complètement guérie.

« Ce cas est particulièrement intéressant, en ce qu'il ne rentre dans aucune des catégories établies pour l'ostéomyélite, et je ne connais pas d'exemple d'ostéomyélite chronique d'emblée amenant de pareilles lésions. »

Nous ne partageons pas cette dernière opinion ; on sait en effet que la nécrose, primitivement sèche, peut à un moment donné s'accompagner de suppuration.

SYMPTOMATOLOGIE.

L'ostéomyélite chronique d'emblée se traduit par deux principaux symptômes, la *douleur* et le *gonflement osseux*. A ces signes peuvent venir s'en associer d'autres, tels que les *troubles* dans l'accroissement des membres, le *retentissement* du côté de l'articulation...

La *douleur en général* précède le gonflement; irradiée quelquefois dans toute la diaphyse, elle est le plus souvent intense au niveau de la région juxta-épiphysaire. Atroce, continue, au point d'empêcher le sommeil, elle existe spontanément, mais accentuée par la marche, calmée par le repos, réveillée par la pression de l'os. On a plusieurs fois noté une exagération nocturne.

Peu après apparaît le gonflement; celui-ci est la première manifestation extérieure de l'altération centrale; il résulte de la production de couches osseuses nouvelles d'origine périostique. C'est encore plus exceptionnellement qu'on le voit occuper la diaphyse, les extrémités étant saines (fait de Morrant-Baker).

Plusieurs faits d'hyperostose (notamment l'observation VIII) sont, à tort, considérés par Demoulin comme siégeant sur la diaphyse. Il ne résulte pas des faits publiés jusqu'ici que le siège diaphysaire soit propre à l'ostéomyélite chronique d'emblée ; ce détail présente une certaine importance en tant que caractère différentiel avec l'ostéosyphilose.

Tantôt la tuméfaction est lisse, assez régulière, tantôt le doigt peut y percevoir des irrégularités, dues à des stalactites.

La région malade peut offrir une élévation de température; celle-ci n'est pas constante et coïncide avec une poussée de l'inflammation profonde.

Il en est de même de l'œdème et de la coloration rosée de la peau; ce sont les indices avant-coureurs de la formation du pus. Plus tard peuvent survenir en effet des *collections purulentes*, à la suite desquelles persistent des fistules avec ou sans élimination de séquestres.

Rappelons que certains faits d'*ostéomyélites albumineuses* rentrent dans le cadre des manifestations de l'ostéomyélite chronique d'emblée.

L'atrophie des membres n'est pas relevée dans toutes les observations; elle doit cependant manquer rarement si l'on tient compte de la rapidité et de l'intensité du retentissement des lésions du squelette sur l'appareil moteur. On peut noter diverses attitudes vicieuses engendrées par la contracture musculaire. Un malade de

Broca porteur d'une ostéomyélite de l'extrémité supérieure du fémur offrait l'attitude d'un coxalgique : flexion, abduction, rotation en dehors... Sur notre malade la jambe était fléchie à angle obtus sur la cuisse.

... Le sommeil anesthésique peut bien les faire disparaître, mais à la condition qu'il n'y ait pas en même temps altération, inflammation directe, rétraction par sclérose des muscles.

Les phénomènes généraux sont variables. Tandis que chez certains sujets, le début de l'affection est marqué par un certain état fébrile, précédé d'une fièvre éruptive..., chez d'autres la douleur et le gonflement constituent les premiers et seuls signes : ce n'est que plus tard que des accès fébriles se montrent en même temps qu'apparaît la suppuration.

DIAGNOSTIC DIFFÉRENTIEL.

Les caractères cliniques présentés par l'ostéomyélite chronique d'emblée se résument essentiellement dans la *douleur*, la *tuméfaction osseuse* et aussi dans l'*absence de tout indice de suppuration*. Parfois une *fracture spontanée* est pour le malade le premier signe de son affection. Il faut convenir qu'il n'y a dans cet ensemble symptomatique aucune particularité permettant de le différencier de celui qui accompagne les *ostéosarcomes*, l'*ostéomyélite gommeuse* et même certaines ostéites *tuberculeuses*.

Les observations abondent qui ont trait à des erreurs de diagnostic et qui montrent le chirurgien aux prises avec ces difficultés.

Nous nous efforcerons d'indiquer les moyens de les surmonter, en insistant sur la nécessité d'un examen attentif et même prolongé.

Morrant-Baker fait suivre son observation si intéressante des réflexions suivantes :

« Cette nécrose d'un os long peut, en l'absence de suppuration, simuler complètement une affection maligne de l'os précisément parce qu'il peut y avoir fracture spontanée, et cet accident peut exister du reste pendant plusieurs semaines sans qu'il y ait suppuration. »

On trouve dans la thèse d'Eug. Nélaton (1) à propos du diagnostic des tumeurs à myéloplaxes : « La présence d'un tubercule enkysté, d'une nécrose, d'un séquestre invaginé ou quelque autre disposition inattendue, ne peut-elle pas venir aussi, quoique plus rarement peut-être, déjouer les conjectures les mieux fondées? Un chirurgien circonspect doit donc savoir se résigner devant ces cas insolubles lorsqu'ils se présentent. »

(1) *Mémoire sur une nouvelle espèce de tumeurs bénignes ou tumeurs à myéloplaxes.* Th. Paris, 1860, n° 58.

Schwartz (1) dit : « Quant aux inflammations chroniques des os, nous trouvons là les mêmes difficultés du diagnostic que celles que nous avons déjà décrites à propos des tumeurs blanches et la différenciation sera vraiment impossible jusqu'à ce qu'on se décide à une intervention opératoire. »

L'âge du malade ne saurait mettre sur la voie du diagnostic; rares avant dix ans, fréquents entre dix et trente, les ostéosarcomes deviennent une curiosité vers soixante-dix ans; n'en est-il pas ainsi des localisations infectieuses?

De plus ces dernières ne siègent-elles pas de préférence comme les néoplasmes au voisinage du cartilage de conjugaison? Contrairement à Demoulin, nous ne voyons pas qu'il ressorte des observations, que dans l'ostéomyélite chronique d'emblée la diaphyse soit intéressée.

Celle-ci peut être envahie, mais par le fait de la propagation d'une lésion juxta-épiphysaire. Au surplus, nous nous souvenons avoir observé à l'Hôtel-Dieu un ostéosarcome portant sur tout le fémur, du grand trochanter au condyle, et dont la nature ne fut reconnue que par l'incision.

Il faut attacher une importance relative à la *forme* de la tumeur :

« L'ostéosarcome (2) diaphysaire se présente généralement sous forme d'une tumeur globuleuse insérée sur le corps de l'os, y adhérant intimement, l'enveloppant ou le laissant libre en certains points, d'autres fois sous forme de fuseau à grand axe parallèle au corps de l'os; enfin sous forme de massue; cette dernière forme indique presque à coup sûr qu'on a affaire à un sarcome ostéoïde qui, par sa partie renflée, confine souvent à l'articulation, tandis que dans sa partie effilée, il se termine plus ou moins loin sur le corps de l'os. »

Dans l'ostéomyélite chronique d'emblée la tuméfaction est plus diffuse; quelquefois même, ainsi que l'avait remarqué Trélat, la forme de l'os est conservée; mais ses bords ont disparu; le toucher révèle des rugosités, des aspérités qui ne se rencontrent pas dans les ostéosarcomes centraux, mais bien dans l'ostéomyélite gommeuse.

Tandis que l'ostéite donne lieu à une tuméfaction de consistance dure, uniforme, osseuse, le sarcome périostique offre des points plus ou moins mous; le sarcome central s'accompagne à certains moments de la crépitation parcheminée.

Nous laissons de côté le souffle, les battements, la dilatation veineuse.

(1) *Des ostéosarcomes des membres*. Th. agrég. Paris, 1880.
(2) Schwartz, *loc. cit.*

L'accroissement progressif, lent, dans l'ostéomyélite ne s'accompagne pas de changement de consistance. En grossissant, le sarcome offre souvent une tendance marquée au ramollissement.

Quant à la suppuration, elle peut *accidentellement* compliquer les ostéosarcomes ; nous en avons vu un bel exemple à l'hôpital de la Croix-Rousse. Par contre, elle se présente *très souvent* dans l'ostéomyélite chronique.

L'*état des ganglions* doit toujours être soigneusement recherché, le sarcome infectant peu les lymphatiques (7 à 8 p. 100, Schwartz).

L'adénopathie liée aux ostéites est beaucoup plus fréquente.

La *douleur* n'offre rien de pathognomonique, il en est de même des *fractures spontanées*. Seule, la *température locale* et surtout *générale* peut fournir d'utiles indices.

L'évolution des sarcomes peut s'accompagner d'un mouvement fébrile (Estlander et Verneuil), désigné sous le nom de fièvre des néoplasmes, mais les températures de 39°, et au delà, doivent faire pencher vers l'ostéite.

On ne peut enfin accorder qu'une valeur très relative aux considérations tirées de l'arthritisme et d'antécédents cancéreux, du traumatisme.

Mais c'est surtout avec l'*ostéomyélite gommeuse* que le diagnostic nous paraît difficile, souvent impossible. Le siège, la forme, la consistance, l'évolution de la lésion offrent de telles analogies que l'essai du *traitement spécifique* est la *pierre de touche* la plus efficace.

Même *rareté de la suppuration*, même *absence de séquestre*, *fracture spontanée*, *douleurs nocturnes*... voilà tout autant de traits communs qui peuvent laisser le diagnostic absolument hésitant.

Quant aux *ostéites tuberculeuses*, nous pensons que le développement d'abcès ossifluents, l'aspect fongueux des fistules, l'adénopathie secondaire, l'état général du sujet, permettent de les reconnaître plus facilement.

En cas de doute un moyen reste, dont il ne faut pas abuser : c'est la trépanation exploratrice, la ponction étant insuffisante.

On ne devra la pratiquer qu'en dernier ressort, *au moment même de l'intervention*. Quand bien même celle-ci serait décidément l'*amputation ou la désarticulation*, *on ne doit la faire qu'après avoir reconnu, le bistouri et la gouge à la main, qu'il s'agit bien d'un sarcome*.

C'est encore pour ce motif que le chirurgien doit autant que possible obtenir préalablement du malade toute liberté dans ses décisions. Se trouve-t-on en présence d'un ostéosarcome, alors qu'on avait diagnostiqué ostéomyélite, il faut pouvoir faire séance tenante l'ablation du membre sans s'exposer aux récriminations ultérieures de l'opéré.

Le traitement doit varier suivant les lésions. Nul pour les simples hyperostoses, peu ou pas douloureuses, il consistera dans la trépanation ou l'évidement dans les cas d'abcès profonds chroniques avec ou sans séquestre.

Quelquefois on devra recourir à la résection d'un segment diaphysaire, les parties nécrosées n'ayant pas perdu leurs rapports avec les territoires sains.

En tout cas, ce n'est qu'exceptionnellement qu'il faudra sacrifier le membre ; les observations de Trélat, de Morrant-Baker, Berger, prouvent qu'une telle éventualité peut se présenter ; elle est extrêmement rare.

MARCHE.

A une période latente, quelquefois de plusieurs années, marquée seulement par quelques douleurs, de l'hyperostose, succède généralement la suppuration. Celle-ci, accompagnée de son cortège symptomatique habituel, pouvant aller jusqu'à la pyohémie (obs. d'Alessandri), impose l'intervention.

C'est le cas de dire avec Cruveilhier (remarque reprise par Golay à propos des abcès des os) : « La durée de l'affection ne peut être appréciée d'une façon absolue, puisque le moment où se termine la maladie est le plus souvent le moment de l'intervention chirurgicale. »

La fracture spontanée peut être l'un des premiers signes de l'altération osseuse. Les faits de Morrant-Baker, Richet, Mossé, ne nous renseignent nullement sur les suites de cette complication ; les deux premiers malades ont subi l'amputation, le troisième est mort peu après l'accident.

Nous pensons que la consolidation peut parfaitement se faire même avec suppuration, à la condition que le sujet soit jeune et le foyer suffisamment débarrassé des séquestres qui entretiennent le ramollissement du tissu osseux.

Nous connaissons plusieurs faits de guérison de fractures pathologiques survenues dans l'ostéomyélite prolongée ; il n'y a pas de motif pour qu'il n'en soit pas de même dans l'ostéomyélite chronique d'emblée. Sur la malade opérée par Berger, l'humérus nécrosé s'était fracturé.

PRONOSTIC.

C'est surtout au point de vue du pronostic qu'il importe de tenir compte des formes diverses que peut affecter l'ostéomyélite chronique d'emblée. Qu'importe une hyperostose, si elle n'est pas douloureuse, et c'est le fait d'un grand nombre de cas postfébriles. La suppuration s'établit-elle, ou les douleurs existent-elles seules, l'opération a toutes les chances d'être efficace, si elle est suffisante. Le sujet pourra récupérer l'intégrité des mouvements et reprendre sa vie habituelle ; le pronostic est donc, en pareille circonstance, relativement très favorable. Il n'en est pas de même dans tous les cas ; ceux qui servent de base au travail de M. Demoulin ont conduit cet auteur à formuler un pronostic très sévère : « Le pronostic est d'autant plus sombre, que l'erreur de diagnostic entraîne le sacrifice du membre, le chirurgien croyant avoir affaire à un ostéosarcome ; et d'ailleurs, ne voyons-nous pas la suppuration se faire jour quelquefois dans une articulation, et nécessiter l'amputation ? Du reste, à supposer que l'affection fût reconnue, à moins qu'il ne s'agisse d'une lésion de peu d'étendue, c'est encore à l'amputation qu'il faudra recourir, comme nous le verrons à propos du traitement. »

Ces conclusions, *justes pour la forme grave*, ont le tort de n'être pas applicables aux formes plus bénignes, de beaucoup les plus fréquentes et mises en relief dans notre premier paragraphe.

SECTION V

OSTÉO-ARTHROPATHIES INFECTIEUSES CHRONIQUES D'EMBLÉE

OSTÉO-ARTHROPATHIES INFECTIEUSES CHRONIQUES.

Les lésions infectieuses chroniques peuvent, comme l'ostéomyélite aiguë, s'accompagner d'altérations des jointures avoisinantes.

L'histoire clinique et expérimentale de ces altérations est encore peu avancée, soit qu'elles aient été méconnues, soit qu'on les ait confondues avec le rhumatisme, la tuberculose...

Nous n'avons pas en vue les arthrites secondaires, consécutives à des ostéites suppurées ; mais bien les ostéo-arthropathies remarquables par la déformation des surfaces articulaires, liées à une infection du tissu osseux avoisinant, non accompagnées de suppuration ou de nécrose. Tous les cliniciens connaissent les diverses modifications pathologiques subies par les jointures, au voisinage de foyers ostéomyélitiques anciens, récidivants ou prolongés. Depuis la simple raideur, jusqu'à l'ankylose ou l'état flottant... la subluxation... on a tout signalé : nous-même avons insisté précédemment sur ces faits. Salmon (1), Wassilief (2), Lautier (3)... ont de nouveau appelé l'attention sur ces arthropathies, dont la pathogénie est claire. Tout autres sont les ostéo-arthropathies analogues au type décrit par Dubrulle (4). Ce fait est des plus importants au point de vue qui nous occupe. Malgré l'absence de vérification anatomique, nous sommes amené à conclure avec lui qu'il s'agit d'une ostéomyélite juxta-épiphysaire chronique d'emblée avec retentissement articulaire. La nature et le siège de l'affection osseuse, marquées par l'hyperostose, l'allongement du segment osseux malade, l'âge du sujet... sont autant d'éléments qui permettent le diagnostic.

Ici, l'évolution chronique d'emblée d'un foyer juxta-épiphysaire a déterminé une déformation et des troubles articulaires :

1° Le volume des parties molles est relativement amoindri dans le 1/3 inférieur de la cuisse :

2° Le fémur est, dans le même segment, le siège d'une tuméfaction considérable ;

3° Par suite le genou est plus gros que du côté opposé, bien que la rotule et les tubérosités du tibia semblent normales et qu'on ne trouve ni épaississement, ni épanchement synovial ;

4° Les mouvements, non douloureux, sont gênés dans leur amplitude par l'accroissement des condyles fémoraux ;

5° La jambe est un peu fléchie sur la cuisse, moins par la contracture des muscles postérieurs que par un phénomène mécanique dû à l'élongation du fémur.

. . . .

Deux mois plus tard, M. Dubrulle constate (à part l'état général satisfaisant) l'état suivant :

« La tumeur épiphysaire (?), qui correspond au 1/4 inférieur de l'os, se dessine sur les côtes et au-dessus de la rotule, formant une saillie manifeste à la partie antérieure du genou. Elle a diminué, mais dans une proportion assez faible et difficile à calculer, tant à cause de l'amyotrophie que du léger engraissement de la cuisse opposée. On peut vérifier que la longueur (2 c. de plus) et la circonférence au niveau des condyles n'ont aucunement varié, ce qui porte à croire qu'elles sont définitives. L'atrophie musculaire ne s'est guère modifiée, par suite de l'inégale répartition des matériaux nutritifs entre

(1) *De l'ostéo-arthrite chronique du genou non tuberculeuse.* Salmon, Th. Paris, 1884.

(2) Wassilief, *Arch. gén. de méd.*, janvier 1892.

(3) Lautier, *De l'ostéo-arthrite chronique du genou.* (*Variété ostéomyélitique de M. le professeur Tillaux.* Th. Paris, 1892.)

(4) *Ostéite épiphysaire non suppurante et hyperostose du fémur.* (*Gazette hebd. de méd. et de chir.*, 1871.)

l'os, qui en consomme davantage, et les parties voisines, qui en reçoivent moins.

« Même aspect du genou, qui reste indolore et borné dans son fonctionnement, la flexion ne s'opérant qu'à demi, l'extension ne s'effectuant pas jusqu'au bout. C'est une ankylose angulaire très incomplète et de cause mécanique; car il n'existe point d'adhérences articulaires, ainsi que l'établissent la parfaite mobilité de la rotule et la facilité des mouvements dans leurs limites actuelles. »

Dubrulle termine par les réflexions suivantes :

« Il ressort de l'exposé ci-dessus que l'hyperostose fémorale a succédé à une ostéite épiphysaire non suppurante, dont l'existence, obscure et mal caractérisée dans le principe, a été mise en lumière par l'intervention ultérieure d'un traumatisme.

« Il est bien probable, en effet, que les symptômes rhumatoïdes notés à l'origine, le gonflement, la douleur, se propageant à la hanche, la faiblesse du membre..., préludaient à l'établissement de cette ostéite.

« L'observation nous paraît curieuse à plus d'un titre.

« Il s'agit d'une affection spéciale à l'âge de la croissance, qui prend rarement une allure aussi bénigne et qu'il est habituel de voir aboutir à la suppuration avec élimination d'esquilles. Nous sommes autorisé à en conclure que la soudure de l'épiphyse inférieure du fémur n'était pas accomplie, chez un sujet de vingt-deux ans et demi, c'est-à-dire un peu au delà du temps qui lui est assigné par la physiologie (20 à 22 ans).

« Le phénomène de l'élongation prouve que la phlegmasie a intéressé la ligne épiphysaire, et trouvé dans l'extrémité osseuse un terrain particulièrement favorable, en raison de la nutrition plus active qui se lie à l'achèvement de l'ossification.

« La terminaison par hyperostose contribue elle-même à dénoncer cette exagération du mouvement nutritif.

« Quant à l'évolution de la maladie, le caractère subaigu qu'elle a présenté au début est peu ordinaire, bien qu'il ait été constaté et signalé par les auteurs (Gosselin). Si, d'autre part, les accidents plus graves survenus après la chute se sont amendés d'une façon relativement heureuse, c'est que la suppuration ne tend point à se produire dans les retours inflammatoires d'une ostéite où elle a manqué tout d'abord. »

A côté de ces faits, prennent place les observations de Chantemesse (fièvre typhoïde), Tessier (grippe) dans lesquelles on ne peut affirmer qu'il y ait eu une localisation du processus sur une *extrémité osseuse* et *arthropathie secondaire*. Par contre, ces faits se rapprochent singulièrement des déformations osseuses et articulaires liées à des suppurations *chroniques*, pleuro-pulmonaires, tandis que par certains côtés, ils ressemblent aux ostéo-arthropathies tabétiques.

Récemment, sur une femme de quarante-cinq ans, originaire des environs de Romans, nous avons observé une dislocation véritable du genou déterminée par une déformation de l'extrémité supérieure tibiale. Considérablement augmentée de volume, non douloureuse, l'extrémité supérieure du tibia était susceptible d'un certain déplacement latéral et antéro-postérieur causé par la destruction probable des ligaments. Un épanchement très considérable distendait la synoviale.

Malgré cela, l'*indolence était absolue;* le *défaut de solidité* empêchait seul la malade de marcher. Toutes nos recherches pour élucider la nature de cette affection sont restées infructueuses.

Un fait certain, c'est que le début de la maladie avait été assez *rapide* et assez *localisé*, au tibia, *pour que le médecin traitant ait cru à une ostéomyélite et ait incisé jusqu'à l'os.* Il n'y avait pas de pus, et l'allure chronique, indolente, s'établit rapidement. Elle me fut présentée comme atteinte de sarcome pour subir l'amputation.

Le repos, un bandage plâtré améliorèrent sa situation, assez bonne à l'heure actuelle.

L'explication de ces ostéo-arthropathies infectieuses chroniques est facilitée par les communications suivantes de M. Dor (1). Ayant inoculé à deux lapins des cultures de staphylocoques, contenues dans des adénites tuberculeuses, il a obtenu de véritables ostéo-arthropathies infectieuses chroniques d'emblée.

Voici résumée la publication faite dans le *Lyon médical :*

« Au mois de mai 1891 nous nous sommes aperçu que tous les deux avaient les genoux très volumineux, on sentait une augmentation considérable des extrémités fémorales et tibiales. Les mouvements de l'articulation étaient normaux et ne paraissaient pas douloureux, les animaux n'avaient pas de fièvre, leur état général était excellent; il était évident qu'il s'agissait, non pas d'une arthrite infectieuse aiguë, mais d'une ostéo-arthropathie chronique.

« A l'autopsie des lapins nous n'avons trouvé aucune autre lésion que celle des genoux.

« Les muscles ne paraissent pas avoir subi d'atrophie. La synoviale articulaire était épaissie. Les surfaces osseuses articulaires étaient dépourvues de leur cartilage de revêtement, l'os était dénudé. Ce qui nous a frappé tout d'abord a été la présence de saillies anormales, véritables hyperostoses, développées principalement aux dépens des éminences normales et sur lesquelles s'insèrent les muscles. La

(1) Dor, *Lyom médical*, avril 1892.

forme des condyles du fémur et de l'épiphyse tibiale était absolument altérée, cependant avec un peu d'attention on pouvait encore reconnaître ce qui appartenait à la déformation des surfaces et ce qui dépendait au contraire de productions surajoutées.

« On sait qu'il existe dans l'articulation du genou chez le lapin trois os sésamoïdes, dont deux reposent au moyen de cartilages sur les deux condyles du fémur et le troisième sur le condyle externe du tibia; or, ces os sésamoïdes avaient subi également une hypertrophie notable.

« En somme, il s'était développé chez nos lapins une ostéo-arthrite hypertrophique, d'une nature tout à fait spéciale, et qui nous a fait penser à l'ostéo-arthropathie hypertrophiante d'origine pneumonique ; mais l'examen microscopique nous démontra qu'il n'y a pas lieu d'identifier ces deux affections.

« Dans nos coupes ce qui nous a le plus frappé a été la lésion de la moelle osseuse. Celle-ci présente une prolifération active en certains points, mais dans la plus grande quantité de nos coupes, ce qui domine est l'infiltration de la moelle par d'innombrables vésicules adipeuses. Nous avons trouvé ces cellules graisseuses, non seulement dans les condyles et dans les hyperostoses, mais même dans les os sésamoïdes péri-articulaires. Les altérations des cartilages sont également fort intéressantes. En effet, si le cartilage a disparu par places, il y a des points au contraire où il est beaucoup plus épais que normalement, mais il n'a pas conservé son aspect, et s'est transformé en fibro-cartilage.

« Telles sont les principales constatations que nous avons faites dans les coupes.

« Nous ne savons pas si nous sommes en présence d'un microbe non décrit, ou si, au contraire, nous avons retrouvé le *staphylococcus cereus flavus* de Passet, en remarquant que ce soi-disant staphylocoque n'est en réalité qu'un bacille.

« Nous pensons que ce microbe serait mieux baptisé *bacillus aureus cereus*. »

A la dernière session du Congrès français de chirurgie, le même auteur a fait connaître les résultats de nouvelles expériences faites avec le liquide de culture des mêmes microbes.

Il a pu déterminer par inoculation intra-veineuse des décollements *épiphysaires sans suppuration*. L'analyse histologique révélait la nécrose des trabécules osseuses ; ce n'était pas par médullisation, par ostéite raréfiante que le décollement diaphyso-épiphysaire s'était produit ; c'était par suite de la *nécrose sèche* des trabécules osseuses.

Ce résultat est d'autant plus remarquable que nous connaissons des faits cliniques parfaitement *superposables* aux faits expérimentaux.

Le mémoire de Garré contient des observations de décollement aigu des épiphyses sans suppuration. Il est logique de les expliquer par ce processus d'ostéomyélite nécrosante, étudié par Dor.

Enfin, nous partageons pleinement l'opinion émise par cet auteur, quant à l'existence, parmi les produits solubles du staphylocoque pyogène, de substances, les unes *nécrogènes*, et les autres *pyogènes*.

Les produits solubles microbiens (certains d'entre eux tout au moins) injectés dans les veines peuvent donc amener des déformations osseuses. Avec des liquides de cultures provenant du staphylococcus citreus recueilli dans un abcès séreux, Dor a obtenu chez des lapins des courbures avec gonflement des os (1). Il est permis de penser que certaines ostéo-arthropathies pourront aussi être produites à *distance*, par suite de la présence dans le sang de toxines spéciales. Une dernière hypothèse peut encore être soulevée, c'est celle qui a été formulée par M. le professeur Teissier, à propos de son cas d'ostéo-arthropathie grippale. Les toxines agiraient sur la moelle épinière, et les troubles osseux et articulaires seraient des tropho-névroses. Des recherches ultérieures permettront sans doute d'élucider ce détail.

Le diagnostic ne peut guère être tracé à cause du petit nombre de faits dont nous disposons : quant au traitement, il sera subordonné aux besoins, et par suite presque toujours purement orthopédique et non sanglant. Formuler des préceptes précis n'est pas possible, mais il nous semble que l'usage de tuteurs, de bandages, rendra plus de services que l'opération.

SECTION VI

OSTÉOPÉRIOSTITES SÉREUSES OU ALBUMINEUSES

Nous étudions dans un chapitre distinct les collections séreuses ou albumineuses, dont l'apparition est liée à une affection du squelette, non parce qu'elles constituent une entité morbide, mais plutôt pour obéir à la tradition.

En 1874, dans un travail de M. Poncet (2) sur la périostite albumineuse, M. Ollier définit celle-ci : « Une forme spéciale de périostite caractérisée anatomiquement par l'accumulation sous le périoste et dans les couches périostales d'un liquide visqueux, filant, albuminoïde, transparent, analogue à la synovie. »

(1) *Lyon médical*, juillet 1893.
(2) Poncet, *De la périostite albumineuse*. (*Gaz. hebd.*, 1874, p. 133, 179.)

Le sujet dont l'observation servait de base à ce mémoire était atteint d'une ostéite juxta-épiphysaire de l'humérus, avec abcès séreux extra-périostal ; plus tard il s'est formé des abcès purulents et une fistule.

Comme le fait justement remarquer Nicaise (1), l'expression d'inflammation albumineuse tendrait à faire croire qu'il s'agit là d'un mode particulier d'inflammation, en dehors de ceux connus aujourd'hui, tandis qu'au contraire la périostite dite albumineuse rentre dans le cadre connu de l'inflammation en général.

C'est une inflammation à exsudat séreux, lequel renferme comme d'ordinaire une grande quantité d'albumine. Du reste les caractères du liquide peuvent être très variables : fluide, séreux ou visqueux.

Duplay (2) en fait une manifestation rhumatismale. Riedinger (3) propose de remplacer la dénomination jusqu'alors usitée d'ostéo-périostite séreuse ou albumineuse par celle de *ganglion périostal*, en raison de la ressemblance du liquide avec celui que l'on rencontre dans les kystes synoviaux du poignet appelés communément ganglions.

Mais ce qui nous paraît plus intéressant, c'est qu'il relate des faits de nature très diverse, dans lesquels cet exsudat spécial a été observé (tuberculose, traumatismes, infections).

Roser (4) se refuse à admettre la périostite albumineuse comme entité morbide, et pense que c'est une ostéite pseudo-rhumatismale, infectieuse. Il cite à ce propos l'observation d'un jeune homme de dix-sept ans, qui présentait une ostéomyélite infectieuse du fémur, avec collection purulente, tandis que sur le fémur opposé se trouvait une collection albumineuse sous-périostique. Pour lui la même cause a présidé à ces lésions. Il rapporte que Schlange a observé des cas semblables de collections albumineuses avec séquestres et que Paget avait déjà signalé cette forme sous le nom d'*abcès sans pus*. Aussi conclut-il à la pathogénie fort variable de la périostite albumineuse ; le tubercule, le traumatisme, d'autres agents infectieux peuvent la produire.

Dans un article plus récent, Nicaise (5) a publié, avec observations et figures à l'appui, une étude qui l'amène à la même opinion.

Il donne à ce sujet la reproduction d'une pièce intéressante. Il s'agit d'un tibia renfermant, dans son extrémité supérieure, un séquestre tuberculeux sans suppuration. A la surface de l'os, en

(1) Nicaise, *Des épanchements séreux inflammatoires dans le tissu cellulaire et de l'ostéopériostite séreuse. Des abcès séreux.* (*Rev. mens. de méd. et de chir.*, 1879.) Takvorian, *De la périostite albumineuse.* Paris, th. 1878.

(2) Duplay, *Périostite rhumatismale externe.* (*Rev. de chir. et de méd.*, 1880.)

(3) Riedinger, *Ueber Ganglion periosteal.* (Analysé in *Province méd.*, 1888.)

(4) Roser, *Centralblatt für Chirurgie*, décembre 1888.

(5) Nicaise, *Des abcès séreux*, juin 1892. (*Rev. de chirurgie.*)

dehors du périoste et sans relation apparente avec le foyer central, existait un abcès séreux du volume d'un œuf.

L'examen de 20 cas, dont cinq personnels, a conduit J. Berg (1) à les considérer comme relevant de causes diverses. Quatre ou cinq fois les lésions étaient tuberculeuses ; dans 3 ou 4 cas, leur nature était douteuse, peut-être étaient-ce des hématomes. Dans ses recherches personnelles, au nombre de cinq, il a constamment trouvé les staphylocoques aureus et albus. La nature séreuse de l'épanchement tiendrait à la faible intensité de l'infection. Le peu d'effet de cette dernière pourrait dépendre, dit Berg, d'une immunité relative contre les bactéries pyogènes, signalée par Reichel et due à une ostéite purulente antérieure.

Réunissant les faits de Legiehn (2), Mennen, Jacksch, Schultze, John Berg, à quatre observations recueillies à la clinique de Bruns, Garré (3) arrive à un total de 37 cas d'ostéite et de périostite albumineuse. Dans les cas qu'il lui a été permis d'observer et dont il donne le détail, la symptomatologie fut essentiellement celle de l'ostéomyélite infectieuse aiguë. Survenant brusquement, chez de jeunes sujets, l'affection s'accompagne au début d'une certaine élévation de température, et plus tard d'apyrexie ou d'un état subfébrile. Le siège (3 fois fémur, 2 fois humérus) était celui habituel de l'ostéomyélite ; bien plus, chez un malade le tibia présenta un second foyer, concomitant, mais avec toutes les allures de l'infection aiguë (production de séquestre, décollement épiphysaire).

Le liquide contenait de l'albumine, mais il n'y avait pas trace de mucine, contrairement à ce qu'a dit Albert : très légèrement trouble, le dépôt présentait au microscope des corpuscules de pus et des globules graisseux. L'examen bactériologique, fait trois fois avec toutes les précautions désirables, démontra la présence de staphylocoques pyogènes *aureus* et *albus*, soit purs soit combinés.

Entre Schlange qui range tous les faits de périostite albumineuse dans l'ostéomyélite, Vollert et Riedinger qui les regardent comme des abcès lymphatiques, Garré, se basant sur l'observation bactériologique et clinique, pense qu'il s'agit d'ostéomyélites infectieuses ; il fait allusion à Lannelongue et Le Dentu qui parlent d'une transformation séreuse des abcès froids, et cite un fait analogue, où après une ponction le pus était séreux au bout de huit semaines; il est donc éclectique.

Plus récemment, M. Dor (4) communiquait au Congrès français de

(1) Berg, *Archiv. méd. du Nord*, p. 4, 1892. (*R. de chir.*, 1892, p. 464.)
(2) Legiehn, *Centralblatt f. Chirurgie*, 1892, p. 307.
(3) Garré, *Beiträge zur klin. Chir.*, 1893, Heft 2, p. 240.
(4) *C. franç. de chirurgie*, 1893.

chirurgie ses intéressantes expériences sur diverses lésions osseuses reproduites expérimentalement. Voici ses conclusions, qui n'infirment pas les idées éclectiques que nous avons émises après d'autres auteurs :

« 1° Il existe dans les adénites tuberculeuses, dans les abcès séreux et dans les périostites albumineuses, des staphylocoques qui sont tantôt blancs, tantôt jaunes, tantôt orangés, et qui possèdent la propriété commune de ne pas liquéfier la gélatine ;

« 2° Avec des cultures de ces microbes il est possible de produire expérimentalement, par inoculation intra-veineuse à des lapins, des arthrites déformantes, des périostites diaphysaires avec décollements épiphysaires et collections albumineuses et des œdèmes dans les parties molles, et par inoculation sous-cutanée à des cobayes, des ostéomyélites nécrosantes se manifestant par des décollements épiphysaires. »

ANATOMIE PATHOLOGIQUE.

En tenant compte des données anatomo-pathologiques contenues dans les publications précédemment citées, on peut dire que l'ostéo-périostite albumineuse est caractérisée par l'existence de collections à contenu séreux ou albumineux plus ou moins fluide, en rapport avec une lésion osseuse. De la grosseur d'une noix, d'un œuf, elles peuvent exceptionnellement contenir 5 ou 600 grammes de liquide ; celui-ci peut être filant comme de la synovie, ou plus séreux, transparent, clair, légèrement citrin ou un peu rosé.

Voici le résultat d'une analyse récente, faite par M. le professeur Hugounenq, à propos d'un fait observé dans le service de M. le professeur Ollier (*Société nat. de médec. de Lyon*, 1893) :

« La collection liquide mesurait environ 200 centimètres cubes et constituait une humeur limpide, faiblement colorée en jaune, de consistance visqueuse, d'odeur nulle. Densité, 1035. Réaction alcaline.

« A chaud, en présence d'acide acétique, l'exsudat se prend en masse et on peut renverser le vase sans que la substance s'en échappe. En desséchant le coagulum, on obtient une matière transparente, cornée, ayant toutes les propriétés de l'albumine sèche, et qui, épuisée par l'alcool bouillant, lui cède une matière que celui-ci abandonne en cristaux incolores que l'hypobromite décompose avec dégagement gazeux. Ces cristaux, dissous dans l'eau, donnent une solution que les acides nitrique et oxalique précipitent en une poudre cristalline, où l'on reconnaît aisément le nitrate et l'oxalate d'urée. Le liquide primitif renferme donc de l'urée.

« Si, au lieu d'épuiser le coagulum desséché par l'alcool, on le traite par l'éther, on lui enlève une petite quantité de matière grasse.

« Enfin, le produit obtenu en desséchant l'exudat, déjà épuisé à l'alcool et à l'éther, abandonne à l'eau un peu de matière organique azotée.

« Par incinération du résidu, on obtient des cendres où domine le chlorure de sodium, comme le prouve l'analyse quantitative que voici :

	gr.	
Eau	961,80	par litre.
Matières albuminoïdes	64,20	—
Urée	0,20	—
Matières extractives insolubles dans l'alcool et la graisse	1,73	—
Sels minéraux	7,70	—

« Ces derniers se répartissent comme suit :

	gr.	
Chlorure de sodium	4,59	par litre.
Chlorure de potassium	1,35	—
Phosphate de chaux	0,53	—
Sulfate de soude	0,48	—
Carbonate de soude	0,08	—

« Une ponction pratiquée quelques jours après sur le même malade a fourni 86 centimètres cubes de liquide, densité 1014. Le résidu fixe était de 97 gr. 28 par litre, au lieu de 73 gr. 23, comme précédemment; les matières albuminoïdes figuraient dans ce résidu pour 88 grammes environ, au lieu de 64 gr. 20, et les sels de chaux étaient représentés par 7 gr. 66 au lieu de 7 gr. 10; leur composition était d'ailleurs à peu près la même.

« Deux faits sont à retenir dans cette analyse : c'est d'abord la faible teneur de ce liquide en phosphate de chaux; elle démontre que dans ce cas tout au moins l'os n'avait aucune part dans la genèse de l'exsudat : car la faible proportion de phosphate trouvée (0 gr. 53 par litre) ne dépasse pas la quantité de ce sel qu'on rencontre habituellement dans les humeurs de l'économie qui n'ont aucune relation avec le tissu osseux.

« Peut-être n'en est-il pas toujours ainsi dans la périostite albumineuse, car plusieurs attribuent à l'exsudat qui nous occupe une teneur élevée en phosphate de chaux; il est vrai de dire que cette assertion n'est appuyée sur aucune donnée analytique précise. Mais rien n'empêche de comprendre que dans certains cas, si l'os est intéressé, le liquide de la périostite peut s'enrichir en phosphates calcaires et tenir en solution ou en suspension une proportion de ce sel bien supérieure à celle que nous avons trouvée. Peut-être même l'analyse pourrait-elle fournir à la clinique des renseignements utiles sur l'intégrité de l'os.

« Le second point qu'il convient de mettre en lumière, c'est la nature de la matière albuminoïde qui donne au liquide de la périostite sa consistance visqueuse. Sa coagulabilité par la chaleur et l'acide acétique la rapproche des sérums-globulines des épanchements pleuraux et péritonéaux ; elle s'en éloigne cependant par sa grande solubilité dans l'eau chargée de sels.

« La matière albuminoïde, dont l'albumine de la périostite albumineuse se rapproche le plus par sa viscosité, sa solubilité et ses caractères de coagulabilité, c'est encore la *synovine* ou albumine de la synovie.

« Il est curieux de voir l'analogie d'aspect présentée par la synovie et le liquide de la périostite albumineuse s'accompagner d'analogies chimiques plus profondes. »

Développée en dehors du périoste (faits de Gaujot, Duplay, Nicaise, etc.), ou au-dessous de celui-ci, à la surface extérieure de l'os, la collection peut être en rapport avec des altérations osseuses fort différentes : c'est ainsi que dès 1877 Nicaise en signalait deux cas, apparus, le premier à la suite d'une amputation de jambe, le second après une contusion du tibia. Riedinger, Roser en signalent quelques cas après une fracture. Mais il faut reconnaître que la plupart de ces cas connus ont trait à des formes atténuées d'ostéomyélite infectieuse, ou à des lésions tuberculeuses.

Ollier, Terrier, Albert, Gosselin, Roser, Poncet... ont observé des collections séreuses ou albumineuses, à la suite d'ostéomyélite de l'humérus, de l'extrémité inférieure du fémur... Quant à l'origine tuberculeuse elle est fréquemment notée. Nicaise en a relaté un bel exemple qui ne peut laisser aucun doute.

On peut ajouter qu'il n'est guère de chirurgien qui ne puisse en citer quelques-uns tirés de sa pratique.

La nature essentiellement variable du processus qui a présidé à l'apparition de l'ostéomyélite albumineuse s'oppose à ce que l'on en fasse une description unique.

On peut dire toutefois que les parois de la cavité ne sont jamais recouvertes d'un revêtement épithélial, mais constituées seulement par du tissu conjonctif plus ou moins feutré, sclérosé. Lorsque l'abcès est sous-périostique, à plus forte raison s'il est extra-périostique, la surface osseuse peut n'offrir que des modifications insignifiantes. En fait-on la section, on peut trouver à son intérieur un séquestre éburné, sans suppuration, pouvant offrir l'aspect de l'infiltration puriforme. Dans d'autres cas la présence de séquestres raréfiés, gothiques et le fait que l'os a été certainement le siège d'une violente inflammation attestent l'origine infectieuse. Un même sujet, comme l'a vu Roser, peut offrir d'un côté une ostéomyélite juxta-épiphysaire typique et sur l'autre fémur une collection séreuse. Dans une observation de M. Poncet (1) il s'agit d'une collection séreuse développée au niveau d'une fracture spontanée d'un fémur atteint trente-six ans auparavant d'ostéomyélite infectieuse; en voici le résumé : « J. R., quarante-cinq ans, ostéopériostite aiguë de l'extrémité inférieure du fémur gauche à l'âge de neuf ans, accompagnée d'un abcès qui se fit jour au-dessus du condyle interne. Après six mois passés au lit, l'enfant put se lever et marcher, mais pendant les cinq années qui suivirent, persistance d'un trajet fistuleux, poussées inflammatoires répétées; l'occlusion de la fistule interne coïncida avec la formation d'un autre abcès, puis d'une fistule dans le creux poplité, cette dernière persista jusqu'à l'âge de vingt-neuf ans. L'articulation du genou est restée indemne, le malade a fait le siège de Paris comme mobile. Il y a un mois, douleurs dans les cuisses, d'abord pendant la marche, puis continues; quatre jours avant son entrée à l'Hôtel-Dieu, le malade, en quittant sa chaise pour gagner son lit, tomba sans savoir pourquoi et comment : on dut le relever et le transporter dans son lit. Depuis, impotence complète du membre inférieur gauche. A partir de la chute survient une tuméfaction lente sans œdème, sans changement de coloration de la peau : le genou, la hanche ne sont ni douloureux ni tuméfiés. La cuisse est le siège d'un gonflement notable, mais, au lieu d'être cylindrique, elle est surtout augmentée de volume à sa partie antéro-externe, où l'on constate une fluctuation des plus nettes. La pression est douloureuse à ce niveau; douleurs spontanées à peu près nulles. État général bon; pas de température appréciable à la main.

« 5 *décembre*. — Large ouverture avec le bistouri, de la collection liquide à sa partie antéro-externe. Pour arriver à l'épanchement, on traverse une couche musculaire épaisse. Issue avec abondance d'un liquide *séreux*, légèrement *filant*, d'une *teinte rose foncée*. Une certaine quantité recueillie dans un verre à champagne donne naissance, après vingt-quatre heures de repos, à trois couches distinctes : la première de 2 centimètres environ d'épaisseur, constituée par du sang; la deuxième séreuse, d'une teinte jaune verdâtre, occupe presque la totalité du verre; en contact avec elle se trouve la troisième couche de 2 à 3 millimètres de hauteur, d'aspect huileux et constituée en effet par de petites gouttes de graisse.

« On reconnaît la fracture du fémur. Quatre mois plus tard le malade quitte le service, marchant avec des béquilles, la fracture est à peu près consolidée. »

Comme on le voit, l'ostéopériostite séreuse ou albumineuse ne peut être considérée comme entité morbide.

(1) Poncet, *Gaz. hebd.*, 1888.

L'existence d'épanchements séreux n'est pas spéciale aux maladies du tissu osseux. Dès 1853, Morel-Lavallée étudiait les épanchements traumatiques de sérosité; pour cet auteur la sérosité provenait de la rupture des vaisseaux artériels, veineux et lymphatiques, et sans doute aussi de la déchirure des aréoles du tissu cellulaire. Il la compare au suintement d'une plaie qui ne saigne plus, à la sérosité rougeâtre qui imbibe et colore le premier appareil dans les amputations.

Velpeau, Peltier avaient signalé l'existence de ces épanchements dans l'épaisseur des membres, Tillaux publiait un cas d'épanchement survenu neuf jours après un traumatisme. Nicaise (1) avait vu des abcès séreux, dans un cas de lymphangite. Enfin, il y a un an, Guyon (2) réclamait l'attention sur les collections simplement séreuses de la cavité de Retzius. Nous bornerons là ces indications; elles suffisent pour démontrer que les collections séreuses des parties molles offrent autant de variétés étiologiques que celles dont nous nous occupons.

NATURE. — PATHOGÉNIE.

En dehors du traumatisme les collections séreuses résultent de cas pathologiques se montrant plus fréquemment dans la région juxta-épiphysaire. Ollier avait déjà attiré l'attention sur ce fait. Quant à leur nature rhumatismale (Duplay), elle est plus que douteuse; on sait combien d'affections diverses ont été et sont encore englobées sous cette dénomination; et d'abord l'exsudat est-il primitivement séreux ou remonte-t-il à la transformation d'un abcès?

Lannelongue, Le Dentu, Heydenreich, pensent qu'il s'agit là d'une transformation d'abcès froids. Cette opinion peut être considérée comme vraie, à la condition de n'être pas exclusive.

Les ponctions répétées, aseptiques amènent la transformation progressive du pus contenu dans les abcès par congestion. Jaune, épais, puis plus clair, grumeleux, il devient souvent clair, transparent, filant, comme de la synovie.

Les abcès d'origine costale, sternale, offrent les mêmes particularités cliniques; cette modification peut s'effectuer spontanément. En 1881, pendant notre prosectorat, nous avons trouvé dans le bassin, en arrière de la vessie, une collection du volume d'une tête de fœtus renfermant un séquestre gros comme une noisette et manifestement liée à un mal de Pott, dorso-lombaire guéri avec gibbosité. Le contenu de la poche était clair, fluide et un peu jaunâtre, ana-

(1) Nicaise, *Rev. mens. de méd. et de chir.*, p. 822, 1878.
(2) Guyon, *Gazette des hôp.*, 24 nov. 1891.

logue à de l'urine. D'autres faits comme celui de Nicaise prouvent que la collection peut être primitivement séreuse.

Legiehn insiste avec raison sur ce dernier point et admet qu'il s'agit d'ostéite exsudative non purulente. L'opinion qui paraît résumer le plus nettement le débat est celle de Berg ; d'accord avec les données bactériologiques, elle permet d'expliquer les divers types cliniques qui ont été observés. Pour lui, et nous partageons cette opinion, l'*exsudat peut se former d'emblée, soit par suite de la faible intensité de l'infection microbienne, soit par suite de l'immunité relative contre les bactéries pyogènes; et dans d'autres cas résulter d'une transformation d'une poche purulente.*

Les symptômes qui président au développement des ostéopériostites albumineuses sont en rapport avec la cause initiale. S'il n'est pas possible d'en donner une description d'ensemble, on peut néanmoins affirmer que ces collections sont infiniment *moins graves* que des abcès, parce qu'elles sont l'indice, soit d'une lésion atténuée, soit d'une maladie en voie de guérison. Nous avons pu, sur plusieurs sujets, porter un pronostic favorable et prévoir une guérison prochaine, en nous basant sur l'aspect visqueux, filant, albumineux du liquide qui avait succédé à une suppuration évidente.

Dernièrement encore sur un vieillard porteur d'une ostéite costale tuberculeuse, nous avons pu vérifier l'exactitude de cette opinion.

Quant au traitement, fort simple en ce qui concerne la poche elle-même, il devra varier suivant les cas. Il consistera d'abord dans la ponction, ou mieux encore l'ablation de la poche ou son incision avec curettage et même cautérisation des points suspects.

Si la guérison ne survenait pas, on devrait ultérieurement se préoccuper de rechercher le point osseux malade, et le faire disparaître par l'évidement.

CHAPITRE IV

DÉFORMATIONS OSSEUSES ET ARTICULAIRES CONSÉCUTIVES A DES INFECTIONS PLEURO-PULMONAIRES

C'est à M. Marie (1) que revient le mérite d'avoir attiré l'attention sur les déformations ostéo-articulaires consécutives à des maladies de l'appareil pleuro-pulmonaire. S'appuyant sur des faits personnels, sur d'autres recueillis à l'étranger (2), mais mal interprétés, il établit l'existence d'altérations du système osseux en rapport avec des suppurations de l'appareil pleuro-pulmonaire (tuberculose, bronchiectasie surtout).

Depuis la publication de son mémoire, divers travaux de Bamberger (3), de Lefebvre (4), ont apporté de nouveaux documents sur cette question intéressante. Nous ne ferons que les signaler, car il s'agit là de lésions osseuses et articulaires en rapport sans doute, mais indirectement, avec des processus infectieux.

Dans toutes les observations, la lésion caractéristique est le *volume considérable des extrémités;* et cette hypertrophie porte sur tous les tissus, mais principalement sur le tissu osseux. Dans les cas les plus prononcés, il y a un retentissement de l'affection sur toutes les articulations des membres. Les mains sont énormes, les doigts élargis, terminés par des renflements en baguettes de tambour, en battant de cloche, en verre de montre. Le poignet a subi un élargissement tel, qu'il peut être plus volumineux que l'avant-bras même au voisinage du coude. Quant au membre inférieur, son aspect est analogue, les ongles énormes et recourbés, le gros orteil en battant de cloche, les deux malléoles débordent de chaque côté la région tarsienne sous-jacente. La diaphyse des os longs (cubitus, radius, tibia, péroné) est hypertrophiée, mais *toujours plus* au voisinage des articulations.

(1) Marie, *De l'ostéo-arthropathie hypertrophiante vneumique*. (*Rev. de méd.*, 1890.)

(2) Spillmann, Haushalter, *Rev. de méd.*, 1890.

(3) Bamberger, *Zeitschrift f. klin. Medic.*, 1890.

(4) A. Lefebvre, Th. Paris, 1891.

Les clavicules, sternum, côtes, bassin, subissent un certain épaississement. Quant au rachis il est le siège d'une cyphose qui serait assez caractéristique : la taille est diminuée. Les os du crâne, de la face sont généralement indemnes.

Les régions intermédiaires et proximales des membres sont moins déformées que les extrémités. Les coudes, les genoux, les rotules sont élargies : il existe une certaine tendance à l'attitude en flexion. Notons l'existence de *douleurs articulaires typiques* et l'évolution par poussées, à ce point que certaines observations font mention de poussées de rhumatismes. Quant aux symptômes généraux, ils sont fort variables et tiennent surtout à la diversité des lésions pleuro-pulmonaires. Habituellement il existe de la cachexie.

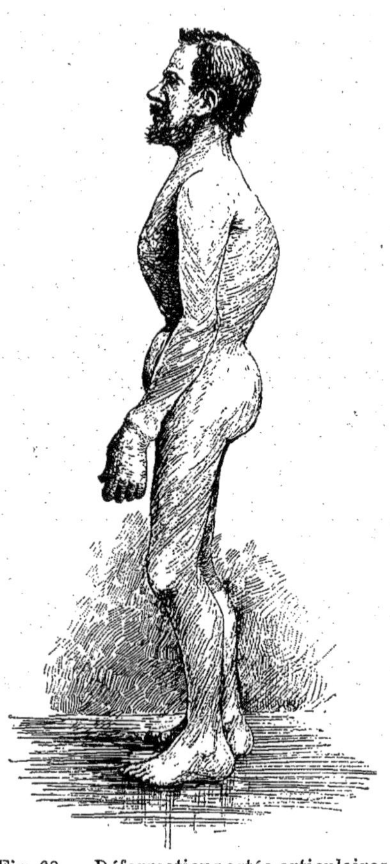

Fig. 68. — Déformations ostéo-articulaires consécutives à une pleurésie purulente (Lefebvre).

C'est surtout avec l'acromégalie qu'on a confondu l'ostéo-arthropathie hypertrophiante de Marie.

Cependant l'*acromégalie* a un caractère marqué de *spontanéité*, sans liaisons avec une maladie de l'appareil pleuro-pulmonaire. Les *déformations du crâne*, de la face, des *mâchoires*, la régularité de l'hypertrophie des extrémités, l'absence de doigts renflés en baguettes de tambour, de renflement juxta-articulaire des os de l'avant-bras, de la jambe, serviraient à établir le diagnostic différentiel.

On ne commettra pas de méprise à l'égard de l'*ostéite déformante de Paget*.

« Augmentation de volume et déformations portant sur les os longs des membres, les os du tronc et du crâne, telle est résumée en une phrase la symptomatologie de l'ostéite déformante de Paget (1). »

(1) Thibierge.

Quant à la *pathogénie* de ces déformations, elle n'est pas encore établie d'une manière précise. Un premier fait curieux, c'est que toutes les suppurations ne sont pas susceptibles de les produire. Jamais personne ne les a signalées dans les cas de suppurations prolongées consécutifs à des maux de Pott, des coxalgies, qu'il s'agisse d'enfants ou d'adultes. Ces déformations dépendent de *suppurations pleurales ou pulmonaires*, de là le terme de *pneumiques* (Marie), indiquant l'origine respiratoire de l'affection.

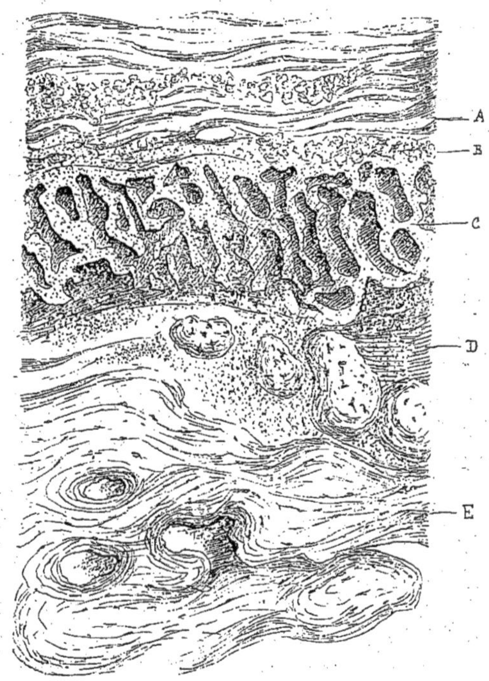

Fig. 69. — Coupe du cubitus parallèle à la direction de l'os.

A, périoste épaissi. — B, couche médullaire sous-périostée. — C, os périostal surajouté. — D, zone médullaire intermédiaire. — E, diaphyse épaissie du cubitus (Lefebvre).

Il est assez vraisemblable d'admettre que « sous l'influence de microorganismes, la production au niveau des lésions de l'appareil respiratoire de substances purulentes ou fermentées, passant ensuite dans la circulation, exerce une action élective sur certaines parties des os et des articulations pour déterminer les lésions de l'ostéo-arthropathie hypertrophiante (Marie) ». Peut-être ces toxines agissent-elles par l'intermédiaire du système nerveux? Ce sont tout autant d'hypothèses à vérifier; Bamberger a quotidiennement, pendant six semaines, fait trois ou quatre injections sous-cutanées avec l'expectoration de malades atteints de dilatation des bronches. Ces expériences sont restées infructueuses.

Nous rappellerons qu'une pathogénie à peu près semblable a été proposée pour expliquer l'ostéite des tourneurs de nacre. Levy, Gussenbauer, Englisch (1), admettent que la poussière extrêmement fine, produite en travaillant la nacre, parvient avec l'air inspiré dans le poumon. De là ces corpuscules entrent dans les vaisseaux et vont se fixer dans les artérioles terminales de la moelle osseuse et des extrémités des os longs. Il en résulte des obstructions vasculaires, suscitant des épaississements périostiques, avec douleurs, mais sans suppuration. La guérison est la règle quand les ouvriers cessent leur travail, mais il y a rechute s'ils recommencent à travailler.

D'après Levy, ce qu'il y a de plus dangereux pour les ouvriers, c'est l'eau corrompue et fétide qui jaillit de tous côtés quand on fait tourner la meule : absorbée par les voies respiratoires, elle infecterait l'organisme. Bamberger, Billroth, Gussenbauer estiment que la conchyoline contenue dans la nacre serait la cause de ces ostéomyélites chroniques. Bamberger rapproche d'autre part, au point de vue pathogénique, les hypertrophies osseuses observées chez des sujets atteints de bronchiectasie des altérations produites par l'arsenic, le phosphore. Comme Marie, il pense que certaines substances, provenant des sécrétions bronchiectasiques, peuvent, si elles sont résorbées, amener des déformations osseuses.

Au point de vue anatomique, il existait, au moins dans le cas de Lefebvre, une ostéomyélite avec mélange irrégulier de condensation, de raréfaction, et une activité énorme des éléments médullaires qui dans les parties centrales entraient rapidement en dégénérescence graisseuse. Au point de vue chimique la perversion consistait en l'abondance considérable des sels de magnésie et de la graisse.

Le traitement doit viser la suppression des foyers de suppuration. Uniquement médical dans un grand nombre de circonstances, il peut chez certains sujets conduire à diverses interventions (empyème, résections costales).

On sait que la dilatation de l'estomac peut s'accompagner de déformation des doigts : nous n'entrerons pas dans l'analyse de ces faits, d'ordre exclusivement médical, et dont l'interprétation est à l'heure actuelle pleine d'obscurité.

(1) *Société des médecins de Vienne*, 1889. *Semaine médic.*, p. 88.

CHAPITRE V

LÉSIONS OSSEUSES DANS LA LÈPRE

Depuis les travaux de Neisser et Hansen, la nature parasitaire des manifestations pathologiques de la lèpre devenait de plus en plus probable; en même temps Sudackewitsch et Chassiotis nous éclairaient sur les altérations du système nerveux. Mais jusque dans ces dernières années, la question si importante des altérations osseuses observées dans les mutilations des membres, qu'il s'agisse de la forme anesthétique pure ou secondairement anesthétique, était restée obscure.

Leloir (1), se basant sur ses recherches personnelles et celles de divers auteurs, distingue deux processus mutilants différents, suivant qu'il y a nécrose des os, consécutivement à leur dénudation, sphacèle, ou bien résorption spontanée sans nécrose. Dans ces derniers cas les phalanges étant amincies, ramollies, Leloir se sert du terme d'ostéo-maladie lépreuse. A son avis la lésion présente tous les caractères d'une tropho-névrose.

Münch (2) reconnaît trois pathogénies différentes à la mutilation lépreuse :

1° Par dénudation et nécrose osseuse résultant de la profondeur des ulcérations;

2° Par panaris profond, la phalange nécrosée s'éliminant au moment de l'ouverture de la collection;

3° Par disparition des tissus osseux sans ulcérations, ni nécrose.

Pour lui cette dernière lésion est propre à la lèpre, les deux premières résultent d'infections surajoutées.

Cette question a été reprise et élucidée dans un travail des plus remarquables de Sawtschenko (3). Nous lui emprunterons les éléments de notre description, n'ayant jamais eu l'occasion d'observer personnellement la lèpre.

(1) Leloir, *Traité théorique et pratique de la lèpre*, 1886, Paris.
(2) Münch, *Wratch.*, 1887.
(3) Sawtschenko, *Beiträge z. path. An. und Phys.*, 1891, p. 241.

Ajoutons que Hillis a signalé l'érosion lacunaire des trabécules osseuses, mais la rattache à une influence nerveuse. Quant à Neisser il se demande, à la fin de son article des *Archives de Virchow*, si les altérations osseuses de la lèpre ne doivent pas être regardées comme bacillaires, au même titre que celles qui avaient été considérées d'abord comme d'origine trophique.

Ayant examiné des phalanges dénudées, Sawtschenko, à un premier et rapide examen, avait constaté l'existence de quantités énormes de bactéries lépreuses dans leur canal médullaire et les canaux de Havers. Toutefois l'intensité de la réaction inflammatoire pouvant être attribuée à une infection surajoutée de cause extérieure, il résolut d'étudier l'état des os non dénudés. Voici le résultat de ses recherches.

LÉSIONS MACROSCOPIQUES.

Les os de deux mains (non mutilées) ne présentaient à la coupe aucune modification appréciable; il en était de même pour une troisième main (non mutilée), à l'exception du pisiforme, des épiphyses et de la diaphyse du radius et du cubitus.

Le pisiforme, les métacarpiens, et toutes les phalanges du pouce, de l'index, du petit doigt présentaient de petits foyers fongueux, gros comme un grain de chanvre ou un pois, situés dans le tissu spongieux.

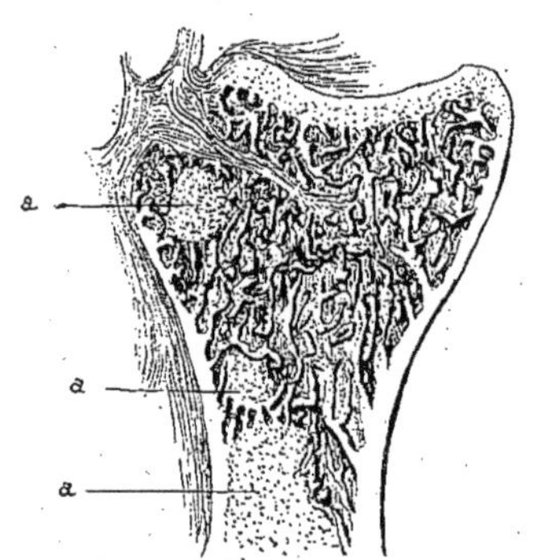

Fig. 70. — Coupe de la première phalange du pouce (Sawtschenko).
a, a, a, nodules lépreux.

Localisés pour la plupart dans les épiphyses, certains (au pouce, à l'index) s'étendaient à toute la cavité médullaire. Des fragments de tissu compact, raréfiés, étaient perdus au milieu des fongosités.

Il n'existait aucune trace de réaction périostique à la surface des os ainsi altérés, tandis que sur les os *dénudés*, *exposés*, le développement de fongosités intra-médullaires s'accompagnait d'épaississement ostéophytique évident. Les recherches histologiques ont montré le rôle prépondérant des lésions médullaires, passif, du tissu osseux.

L'examen des régions de la moelle saine en apparence révèle les détails suivants :

LÉSIONS HISTOLOGIQUES.

1° *Altérations médullaires.* — A part l'accumulation d'un grand nombre de cellules adipeuses, la métamorphose muqueuse du stroma, et l'irruption de cellules lymphoïdes, on pouvait observer la fragmentation des noyaux, et l'existence de vacuoles dans l'intérieur du protoplasma des cellules. Dans les points où n'existe aucun signe d'inflammation, on trouve des cellules lymphatiques dont les vacuoles contiennent des bacilles de la lèpre ; il en est de même pour les cellules fixes de la moelle ; ailleurs où l'infiltration inflammatoire est

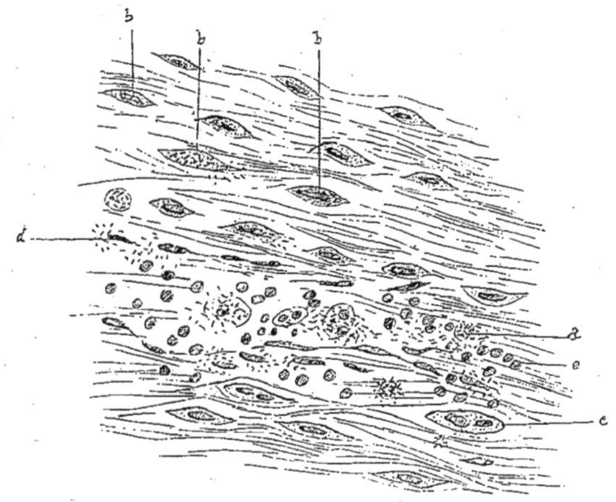

Fig. 71. — Préparation de la deuxième phalange de l'index (Sawtschenko).

a, canal de Havers rempli de bacilles et de leucocytes (*e*). — *b*, *b*, *b*, bacilles dans l'intérieur des corpuscules osseux. — *c*, lésions de l'endothélium lymphatique tapissant un canal de Havers infiltré de bacilles.

évidente, les bacilles sont répandus au dehors des éléments cellulaires. Quelles que soient les préparations examinées le résultat est le même, seulement avec des degrés différents. Sawtschenko (1) rappelle que Virchow le premier a signalé la vacuolisation des cellules lépreuses (2). Ce processus a été étudié et diversement interprété depuis par Neisser (3), Köbner, Metschnikoff, Touton, Sudakewitsch. Nous renverrons à ces auteurs et surtout à Sawtschenko pour l'exposé de cette question.

(1) Bonome et Bordoni-Uffreduzzi avaient déjà signalé la présence des bacilles dans la moelle osseuse. *Zeitsch. f. Hyg.*, 1887.
(2) Neisser, *Virchow's Archiv*. Bd. LXXXIV.
(3) Köbner, *Id.*, Bd. LXXXVIII.

Quant à l'examen des foyers lépreux, il fournit des résultats différents suivant leur ancienneté relative.

Les noyaux récents offrent au microscope l'aspect caractéristique du granulome lépreux si minutieusement décrit dernièrement par Baumgarten. Au milieu d'un stroma de tissu connectif fibrillaire lâche se tiennent des cellules épithéliales qui contiennent les unes quelques bacilles isolés, d'autres et c'est le cas le plus fréquent, de nombreux groupes zoogloéiques. Entre elles existent, mais en quantité moindre, des microcytes et des leucocytes à noyaux fragmentés.

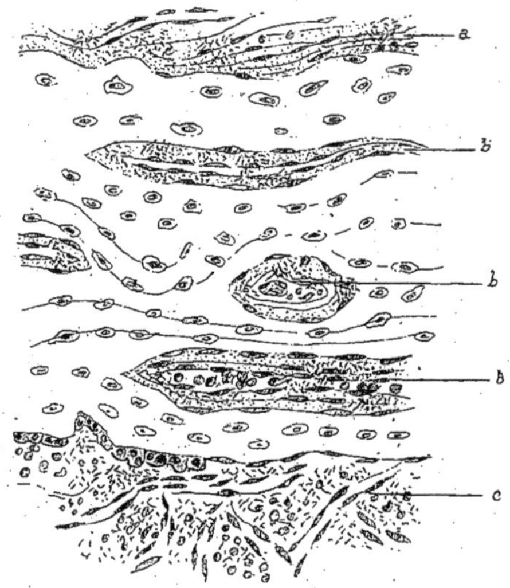

Fig. 72. — Coupe de la deuxième phalange de l'index (Sawtschenko).

a, périoste envahi par les bacilles. — *b*, canaux de Havers contenant des bacilles. — *c*, moelle osseuse altérée par le processus lépreux.

Quelques cellules épithéliales identiques aux précédentes ne contiennent aucune bactérie. Il n'est pas possible d'affirmer que ces cellules épithélioïdes proviennent des cellules conjonctives fixes (Baumgarten) ou des leucocytes (1). Un fait certain, c'est que le granulome lépreux se développe dans les points où existe l'infiltration inflammatoire déterminée par les bactéries devenues libres par la mort des microcytes qui les contenaient. Quant aux détails purement histologiques concernant l'origine des cellules géantes, leur signification, nous renvoyons au mémoire de Sawtschenko, nous contentant de signaler ses conclusions.

Les bacilles apportés par les vaisseaux sont arrêtés par les cellules

(1) Baumgarten, *Lehrbuch d. path. Mycol.* Bd. II.

lymphatiques surtout, par les cellules fixes du tissu conjonctif, et les cellules endothéliales des vaisseaux.

Les vacuoles sont la conséquence de l'emprisonnement des bacilles. Beaucoup de ces derniers succombent, mais d'autres se multiplient, détruisent le protoplasma, formant ainsi des pertes de substances arrondies pleines de bacilles zoogloés ; les cellules succombent. A leur place existent des masses de protoplasma sans noyaux, criblées de vacuoles, contenant quelquefois des bacilles bien colorés. En général quelques noyaux seuls sont colorés.

Les bacilles devenus libres par la destruction des cellules, déterminent une infiltration inflammatoire qui aboutit à l'édification de cellules épithélioïdes, emprisonnant une nouvelle génération de bacilles. Par suite les amas zoogloéiques sont plus évidents à cette période qu'au début.

A la place des cellules épithélioïdes, détruites par les bacilles, apparaissent des bacilles zooglées de mêmes dimensions. En même temps le tissu conjonctif prolifère, et ces derniers ainsi que quelques bacilles pénètrent dans les espaces et les vaisseaux lymphatiques. Ces derniers dilatés sont obstrués par des leucocytes ; et ce processus aboutit à la formation de pseudo-cellules géantes.

2° *Lésion de la substance osseuse.* — Les premiers stades de la maladie, caractérisés par la pénétration des bacilles dans les éléments lymphatiques de la moelle osseuse, ne sont marqués par aucune modification du côté de la substance osseuse. Mais dès qu'apparaît l'infiltration inflammatoire et, à plus forte raison, à une période plus avancée, on observe des signes manifestes de résorption osseuse sur les trabécules. Celles-ci, aussi bien que le tissu compact de la diaphyse, sont détruites par raréfaction.

Dans les lacunes de Howship, les dépressions trabéculaires, se voient de grosses cellules, certaines à noyaux multiples : ce sont les *ostéoclastes.*

De la cavité médullaire, le processus s'étend au périoste et cela par l'intermédiaire des canaux de Havers. Sur des coupes on peut voir les bacilles entourer le canalicule sanguin, remplissant l'espace lymphatique péri-vasculaire. Quelques cellules embryonnaires accusent un travail réactionnel peu intense. Çà et là sur les trabécules osseuses se trouvent des ostéoclastes dont la fonction est la résorption de l'os.

A côté de ces détails, Sawtschenko met en évidence la pénétration des bacilles dans les cavités des corpuscules osseux et la destruction des cellules osseuses par ces agents pathogènes. C'est par l'intermédiaire des canalicules osseux que s'effectue la pénétration de ces bacilles, et leur propagation de proche en proche. Quant à l'*influence que la destruction des cellules osseuses peut exercer sur la nutrition du tissu*, elle est certaine, bien que difficile à préciser.

Les canaux de Havers dans ces régions sont difficilement reconnaissables ; leurs limites avec la paroi osseuse sont effacées, leur calibre doublé ou triplé.

Ajoutons, que c'est à peine si l'on observe de petites ostéophytes du côté du périoste ; on peut trouver en partie l'explication de ce défaut de réaction, dans l'existence de bacilles à l'intérieur des ostéoblastes. Mais il faut aussi admettre le faible degré de réaction suscité par le processus lépreux. Par contre, dans les points où existent des ulcérations, le travail réactionnel, accusé par de nouvelles couches osseuses, se manifeste avec la plus grande évidence.

CHAPITRE VI

LÉSIONS SYPHILITIQUES DES OS

SECTION I

SYPHILIS ACQUISE

§ 1. — Historique.

Les affections syphilitiques des os n'ont été bien connues que plusieurs années après la première apparition de la vérole, au quinzième siècle. C'est Vigo qui a décrit, le premier, les exostoses en 1514. « Avec les pustules, dit-il, ou du moins quand elles avaient paru, le malade ressentait environ pendant un mois et demi, tantôt au front, tantôt aux omoplates, aux épaules et aux bras, quelquefois aux jambes, des douleurs qui lui faisaient pousser des hauts cris. A ces douleurs, longtemps après, c'est-à-dire après un an et quelquefois plus tard, il survenait des squirrhes osseuses qui tourmentaient beaucoup les malades, surtout la nuit, et qui leur donnaient un peu plus de repos le jour. Ces douleurs aboutissaient toujours à gâter et à corrompre les os et la moelle, ainsi qu'il arrive dans le *spina ventosa.* »

Un peu plus tard Fallope (1555) décrit aussi ces mêmes lésions : « Il arrive, dit-il, que des tumeurs apparaissent autour des articulations ou dans les os, au milieu du péroné ou du cubitus, ou à la tête, qui porte alors, sous une forme de couronne, les insignes du mal français. Parfois, les tumeurs contiennent une humeur épaisse qui ressemble à la gomme, et c'est pourquoi on les connaît sous le nom de tumeurs gommeuses. Il y en a de deux sortes : les unes sont tophacées, remplies d'une matière presque pierreuse comme les tophi des os, ou semblables à celles qui forment le cal des fractures; les autres contiennent une matière plus molle. Celle-ci est tantôt lardacée, tantôt un peu moins épaisse, de la consistance de la bouillie ou du miel. »

Bertrandi, Duverney, Fernel, Astruc, J.-L. Petit, Hunter, accordent dans leurs travaux une part plus ou moins importante à l'étude des affections syphilitiques des os, études si bien complétées par les travaux des syphiligraphes contemporains : Ricord, Rollet (1), Mauriac (2), Fournier, Jullien (3).

Mais si les localisations osseuses ou articulaires de la syphilis étaient bien connues au point de vue clinique, par contre leur description anatomo-pathologique était restée encore fort incomplète. Les ostéites du crâne, de la face, par leur siège superficiel, les difformités qu'elles entraînent..... avaient surtout fixé l'attention des anatomo-pathologistes (Virchow, Cornil), et cela au détriment des affections des membres.

La pénurie de pièces et de documents concernant ces derniers, vraiment étonnante si l'on tient compte de la fréquence de la syphilis, est due sans aucun doute à ce que l'on se borne à examiner à l'autopsie les régions qui pendant la vie étaient le siège de douleurs évidentes, telles que suppurations, douleurs, gonflement...

Aussi, tout en admettant que l'ostéo-syphilose est incontestablement plus rare sur le fémur et l'humérus que sur la charpente nasale ou palatine, nous croyons cependant qu'elle a dû souvent passer inaperçue à cause de l'examen incomplet des principales pièces du squelette.

Nous bornerons là cet aperçu historique, que la lecture des chapitres suivants permettra de compléter.

§ 2. — Anatomie pathologique. — Lésions des os longs, plats, courts.

Nous exposerons successivement les caractères anatomo-pathologiques des localisations syphilitiques tertiaires (4) sur les diverses pièces du squelette (os longs, os plats, os courts).

De l'ostéomyélite gommeuse des os longs.

Dans un travail publié en 1858 sur la syphilis constitutionnelle (*Virchow's Archiv*, 15 Bd.), Virchow insiste peu sur l'ostéomyélite

(1) Rollet, *Maladies vénériennes*.

(2) Mauriac, *Syphilis tertiaire et syphilis héréditaire*, 1890.

(3) Jullien, *Traité pratique des maladies vénériennes*, 1886.

(4) Nous avons cru devoir reporter entièrement à la symptomatologie, les manifestations précoces, secondaires de la syphilis ; il est en effet impossible d'en faire une description anatomique.

gommeuse, et, tout en admettant l'exactitude des descriptions de Ricord (*Clinique iconographique*. Paris, 1851, pl. 28, 39 *bis*), reconnaît n'avoir jamais eu l'occasion d'observer de pareilles lésions à l'état frais. Une note additionnelle au *Traité de la syphilis constitutionnelle* (1862) nous apprend, toutefois, qu'il a vu un cas d'ostéomyélite gommeuse très étendue du tibia, avec hyperostose périphérique et une modification de la moelle ressemblant entièrement à l'inflammation gommeuse des autres organes. Dans un autre cas (tibia), il aurait rencontré une hyperostose simple, remarquable « *en ce que les couches de nouvelle formation, formées par le périoste, étaient d'abord sclérotisées, ensuite poreuses, raréfiées, formant une élévation décolorée, une espèce d'atrophie excentrique difficile à reconnaître au premier abord* ».

Rokitanski (1) (1861), Forster (2) (1863), Meier (3) (1871), admettent l'existence possible de productions gommeuses dans les os longs.

Siegmünd (4) (1872) pense que le processus gommeux peut se développer aussi bien sous le périoste que dans la profondeur de l'os et déterminer de l'hyperostose, de la carie, de la nécrose ou bien guérir par résorption ; le diagnostic d'ostéite gommeuse doit être fait avec réserves sur le vivant.

D'après Lancereaux (5) (1873), tout porte à croire que les productions gommeuses de la cavité médullaire des os sont plus fréquentes que ne permet de le penser le petit nombre de faits connus, et si on les observe rarement, cela tient évidemment à la négligence qu'on apporte en général dans l'examen anatomique du tissu osseux.

Les ouvrages de Zeissl (6) (1876), Orth (7) (1876), Baumler (8) (1876), ne contiennent aucun fait nouveau.

Dans ses *Leçons sur la syphilis* (1879), M. Cornil établit les divisions d'ostéopériostite et d'ostéomyélite gommeuse, pouvant être chacune circonscrite ou diffuse ; mais sa remarquable description ne vise pas les localisations de la syphilis tertiaire sur les os longs.

Enfin, M. Jullien, dans son *Traité pratique des maladies vénériennes* (1879, p. 867), reconnaît que l'évolution de la gomme est moins connue dans l'intérieur des os plats et particulièrement des os longs et signale à cette occasion les faits de Ricord (*loco citato*).

(1) *Lehrb. d. path. An.* Bd. III, p. 554.
(2) *Spec. path. An.*, p. 899.
(3) *Lehrb. d. path. An.*, p. 329.
(4) *Pitha und Billroth*, p. 242.
(5) *Traité hist. et pratique de la syphilis.*
(6) *Grundriss. d. Syphilis.*
(7) *Compend. d. path. An.*
(8) *Syphilis.* Ziemssen.

Ces derniers, que l'on a coutume de citer, sont fort succinctement exposés et ne permettent nullement de se faire une idée précise des lésions syphilitiques des os longs. Il suffit pour s'en convaincre de recourir à la publication elle-même. Les mêmes remarques s'appliquent à l'observation de Thierfelder. Il n'en est pas ainsi pour une observation publiée dans la thèse de M. Méricamp (1), et recueillie dans le service de M. Fournier : il s'agit d'un fait remarquable de lésions syphilitiques osseuses et articulaires multiples offrant de très grandes analogies avec nos observations personnelles.

Il nous reste à signaler une série d'observations intéressantes publiées en mai 1882 par M. Chiari (de Prague) dans le journal d'Auspitz et Pick (2). Il recueillit sa première observation en 1876, à la clinique de Siegmund, et commença dès cette époque à examiner le squelette des sujets atteints de syphilis acquise ancienne. Sur 27 cas, 9 fois il trouva des lésions, et cependant il n'a pu sur tous les sujets faire un examen complet du système osseux : aussi pense-t-il que les gommes centrales médullaires des os longs sont plus fréquentes qu'on ne le croit habituellement; qu'elles sont le plus souvent multiples et qu'il n'est pas rare qu'elles restent à l'état latent pendant la vie et qu'on les découvre pour la première fois seulement à l'autopsie.

En 1884, dans une série d'articles publiés dans le *Lyon médical*, nous avons exposé les résultats de nos premières recherches sur ce sujet. Plus tard de nouveaux faits sont venus compléter nos conclusions en les affermissant davantage (3).

Acceptées par la plupart des syphiligraphes, entre autres par M. le professeur Rollet, elles ont été bien accueillies par notre ami M. Jullien, et ont trouvé une large place dans l'important et remarquable ouvrage de M. Mauriac.

A l'étranger les ouvrages récents de Zeisll (4), de Lesser (5) ne contiennent aucune donnée nouvelle.

(1) *Des arthropathies syphilitiques*. Paris, 1882.

(2) *Dermatologie und Syphilis. Zur Kenntniss der gummæser Osteomyelitis in den langen Röhrenknochen.*

(3) *De l'ostéomyélite gommeuse des os longs* (*Lyon médical*, décembre 1884). — — *De l'ostéo-arthrite syphilitique tertiaire* (*Annales de dermatologie et de syphiligraphie*, 1885). — *Congrès français de chirurgie*, 1re session, avril 1885. — *Bulletin de la Société anatomique de Paris*, avril 1885. — *Étude clinique sur l'ostéomyélite gommeuse des os longs*, Thèse de Lyon, 1885, Perret. — *Ostéomyélite gommeuse, notes anatomo-pathologiques*, janvier 1888 (*Lyon médical*).

(4) *Traité clinique et thérapeutique des maladies vénériennes*, traduction Raugé, 1888.

(5) *Traité des affections vénériennes*, traduction Bayet, 1892.

CARACTÈRES ANATOMO-PATHOLOGIQUES DE L'OSTÉOMYÉLITE GOMMEUSE.

La division des lésions syphilitiques osseuses en deux catégories : ostéopériostite et ostéomyélite gommeuse, adoptée par Cornil (*loc. cit.*), nous paraît en tous points applicable aux lésions tertiaires des os longs.

Bien qu'il y ait généralement un retentissement pathologique à la périphérie quand la lésion est centrale, et inversement, il faut évidemment adopter une dénomination indiquant à la fois l'origine et le siège prédominant du processus spécifique. Aussi, tout en tenant compte de la coexistence fréquente des lésions superficielles, nous servirons-nous du terme d'ostéomyélite gommeuse qui répond à la généralité des faits.

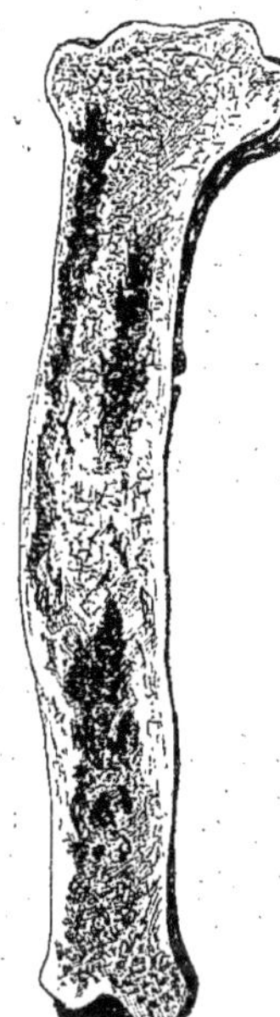

Fig. 73. — Ostéomyélite gommeuse diffuse, ossification partielle de la moelle, raréfaction de l'os nouveau.

En parcourant les observations que nous avons réunies, il nous a semblé que l'ostéomyélite gommeuse se présentait avec des caractères anatomiques assez constants pour que l'on pût tenter de la différencier des autres formes d'ostéite.

Le plus souvent *multiples*, les foyers d'ostéomyélite gommeuse envahissent non seulement plusieurs segments du squelette, mais se présentent souvent disséminés sur le même os, dans la substance médullaire, dans le tissu spongieux.

L'autopsie de 23 sujets a donné les résultats suivants :

12 fois les lésions siégeaient sur le fémur ;
12 fois sur le tibia ;
10 fois sur l'humérus.
8 fois sur le radius ;
1 fois sur le péroné ;
1 fois sur la clavicule ;
2 fois sur l'omoplate (1).

Ces chiffres sont loin de représenter exactement la multiplicité des lésions; car, dans la plupart des cas, on a fait un examen très incomplet du système osseux. C'est une lacune d'autant plus regrettable qu'il est à présumer que bon nombre de lésions centrales évoluent d'une façon latente, donnant lieu seulement à quelques dou-

(1) Ces chiffres sont tirés des observations publiées dans nos différents mémoires.

leurs ostéocopes, mais sans provoquer à la périphérie de la diaphyse des modifications capables de fixer l'attention (1). Pour les mêmes motifs, il est difficile de préciser *leur siège* le plus fréquent ; elles paraissent cependant occuper plus souvent le canal médullaire que le tissu spongieux des épiphyses. L'envahissement de l'articulation voisine est noté plusieurs fois ; telle est, du reste, l'étiologie habituelle des arthrites tertiaires.

Suivant qu'il est *circonscrit* ou *diffus*, le syphilome médullaire ou épiphysaire se présente avec des caractères différents. Dans le premier cas, il peut, comme nous le disions, rester complètement latent. Dans le second cas, le plus fréquent, il détermine du côté des parties avoisinantes des modifications très prononcées.

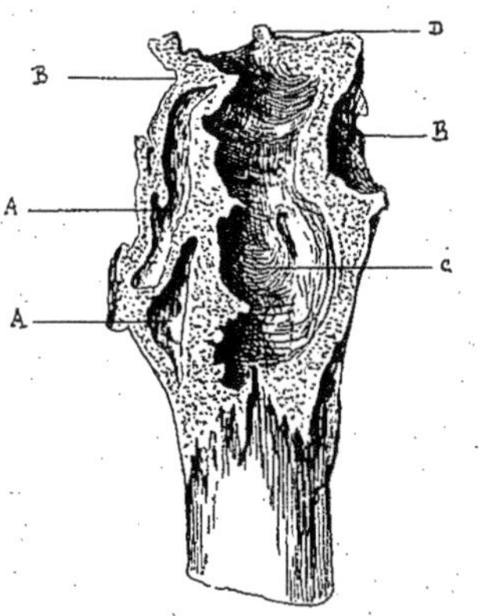

Fig. 74. — Ostéomyélite gommeuse diffuse.

A, A, canaux, tunnels intra-osseux. — B, B, dépressions sous-périostiques. — C, canal médullaire dilaté rempli de détritus caséeux jaune rouillé. — D, trait de la fracture (autant que permettait de le croire l'altération osseuse).

1° **Syphilome diffus.** — Non seulement la diaphyse est considérablement augmentée de volume (périmètre doublé ou triplé), au niveau d'une lésion gommeuse diffuse, mais *les parties molles de la région* sont quelquefois envahies par le tissu néoplasique. Les muscles peuvent subir sur une étendue variable la transformation gommeuse ; en tout cas, ils sont habituellement atrophiés, pâles, gris rougeâtre et paraissent collés au périoste sous-jacent et à leurs gaines aponévrotiques. Le tissu fibreux intermusculaire est lui-même épaissi, scléreux. Quelquefois, deux ou trois fistules ouvertes à l'extérieur, donnant seulement issue à quelques gouttes de pus, conduisent par des trajets plus ou moins sinueux jusqu'à la lésion centrale. Parfois une large ulcération est le résultat de l'envahissement secondaire des parties molles.

Le périoste de la région malade, très épaissi, est irrégulièrement adhérent à l'os sous-jacent. Tandis qu'en certains points il n'est pas même besoin de la rugine ou du détache-tendon, ailleurs il est impossible de le séparer complètement du tissu osseux. On s'explique cette différence en voyant la surface rugueuse ostéophytique, irrégulièrement trouée, qu'il recouvre. Les perforations plutôt que les saillies sont comme autant de points d'attache pour le périoste : les

(1) Obs. II, VII, IX. *Lyon médical*, 1884.

parties planes ou légèrement déprimées en sont séparées par une quantité variable de substance gélatineuse au début, caséeuse ou fibro-caséeuse plus tard.

L'aspect extérieur de l'os dépouillé de son périoste nous paraît être des plus caractéristiques. Que son volume soit doublé ou triplé, que sa forme soit devenue globuleuse, en massue ou en fuseau, on observe toujours, à côté d'ostéophytes nombreux, irréguliers, plus ou moins aigus, des vacuoles, des perforations de nombre et de dimensions variables. De ces perforations, les plus petites méritent seules les noms de porosités, vermoulures; mais ces dénominations ne peuvent s'appliquer à celles dont le diamètre est un peu considérable : 8 et même 10 millimètres. Sur une pièce reproduite plus loin, nous avons observé 10 ou 12 orifices ayant de 3 à 10 millimètres. Arrondis ou ovalaires, à bords mousses ou légèrement rugueux, ils constituent comme des vestibules dans lesquels viennent s'ouvrir un grand nombre d'orifices plus petits. Cette disposition, également signalée dans l'observation IV, est comparable à celle des orifices de la paroi interne de la caisse du tympan, du vestibule osseux ou de la partie profonde du conduit auditif interne. A l'état frais, ces cavités sont comblées en partie par une substance analogue à celle qui remplit les espaces sous-périostiques et la cavité médullaire, en partie par d'épaisses travées fibreuses qui partent de la face profonde du périoste pour s'enfoncer plus ou moins profondément dans l'os.

Si l'on fait une coupe parallèle au grand axe d'une diaphyse, on découvre différents détails extrêmement intéressants.

Hyperostosé jusqu'à l'éburnation dans certaines parties, *raréfié ailleurs* au point d'être d'une fragilité extrême, l'os, tout en étant considérablement augmenté de volume, présente généralement une diminution de résistance des plus marquées.

Cela s'explique facilement par l'irrégularité extraordinaire de consistance et de densité que présente la nouvelle ossification dont le périoste a fait à peu près tous les frais. Parsemé de lacunes quelquefois très étendues, parcouru par des tunnels qui mettent en communication la substance gommeuse sous-périostique avec le néoplasme central, l'os peut être fracturé par le moindre effort.

Virchow (*loc. cit.*) a observé cette *atrophie excentrique de l'hyperostose.*

MM. Cornil (*loc. cit.*) et Poulet, comme on le verra plus tard, signalent également cette raréfaction des exostoses crâniennes. Dans une communication à la Société de chirurgie, M. Poulet insiste sur l'existence de petites galeries spiroïdes, creusées dans l'épaisseur des os du crâne atteints de syphilis. Ces galeries finiraient par amener la séquestration d'une partie de l'os, qui se trouverait ainsi avoir perdu ses connexions.

Nous tenions à mettre ces détails en évidence, on les retrouve en effet signalés dans tous les cas d'ostéite gommeuse. A moins qu'il ne s'agisse de syphilome médullaire circonscrit accompagné seulement d'un léger épaississement du tissu osseux voisin, nous voyons toujours décrits ces boyaux, ces tunnels, qui, parcourant l'os en divers sens, le perforent pour venir s'ouvrir à la surface.

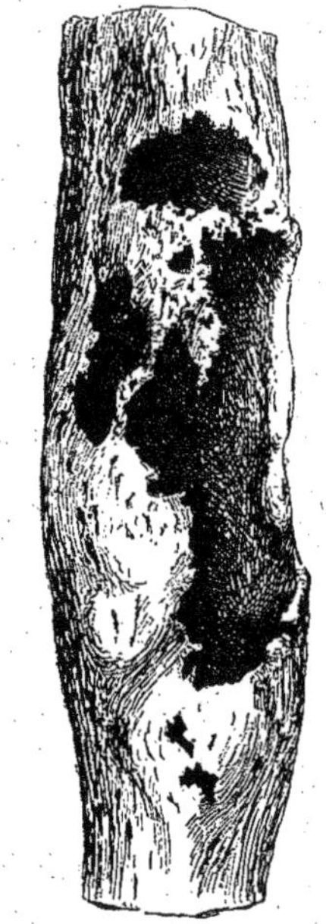

Fig. 75. — Ostéomyélite gommeuse diffuse, tibia, larges perforations à travers lesquelles le syphilome avait atteint les téguments.

La portion du canal médullaire occupée par la lésion est très notablement dilatée et forme une cavité principale assez irrégulière, communiquant avec les espaces lacunaires et sous-périostiques, qui n'en sont pour ainsi dire que des diverticulums secondaires. Il est très facile de faire pénétrer de l'extérieur à l'intérieur de l'os un corps souple, un crin, par exemple, en lui faisant suivre un de ces diverticulums. Sur un os sec et macéré, on se rend très facilement compte de ces détails ; sur un os frais, la substance gommeuse forme une sorte d'injection naturelle qui rend cette disposition très évidente.

Le tissu morbide, de consistance très molle, présente un aspect assez variable, suivant la période d'évolution de la lésion. Gélatineux et rosé au début, il deviendrait plus tard caséeux. Bien que la coloration soit un caractère assez grossier, il nous paraît cependant intéressant de faire remarquer que toutes les fois qu'ils l'ont indiquée, les observateurs se sont servis des mots *jaune d'or*, *jaune rosé*, *jaune rouillé*, *ocre*. Il y aurait donc une différence d'aspect notable entre le détritus syphilomateux et la dégénérescence habituellement blanchâtre de la tuberculose. Ajoutons, en outre, que la caséification généralement moins étendue dans l'ostéomyélite gommeuse (Chiari) peut même manquer dans certains cas, les foyers présentant de petites dimensions. Le tissu syphilomateux plus ou moins caséeux qui remplit le canal médullaire, les boyaux intra-osseux et les diverticules sous-périostiques, est souvent accompagné de brides assez résistantes. Des expansions conjonctives, paraissant venir de la face profonde du périoste, s'enfoncent dans les tunnels osseux et sillonnent en le cloisonnant le foyer médullaire. En soumettant à un courant d'eau cette région et en la débarrassant ainsi du détritus, on se rend bien compte de l'existence de ces petites cloisons fibrillaires.. Cette disposition n'est pas toujours extrêmement marquée. Cependant, à la périphérie du noyau syphilomateux, à la face profonde de l'os, on trouve, surtout si la lésion est ancienne, une véritable coque conjonctive.

Un fait remarquable parmi ces divers caractères anatomo-pathologiques, c'est la *rareté*, nous allions dire l'*absence habituelle de séquestre* de quelque étendue. Un fémur peut présenter, sur une hauteur de plus de 20 centimètres, les altérations les plus diffuses, et sa résistance peut être diminuée au point qu'une cause insignifiante en détermine la fracture; cependant ces parties osseuses, raréfiées, trouées, sont vivantes, non mobiles et ne méritent nullement la qualification de séquestre. Si l'on introduit un stylet dans l'un des orifices qui trouent la coque diaphysaire, on arrive sur une masse de substance molle, nulle part sur une portion osseuse nécrosée.

A vrai dire, s'il est étonnant de ne pas voir cette ostéite raréfiante s'accompagner de séquestres, cela devient presque paradoxal, lorsqu'il s'agit d'une hyperostose étendue de l'os, de la totalité du fémur par exemple. *Sur une coupe d'un os ainsi éburné*, on découvre généralement çà et là quelques vestiges de tunnels intra-osseux, mais *nulle part de séquestres*.

C'est là un fait d'autant plus remarquable, que d'après les auteurs qui se sont occupés des lésions syphilitiques crâniennes l'éburnation serait une des causes principales de la nécrose, ce qui est inexact.

A côté de l'absence de séquestres, nous devons noter aussi l'*absence presque constante de suppuration*. Elle n'existait chez aucun des sujets sur lesquels nous avons recueilli nos pièces.

Il faut rapprocher ces deux faits, ils sont des plus remarquables, étant donnée surtout l'étendue des lésions qui existaient dans ces différents cas. Nous pensons que si la suppuration est absolument exceptionnelle, cela tient justement à ce que son existence est la plupart du temps en rapport connexe de la nécrose. Nous n'insisterons pas davantage sur ce point, que nous devions cependant signaler dans notre chapitre d'anatomie pathologique.

2° **Ostéomyélite gommeuse circonscrite.** — Lorsque l'altération syphilomateuse n'intéresse pas la majeure partie d'une diaphyse, qu'elle existe seulement sur un point circonscrit, deux cas peuvent se présenter : ou bien la lésion qu'on observe est une ostéomyélite gommeuse circonscrite, parce qu'elle est au début, mais pourrait affecter ultérieurement le caractère diffus, ou bien le foyer est resté limité par suite d'un processus de sclérose fibreuse et osseuse périphérique.

1° Occupant le centre du canal médullaire, ou seulement une de ses parties latérales, le tissu syphilomateux se présente avec les caractères que nous indiquions précédemment, c'est-à-dire qu'il est gélatineux, rosé, avec quelques points jaunâtres caséifiés, très petits. Par son aspect, il tranche nettement sur la coloration habituellement jaunâtre, graisseuse de la moelle avoisinante. S'il est encore très limité, la coque diaphysaire peut être indemne ; mais s'il acquiert seulement le volume d'un gros pois, on observe généralement, en

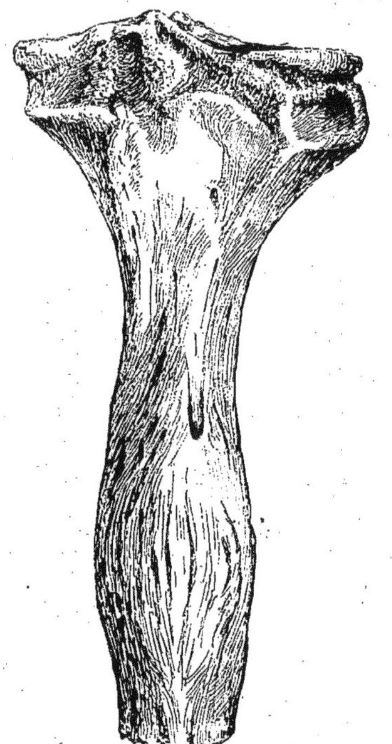

Fig. 76. — Ostéomyélite gommeuse circonscrite, hyperostose diaphysaire correspondant au syphilome central.

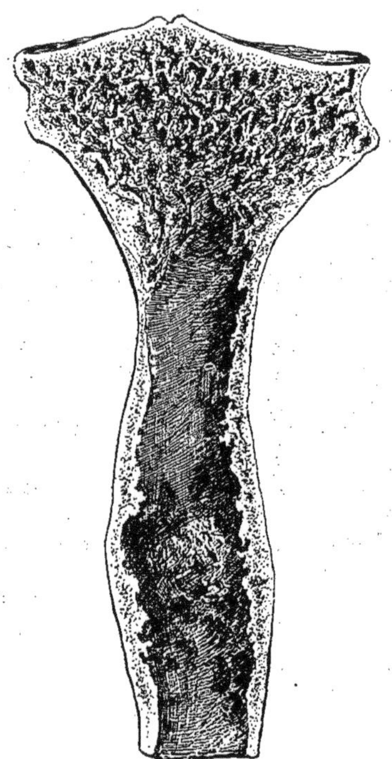

Fig. 77. — Coupe longitudinale démontrant l'existence du syphilome central.

même temps qu'une *raréfaction* de la partie *profonde* avoisinante de la coque diaphysaire, une *sécrétion osseuse sous-périostique* plus ou moins abondante.

La raréfaction et l'ossification nouvelle suivent une marche parallèle et sont en corrélation absolue. L'augmentation de volume que présente alors l'os est le premier indice extérieur, objectif de la lésion, de l'irritation centrale.

Il résulte de la production d'os nouveau, alors que l'os ancien disparaît, que pendant un certain temps la résistance du segment osseux n'est pas altérée. La lésion augmente-t-elle? L'os nouveau est à son tour envahi, perforé, détruit, et la fracture spontanée est la conséquence obligée d'une pareille altération.

L'ostéomyélite gommeuse devient diffuse et s'offre à nous avec les caractères précédemment décrits.

Le processus s'arrête-t-il au premier degré de son évolution? On note alors l'état suivant :

2° Il est bien rare que l'ostéomyélite gommeuse, restée circonscrite, ne se révèle pas par une tuméfaction diaphysaire.

Néanmoins, on comprend facilement que si le foyer est petit, s'il a déterminé une réaction périostique, peu intense, et si, d'autre part, il est entouré de masses musculaires volumineuses (bras, cuisses), le gonflement sera moindre et difficilement perçu.

Le mémoire de Chiari renferme un fait de gomme intra-médullaire de l'humérus, grosse comme un haricot et n'ayant déterminé aucune modification extérieure appréciable.

Habituellement, le canal médullaire, plus ou moins dilaté au niveau du foyer, est occupé par un tissu jaunâtre ou jaune rosé constituant un petit foyer, limité tantôt par un travail de sclérose fibreuse, tantôt par une ossification d'étendue variable médullaire. On peut observer au-dessus et au-dessous de la dilatation du canal central un rétrécissement dû à cette ossification médullaire. Si la lésion est de date très ancienne, la consistance du tissu morbide est très légèrement augmentée ; on peut trouver plus tard, en pareil cas, à la place occupée par la gomme, une cicatrice rayonnée, formée par du tissu scléreux, lardacé.

LÉSIONS HISTOLOGIQUES.

Les examens histologiques ont donné des résultats assez concordants pour qu'il soit possible d'établir le diagnostic différentiel des lésions syphilitiques osseuses.

Voici en résumé leurs principaux caractères :

Sur une coupe d'un syphilome médullaire, on distingue les détails suivants :

A une certaine distance de la lésion, la moelle présente ses caractères normaux ; mais à mesure que l'on examine des parties plus rapprochées du foyer, on voit les vésicules adipeuses disparaître et être remplacées par des cellules embryonnaires. La vascularisation augmente, et déjà se dessine nettement une sorte de trame fibrillaire, très fine, adénoïde en certains points, plus épaisse, franchement fibreuse ailleurs. Dans cette zone, existent de nombreux capillaires dilatés, variqueux, remplis de globules sanguins. Çà et là, foyers hémorrhagiques disséminés. Plus près du centre, les cellules embryonnaires à noyaux peu colorés font place à de petites cellules rondes (cytoblastions de Robin), nombreuses, pressées, remplissant les mailles de la trame fibrillaire. Sur certains points, elles paraissent se désagréger, pour former un détritus granuleux. Irrégulièrement disséminées au milieu de ces petites cellules rondes, existent quelques éléments cellulaires arrondis ou très légèrement fusiformes, à noyau coloré. Tout à fait au centre, le tissu fibrillaire devient de plus en plus délié pour disparaître même dans les parties les plus altérées, tandis que ses mailles ne contiennent plus qu'une substance granuleuse, dégénérée, amorphe.

Les capillaires, très nombreux dans la zone la plus extérieure, sont de plus en plus rares et manquent dans la zone franchement caséeuse. Suivant la remarque de M. Cornil, le système vasculaire ne nous a pas paru sensiblement altéré. M. Leloir signale cependant un épaississement des parois vasculaires, l'obstruction des vaisseaux par des cellules endothéliales proliférées et des globules blancs altérés. Ces lésions vasculaires sont certainement infiniment moins prononcées que celles que l'on observe dans les processus tuberculeux.

Le noyau gommeux se développe-t-il dans le tissu spongieux, on note dans la zone extérieure une ostéite raréfiante des plus manifestes : les lamelles osseuses présentent les érosions lacunaires caractéristiques, les cellules adipeuses qui remplissent les espaces médullaires disparaissent pour faire place aux cellules et au tissu adénoïde décrits précédemment. Comme dans la moelle, il se fait à la périphérie un travail de limitation scléreuse, tandis qu'au centre se produit la caséification. Les fibrilles, entre-croisées en divers sens, forment comme des broussailles et paraissent provenir en s'irradiant, ici d'un fragment osseux en voie de destruction, là du pourtour du capillaire. Lorsque la lésion se trouve peu éloignée du cartilage diarthrodial, celui-ci présente les signes ordinaires de la chrondrite.

ÉVOLUTION ET PATHOGÉNIE DE L'OSTÉOMYÉLITE GOMMEUSE.

La division des lésions gommeuses en ostéopériostite et ostéomyélite nous paraît discutable et insuffisamment prouvée pour les os longs. Aussi, nous semble-t-il indiqué de faire quelques réserves sur ce point. Jusqu'à présent, aucun fait anatomique ne démontre l'existence d'une altération gommeuse sous-périostique, superficielle de l'os, la moelle restant indemne. Lorsqu'il existe une tuméfaction diaphysaire, on a l'habitude de donner à la lésion la dénomination de périostite ou encore de périostose, et cependant, à notre avis, il existerait toujours, en pareil cas, une cause centrale d'irritation intra-médullaire, ayant déterminé secondairement la tuméfaction osseuse.

Dans l'article *Syphilis* de l'*Encyclopédie internationale* se trouve une planche représentant un avant-bras déformé par la tuméfaction de son squelette ; au-dessous, se trouve l'indication de *périostite, nodule osseux de l'avant-bras dans la syphilis héréditaire*. Il est

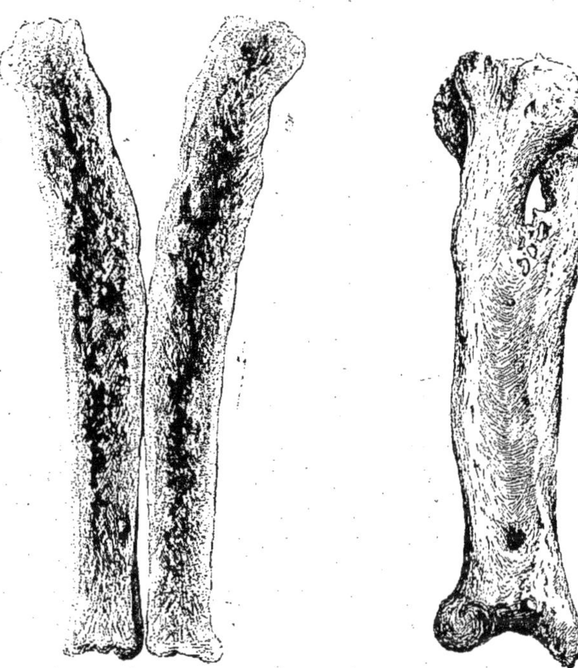

Fig. 78. — Ostéomyélite gommeuse diffuse, ossifications irrégulières de la moelle.

Fig. 79. — Ostéomyélite gommeuse diffuse, hypérostose du tibia et du péroné, ossification du ligament interosseux.

infiniment probable qu'il s'agit là d'une gomme ayant amené la déformation ampullaire d'un des deux os de l'avant-bras.

Pellizari et Volkmann rapportent chacun deux faits à peu près identiques : dans les deux cas, le processus était né manifestement dans la moelle et s'étendait progressivement à la périphérie.

Les pièces que nous avons eues à notre disposition démontrent *qu'il y a constamment une lésion centrale lorsque l'os est augmenté de volume*. Par suite, il est logique de supposer que l'altération, primitivement cantonnée dans le canal médullaire, s'étend ensuite aux parties avoisinantes, très probablement par l'intermédiaire des canaux de Havers, espaces médullaires minuscules, qui mettent si largement en communication la moelle sous-périostique et la moelle centrale. On doit encore considérer la *fréquence des lésions centrales*, *médullaires*, leur *existence* souvent *isolée* (ostéomyélite gommeuse circonscrite), comme une preuve de la localisation primitive de la maladie au centre de l'os.

Lorsque le processus évolue vers la guérison, soit spontanément, soit surtout, comme le démontre l'observation clinique, sous l'influence d'un traitement spécifique, il est vraisemblable de penser que les perforations, les tunnels, les trous diminuent de nombre et de calibre, en même temps que se produit un travail de sclérose osseuse et fibreuse. C'est ainsi que se produisent ces hyperostoses étendues avec éburnation dont on reconnaît seulement la nature à l'autopsie, en tenant compte de la persistance de quelques tunnels intra-osseux, d'ostéophytes périphériques plus ou moins marquées et surtout de l'absence de séquestres.

LÉSIONS DES OS PLATS ET DES OS COURTS. — CRANE.

Le crâne est un véritable lieu d'élection pour les lésions syphilitiques, surtout dans ses parties antérieures et latérales (frontales, pariétales).

Il est tout à fait exceptionnel d'en observer au niveau de l'occiput.

On peut distinguer deux formes, suivant que le processus gommeux revêt surtout des allures destructives, *forme ulcéreuse*, ou bien qu'il suscite des édifications osseuses nouvelles aboutissant à des exostoses plus ou moins volumineuses, *forme hyperostosique*. Mais il est à remarquer que ces deux processus se combinent souvent, si bien que notre classification, exacte en théorie peut être discutée au point de vue pratique. Dans la forme *destructive*, *ulcéreuse*, le crâne est troué, vermoulu, et néanmoins plus lourd qu'à l'état normal ; il y a donc eu hyperostose sur certains points, disparition du tissu osseux sur d'autres. En réalité un crâne ainsi altéré diffère complètement de celui qui sera *hyperostosé*. Au surplus, les diverses figures intercalées dans ce chapitre nous dispensent de plus amples commentaires.

La plupart des auteurs ont décrit des gommes périostiques, les lésions du tissu osseux sous-jacent n'étant que très peu marquées et accessoires. Nous n'avons pas eu l'occasion d'en vérifier l'existence et les caractères anatomo-pathologiques.

Quoi qu'il en soit, elles pourraient apparaître dès la période secondaire, seraient fréquentes à la période tertiaire et pourraient être des manifestations de l'hérédosyphilis. Siégeant sur le frontal, de préférence, elles affectent la forme de petites tumeurs aplaties, de la largeur d'une pièce de 50 centimes; très résistantes, douloureuses, elles céderaient assez facilement au traitement spécifique.

Forme ulcéreuse. — Généralement multiples, les foyers d'ostéites affectent une forme circulaire, circinée, et par leur réunion, polycyclique; le tissu osseux disparaît progressivement, il en résulte des pertes de substance souvent considérables à travers lesquelles on peut, sur le vivant observer les battements du cerveau.

Tantôt la lésion évolue à sec, sans ulcération du côté des téguments, sans élimination de séquestres, tantôt les produits gommeux envahissent les parties molles, s'ouvrent au dehors et s'éliminent en même temps que certaines portions osseuses frappées de nécrose. Bonavio (1) raconte qu'il a vu l'os frontal presque entièrement détruit, sans indice visible à l'extérieur, par une carie syphilitique, dont il comparait le mécanisme à celui de la foudre qui liquéfie quelquefois les pièces de monnaie en laissant intacte la bourse qui les contient!

Morgagni, Virchow ont noté des destructions étendues des os du crâne sans aucune manifestation extérieure. On trouve alors des cicatrices stellaires au centre desquelles l'os est raréfié, atrophié, parfois complètement perforé.

Lorsque le processus pathologique s'ouvre au dehors, on observe des ulcérations caractéristiques plus ou moins étendues formant quelquefois une véritable calotte. Dans ces cas-là surtout peuvent se produire des séquestres dont la chute est généralement assez longue à survenir à cause de leurs relations avec les tissus sains avoisinants : la réparation qui succède à ces désordres est toujours fort incomplète; elle consiste en un tissu fibreux qui, par sa rétraction, peut contribuer à amener des déformations crâniennes comme Jullien en cite un remarquable exemple. Quant à l'aspect des lésions, à leur pathogénie, nous ne pouvons mieux faire que de rappeler ici les intéressantes recherches de Poulet (2).

Vient-on à décoller le péricrâne de l'os, on voit que de sa face profonde se détachent des bourgeons, gros comme un pois ou un haricot, qui pénètrent dans des anfractuosités de l'os sous-jacent; ce tissu mou, rose ou grisâtre, parcouru par des vaisseaux et des fibres conjonctives, se déchire et suit le périoste. Cornil a constaté qu'il s'y trouvait des fibrilles très fines entre lesquelles existaient des cellules rondes possédant un noyau entouré de protoplasma;

(1) Cité par Mauriac, in *Syphilis tertiaire et syphilis héréditaire*, 1890.

(2) *Bulletin de la Soc. de chirurgie*, 1884, t. X, p. 261 : Notes sur les *Ostéites tuberculeuses et syphilitiques de la voûte crânienne*. Poulet et Bousquet, *Pathologie externe*, t. I, p. 795.

plus tard ces bourgeons subissent la caséification, qui débute par leur centre; le nodule ainsi détruit constituait la gomme.

Plusieurs bourgeons, partis du même point, peuvent sillonner la surface de l'os et même le diploé du crâne : fréquemment ils se rejoignent à d'autres adhérents à la dure-mère; il en résulte des perforations, car partout où le bourgeon gommeux pénètre il y a une raréfaction et une destruction intense des trabécules osseuses. Parti du périoste (péricrâne ou dure-mère), il s'enfonce directement à travers un pertuis étroit dont les dimensions ne dépassent pas celles d'une tête d'épingle, il décrit ensuite dans le tissu spongieux une véritable hélice dont les tours de spire deviennent de plus en plus grands à mesure que le bourgeon s'éloigne de son point d'entrée. Dans les points confluents ces rampes hélicoïdales empiètent les unes sur les autres, s'enchevêtrent et ne laissent plus subsister que des saillies stalactiformes plus ou moins arrondies.

La *table interne oppose toujours une résistance notable.* Ce n'est que dans les formes les plus graves que l'on voit à la surface du frontal par suite de la résorption de toutes les petites saillies secondaires, une large perte de substance superficielle, et çà et là, quelques colonnes éburnées, saillantes, en forme dechampignon. Quant aux perforations, elles sont essentiellement partielles, étroites dans la plupart des cas. Sur un crâne macéré, percé comme une écumoire, on remarque que les os sont très épaissis au voisinage des lésions; les pariétaux, le frontal atteignent souvent de 1 centimètre à 1 centimètre et demi, et on n'y distingue plus le diploé devenu éburné. Un fait frappant, c'est l'extrême irrégularité de la surface de l'os, la présence de petits rognons durs, condensés, travaillés à jour par les bourgeons gommeux. Il semble que quelque insecte a rongé l'os en tous sens. Vient-on à pratiquer une coupe, on est étonné du contraste offert par la coexistence de la condensation et de la raréfaction. Un grand nombre de petits trous gros comme une tête d'épingle sont entourés d'une zone d'ostéite condensante aussi dure que l'ivoire. C'est pourquoi, comme l'ont remarqué MM. Terrier et Luc, ces crânes, quoique ravagés par la syphilis, sont cependant plus lourds que les autres.

Comme nous l'avons fait remarquer (1), il n'est pas possible de confondre ces crânes syphilitiques lourds, éburnés, vermoulus, à perforations étroites, à surface irrégulière, végétante, ostéophytique, avec les crânes tuberculeux lisses, unis, simplement et régulièrement troués comme à l'emporte-pièce. Ajoutons enfin que le point de départ du processus paraît différent dans l'un et l'au-

(1) Gangolphe, *Tuberculose perforante du crâne* (*Lyon médical*, 13 novembre 1887).

tre cas. *Le bourgeon gommeux émane du péricrâne et de la dure-mère pour pénétrer dans le diploé; la tuberculose frappe d'emblée le tissu osseux et secondairement les enveloppes fibreuses avoisinantes.*

Forme hyperostosique. — On a distingué en plusieurs catégories les exostoses crâniennes, suivant qu'elles se développent dans l'épaisseur du diploé, et font saillie à la fois en dedans et en dehors de la cavité crânienne, ou qu'elles proéminent surtout vers l'une ou l'autre des deux tables interne ou externe. Les exostoses développées à la face interne (exostoses) ou les exostoses parenchymateuses qui atteignent les deux tables sont de beaucoup les plus graves à cause des phénomènes de compression qu'elles déterminent.

LÉSIONS DU RACHIS (1).

Les vertèbres peuvent offrir diverses altérations (ostéomyélite gommeuse, circonscrite ou diffuse, hyperostose...) jusqu'à présent peu connues surtout au point de vue anatomo-pathologique.

Levot a réuni dans sa thèse la plupart des faits authentiques de syphilis du rachis. L'un des plus remarquables est celui qui a été publié par Fournier et relatif à un sujet de cinquante-six ans offrant les localisations suivantes :

1° Sarcocèle scléro-gommeux affectant le testicule droit ;

2° Restes non équivoques d'une dizaine de tumeurs gommeuses situées les unes, pour la grande majorité dans les muscles, d'autres dans le tissu cellulaire et une dernière dans l'aponévrose fascia lata ;

3° Cirrhose granuleuse du foie avec péri-hépatite très intense, enveloppant tout l'organe dans une véritable coque de fausses membranes extrêmement épaisses et résistantes ;

4° Cicatrices caractéristiques de la surface du rein ;

5° Lésions multiples affectant la colonne lombaire surtout les 3e, 4e, 5e vertèbres.

Des preuves indirectes tirées de l'âge du malade, de son tempérament, de ses antécédents, de la coïncidence chronologique d'autres lésions gommeuses, et enfin des raisons directes permettent de faire penser à un mal de Pott syphilitique ; tels sont, par exemple, la circonscription nette, la couleur jaune d'or et les résultats de l'examen histologique pratiqué par M. Hayem.

Enfin, comme dernière preuve, disons :

(2) Mauriac, *Syphilis tertiaire et syphilis héréditaire*, 1890, p. 358. — Jullien, *Traité des maladies vénériennes*, p. 904. — Levot, *Des lésions syphilitiques du rachis*. Thèse Paris, 1881. — Fournier, *Annales de dermatologie et de syphilis*, 1881, p. 19. — Leyden, *Ueber einen Fall von syphilitischer Wiebelerkrankung* (*Berlin. klin. Wochen.*, 1889, n° 21). — Jasinski, *Arch. für Dermat. und Syphil.*, 1890. — Hallopeau, *Soc. de dermat.*, 1891. *Annales de dermat.*

1° Qu'au sortir d'un des trous de conjugaison à la colonne lombaire, existait comme une tumeur paraissant née du périoste qui fut reconnue pour une gomme;

2° Que le quatrième nerf lombaire englobé dans cette production gommeuse présentait lui-même dans son parenchyme deux foyers caséeux où l'on retrouva les caractères histologiques des gommes.

Portal (cité par Mauriac) aurait vu chez un sujet « que les cinquième, sixième, septième et huitième vertèbres dorsales avaient leurs corps entièrement détruits par la carie tant dans leur épaisseur que dans leur hauteur. Leur lame postérieure qui forme la paroi antérieure du canal vertébral avait aussi perdu de sa hauteur, surtout celle de la septième vertébrale dorsale, qui n'avait pas la moitié de son étendue ordinaire, tandis que la paroi antérieure de son corps était presque entièrement détruite.

« Les deux cartilages qui se réunissent avec la 6e et la 8e vertèbre dorsale étaient peu éloignés l'un de l'autre antérieurement. Le canal vertébral, en cet endroit très rétréci, contenait une grande quantité d'eau verdâtre. »

Mauriac insiste avec raison sur l'*absence d'abcès par congestion*, la *sécheresse de ces lésions*.

Récemment, Darier (1) a rapporté une observation extrêmement intéressante. La précision et la minutie de la description nous ont engagé à en donner ici un extrait suffisant pour éclairer le lecteur :

Carie syphilitique des vertèbres cervicales avec pachyméningite syphilitique. Ostéopériostite gommeuse du crâne. Péri-hépatite et gomme du foie.

Tête et cou. — L'examen de la cavité buccale et du pharynx est fait avec le plus grand soin; on les aborde par la région sus-hyoïdienne. L'incision hémicirculaire du plancher de la bouche ayant permis de rabattre la langue par en bas, on constate que la langue est normale de même que les joues et la voûte palatine. Le *voile du palais* est épaissi, rétracté, soudé en arrière et latéralement aux parois du pharynx ; cette induration et la rétraction cicatricielle sont sans doute l'indice d'anciennes syphilides gommeuses. La luette est réduite à l'état d'un tout petit bourgeon. L'orifice qui fait communiquer, en arrière du voile rétracté, le pharynx proprement dit avec l'arrière-cavité des fosses nasales, admet à peine l'introduction d'un crayon.

Au milieu de la paroi postérieure du pharynx, à la hauteur de la base de la langue, se voit une ulcération allongée verticalement, mesurant 15 millimètres sur 4 de largeur, admettant donc facilement le

(1) Darier. *Bull. Soc. anat.*, janvier 1893.

bout du doigt. Ses bords ne sont nullement calleux ou infiltrés ; son fond, constitué par des lambeaux de tissu conjonctif mortifié, est noirâtre ; par un trajet anfractueux, légèrement ascendant mais très court, cette perte de substance communique avec un foyer de carie osseuse vertébrale où la sonde rencontre des fragments friables et irréguliers.

La première idée qui vient, en présence de cette ulcération communiquant par une fistule avec un foyer de nécrose osseuse, est qu'il s'agit d'une ulcération gommeuse du pharynx ayant permis une infection par les microbes de la bouche, laquelle a provoqué une ostéomyélite gangréneuse des vertèbres ; mais on remarque que les bords de l'ulcération du pharynx ne sont pas le siège d'une infiltration gommeuse, qu'ils sont au contraire normaux ou seulement amincis. En détachant le pharynx entier de la colonne vertébrale on voit que le tissu cellulaire lâche rétro-pharyngien est remplacé par un tissu chroniquement enflammé, lardacé, scléreux, peu épais pourtant.

On est frappé de la sécheresse de cette lésion pharyngée, rétro-pharyngée et osseuse ; en effet, il ne s'écoule pendant tout cet examen pas une goutte de pus, et le foyer osseux dont l'orifice antérieur anfractueux est mis à nu par l'ablation du pharynx, et qui admet le bout du petit doigt, renferme des fragments osseux et un peu de sanie grisâtre, mais pas de liquide purulent. On est donc conduit à admettre que la lésion osseuse a été ici primitive, que l'ulcération a suivi une marche inverse à celle qu'on avait supposée tout d'abord, qu'elle a perforé le ligament commun vertébral antérieur sur la ligne médiane entre les deux muscles longs du cou, l'aponévrose prévertébrale et finalement la paroi même du pharynx dans lequel se sont déversés les liquides sécrétés et peut-être de petits séquestres. On verra que la suite de l'autopsie plaide aussi en faveur de cette seconde manière de voir et démontre la nature syphilitique de la lésion osseuse.

En incisant les muscles de la nuque pour ouvrir le rachidien on ne trouve aucune infiltration ou œdème de la région. Les lames et les apophyses épineuses sont normales. Le canal rachidien étant ouvert on constate des lésions importantes des vertèbres cervicales et de la dure-mère du segment médullaire correspondant.

Les lésions osseuses occupent surtout l'axis, la 3e et la 4e cervicale. L'atlas est relativement sain, sauf un peu d'ostéite du bord inférieur de l'arc antérieur ; il y a un peu de dépoli de la surface articulaire atloïdo-occipitale droite. Les articulations atloïdo-axoïdiennes latérales sont le siège d'une altération plus marquée, cartilages érodés, synoviales ouvertes dans le foyer de carie.

L'apophyse odontoïde de l'axis est complètement détachée du corps de l'os, sa surface est rugueuse, irrégulière ; elle est mobile dans sa loge, limitée par le ligament transverse, lequel est peu altéré. Le corps de l'axis est très réduit de volume, transformé en un séquestre du volume d'une olive, grisâtre, rugueux, libre dans une cavité remplie de sanie purulente et de petits fragments d'os nécrosé ; les deux apophyses transverses sont complètement détachées du corps de la vertèbre. Les articulations des apophyses latérales de l'axis avec la 3e vertèbre, sont malades ; le disque intervertébral qui devait séparer son corps de celui de cette même vertèbre n'est plus représenté que par une mince lame de fibro-cartilage adhérente au séquestre du corps de l'axis. La 3e vertèbre est elle-même rongée par l'ostéite, brisée en deux parties inégales. La 4e présente des lésions encore très accentuées qui ont détruit les 2/3 antérieurs de son corps.

La 5e, dont la symphyse avec la 4e est presque entièrement détruite, présente encore une ulcération très marquée de sa partie antéro-supérieure. Son tissu osseux friable, à grandes lacunes au voisinage de cette ulcération, est condensé et très dur dans le reste de l'os.

A partir de la 6e cervicale les vertèbres sont à l'état normal.

En somme, il y a dans la colonne cervicale un vaste foyer d'ostéo-arthrite avec nécrose partielle des os, occupant surtout le corps de l'axis, des 3e, 4e et un peu de la 5e vertèbre, avec destruction des disques intervertébraux correspondants. Ce foyer s'ouvre en avant par un orifice de l'aponévrose profonde admettant le bout du doigt et correspondant comme hauteur aux 3e et 4e cervicales. Le ligament commun postérieur est détruit et représenté seulement par quelques filaments fibreux dans sa portion correspondant aux vertèbres les plus malades ; à partir de la 6e vertèbre, il reprend son aspect normal. Le foyer de carie osseuse se trouvait donc en contact direct avec la dure-mère.

La *dure-mère* spinale dans toute sa portion cervicale est le siège d'un épaississement considérable, atteignant 7 à 8 millimètres au niveau de l'axis et qui va en diminuant à mesure qu'on descend vers la 6e vertèbre où l'état normal reparaît. Cet épaississement est constitué par le dépôt sur la surface externe de la membrane d'une couche de tissu assez friable, grisâtre, jaune opaque ou rouge ecchymotique suivant les points. Il est notablement plus marqué sur la face antérieure et les faces latérales de la moelle ; moins développé sur sa face postérieure. Sa surface externe est villeuse, irrégulière et l'on y trouve incrustés quelques fragments osseux des 2e et 3e vertèbres. Sur la coupe, la structure de ce tissu surajouté ne semble pas nettement lamellaire. Mais, fait important, la *pachyméningite* est exclusivement externe ; quand on incise la dure-mère on trouve sa face interne parfaitement lisse et normale, sauf la présence d'une teinte rouge sombre due à de petites ecchymoses ou à des dilatations capillaires qui transparaissent à travers la couche interne normale de la membrane. Aux points où les racines des 2e, 3e, 4e et 5e paires traversent la dure-mère, l'épaississement inflammatoire ou néoplasique de cette membrane doit avoir eu pour résultat de comprimer ces nerfs. Ces racines antérieures et postérieures, dans leur trajet intra-duremérien, et les nerfs dans les trous de conjugaison ainsi que les ganglions spinaux, semblent normaux à l'œil nu. Il n'y a pas de dégénérescence appréciable. La compression démontrée par la clinique doit avoir eu lieu au moment du passage à travers la dure-mère, car à partir des trous de conjugaison les nerfs sont compris dans un tissu cellulo-adipeux normal.

Le dénombrement des faits de Levot donne les chiffres suivants :

12 lésions cervicales.
3 lésions lombaires.
3 lésions dorsales.
2 lésions sacrées.

Un fait remarquable, c'est la *fréquence des abcès de la portion cervicale;* on peut trouver la raison de ce fait dans le voisinage immédiat du pharynx et l'envahissement possible de l'os par un syphilome développé du côté de la muqueuse. Chez un malade d'Autenrieth on pouvait voir, à travers la gorge, la moelle épinière recouverte seulement par la dure-mère.

A l'autopsie, l'arc antérieur de l'atlas était complètement détruit et la face antérieure de l'apophyse odontoïde malade. La perte de substance de l'atlas qui laissait voir la moelle avait 11 millimètres d'épaisseur. On a pu observer *la suppuration et la nécrose* (celle-ci surtout au niveau du pharynx); il s'agit sans doute *d'infection mixte, d'une véritable hybridité pathologique.* La résorption d'une ou de plusieurs vertèbres ou leur destruction peut avoir comme conséquence une gibbosité. Nous ne pouvons qu'appeler l'attention des observateurs sur cette partie encore bien obscure de la pathologie osseuse.

Kœnig consacre à la syphilis du rachis les quelques lignes suivantes : « Dans quelques rares cas seulement, la syphilis se trouve signalée comme cause d'incurvation cyphotique du rachis. Évidemment les corps vertébraux sont tout aussi rarement ramollis par les gommes que les lames vertébrales ; cependant on en possède plusieurs observations. Leyden en a rassemblé un certain nombre et Volkmann en a publié aussi plusieurs cas, un entre autres, dans lequel les gommes multiples s'étaient développées dans le corps et les arcs postérieurs des vertèbres. Il aurait même observé un malade chez lequel à côté de lésions syphilitiques multiples des vertèbres, des gommes s'étaient formées au niveau de différentes apophyses épineuses. En même temps survint une cyphose à angle aigu qui rendit probable l'existence d'altérations pathologiques semblables dans les corps vertébraux correspondants. Assez souvent on constate des signes de paralysie comme dans la spondylite simple. Il est certain, toutefois, ajoute l'auteur, qu'en se basant sur ces observations, on s'est souvent laissé entraîner à des erreurs de diagnostic consistant à expliquer par des gommes ou des exostoses syphilitiques des paralysies survenant chez des individus non atteints de cyphose, mais ayant présenté antérieurement des accidents de syphilis (1). »

Quant au traitement des lésions syphilitiques de la colonne vertébrale, si tant est que le diagnostic ait pu en être établi, il consistera surtout dans le repos, au besoin l'immobilisation au lit et plus tard dans le port d'un corset feutré. Il est bien entendu que le fond du traitement devra être la médication antisyphilitique.

§ 3. — Ostéo-arthrite gommeuse.

DE L'OSTÉO-ARTHRITE SYPHILITIQUE TERTIAIRE.

Dans un mémoire publié en 1885 (2), nous avons étudié à l'aide de données anatomo-pathologiques nouvelles, la nature, l'évolution, les caractères différentiels d'une variété d'arthropathie syphilitique, de l'ostéo-arthrite tertiaire.

Laissant de côté la partie clinique de la question, nous nous sommes attaché surtout à exposer les résultats fournis par l'observation nécroscopique, persuadé que l'obscurité relative qui règne sur ces lésions, malgré de nombreux et remarquables travaux, tient à l'insuffisance des documents anatomiques.

Les faits publiés par Richet (1853) et ultérieurement par ses élèves Voizin (1875), Dozat (1875), dans le but de prouver l'existence de l'arthrite, de la tumeur blanche syphilitique, ont été repris et critiqués par M. Panas (article Articulation, *Dictionnaire de Jaccoud*, 1875), et plus tard par M. Bouilly (1875), dans son intéressante étude comparative des arthropathies rhumatismales, scrofuleuses, syphilitiques. Les thèses de Dureuil (1881), Méricamp (3) (1882), inspirées par M. le professeur Fournier, ne contiennent que deux relations d'autopsies, dues, la première à M. Lancereaux (4), la seconde à M. Méricamp. C'est peu, comparé au bilan des observations cliniques. Lorsqu'il s'agit de déterminer la nature exacte

(1) Franz Kœnig, *Traité de pathologie chirurgicale spéciale*, t. II, p. 931.
(2) *Annales de dermatologie et de syphiligraphie*, 1885.
(3) *Des arthropathies syphilitiques*. Thèse Paris, 1882.
(4) *Traité de la syphilis*, 2e édition, 1873.

d'une lésion, la valeur des données anatomo-pathologiques nous paraît bien supérieure aux documents cliniques. C'est en réunissant ces faits à ceux de Schuller (1), de Gies (2), de Virchow (3) et aux nôtres que nous avons établi nos conclusions.

DE L'OSTÉO-ARTHRITE SYPHILITIQUE AU POINT DE VUE ANATOMO-PATHOLOGIQUE. — SA NATURE. — SON ÉVOLUTION. — PÉRIODES DE DÉBUT, D'ÉTAT, DE GUÉRISON. — SES CARACTÈRES DIFFÉRENTIELS.

Des trois types d'arthropathies syphilitiques tertiaires que M. Méricamp tend à établir, un seul nous paraît absolument démontré : c'est le *second type*, comprenant les faits groupés par M. le professeur Fournier, sous la dénomination clinique de pseudo-tumeur blanche syphilitique. « Il est caractérisé par des lésions des extrémités osseuses, tous les éléments fondamentaux de l'articulation (les cartilages articulaires exceptés) restant intacts. C'est la forme osseuse des arthropathies syphilitiques. » A cette forme se rapportent certainement les observations II, III, IV, V, de notre mémoire. Quant au *premier type*, qui a pour substratum l'autopsie de M. Lancereaux, l'observation publiée n'est pas assez explicite pour que nous considérions comme prouvée l'existence d'une arthrite secondaire, uniquement consécutive à des productions gommeuses, sous-synoviales, extra-osseuses. Les érosions, les ulcérations signalées sur la surface articulaire du condyle externe gauche, permettent de supposer qu'il y avait des lésions concomitantes du côté du tissu osseux; d'autre part, on ne dit pas que les surfaces articulaires aient été ouvertes à la scie. De ce que nous avons trouvé des lésions épiphysaires étendues, alors que l'extrémité articulaire paraissait peu altérée (Obs. V, extrémité supérieure de l'humérus droit), ou même tout à fait indemne (Obs. IV, tête humérale droite), nous concluons à la nécessité de diviser à la scie toute surface, même intacte en apparence, si l'on veut faire un examen complet de la jointure.

Dès lors, sans nier la possibilité d'une arthropathie syphilitique produite par des dépôts gommeux périsynoviaux, nous faisons des réserves sur son existence.

Le *troisième type* caractéristique de la syphilis héréditaire tardive n'a pas pour lui le contrôle de l'autopsie. En le désignant sous le nom de « variété déformante », M. Méricamp lui a appliqué une dénomination des plus heureuses, mais s'agit-il là d'une variété,

(1) *Bericht über die Verhandlungen d. deutsch. Gesell. f. Chir.*, XI Congress.
(2) *Deutsche Zeitsch. f. Ch.*, 1881. Band XV.
(3) *Berlin. klin. Wochen.*, n° 33, 1884.

d'un type clinique répondant à un type anatomo-pathologique, telle n'est pas notre opinion.

Dans les pages précitées, nous avons rassemblé les preuves qui tendent à établir l'histoire pathologique de l'ostéo-arthrite syphilitique. N'existe-t-il que cette variété d'arthropathie? Nous ne le croyons pas. C'est un point sur lequel nous aurons à revenir ultérieurement. Nous ne nous servirons par des termes de tumeur blanche, ou pseudo-tumeur blanche. Utiles en clinique parce qu'ils rappellent à l'esprit un ensemble symptomatique, ils ont le tort de manquer de la précision propre aux locutions de *synovite*, d'*ostéo-arthrite*, de *chondrite*.

D'une manière générale, nos recherches confirment celles de M. Méricamp; cependant, nous différons totalement en ce qui concerne la classification des arthropathies en trois types principaux. Pour nous, chacun de ces types ne répond pas à un processus pathologique spécial, mais se rattache à une période d'évolution de l'ostéo-arthrite. Peut-être M. Méricamp serait-il arrivé à cette même conclusion si l'examen nécroscopique qu'il a pratiqué eût été semblable au nôtre. Il est exceptionnel, en effet, d'observer sur un même sujet des lésions à des degrés aussi divers d'évolution, permettant d'étudier la marche du processus pathologique depuis les premières phases de son développement jusqu'à la guérison complète.

Tandis que sur l'extrémité supérieure de l'humérus droit, le syphilome diaphyso-épiphysaire avait à peine altéré l'aspect extérieur de l'os, n'avait pas déterminé d'arthrite secondaire, par contre, du côté gauche, une lésion analogue avait évolué et guéri d'une façon latente après avoir détruit les deux tiers supérieurs de la tête humérale. La cupule radiale droite était ébréchée sur un tiers de son pourtour; il s'agissait, là aussi, d'une lésion ancienne guérie; mais ce sont surtout les deux articulations fémoro-tibiales qui étaient le siège de remarquables désordres. Comme le montrent les figures ci-jointes, l'extrémité inférieure du fémur droit présentait une perte de substance située à la partie antérieure et moyenne de la trochlée, profonde de 2 centimètres, tapissée par une néo-membrane rougeâtre, épaisse, consécutive à un syphilome épiphysaire. L'aspect des lésions, l'existence d'un liquide purulent dans la jointure, indiquaient qu'il s'agissait bien d'une ostéo-arthrite en pleine évolution. Le genou gauche, au contraire, ne contenait pas de pus, sa synoviale était un peu épaisse, rougeâtre, et si l'extrémité inférieure du fémur était profondément modifiée dans sa forme, du moins les désordres dont elle avait été le siège étaient de date ancienne et complètement réparés. L'absence de tissu gommeux, d'ostéite raréfiante, de liquide purulent, l'existence d'une éburnation et d'une sclérose fibreuse des plus nettes nous paraissent légitimer notre manière de voir.

Les modifications, les déformations que nous ont offertes l'extrémité supérieure de l'humérus gauche, l'extrémité supérieure du radius droit, l'extrémité inférieure du fémur gauche, devraient faire ranger ces lésions dans la variété déformante, alors que celles du fémur droit appartiendraient au deuxième type.

La réunion sur un même sujet de ces divers stades de la maladie nous a permis de tracer la description suivante de l'ostéo-arthrite syphilitique :

1° *Période de début.* — S'il est un fait bien constaté en pathologie osseuse, c'est le développement des lésions de préférence dans les régions épiphysaires, ou mieux juxta-épiphysaires. Le syphilome ne fait pas exception à la règle; aussi est-il fréquent, s'il s'agit d'individus encore jeunes, de le rencontrer dans la région qui avoisine le cartilage de conjugaison. Souvent, au début, rien ne révèle extérieurement l'existence du noyau gommeux. Les cartilages sont intacts et la synoviale est normale. Il faut absolument fendre l'extrémité articulaire pour trouver la lésion. C'est ainsi que nous avons mis la main sur un bel exemple de gomme épyphisaire (Obs. IV, humérus). Dans d'autres circonstances, de petites perforations peuvent conduire sur le foyer pathologique. Dans notre observation V, elles ressemblaient aux trous vasculaires que l'on trouve sur le pourtour de la tête humérale. Il n'y avait aucun signe d'arthrite. Toutefois, le cartilage diarthrodial huméral présentait, surtout au pourtour de ces perforations, des signes de chondrite (irrégularité, cicatrices linéaires, étoilées), qui peut être considérée comme consécutive à l'irritation d'origine profonde. Ce retentissement pathologique du syphilome sur le cartilage peut exister alors même que ce dernier paraît intact. Nous avons pu vérifier ce détail en examinant de nouveau quelques-unes de nos préparations histologiques (Obs. IV). Il est, du reste, également indiqué dans l'observation de M. Méricamp. L'extrémité articulaire sectionnée, le syphilome se présente sous l'aspect d'un noyau de dimensions variables, d'aspect gélatineux, avec de petits points caséeux, jaunâtres au centre, alors que la périphérie est légèrement rosée. Il siège soit isolément sur l'épiphyse, ou la région juxta-épiphysaire de la diaphyse, ou bien

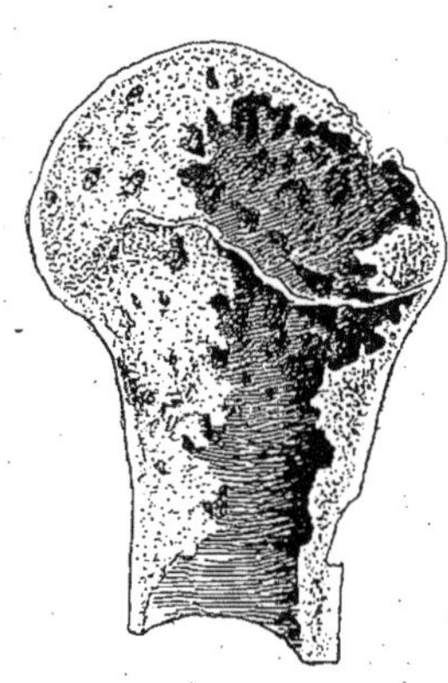

Fig. 80. — Syphilome diaphyso-épiphysaire presque complètement latent.

encore envahit ces deux parties. Le tissu osseux est raréfié dans le point occupé par la lésion; mais au pourtour de celle-ci, il y a une tendance marquée à la formation d'une barrière ostéofibreuse, surtout si le processus pathologique est de date suffisamment ancienne. Examinée au microscope, la masse néoplasique paraît constituée par une trame fibrillaire, très fine en certains points, plus épaisse, franchement fibreuse ailleurs. Elle contient dans ses mailles une grande quantité de petits éléments cellulaires en voie de désintégration granuleuse. Çà et là se trouvent des foyers hémorragiques, plus nombreux à la périphérie où existe, du reste, une vascularisation remarquable. On aperçoit, disséminés au milieu du tissu gommeux, des fragments osseux en voie de disparition, présentant des lacunes de Howship. La dégénérescence caséeuse n'est pas très étendue : il y a une tendance à la formation de tissu fibreux résistant. Le cartilage diarthrodial présente des signes de chondrite. Les cellules cartilagineuses, en voie de prolifération, déformées, irrégulières, forment sur certains points des boyaux pleins d'éléments embryonnaires, prêts à s'ouvrir dans la jointure. La substance fondamentale et les éléments cellulaires qui ont disparu sont remplacés par du tissu fibreux cicatriciel. La tendance à la guérison, accusée par ce travail réparateur, peut s'accentuer de plus en plus, jusqu'à la disparition complète du tissu syphilomateux; il est probable qu'en pareille circonstance on trouverait dans l'épiphyse un noyau cicatriciel ostéo-fibreux; nous n'en connaissons pas d'exemple anatomique. Si la lésion s'accroît, l'ostéite raréfiante, la chondrite augmentent, et le cartilage d'abord aminci, puis perforé, laisse communiquer librement le foyer néoplasique avec la cavité articulaire. La période d'état est alors constituée.

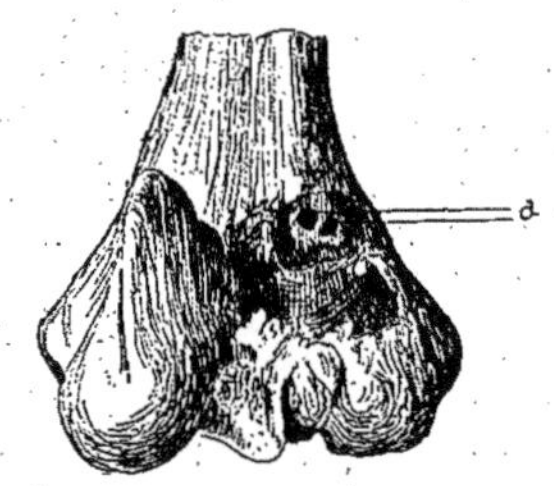

Fig. 81. — Extrémité inférieure du fémur droit.

a, perforation conduisant à un syphilome épiphysaire.

2° *Période d'état.* — Jusqu'alors c'est à peine si les lésions offraient un intérêt chirurgical : leur état latent, leur peu d'étendue ne pouvaient nécessiter l'intervention opératoire, ni par suite donner lieu à des difficultés de diagnostic. A la période que nous étudions, il n'en est plus de même : les désordres articulaires sont tels qu'ils peuvent simuler l'ostéo-arthrite tuberculeuse, la tumeur blanche. Toutefois, comme nous le verrons, l'examen attentif des lésions permet d'éviter cette erreur d'interprétation. L'ulcération épiphysaire s'accroît de plus en plus, gagne en étendue plus qu'en profondeur, grâce à l'inflammation destructive du cartilage. La synoviale, primitivement intacte, s'enflamme, s'épaissit et se présente sous l'aspect d'une membrane rougeâtre, épaisse de 2 à 3 millimètres, finement villeuses sur certains points.

Un liquide de nature variable est contenu dans la jointure, qu'il ne distend pas; primitivement séreux, il deviendrait séro-purulent, ou purulent, trouble, floconneux, roussâtre. Les ligaments, généralement intacts, ne sont guère atteints que dans le cas où l'altération gommeuse s'attaque à leurs insertions sur le tissu osseux. Dans aucune des observations précédentes, plusieurs surfaces articulaires constituant une même jointure n'étaient atteintes simultanément. Cependant on observait des irrégularités du cartilage, recouvrant des os respectés d'ailleurs par le syphilome.

A un examen plus attentif, on voit que la perte de substance est revêtue par une néo-membrane rougeâtre, fibreuse, reposant sur une lame éburnée à peu près partout, sauf dans les points par lesquels la jointure a été envahie.

Le stylet introduit par ces orifices pénètre dans un tissu néoplasique ramolli, friable, quelquefois même jusque dans le canal médullaire. Il suffit d'un trait de scie pour mettre à découvert la cause primordiale de l'arthrite, le syphilome. Nous ne reviendrons pas sur les caractères histologiques et microscopiques de ce dernier; nous insisterons seulement sur l'aspect microscopique de la synoviale. Sclérosée, épaissie, elle est surtout remarquable par sa richesse vasculaire. Le tissu embryonnaire est assez peu abondant et partout l'on observe une tendance à l'organisation fibreuse des plus accentuées. *Nulle part on ne voit de productions rappelant les follicules tuberculeux et les masses caséeuses des synovites tuberculeuses.* On note aussi l'*absence d'endartérite oblitérante.*

3° *Période de guérison.* — Sous l'influence d'un traitement spécifique ou même spontanément, comme cela paraît avoir eu lieu sur le sujet de l'observation V, l'affection s'arrête dans sa marche et la guérison s'effectue. S'il n'existe pas de lésions en pleine évolution, il est alors difficile de reconnaître la nature des désordres observés en pareille circonstance. Tantôt l'extrémité articulaire atteinte est irrégulière, bosselée, mais a conservé son aspect général; tantôt sa forme est généralement modifiée par la disparition d'une étendue souvent considérable de sa surface. L'une de nos pièces est un remarquable exemple de cette destruction épiphysaire. Comme on le voit sur la coupe, la tête humérale n'est plus representée que par un coin osseux éburné, dont la base interne est revêtue de cartilage diarthrordial et le sommet externe confondu avec une lamelle osseuse, qui paraît avoir limité la lésion. L'extrémité inférieure du fémur gauche, la cupule radiale nous ont offert des altérations susceptibles de la même interprétation : partout la guérison s'est effectuée par l'éburnation du tissu osseux, qui se recouvre en même temps d'une couche fibreuse comblant en partie la perte de substance. Les portions du cartilage qui persistent offrent un aspect caractéristique noté déjà précédemment. Couvertes de petits mamelons, de grains plus ou moins volumineux, de dépressions, de sillons cruciformes ou étoilés, elles rappellent, par leur aspect, comme on l'a fort bien dit, la lobulation des foies atteints de cirrhose atrophique. Les ligaments, la capsule, peuvent rester plus ou moins épaissis, rétractés, et si l'arthrite a été suffisamment intense, une ankylose fibreuse, assez serrée, peut en être la conséquence.

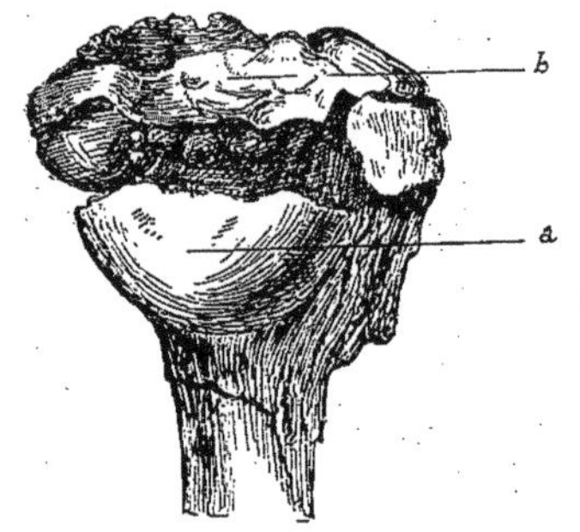

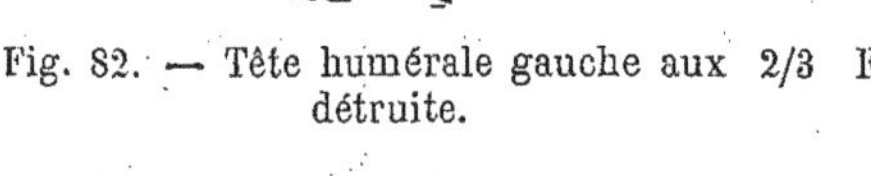
Fig. 82. — Tête humérale gauche aux 2/3 détruite.

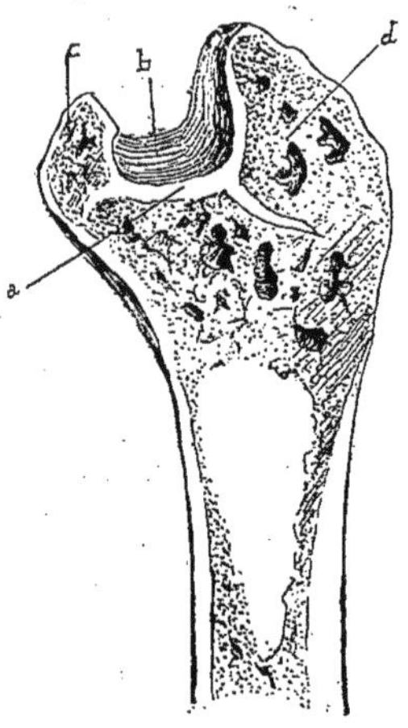

Fig. 83. — Coupe transversale et verticale de la tête humérale gauche montrant l'étendue de la perte de substance.

Fig. 82. — *a*, vestige de la tête humérale. — *b*, région trochantérienne élargie.

Fig. 83. — *a*, lamelle éburnée paraissant avoir limité la lésion. — *b*, tissu fibreux tapissant la dépression épiphysaire. — *c*, coin osseux, seul vestige de la tête humérale. — *d*, région trochantérienne.

Il résulte de ce qui précède que l'épithète de déformantes, applicable à ces lésions, ne doit pas impliquer l'idée d'une forme spéciale d'arthropathie.

Caractères différentiels. — Le diagnostic différentiel anatomique de l'ostéo-arthrite tertiaire doit être surtout établi à ses deux dernières périodes.

Au début, l'aspect irrégulier, mamelonné, les cicatrices, et, plus encore, les petites perforations du cartilage, alors que les autres éléments de l'articulation sont intacts, doivent éveiller l'attention de l'observateur. Une coupe de l'épiphyse éclaircira immédiatement le débat en montrant la lésion primitive.

A la seconde période, que nous désignerions volontiers sous le nom de période de pseudo-tumeur blanche, il importe de distinguer cette forme d'arthropathie, de l'ostéoarthrite tuberculeuse.

De même que le syphilome, le tubercule débute fréquemment dans le tissu osseux, pour envahir consécutivement la jointure; mais les lésions initiales, comme les lésions secondaires, offrent, dans les deux cas, des différences tranchées : le noyau gommeux, d'aspect gélatineux, myxomateux, légèrement rosé à la périphérie, est çà et là, faiblement éburné. Il n'existe pas de séquestre appréciable. Au contraire, le tubercule épiphysaire, toujours accompagné de nécrose,

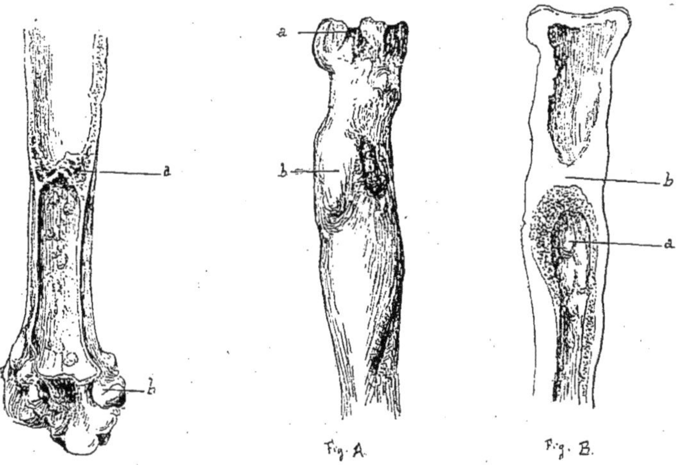

Fig. 84. — Coupe verticale antéro-postérieure du fémur gauche.

Fig. 85. — Extrémité supérieure ou radius droit.

Fig. 86. — Coupe du radius montrant la dilatation du canal médullaire.

Fig. 84. — *a*, cloison ostéo-fibreuse limitant inférieurement un foyer d'ostéomyélite diaphysaire en voie de guérison. — *b*, aspect irrégulier, anfractueux, bosselé, de l'extrémité inférieure du fémur. La majeure partie du cartilage a disparu, elle est remplacée par un tissu fibreux rougeâtre, reposant sur une lamelle éburnée.

Fig. 85. — *a*, cupule radiale ébréchée sur 1/3 de son pourtour. — *b*, augmentation de la diaphyse due à l'ostéomyélite gommeuse.

Fig. 86. — *a*, siège d'une ancienne lésion. — *b*, lamelle éburnée.

plus ou moins étendue, donne lieu à des séquestres volumineux, en même temps qu'il existe sur d'autres points de l'épiphyse des territoires éburnés, blanc jaunâtre, répondant à ce que Nélaton a décrit sous le nom d'infiltration puriforme. Au lieu d'être sèche, la production tuberculeuse s'accompagne de caséification étendue et le plus souvent de suppuration. Cette dernière est exceptionnelle, rarement notée en clinique, dans la gomme épiphysaire.

Dans l'arthrite tuberculeuse, les cartilages de revêtement, souvent décollés, flottant dans le liquide purulent, grumeleux, qui distend la jointure, sont en tous cas faciles à détacher à cause d'un travail inflammatoire sous-chondrique. En pressant entre les doigts la tête d'un fémur ainsi altéré, on la pèle, on la dépouille instantanément de son cartilage diarthrodial. Ici, rien de semblable; il adhère partout au tissu spongieux sous-jacent.

Les ligaments envahis par les fongosités peuvent finir par disparaître; ils sont généralement intacts dans la forme d'arthropathie que nous étudions. La synoviale, atteinte par l'inflammation tuberculeuse, est transformée en un tissu lardacé, épais souvent d'un centimètre. Elle envoie sur les surfaces articulaires des prolongements panneux. Les masses tuberculeuses qu'elle contient apparaissent à l'œil nu sous la forme d'un semis de granulations blanc jaunâtre.

La synovite tertiaire est caractérisée surtout par sa vascularisation et la consistance fibreuse de son tissu. *Mais de fongosités, il n'en est pas question.* Nous soulignons ces mots, après M. Méricamp.

Au point de vue histologique, l'absence de follicules tuberculeux, d'endartérite oblitérante, l'existence d'une trame fibrillaire en voie de transformation fibreuse sur certains points, serviront à établir le diagnostic.

Ajoutons que la recherche du bacille de la tuberculose à l'aide de coupes histologiques ou, mieux encore (ainsi que nous l'avons indiqué), au moyen de la trituration (*Société de médecine de Lyon,* 17 mars 1884), permettra également d'élucider la question.

Si la troisième période de l'ostéo-arthrite tertiaire a quelque titre à l'épithète de déformante, nous ne croyons pas qu'on puisse confondre les lésions qui la caractérisent avec celles de l'*arthrite chronique rhumatismale*, appelée aussi déformante. L'hypertrophie des franges synoviales, l'état villeux et, plus tard, l'éburnation et le poli des cartilages, les ostéophytes et les ecchondroses que l'on observe dans ce dernier cas, ne rappellent en rien les pertes de substance de l'os, les dépressions étoilées, les cicatrices cartilagineuses et les dépôts caséeux signalés dans nos observations. Tandis que la déformation dans l'arthrite rhumatismale est due surtout à des *productions* souvent énormes, cartilagineuses et osseuses, dans l'ostéo-arthrite tertiaire il y a déformation par suite de la *destruction* plus ou moins étendue d'une surface articulaire. L'existence fréquente de lésions gommeuses diaphysaires voisines permet aussi de reconnaître la nature des lésions.

Tels sont, d'après les pièces et les documents que nous avons eus à notre disposition, les divers caractères de l'ostéo-arthrite syphilitique.

N'existe-t-il que cette variété d'arthropathie? Nous ne le croyons pas, et bien que nous pensions que les lésions articulaires tertiaires sont dans la plupart des cas d'origine osseuse, nous devons reconnaître que divers observateurs, Gies, Schuller, Virchow, ont signalé des faits de chondrite syphilitique.

S'agit-il de chondrite primitive, ou de chondrite symptomatique d'une altération gommeuse sous-jacente? C'est un point sur lequel Virchow ne se prononce pas nettement. Dans sa communication (que nous signalons), cet auteur déclare, en effet, ne pouvoir dire si les irrégularités, les dépressions stellaires, la lobulation du cartilage sont dues à un processus gommeux. Nous n'insisterons pas davantage sur cette question, qui ne peut être élucidée complètement qu'à l'aide de nouveaux faits.

§ 4. — Symptômes. — Complications. — Diagnostic. Traitement.

SYMPTOMATOLOGIE — LÉSIONS OSSEUSES TERTIAIRES

La *douleur*, la *tuméfaction osseuse*, l'*absence habituelle de suppuration* et de *nécrose étendue*, tels sont les principaux caractères cliniques des lésions osseuses tertiaires. Il est un troisième point sur lequel nous aurions pu insister davantage, si les observateurs avaient plus souvent noté ce détail, nous voulons parler de l'*absence d'engorgement ganglionnaire* dans la région correspondant à la lésion osseuse.

Nous avons recherché avec soin, sur divers malades, l'état des ganglions; jamais ils ne nous ont paru être hypertrophiés; en tout cas ils n'étaient pas plus volumineux que ceux du côté opposé.

C'est surtout *entre trente et cinquante ans* que les lésions diaphysaires ont été observées; presque toujours c'est après une période assez longue, mais dont le début est difficile à préciser, que se manifeste l'ostéomyélite gommeuse. Les *douleurs violentes*, notées à la période secondaire, peuvent ne pas avoir disparu totalement, reliant ainsi les manifestations du début à celles de la période tertiaire. La *tuméfaction osseuse* vient s'ajouter aux signes subjectifs et rendre palpables les modifications pathologiques subies par la moelle osseuse. Chez un malade, il s'écoula trente ans entre le moment de l'infection et le développement apparent de l'ostéomyélite gommeuse. Chez un autre, c'est deux ans après le chancre qu'elle apparut. Ce sont là les deux dates les plus extrêmes qui aient été notées dans le travail de M. Perret. Si la douleur n'est pas un symptôme absolument différentiel, elle se présente cependant avec une fréquence telle, que nous la trouvons signalée dans l'immense majorité des cas (vingt-neuf fois sur quarante-neuf); une seule fois elle n'existait pas. Le reste du temps elle n'est pas indiquée, les observations étant incomplètes.

Occupant la continuité de l'os et surtout ses extrémités, cette douleur est des plus variables comme intensité; tandis que certains sujets éprouveront des souffrances absolument intolérables, d'autres au contraire ne ressentiront que par intervalles des élancements fugaces, légers, insuffisants pour faire supposer une altération profonde du tissu osseux. Suivant leur siège et leur intensité, ces douleurs sont souvent prises pour des *douleurs rhumatoïdes*, ou encore pour des *névralgies*. Témoignant des modifications pathologiques subies par la moelle osseuse, elles constituent le premier symptôme apparent de la maladie.

Un traitement spécifique intervient-il à ce moment? L'affection peut avorter, sinon l'os présente des modifications extérieures telles, qu'au symptôme subjectif (douleur) vient s'ajouter la *tuméfaction*. A la période médicale de la maladie succède en quelque sorte la période chirurgicale. Les douleurs ont pu se manifester sur la plupart des segments osseux, mais généralement c'est plus spécialement sur certains points, sièges de lésions centrales, qu'apparaît l'*hyperostose*.

Le siège des lésions est des plus variables :

En relevant les indications que nous fournissent nos observations et celles de Perret, nous trouvons sur 49 malades :

Fémur	26 fois.
Humérus	28 —
Tibia	18 —
Radius	10 —
Sternum	3 —
Clavicule	16 —
Rotule	1 —
Côtes	3 —
Cubitus	2 —
Omoplate	4 —

Ces chiffres sont loin de représenter exactement la *multiplicité* des lésions, car, dans la plupart des cas, on a fait un examen très incomplet du squelette. C'est une lacune d'autant plus regrettable qu'il est à présumer que bon nombre de lésions centrales évoluent d'une façon latente, donnant lieu seulement à quelques douleurs ostéocopes, mais sans provoquer à la périphérie de la diaphyse des modifications capables d'attirer l'attention. Sans doute, ce sont là des circonstances exceptionnelles; néanmoins l'anatomie pathologique a démontré l'existence de cicatrices gommeuses intra-médullaires, sans hyperostose de voisinage.

Dans l'immense majorité des cas, la tuméfaction osseuse ne tarde pas à s'ajouter au symptôme douleur; mais cet élément de diagnostic peut faire défaut, si on ne le recherche avec attention. Facilement appréciable au tibia, à la clavicule, l'hyperostose passe facilement inaperçue à la partie supérieure du fémur ou de l'humérus. C'est ainsi que, dans plusieurs observations, l'autopsie a révélé l'altération profonde du squelette dans des points supposés indemnes.

Nous avons insisté, dans le précédent chapitre, sur le mécanisme habituel de cette augmentation de volume de l'os. Sans vouloir y revenir, nous ferons remarquer seulement que la tuméfaction extérieure est pour ainsi dire le reflet palpable de l'altération centrale. S'agit-il d'une ostéomyélite au début, ou bien d'une altération localisée? L'os sera le siège d'une tuméfaction plutôt globuleuse, circonscrite. Si, au contraire, on est en présence de la forme diffuse, le gonflement sera fusiforme. Dans certains cas, le périmètre de la région malade sera supérieur au périmètre correspondant, de 5 ou 6 centimètres.

Ce gonflement est plutôt régulier; néanmoins, quand il s'agit d'un os superficiel (tibia, cubitus), on peut, par la palpation, sentir de petites saillies mamelonnées, dues à des ostéophytes.

La *palpation* de la région tuméfiée est *généralement indolente*, et même en percutant avec le doigt, on ne parvient pas à réveiller de la douleur; c'est là un fait remarquable, si on le rapproche surtout de l'*intensité, excessive* quelquefois, *des algies spontanées* occupant ce même point.

La *consistance* du tissu osseux n'est généralement pas modifiée, à moins cependant que le tissu gommeux, ayant détruit la majeure partie de la coque diaphysaire, ne vienne se placer, pour ainsi dire, au-dessous des téguments.

La main, appliquée sur la région qui est le siège de la douleur, ne perçoit *pas de modification de température*. Ce signe, qui fait habituellement défaut lorsqu'il s'agit d'un travail inflammatoire chronique, existe au moment d'une poussée plus aiguë.

Le plus ordinairement les tissus qui avoisinent l'hyperostose sont intacts, ou ne sont guère altérés que dans le cas de lésions d'ostéomyélite diffuse. Nous avons noté dans l'anatomie pathologique l'état des tissus musculaires et fibreux, nous ajouterons que la peau ne fait pas exception à cette règle générale et se trouve le plus habituellement intacte.

Mobile sur les tissus sous-jacents, de coloration normale dans la plupart des cas, elle est d'autres fois violacée, plus ou moins adhérente aux parties profondes. Enfin dans les cas rares où il y a élimination de la gomme osseuse et guérison, une cicatrice peut remplacer une plus ou moins grande étendue des téguments. Ce sont là des faits exceptionnels, et ceci nous amène à parler de l'absence habituelle de toute suppuration.

Suppuration. — De l'analyse des observations publiées, il résulte que la *suppuration est en effet l'exception*, et que lorsqu'elle se manifeste, elle présente généralement des caractères spéciaux. Sur un total de quarante-neuf faits, nous en relevons seulement sept dans lesquels il y eut formation de fistules et issue de liquide en quantité variable. Du reste, à l'appui de nos assertions, nous ne croyons pouvoir mieux faire que de renvoyer aux observations publiées par Perret.

En résumé, dans tous les cas où il y a eu suppuration, celle-ci était *peu abondante* et constituée surtout par un *liquide visqueux*, analogue à celui qui s'écoule lors de l'ouverture des gommes cutanées. *Dans aucun cas, il ne s'était formé d'abcès ou de collection liquide comparable à celles qui sont la conséquenee habituelle de la tuberculose osseuse ou de l'ostéomyélite infectieuse* (surtout à forme prolongée). Ce n'est guère que vers les dernières périodes de leur évolution, longtemps après leur début, que les syphilomes arrivent au dehors et déterminent l'apparition de petites fistulettes, ou, ce qui est encore fréquent, d'ulcérations d'une certaine étendue. Les traînées gommeuses, après avoir traversé l'os ancien, l'os nouveau, arrivent sous le périoste et donnent lieu à une périostite gommeuse secondaire. Une ouverture se produit-elle, surtout si elle présente un diamètre assez considérable, on pourrait croire à une lésion gommeuse périostique primitive de l'os, alors qu'il ne s'agit que d'un degré plus avancé, terminal, de l'ostéomyélite gommeuse centrale.

Ces lésions ostéopériostiques superficielles surviennent en général fort tard.

Si les lésions gommeuses des os longs sont habituellement sèches, elles ne font pas à ce point de vue exception à la règle générale qui régit l'évolution des syphilomes. De même que les gommes du foie, du poumon, sont habituellement sèches, de même aussi l'ostéomyélite est rarement accompagnée de production d'abcès. L'*ulcération syphilomateuse* se fait remarquer par ses bords polycycliques, l'absence de fongosités et de gros bourgeons fongueux, pâles, comme cela s'observe dans les lésions tuberculeuses.

Quelquefois, c'est une circonstance extérieure, un traumatisme, une fracture spontanée, par exemple, qui vient provoquer une poussée aiguë, suivie de la formation d'une petite fistule ; il en était ainsi dans les observations de Delpech et d'Arnott. Plusieurs observations citées dans le mémoire de Perret, dans lesquelles la suppuration est survenue, sont intéressantes à cause de l'*absence de tout séquestre*. Nous n'avons pas ici le contrôle de l'autopsie pour appuyer notre opinion, mais simplement les renseignements cliniques, et ces derniers sont convaincants.

Dans le *Traité de la régénération des os* de M. Ollier, nous trouvons l'observation d'une jeune fille de quinze ans, à laquelle fut pratiquée une résection diaphysaire partielle de l'humérus, et cela avec un plein succès au point de vue du résultat ultérieur. Le fait prouve l'absence de nécrose sur un segment osseux malade, profondément altéré.

M. Ollier ajoute à la suite de cette observation :

« Nous citons ce fait tout d'abord, parce qu'à lui seul il suffira pour démontrer notre proposition. Il n'y a pas ici d'erreur possible, l'os enlevé était un os vivant; ce n'était point un os nécrosé; le périoste a été détaché pendant l'opération; l'os nouveau n'a pas été une émanation de l'os ancien, puisqu'il y a eu, pendant longtemps, une mobilité très appréciable entre la masse osseuse nouvelle et la moitié inférieure de l'humérus. »

La nature spécifique de la maladie osseuse n'était pas connue au moment de l'opération, et ce n'est que plusieurs années plus tard que M. le professeur Ollier apprit que cette *malade avait eu une syphilis d'origine vaccinale.*

De tout ce qui précède, il nous semble logique de conclure :

1° Que la nécrose est tout à fait exceptionnelle;

2° Que lorsqu'il existe des séquestres, ils sont généralement très petits, parcellaires, et différant totalement de ceux produits, soit par la tuberculose, soit par l'ostéomyélite infectieuse.

On peut observer des pertes de substance considérables, sans que les malades qui présentent ces lésions aient remarqué l'issue d'un seul fragment osseux. A peine signalent-ils, dans certains cas, l'existence de petits graviers fins, en quelque sorte du sable mêlé au liquide.

L'explication de cette *résorption progressive* du tissu osseux, qu'il y ait ou non suppuration, tend à faire croire que les parties osseuses, les parties infiltrées du tissu syphilomateux, tout en étant le siège d'un travail destructif, sont vivantes.

La cicatrisation des plaies résultant de l'ouverture à l'extérieur du tissu osseux, traîne souvent en longueur, si un traitement spécifique n'est pas mis en usage; dans le cas contraire, elle se fait avec une rapidité remarquable. La cicatrice ne présente pas d'aspect caractéristique dans tous les cas; généralement adhérente aux parties profondes, elle est plus mince, pâle, ou très légèrement violacée.

Au niveau des régions sternales, claviculaires d'un malade, il existait de véritables godets profonds, tapissés par un tissu cicatriciel aminci; sur les membres, la cicatrice ne présentait pas de signes distinctifs.

Nous avons surtout envisagé dans notre étude les lésions portant sur les grands os des membres, nous devons aussi faire remarquer que les phalanges et les métacarpiens qui appartiennent au même type anatomique, prêtent aux mêmes considérations symptomatiques.

Nous ne possédons pas d'observations personnelles sur ce sujet; nous nous contenterons de reproduire, très résumées, les lignes que leur consacre M. le professeur Rollet (1) :

« Les premières observations de dactylite syphilitique remontent en 1859 et sont dues à Chassaignac et Van Oordt. Depuis, beaucoup d'auteurs, et surtout Taylor, ont rapporté un grand nombre de faits de même nature.

« Les tumeurs gommeuses peuvent se rencontrer dans les phalanges des doigts et des orteils, et affecter directement l'os et le périoste. Bergh rapporte un cas qui fit diagnostiquer une ostéomyélite gommeuse. Effectivement, la paroi osseuse amincie et présentant un gonflement analogue à celui du spina ventosa, donna issue en dernier lieu à un liquide clair et visqueux, et un stylet introduit dans la plaie conduisait dans une cavité, sans rencontrer de séquestre. Après la guérison, la phalange se trouva raccourcie. Mac Ready rapporte un cas semblable.

« Nélaton rapporte un cas où le médius étant devenu très gros et douloureux, la résolution d'abord obtenue, une rechute eut lieu, suivie d'une guérison apparente comme la première fois; seconde rechute, le médius était plus volumineux qu'à l'état normal (1 centimètre de plus que son congénère du côté opposé). Les téguments avaient une teinte violacée, les mouvements étaient gênés, la pression faiblement douloureuse, et surtout il y avait dans la nuit des douleurs spontanées.

« Un autre fait analogue a été signalé par le même auteur. Lucke en a rapporté deux de même nature, où les phalanges des orteils étaient affectées en même temps que celles des doigts; Taylor, trois; Scarenzio et Galassi, un certain nombre, dont plusieurs se rattachent à la syphilis héréditaire.

« Les influences capables de faire naître ces dispositions sont toutes celles qui amènent la débilitation générale, froid, humidité, habitations insalubres, mauvais régime, enfin tous les agents qui disposent à la syphilis osseuse : goutte, rhumatisme (mercurialistes et antimercurialistes). Fallope est le premier qui ait attribué au mercure les affections osseuses syphilitiques. »

Adénopathies. — Si l'on recherche avec soin l'état des ganglions

(1) Dechambre, *Dictionnaire encyclopédique*, t. XIV, p. 343.

correspondant à la région malade, on voit que la plupart du temps ils ne sont pas modifiés. Cet examen doit être fait avec soin et l'on doit tenir compte surtout de l'existence possible d'antécédents scrofuleux.

Les malades dont Perret relate les observations n'offraient pas, pour la plupart, d'hypertrophie ganglionnaire généralisée.

De plus, les régions axillaires ou inguinales, suivant que le fémur ou l'humérus étaient pris, ne présentaient pas d'engorgement secondaire.

Sans doute, nous n'ignorons pas que la syphilis détermine des modifications considérables du système lymphatique, mais elles portent indifféremment sur les divers points de cet appareil ganglionnaire.

L'*adénite tertiaire* n'est que l'expression d'une infection générale depuis longtemps accomplie, et à ce point de vue, diffère par suite complètement de l'*adénite localisée symptomatique d'une lésion tuberculeuse locale*. Il est clair que l'on ne peut comparer l'ostéomyélite syphilitique aux formes locales d'ostéite tuberculeuse, qui tendent à infecter ultérieurement le reste de l'organisme, en suivant surtout la voie lymphatique.

Telle est du moins l'explication que nous proposons et qui nous paraît rendre compte de ce symptôme négatif. Nos faits ne sont pas assez nombreux pour que nous puissions généraliser cette manière de voir.

Il nous paraît utile d'attirer l'attention des cliniciens sur ce point, complètement négligé dans les observations antérieures.

Il est permis de croire que c'est surtout dans les cas de syphilis acquise, tertiaire (le sujet n'étant ni tuberculeux, ni scrofuleux), que l'on pourra rechercher ce signe et lui accorder quelque valeur, s'il était fréquemment observé. Dans les cas de lésions osseuses héréditaires chez les jeunes sujets, l'existence assez fréquente d'un état strumeux ne permettra pas, sans doute, d'accorder une grande valeur au signe dont nous parlons.

Dans un travail publié dans les *Archives générales de médecine* (juin 1883, p. 679), M. Doyen, décrivant des altérations du système lymphatique ganglionnaire chez les enfants atteints de syphilis héréditaire, montre que dans quatre observations il y avait engorgement ganglionnaire dans des régions qui ne correspondraient pas du tout aux altérations des tissus. C'est ainsi que, l'intestin étant indemne, les ganglions mésentériques étaient volumineux; des ulcérations cutanées existant au scrotum, aux fesses, les altérations ganglionnaires siégeaient au cou.

Ces faits viennent à l'appui de notre manière de voir, puisqu'ils tendent à démontrer le *défaut de corrélation entre les lésions cutanées, viscérales ou autres, d'une part, et d'autre part, les lésions de l'appareil lymphatique.*

Ces dernières, contrairement à ce qui est admis par nombre d'auteurs, doivent être regardées, en pareille circonstance, comme primordiales et non sous la dépendance d'une altération localisée.

Évolution de la maladie. — Si nous jetons un coup d'œil rétrospectif sur l'allure clinique générale de la maladie, nous voyons qu'elle est essentiellement caractérisée par sa marche chronique, troublée quelquefois par des poussées plus ou moins aiguës.

Au phénomène subjectif douleur succède, au bout d'un temps variable, le gonflement, et plus tard encore l'ouverture du syphilome à l'extérieur, dans certains cas exceptionnels, surtout si le traitement spécifique n'a pas été mis en usage. Les orifices fistuleux ou l'ulcération ne donnent issue qu'à une faible quantité de sérosité purulente plus ou moins visqueuse, à des détritus jaunâtres et rarement à de petites parcelles osseuses.

La guérison peut survenir spontanément et mieux encore sous l'influence du traitement mixte.

L'efficacité de l'iodure est remarquable en général; il ne faudrait pas s'attendre, cependant, à la disparition d'hyperostoses dures et déjà anciennes, pas plus qu'à une modification quelconque dans la longueur (arrêt) d'un segment osseux.

Pronostic. — Le pronostic serait donc relativement bénin, si des fractures spontanées, conséquences de désordres considérables, des lésions viscérales, ne venaient l'assombrir.

En parcourant les diverses observations suivies de nécropsie, nous relevons les données suivantes : sur vingt-trois cas, nous constatons que, par ordre de fréquence, le foie a été atteint huit fois, les reins huit fois, la rate six fois, les testicules et épididymes deux fois, le cerveau deux fois, le poumon une fois et le corps thyroïde une fois. Nous n'avons pas de cas dans lesquels l'estomac, l'intestin, le système vasculaire, le cœur, la vessie, la prostate aient été le siège d'altérations syphilitiques. Dans la plupart des cas, la mort paraît avoir été produite par des lésions viscérales.

Nous ne pouvons apprécier la mortalité moyenne chez les individus atteints d'ostéomyélite gommeuse. Elle est certainement moins considérable que ne paraît l'indiquer notre relevé; cela tient sans doute au nombre assez grand de faits nécroscopiques intentionnellement réunis par les auteurs que nous avons cités.

Diagnostic différentiel. — Dans un très grand nombre de circonstances, le chirurgien est appelé à établir un diagnostic, alors que les renseignements, les signes caractéristiques de l'infection font totalement défaut. L'analyse attentive des phénomènes permettra cependant d'arriver à la notion exacte de la nature des lésions.

On peut confondre l'ostéomyélite gommeuse avec un certain nombre de processus pathologiques affectant une marche chronique, s'accompagnant de *douleurs*, de *tuméfactions osseuses*, et dans certains cas, de *fractures spontanées*.

Des diverses maladies qui présentent un tel appareil symptomatique, il nous semble que les *sarcomes* des os, l'ostéite *tuberculeuse*, l'ostéomyélite *infectieuse à forme prolongée*, tiennent le premier rang. Nous examinerons donc successivement les traits distinctifs de chacune de ces affections.

Ostéosarcome. — Les ostéosarcomes peuvent se développer primitivement soit à la périphérie de la diaphyse, dans le périoste, soit profondément dans le canal médullaire.

De ces deux variétés de lésions, la deuxième surtout est susceptible de prêter à la confusion.

A leur période de début, les néoplasies médullaires sarcomateuses provoquent des douleurs offrant une acuité variable, mais qui n'ont rien de caractéristique.

Dans cette affection, il est exceptionnel d'observer la suppuration, la production de séquestres; si nous ajoutons que la fracture spontanée est la conséquence forcée de l'altération progressive de la coque diaphysaire, nous aurons montré les divers côtés symptomatiques par lesquels le sarcome touche à l'ostéomyélite gommeuse.

D'une manière générale, on peut dire cependant que le diagnostic différentiel peut être assez facilement établi.

1° L'allure générale du sarcome est rapide, la douleur est suivie à bref délai (quelques semaines; au plus, quelques mois), de l'apparition de la tuméfaction. Si l'on examine la région malade, on constate une sensibilité anormale à la pression; dans la plupart des cas, il n'y a pas de douleurs disséminées sur d'autres parties du squelette.

2° Le gonflement présente des caractères de mollesse, de fausse fluctuation propre au sarcome; il augmente rapidement et détermine une déformation telle de la région, qu'il n'y a plus d'hésitation possible. Si l'on se rappelle la longue période médicale de l'ostéomyélité gommeuse, la dissémination fréquemment signalée des lésions, leur indolence à la pression, le développement lent d'une hyperostose dure, à surface irrégulière, ostéophytique, on verra qu'il est habituellement facile de différencier ces deux maladies. Mais il est une complication qui leur est commune, dont le clinicien ne peut, dans certaines circonstances, reconnaître que très difficilement la cause : ce sont les *fractures spontanées*.

Dans le sarcome, le néoplasme détruit peu à peu, en la refoulant, la coque de tissu compact qui l'entoure; dans l'ostéomyélite gommeuse, à forme diffuse, les traînées serpigineuses envahissent l'os nouveau, le trouent en divers sens et déterminent de cette façon des fractures pathologiques. Il est certain que si, dans ces dernières circonstances, la fracture a été précédée de douleurs de longue durée, éloignant tout à fait l'idée d'une tumeur maligne, il ne s'agit pas là d'un symptôme absolument constant.

Si l'on examine la fracture peu d'instants après sa production, l'épanchement sanguin, la tuméfaction des parties molles empêchent une exploration minutieuse de l'os. Aussi, est-ce bien plutôt dans les quelques jours qui suivront, que le diagnostic pourra être posé.

La syphilis est-elle en cause? La tuméfaction n'augmentera guère, tendra plutôt à diminuer lentement, si aucun traitement spécifique n'est mis en usage, *avec une rapidité souvent remarquable,* si l'iodure est administré. Au contraire, la fracture produite par une tumeur est suivie d'un développement plus rapide de cette dernière, qui peut s'étendre et s'accroître à son aise.

Nous insistons sur ce dernier point, qui nous parut extrêmement évident dans un cas fort embarrassant qu'il nous a été permis d'observer il y a quelques années. Appelé à donner nos soins à un adulte qui s'était fracturé la cuisse en se retournant dans son lit, nous avions pensé à l'ostéomyélite gommeuse en raison des antécédents très nets du sujet (perforation palatine). Le vingtième jour, la cuisse était augmentée de volume au niveau du foyer de la fracture, dans des proportions telles qu'on ne pouvait guère admettre autre chose qu'un néoplasme à évolution rapide: la température locale était augmentée; léger réseau veineux sous-cutané; pas de fluctuation. Peu après, survinrent de l'œdème, de la cachexie... bref, le sujet succomba le cinquantième jour, sans qu'il y ait eu à un moment donné aucune tendance à la consolidation. L'autopsie ne put être faite.

La guérison est la règle dans les fractures reconnaissant la syphilis pour cause, si le diagnostic est fait et le traitement spécifique mis en usage; elle n'existe pas dans le cas de sarcome. A vrai dire, on a pu observer des consolidations imparfaites, mais, de l'avis de la majeure partie des chirurgiens, il n'existe pas d'exemple de guérison de quelque durée. Telle est l'opinion qui a été formulée par Trélat et Verneuil dans une discussion à la Société de chirurgie (1) à l'occasion d'une observation communiquée par M. Humbert. Nous estimons, sans vouloir l'affirmer, que l'on pourrait ranger à côté des hypothèses émises, quant à la nature de l'affection présentée par ce malade, l'idée d'une ostéomyélite gommeuse.

(1) *Société de chirurgie*, 1884.

Ostéite tuberculeuse. — La tuberculose osseuse peut se présenter à l'observateur sous des aspects bien différents.

Affectant d'une manière générale une *forme chronique*, elle peut, dans certains cas exceptionnels, revêtir une allure aiguë analogue à celle de l'ostéomyélite infectieuse. Le premier de ces deux modes d'évolution peut seul offrir quelque ressemblance avec la marche clinique de l'ostéomyélite gommeuse.

On peut schématiquement décrire trois périodes de l'ostéite tuberculeuse : une période de début caractérisée par des douleurs, la gêne des mouvements, la tuméfaction de la région malade; une deuxième période (période d'état), dans laquelle surviennent les abcès dits ossifluents, des décollements sous-cutanés, la production de trajets fistuleux, etc., et enfin une période terminale dans laquelle on voit les lésions locales s'aggraver (nouveaux abcès, formation de séquestre), ou bien, sous l'influence d'une amélioration de l'état général, tendre à la guérison. Des divers détails notés dans cet appareil symptomatique, il en est toute une série, on pourrait dire le plus grand nombre, qui ne se sont jamais offerts à notre observation dans les cas d'ostéomyélite gommeuse.

Rien dans nos observations ne rappelle ces vastes abcès froids ossifluents, ces fistules interminables, les trajets fongueux, les séquestres éburnés puriformes.

Ce n'est que dans la période de début, alors que la lésion tuberculeuse siège profondément, détermine des douleurs et une hyperostose de voisinage, celle-ci excessivement rare, que l'erreur peut être possible.

Toutefois, la douleur est toujours nettement localisée, très souvent exagérée par la pression ou la percussion avec le doigt. A ce moment, l'examen des ganglions correspondants à la région atteinte peut être des plus utiles; nous les avons trouvés augmentés de volume quand il s'agissait de lésions tuberculeuses: ils n'étaient pas hypertrophiés chez nos syphilitiques. Nous avons dit ce que nous pensions de la valeur de ce signe, nous ne pouvons l'appuyer sur un grand nombre d'observations, mais nous tenions à le signaler.

La dactylite syphilitique pourrait être confondue avec l'affection tuberculeuse connue sous le nom de spina ventosa. Mais tandis que dans le premier cas, l'os, primitivement augmenté de volume, diminue ensuite, puis disparaît en partie (fait de Berg) (1), sans qu'il y ait production de pus, trajet fistuleux et issue de séquestre ; dans le second cas, à part l'existence constante de ces lésions, on note assez fréquemment le développement de nodules tuberculeux dans les

(1) *Dictionnaire encyclopédique*, t. XIV, p. 343.

lymphatiques efférents, l'hypertrophie et même la suppuration des ganglions correspondants.

Nous n'insisterons pas sur les renseignements encore plus précis que peut fournir l'examen histologique des fongosités ou des tissus malades, au point de vue de la constatation du bacille de Koch ou du follicule tuberculeux.

L'inoculation serait un moyen efficace, mais véritablement trop lent pour s'assurer de la nature des lésions : ce sont plutôt là des procédés de laboratoire que des moyens d'investigation clinique.

Ostéomyélite infectieuse. — Il serait fastidieux de tracer comparativement les caractères des formes aiguës de l'ostéomyélite infectieuse et ceux de l'ostéomyélite gommeuse; ils n'offrent aucune analogie; mais un foyer de la première de ces deux formes peut s'éteindre, sommeiller pendant de longues années pour, finalement, donner lieu à une poussée inflammatoire subaiguë. En pareil cas, si les renseignements font défaut, l'existence de douleurs plus ou moins vives, durant une période assez longue, l'hyperostose souvent notable de la région malade, peuvent faire songer à un processus syphilitique. On écartera cette idée, en tenant compte surtout de l'existence de suppuration antérieure et de l'issue de séquestres. Ce sont là les principaux traits distinctifs.

Le diagnostic peut être impossible, par contre, entre l'ostéomyélite gommeuse, et l'ostéomyélite chronique d'emblée. Les douleurs, la tuméfaction osseuse, l'absence du pus, de séquestre, notées dans les deux cas sont la source d'une confusion difficile à éviter. L'examen réitéré du sujet, les anamnestiques, la médication spécifique, sont autant d'éléments à utiliser pour arriver à reconnaître la nature de l'affection observée.

Traitement. — La tendance marquée à la guérison que présente l'ostéomyélite gommeuse, comme l'absence constante de pus et de séquestre, contre-indiquent d'une manière générale toute intervention chirurgicale. L'administration de l'iodure de potassium ou d'un traitement mixte dans les cas récents donne les meilleurs résultats. On voit sous leur influence des ulcérations étendues, des désordres de date ancienne disparaître très rapidement.

S'agit-il d'une ostéomyélite gommeuse compliquée de fracture, la consolidation se fait le plus souvent, quoique assez lentement. Le cal volumineux diminue progressivement, mais il ne faut pas s'attendre à un résultat orthopédique à peu près parfait, à cause de la persistance du raccourcissement tenant à la perte de substance osseuse déterminée par le syphilome. Aussi, l'extension nous paraît-elle devoir être faite avec modération, si l'on veut éviter toute chance de pseudarthrose.

Dans certaines circonstances, le chirurgien peut être autorisé à intervenir lorsque des douleurs pénibles, persistantes ne disparaissent pas par l'administration du traitement spécifique. M. le professeur Ollier a retiré un grand avantage de l'application de couronnes de trépan sur la région douloureuse.

LOCALISATIONS OSSEUSES DE LA PÉRIODE SECONDAIRE.

Les os sont fréquemment atteints dès les premiers mois de l'infection syphilitique, mais en général d'une façon légère, ce qui, d'ailleurs, est le cachet des lésions précoces de la vérole. Ce sont habituellement des douleurs intenses (douleurs ostéocopes, ostéalgie), qui constituent les premiers signes, auxquels s'adjoignent assez souvent des tuméfactions situées superficiellement sur certains os, notamment au crâne, le frontal, et sur la poitrine, la partie inférieure du sternum, les côtes. Du côté des membres, la crête du tibia et diverses parties saillantes, apophyse styloïde du radius, olécrâne, épicondyle, épitrochlée, apophyse coracoïde, épine de l'omoplate... forment autant de sièges de prédilection. On désigne habituellement ces lésions sous le nom de périostose, mais c'est en vain que l'on chercherait des preuves anatomo-pathologiques capables de justifier cette dénomination.

Nous ne nions pas qu'il en soit ainsi, mais, comme on l'a vu à propos des lésions tertiaires, on peut supposer qu'il s'agit d'une tuméfaction sous-périostique coïncidant avec des altérations centrales, médullaires. Sur un sujet qui avait succombé accidentellement, en pleine période secondaire, avec des manifestations cutanées étendues, nous avons ouvert et examiné les os des deux membres inférieurs sans rien trouver d'anormal. Il n'existait aucune périostose.

Si l'on envisage ces lésions à un point de vue plus général, il est possible de les interpréter comme résultant d'une inflammation spécifique localisée sur la moelle au même titre que sur les organes lymphoïdes.

Nous considérons, en effet, comme admise l'opinion de certains auteurs (L. Tripier, Bizzozero, etc.) qui rangent le tissu osseux médullaire à côté des tissus lymphatique, splénique, amygdalien, etc.

Nous trouvons au surplus, dans le *Traité des maladies vénériennes* (pp. 648-649), de M. Jullien, les lignes suivantes, relatives aux lésions observées dans la période secondaire sur le système osseux :

« On trouvera sans doute étonnant que nous décrivions à cette place les lésions qui vont nous occuper. Mais on ne saurait contester aujourd'hui que les os ne jouent un rôle important dans le phénomène de l'hématopoïèse. Les cellules médullaires, si parfaitement semblables aux globules blancs du sang, sont à n'en pas douter des cellules lymphatiques. Au reste, la présence, au sein de ces éléments, de granulations rouges ou brunes, détritus probable d'hémoglobine, permet de penser que les globules rouges subissent dans la moelle un processus destructif absolument comparable à celui qui se passe dans la pulpe splénique. Dès lors, pourquoi séparerions-nous les lésions médullaires de celles qui peuvent atteindre le parenchyme de la rate? Que ceux, du reste, qui seraient tentés de nous reprocher le rôle prépondérant que nous attachons à l'élément lymphatique ou mieux lymphoïde, jusque dans les maladies superficielles de l'os, veuillent bien se souvenir que, même chez les sujets arrivés au terme de leur croissance, la face interne du périoste est doublée d'une mince couche médullaire formant avec celle de la moelle un tout continu, de telle sorte que l'os peut être considéré comme baigné dans cette substance. Ces données physiologiques, que tous les auteurs spéciaux ont eu le tort de négliger jusqu'ici, vont nous rendre singulièrement intelligibles les lésions précoces du squelette. Quoi de plus rationnel, en effet, que d'attribuer le soulèvement du périoste à la tuméfaction de la couche médullaire qui le tapisse et qui, fatalement, comme la rate, comme les amygdales ou tout autre organe lymphoïde subit l'influence du virus; et ces douleurs, dont l'os devient le siège vers la même époque, ne dénotent-elles pas qu'un semblable phénomène se passant au sein de la moelle met en jeu la sensibilité de cet organe, si vive, on le sait, à l'état pathologique? »

Nous emprunterons aux remarquables travaux de Mauriac les notions cliniques suivantes relatives aux manifestations précoces de l'ostéo-syphilose. Réunies sous forme de conclusions, elles donnent une idée complète de leur symptomatologie :

1° Les périostites épicrâniennes constituent une des premières manifestations de la syphilis. Elles surviennent quelquefois peu de jours après le chancre infectant et même avant l'apparition des accidents dits secondaires;

2° Elles paraissent siéger exclusivement dans le périoste du crâne et, s'il existe une lésion hypérémique ou inflammatoire du tissu osseux, elle est pour ainsi dire accessoire et reste subordonnée à la périostite;

3° Les périostites épicrâniennes procèdent d'un vrai travail inflammatoire, d'un processus irritatif ou actif, ainsi que l'indiquent l'acuité de leurs symptômes et l'allure rapide de leur marche ;

4° Chez l'adulte, dans la syphilis acquise, ces sortes de tumeurs ont une tendance décidée à la résolution soit spontanée, soit provoquée par un traitement approprié. Elles disparaissent assez vite, sans laisser de traces...

Elles sont le siège de douleurs fixes et le point de départ de douleurs irradiantes et à forme névralgique. Elles sont discrètes ou confluentes et occupent principalement la moitié antérieure du crâne. Leur durée varie de quatre à six semaines quand elles sont abandonnées à elles-mêmes. Un traitement approprié peut les faire disparaître plus tôt.

Il peut se produire, au début de la syphilis, des périostites sur les côtes, les cartilages costaux et le sternum.

Comme les périostites péricrâniennes, ces périostites sterno-chondro-costales sont inflammatoires et résolutives, et elles deviennent le siège de douleurs fixes et le point de départ d'irradiations névralgiques.

C'est comme foyer de douleur qu'elles jouent un rôle considérable dans la dypsnée des premières phases de la syphilis. Cette sorte d'asthme syphilitique a du reste beaucoup d'autres causes.

Des périostoses et des exostoses peuvent se développer sur d'autres points du système osseux dès les premiers jours de l'infection.

En prenant pour point de départ de l'incubation de ces lésions osseuses le début des chancres infectants, on trouve que l'incubation la plus courte a été de quinze jours et la plus longue de cent vingt jours.

Ces périostoses peuvent se montrer plusieurs jours avant l'apparition des accidents cutanés et muqueux dits secondaires ; elles surviennent spontanément et sans l'intervention d'une cause provocatrice.

Elles paraissent procéder d'un mode d'infection syphilitique dans lequel le rôle du virus est moins actif que celui de l'individu.

Les périostoses du tibia sont de beaucoup les plus fréquentes. Ces lésions osseuses précoces sont plus connues et plus graves chez les Arabes et les habitants de l'Amérique du Sud que dans nos climats.

Les périostoses précoces dans la syphilis acquise sont presque toujours résolutives et s'expriment par un mode inflammatoire plus ou moins accusé.

Le processus des périostoses des membres est en général moins irritatif que celui des périostoses péricrâniennes. Elles peuvent guérir spontanément; mais elles disparaissent beaucoup plus vite sous l'influence d'un traitement mixte hydrargyrique et ioduré et d'un traitement local antiphlogistique. Elles aggravent le pronostic de la syphilis, bien qu'elles coïncident la plupart du temps avec des manifestations légères du côté des autres organes et qu'elles n'indiquent aucune malignité dans les processus locaux ni dans les tendances générales de la maladie constitutionnelle.

DES FRACTURES SPONTANÉES DUES A LA SYPHILIS.

Nos recherches nous avaient naturellement conduit à étudier le rôle étiologique et pathogénique de l'ostéomyélite gommeuse dans les fractures attribuées à la syphilis.

Tout prouve qu'il est, sinon absolu, du moins prépondérant.

Si l'on peut très vraisemblablement rattacher à la cachexie temporaire créée par une syphilis concomitante le retard de consolidation d'une fracture (comme le démontre l'observation de M. Dron (1), il est difficile de rapporter à une modification générale vague, mal définie, survenue dans la résistance, la densité du tissu osseux, la fracture qui se produit sous l'influence d'une cause insignifiante. Avant d'affirmer que la syphilis rend le squelette fragile, on aurait dû d'abord démontrer qu'un os de syphilitique, os indemne de toute lésion localisée (ostéopériostite, ostéomyélite), présentait d'une façon évidente une diminution de résistance, de densité. Sans vouloir aucunement nier la possibilité de pareilles altérations pathologiques, démontrées sur nos pièces par Charpy, nous les tenons pour hypothétiques dans un grand nombre de cas. Les nombreux travaux publiés dans le but de démontrer que les fractures guérissent aussi bien chez les syphilitiques que chez les autres sujets exempts de cette affection viennent encore appuyer notre opinion.

Dans son article sur les maladies des os (*Handb. Pitha und Billroth*, Bd. II, Abth. II, 1865), Volkmann rattache les faits d'atrophie, de fragilité des os décrits chez les syphilitiques, à des lésions d'ostéite gommeuse. Telles sont aussi les idées exprimées par MM. Lancereaux, Fournier, idées reproduites par M. Borel dans sa thèse inaugurale sur l'étiologie des fractures pathologiques (Paris, 1879). Dans une thèse intéressante sur les fractures chez les syphilitiques (Paris, 1884), M. Gellé arrive à ces conclusions :

« La syphilis acquise, presque toujours à la période tertiaire :

« A, constitue une cause prédisposante aux fractures, cause qui apparaît des plus nettes dans nombre de fractures spontanées, soit que la syphilis ait engendré une altération générale du système osseux, comme paraissent le démontrer quelques rares observations, soit qu'elle ait déterminé une lésion locale qui a diminué en ce point la résistance de l'os ;

« B, retarde, dans un certain nombre de cas, la consolidation des fractures : quelquefois est une cause de pseudarthrose, bien que, dans la majorité des cas, la fracture se consolide à la suite d'un traitement approprié ;

(1) *Influence de la syphilis sur la réparation des fractures.* Congrès de Nantes, 1871.

« C, peut causer l'ulcération spécifique de la plaie en voie de cicatrisation lors de fracture compliquée ;

« D, dans quelques cas se manifeste au niveau de cicatrices, de cals qui constituent un *locus minoris resistentiæ*.

« *Conclusion.* — La syphilis nous paraît donc avoir un rôle nettement établi dans la genèse et l'évolution des fractures, elle nous paraît pouvoir se manifester tardivement au niveau d'une fracture ancienne; aussi, dans tous les cas où l'on observera, soit une fracture qui ne paraît pas en rapport avec l'intensité du traumatisme original, soit un retard ou un manque dans la consolidation, on devra songer à elle, la chercher s'il y a lieu, la traiter, en même temps qu'on mettra en œuvre les autres moyens dont on dispose pour amener la consolidation des fractures. »

Les observations cliniques résumées à la fin de notre mémoire forment un ensemble de pièces justificatives intéressant à parcourir.

Malgré la concision et l'ancienneté de quelques-unes de ces observations, leur analyse n'en démontre pas moins l'importance du rôle de l'ostéomyélite gommeuse dans l'étiologie et la pathogénie des fractures spontanées attribuées à la syphilis. A l'exception de l'observation de Pellizari (obs. 31, enfant, syphilis acquise), tous les sujets étaient *adultes;* la plupart d'entre eux offraient des *lésions tertiaires variées;* 18 fois il existait des *exostoses multiples*.

Généralement, c'est après avoir été le siège de *douleurs* (notées 19 fois), de *gonflements* (14 fois), ou même d'une *ostéite suppurée* (2fois), que l'os raréfié s'est brisé sous l'influence de cause insignifiante.

Neuf fois seulement nous ne trouvons signalé aucun symptôme pouvant faire songer à une altération préalable du tissu osseux. Est-ce à dire que ces chiffres puissent être invoqués en faveur de l'hypothèse d'une raréfaction générale du squelette? Nullement; ils perdent toute leur valeur, étant données l'insuffisance et la brièveté des observations. Celles de Venot, si peu détaillées, si peu explicites, citées habituellement lorsqu'il s'agit de cette question, ne sont pas démonstratives. *Aucun fait anatomique n'établit l'existence d'une fracture par raréfaction simple sans lésion localisée.* Les quatre ou cinq lignes que Venot consacre à la relation d'une autopsie ne nous prouvent pas que « le radius, le cubitus, qui se cassèrent dans une traction exercée sur le bras droit pour soulever le cadavre », étaient indemnes de lésions. A-t-on mis à nu ces os par la dissection, les a-t-on ouverts à la scie? L'observation est muette sur ce point.

Or, l'*existence latente de lésions gommeuses centrales*, existence établie sur des preuves anatomiques, permet d'expliquer les faits dans lesquels l'absence de signes évidents d'altérations locales pourrait faire croire à une friabilité particulière du squelette chez les syphilitiques.

De nouvelles recherches étaient donc nécessaires pour élucider la question de la résistance et de la densité des os chez les individus atteints de syphilis constitutionnelle. Nous avons prié notre maître et ami M. Charpy de vouloir bien examiner à ce point de vue plusieurs os longs pris sur des sujets dont nous relatons l'autopsie. Ces recherches ont fait l'objet d'un remarquable mémoire que nous ne pouvons mieux faire que de reproduire, car il renferme les seules données un peu précises que nous possédions actuellement sur cette question :

« Le premier sujet que j'examinais n'était autre qu'un tertiaire avec lésions viscérales et des gommes dans le fémur et l'humérus. Le péroné était sain; ce fut lui que je choisis, attendu que je venais de faire sur cet os une série de recherches au point de vue de la densité et de la ténacité, et que dès lors la comparaison était facile. Ce péroné se brisa à 100 kilogrammes, dans des conditions (rupture à la flexion, par pression d'un segment diaphysaire, de longueur déterminée) où un péroné normal se brise vers 300 kilogrammes.

« Comme il s'agissait d'un homme de soixante ans et que ses os étaient assez gras, il faut le comparer avec la ténacité normale d'un sujet ordinaire équivalent, laquelle peut, à cet âge, s'abaisser à 200 et même plus bas.

« Il y avait donc une diminution d'environ 50 p. 100 dans la solidité du squelette. La densité de l'os, c'est-à-dire d'un segment complet avec sa moelle, était celle d'un os déjà sénile (1,50 au lieu de 1,60); et c'était justement cette sénilité prématurée du tissu osseux, gras, atrophique et raréfié, qui inspirait des doutes sur l'estimation exacte de sa fragilité.

« Quelque temps après, Gangolphe me remit les péronés d'un jeune homme de vingt ans qui offrait un ensemble complet de syphilis tertiaire, gommes des viscères, gommes articulaires... Ces péronés étaient parfaitement sains; rien au périoste, rien dans l'os, qui fut ruginé, rien dans la moelle. La diaphyse se brisa à 175 kilogrammes. Pour s'assurer que l'ostéoclaste fonctionnait toujours bien, on essaya comparativement des péronés normaux qui se brisèrent à 300 kilogrammes. Il était donc évident que la ténacité à la flexion était notablement diminuée. Du reste les fragments obtenus se brisèrent facilement à leur tour avec les mains, et quand on s'en servit plus tard pour l'analyse chimique, ils se broyèrent et se pulvérisèrent comme du verre.

« Quelle était la cause de cette fragilité? Les nombreuses hypothèses que l'on pouvait faire aboutissaient toutes à une de ces deux conclusions : l'os avait subi ou une altération physique, ou une altération chimique.

« Comme *altérations physiques*, et bien que rien ne les indiquât à l'œil nu, on pouvait supposer un abaissement de la densité, une diminution de volume, ou une lésion de structure.

« Or : 1° la densité d'un segment diaphysaire total, c'est-à-dire avec sa moelle et sans son périoste, était de 1,61, et celle d'un même fragment vide de sa moelle et lavé, de 1,98. Ces chiffres sont rigoureusement normaux pour le même os et dans les mêmes conditions, comme je l'ai établi par de nombreuses pesées (1). Donc les proportions entre la substance osseuse et la moelle, entre les parties pleines et les cavités, n'étaient pas changées ; il n'y avait pas de raréfaction ou d'insuffisance dans la quantité de matière ossifiée.

« 2° Les os étaient un peu grêles ; le sujet n'avait que vingt ans et un faible développement. Peut-être ce petit volume était-il la cause du peu de solidité du squelette, car on sait que la ténacité est proportionnelle aux surfaces de section. Or, l'aire de la section diaphysaire était de 0,65 millimètres, au lieu de 0,70 qui est celui d'un péroné de même âge. La différence n'était donc que de 8 p. 100, tandis que la différence de ténacité était de 42 p. 100. — Ce qui nous permet de dire que ce *péroné syphilitique avait les* 67/100e *de la résistance ordinaire d'un péroné normal de même densité et même volume.*

« 3° L'examen histologique de coupes fraîches, ou décalcifiées et colorées, ne décela aucune lésion de structure ; il ne me fut pas possible de distinguer ces préparations de celles d'os semblables, mais sains. — A la lumière polarisée, la double réfringence était manifeste ; ce qui tend à prouver que la matière organique, l'osséine, était normale, puisque c'est elle qui donne la double réfraction.

« L'examen physique n'ayant donné aucun résultat, je me suis adressé à un chimiste compétent. Guérin, chef des travaux de pharmacie à la Faculté, a bien voulu étudier comparativement un certain nombre de péronés, et m'a communiqué les résultats suivants :

« L'os lavé au sulfure de carbone, par conséquent privé de son périoste, de sa moelle et de sa graisse, et desséché, a donné :

Matière organique	34.45
— minérales	65.55

« Ces chiffres concordent tout à fait avec les chiffres anciens de Frémy, avec les chiffres plus récents de Dufourt, et en général avec ceux des observateurs qui ont opéré par les mêmes procédés. Ils

(1) Voyez plus haut : Charpy, *Variétés chirurgicales du tissu osseux*.

concordent aussi avec ce fait, que j'ai signalé plus haut, que la densité totale était normale.

« Les proportions entre la matière organique et les sels minéraux étant normales, et l'osséine ne paraissant pas être différente de ce qu'elle est ordinairement, c'était dans la nature ou la quantité d'un des sels minéraux qu'on pouvait espérer trouver un changement important. Or, les 65,55 de cendres se répartissent ainsi :

Phosphate tri-calcique	57.31
— de magnésie	1.05
— de fer	0.62
Carbonate de chaux	5.43
Fluorure de calcium	1.31
Chlorures	traces.
Silices	0.36

« Ces quantités sont toutes dans les limites des variations connues; seul le fluorure de calcium fait exception.

« Découvert en 1805 dans l'ivoire fossile par Morrichini, dans les os ordinaires par Berzélius en 1807, le fluorure des os n'est bien connu que depuis le grand travail de Frémy (1); encore ignore-t-on son rôle et ses variations. Guérin, se fondant sur ce fait que l'émail des dents lui doit en grande partie sa solidité, pense qu'il joue un rôle important dans la ténacité du tissu osseux. Il l'a recherché comparativement dans des péronés de même âge, en rapprochant les uns des autres le péroné normal, le péroné syphilitique fragile, et le péroné phtisique dont j'ai signalé la solidité anormale (comme de tout le squelette d'ailleurs, car il s'agit toujours ici d'un état général et non d'une lésion locale). Voici ses chiffres :

					Fluorure de calcium.
Pour 100 de cendres, on trouve dans le péroné				des phtisiques	2.92
—	—	—	—	des sujets ordinaires.	2.43
—	—	—	—	des syphilitiques	1.99

« Le chiffre normal concorde avec celui donné par Heintz; il faut savoir d'ailleurs que l'analyse quantitative du fluorure est très difficile et n'est pas d'une absolue certitude.

« Il est donc possible que la fragilité des os syphilitiques tienne à la diminution d'un de leurs éléments importants de résistance, le fluorure de calcium. »

Souvent plusieurs segments du squelette furent fracturés; 39 sujets ont présenté 52 fractures. L'humérus (18), le fémur (12) et la clavicule (12) ont été les os les plus fréquemment lésés. Viennent ensuite le radius (5), les côtes (2), le tibia (1) et la rotule (1). *Un peu moins de la moitié de ces fractures* (24) *se consolida,* mais la plupart du

(1) Frémy, *Recherches chimiques sur les os* (*Annales de physique et de chimie*, 1855).

temps avec lenteur. 6 fois il y eut pseudarthrose : et chez un malade le col se fractura itérativement (1) ; 3 fois le foyer suppura ; dans un cas le chirurgien fut conduit à pratiquer l'amputation de la jambe au-dessus du genou. Dans un fait de Chassaignac, cité par Delens, la résection sous-périostée, pour ostéite gommeuse de l'extrémité sternale de la clavicule, aurait été suivie d'une reproduction osseuse. Ajoutons que Willard Parker aurait observé la consolidation de la fracture mais l'impotence fonctionnelle complète du bras. Les détails manquent sur les suites de plusieurs de ces fractures.

Dans 5 cas, la mort est survenue trop rapidement pour qu'un travail réparateur ait commencé à s'établir.

Sur 39 cas, nous notons 8 morts : la cachexie (3), les accidents cérébraux (2), un état typhoïde (1), et enfin des lésions viscérales multiples (2), telles ont été dans ces différents cas les causes de l'issue fatale.

SECTION II

SYPHILIS HÉRÉDITAIRE

---

§ 1. — Syphilis héréditaire tardive.

On doit désigner sous cette dénomination « l'ensemble des accidents syphilitiques qui, dérivant d'une infection héréditaire, se produisent à un âge plus ou moins avancé de la vie ; c'est-à-dire au cours de la seconde enfance, de l'adolescence et de l'âge adulte. Par opposition à la syphilis héréditaire précoce qui succède immédiatement ou rapidement à la naissance, la syphilis héréditaire tardive est celle qui fait ses manifestations dans un âge plus distant de la naissance, et cela soit qu'elle entre en action à cet âge pour la première fois, soit qu'elle ait été précédée d'autres accidents de même origine dans le premier âge (2). »

L'authenticité des faits où l'hérédo-syphilis entre seulement en scène pour la première fois à une époque plus avancée de la vie, est aujourd'hui parfaitement établie.

De ses relevés statistiques, Fournier conclut à l'existence de véritables échéances d'invasion de ces accidents. 272 faits se décomposent ainsi : 251 entre 3 et 12 ans ; 21 entre 28 et 45 ans. Le maxi-

(1) Gangolphe, *Ostéomyélite gommeuse* (*Lyon médical*, 1884).
(2) Fournier, *La syphilis héréditaire tardive*.

mum de fréquence existerait vers l'âge de 12 ans ; il décroîtrait dans une proportion considérable à partir de 18 ans. Enfin de 18 à 28 par exemple, et au-dessus, il s'agit pour la plupart de manifestations de récidive.

On a cité un certain nombre d'observations relatives à divers accidents de syphilis héréditaire apparus dans l'âge mûr ou même dans la vieillesse. Quelques-unes de Melchior Robert, Leudet, Lancereaux, Ricord, sont discutables, car il leur manque à tous un élément indispensable, l'enquête sur les ascendants, la démonstration de la syphilis chez les parents des malades. C'est un desideratum qui les frappe de nullité. Mais si ces faits ne sont pas encore absolument prouvés, leur existence n'aurait rien de paradoxal. (Fournier.)

La syphilis acquise a des échéances de 30, 40, 50 ans de son origine première, et au delà ; nous partageons complètement, en l'étayant de preuves anatomo-pathologiques, l'opinion de Fournier, lorsqu'il dit : « La syphilis est une à tout prendre ; c'est toujours la même maladie, qu'elle dérive d'une contamination héréditaire, d'une contagion in-utéro ou d'une contagion après la naissance (1). »

La place occupée par les affections du squelette dans les manifestations de l'hérédo-syphilis est considérable. Peut-être même, à notre avis, le serait-elle davantage si par leur siège profond et leur indolence relative certains faits d'ostéomyélite gommeuse ne passaient inaperçus en clinique.

Il suffit de jeter un coup d'œil sur le tableau suivant pour se rendre compte de leur fréquence :

Affections oculaires	101
— osseuses	82
— cutanées	53
Lésions de la gorge (voile du palais spécialement)	46
Symptôme d'ordre cérébral	42
Troubles de l'ouïe	40
Lésions nasales	26
Affections hépatiques	25
Lésions spléniques	15
Gommes sous-cutanées	14
Lésions laryngées	10
Affections de la moelle	8
Lésions testiculaires	6
— pulmonaires	5
Arthropathies	5
Lésions des muqueuses génitales	5
Lésion de la muqueuse linguale	4
Lésions des nerfs	4
Divers	15

On les a observés d'une façon bien authentique jusqu'à l'âge de

(1) Fournier, *loco citato*, p. 185.

28 ans ; mais comme nous le faisions pressentir, il n'y aurait rien d'étonnant à ce que l'on en observât chez des sujets plus âgés. De plus, l'apparition de l'hérédo-syphilis aurait lieu à certaines dates ; c'est ainsi que 90 cas observés par Fournier lui ont fourni les résultats suivants :

De 3 à 5 ans	5 cas.
De 5 à 12 ans	54 —
De 13 a 19 ans	24 —
De 19 à 28 ans	7 —

Ce qui conduit à conclure que, peu communes jusqu'à la cinquième année, elles présentent d'emblée un maximum de fréquence au cours de la sixième année et le conservent jusqu'à 12 ans. Moitié moins fréquentes de 13 à 19 ans elles deviennent tout à fait rares de 20 à 28 ans.

ANATOMIE PATHOLOGIQUE

Dans un mémoire récent (1), nous avons étudié les caractères anatomiques des ostéopathies hérédo-syphilitiques. Leur identité avec les lésions acquises tertiaires décrites précédemment nous dispense d'en faire un long exposé.

Comme ces dernières, on peut les diviser en ostéopériostites ou ostéomyélites, suivant que l'altération est à son maximum à la surface ou au centre de l'os ; mais, tout en acceptant cette classification, nous ferons remarquer que, pour les os longs, l'existence de l'ostéomyélite gommeuse est seule bien démontrée.

Les prétendues gommes périostiques ne sont que l'apparition et le développement au dehors de bourgeons syphilomateux qui, partis de la moelle, ont troué par des galeries et des tunnels la coque nouvelle, l'os nouveau, pour aboutir sous le périoste et plus tard même sous les téguments. *De même les hyperostoses, exostoses... ne sont pas constituées par du tissu malade, mais bien par des ossifications nouvelles, véritable travail de défense périostique opposé à l'irritation centrale et en relation directe avec l'intensité de cette dernière.*

Ce n'est pas seulement par son *siège primitif* que l'hérédo-syphilis apparaît semblable à la tertiaire ; c'est encore par d'autres caractères à la fois anatomiques et cliniques, *multiplicité, latence* des lésions, *absence* habituelle de *nécrose* et *suppuration, arthropathie*, production de *fractures pathologiques*, improprement appelées spontanées. Quant aux lésions qui portent sur le squelette de la face et le crâne, elles ne présentent rien de bien pathognomonique.

(1) *Archives provinciales de chirurgie*, janvier 1893.

Nous ne voulons pas insister davantage ; pour se convaincre, le lecteur n'aura qu'à parcourir l'observation ci-jointe et les figures qui l'accompagnent :

OBSERVATION. — *Hérédo-syphilis tardive. Cirrhose. Ascite. Localisations osseuses multiples (crâne, face, os longs, os plats, rachis).*

AUTOPSIE. — *I. Lésions diverses.* — L'autopsie est faite le 30 septembre. — Les poumons se détachent facilement : un peu de congestion des bases, surtout à droite ; pas de tubercules ; pas de cicatrices ; le parenchyme un peu augmenté de consistance paraît être le siège d'une légère sclérose ; le poumon gauche pèse 250 grammes, le droit 370 grammes.

Le cœur (140 gr.) est petit, ferme, le myocarde est assez bien coloré ; l'aorte est lisse, petite, n'admettant l'index qu'avec peine. Valvules normales.

Ascite très abondante ; adhérences lâches, étendues, au niveau du foie. Tube digestif normal. Le foie (1178 grammes) présente un aspect très particulier ; déformé, bosselé, d'aspect chagriné, crie à la coupe : cirrhose irrégulière, disséminée, sans gommes. La rate (510), volumineuse, présente de nombreuses plaques scléreuses ; le parenchyme est ferme, bien coloré, sans lésions apparentes.

II. — Lésions osseuses. — Transporté au laboratoire d'anatomie pathologique, le sujet dut, en raison de son état de putréfaction avancée, être mis à macérer.

C'est donc neuf à dix mois plus tard que nous avons eu à notre disposition les pièces que nous décrivons. Tout en regrettant cela, nos recherches, comme on peut le voir et ainsi que nous le faisaient espérer nos travaux antérieurs, ont été fructueuses.

A. Os longs. — 1° Membres supérieurs. — a) Humérus droit. — La diaphyse et l'épiphyse inférieure sont intactes. Il n'en est pas de même de la partie supérieure ; sur une hauteur de 4 c. 1/2, l'os un peu augmenté de volume paraît irrégulièrement troué, notamment dans sa partie postérieure. La coulisse bicipitale, les saillies osseuses qui la délimitent sont intactes ; mais, plus en arrière, la région de la grosse tubérosité et la portion sous-jacente du bulbe diaphysaire sont hyperostosées et trouées. L'épiphyse elle-même est envahie et sur la surface cartilagineuse se voient, notamment en arrière, des pertes de substance du cartilage, des orifices qui attestent l'altération déjà avancée subie sur certains points par le cartilage diarthrodial. Sur une coupe verticale et transversale divisant la tête humérale, on voit que la grosse tubérosité est creusée d'une *cavité*, qui contenait sans doute de la substance gommeuse ; la lésion intéressait évidemment le bulbe de l'os dans sa partie postéro-externe, le grand trochiter et la partie adjacente de l'épiphyse, c'est-à-dire qu'elle était à cheval sur les cartilages de conjugaison principal et secondaire de l'humérus (fig. 87).

b). *Humérus gauche.* — L'épiphyse supérieure est intacte, mais moins volumineuse que la droite (fig. 88).

La diaphyse est le siège d'un foyer d'ostéomyélite gommeuse à sa partie moyenne et sur une hauteur de 5 centimètres. Peu augmenté de volume, mais très vermoulu, l'os présente une surface creusée d'ulcérations, de vacuoles, qui ne sont pas autre chose que des vestibules sous-périostiques, agrandis par la disparition des travées

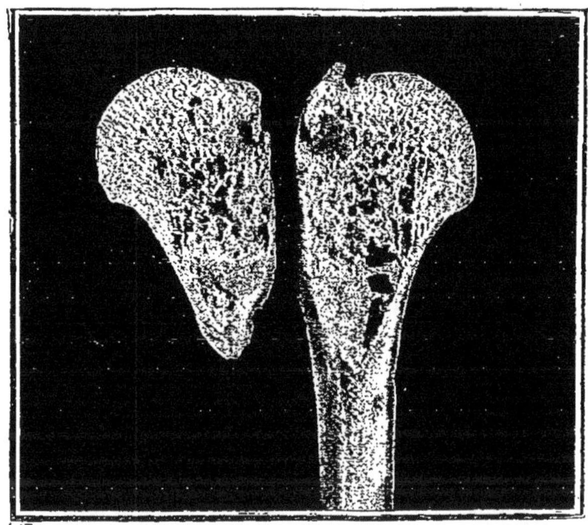

Fig. 87.

osseuses de nouvelle formation. Nulle part on ne trouve de partie mobile offrant l'aspect d'un séquestre.

L'épiphyse inférieure et le bulbe de l'os sont déformés, en partie détruits, hyperostosés et couverts de trous et de sillons : cela sur une hauteur de 4 centimètres.

c). *Radius droit et radius gauche.* — *Le radius droit présente une longueur de* 19^{cent},6 *et pèse* 10 *grammes de plus que le radius gauche, qui est aussi plus court de* 5 *millimètres.* Les épiphyses ne sont pas encore complètement soudées en bas ; pour les supérieures le travail paraît achevé.

A la partie moyenne du radius droit se trouve un foyer d'ostéomyélite ayant déterminé la tuméfaction de l'os et présentant des perforations multiples, de 3 à 6 millimètres de diamètre, qui laissent apercevoir le canal médullaire dilaté à ce niveau. A la partie inférieure, le bulbe de l'os est plus volumineux, mais cela régulièrement, sans hyperostoses, ni perforations.

Le radius *gauche* est intact ; mais son épiphyse supérieure est un

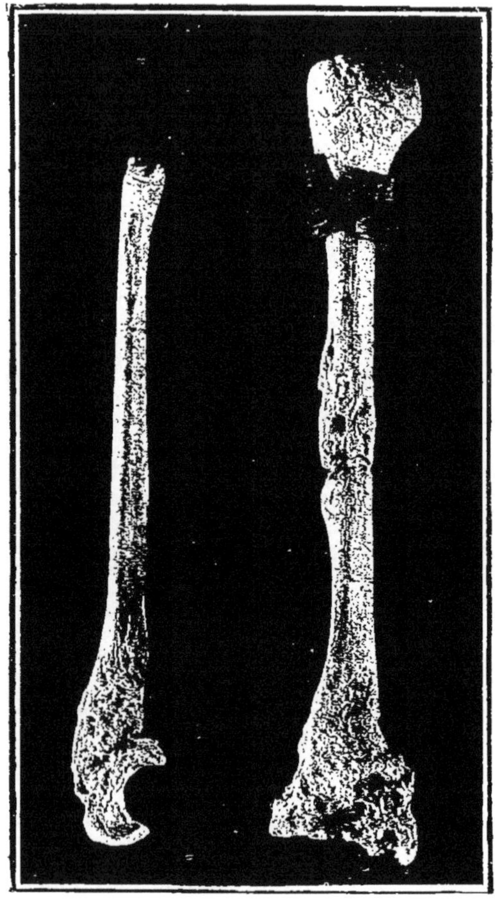

Fig. 88.

peu plus volumineuse que celle du radius droit, sans pour cela offrir des traces de lésions évidentes.

d). *Cubitus droit et cubitus gauche.* — Ces deux os sont d'égale longueur ; mais *le droit pèse 5 grammes de plus* (fig. 88.) Son épiphyse inférieure est intacte, mais en haut le bulbe de l'os est très augmenté de volume, raréfié, vermoulu, sur une hauteur de près de 4 centimètres ; la partie postérieure de l'olécrâne est surtout profondément altérée.

Le cubitus gauche ne présente aucune lésion notable, à part un peu de tuméfaction de son bulbe supérieur.

Les épiphyses inférieures paraissent soudées.

e). Les *os de la main* sont intacts.

2° *Membres inférieurs.* — *a*) *Fémur droit* (fig. 89). — L'épiphyse inférieure et la diaphyse sont intactes sur une hauteur de 20 centimètres environ à partir de la surface articulaire condylienne; à ce niveau l'os est assez brusquement renflé pour augmenter progressivement de

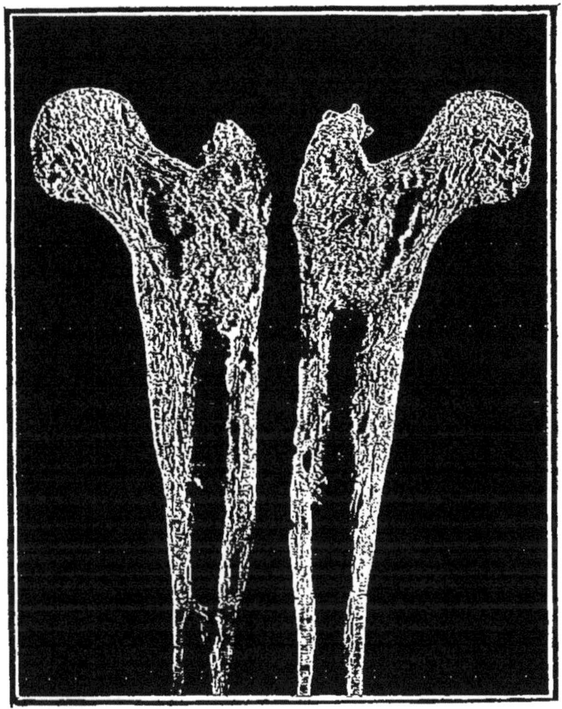

Fig. 89.

volume de bas en haut. Sa surface est hérissée de stalactites qui dessinent plus énergiquement les bords saillants du grand trochanter, la ligne oblique, le petit trochanter, et la crête qui va du grand au petit trochanter.

Le *col* est troué de quelques orifices vasculaires en avant. Quant à la ligne âpre, elle est le siège d'une série de saillies ostéophytiques qui l'élargissent en exagérant son relief.

Le périmètre de l'os, pris immédiatement au-dessous des lésions à 20 centimètres au-dessus du plan articulaire condylien, donne 6 centimètres; à 30 centimètres au-dessus du même plan, 11 centimètres; enfin autour du grand trochanter, à la base du col, 13 centimètres.

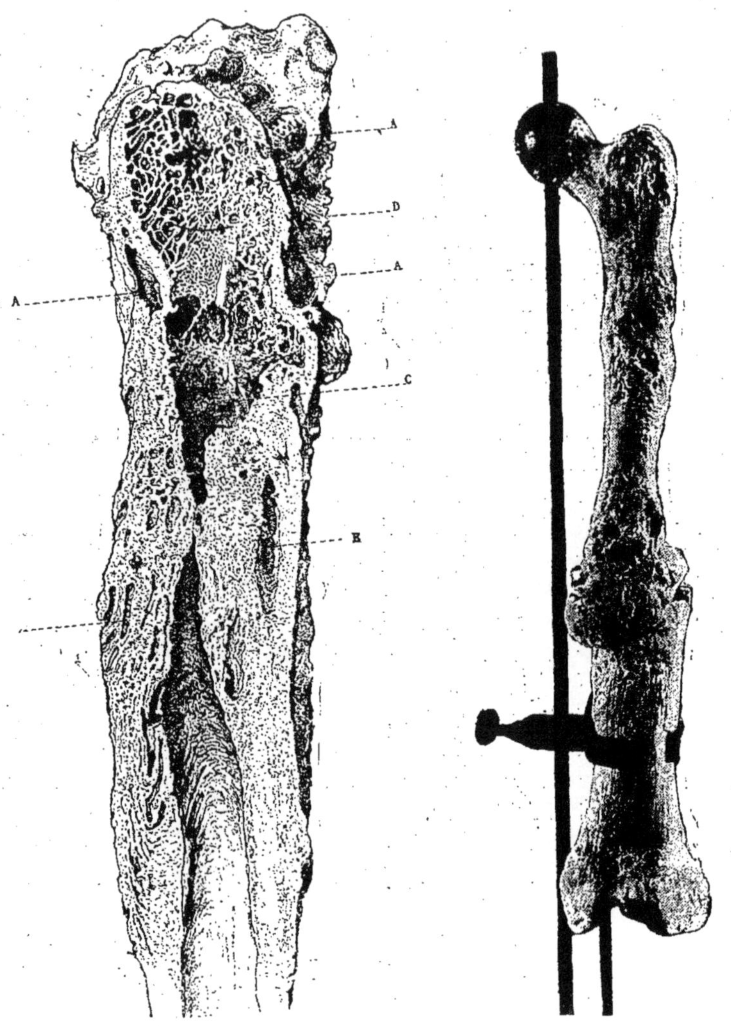

Fig. 90.

Fig. 91. — Fémur gauche. (D'après une photographie.)

Cet os présente une ressemblance frappante avec un fémur tertiaire que nous avons recueilli depuis longtemps (fig. 90).

b). *Fémur gauche*. — A l'exception des deux épiphyses, qui sont intactes, l'os est considérablement altéré; nous ferons même remarquer qu'en examinant attentivement les surfaces condyliennes on note l'existence d'irrégularités, de saillies mamelonnées, séparées par des dépressions en forme de rainures, siégeant à la partie postéro-supérieure du condyle interne : sur le même condyle et tout à fait à sa partie inférieure, se voit une sorte d'îlot recouvert de cartilage large comme une pièce de 50 centimes et limité par une sorte de fossé circulaire (fig. 91).

La diaphyse est le siège d'une *solution de continuité*, un peu au-dessous de la partie moyenne : en ce point et sur une hauteur de 12 à 13 centimètres, le fémur est très augmenté de volume, puisque son périmètre est de 13 à 14 centimètres ; sa surface est boursouflée, trouée d'orifices dont les dimensions varient de quelques millimètres à 1 centimètre de diamètre, arrondis, séparés par une dentelle osseuse finement travaillée. On voit nettement que ces orifices sont des vestibules ou points d'abouchement d'innombrables canalicules. Il n'y a aucune analogie entre ces vestibules et les cloaques, qui donnent accès aux cavités contenant les séquestres dus à une ostéomyélite infectieuse.

En examinant chacun des fragments de la fracture, on est convaincu que la structure de l'os a été totalement remaniée. Il est impossible de distinguer l'os ancien de l'os nouveau ; il n'y a plus de canal médullaire : il est comblé sur les deux bouts par des ossifications irrégulières, raréfiées. Nulle part il n'y a de traces de séquestres ou de portions osseuses mobiles même sur cette pièce macérée. Il a dû exister un certain déplacement des fragments, formant une très légère saillie angulaire en avant et en dehors ; le fragment inférieur a son extrémité supérieure arrondie, déprimée en cupule dont le pourtour est saillant, constitué par des ostéophytes au relief assez marqué, de 8 à 15 millimètres.

Par contre, le fragment supérieur, grossièrement convexe, couvert lui aussi de végétations ostéophytiques, vient s'emboîter dans cette sorte de cavité.

Au-dessous, l'os est toujours un peu volumineux ; sa surface est ostéophytique surtout en arrière, les productions périostiques accentuant surtout le relief des deux branches de bifurcation de la ligne âpre.

Au-dessus, le fémur est manifestement le siège d'un second foyer d'ostéomyélite gommeuse d'une hauteur de 6 à 7 centimètres et séparé du précédent par un espace sain de 6 à 8 millimètres.

Le périmètre maximum à ce niveau est de 10 centimètres.

Nous avons dit que le reste de l'os était intact.

c) *Tibia droit.* — Intact sur toute son étendue ; ses épiphyses, supérieures surtout, sont à peine soudées.

Il est plus long que le tibia gauche d'au moins 1 centimètre; par contre, ce dernier pèse 20 grammes de plus.

d) Tibia gauche. — L'aspect prismatique habituel a complètement disparu; la crête antérieure, les bords latéraux sont complètement émoussés; l'os est devenu cylindroïde. Il n'a nullement la forme en lame de sabre. Pour donner une idée exacte de l'augmentation de

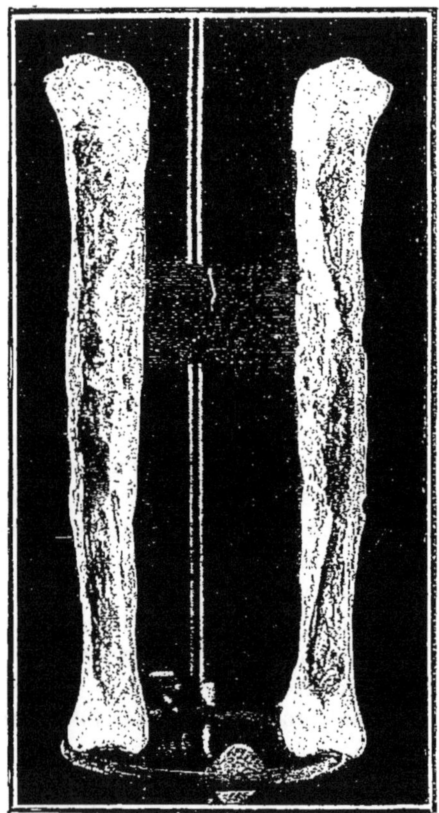

Fig. 92. — Tibia gauche. Coupe verticale. Réduction au quart environ. (D'après une photographie.)

volume qu'il présente, nous dirons que le périmètre pris à diverses hauteurs donne les résultats suivants :

A 7 centimètres au-dessus du plateau tibial inférieur, la mensuration donne	8 centimètres.
A 12 centimètres	9 —
A 17 —	10 —
Sur la tubérosité tibiale antérieure	14 centim. 1/2.

Les mêmes mensurations prises sur le tibia droit intact, donnent :

A 7 centimètres	5 centimètres.
A 12 —	5 centim. 3/4.
A 17 —	5 centimètres.
Sur la tubérosité tibiale antérieure	13 —

La surface extérieure est piquetée en certains points, creusée de dépressions, d'excavations dont le fond et les bords sont parcourus par une fine dentelle; à la face postérieure, en un point existe une sorte de godet au fond duquel viennent s'ouvrir de nombreux petits orifices.

En sciant l'os verticalement, on note l'élargissement irrégulier du canal médullaire, la présence de rigoles plus ou moins parallèles à l'axe de l'os et creusées dans la coque ancienne remaniée et l'os nouveau, de tunnels, de boyaux aboutissant aux dépressions superficielles de l'os et de tous points semblables à celles que nous avons décrites à propos de l'ostéomyélite gommeusetertiaire (fig. 92).

Rotules saines.

e) Les deux *péronés* sont intacts.

f) Les *os du pied* ne présentent aucune lésion, sauf le 3me métatarsien qui est boursouflé en un point et reproduit assez bien l'aspect connu du spina ventosa.

3° *Thorax.* — Les *clavicules*, le *sternum* ne présentent pas de lésions appréciables.

Les *côtes* sont intactes, à l'exception de la neuvième côte droite triplée d'épaisseur, criblée de dépressions à sa partie postérieure sur une étendue de près de 7 centimètres.

B. *Os plats.* — 1° *Omoplates.* — Il existe une différence notable dans les dimensions de ces deux os; l'omoplate *droite*, mesurée de l'angle inférieur de l'omoplate à la partie la plus élevée de la cavité glénoïde, donne 12 centimètres, la gauche, 11[cent],6.

Les autres mensurations ne sont pas possibles, à cause des altérations osseuses.

Le bord spinal de l'omoplate *droite* est érodé, troué, dentelé, la base de l'épine est élargie ainsi que l'acromion, qui est en même temps aminci; l'apophyse coracoïde est boursouflée.

Quant à l'omoplate *gauche*, ses 2/3 inférieurs sont hypertrophiés, épaissis et vermoulus, de même que la partie inférieure de la cavité glénoïde. Les cartilages marginaux ont disparu par la macération (fig. 93).

2° *Bassin.* — L'examen du bassin montre des altérations très marquées des deux os iliaques. Le sacrum est normal. L'os iliaque droit présente deux foyers pathologiques, situés, l'un au niveau de l'épine iliaque postéro-supérieure, l'autre dans la région ischiatique et acétabulaire avoisinante.

La première de ces deux lésions est caractérisée par l'augmentation du volume très notable de l'os, dont les lames externe et interne sont pour ainsi dire écartées par le diploé hyperostosé et raréfié en même temps ; il est certain que l'articulation sacro-iliaque correspondante a dû être influencée par le processus pathologique.

Quant à l'ischion et aux branches ischio-pubienne et surtout ischio-iliaque, leur déformation est considérable. Boursouflés, vermoulus, ces os ont perdu leur configuration anatomique et déterminent certainement une diminution dans les diamètres du détroit inférieur. En ce qui concerne la cavité cotyloïde, le fond en est très altéré ; en

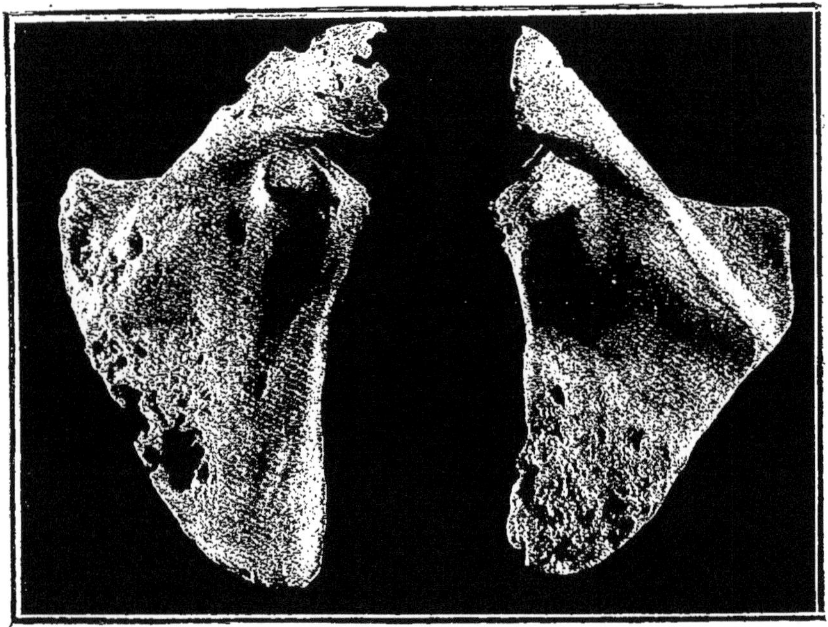

Fig. 93. — Les deux omoplates vues par leurs faces externes. L'omoplate gauche est à droite de la figure. (D'après une photographie avec réduction de moitié environ.)

outre, le rebord cotyloïdien a disparu dans les 2/3 inférieurs du pourtour de la jointure (fig. 94).

3° *Vertèbres.* — En examinant les diverses pièces de la colonne rachidienne, on reconnaît qu'elles sont le siège de lésions évidentes, surtout marquées sur la 4e dorsale. Le corps a presque entièrement disparu, résorbé; les deux faces sont encore nettement recouvertes par leur disque cartilagineux. L'affaissement de la tige déterminé par cette résorption interstitielle ne pouvait guère produire de gibbosité bien évidente, étant données la petitesse de la taille du sujet et la limitation des lésions à ce seul corps vertébral.

La 12e dorsale, la 1re et la 3e lombaire sont modifiées par un travail d'ostéite raréfiante; on note un état poreux très prononcé sur divers points de leur surface, notamment vers leurs apophyses articulaires : il devait exister sans doute un foyer dans le corps de la 12e dorsale, ainsi qu'en témoigne une petite excavation arrondie (fig. 95).

4° *Crâne.* — Le *crâne* présente une vaste perte de substance située surtout au niveau du frontal droit et de la région bregmatique. Les deux tables sont inégalement lésées; la table interne persiste, alors

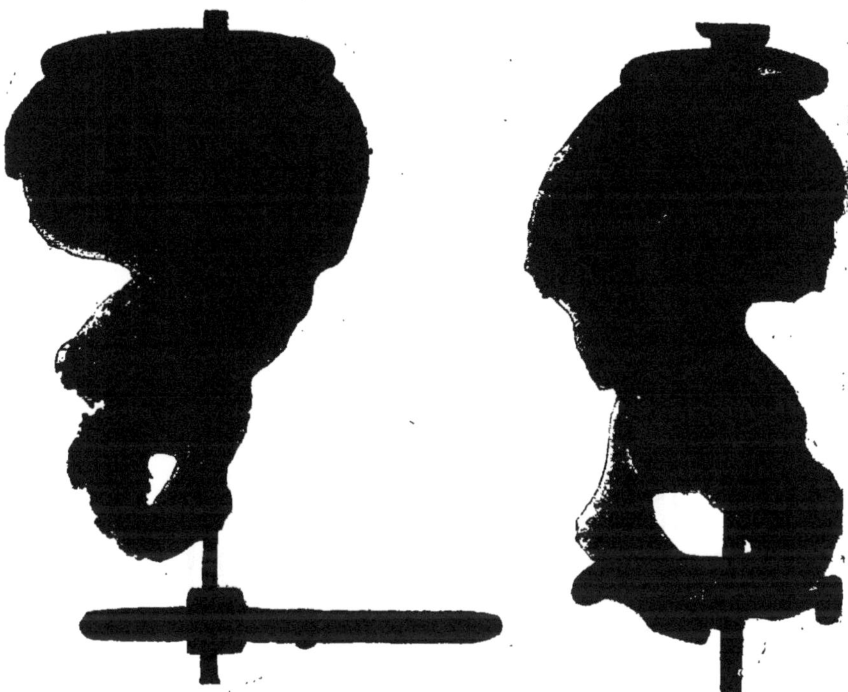

Fig. 94. — Les deux os iliaques vus par leur face externe. (D'après une photographie.)

que la table externe a complètement disparu ou n'existe plus qu'à l'état de vestiges; on peut voir d'après la photographie que les voûtes orbitaires sont elles-mêmes envahies (fig. 96).

La voûte palatine était perforée; quant à l'auvent nasal, il est affaissé et les deux os qui le forment constituent un plan osseux unique vertical.

La malade dont l'histoire est relatée précédemment peut-elle être considérée comme atteinte d'*hérédo-syphilis?* C'était l'avis de MM. Aubert et Bard; nous partageons leur opinion. Il manque sans doute l'enquête sur les ascendants; le peu que nous savons permet seulement de supposer que la mère du sujet avait peut-être des accidents

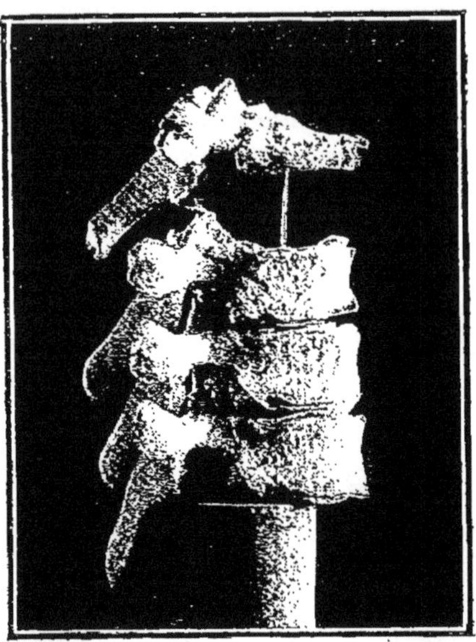

Fig. 95. — *Vertèbres dorsales.* A la partie supérieure, isolée, la 4e vertèbre dorsale. En bas, la 12e dorsale. — *Vertèbres lombaires* (1re et 2e). (D'après une photographie.)

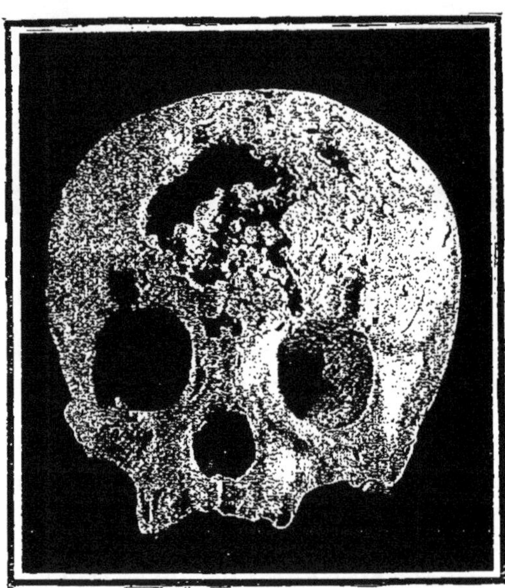

Fig. 96. — Crâne vu par la face antérieure. (D'après une photographie.)

du côté des fosses nasales et du larynx. Mais de quelle valeur ne sont pas cet aspect vieillot, ratatiné, atrophié, sur lequel insiste longuement Fournier; ces altérations profondes et multiples, viscérales et osseuses, l'absence de tout accident pouvant faire croire à une syphilis acquise? N'est-ce pas, d'autre part, entre 12 et 16 ans, date fréquente de telles échéances, que sont survenues les lésions gommeuses des os (1)?

LÉSIONS RACHIDIENNES. — MAL DE POTT HÉRÉDO-SYPHILITIQUE. LÉSIONS PELVIENNES

Malgré les lacunes et les imperfections évidentes de notre observation, venant de ce que nous n'avons pas pu examiner notre sujet à l'état frais, nous croyons que la nature des lésions est indiscutable et constitue le premier document anatomique de l'histoire du mal de Pott hérédo-syphilitique.

Dans son livre si important, Fournier consacre à cette question la notice suivante :

« Le temps n'est pas éloigné de nous où toutes les lésions osseuses aboutissant au mal de Pott étaient invariablement et exclusivement rapportées à la scrofulo-tuberculose. Aujourd'hui la science a marché, et l'on sait que, d'une façon générale, il est une part à faire à la syphilis dans la pathogénie de cette affection. » [Voy. Verneuil : *Du mal de Pott syphilitique* (*Gazette des Hôpitaux*, 1877). — A. Fournier : *Un cas de mal de Pott d'origine syphilitique* (*Ann. de dermat. et de syphiligr.*, 1881, etc., etc.)]

« Mais quel rôle, en particulier, joue la syphilis *héréditaire* dans la production de ce mal de Pott d'origine spécifique? C'est là un point qu'il serait impossible de préciser dans l'état actuel de nos connaissances et que je n'ai osé aborder ici, pour ma part, faute d'un nombre suffisant de documents authentiques. On a bien dit que « la carie des vertèbres survenant dans l'âge adulte est, le plus souvent, sinon toujours, le résultat d'une infection syphilitique héréditaire ». (Furneaux, Jordan.) Mais je ne vois pas que cette affirmation hardie ait reçu de sanction, c'est-à-dire ait été légitimée par une statistique imposante d'observations cliniques.

Quant à moi, voici mon bilan sur la question. Je crois avoir observé le mal de Pott dérivant d'une infection héréditaire, sur des enfants âgés de quatre à onze ans. Dans quatre cas, en effet, j'ai eu affaire à des enfants non scrofuleux et chez lesquels divers signes ou divers commémoratifs paraissaient bien attester une hérédité

(1) Dans une thèse récente (*Contribution à l'étude de la syphilis acquise chez les impubères*, par Fournié, Th. Lyon, 1892), la bénignité habituelle des manifestations syphiliques acquises chez l'enfant est bien mise en évidence.

spécifique. Mais je n'ai pu, dans aucun de ces cas, remonter jusqu'aux ascendants pour rechercher sur eux la syphilis ou tout au moins en obtenir l'aveu. De sorte que force m'est de donner ces quatre cas pour ce qu'ils valent, à savoir pour des cas simplement probables, mais non positifs, de mal de Pott dérivant d'une infection hérédo-syphilitique.

« Somme toute, la question du *mal de Pott hérédo-syphilitique* ne fait qu'apparaître dans la science et sans doute attendra longtemps encore sa solution définitive. »

Comme nous l'avons indiqué, les lésions étaient disséminées sur plusieurs points de la colonne vertébrale.

Nulle part il n'existait de portions osseuses pouvant rappeler l'aspect d'un séquestre; par contre les vermoulures, les porosités, les déformations ou boursouflures des apophyses articulaires, épineuses, de certains points des corps, donnaient tout à fait l'impression de lésions syphilitiques. La résorption d'une grande partie d'un corps vertébral avec persistance des disques cartilagineux encore très visibles sur la pièce macérée; la conservation de la forme et des proportions de ce qui reste du corps vertébral, ne constituent-elles pas aussi une analogie frappante avec certaines disparitions partielles d'extrémités articulaires? Enfin, l'absence de toute lésion viscérale tuberculeuse, l'absence de collection purulente, sont autant de motifs pour que l'on puisse croire que le rachis était le siège de lésions identiques à celles observées sur les autres segments du squelette.

Nous n'avons pas à examiner ici la valeur et l'authenticité des faits publiés sous le titre de « Mal de Pott syphilitique » (1); certains, acceptés trop facilement, paraissent de nature tuberculeuse, mais, défalcation faite des cas douteux, il n'en reste pas moins évident que la syphilis peut se localiser sur le rachis.

Tout aussi peu connues sont les lésions pelviennes. Pinard (2) a eu le mérite d'attirer le premier l'attention sur ce point.

« Pour ma part, dit-il, j'ai été conduit à constater que, sur les femmes présentant des stigmates non douteux de syphilis héréditaire, le bassin était fréquemment vicié; d'ailleurs les anomalies du bassin que j'ai constatées dans ces conditions n'offrent rien de spécial. Tantôt j'ai observé le bassin plat et symétrique comme dans les déformations dérivant de la pseudo-ostéomalacie, et tantôt j'ai rencontré des bassins à diamètres antéro-postérieurs normaux, mais à diamètres obliques ou transverses rétrécis, et rétrécis par le fait d'exostoses unilatérales ou bilatérales. »

(1) Levot, *Des lésions syphilitiques du rachis.* Thèse Paris, 1881.
(2) Cité par Fournier, page 310.

Turquet (1), dans sa thèse inspirée par Pinard, arrive aux conclusions suivantes :

« L'influence hérédo-syphilitique se traduit sur le bassin des deux façons que voici : d'une part, elle produit le plus souvent un rétrécissement plus ou moins notable des dimensions transversales du bassin ; d'autre part elle détermine un arrêt de développement ou une infériorité dans le développement du bassin. »

En nous basant sur ce que nous avons vu, nous serions conduit aux mêmes idées que Pinard et son élève. L'hérédo-syphilis intervient de deux manières différentes dans les viciations pelviennes : 1° par l'infantilisme, le développement lent, incomplet ; 2° par des manifestations osseuses plus ou moins étendues. Sur notre sujet ce double processus était évident ; la petitesse des formes, l'absence d'une partie du rebord iliaque épiphysaire, réduit en certains points à l'état de bandelette osseuse, ne donnaient guère l'idée d'un bassin de jeune femme ; d'autre part la forme générale des deux os, iliaques était quelque peu modifiée et rappelait vaguement l'ostéomalacie. Quant aux foyers pathologiques (latents en clinique), on peut voir, d'après les photographies, quelle était leur importance. Il ne peut y avoir de doute sur la possibilité de rétrécissement pelviens tenant à la tuméfaction des points osseux malades.

LÉSIONS DES OS DU CRANE ET DE LA FACE.

Comme nous le disions plus haut, et ainsi que le démontrent les faits, ces lésions n'ont rien de spécial ; elles se présentent comme à la période tertiaire soit sous l'aspect phagédénique, ulcéreux, soit sous la forme ostéophytique. Cette dernière s'observe surtout sur le frontal, la moitié antérieure des pariétaux se localise presque toujours, quelquefois exclusivement autour du bregma, et peut s'accompagner, dans le jeune âge, des déformations indiquées plus loin à propos des lésions des nouveau-nés.

Plus tard, les altérations sont identiques à celles de la période tertiaire. Un coup d'œil sur la figure ci-jointe dispense d'une description.

LÉSIONS DES OS DE LA MAIN ET DU PIED.

Nous pensons que les altérations du carpe et du tarse doivent être bien rares, car nous n'en avons lu aucune relation anatomique.

Quant au métacarpe, métatarse, phalanges, ils peuvent offrir les diverses altérations bien connues au double point de vue anatomique

(1) Turquet, *Du bassin infantile considéré au point de vue de la forme du détroit supérieur et du rapport de ses diamètres*. Paris, 1884.

et clinique depuis les belles recherches de V. Taylor (*Arch. gén. de méd.*, t. II, p. 117 à 148).

Les descriptions que nous avons données pour les os longs leur sont absolument applicables. L'ostéomyélite gommeuse circonscrite ou diffuse s'y présente avec les mêmes caractères ; marquée quelquefois par la seule tuméfaction de l'os (spina ventosa syphilitique), elle détermine ailleurs la résorption totale sans ouverture à l'extérieur d'aucun foyer ou l'élimination de séquestres. Taylor cite un cas observé sur un enfant de neuf ans, hérédo-syphilitique, chez lequel l'index droit était réduit à un tronçon. Dans le cas d'envahissement articulaire les surfaces cartilagineuses sont remplacées par une sorte de tissu cicatriciel ; quand il s'agit d'un orteil, la lésion porte habituellement sur toute sa longueur, tandis que pour les doigts elle reste volontiers limitée à une seule phalange. Ajoutons que si le processus syphilomateux s'ouvre au dehors, la fistule suppure peu et se ferme souvent d'elle-même.

CARACTÈRES PROPRES SURTOUT AUX LÉSIONS HÉRÉDITAIRES TARDIVES.

Après avoir montré longuement les analogies qui existent entre l'ostéosyphilose héréditaire tardive et la tertiaire, analogies si nombreuses qu'il est possible de superposer exactement leurs descriptions, nous croyons devoir insister sur leurs caractères différentiels. Ceux-ci paraissent *résulter uniquement de l'époque dissemblable de la vie où on les observe.*

1° Comme l'ont dit Fournier, Jullien, Mauriac, les lésions osseuses hérédo-syphilitiques tardives ont un *siège de prédilection :* c'est l'extrémité terminale de la diaphyse, le bulbe de l'os, le segment qui sert d'union entre la diaphyse et l'épiphyse et qui constitue le foyer de croissance de l'os.

Là encore se vérifie cette loi, mise en évidence par Ollier : « L'extrémité d'élection pour l'accroissement est aussi l'extrémité d'élection pour les lésions pathologiques. »

Issu de ce point, le processus gommeux diffuse le long de la diaphyse et s'étend sur une hauteur variable. Telle est la règle, ou plutôt, comme le fait sagement remarquer Fournier, le fait le plus habituel. Toutefois rien d'absolu à cet égard; aussi il n'est pas rare que la diaphyse et l'épiphyse soient également ou isolément atteintes. Notre observation vient à l'appui de cette restriction.

2° Un des caractères assez fréquemment noté du processus syphilomateux, c'est la destruction par *résorption*, sans élimination au dehors d'une *portion osseuse plus ou moins considérable.*

Bien qu'à notre avis on puisse observer une telle éventualité dans la tertiaire, toutefois les faits sont bien plus nombreux qui appartiennent à l'hérédo-syphilis. L'intensité des échanges nutritifs pendant l'enfance, l'activité bien démontrée des éléments du tissu osseux, doivent évidemment intervenir pour nous rendre compte de cette distinction.

Nous invoquerons comme preuve ce fait que, dans une de nos observations (syphilis tertiaire très vraisemblablement acquise pendant l'enfance), nous avons trouvé des lésions tout à fait analogues à l'hérédo-syphilis.

Tantôt la diaphyse d'un os long a disparu plus ou moins ; tantôt c'est l'épiphyse ; quelquefois même ce peut être une portion variable d'un os court.

Petersen (1), à propos d'un cas d'absence partielle du radius chez un homme syphilitique, admet qu'il s'agit en pareil cas, non d'un vice de conformation congénital, mais d'une difformité reconnaissant la syphilis pour cause. Le radius gauche était réduit à l'état de cordon fibreux reliant la tête radiale à l'apophyse styloïde ; le cubitus existait, mais avait un centimètre de moins que l'autre. Le sujet était un adulte, *syphilitique depuis l'âge de deux ans et demi*, ne présentant pas d'autres anomalies; les doigts étaient normaux. Petersen a réuni à cette occasion les faits d'absence du radius; sur 24 cas, deux fois la syphilis est notée, et c'est dans ces deux cas seulement que la main était normale. Dans tous les autres, il y avait des anomalies dans le nombre et la disposition des doigts.

Taylor cite un cas observé sur un enfant de neuf ans *hérédo-syphilitique*, chez lequel l'index droit était réduit à un tronçon de doigt, ne dépassant pas en longueur la première phalange du médius correspondant. Cet énorme raccourcissement était la conséquence de lésions osseuses spécifiques qui avaient déterminé une résorption de toute la première phalange, d'un tiers de la seconde, et d'un tiers du deuxième métacarpien. Sur ce même enfant l'extrémité du petit doigt se trouvait de niveau avec l'articulation de la première phalange de l'annulaire : et, ici encore, le raccourcissement était le résultat de la disparition complète d'une moitié du métacarpien correspondant.

Quant aux lésions épiphysaires, nous ne ferons que renvoyer à un mémoire (2) publié il y a plusieurs années. Il s'agit bien dans notre cas de la disparition d'une portion existante et non d'un arrêt de développement. Comme on peut en juger par les figures citées, les parties conservées de la tête humérale et de l'extrémité condylienne du fémur appartiennent au même rayon de courbure que les épiphyses normales du côté opposé.

(1) *St Petersburg. med. Wochen.*, 1880, n° 47, p. 383-5.
(2) *Annales de dermat.*, 1885.

Enfin, sur notre sujet hérédo-syphilitique, nous avons signalé la disparition à peu près complète d'un corps vertébral.

3° A côté de l'*action destructive* de la syphilis nous placerons son *action d'arrêt sur l'accroissement d'un os*. Toutes deux peuvent avoir comme conséquence le raccourcissement du segment osseux; mais la pathogénie de la déformation est absolument différente dans les deux cas; aussi ne doit-on regarder comme démonstratifs que les faits ayant pour eux le contrôle de l'autopsie. L'observation suivante, citée par Fournier comme un exemple d'arrêt de développement, nous paraît discutable : « Il s'agit d'un malade âgé de vingt-huit ans, qui n'a guère cessé depuis sa naissance jusqu'à ce jour d'être poursuivi par des manifestations de syphilis héréditaire, aussi multiples que variées, a été affecté vers l'âge de cinq ans d'ostéo-périostites du membre supérieur droit, lesquelles ont laissé à leur suite des hyperostoses et des ostéophytes que vous pouvez encore constater aujourd'hui. Ces lésions se sont compliquées à leur tour d'arthropathies du coude et de l'épaule. Finalement et comme conséquence, les mouvements du coude et plus spécialement ceux de l'articulation radio-humérale ont été gravement compromis et sont restés diminués d'amplitude. Or, voyez et étudiez ce membre droit.

« D'une part, il est moins vigoureux que son congénère et les reliefs musculaires y sont notablement moindres.

« D'autre part, ce membre est plus court que l'autre et plus court de 6 centimètres : ce qui est énorme à coup sûr. L'humérus droit mesure en longueur 4 centimètres et demi de moins que l'humérus gauche. Donc le membre droit a subi dans toutes ses parties (muscles et os principalement) un véritable arrêt de développement. »

Nous admettrions volontiers que le membre est plus court par suite de la *résorption des épiphyses*, étant donnée surtout l'existence d'arthropathies du coude et de l'épaule.

Les mensurations prises sur notre sujet hérédo-syphilitique nous ont donné :

1° Une différence de 1 centimètre en moins pour le tibia gauche atteint d'ostéomyélite gommeuse diaphysaire sur une hauteur de 18 à 20 centimètres. Le tibia droit était absolument normal.

2° Une différence de 5 millimètres entre les deux omoplates (lésées toutes deux), mesurées de l'angle inférieur à la partie la plus élevée de la cavité glénoïde.

3° Il est certain que la destruction du cartilage de conjugaison peut entraîner un arrêt d'accroissement beaucoup plus considérable; mais les relations nécroscopiques font défaut.

4° L'*allongement* peut être, chose singulière, observé aussi dans l'ostéosyphilose.

Tantôt il s'agit d'un adulte ayant terminé sa croissance et syphilitique depuis quelques années seulement, tantôt d'un adolescent infecté dans la première enfance ou hérédo-syphilitique.

Dans le premier cas, l'hypertrophie en longueur doit être rattachée à l'accroissement interstitiel du tissu osseux.

Dans un mémoire publié en 1872 (*Gazette hebdomadaire*) sur l'influence de l'ostéite sur l'accroissement des os, M. A. Poncet cite, à l'appui de l'opinion que l'accroissement interstitiel est possible, une observation recueillie dans le service de M. le professeur Gailleton. Il s'agit d'une femme de quarante et un ans, atteinte depuis deux ans d'une ostéo-arthrite syphilitique du coude droit. A l'autopsie, les deux membres étant complètement dépouillés des parties molles et mesurés comparativement, on trouve l'humérus malade plus long de 8 millimètres.

Un malade observé par M. Cordier offrait lui aussi une preuve évidente de cet allongement interstitiel.

Nous avons mesuré vainement un certain nombre d'adultes affectés de lésions osseuses survenues après trente ans, et nous n'avons pas constaté de différences de longueur au bénéfice des os malades.

Il n'en est pas de même chez les enfants ou les adolescents; mais alors il ne peut être question d'accroissement interstitiel : il s'agit d'une action *irritante indirecte* sur le cartilage de conjugaison et par cela même *efficace* (Ollier).

C'est ainsi que chez notre hérédo-syphilitique de vingt-huit ans, le radius droit qui présentait un foyer d'ostéomyélite gommeuse diaphysaire mesurait $19^{cm},6$ et pesait 10 grammes de plus que le radius gauche, long de $10^{cm},1$.

Quelques auteurs auraient relaté des faits analogues; Fournier toutefois déclare n'en avoir jamais observé.

Hoffa (1) cite une observation d'allongement osseux notable dans un cas d'ostéomyélite gommeuse.

5° *Déformations osseuses.* — Il est une variété de déformation du tibia chez les hérédo-syphilitiques sur laquelle Lannelongue et Fournier ont spécialement attiré l'attention; elle est caractérisée par une incurvation arciforme de l'os à convexité antérieure.

« Au lieu d'être droite, la crête du tibia se projette en avant, devient courbe et décrit une ligne arciforme à convexité antérieure. Son profil est alors exactement celui d'un arc de cercle, ou, suivant la comparaison adoptée, d'une lame de sabre. Ce type singulier de tibia pseudo-rachitique, de tibia qui semble incurvé quand il reste droit et qui semble aplati quand il conserve ses diamètres normaux,

(1) *Lehrbuch der orthoped. Chir.*, p. 630.

je n'oserais encore (vu la nouveauté du sujet) vous le donner comme caractéristique en l'espèce, c'est-à-dire comme appartenant en propre à la syphilis héréditaire. Toujours est-il que jusqu'à ce jour je ne l'ai observé avec les attributs précis, dont l'énumération vient de nous occuper, que sur des sujets hérédo-syphilitiques; je n'en dis pas plus pour l'instant, une conclusion formelle devant encore être différée. » (Fournier.)

Nous croyons pouvoir dire qu'elle n'offre rien d'absolument typique, attendu que nous l'avons observée sur un tertiaire âgé de plus de cinquante ans.

Dans sa thèse sur les manifestations osseuses précoces et tardives de la syphilis héréditaire, Berne concluait que les lésions osseuses de l'hérédo-syphilis présentent une physionomie clinique tellement spéciale qu'il est possible d'en établir le diagnostic avec facilité; il se basait notamment sur la déformation du tibia en fourreau de sabre. Le fait que nous signalons, ceux de Roger, Roussel, Renard (1)..., prouvent que la syphilis acquise peut déterminer cette courbure en lame de sabre.

Quant aux déformations épiphysaires qui ont valu aux arthropathies le qualificatif de déformantes, nous n'en parlerons pas, puisqu'il s'agit de destruction de portions osseuses bien développées. Nous ferons seulement remarquer que nous avons observé sur notre sujet un *retard considérable dans la soudure* des épiphyses et des différences de configuration et de volume impossibles à apprécier à la mensuration, mais faciles à voir.

En résumé, les caractères différentiels entre les lésions syphilitiques héréditaires et les tertiaires ne reposent que sur le *cachet particulier imprimé à la lésion par l'âge auquel elle se développe*. Par suite, il nous paraît impossible de distinguer anatomiquement l'ostéosyphilose héréditaire *tardive*, de celle qui résulte d'une contamination dans les premières années de la vie.

CONSIDÉRATIONS CLINIQUES.

L'identité établie au point de vue anatomo-pathologique entre l'ostéomyélite gommeuse acquise et celle qui est une manifestation tardive de l'infection héréditaire, existe au point de vue clinique. Elle est même exagérée; en tout cas les considérations cliniques relatives aux symptômes, au diagnostic des lésions acquises sont absolument applicables à l'hérédo-syphilis. Pour compléter le tableau, il suffit de se rappeler l'existence chez certains sujets des

(1) Roger, *Union médicale*, 1865. — Roussel, Thèse Paris, 1881. — Renard, *Revue d'orthopédie*, mai 1893.

traits caractéristiques de l'infection héréditaire. Des déformations dentaires, la kératite interstitielle, la multiplicité des lésions osseuses, l'infantilisme, l'aspect vieillot achèvent de rendre le diagnostic facile.

Plus que jamais, un traitement tonique, reconstituant, une bonne hygiène devront concourir, avec la médication mixte (iodure et mercure), au rétablissement de la santé.

§ 2. — Lésions osseuses hérédo-syphilitiques des nouveau-nés.

Depuis les travaux de Parrot (1873), Furth (1878), Wagner, Valdeyer et Heubner, Birsch-Hirschfeld, Guéniot, Poncet et Porak, Ranvier, Lannelongue, Taylor, Pellizari et Taffani... on connaît dans tous leurs détails les manifestations hérédo-syphilitiques portant sur le squelette des nouveau-nés.

Au crâne (1) elles consistent soit en de vastes ulcérations avec perte de substance, soit en une altération diffuse, sorte d'exagération de l'état poreux de l'os que l'on dirait avoir été rongé par des mites. Ces lésions ont pour caractère de se produire toujours de l'extérieur à l'intérieur, et sur le côté du crâne opposé au décubitus (2).

Fréquemment des ossifications périostiques nouvelles déterminent de volumineuses ostéophytes autour du bregma, sur le frontal, la moitié antérieure des pariétaux, les plaques osseuses nouvelles, sorte de demi-calottes convexes surajoutées au crâne qui sont formées de fibres implantées perpendiculairement à l'os ancien, et déterminent des bosselures, des déformations particulières du crâne (front olympien ou ventru, à bosselure latérale, en carène de Fournier).

Des troubles dans le développement déterminent soit la microcéphalie, l'idiotie, par la soudure prématurée des sutures, soit la fragmentation des os. C'est ainsi que la partie supérieure de l'occipital complètement séparée de l'écaille forme un os épactal, de même on peut apercevoir sur les pariétaux des traces nombreuses de divisions circonscrivant de petits départements osseux. Cette disposition n'est pas exclusivement liée à la syphilis; cependant Parrot l'aurait observée 15 à 20 fois sur 200 hérédo-syphilitiques, 4 ou 5 seulement sur 1000 sujets non syphilitiques. L'élargissement

(1) Jullien, p. 111.

(2) On sait que chez les très jeunes enfants, la pression de l'encéphale détermine souvent presque normalement des pertes de substances athrepsiques à l'intérieur du crâne, pouvant aller jusqu'à la perforation : on les reconnaîtra à leur siège, à obliquité de leurs bords taillés en biseau, de l'intérieur à l'extérieur, à l'aspect dessinant la forme des circonvolutions.

transverse du crâne dû à la proéminence latérale des pariétaux avec dépression plus ou moins notable du sinciput au niveau de la suture sagittale (crâne natiforme) serait encore, pour Parrot, de nature syphilitique.

Le *crâniotabes*, désigné encore sous le nom d'occiput mou, de crâniomalacie, se rencontre fréquemment; caractérisée par un ramollissement avec amincissement et raréfaction de la substance osseuse, cette lésion se présente surtout sur l'occipital, les pariétaux, la portion écailleuse du temporal. Signalé par Elsœsser (de Stuttgard) en 1843, qui le rattache au rachitisme, il a été étudié par Lasègue, Vogel, Parrot.... Ce dernier (1879) admet deux variétés de crâniomalacie : l'une se développant pendant la vie intra-utérine, siégeant au voisinage de la fontanelle antérieure; l'autre se développant après la naissance et intéressant les parties postérieures du crâne. Jusqu'au huitième mois de la vie intra-utérine, la situation déclive du bregma, après la naissance le décubitus, expliqueraient l'action différente de la pesanteur. Mais cette dernière ne suffit pas, il faut faire intervenir la syphilis. Sur 271 crânes de syphilitiques héréditaires, 135 étaient altérés; 78 usés, 57 perforés.

La syphilis héréditaire raréfiant et décalcifiant le tissu osseux, « le crâne est usé par le cerveau comme toute autre partie du squelette serait usée par une poche anévrysmale. » (Parrot.)

D'après les observations recueillies par Paley (1), il est loin d'en être ainsi : *les enfants crâniomalaciques seraient plutôt des rachitiques ou destinés à le devenir : quelques-uns sont bien portants; la plupart n'ont pas d'autres tares osseuses.*

Le *crâniotabes* ne donne généralement pas lieu à des symptômes du côté des organes essentiels.

OS LONGS.

Les auteurs classiques distinguent habituellement quatre variétés d'altération des os longs :

1° La *périostogenèse* serait caractérisée par l'apparition de fibres osseuses nouvelles implantées perpendiculairement à la coque ancienne, et séparées par des espaces, des cheminées, plus ou moins longs.

2° Dans la *médullisation*, il se ferait des rigoles longitudinales séparant l'os ancien de l'os nouveau, raréfiant l'un et l'autre.

3° A la limite du cartilage juxta-épiphysaire se trouve normalement une couche bleuâtre de un quart à un demi-millimètre d'épaisseur;

(1) Paley, *Du crâniotabes*, thèse Paris, 1892. — Renault, *Soc. anat.*, Paris, 1892. — Comby, *Soc. méd. des hôpitaux de Paris*, 1892.

c'est la couche spongoïde de Broca, chondro-calcaire de Parrot. Chez les enfants syphilitiques on est immédiatement frappé du développement de cette zone qui peut atteindre 2 millimètres de hauteur, de la couleur jaune crayeuse, des irrégularités, des dentelures que présente sa surface du côté du cartilage. D'autre part, elle envoie du côté du tissu spongieux des prolongements plus marqués et faciles à reconnaître à leur couleur; c'est la *chondrocalcose*.

4° Quant à la *transformation gélatiniforme*, elle est marquée par la métamorphose de la substance osseuse normale en une bouillie jaune, couleur sucre d'orge, très comparable à certains crachats de pneumonie. Un seul tissu est réfractaire, c'est celui de la couche chondro-calcaire qui persisterait sous un aspect sablonneux. Ce ramollissement siège sur le bulbe de l'os, d'où des fractures inexactement rapportées avant Parrot à un décollement de l'épiphyse. Quelquefois ce ramollissement gélatiniforme peut être enkysté.

A notre avis cette division est inexacte et ses prétendues variétés ne sont que des degrés d'un même processus. La *périostogenèse* n'est pas autre chose que le reflet extérieur d'une altération centrale médullaire diffuse, et la *médullisation* correspond à l'envahissement, à la tunnellisation de l'os nouveau. D'autre part l'*infiltration gélatiniforme* et la *chondrocalcose* correspondent au développement d'une ostéomyélite gommeuse juxta-épiphysaire. Les lésions du thorax décrites par Pellizari et Taffani ont été étudiées précédemment; quant à celles des os plats (omoplates, os iliaque), elles sont caractérisées surtout par des érosions, des dépôts ostéophytiques, ainsi qu'il résulte des pièces recueillies par Dron et reproduites par Jullien.

On sait que Parrot a décrit sous le nom de *pseudo-paralysie*, l'impotence fonctionnelle qui est la conséquence de décollements épiphysaires liés à l'hérédo-syphilis.

Ainsi que le dit M. le professeur Renaut, il existe un point faible, une sorte de *ligne de clivage*, entre la tête cartilagineuse de l'os et la bande de cartilage sérié qui se calcifie au fur et à mesure qu'elle se développe. Ce fait explique la disjonction des épiphyses dans la pseudo-paralysie de Parrot. Nous ne pouvons formuler d'opinion personnelle sur ce point, car malgré nos efforts, nous n'avons pu mettre la main sur aucune pièce pathologique.

RACHITISME ET SYPHILIS OSSEUSE.

La question des rapports du rachitisme et de la syphilis n'a guère été posée scientifiquement que dans ces dernières années. A la formule exclusive de Parrot ont fait place d'abord des doutes et à l'heure actuelle la certitude que ces deux lésions, différentes au point de vue anatomique, n'ont entre elles que des relations cliniques éloignées.

Au Congrès international de Londres, 1881, Parrot avait posé le problème dans les termes suivants, qui pour lui en donnaient la solution : « Le rachitisme reconnaît pour cause unique la syphilis tertiaire et constitue l'altération la plus avancée parmi celles qui frappent le système osseux. »

Une opinion aussi exclusive souleva dès le début de nombreuses critiques ; on les trouvera rassemblées et bien mises en évidence dans la remarquable thèse de M. Assada (1) inspirée par M. le professeur Renaut, ainsi que dans le travail de MM. Cazin et Iscovesco (2). Ces mémoires ne constituent pas de simples compilations, mais renferment de nouvelles preuves.

A ces arguments nous n'avons qu'à ajouter ceux qui résultent de nos descriptions. Le lecteur a sans doute encore présents à l'esprit ces caractères différentiels si nets de l'ostéomyélite gommeuse ; multiples, disséminés sur la diaphyse ou dans les régions juxta-épiphysaires, les foyers syphilomateux siègent dans l'intérieur de l'os et déterminent des bosselures étendues, des hyperostoses par suite de l'irritation indirecte du périoste.

Si l'altération diffuse, la diaphyse est envahie plus ou moins complètement ; si elle progresse à la périphérie, l'os ancien, puis l'os nouveau sont parcourus par des tunnels, des boyaux gommeux qui les rongent en altérant la solidité et peuvent aboutir à la fracture pathologique.

Bien plus, un segment osseux (phalanges, vertèbres, diaphyse radiale) peut disparaître par résorption.

Mais on n'observe nullement ces *incurvations* si caractéristiques du rachitisme ; bien plus, sur un hérédo-syphilitique dont le squelette était couvert de lésions, les rares segments osseux intacts étaient remarquables par la pureté de leur forme. Comme l'a dit M. Berne (3), le plus souvent il n'existe pas de déformation réelle dans les lésions osseuses de la syphilis. Une diaphyse d'un tibia syphilitique, alors même qu'elle est recouverte d'une hyperostose volumineuse, n'est pas plus déviée dans la direction de son axe que ne le serait une tige de fer sur laquelle on aurait déposé une couche de plâtre plus ou moins irrégulière. Rien ne rappelle les déformations typiques, régulières pour ainsi dire du rachitisme.

(1) Assada, *Rachitisme et syphilis osseuse. Essai de différenciation anatomique et clinique*. Thèse Lyon, 1886.

(2) Cazin et Iscovesco, *Des rapports du rachitisme avec la syphilis. Archives générales de médecine*, 1887.

(3) Berne, *Manifestations osseuses précoces et tardives de la syphilis héréditaire*. Thèse Paris, 1884.

L'identité évidente pour nous entre les lésions hérédo-syphilitiques et les tertiaires, si l'on met à part le cachet spécial imprimé aux lésions par l'âge où elles surviennent, nous est encore un argument. Que dire enfin des résultats fournis par l'examen histologique ? En réalité le fait capital pour Parrot, celui qui l'avait frappé, *la présence du tissu spongoïde*, dans l'hérédo-syphilis précoce et le rachitisme, n'a aucune valeur pathogénique : il n'appartient pas uniquement à la syphilis ni au rachitisme et se rencontre dans d'autres états... (Cazin et Iscovesco). Du reste les os syphilitiques ne présentent jamais ce tissu avec l'abondance, les particularités de siège du rachitisme.

La gomme constitue des localisations, des nodules comparables à ceux de la tuberculose, de la morve, de la lèpre, à centre caséeux, à zone embryonnaire fibrillaire...,rien de systématique.

Au contraire, dans le *rachitisme* l'os est altéré d'une façon systématique, c'est un *trouble de l'ossification*, consistant essentiellement « dans l'avortement de l'ossification périvasculaire ou havérienne dans la pièce osseuse en voie de remaniement ». Ces troubles peuvent se résumer dans la formule suivante : Lésions systématiques de l'évolution modelante, lésions systématiques également de l'évolution nutritive.

Ajoutons que l'os rachitique se nourrit, se développe et s'accroît comme une pièce fœtale.

Il serait trop long d'accumuler ici les nombreuses preuves d'ordre clinique qui viennent à l'encontre des idées de Parrot, nous nous bornerons à les énumérer sommairement :

1° Dans les pays tropicaux où la syphilis est plus grave, plus intense, plus envahissante que dans les régions tempérées, en Syrie, en Arabie, Grèce, Amérique, le rachitisme ne se montre presque pas.

2° Les non-syphilitiques et les animaux non syphilitiques engendrent de jeunes rachitiques ou aptes à le devenir artificiellement.

3° Le rachitisme ne cède pas au traitement spécifique : bien plus, si le sujet est en même temps syphilitique, ces derniers accidents seuls disparaissent.

4° Bien que la réinfection ait été signalée pour la forme héréditaire comme pour la forme acquise, c'est une exception si grande qu'on peut la considérer dans l'appréciation comme une fantaisie clinique (Galliard).

Si donc les parents d'enfants rachitiques prennent la vérole après la naissance de ces enfants, on peut admettre qu'ils ne l'avaient pas eue auparavant.

On a cité des observations établissant ces faits. De même aussi on a vu, et plus fréquemment encore, d'anciens rachitiques devenir syphilitiques. Parrot affirmait que 90 p. 100 des enfants rachitiques présentaient des marques incontestables de syphilis (érosion dentaire, stigmates de la peau). Or, celles-ci ne présentent rien de pathognomonique, pas plus que le crâne natiforme.

On est logiquement conduit à formuler les deux conclusions suivantes :

1° Le rachitisme doit être rejeté du cadre des lésions syphilitiques directes, c'est-à-dire commandées par l'agent pathogène de la syphilis et édifiées en sa présence.

2° Les athreptiques syphilitiques peuvent comme n'importe quels autres athreptiques devenir rachitiques.

Les considérations cliniques se relient si étroitement à ce qui a été dit au point de vue anatomo-pathologiqne et d'autre part aux symptômes généraux de l'infection syphilitique, que nous ne croyons pas devoir insister, renvoyant pour plus ample informé aux livres autorisés de Fournier, Mauriac, Jullien.

CHAPITRE VII

KYSTES HYDATIQUES DES OS

INTRODUCTION.

Les lésions osseuses déterminées par le tænia échinocoque, à sa période vésiculeuse, sont d'une extrême rareté.

Des chirurgiens, possédant une pratique considérable, n'ont jamais eu l'occasion d'observer d'hydatides du squelette. D'autre part, les différents musées de l'Europe n'en possèdent dans leurs collections que de rares spécimens.

Cette pénurie de pièces et de documents ne peut être attribuée à la négligence ou l'inattention : le plus souvent, en effet, les échinocoques des os ne sont pas des trouvailles d'amphithéâtre, mais se révèlent en clinique par un appareil symptomatique des plus graves. A ce titre, sinon par leur fréquence, ils méritent d'attirer l'attention des cliniciens.

Toujours le parasite paraît s'être développé dans le tissu osseux, mais dans quelques cas rares, discutables, on pourrait admettre qu'il l'a envahi secondairement. Cette hypothèse, que nous devions signaler, ne repose que sur des données insuffisantes et n'offre, du reste, qu'une minime importance. Sous le nom de kystes hydatiques des os, nous comprenons tous les faits de tumeurs hydatiques siégeant dans les os, qu'elles aient pris naissance dans leur substance, qu'elles l'aient envahie secondairement (?), ou bien encore qu'elles se soient développées dans une cavité osseuse naturelle (sinus).

L'origine des *kystes hydatiques* est aujourd'hui bien connue : toujours ils résultent de la présence dans les tissus de la *larve vésiculeuse* du *Tænia echinococcus*.

Jadis, on confondait sous la même dénomination d'*hydatide*, de *cysticerque*, la phase vésiculeuse des différents *cestodes* (vers rubanés). Cette synonymie, inexacte, prête à la confusion et doit être rejetée. On réserve, actuellement, le nom de *cysticerque* à l'embryon hexacanthe du *Tænia solium* devenu vésiculeux, tandis que le terme d'*hydatide* s'applique à la larve vésiculeuse du *Tænia echinococcus*. On doit donc appeler seulement *hydatiques*, les productions kystiques déterminées par ce dernier parasite. Relativement aux kystes des os, cette distinction n'offre qu'une importance minime; elle nous autorise, toutefois, à éliminer un fait unique (*Cysticercus cellulosæ*), développé dans une phalange.

L'étude des kystes hydatiques exigeant une connaissance exacte du parasite qui les détermine, nous avons placé au début de notre travail l'exposé sommaire des notions admises aujourd'hui sur ce point.

Le *Tænia echinococcus* (de Siebold) (1) (*T. nana* Van Beneden) (2), a pour principal siège l'intestin des chiens. Sa longueur est d'environ 5 millimètres. Il présente une tête ou *scolex*, très petite, munie de quatre ventouses (rarement six), et d'une double couronne de crochets alternants au nombre de 44 au plus. On ne compte que 3 ou 4 anneaux (*proglottis*), dont le dernier seul est ovigère. Arrivé à la maturité, celui-ci se détache, tombe mêlé aux excréments de l'animal; les œufs qu'il renferme (de 200 à 500), sont dans la suite mis en liberté par dissolution de la substance qui constitue l'anneau. Ils peuvent dès lors être absorbés par d'autres animaux et déterminer les kystes hydatiques en se développant chez eux. Voyons quelles sont les modifications subies en pareilles circonstances par l'œuf et l'embryon qu'il contient.

L'enveloppe épaisse de l'œuf est dissoute par les sucs digestifs. Dans son intérieur, se trouve une masse homogène finement granuleuse, à la surface de laquelle se distinguent très nettement, après l'action de la potasse caustique, six petits crochets aciculaires, d'où le nom d'*embryon hexacanthe*. Grâce à ces crochets l'embryon, mis en liberté dans l'intestin de son hôte, pourra perforer la muqueuse et pénétrer dans l'épaisseur des tissus. Il traverse vraisemblablement les parois vasulaires, et se trouve emporté dans le torrent circulatoire, jusqu'au moment où, pour une cause difficile à indiquer, il s'arrête en un point donné et s'y transforme en une *vésicule* ou *hydatide*.

DÉVELOPPEMENT DE L'HYDATIDE. — STRUCTURE. — CONTENU.

Leuckart (3) surtout a étudié le développement de l'hydatide. Sur des animaux (cochons de lait) qu'il avait infestés en leur faisant ab-

(1) Siebold (von), *Abhandl. über die Band-und Blasenwürmer*. Leipzig, 1851, in-8°. — Id. *Zeitschrift für wiss. Zoologie*, 1853, t. IV, p. 207, et *Annales des sciences naturelles* (Zoologie), 4e série, t. IV, 1855.

(2) Van Beneden, *Mémoire sur les Vers intestinaux*. Paris, 1853. — Id. *Bulletin de l'Académie royale des sciences de Belgique*, t. XXIV, n° 4 et 6, p. 340, 1857, et 2e série, t. II, 1857.

(3) Leuckart, *Die Blasenwürmer und ihre Entwickelung*. Giessen, 1856, in-8°. — Id. *Die Menschlichen Parasiten und die von ihnen herrührenden Krankheiten*, t. I, et Appendice, t. II, p. 589. Leipzig et Heidelberg, 1876.

sorber des anneaux arrivés à maturité, il observa les détails suivants : au bout de quatre semaines, il existait au-dessous de la tunique séreuse du foie de petits nodules d'un millimètre environ, formés chacun d'une enveloppe connective (*kyste adventice*), et d'un corps sphérique ou vésiculeux (l'*hydatide*), mesurant de $0^{mm},25$ à $0^{mm},35$. La structure de cette dernière était très simple : une capsule homogène, transparente, anhiste, élastique, circonscrivait un contenu granuleux formé de particules graisseuses. A la fin de la huitième semaine, les masses pleines avaient fait place à des sphérules creuses de $1^{mm},5$ à $2^{mm},5$, remplies d'un liquide aussi limpide que l'eau. La masse granuleuse, dissociée et refoulée par ce liquide, s'était condensée à la périphérie pour y constituer la *membrane germinale* ou *fertile*. Quant à la capsule, son épaisseur s'était accrue ; elle était alors formée de *lamelles superposées*.

On pouvait observer une certaine différenciation dans les éléments cellulaires de la couche germinale, les cellules les plus volumineuses étaient excentriques, les plus internes présentaient un moindre diamètre ; entre ces deux couches, existaient des cellules granuleuses étoilées comblant les interstices.

Au bout de dix-neuf semaines, l'hydatide atteint la dimension d'une noix. Les couches *cuticulaires* les plus externes paraissent s'exfolier à mesure que la pression excentrique du liquide augmente. La *membrane germinale*, découverte par Ch. Robin (1), offre à peine $0^{m},12$ d'épaisseur ; sa structure ne s'est point modifiée ; elle contient seulement quelques corpuscules calcaires lenticulaires.

Si l'on examine le contenu *liquide*, dont l'abondance croît en raison du volume de la vésicule, on constate sa transparence parfaite (quelquefois une légère coloration jaunâtre), sa réaction neutre ou faiblement acide. Son poids spécifique est de 1,009 à 1,015. Le premier, Cl. Bernard (2) y a constaté la présence du *glucose ;* on y trouve en outre, de la *leucine*, de l'*inosite*, de la *tyrosine*. Il renferme environ 1,5 p. 100 de substances inorganiques. La chaleur ne le coagule pas, comme l'avaient déjà reconnu Redi (3) en 1684 et Dodart (4) en 1697. Nous y indiquerons, sans insister davantage, l'*hématoïdine*, l'*hémoglobine*, la *cholestérine ;* il semble que ce soient des substances introduites par rupture des parois.

On s'occupe actuellement de rechercher dans le liquide hydatique

(1) Ch. Robin, *Société philomathique de Paris* et *Dictionnaire de Nysten* (L. et R., 1858, p. 468).

(2) Cl. Bernard et Axenfeld, *Présence du sucre dans le liquide d'un kyste hydatique du foie* (*Comptes rendus Soc. biol.*, 2e série, t. III, p. 90, 1865).

(3) Redi (Francesco), *Osservazioni intorno agli animali viventi che si trovano negli animali viventi*. Firenze, 1684.

(4) Dodart, *Regiæ scientiæ academiæ historiæ*, lib. V, cap. V, p. 454. Paris, 1701.

une *leucomaïne*, résultant des déchets nutritifs de l'hydatide. Mourson et Schlagdenhauffen (1) ont signalé la présence de cet alcaloïde. On aurait ainsi l'explication des phénomènes d'intoxication générale (urticaire, péritonites) observés chez divers malades.

L'irruption de ce liquide dans le péritoine n'est pas toujours suivie d'accidents : cela tiendrait peut-être dans ces cas à la moindre quantité de leucomaïne formée par les hydatides.

Ajoutons, enfin, qu'il est toujours possible de reconnaître chimiquement la présence de membranes hydatiques ; leur nature chitineuse est prouvée par ce fait que, traitées par les acides, elles donnent du glucose.

Dans des cas exceptionnels, les hydatides peuvent demeurer indéfiniment en cet état. On a dès lors affaire à des *acéphalocystes*, que Laennec (2) regardait à tort comme spéciales à l'homme et différentes de celles du bœuf et du mouton, dans lesquelles il avait reconnu la présence des têtes. Il n'en est rien ; ainsi que l'ont démontré Bremser (1821) (3) et Livois (1843) (4), l'identité est complète.

FORMATION DES FOLLICULES PROLIGÈRES.

Lorsque l'hydatide, ou *vésicule mère*, a suffisamment grandi, le *bourgeonnement céphalique* commence à se montrer. Mais, contrairement à ce qui a lieu pour les *cysticerques*, l'hydatide produit, non une seule tête, mais bien des centaines, des milliers même parfois.

Avant Siebold, on admettait généralement que la tête se formait par un bourgeonnement de la surface de la *membrane germinale*, et qu'elle tombait ensuite dans le liquide, ce qui n'a pas lieu, comme l'ont prouvé Naunyn (5), Leuckart et Moniez (6).

A la surface interne de la membrane germinale, apparaissent de petites papilles qui ne tardent pas à se creuser d'une cavité plus ou moins étendue, formant ainsi des *vésicules proligères* (*Brutkapseln*) ou *formatrices* des têtes de tænia. Ces vésicules sont formées par une substance granuleuse identique à celle de la *membrane germinale ;* elles sont tapissées d'une *cuticule* à l'intérieur et non à l'extérieur. D'après Moniez, on voit se constituer un épaississement, en forme de

(1) Blanchard (R.), *Traité de zoologie médicale*.

(2) Laennec, *Mémoire sur les vers vésiculaires* (1804). — Id. *Mémoires de la Soc. de méd. de Paris*. Paris, 1812.

(3) Bremser, *Notice sur l'Echinococcus hominis* (*Journ. complém.* Paris, 1821, t. XI, p. 278).

(4) Livois (Ch.). *Recherches sur les échinocoques chez l'homme et chez les animaux*. Thèse de Paris, 1843.

(5) Naunyn (B.), *Entwickelung's Geschichte des Echinococcus* (*Reichard's Arch. für Anat. und Phys.*, 1862, p. 612).

(6) Moniez, *Mémoire sur les Cestoïdes*. Lille, 1881, in-8.

disque, sur la membrane de la *vésicule proligère*, épaississement qui fait saillie à l'extérieur en même temps que se soulève la partie centrale tournée vers la cavité de la vésicule. Peu à peu la saillie augmente et, à la surface du mamelon interne se développent le rostre, les ventouses et les crochets.

Les vésicules proligères offrent parfois des culs-de-sac, des diverticules, au fond desquels des échinocoques peuvent se développer. Cette circonstance, sans doute, avait fait supposer à Leuckart que les échinocoques se développent par des bourgeons primitivement saillants à l'extérieur.

Les têtes du cestode se développent donc constamment à l'intérieur des vésicules proligères. Elles restent appendues à leur paroi et les vésicules elles-mêmes demeurent fixées à la membrane germinale tant que l'hydatide est vivante. Dans les parois des vésicules rampent quelques vaisseaux nutritifs, communiquant avec ceux de l'échinocoque, mais que l'on ne peut poursuivre au delà de la membrane germinale.

Les échinocoques renfermés dans une même vésicule proligère sont souvent d'âge et de taille différents. Implantés sur la paroi de la vésicule par un pédicule rétréci, ils présentent à leur pôle opposé, arrondi, une dépression résultant de l'invagination de l'échinocoque sur lui-même. La tête offre les 4 ventouses et les 58 à 60 crochets parfaitement nets. L'évagine-t-on (par pression par exemple), on reconnaît qu'elle est constituée par une masse cylindrique longue de $0^{mm},05$ environ, divisée par un étranglement en deux parties. L'antérieure porte les ventouses et les crochets, la postérieure présente une dépression dans laquelle vient s'insérer le pédicule. Les crochets ne diffèrent de ceux du tænia adulte que par la forme plus effilée de leur base.

A ce moment, l'hydatide a parcouru tous les stades de son évolution larvaire. Absorbés par un chien, les échinocoques qu'elle contient trouveront l'occasion de se transformer en tænia adulte et rubané. Mais elle peut persister indéfiniment à l'état d'hydatide, mourir et subir la dégénérescence totale.

FORMATION DES VÉSICULES SECONDAIRES (EXOGÈNES, ENDOGÈNES).

Les hydatides ne se reproduisent pas seulement au moyen des *vésicules proligères ;* elles peuvent encore se multiplier par la formation de *vésicules secondaires* (*Tochterblase*), absolument semblables à la vésicule mère. Voici, d'après Leuckart, comment elles se produisent :

Dans l'épaisseur même de la cuticule, entre les lamelles stratifiées, on voit se déposer des granulations autour desquelles se montre une petite cuticule stratifiée. Peu à peu, le contenu de cette petite masse s'éclaircit, en même temps que cette dernière se rapproche de plus en plus de la périphérie et tombe en dehors de l'hydatide. Elle se détruit alors ou bien continue à se développer. Chaque vésicule fille offre, en ce moment, la même structure que la vésicule mère (cuticule, membrane germinale) et peut produire, soit des *vésicules proligères*, soit même de *nouvelles vésicules*, qui méritent alors le nom de *vésicules petites-filles* (*Enkelblase*).

On observe de grandes différences, dans l'état de maturation que présente la vésicule fille, au moment où elle devient libre. Tantôt elle est pleine, solide, tantôt elle présente une cavité ; parfois même des échinocoques sont déjà manifestes dans les vésicules proligères.

Quoi qu'il en soit, la vésicule fille s'entoure d'une membrane adventice, et il devient impossible de savoir, en la voyant située à côté de la vésicule mère, s'il y a eu formation de deux vésicules par deux embryons hexacanthes distincts, ou production d'une vésicule fille. Leuckart croit pourtant avoir remarqué que les vésicules secondaires sont, moins tardivement que leur mère, capables de produire des vésicules proligères.

Nous venons de décrire la formation d'hydatides par bourgeonnement exogène. On les a désignées par les noms divers d'*Echinococcus exogena* (Kuhn) (1) ; *E. scolecipariens* (Küchenmeister) (2) ; *F. simplex* (Leuckart) ou *E. granulosus*. Les vésicules exogènes ont surtout été observées chez les ruminants et chez les porcs. *Elles sont rares chez l'homme, sauf dans l'épiploon et dans les os.* Le plus souvent on a affaire à la variété *endogène*.

Cette dernière a été désignée sous les noms de *Echinococcus endogena* (Kuhn), *E. altricipariens* (Küchenmeister), *E. hydatidosus* (Leuckart). Elle est caractérisée par ce fait, que les vésicules filles tombent à l'intérieur de la vésicule mère ; les vésicules secondaires sont alors remarquables par le volume qu'elles peuvent acquérir. Mais leur nombre, comme leur taille, sont des plus variables ; on peut en rencontrer cinq ou six, ou plusieurs centaines ; et leur grosseur peut atteindre celle d'une noix et même d'un œuf.

Quand ces vésicules internes ou secondaires ont pris un développement excessif, elles peuvent distendre et dilater la cavité mère, au point d'en rendre méconnaissable la texture.

Contrairement à ce que l'on a prétendu, dans les cas d'hydatides endogènes la vésicule mère et les vésicules filles ne sont pas tou-

(1) Kuhn, *Recherches sur les acéphalocystes et sur la manière dont ces productions parasites peuvent donner lieu à des tubercules*, Strasbourg, 1832.

(2) Küchenmeister, *Ueber die Cestoden in allgemeinen und die des Menschen insbesondere*. Dresden, 1853, in-8°.

jours des *acéphalocystes*. La tendance à la formation de vésicules proligères est certainement amoindrie, mais elle ne peut être niée.

Lorsqu'une hydatide produit des vésicules exogènes, elle développe ordinairement à son intérieur des vésicules proligères et non des vésicules secondaires endogènes. Il s'en faut que ces deux modes de prolifération, endogène et exogène, s'excluent réciproquement, et que les hydatides qui les représentent appartiennent à des espèces différentes. On a également prétendu, à tort, que dans le cas de multiplication endogène, l'hydatide mère et les hydatides filles étaient normalement stériles. Küster a relaté un fait semblable dans son observation citée plus loin. (Kyste hydatique de l'humérus. V. fig. 97.)

Moniez aurait observé dans le foie du porc une hydatide de petite dimension, qui présentait, tout à la fois, des vésicules exogènes, des vésicules endogènes et des vésicules proligères (1).

DES KYSTES HYDATIQUES.

En se développant dans les tissus, les hydatides s'entourent d'une capsule de nature conjonctive, désignée sous le nom de *kyste adventice*. L'hydatide appartient-elle à la variété endogène, la plus commune chez l'homme? Elle forme une tumeur kystique *uniloculaire*, constituée à la périphérie *par la membrane adventice*, d'épaisseur, de consistance variables, et *par la vésicule mère*. Celle-ci contiendra, dans sa cavité, un liquide plus ou moins abondant, étudié précédemment, et au milieu duquel flottent des vésicules filles et petites-filles. De telles productions parasitaires peuvent persister un temps très prolongé, mais elles subissent fréquemment des altérations régressives. On trouve alors des amas enkystés de substance puriforme ou athéromateuse, au milieu de laquelle on peut retrouver quelquefois des pellicules analogues à celles des graines de raisin écrasées. La coloration blanc jaunâtre de ce liquide l'a fait comparer à une émulsion ; son aspect et sa consistance épaisse tiennent à des plaques rhomboïdales de cholestérine, des cristaux d'hématoïdine, des crochets et des pellicules kystiques. Les parois du kyste adventice sont généralement très épaisses en pareil cas, et contiennent, quelquefois, des plaques calcaires ou même ossifiées. Réduit à cet état de dégénérescence, le kyste est le plus souvent inoffensif, et peut être considéré comme guéri.

Il est une autre variété de kystes hydatiques extrêmement importante à connaître, au point de vue qui nous occupe. Elle diffère totalement de la précédente par ses caractères cliniques et anatomo-pathologiques. Nous voulons parler de la variété exogène.

(1) R. Blanchard, *Traité de zoologie médicale.*

Le plus souvent, avons-nous dit, l'hydatide résultant de la transformation vésiculeuse de l'embryon constitue une *vésicule mère* dans l'intérieur de laquelle tombent et flottent des *vésicules filles* et *petites-filles.*

Dans la forme *exogène,* la vésicule mère produit, suivant un mode indiqué plus haut, une foule de vésicules filles, qui *se détachent de sa surface extérieure* et envahissent les tissus avoisinants. A leur tour, ces vésicules filles produisent par voie exogène des vésicules petites-filles. Il en résulte un véritable *semis* d'hydatides, très petites le plus souvent, tassées, pressées les unes contre les autres en nombre considérable. Chacun de ces petits corps étrangers vivants suscite autour de lui un certain degré d'inflammation scléreuse, qui leur constitue une minuscule enveloppe adventice. La coupe d'une telle tumeur parasitaire présente un *aspect alvéolaire* des plus remarquables. Dans les cavités circonscrites par les mailles du stroma conjonctif, se trouvent logées les hydatides sous forme de petits corps arrondis, d'aspect gélatineux, colloïde. Leur nombre s'accroît constamment; la compression qu'elles exercent détermine la nécrobiose des tissus qu'elles emprisonnent entre elles, si bien qu'au bout d'un certain temps, une cavité anfractueuse, véritable caverne, réceptable de détritus variés (vésicules, éléments de désintégration), se creuse dans la masse alvéolaire. Les désordres augmentent de plus en plus, et généralement les kystes uniloculaires amènent la mort des malades. Nous ne croyons pas que l'on connaisse un seul fait démontrant anatomiquement la guérison spontanée d'une telle affection.

Nous ne nous arrêterons pas davantage sur ce point, qu'il nous suffit d'indiquer ici. Nous y reviendrons longuement en traitant de l'anatomie pathologique des kystes des os.

PREMIÈRE PARTIE

HISTORIQUE

Pendant longtemps, les kystes hydatiques des os restèrent confondus parmi les autres affections du squelette.

Au dire de Dezeimeris, c'est aux chirurgiens hollandais Van Wy et Van der Haar que l'on doit la première mention de l'affection hydatique des os. Le premier de ces deux chirurgiens l'aurait décrite très nettement; Van der Haar se serait borné à quelques considérations générales peu étendues, sans rapporter de nouvelles observations.

Nous avons reproduit les données historiques de Dezeimeris,

mais nous devons faire remarquer qu'il ne nous a pas été possible d'en contrôler l'exactitude. Parmi les ouvrages de Van Wy (1) et de Jakob Van der Haar (2) que nous avons pu nous procurer, il n'en est aucun qui renferme quelque détail relatif aux hydatides des os.

Quant à Ruysch (3), il nous paraît évident qu'il n'a pas observé des échinocoques des os, mais bien des larves de mouches. Le texte et la planche qui l'accompagne ne permettent pas de doutes à cet égard.

Le premier fait qui présente un caractère d'authenticité suffisante est dû à Cullerier (4). Le malade, dont il rapporte l'histoire clinique, entra, le 19 pluviôse an IX, à l'hôpital des Vénériens, avec une gonorrhée, des végétations et une tumeur de trois pouces de diamètre, inégale, indolente, et de la consistance d'un stéatome, située à la partie antérieure et au tiers supérieur de la jambe, sans altération de la peau. En palpant la tumeur, on rencontrait un bord osseux et inégal, indiquant une excavation creusée dans le tibia. D'après les renseignements fournis, cette maladie aurait débuté il y a deux ans, à la suite d'une chute violente sur la jambe.

Après avoir vainement employé les cataplasmes et les émollients, Cullerier ouvrit la tumeur au moyen de la potasse caustique. Il en sortit une matière épaisse, gluante, d'une couleur lie de vin et à peu près inodore. Trois jours après, on cautérisa au fer rouge le fond du foyer osseux, et le lendemain, lorsqu'on retira la portion d'os brûlée, on vit qu'elle recouvrait une cavité d'où sortit du pus grumelé et ensuite de petits corps à demi arrondis, de 3 à 4 lignes de diamètre, composés d'une membrane d'un blanc terne, et remplis à moitié de sérosité. Un d'eux, de plus d'un pouce de diamètre, en contenait plusieurs autres. « Ces corps étaient des hydatides de l'espèce de celles qui ont été désignées par M. Laennec sous le nom d'acéphalocystes. » Le malade était à peu près complètement guéri après quelques mois, lorsqu'il s'évada de l'hôpital.

Webster, Keate (1819), Langenbeck (1820), A. Cooper, Dupuytren, Rame (1836), publièrent de nouvelles observations de kystes (du frontal, de l'humérus, du fémur, du tibia).

Dans le courant de l'année 1838, parut dans un journal (*Hamburg. Zeitsch. f. d. ges. Med.*), la relation d'un cas fort intéressant d'hydatides du bassin. Reproduite dans le journal l'*Expérience* (1838), elle est accompagnée de notes additionnelles de Dezeimeris, dans les-

(1) *Vermischte chirurgische Schriften*, von Guerrit Jan Van Wy, 1786, Nürnberg.
(2) *Medicin. und chirurg. Abhandl. und Beobacht.*, von Jakob Van der Haar, 1800.
(3) *Adversariorum anat. medic. chirurgicorum. Decas tertia.* Caput VI, p. 19. Amstelodami, MDCCXVII.
(4) *Journal de médecine, chirurgie et pharmacie*, Corvisart, t. XII, p. 125, et *Biblioth. médic.*, t. XIV, p. 69.

quelles se trouvent pour la première fois rassemblés les faits épars dans les différents recueils.

La même année, paraissait, à Montpellier, la thèse d'Escarraguel sur les hydatides du tissu osseux. Plus pauvre en documents que la statistique précédente, elle contenait seulement la reproduction des cas de Rame, Guesnard, A. Cooper.

Deux ans plus tard, en 1850, Bérard étudie les kystes hydatiques des os, dans un article du *Dictionnaire en trente volumes*. Il trace un tableau clinique très exact de l'affection, fait ressortir sa gravité, et termine en formulant des indications thérapeutiques très précises. Il signale les fractures spontanées, l'envahissement des articulations qui avoisinent les lésions, et ne se dissimule nullement la difficulté de la cure. Ce travail est, à notre avis, l'un des plus importants qui aient été publiés, et, s'il laisse à désirer au point de vue anatomo-pathologique, la description clinique est parfaite.

A partir de cette époque, les auteurs classiques, français et étrangers, consacrent quelques pages à l'étude de cette affection. Peu à peu, lentement, le nombre des observations s'accroît; mais il faut arriver jusqu'au mémoire de Viertel (1875) (1), et au traité de Davaine, pour trouver la première statistique de quelque valeur (20 observations).

Trois ans plus tard, Reczey (1877-1878) (2), réunissant les faits connus, arrive à un total de 33 cas. Mais, en examinant ces observations, nous voyons que ce chiffre est trop élevé. En déduisant les observations de Dupuytren (temporal), Chaussier (rachis), Ollivier (rachis), qui ne sont pas relatives à des kystes des os, il nous reste 30 cas. Nous les réduirons à 29, en réunissant sous la même indication les deux versions différentes (Sevestre, Demarquay) de l'unique observation de Demarquay.

Dans un important article (*Dict. encyclop. des sciences médic.*, art. *Os*, 1882), M. le professeur Heydenreich étudie les kystes hydatiques en se basant sur un plus grand nombre d'observations que les auteurs précédents.

Depuis ce moment, nous n'avons trouvé à glaner que quelques observations, peu nombreuses, publiées par Bardleben, Talini, Hahn, Trendelenburg, A. Poncet, Madelung, Bergmann...

Mais, à côté de ces travaux, où se trouvent seulement mis en évidence les caractères cliniques des échinocoques des os, nous devons signaler les recherches qui ont été faites dans le but d'élucider leur anatomie pathologique.

En lisant les descriptions classiques, il semble que les kystes

(1) *Archiv. v. Langenbeck*, t. XVIII, p. 476.
(2) *Deutsch. Zeitsch.*, VII, 285-294.

hydatiques des os n'ont de spécial que le terrain sur lequel ils se développent. Cette question de siège mise à part, kystes osseux et kystes hépatiques présenteraient une structure identique. Les auteurs prescrivent d'enlever soigneusement la *membrane commune* après avoir évacué les hydatides; mais à côté de ce précepte, vient la réflexion que ce temps de l'opération est le plus souvent très difficile, et que l'on ne peut l'exécuter complètement. On comprend qu'il ne puisse en être autrement, si l'on admet (ce qui nous paraît démontré par l'observation) qu'il n'y a pas de membrane d'enveloppe le plus souvent et que la lésion est diffuse.

En un mot, les kystes des os paraissent appartenir pour la plupart à la forme multiloculaire, si rarement observée dans les autres organes. Quelques auteurs seulement paraissent s'être préoccupés de cette particularité importante.

Dans un mémoire publié en 1867, sur la tumeur hydatique alvéolaire du foie, Ott considère comme multiloculaires les kystes osseux décrits par Guesnard, Coulson, Fricke. Il se borne à une simple mention bibliographique, sans même discuter ses assertions.

Plus tard, en 1870, dans un cas où les hydatides avaient entièrement envahi le canal médullaire d'un humérus, Küster (1) chercha vainement les traces de la vésicule mère. Les examens histologiques lui démontrèrent partout la nature conjonctive des parois kystiques, et nulle part la structure bien connue des membranes hydatiques.

Enfin, dans une communication faite à la Société de médecine de Berlin (12 décembre 1883), à l'occasion d'une présentation anatomique de M. Hahn, Virchow (2) expose ses idées sur quelques points de l'anatomie pathologique des hydatides des os.

Rappelant ses travaux sur les kystes multiloculaires hépatiques, il insiste sur l'influence du milieu sur la forme des hydatides. Si les vésicules sont petites, c'est qu'elles siègent dans des espaces étroits (les vaisseaux lymphatiques du foie par exemple).

A l'appui de cette idée, il cite les dimensions minimes des vésicules contenues dans les aréoles du tissu spongieux. Sans vouloir se prononcer sur leur mode de prolifération, il croit qu'il existe là vraisemblablement un processus de prolifération, *in situ*.

On verra plus loin que l'analyse des faits publiés paraît complètement confirmer les assertions de Virchow basées seulement sur quelques observations (Lesser, Küster, Kantzow) (3).

(1) *Berlin. klin. Wochen.*, VII, 145-147.

(2) *Berlin. klin. Wochen.*, n°s 52-53, 1883.

(3) Les observations qui servent de base à ce travail sont publiées *in extenso* dans notre thèse d'agrégation (1886), à l'exception de celle de Bergmann.

DEUXIÈME PARTIE

ANATOMIE PATHOLOGIQUE

SOMMAIRE. — § 1. — Siège des kystes hydatiques (os longs, plats, courts). — Volume. — Formes uniloculaire et multiloculaire.

§ 2. — Kystes hydatiques uniloculaires ; leur rareté. — Siège. — Structure.

§ 3. — Kystes hydatiques multiloculaires. — Définition. — Du kyste multiloculaire hépatique. — Ses caractères anatomo-pathologiques. — De la valeur anatomique du stroma. — Kystes multiloculaires des os. — Leur siège. — Deux périodes évolutives : *a*, période de début ou d'infiltration ; *b*, période d'état ou de nécrobiose centrale. — Caractères anatomo-pathologiques de la période de début, puis de la période d'état. — Le terme de tumeur hydatique leur convient mieux que la dénomination habituelle de kystes. — Structure des parties périphériques (parois), et des parties centrales (caverne). — Contenu du kyste.

§ 4. — Des altérations osseuses déterminées par les échinocoques. — Leur action destructive : 1° par expansion ; 2° par ischémie. — Absence de réaction des éléments constitutifs de l'os.

§ 5. — Lésions des tissus et des organes avoisinants : articulations, gaines séreuses, muscles, vaisseaux, système nerveux.

§ 6. — Coïncidence de kystes viscéraux (uniloculaires) et de kystes des os (multiloculaires). Ces derniers ne seraient-ils pas susceptibles d'être transportés à distance par le mécanisme de l'embolie et de se développer en se greffant. — Vieilles expériences de Klencke.

§ 7. — Kystes hydatiques des os chez les animaux.

§ 8. — Résumé succinct des caractères anatomo-pathologiques des kystes hydatiques des os.

§ 1er. — Siège des kystes hydatiques.

La majorité des observations ne laisse aucun doute sur l'origine primitivement osseuse des lésions ; néanmoins, certaines d'entre elles pourraient conduire à admettre deux variétés de kystes hydatiques des os, les uns primitifs, les autres secondaires.

La première catégorie comprendrait exclusivement les kystes développés dans un des éléments constitutifs de l'os, périoste, moelle, tissu osseux. Dans la deuxième catégorie, seraient rangés les cas dans lesquels le parasite aurait envahi le squelette après avoir pris naissance dans les parties molles avoisinantes. On conçoit combien il est difficile, dans les faits anciens, d'élucider cette question d'origine.

Toutefois, les preuves anatomo-pathologiques sont insuffisantes pour nous permettre de considérer comme démontrée cette deuxième catégorie de lésions.

Le plus souvent les kystes hydatiques qui avoisinent les os n'agissent sur eux que d'une façon indirecte, en les refoulant, les détruisant à la manière des tumeurs anévrysmatiques. Il n'est pas prouvé, jusqu'à présent, qu'ils puissent pénétrer dans la charpente osseuse elle-même.

La plupart des régions du squelette ont été atteintes par les échinocoques. Cependant, les os courts de la main, du pied, de même que la clavicule, les os de la face, ceux de l'avant-bras, sont restés indemnes jusqu'à ce jour.

Les 52 cas que nous avons réunis se répartissent de la manière suivante :

Os longs	Fémur	6	
	Tibia (péroné)	8	
	Humérus	11	
	Phalange	1	
Os plats	Bassin osseux	11	
	Crâne	4	3 frontal. 1 sphénoïde.
	Omoplate	1	
	Sternum	1	
	Côtes	1	
Os courts	Colonne vertébrale	8	

Remarque. — Les lésions étaient souvent multiples. Les chiffres précédents indiquent seulement le nombre des observations colligées et classées suivant le siège principal des altérations osseuses.

SIÈGE DES KYSTES SUR LES OS LONGS.

C'est généralement dans la région épiphysaire, ou mieux juxta-épiphysaire des os longs, que paraît se développer le parasite. La vascularité exceptionnelle de cette zone, le rôle de vecteurs que jouent les vaisseaux à l'égard de l'embryon hexacanthe, expliquent cette localisation.

Dans plus de la moitié des cas, il en est ainsi; ajoutons que souvent, en présence de l'étendue des désordres, il est difficile de se prononcer sur leur siège primitif.

Sept fois sur onze, par exemple, la diaphyse humérale était envahie d'un bout à l'autre. Quant au fémur, quatre fois ses extrémités épiphysaires étaient seules atteintes. Dans trois cas, la tête et le col avaient disparu, en plus ou moins grande partie, consécutivement à l'envahissement de la hanche par des hydatides.

Nous noterons, enfin, un détail intéressant : la fréquence des kystes au niveau de l'extrémité supérieure du tibia. Cet os présente là un véritable lieu d'élection pour le parasite.

Il est probable que la vascularité remarquable de cette région indiquée par Richet constitue une circonstance éminemment favorable au développement des hydatides.

SIÈGE DES KYSTES SUR LES OS PLATS.

L'étendue, la structure spongieuse, aréolaire, qui font du diploé de l'os iliaque une sorte de lac sanguin, peuvent être invoquées pour expliquer la prédominance de ses altérations. Peut-être aussi, la circulation subit-elle dans son intérieur un très léger ralentissement, créant des conditions favorables à l'arrêt de l'embryon hexacanthe charrié par le sang.

L'iléum était atteint dans tous les cas, sauf celui de Denonvilliers, où le pubis était seul lésé; l'ischion était fréquemment intact; au contraire, l'acétabulum presque toujours détruit.

Il n'existe qu'une observation d'échinocoques de l'omoplate développés au niveau de l'angle inférieur de cet os, et ayant nécessité à plusieurs reprises l'intervention chirurgicale. Cruveilhier (1) relate un cas de tumeur hydatique « énorme située en partie dans la fosse sous-scapulaire et partie dans la fosse sous-épineuse. Ces deux parties du kyste communiquaient entre elles par une ouverture étroite creusée aux dépens de l'omoplate. » Mais la lésion a-t-elle débuté par l'os, l'a-t-elle au contraire usé et perforé? Les renseignements précédents sont insuffisants pour nous l'apprendre.

Nous avons mentionné un fait de lésion du sternum. La pièce n'a pas été examinée complètement, et il n'existe aucune relation clinique de ce cas. Dans une communication à la Société de médecine de Berlin, Virchow (2) l'a présentée sans l'accompagner de commentaires, et simplement à titre de curiosité pathologique.

Crâne. — Les lésions du crâne sont rares. Trois fois sur quatre, les kystes se sont développés dans le sinus frontal qu'ils ont fini par remplir et distendre énormément.

Bien qu'ils aient vraisemblablement pris naissance dans la muqueuse du sinus, nous n'hésitons pas à les comprendre dans nos descriptions. Nous avons intentionnellement éliminé l'observation de Dupuytren, souvent citée dans les auteurs. Les détails en sont trop incomplets, pour que l'on puisse dire si ce chirurgien a voulu désigner un kyste développé dans le muscle temporal ou dans l'os de même nom. La première hypothèse nous paraît être la plus vraisemblable. Dupuytren dit, en effet, que « c'était une hydatide qui s'était développée dans le corps du temporal » (3). Heinecke (4), tout en acceptant comme authentique le fait de Dupuytren, récuse

(1) Article ACÉPHALOCYSTES. *Dictionnaire en 30 volumes*, p. 267.
(2) Virchow, *Berlin. klin. Wochenschr.*, 1884, p. 824.
(3) Dupuytren, *Clinique chirurgicale*, t. I.
(4) Heinecke, *Deutsche Chirurg. von Billroth und Luecke* (1882). Bd. XXI, p. 200.

celui de Baudelocque-Guesnard, prétextant qu'il s'agit là d'un kyste développé entre l'os et la dure-mère. Ce motif n'est pas valable, si l'on admet que la dure-mère n'est que le périoste interne du crâne. Nous ajouterons, en outre, que, loin de proscrire ce cas, nous le tenons comme un type remarquable de la forme multiloculaire.

Rachis. — On a fréquemment signalé des lésions du rachis déterminées par des tumeurs hydatiques. Mais l'analyse de ces faits nous a conduit à rejeter la plupart d'entre eux. Sans doute nous trouvons souvent relatée la destruction par usure des diverses parties des vertèbres et des côtes avoisinantes; mais il n'y a pas là d'envahissement du squelette par le parasite. Aussi, n'avons-nous retenu que les cas dans lesquels les auteurs ont nettement indiqué la présence d'hydatides dans l'intérieur même du tissu osseux.

Les lésions vertébrales occupaient :

La région	sacrée	3 fois.
—	dorsale	3 —
—	lombaire	2 —
—	cervicale	1 —

Généralement caractérisées par la destruction plus ou moins étendue d'un seul ou de plusieurs corps vertébraux, elles ne portaient, dans un aucun cas, sur le tissu compact des lames et des apophyses épineuses. Refoulées par la poche kystique, usées, déformées, ces parties n'étaient pas envahies par les vésicules.

Notons, en terminant, que la région sacro-lombaire a été plusieurs fois atteinte (5 fois) consécutivement à l'os iliaque.

Côtes. — Dans un cas de Talini il existait un grand nombre de petites vésicules dans le tissu spongieux de la cinquième côte droite, il en était résulté la nécrose de plusieurs fragments osseux.

Sternum. — Virchow signale seulement un cas d'échinocoque du sternum. La pièce n'a pas été décrite.

VOLUME.

Les dimensions des tumeurs hydatiques sont des plus variables. Ont-elles fait éclater la coque osseuse qui les enveloppait au début, leur expansion se fait avec rapidité et, tandis que du côté de l'os les lésions restent assez limitées en apparence, dans les parties molles le kyste se développe et s'étale à son aise. Si l'on ne tenait compte que des dimensions respectives des portions intra et extra-osseuses des lésions, on serait tenté d'admettre que le tissu osseux a été envahi secondairement. Mais, nous le répétons, une telle interprétation reste des plus discutables si l'on tient compte de ce fait, démontré par les nécropsies, que les kystes des parties molles n'envahissent pas les os voisins, mais les refoulent et les détruisent seulement par usure mécanique.

A part ces conditions de résistance extérieure dont le rôle nous paraît considérable, il importe aussi de tenir compte du degré de vitalité et d'activité germinative des hydatides. Sous l'influence d'une prolifération active, la tumeur peut s'accroître rapidement, et déterminer des lésions étendues, sans toutefois acquérir un volume comparable à celui de certains kystes hépatiques : elle contenait cependant près de 2 litres et demi de liquide, chez le malade de Reczey. Ajoutons qu'il ne faudrait pas se baser sur la quantité de liquide écoulé pour apprécier l'étendue des lésions. S'il existe, en effet, une cavité principale creusée dans l'os, il ne s'agit pas là d'une poche uniloculaire pleine de liquide hydatique au milieu duquel flottent des vésicules secondaires. Non, on se trouve en présence d'une véritable caverne, résultant de la nécrobiose d'une partie plus ou moins notable du squelette. A la périphérie de cette excavation toute artificielle, comme on le voit, le tissu osseux apparaît infiltré d'un nombre considérable de petites vésicules hydatiques. C'est à juste titre que l'on pourrait appliquer à cette variété l'épithète d'*ulcéreuse*, attribuée par Virchow à la tumeur hydatique multiloculaire du foie.

Formes uniloculaire et multiloculaire. — La présence, dans le tissu osseux, des deux formes si différentes de kystes *uniloculaires* et *multiloculaires*, nous conduit forcément à scinder cette étude en deux parties, la première relative aux kystes uniloculaires, la deuxième, de beaucoup la plus importante, concernant la variété multiloculaire.

Contrairement à ce qui existe pour le foie et les autres organes, cette dernière domine dans le tissu osseux.

Ce n'est pas sans une certaine surprise que nous avons constaté ce fait, en analysant nos documents. Il ressort, cependant, avec la dernière évidence des relations nécroscopiques publiées jusqu'à présent.

Dans le foie, il y a véritablement une poche kystique, nettement limitée à la périphérie, constituée par une capsule fibreuse adventice, puis, par l'hydatide mère contenant dans son intérieur un iquide clair et des vésicules secondaires.

Dans le squelette, au contraire, les hydatides sont généralement disséminées dans les aréoles du tissu osseux, infiltrées çà et là souvent sur un espace considérable.

Cette *absence de délimitation des lésions*, le fait que les hydatides sont *nombreuses*, *petites*, *séparées* les unes des autres, *non contenues dans une même cavité*, caractérisent, croyons-nous, les kystes hydatiques des os.

§ 2. — Kystes uniloculaires.

Nous n'avons trouvé que trente-sept cas d'échinocoques des os, publiés avec des détails suffisants pour que l'on puisse se prononcer sur l'existence d'une cavité uniloculaire, analogue à la variété commune des kystes hépatiques ou, au contraire, d'alvéoles multiples comme dans la forme multiloculaire.

Cinq fois seulement, les kystes étaient formés d'une poche simple ; trois d'entre eux siégeaient dans le sinus frontal ; deux autres étaient développés dans l'intérieur d'un os long (humérus, phalanges), et encore faisons-nous à leur sujet les plus grandes réserves. Dans l'observation de Langenbeck, après la trépanation de la table externe du frontal et l'ouverture du sinus, « il s'écoula une humeur lymphatique claire et visqueuse, et l'on vit une vessie à parois brillantes qui remplissait tout le sinus, et d'où s'écoulait une humeur lymphatique, car elle avait été déchirée lors de l'ouverture de la cavité osseuse ; l'hydatide fut saisie avec des pinces et arrachée par lambeaux. La cavité avait 3 pouces de diamètre dans un sens et 3 pouces 1/2 dans un autre sens ; on reconnaissait facilement avec le doigt la paroi postérieure du sinus frontal; la paroi antérieure était très spongieuse et mince. En examinant les parois du kyste qu'on avait retiré, on les trouva épaisses et cartilagineuses à sa base; à l'intérieur il était partagé en un grand nombre de cellules qui contenaient un pus fluide jaunâtre. »

Il est très probable que dans l'observation de Verdalle, il s'agissait aussi d'un kyste uniloculaire. Toutefois la suppuration de la poche, qui s'était ouverte spontanément longtemps avant l'opération faite par Denucé, avait modifié profondément l'aspect des lésions. La face interne de la cavité, transformée en une membrane bourgeonnante, ne rappelait en rien les vésicules claires, minces, transparentes, signalées par Langenbeck et Keate.

Dans ces trois cas, le kyste a écarté, aminci et même détruit les parois du sinus frontal. Nulle part il n'a donné lieu à un envahissement intra-osseux. La surface interne de la cavité était raboteuse, plus ou moins irrégulière ; il n'y avait pas de séquestre ; le liquide était clair et limpide.

Un kyste dermoïde aurait déterminé des lésions osseuses absolument semblables.

En eût-il été de même si l'embryon hexacanthe, au lieu de se localiser dans le *sinus*, s'était développé dans un point quelconque du *diploé frontal?* Ce qui se passe dans d'autres os plats (l'iléum par exemple) nous permet d'en douter.

Quant aux faits de Vidal et de Charvaux leur nature est discutable; il ne suffit pas, comme nous le verrons dans un instant, que les vésicules soient contenues dans une poche, pour que le kyste mérite à proprement parler la dénomination d'uniloculaire; il faut encore que la poche mère soit nettement reconnue comme étant une vésicule mère.

Dans une observation de Coulson, ne serait-on pas tenté d'admettre un kyste uniloculaire? La cavité creusée dans la partie supérieure du tibia contenait une grande hydatide dont une partie s'était échappée au moment de son ouverture. Elle était revêtue par une membrane blanche et luisante; mais un *séquestre* qui s'élimina quelque temps après l'opération fut trouvé *complètement infiltré* de petites hydatides de la dimension d'une tête d'épingle. Elles étaient en si grand nombre, que l'os paraissait « comme revêtu d'une couche de lymphe plastique »; quelques-unes s'étaient tassées ensemble comme des grains de raisin, d'autres isolées étaient adhérentes à l'os par de minces particules.

Ces derniers détails mettent hors de doute la *nature multiloculaire* de l'affection.

Quant à la membrane lisse et luisante, elle peut être considérée comme étant simplement le résultat de l'organisation du tissu médullaire, sous forme de membrane fibreuse enveloppant la masse vésiculeuse principale.

Un fait de Küster cité plus loin rend infiniment probable une telle interprétation.

§ 3. — Kystes multiloculaires.

Définition. — Il importe, tout d'abord, de définir nettement ce que l'on doit entendre sous le nom de kyste multiloculaire.

Dans son *Traité d'anatomie pathologique*, Cruveihier (1) insiste sur la nécessité de distinguer les kystes adventifs acéphalocystes en multiloculaires *primitifs* et multiloculaires *secondaires*. Mais il n'attache pas à ces termes la même valeur qui leur est attribuée par les auteurs contemporains. « Il existe des kystes adventifs acéphalocystes multiloculaires; et tantôt les locules, ou loges secondaires, communiquent largement entre elles, tantôt elles ne communiquent que par des orifices étroits faits par emporte-pièce. Il faut bien distinguer ces kystes primitivement multiloculaires des communications accidentelles qui s'établissent par érosion entre des kystes adventifs voisins, ainsi que j'en ai vu plusieurs exemples. Or la dis-

(1) *Anatomie pathologique*, t. III, p. 547.

position multiloculaire tient évidemment à l'inégalité des obstacles que le kyste a rencontrés dans son développement, et nullement à la multiplication des acéphalocystes. Ainsi j'ai vu plusieurs kystes multiloculaires qui ne contenaient qu'une seule acéphalocyste, laquelle envoyait des prolongements dans les loges communicantes. »

Mais on saisit facilement combien une telle définition est défectueuse. L'accepter serait reconnaître comme multiloculaire toute cavité kystique offrant des prolongements plus ou moins sinueux, au lieu d'être arrondie et régulière. Il ne viendra à l'esprit de personne de désigner sous ce titre les kystes à grande cavité unique situés au voisinage du rachis, envoyant des diverticules à travers les trous de conjugaison. Par contre, toutes les fois que l'on *observera des alvéoles multiples, séparés les uns des autres par un stroma fibreux ou un tissu normal, remplis de petites vésicules hydatiques, la dénomination d'hydatide multiloculaire devra être employée.*

Du kyste multiloculaire hépatique. — Avant d'entrer plus avant dans la description des kystes multiloculaires des os, il est nécessaire de rappeler rapidement les données actuellement admises sur les lésions similaires du foie. Ce n'est pas seulement pour faciliter nos descriptions que nous établissons ce rapprochement anatomo-pathologique, c'est encore *pour justifier certaines de nos propositions.* Nous avons puisé dans les travaux publiés sur l'hydatide multiloculaire hépatique de nombreux renseignements. Nous devions les soumettre à la critique à titre de pièces justificatives.

M. Carrière a défini la tumeur hydatique alvéolaire : « Une production siégeant le plus ordinairement dans le foie, donnant lieu à des symptômes très variables et constituée essentiellement par une substance fondamentale d'une dureté ordinairement considérable, creusée d'alvéoles en général peu volumineux, qui contiennent des masses gélatiniformes qui ne sont autre chose que des membranes d'hydatides repliées sur elles-mêmes au lieu d'être de forme globuleuse comme on l'observe d'habitude. Cette substance présente une grande tendance à l'ulcération, qui se manifeste par une ou plusieurs excavations à parois ulcérées dans son intérieur. »

Les vésicules, disséminées irrégulièrement en nombre considérable dans l'épaisseur du parenchyme hépatique, sont tassées sur certains points. Les groupes confluents ne tardent pas à déterminer la mort des éléments anatomiques qu'ils emprisonnent; il en résulte la formation de véritables cavernes creusées dans le tissu hépatique et ressemblant grossièrement aux ulcérations cancéreuses. Buhl (1) qui, le premier, les décrivit, les rangea pour ce motif parmi les

(1) *Illustrirte Münchener Zeitung*, 1852.

cancers colloïdes. Quelque temps après, Zeller (1) ayant découvert des crochets d'échinocoques dans un des petits noyaux gélatineux enkystés, admit qu'il y avait coexistence d'hydatide et de cancer colloïde. Mais il faut arriver à l'importante communication faite par Virchow (2) à Würzbourg, en 1855, pour voir nettement établie la nature véritable des tumeurs multiloculaires.

Tenant compte surtout des excavations ulcéreuses creusées dans les masses alvéolaires, il les désigna sous le nom d'échinocoques multiloculaires ulcéreux.

Dans une discussion, qui eut lieu en décembre 1883 à la Société de médecine de Berlin, Virchow (3) reconnaît que cette épithète n'est pas aussi généralement justifiée qu'il le croyait au début ; il signale toutefois la possibilité de « la formation d'une grande cavité, pleine de détritus variés, ne contenant aucune trace d'hydatide, et pouvant atteindre des dimensions telles, que les parties périphériques infiltrées de vésicules lui forment une sorte de membrane capsulaire ».

Le plus souvent, il n'y a pas même à la périphérie une apparence de membrane limitante ; on voit des traînées de vésicules envahir une étendue plus ou moins grande de parenchyme hépatique. La cavité centrale, qui renferme de 400 à 500 grammes de liquide, *toujours puriforme*, présente des parois tomenteuses, irrégulières, et un aspect ulcéreux manifeste. Elle tend à s'accroître constamment à cause de la mortification résultant de l'oblitération vasculaire progressive. Les ramifications des veines porte et sus-hépatique sont atteintes de phlébite oblitérante.

Waldstein a signalé l'envahissement des ganglions lympathiques gastro-hépatiques. Dans un fait, Ranvier a observé la perforation et la pénétration dans une branche de l'artère hépatique d'une hydatide contenant des échinocoques non douteux. Les voies biliaires peuvent être atteintes à leur tour, de même que le péritoine et le diaphragme. *Bref, il y a une tendance marquée à la dissémination des lésions.*

Les examens histologiques sont assez complets pour que nous puissions y puiser des notions de la plus grande importance pour notre étude.

Les vésicules hydatiques qui remplissent les îlots gélatineux sont constituées par une membrane anhiste, épaisse, généralement formée de lamelles stratifiées entre lesquelles peuvent exister des gouttelettes graisseuses et des granulations calcaires. Assez souvent la cavité qu'elles délimitent est très peu considérable, et l'on n'y ren-

(1) *Alv. coll. der Leber. Inaug. Abhandl.* Tübingen, 1855.
(2) *Verhandl. d. physic. medic. Gesell.* Zü Würsburg, 1855.
(3) *Berliner klin. Wochenschr.*, p. 825, 1883.

contre pas trace d'échinocoques. Par contre, sur les vésicules récentes les plus périphériques, on peut observer des *scolex* qui ne diffèrent en rien de ceux de l'échinocoque uniloculaire. Nous ajouterons que, si Leuckart considère les lamelles stratifiées de la vésicule comme des zones d'accroissement, pour Friedreich il n'y aurait là qu'un commencement de régression dont les dépôts granulo-graisseux seraient l'indice évident.

Le mode de prolifération de ces hydatides n'est pas encore nettement établi. Cependant la plupart des auteurs, Leuckart, Mayer, Perroncito, Raillet, R. Blanchard, admettent qu'elles naissent par voie exogène.

Nous avons relégué au dernier plan l'étude du prétendu stroma des tumeurs alvéolaires. En disant que celles-ci sont constituées « essentiellement par une substance fondamentale, d'une dureté ordinairement considérable, creusée d'alvéoles... » M. Carrière paraît accorder au stroma une importance presque égale à celle de l'élément parasitaire.

Il n'en est rien et, comme l'a dit M. Rendu (1) dans son article du *Dictionnaire encyclopédique :* « C'est pour lui avoir accordé trop d'importance que l'on a si longtemps méconnu la véritable nature de ces productions. »

Qu'il nous suffise de dire comme supplément de preuves, que ce tissu fibroïde interalvéolaire n'existe pas forcément, qu'il paraît manquer dans la plupart des kystes multiloculaires des os. Dans le foie, au contraire, chaque vésicule hydatique suscite autour d'elle un travail de prolifération connective qui aboutit à la formation d'une charpente feutrée, à larges aréoles. Ce tissu fibreux, résistant au début, finit par disparaître dans les points où sa vitalité est compromise par l'oblitération vasculaire.

Ces dernières considérations ont, comme on va le voir, une importance très grande.

KYSTES MULTILOCULAIRES DES OS.

Dans un travail publié en 1867, un auteur étranger, Ott (2), considère comme multiloculaires les kystes osseux décrits par Coulson, Guesnard-Baudelocque, Fricke.

Pénétré de l'idée que la présence du stroma est absolument caractéristique, Carrière critique cette opinion et la repousse formellement. « Nous avons lu, dit-il, ces trois observations avec la plus grande attention et nous n'y avons rien trouvé qui ressemble à la

(1) Art. Foie. *Dict. encycl. des sc. médicales*, 1879, p. 255.
(2) *Berlin. klin. Wochenschr.*, 1867.

lésion dont nous nous occupons, rien qui justifie cette dénomination qui lui est appliquée. Ce sont des hydatides ordinaires dont quelques-unes étaient infiltrées, contenues dans les aréoles du tissu osseux ; mais *nous n'y avons pas trouvé cette formation d'un tissu nouveau qui remplace celui de l'organe attaqué, ni surtout cette tendance à l'ulcération qui caractérise notre tumeur à un si haut degré.* » La réponse est facile et les preuves ne manquent pas pour démontrer l'inexactitude de ces appréciations.

On ne peut comparer les aptitudes réactionnelles du tissu osseux à celles du parenchyme hépatique. Si, dans le foie, les vésicules hydatiques sont entourées d'une gangue fibreuse, on ne peut en conclure logiquement qu'il doit en être de même dans les os. Du reste, *le tissu nouveau qui remplace celui de l'organe attaqué*, n'offre rien de spécial dans sa structure ; il n'a qu'une existence éphémère et disparaît par nécrobiose. Pourquoi lui accorder une signification aussi importante ?

Ajoutons enfin que, si dans l'observation de Beaudelocque-Guesnard il n'y avait pas d'*ulcération*, c'est que la confluence des vésicules était insuffisante pour amener la nécrose. Par contre, dans l'observation de Fricke, on ne peut révoquer en doute l'existence d'excavations considérables contenant une grande quantité de liquide puriforme.

Siège. — On peut observer les kystes multiloculaires sur les différentes parties du squelette. Ils affectent cependant, de préférence, les régions où domine une structure aréolaire, spongieuse, le corps des vertèbres, les épiphyses des os longs, le diploé des os plats.

Une fois seulement sur quatre cas, le crâne a présenté cette variété de kyste. Il existait, du côté droit, un kyste placé entre la dure-mère et les parois latérales du crâne ; gros comme un œuf de poule, il envoyait un prolongement dans la cavité orbitaire, et soulevait l'extrémité antérieure de la tente du cervelet, pour pénétrer dans un enfoncement creusé au-dessus de la fosse pituitaire, dans le corps même du sphénoïde. Ce kyste se trouvait accolé à une vésicule de même nature de la grosseur d'une noix, placée dans le foyer pituitaire ; il en existait d'autres du volume d'une lentille, placés dans de petites excavations osseuses que présentait le corps du sphénoïde. D'autres vésicules miliaires existaient plus profondément et furent prises avec des pinces ; elles étaient contenues dans les aréoles du tissu osseux, au nombre de 20 environ.

C'est à juste titre, comme on le voit, que ce cas était considéré par Ott comme un type de la variété multiloculaire.

Qu'elles se soient développées dans le tissu spongieux d'un os court, l'épiphyse d'un os long, ou le diploé de l'iléum, ces tumeurs kystiques se présentent toujours sous des aspects bien différents, suivant la période à laquelle on les étudie.

Deux périodes. — Période de début ou d'infiltration. — Au début il n'y a pas, à proprement parler, de kyste, mais une infiltration diffuse des aréoles osseuses par de petites vésicules. Généralement arrondis, ces foyers ne présentent pas de limites distinctes. Autour d'un point central s'irradient, en s'égrenant, une quantité innombrable d'hydatides de dimensions le plus souvent minimes. Elles varient du volume d'une tête d'épingle à celui d'un pois ou d'une noisette. Dans certaines parties, elles sont accolées les unes aux autres à la façon de grains de raisin; plus loin elles sont séparées par les travées osseuses du tissu spongieux.

A mesure que l'on s'écarte du centre, leur confluence paraît diminuer et en définitive on ne trouve plus guère à la périphérie que des vésicules disséminées çà et là, formant la zone d'envahissement de la lésion.

Si l'on essaye d'extraire ces vésicules des espaces dans lesquels elles sont emprisonnées, on y parvient généralement sans peine, bien que, dans quelques cas, elles paraissent adhérer par une sorte de prolongement à la paroi osseuse. Cette dernière subit déjà un certain degré d'usure par suite de l'expansion des vésicules, mais sa nutrition s'effectue dans des conditions suffisantes d'intégrité.

A ce moment, il n'existe pas encore de cavité principale, et la dénomination de *tumeur alvéolaire* leur convient absolument. La lésion peut-elle s'arrêter et guérir spontanément ? Nous l'ignorons, nous ne connaissons aucun fait qui puisse nous autoriser à émettre cette opinion. Le plus souvent, en effet, la tumeur acquiert des dimensions de plus en plus considérables, et se présente sous un aspect bien différent de celui décrit plus haut.

Période d'état ou de nécrobiose centrale. — En raison de la confluence des vésicules, la circulation est obstruée, la vitalité du tissu est compromise à tel point qu'il en résulte la fonte des parties les plus centrales.

Des territoires osseux, d'étendue variable, se nécrosent et donnent lieu à des séquestres d'aspect caractéristique.

En même temps, il se forme un liquide séro-purulent, dont la quantité peut s'accroître avec une rapidité souvent très grande. Arrivées à cette période de leur évolution, ces tumeurs multiloculaires nous présentent à étudier deux parties distinctes, l'une *périphérique, ayant les apparences* d'une membrane d'enveloppe, l'autre *centrale, la cavité ulcéreuse et son contenu.*

Lorsque l'on analyse les couches pariétales, excentriques du kyste, on voit qu'elles sont formées par des restes de l'os ancien, le périoste et les tissus mous avoisinants. Isolées les unes des autres, perdues dans le tissu fibreux, les lamelles osseuses ne forment plus qu'une sorte de charpente, de canevas grossier qui soutient les parois kystiques. Réduites à une extrême minceur, elles donnent la sensation de crépitation parcheminée, si on appuie un peu sur la tumeur. Quelquefois elles n'existent plus qu'à l'état de vestiges insignifiants.

Ce sont seulement les portions les plus excentriques de l'os qui ont résisté, c'est-à-dire le tissu compact de la coque diaphysaire dans les os longs, celui des tables externe et interne dans les os plats. Quant à la substance spongieuse complètement détruite, elle forme quelquefois une simple poussière osseuse, dans d'autres circonstances, des séquestres de la grosseur du pouce.

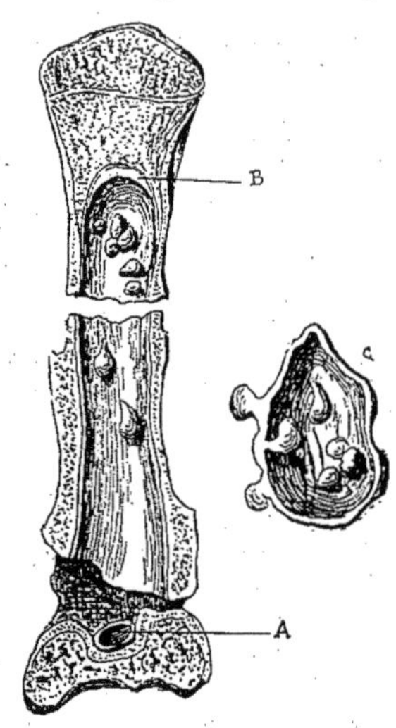

Fig. 97. — Humérus sectionné contenant des hydatides (Küster).

A, la partie sombre indique seulement que la coupe a porté sur la cavité olécrânienne. Il n'y a pas là de kyste hydatique. — B, membrane de nature fibreuse tapissant les parois de la cavité creusée dans le canal médullaire, on voit quelques vésicules accolées à sa surface interne. — C, coupe d'une petite hydatide qui présente des vésicules secondaires sur ses faces interne et externe.

La coque ostéo-fibreuse que nous venons de décrire n'existe pas sur toute la périphérie des lésions. Dans les points même où on la trouve, elle ne mérite pas, le plus souvent, d'être regardée comme une barrière opposée à l'envahissement parasitaire. Les éléments osseux qu'elle contient sont infiltrés de petites vésicules. C'est par l'intermédiaire des espaces du tissu spongieux que la dissémination des lésions s'effectue constamment.

De proche en proche, les aréoles s'infiltrent, et lorsqu'un os (l'iléum par exemple), est transformé en une sorte de sac ostéofibreux, il existe fréquemment dans le sacrum des hydatides qui commencent leur œuvre de destruction.

Les dimensions de ces dernières sont variables : les unes sont grosses comme des têtes d'épingle, des pois; d'autres atteignent exceptionnellement le volume d'une noix.

Un fait remarquable, c'est de voir, dans certaines circonstances, le tissu conjonctif former une enveloppe épaisse autour des masses vésiculeuses.

C'est surtout lorsque les vésicules atteignent le canal médullaire d'un os long, ou lorsqu'elles se développent au dehors de l'os dans des interstices musculaires, que l'on a pu trouver de véritables membranes limitantes. L'observation de Küster (1) est, à ce point de vue, des plus démonstratives. « Toute la cavité médullaire d'un humérus avait disparu, et était transformée en une caverne qui commençait en bas à la pseudarthrose et se terminait en haut à 7 centimètres du cartilage articulaire. Cette cavité était tapissée d'une membrane jaunâtre lisse avec quelques aspérités rares. Le microscope démontra qu'il ne fallait pas la considérer comme une vésicule mère, mais bien comme de nature purement conjonctive. »

Dans le fait de Fricke (2), une moitié du bassin osseux était détruite par une tumeur hydatique multiloculaire. Les os avaient disparu à peu près complètement, de telle sorte que les parois kystiques étaient surtout formées par les tissus ambiants. De même que dans le cas de Küster les éléments conjonctifs de la moelle avaient créé une membrane limitante, de même aussi les tissus fibreux et musculaires avoisinants formaient une paroi épaisse et résistante. « Après avoir fait une incision longue de plusieurs pouces dans le muscle iliaque interne qui était dans sa presque totalité dégénéré en une masse épaisse, membraneuse et dans laquelle on ne pouvait plus découvrir qu'un petit nombre de fibres musculaires, on arriva dans une cavité considérable contenant environ sept ou huit grandes hydatides et une quantité de petites. La paroi supérieure de cette cavité était formée par le muscle dont la surface inférieure était transformée en une membrane épaisse et semblable à du cuir et qui revêtait tout l'intérieur de la caverne. »

Cavité et contenu du kyste. — Au moment où l'on ouvre la poche kystique, il s'écoule habituellement un liquide puriforme, d'aspect blanchâtre ou blanc jaunâtre. On l'a comparé fréquemment à de la soupe au pois, à cause de sa consistance et de sa coloration. Il ne présente aucune fétidité, à moins qu'il n'y ait eu communication préalable avec l'air extérieur. Variant de 400 à plus de 2,000 grammes, la quantité de ce liquide, extrait par ponction ou incision, n'est pas suffisante pour permettre d'apprécier les dimensions de la poche. On connaît ainsi ce que peut contenir la caverne principale ; on ignore l'étendue des zones infiltrées.

Ce liquide contient le plus souvent de nombreuses vésicules, des détritus, quelquefois des séquestres volumineux. Son aspect puriforme, émulsif, paraît dû surtout à de nombreux éléments cellulaires en voie de désintégration granulo-graisseuse, à des corpuscules gras, des cristaux de cholestérine.

Chose remarquable, peu d'observateurs ont vu, ou du moins signalé, des crochets d'échinocoques dans ce liquide.

(1) *Berlin. klin. Wochenschr.*, p. 145, nº 12, 1870.
(2) Fricke, *Journal de l'Expérience*, 1838, p. 530.

L'examen de la surface interne d'un kyste, arrivé à cette période ultime de son évolution, nous montre l'existence d'anfractuosités irrégulières plus ou moins profondes. Dans les points où la paroi est purement fibreuse, son aspect est lisse et luisant. Elle semble avoir été polie par le frottement de la masse vésiculeuse qu'elle entoure. Il est rare qu'elle donne attache à quelques vésicules. Du reste, ces adhérences n'ont pas d'autre valeur, à notre avis, que celles qui existent quelquefois entre les aréoles osseuses et les vésicules situées dans leur intérieur.

Notre description serait inexacte, si nous ne disions que dans un certain nombre de cas, on peut trouver à côté des vésicules le plus habituellement petites, des hydatides qui atteignent quelquefois le volume du poing d'un enfant. C'est dans les cavités extra-osseuses qu'on les rencontre ordinairement; elles peuvent y croître, et se dilater facilement. Souvent elles contiennent de nombreuses vésicules filles.

La forme des hydatides n'est pas toujours arrrondie; quelquefois elle est allongée ou même sinueuse, rameuse, et paraît être en rapport avec celle de la cavité où elles se trouvent (Virchow) (1).

Il existe de grandes variétés dans l'épaisseur de leurs parois : les unes sont minces, transparentes, incolores; les autres, au contraire, opaques, très épaisses et blanchâtres. Généralement les petites vésicules sont remarquablement épaisses, et présentent une cavité de dimensions fort minimes.

A. Dugès (2), ayant examiné les hydatides recueillies sur le sujet observé par Rame, reconnut qu'elles appartenaient à la deuxième variété d'acéphalocystes admises par Laennec, l'acéphalocyste granuleuse. Depuis ces premières recherches, plusieurs analyses histologiques du contenu de ces vésicules ont été faites.

Habituellement, le liquide clair, citrin, qu'elles contiennent, ne fournit aucun signe d'une prolifération parasitaire. Ce ne fut qu'après de longues recherches que Virchow (*loc. cit.*), trouva des vésicules dans lesquelles l'examen à l'œil nu lui révéla la présence de points blanchâtres, qu'il reconnut au microscope pour des vésicules filles. Leur paroi était très épaisse, la surface interne couverte de granulations. Quelques vésicules fertiles contenaient des échinocoques avec une belle couronne de crochets. Les scolex, au nombre de 3 ou 4, remplissaient à peu près totalement la cavité hydatique, tant les parois étaient déjà épaisses.

Les mêmes détails de structure ont été observés par Hahn (3) et

(1) *Archiv. f. pathol. Anat.*, LXXIX, p. 180-184.
(2) A. Dugès, Thèse Escarraguel, 1838.
(3) *Berlin. klin. Wochenschr.*, 1884, p. 81 (voir pl. 3).

Küster (1), et Bergmann (2). Ce dernier aurait observé sur une vésicule volumineuse des saillies mamelonnées, grosses comme des grains de millet, siégeant sur les deux faces, intérieure et externe, de la vésicule. C'étaient des capsules proligères (*Brutkapseln*) pourvues de scolex. Les crochets tombés, en majeure partie, se voyaient dans le champ du microscope ; une seule tête possédait encore une couronne de crochets.

§ 4. — Des altérations osseuses déterminées par les échinocoques.

La structure des kystes établie, il nous reste à examiner les caractères anatomiques spéciaux aux altérations osseuses déterminées par les échinocoques.

Les aptitudes réactionnelles des éléments constitutifs de l'os sont différentes, suivant la cause qui les met en jeu.

Le bacille de la tuberculose, les microbes des ostéomyélites infectieuses, celui encore hypothétique de la syphilis, déterminent chacun en particulier des lésions typiques.

Le parasite, infiniment plus élevé en organisation, que nous étudions ici, l'échinocoque, ne fait pas exception à la règle. Nous espérons du moins le démontrer.

Il paraît agir de deux manières sur le squelette : 1° par action expansive, mécanique ; 2° par action ischémique.

En effet, tantôt c'est par expansion, par usure excentrique, tantôt par envahissement, infiltration, que le parasite procède à son œuvre de destruction. Souvent ces deux processus se combinent, pour produire les mêmes effets.

Le type des lésions osseuses par expansion se trouve réalisé dans les cas de tumeur uniloculaire. La vésicule mère, en se dilatant progressivement, amincit et finalement fait éclater l'enveloppe osseuse.

Il en est de même pour les kystes multiloculaires, lorsque les vésicules se multiplient dans l'intérieur d'une diaphyse. Cette propriété destructive des kystes hydatiques en général, est bien mise en relief par Cruveilhier dans son *Anatomie pathologique*.

« Rien n'égale, dit-il, la propriété d'envahissement des kystes acéphalocystes adventifs que celle des anévrysmes. L'accroissement incessant et quelquefois si rapide des entozoaires acéphalocystes produit sur ces kystes le même effet d'érosion, que la distension avec

(1) *Berlin. klin. Wochenschr.*, 1884, p. 81 (voir pl. 2).
(2) *Berlin. klin. Wochenschr.*, 1887, n°s 1 et 2.

secousses brusques, saccadées, imprimées aux poches anévrysmales par la contraction du ventricule gauche du cœur (1). »

Lorsque les vésicules envahissent le tissu spongieux, non seulement elles agissent sur lui par leur expansion isolée, mais aussi en déterminant une ischémie plus ou moins complète.

C'est en supprimant l'arrivée du liquide nourricier, en coupant les communications, qu'elles finissent par isoler des fragments osseux considérables et en déterminer la nécrose. De là, résultent ces séquestres si fréquemment notés dans les cas d'échinocoques multiloculaires, et aussi ces excavations pleines de liquide puriforme. Les séquestres sont caractéristiques : irréguliers, raboteux, de dimensions restreintes, infiltrés d'innombrables vésicules, ils semblent revêtus d'une couche de lymphe coagulée. Ils ne sont jamais éburnés, mais poreux et vermoulus. Les examens histologiques les montrent absolument farcis d'hydatides microscopiques.

La présence du liquide puriforme est toujours signalée comme accompagnant celle des séquestres. La formation de ce liquide est-elle abondante? Il peut en résulter une expansion totale qui vient encore concourir à la destruction de l'os.

En résumé, *le tissu compact* (table des os plats, coque diaphysaire) *est détruit par expansion; le tissu spongieux* (diploé, épiphyse), *par nécrose ischémique.*

Mais qu'il y ait expansion ou infiltration, l'os ne se défend pas et succombe infailliblement. Si le processus est resté pur de toute complication fortuite (fracture, inflammation, traumatisme), on ne voit nulle part les indices d'un effort fait pour la défense.

Tandis que les irritants variés (accidentels ou pathologiques), agissant sur le tissu osseux éveillent ses propriétés néoformatives, suscitent du côté du périoste des édifications osseuses souvent considérables, ici l'on n'observe rien de semblable. *La surface extérieure d'un os, qui contient dans son épaisseur des hydatides, est absolument régulière, lisse, dépourvue de végétations ostéophytiques.* Alors même que les vésicules affleurent les parties les plus excentriques d'une coque diaphysaire, rien ne vient révéler à l'extérieur la lésion centrale. C'est seulement lorsqu'une perforation se produit par suite de l'amincissement progressif, qu'elle devient appréciable ; dès lors la tuméfaction n'est pas d'origine osseuse, mais fournie par l'irruption et le développement au dehors des vésicules hydatiques.

Examine-t-on une pièce à l'état sec ? on est souvent frappé de la délimitation exacte extérieure de la zone malade. C'est une conséquence de l'absence de toute réaction périostique. Tandis que les

(1) *Anat. path.*, t. III, p. 549.

autres affections osseuses donnent généralement lieu à une tuméfaction dont les limites vont s'effaçant, s'atténuant graduellement, les kystes des os déterminent une boursouflure plus ou moins volumineuse dont le niveau s'élève brusquement au-dessus de la surface extérieure de l'os. A quelques millimètres au-dessus et au-dessous de la lésion, la surface extérieure est plane, lisse, et présente le même aspect que 10 centimètres plus loin, et encore *cette disposition évidente sur les os plats*, notamment sur la pièce que nous avons pu examiner au Musée d'Alfort, *fait-elle absolument défaut sur les os longs.*

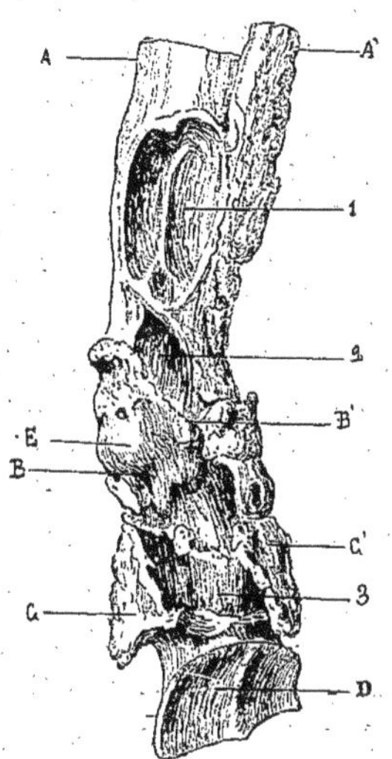

Fig. 98.

A, segment éburné du tibia. — A', segment éburné du péroné. — B, fracture. — B', fracture, extrémité inférieure du fragment supérieur du péroné. — C, extrémité inférieure du tibia. — C', extrémité inférieure du péroné. — D, fragment de l'astragale. — E, pièce osseuse irrégulièrement quadrangulaire formant les seuls vestiges de la face externe du tibia. — 1, 2, 3, cavités hydatiques. Pièce recueillie par M. A. Poncet. Collection de M. Ollier.

La même absence de réaction se rencontre dans le périoste, le tissu spongieux et le tissu compact. A peine la trame connective de la moelle intervient-elle pour constituer une sorte de gaine à la masse vésiculeuse. Formée autant par refoulement que par sclérose fibreuse, cette membrane d'enveloppe n'est jamais qu'une barrière des plus faibles. Nous ne connaissons pas de fait démontrant l'ossification de la moelle au pourtour d'un foyer hydatique *non suppuré.*

Cette dernière condition est nécessaire pour déterminer une oblitération du canal médullaire analogue à celle que nous signalons dans notre observation.

Des conséquences de la plus grande importance découlent des considérations précédentes :

1° *La fracture spontanée n'est pas un accident fortuit, elle est la conséquence, pour ainsi dire forcée, de telles lésions ;*

2° *Le terrain est mal préparé pour une intervention chirurgicale.*

Le périoste distendu paraît avoir perdu ses propriétés ostéogéniques, l'os est réduit à l'état de lame papyracée; bref, les conditions sont aussi défavorables que possible à l'établissement d'un processus réparateur.

Voilà les motifs de la gravité bien connue des solutions de continuité consécutives aux hydatides. Trop souvent l'amputation ou la désarticulation, cette *ultima ratio* du chirurgien, sont les seuls moyens à mettre en usage.

§ 5. — Lésions des tissus et organes avoisinants.

I. LÉSIONS DES ARTICULATIONS.

Les articulations ne constituent pas des barrières suffisantes pour arrêter la marche de la maladie. Soulevés par les vésicules, mais non envahis, les cartilages diarthrodiaux finissent par se détacher et disparaître plus ou moins complètement. Les hydatides pénètrent alors dans la jointure et peuvent aller infiltrer l'extrémité osseuse saine, continuant ainsi leur œuvre destructive. Il en résulte des altérations osseuses multiples sur le même sujet (14 cas, 26 lésions). La hanche est-elle envahie? L'extrémité supérieure du fémur est souvent luxée dans le bassin à travers la cavité cotyloïde défoncée; l'iléum est atteint, puis le sacrum et enfin les dernières lombaires. La cavité articulaire n'est plus alors qu'une dépendance de la poche hydatique, et contient comme cette dernière un liquide puriforme au milieu duquel flottent des vésicules et quelquefois aussi des séquestres.

Treize fois des lésions articulaires ont été signalées, elles se répartissent ainsi :

Articulation	sacro-iliaque	5
—	coxo-fémorale	6
—	fémoro-tibiale	1
—	phalangienne	1

Dans un cas, les deux extrémités articulaires en contact (fémur et tibia) étaient infiltrées de vésicules, offraient dans leur intérieur des excavations avec séquestres, et cependant l'articulation n'était pas envahie.

Ce fait offre un intérêt notable à différents points de vue. En présence de lésions concomitantes de la tête du fémur et de l'acétabulum, la plupart des observateurs pensent qu'il y a eu envahissement secondaire de la tête fémorale après ouverture dans la jointure d'un foyer acétabulaire. Aucun n'émet l'hypothèse d'une infection simultanée des deux surfaces articulaires. *Celle-ci est cependant possible*, comme le démontre le fait précédent. On voit de plus que des foyers hydatiques *très voisins* peuvent se développer aux dépens de plusieurs parasites. Cette idée de l'envahissement d'une *région osseuse* par un plus ou moins grand nombre de parasites a été quelquefois émise, sans être appuyée par aucun fait probant. Les détails précédents en confirment l'exactitude (1).

Lésions des gaines séreuses. — Fricke signale dans son observa-

(1) Chez un malade il survint une arthrite purulente scapulo-humérale consécutive à la suppuration du canal médullaire.

tion l'ouverture de la bourse synoviale du psoas, « qui était également remplie de petites hydatides et communiquait avec l'articulation par une ouverture grande comme un petit pois ».

Lésions des muscles. — Les masses musculaires qui avoisinent les lésions sont le plus souvent refoulées, atrophiées, par le développement des hydatides hors du tissu osseux. Il en était ainsi dans le cas de Fricke cité plus haut. Le psoas iliaque était transformé en un tissu épais comme du cuir et n'était plus représenté que par quelques fibres difficilement reconnaissables.

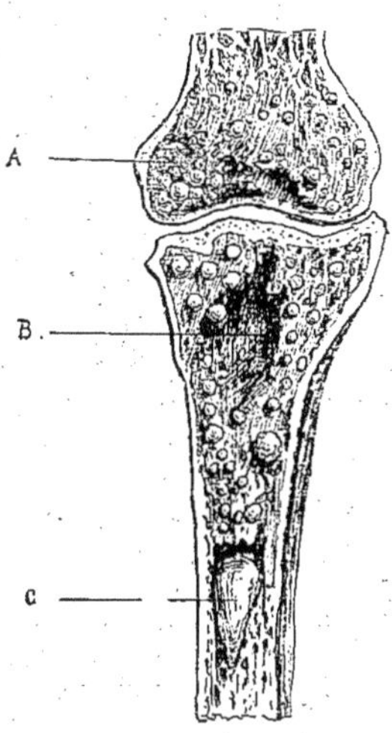

Fig. 99.

A, extrémité inférieure du fémur infiltrée de petites vésicules hydatiques. Le condyle interne est creusé d'une caverne contenant un séquestre. — B, extrémité supérieure du tibia infiltrée de vésicules et présentant une excavation analogue à celle du fémur. — C, vésicule hydatique volumineuse, allongée, située dans le canal médullaire (Hahn).

Dans les observations de Dupuytren, Stanley, Pihan, Küster, Hahn, les vésicules étaient disséminées en très grand nombre dans les interstices musculaires. De la grosseur d'une tête d'épingle, d'un pois ou même d'une noix, elles étaient entourées par du tissu cellulaire épaissi sous forme d'enveloppe. Elles n'adhéraient point à celle-ci, sauf quelquefois en un point, par une sorte de prolongement (Trendelenburg).

Lésions des vaisseaux. — A part les lésions déterminées dans les capillaires osseux par le développement même du parasite, on peut dire que les vaisseaux d'un certain calibre sont indemnes dans l'immense majorité des cas. Nous ne possédons qu'un seul exemple d'ulcération artérielle produite par des hydatides osseuses. Dans le fait unique de Dixon (1), on voit un kyste émané des vertèbres cervicales, comprimer la sous-clavière et en déterminer l'ulcération.

II. LÉSIONS DU SYSTÈME NERVEUX.

Lésions des nerfs. — On n'a pas signalé d'envahissement secondaire des nerfs situés au voisinage d'hydatides des os. Dans tous les cas leur compression, leur distension avaient déterminé des troubles fonctionnels variés de la motilité, de la sensibilité. Mais les altérations anatomiques qu'ils présentaient n'avaient rien de spécial. Elles res-

(1) *Medic. chirurgic. Transact.*, t. XXXIV.

semblaient à celles qui auraient pu être causées par toute autre tumeur. Il nous paraît donc inutile de les rapporter ici.

Lésions de la moelle. — Nous ferons la même remarque en ce qui concerne les lésions médullaires notées plusieurs fois.

Lésions du cerveau. — Quant au cerveau, on peut voir par ces lignes extraites du compte rendu de l'autopsie du sujet de Guesnard (1), qu'il était seulement comprimé :

« La substance cérébrale n'est ramollie dans aucun point ; sa consistance, sa couleur sont normales ; l'hémisphère droit est remarquable par la compression qu'il a éprouvée ; fortement excavé à sa base et sur les côtés de son lobe moyen, ses circonvolutions ont en partie disparu et ses anfractuosités sont bien moins étendues. Le plancher du ventricule latéral droit s'élève un pouce plus haut que celui du côté opposé et touche au plafond du même ventricule. La couche optique et les corps striés sont légèrement aplatis. Du reste, aucun liquide n'existe dans les cavités du cerveau. »

§ 6. — Kystes hydatiques développés dans d'autres organes.

Il est difficile de dire dans quelle proportion les kystes hydatiques des os peuvent s'accompagner de lésions semblables siégeant dans d'autres organes. Les faits sont trop peu nombreux, trop incomplets pour qu'on puisse établir une statistique de quelque valeur. Néanmoins il est à supposer que l'affection est, la plupart du temps, localisée. C'est seulement sur les sujets de Guesnard-Baudelocque, Reczey, Stanley, Kanzow, que des kystes viscéraux ont été observés.

Le foie était le siège d'une poche hydatique uniloculaire dans les deux cas de Guesnard-Baudelocque et Kanzow.

Dans celui de Reczey le poumon présentait un kyste de la grosseur d'une pomme. La malade de Stanley avait une tumeur hydatique de l'ovaire.

Comme nous l'avons déjà dit, les *kystes osseux étaient multiloculaires*, les *kystes viscéraux*, au contraire, *appartenaient à la variété uniloculaire*.

L'observation de Reczey, dans laquelle nous constatons un kyste du poumon et des hydatides dans l'os iliaque, prête à d'intéressantes considérations.

Ces deux lésions ont-elles entre elles quelque rapport pathogénique? La tumeur pulmonaire s'est-elle formée, la première, au moment où le parasite était chassé dans la petite circulation, ou bien encore est-elle due à la *greffe* d'une vésicule extrêmement

(1) Guesnard, *Journ. hebd. des progrès des sc. médic.*, 1836, t. I, p. 271.

petite, détachée des aréoles du diploé iliaque? Entraînée par le courant veineux, cette *embolie parasitaire* serait-elle allée ensuite se fixer dans le poumon, créant ainsi un foyer pathologique secondaire?

Cette dernière supposition n'est pas irrationnelle et peut être appuyée par quelques faits expérimentaux et cliniques. Les premiers, de date déjà ancienne, sont loin d'offrir toute la netteté désirable et les conditions nécessaires de rigueur expérimentale. Nous les rapportons ici sans autres commentaires et tels que Klencke les a publiés en 1843 (1) :

(A) « Je délayai un paquet d'acéphalocystes retirées des poumons d'un homme, dans de l'eau tiède, et l'injectai dans la veine crurale d'un chat. Celui-ci fut sacrifié seize semaines plus tard; il avait perdu son appétit, sa gaieté et présenté quelques symptômes choréiques.

« A l'autopsie, faite en présence de M. Head, médecin anglais, on trouva sur la moelle allongée et l'hémisphère gauche du cervelet une tumeur formée par des vésicules remplies de liquide, contenant cinq échinocoques et un assez grand nombre d'acéphalocystes. On en trouva d'autres encore dans le poumon droit.

(B) « Je pris un chapelet de ces vésicules (l'auteur parle d'hydatides qu'il avait greffées dans le péritoine d'un chat) grosses comme des grains de sable, et je l'injectai dans la veine fémorale gauche d'un très jeune chevreau. La plaie se cicatrisa sans accidents. Six semaines après, l'animal est sacrifié : on trouve une tumeur hydatique dans l'aine du côté droit, contenant des cysticerques que l'on employa aussitôt pour faire des inoculations.

« La présence de ces hydatides ne devait rien prouver contre l'injection que nous avions faite. Elles pouvaient provenir d'une autre source. J'examinai avec soin le cœur et tous les vaisseaux que l'on pouvait suivre, sans trouver aucune trace d'inoculation. Je pris ensuite les organes riches en vaisseaux capillaires et notamment les poumons.

« Dans le sommet du poumon droit, je trouvai un tubercule de la grosseur d'un haricot, dans l'intérieur duquel je découvris, au milieu de débris de cellules pulmonaires, une vésicule large de 4 lignes et longue de 9 lignes. Sur cette vésicule nous reconnûmes entre autres un réseau filiforme tout couvert de très petites hydatides. Évidemment il y avait dans ce point un petit foyer inflammatoire déterminé par le séjour des hydatides. On ne pouvait mettre cette inflammation sur le compte des cysticerques; il était bien facile de reconnaître dans ces vésicules tous les caractères de la fausse hydatide. »

(1) *Archiv. f. gesammt. Medicin.* (*Gazette médicale*, t. XI, p. 840.)

Dans deux autres expériences, Klencke injecta dans la veine fémorale de deux chiens des hydatides, et retrouva dans le cœur droit, dans un cas, un précipité fibrineux gélatineux contenant une innombrable quantité de fausses hydatides; dans l'autre animal, il existait une vésicule d'échinocoque dans l'oreillette droite du cœur, fixée aux parois par des filaments de fibrine (1).

Il n'est pas possible de se prononcer sur la valeur de ces recherches, elles n'ont été contrôlées par aucun expérimentateur.

Au point de vue clinique, diverses observations ont été publiées qui paraissent prouver la possibilité de cette greffe à distance. Dans son intéressant travail, Carrière dit avoir vu dans un certain nombre de petites ramifications de l'artère pulmonaire, un caillot dur qui les oblitérait, permettant de les suivre jusque sur de petites tumeurs hydatiques : comme si quelques échinocoques s'étaient détachés de la masse hépatique pour s'arrêter dans les ramifications de l'artère pulmonaire.

Ajoutons que le système lymphatique peut servir au transport des vésicules. Dans un cas de kyste uniloculaire du foie, Waldstein (2) aurait trouvé des ganglions qui reçoivent les lymphatiques hépatiques, envahis, infiltrés d'échinocoques.

Si nous nous sommes aussi longuement étendu sur ces divers détails à l'occasion de l'observation de Reczey, c'est que cette question de la généralisation des lésions hydatiques nous a paru mériter plus d'attention qu'on ne lui en a accordé jusqu'à présent.

§ 7. — Kystes hydatiques des os chez les animaux.

Le bilan des échinocoques des os chez les animaux est des plus pauvres.

L'on ne connaît guère que cinq exemples.

Les deux plus anciens, signalés par Davaine et Cobbold, sont relatifs à des hydatides du bassin et de l'humérus du bœuf.

Ces deux dernières années, M. Railliet (3), professeur de zoologie à l'École vétérinaire d'Alfort, et M. Moreau (4) ont publié deux faits intéressants; l'observation de M. Railliet est très importante, puisqu'il s'agit très nettement d'échinocoques appartenant à la variété exogène, synonyme pour nous de multiloculaire.

Nous avons pu examiner cette pièce (macérée) déposée au musée

(1) Klencke affirme avoir vu des vésicules hydatiques déposées dans le tissu cellulaire, le péritoine continuer à vivre, à s'accroître et même proliférer.

(2) Virchow, *Arch. f. Path. Anat.*, LXXXIII, p. 41.

(3) *Bulletins et mémoires de la Soc. centrale de méd. vétér.*, t. II, 1884, p. 316.

(4) *Idem*, 1885, p. 440.

d'anatomie pathologique d'Alfort. Elle présente la plus grande analogie avec celle reproduite par Viertel et nous-même. Les deux tables de l'os, écartées l'une de l'autre, formaient non pas une coque, mais un treillis osseux irrégulier, à mailles larges, entourant fort incomplètement une excavation de la dimension d'une tête d'enfant.

Les aréoles du diploé qui avoisinaient la lésion étaient dilatées et devaient contenir de petites hydatides sur la pièce fraiche. Cette altération diffusait à une certaine distance du foyer principal.

Un autre caractère, typique, c'était l'absence de réaction périostique au voisinage, sur la limite même de la lésion.

Immédiatement au pourtour de celle-ci on n'observait ni épaississement de l'os, ni production ostéophytique.

§ 8. — Résumé des caractères anatomo-pathologiques des kystes hydatiques des os.

En résumé les kystes hydatiques des os sont le plus souvent primitifs (1).

Ils se présentent sous deux formes : *uniloculaires* ou *multiloculaires*. Ces derniers sont de beaucoup les plus fréquents.

Constitués au début par une *infiltration* d'hydatides dans les aréoles du tissu spongieux, ils offrent plus tard des *cavités* plus ou moins volumineuses renfermant un liquide puriforme, des séquestres et des vésicules hydatiques.

Ils présentent les plus grandes analogies avec les kystes multiloculaires du foie.

Ils agissent sur le tissu osseux :

1° Par expansion ; 2° par ischémie.

1° Le développement excentrique amincit, use et finalement fait disparaître le *tissu compact*.

2° L'*ischémie* mécanique résultant de *l'infiltration vésiculeuse* dans les aréoles du *tissu spongieux* détermine la *nécrose* des lamelles osseuses qu'elles emprisonnent.

Les éléments constitutifs de l'os ne réagissent pas en présence des hydatides.

Ils paraissaient voués à une destruction inévitable.

La fracture spontanée est la conséquence fatale de l'évolution des échinocoques.

Il n'existe pas d'enveloppe kystique connective limitant les lésions

(1) Il n'existe, du moins jusqu'à présent, aucun fait qui autorise à admettre un envahissement secondaire du tissu osseux par des échinocoques des parties molles.

sauf dans le canal médullaire des os longs, ou dans les parties molles avoisinantes. Partout ailleurs l'affection est diffuse.

On peut comparer dans une certaine mesure ce processus d'envahissement périphérique avec formation de cavernes centrales à celui des affections tuberculeuses des os.

TROISIÈME PARTIE

ÉTIOLOGIE

Sommaire. — Théories anciennes. — Rareté des kystes hydatiques des os. — Statistiques. — Des causes probables de cette rareté des échinocoques des os. — Influence du traumatisme considéré comme cause occasionnelle des kystes hydatiques. — Expériences anciennes de Klencke.

Alors même que la nature parasitaire des hydatides était connue et admise par tout le monde, on continuait à les regarder comme dépendant d'une multitude de causes banales.

L'humidité, la privation des rayons solaires, le séjour dans certains climats, tout, en un mot, hormis l'infection, était invoqué pour expliquer leur présence.

Linné avait bien dit que l'on devait regarder ces vers comme ayant été introduits dans le corps où ils auraient changé de forme.

Longtemps avant, Nicolas Andry (1700) soutenait déjà que tous les vers trouvés chez l'homme se développent par suite de l'introduction des œufs qui remplissent l'atmosphère. Tout cela paraissait inadmissible. Les influences atmosphériques, les prédispositions individuelles étaient constamment invoquées par les auteurs.

Dans sa thèse sur les hydatides du tissu osseux, Escarraguel, reflétant les idées de son époque, pense qu'il est plus rationnel de se rattacher à l'hypothèse de la génération spontanée. Alors, dit-il, « leur engendrement deviendra facile à expliquer par le mariage de deux agents bien connus : un agent matériel constitué par les éléments organiques et un agent vital sous l'influence duquel la matière organique prend une forme déterminée et constitue un nouvel individu ».

Maintenant, si on demandait comment le second procède dans son action intime et quelle est la figure primitive du premier, nous garderions le silence, ou nous dirions à Laënnec de répondre pour nous : « qu'il vaut mieux avouer tout de suite que nous ne savons rien là-dessus et que l'observation n'a pas encore arraché à la nature la connaissance de ce mystère. »

Plus loin Escarraguel insiste sur l'importance que lui paraît avoir le traumatisme sur la formation des kystes des os. Cette idée d'une relation pathogénique entre les kystes et le traumatisme a été mise en évidence par de nombreuses observations et particulièrement étudiée dans les thèses de Boncour (1), Danlos (2). C'est un point sur lequel nous reviendrons dans un instant.

Comme on le sait aujourd'hui, il n'y a qu'une origine possible de ces kystes, c'est l'ingestion d'un œuf de ténia. Le T. echinococcus vit à l'état rubané dans le tube digestif de différents animaux, le chien surtout. Les anneaux (cucurbitains) arrivés à leur complète maturité sont évacués mêlés aux déjections de l'animal. Les œufs qu'ils contiennent sont mis en liberté par suite de la putréfaction de la substance de l'anneau, et peuvent se conserver longtemps intacts grâce à leur épaisse enveloppe.

Sont-ils déposés sur les légumes, ils peuvent être absorbés par l'homme, et donner lieu, par la mise en liberté de l'embryon qu'ils contiennent, à des tumeurs hydatiques.

« D'après ces données étiologiques, on comprend que le développement des hydatides soit lié dans une forte mesure aux mœurs des populations. En Islande, où les échinocoques sont extrêmement fréquents, les habitants vivent pêle-mêle avec leurs animaux domestiques, et ont des chiens dans l'intérieur de leurs cabanes; comme, d'autre part, les hydatides sont très communes chez les moutons et les vaches, et que les chiens se nourrissent en grande partie des viscères de ces animaux malades, il en résulte que l'on trouve réunies toutes les conditions favorables à la pullulation du ténia d'une part, de l'hydatide de l'autre.

« En somme, la cohabitation avec les chiens semble l'élément étiologique le plus important : on comprend qu'ainsi les œufs du ténia puissent se trouver diffusés un peu partout et un beau jour avalés par les personnes qui vivent dans un pareil milieu (3). »

Telles sont, en effet, les véritables conditions sous l'influence desquelles se développent ces kystes.

La plupart des sujets atteints d'échinocoques des os étaient âgés de vingt-cinq à trente-cinq ans. Les deux âges extrêmes étaient six ans et quatre-vingts ans. La maladie s'est présentée avec une égale fréquence dans les deux sexes. Il ne paraît pas qu'elle soit plus particulièrement observée dans les pays où abondent les kystes viscéraux.

Il est un fait hors de doute, c'est la rareté extrême des kystes des

(1) *Kystes hydatiques des membres*. Thèse Paris, 1878.

(2) *De l'influence du traumatisme accidentel considéré comme cause occasionnelle des kystes hydatiques en général*. Thèse Paris, 1879.

(3) Heydenreich, *loc. cit.*

os. Des renseignements qui nous ont été fournis avec une extrême obligeance par divers chirurgiens français et étrangers, il résulte que les lésions constituent de véritables curiosités pathologiques.

Les principaux musées (celui de Copenhague entre autres) n'en possèdent pour la plupart aucun exemplaire.

C'est à grand'peine que nous avons pu recueillir 52 observations en colligeant jusqu'aux faits indiqués sous forme de simple mention.

Lors de la publication de notre thèse d'agrégation, à part l'observation que M. Polaillon a bien voulu nous confier, nous n'avons pu ajouter aux faits déjà publiés que la description d'une fort belle pièce recueillie et déposée dans la collection de M. Ollier, par M. le professeur Poncet.

Si l'on additionne quelques-unes des principales statistiques de kystes hydatiques développés dans d'autres organes que les os, et que l'on en compare le total à notre maigre bilan, la proportion est véritablement étonnante. Pour 3,000 cas de kystes viscéraux, nous trouvons seulement 52 faits d'échinocoque des os.

Au dire de Krabbe (1), 1/40 des habitants d'Islande seraient atteints d'échinocoques.

Pour Thortensen la proportion serait de 1/7; enfin, pour Leared, de 1/5 à Londres. Et cependant aucun de ces auteurs ne signale de kystes des os.

Cette *rareté* des lésions osseuses ne peut guère s'expliquer que par le trajet long et compliqué que doit parcourir le parasite avant d'arriver au squelette.

L'embryon éclos dans l'intestin perfore la muqueuse et pénètre très vraisemblablement dans le système porte. Entraîné par le courant sanguin, il circule dans le réseau capillaire hépatique, s'y arrête souvent ou bien encore le traverse et tombe dans le système veineux général. Il arrive ainsi dans les cavités droites du cœur et se trouve lancé dans les ramifications de l'artère pulmonaire.

Ici, nouvel obstacle et nouvelle cause d'arrêt bien plus puissante. Les dimensions de l'embryon sont un peu moins de 28 μ, celles des capillaires pulmonaires varient de 6 à 7 μ. A ce point de vue le passage à travers les capillaires hépatiques était plus facile, ces derniers présentant (les plus volumineux) 20 μ environ (2). Peut-il traverser le filtre pulmonaire? Il est ramené dans le cœur gauche et définitivement emporté vers les capillaires périphériques par le courant artériel.

Ajoutons que si l'embryon pénètre dans les lymphatiques, il peut arriver d'emblée dans le système cave par l'intermédiaire du canal

(1) Cité par Reczey, *Deutsche Zeitschrift f. Chirur.*, VII, 1876, 285-294.
(2) Kölliker, *Traité d'histologie humaine*, p. 771.

thoracique. Quant au cheminement du parasite à travers les tissus, la plupart des auteurs ne l'admettent que pour les lésions développées dans le voisinage même de l'intestin.

Peu d'embryons accomplissent une pérégrination aussi longue que celle décrite plus haut. Arrêtés dans le foie par le réseau capillaire, comme par un filet dont les mailles seraient trop serréees, ils s'y fixent et s'y développent pour la plupart. Le nombre considérable de kystes du foie est un argument en faveur d'une telle hypothèse.

Le poumon placé en seconde ligne est moins fréquemment atteint; enfin les capillaires des organes périphériques forment la troisième et dernière étape de la marche du parasite.

Le relevé suivant des principales statistiques (1) le démontre :

Foie	953
Canal intestinal	163
Poumon et plèvre	153
Reins. Vessie. Organes génitaux	186
Cerveau et canal médullaire	127
Cœur et vaisseaux	61
Autres organes	158 (2)

Les lésions osseuses (52) figurent au dernier rang parmi les kystes périphériques.

Peut-être faut-il en chercher la raison dans les dimensions relativement considérables de leurs capillaires. Ces derniers atteignent fréquemment, en effet, 18 à 22 μ, alors que les capillaires des nerfs et des muscles ont seulement 6 à 7 μ de diamètre.

Cette perméabilité plus grande serait un obstacle à l'arrêt spontané du parasite.

Un point mérite de nous arrêter, maintenant : c'est l'étude de l'influence du traumatisme sur le développement des kystes des os.

Deux opinions peuvent être soutenues; le traumatisme agit *en activant la marche des lésions restées latentes jusque-là, ou bien en déterminant la localisation du parasite dans le point lésé.*

La période latente, souvent extrêmement longue, des hydatides des os rend parfaitement plausible la première de ces hypothèses.

Quant à la seconde, elle n'a pas encore reçu la sanction expérimentale, mais nous paraît très admissible.

Chez des animaux auxquels on a inoculé les microbes de l'ostéo-

(1) Statistiques de Davaine, *Traité des Entozoaires.* — De Cobbold, *Entozoaires.* — De Finsen, *Ugeskr. l. lager*, t. VIII, 1869, n° 7. — De Neisser, *Echinococcenkrankheit*, 1877.

(2) C'est en réunissant ces statistiques à celles de Madelung (*Beitrage zur Echinnoc.*, 1885). — Osler (*American Journal*, 1882, p. 475). — Jonas Jonason (Copenhague, 1885. *Dissert. inaug.*), que nous avons obtenu le chiffre cité précédemment de 3,000 cas de kystes hydatiques.

myélite infectieuse, on peut, en faisant des fractures, déterminer à volonté le développement de l'ostéomyélite.

On provoque des ostéo-arthrites tuberculeuses en exerçant des violences sur les articulations d'animaux rendus tuberculeux. Pourquoi ne pas admettre qu'il puisse en être ainsi pour l'embryon hexacanthe? Le traumatisme donnant lieu à une rupture vasculaire permettrait l'issue et le développement du parasite dans le foyer contusionné.

Dans une thèse intéressante sur l'influence du traumatisme accidentel considéré comme cause occasionnelle des kystes hydatiques en général, M. Danlos arrive aux conclusions suivantes :

1° Très souvent les kystes hydatiques ont été précédés d'un traumatisme de la région où ils se sont développés.

2° Ces faits sont nombreux, trop généraux pour ne pas indiquer un rapport de causalité.

3° Les auteurs qui n'ont pas tenu compte suffisamment de l'animalité des kystes hydatiques ont généralement reconnu au traumatisme le rôle de cause efficiente (par inflammation, par frottement, par transformation d'un foyer sanguin).

4° Parmi ceux qui reconnaissent l'animalité des kystes hydatiques, quelques-uns ont cru que le traumatisme déterminait leur formation par génération spontanée.

5° Admettant que les kystes hydatiques proviennent toujours d'un œuf, nous ne pouvons accorder aux influences extérieures d'autre rôle que celui d'en favoriser la fixation et le développement, soit par une rupture vasculaire, soit plutôt par fluxion traumatique (1).

Il est regrettable que l'auteur n'ait pas eu recours à l'expérimentation pour tenter de résoudre définitivement cette question de pathogénie.

Des recherches faites dans ce but par Klencke en 1843 n'ont pas été reprises. Nous croyons devoir mentionner ces curieuses expériences, plutôt dans le but de les sortir de l'oubli dans lequel les auteurs les ont laissées, que pour en tirer des arguments convaincants (2).

« Comme les ovules des échinocoques sont excessivement petits (1/1000 à 1/2000 de ligne), ils peuvent, une fois dans le torrent circulatoire, se transporter partout. Mais le mouvement continuel du sang ne leur permet pas de se fixer, de sorte qu'un organisme pourrait toujours en avoir un certain nombre en circulation, à moins qu'une cause quelconque ne favorise leur adhérence soit aux parois du vaisseau, soit dans l'intérieur des tissus. Voici les expériences que j'ai tentées dans ce but :

(1) Danlos, Thèse citée.

(2) Leuckart ne les mentionne pas dans son remarquable ouvrage.

« Je pris des ovules extraits des bourgeons d'échinocoques d'une part, et, de l'autre, des ovules du corps central d'une acéphalocyste; je les délayai séparément dans l'eau tiède et les injectai dans la veine crurale. Dans le premier cas, je trouvai, après douze semaines, des échinocoques vivants, nageant librement dans le sang, et, dans le second, une vésicule d'échinocoque dans l'oreillette droite du cœur, fixée aux parois par des filaments de fibrine.

« Si l'on admet, avec quelques restrictions, que des ovules d'échinocoques peuvent circuler dans le sang, il sera plus facile de se rendre compte de ces faits existant dans la science où des violences extérieures semblaient avoir déterminé le développement des hydatides. Dans la vue de vérifier ce nouveau fait, j'entrepris les expériences suivantes :

« J'injectai un fluide chargé d'ovules d'échinocoques dans la veine crurale de deux jeunes chiens, de deux vieux chats et d'un cochon d'Inde ; huit jours après, je fis à ces animaux diverses blessures. Je fis une incision à la langue de l'un des chiens, une incision dans les muscles abdominaux de l'autre ; l'un des chats reçut une contusion sur le foie et en éprouva des vomissements, le second chat fut légèrement pincé avec un instrument derrière le globe de l'œil gauche ; au cochon d'Inde on comprima la peau de la cuisse jusqu'à produire des ecchymoses. Les cinq animaux furent examinés trois semaines après. Chez le cochon d'Inde, on trouva dans le tissu cellulaire, au-dessous du pli cutané, qui avait été pincé, cinq acéphalocystes bien caractérisées. Le foie du chat qui avait été contusionné présentait une poche pleine d'acéphalocystes : l'expérience resta nulle chez les trois autres animaux. »

Douze fois la maladie a paru produite par des causes traumatiques.

Tantôt les douleurs se sont montrées aussitôt après l'action vulnérante et ont persisté jusqu'au moment de l'apparition de la tuméfaction. Tantôt, c'est après un certain laps de temps que les phénomènes pathologiques se sont développés.

Le malade de Fricke avait fait une chute sur le bassin et souffrait depuis quinze ans, lorsque le kyste devint appréciable à l'extérieur. Un autre sujet, dont l'observation est relatée par Pihan, avait fait une chute de cheval deux ans auparavant. Malgré l'absence de toute lésion grave en apparence des os ou de l'articulation, un séjour de deux mois à l'hôpital ne le rétablit qu'incomplètement. Les douleurs, la gêne de l'articulation persistèrent ; il fut bientôt réduit à ne pouvoir faire quelques pas qu'à l'aide d'une béquille. Admis à l'Hôtel-Dieu, il présentait tous les signes d'une coxalgie.

L'observation publiée par M. Boncour est particulièrement intéressante et mérite d'être signalée à cause de la netteté de ses détails. La malade fait une chute dans un escalier en portant un fardeau : la partie postérieure de l'épaule gauche et celle du bras portèrent sur les marches. Aussitôt après, de vives douleurs apparurent dans les parties contusionnées. Durant la nuit la souffrance augmente; insomnie absolue. Le lendemain matin impuissance complète du bras et persistance des douleurs. La malade entre à l'hôpital. On observe alors une contusion simple des régions indiquées; vaste ecchymose qui disparaît ainsi que les douleurs après quelques jours de repos. La malade quitte l'hôpital au bout de huit jours et reprend ses occupations. Depuis ce moment elle remarqua qu'il se formait une tumeur en arrière de l'épaule gauche.

Nous terminerons cette énumération, en rappelant que le malade de Demarquay avait reçu six ans avant son entrée à l'hôpital toute la charge de son fusil dans le bras droit; l'extraction des corps étrangers (plomb n° 5) fut faite immédiatement, et la plaie se cicatrisa en quinze jours. Au bout d'un mois le malade put chasser comme auparavant. Quatre ans plus tard, douleur brusque dans le bras, craquement, impotence fonctionnelle, finalement formation d'abcès qui donnèrent issue à des hydatides.

On peut conclure de ce qui précède, que le traumatisme se trouve fréquemment signalé parmi les causes apparentes du développement des kystes des os. Dans plusieurs cas, il paraît avoir agi en imprimant une impulsion brusque à des lésions qui existaient déjà probablement à l'état latent.

On peut admettre que, dans certains faits, il a été le motif de la localisation de l'embryon dans le tissu osseux. Mais cette dernière hypothèse restera discutable jusqu'à ce qu'elle ait été appuyée par des preuves expérimentales suffisantes.

On ne peut accepter comme démonstratives les recherches originales, mais nébuleuses de Klencke.

QUATRIÈME PARTIE

PATHOGÉNIE

Sommaire. — Pathogénie des kystes uniloculaires et des kystes multiloculaires des os. — Théories diverses proposées pour expliquer la forme multiloculaire : 1° Celle-ci serait due à un tænia différent de celui qui produit la variété uniloculaire; 2° Il y aurait envahissement d'un territoire osseux par un nombre d'embryons hexacanthes égal à celui des vésicules; 3° On serait en présence d'une prolifération par segmentation d'une vésicule primitive; 4° Une vésicule mère pleine de vésicules filles se serait rompue et aurait laissé son contenu s'infiltrer autour d'elle; 5° Les conditions de milieu extérieur joueraient un rôle important; 6° A notre avis, le séjour des vésicules dans les aréoles osseuses paraît leur imprimer une forme, des dimensions spéciales, un mode de prolifération particulier (exogène), d'où résulte la forme multiloculaire.

Développement des kystes uniloculaires des os. — Nous n'insisterons pas sur le mode de formation des kystes uniloculaires des os. Comme on le sait, l'embryon devenu vésiculeux y constitue une vésicule mère qui s'entoure d'une couche adventice de tissu connectif. La membrane interne ou germinale prolifère et produit des vésicules filles, des vésicules proligères : peu à peu ses dimensions s'accroissent, le liquide clair, transparent, neutre ou un peu alcalin, non albumineux, qu'elle contient devient plus abondant.

Dès lors la cavité osseuse dans laquelle la vésicule mère s'est développée, est progressivement usée, amincie, et finalement détruite. Il n'y a là rien de spécial, et ces phénomènes pathogéniques sont comparables à ceux que l'on observe lors du développement des kystes dans le foie, ou le poumon par exemple.

Il n'en est pas de même dans la forme multiloculaire.

Développement des kystes multiloculaires.— Il est peu de questions d'anatomie et de physiologie pathologiques qui présentent autant d'obscurité que la pathogénie des kystes multiloculaires.

Les hypothèses les plus diverses ont été émises, et de l'avis même de Virchow, aucune d'elles ne réunit assez de preuves pour mériter d'être adoptée à l'exclusion des autres. On a successivement invoqué la nature du parasite, le milieu dans lequel il se serait développé, son mode de prolifération. C'est ainsi que pour l'échinocoque multiloculaire du foie, Leuckart pense que les embryons se développent dans les vaisseaux portes. Son opinion est basée sur ce qu'il aurait trouvé des embryons de tænia serrata dans les ramifications de la veine porte.

Schrœder van der Kolk, Friedreich, admettent que les voies biliaires sont le siège primitif de l'affection. Pour Heschl, ce seraient les acini du foie. Virchow, enfin, estime que les embryons doivent suivre les lymphatiques et se développer dans leur intérieur. L'aspect de cordons moniliformes, à parois épaisses et séparées par des cloisons connectives, noté dans quelques cas, viendrait à l'appui de cette idée ; la résistance des parois lymphatiqnes s'opposerait à l'accroissement des vésicules.

Les lésions similaires des os ne suscitent pas moins d'hypothèses :

1° De même que pour le foie, on peut se demander si l'on ne se trouve pas en présence d'un *tænia différent* de celui qui produit le kyste uniloculaire. Il n'en est rien, c'est une opinion unanime. L'identité est complète entre les échinocoques trouvés dans les deux cas. En outre, on peut voir coïncider sur le même individu, et qui plus est, dans le même organe, les deux variétés uniloculaire et multiloculaire.

En ce qui concerne les os, il en était ainsi dans les quatre cas où des lésions viscérales (uniloculaires) accompagnaient l'affection osseuse (multiloculaire). On a cité des faits où le foie présentant la variété multiloculaire, le poumon offrait un kyste à cavité unique.

2° *Doit-on considérer les vésicules comme le résultat de la transformation d'un nombre égal d'embryons hexacanthes?* Il est vrai qu'en absorbant un seul œuf, 200 à 500 embryons peuvent pénétrer dans l'organisme; mais comment expliquer l'invasion de cette colonie parasitaire dans un département osseux sans qu'elle ait laissé en route quelques traînards? Les lésions du foie, du poumon, organes que les embryons ont forcément traversés, sont très rares, exceptionnelles. Quand elles existent, elles appartiennent à la variété uniloculaire. Un seul embryon se serait-il donc localisé dans l'organe, alors que les autres étaient entraînés plus loin? Ajoutons à ces divers motifs que le caractère *envahissant* de l'affection montre qu'il y a manifestement dans la région atteinte un processus de prolifération active.

Est-ce à dire pour cela que plusieurs embryons hexacanthes ne puissent pas quelquefois envahir simultanément un certain territoire osseux? Tel n'est pas notre avis. Dans le fait précédemment cité de Hahn, on voit les deux extrémités articulaires correspondantes, fémorale et tibiale, envahies par une tumeur multiloculaire typique. L'articulation n'était nullement intéressée; il n'existait aucune voie de communication entre les deux foyers osseux. On est forcé d'admettre que, dans ce cas-là du moins, un certain nombre de parasites sont venus se déposer dans des régions distinctes, mais rapprochées.

3° Certains auteurs ont supposé qu'il y avait *prolifération par segmentation d'une vésicule primitive*. De même que certaines cellules, les vésicules de l'échinocoque multiloculaire se reproduiraient à l'infini par scissiparité binaire. Mais cette opinion purement hypothétique est contraire aux notions admises en helminthologie, et doit par suite être abandonnée.

4° Peut-on admettre qu'une *vésicule mère pleine de vésicules filles s'est rompue et a laissé son contenu se disséminer dans les aréoles* du tissu spongieux, ou le canal médullaire d'un os long? En d'autres termes, la forme multiloculaire tient-elle, dans les os, à ce que la vésicule mère distendue outre mesure, ne pouvant se dilater, se rompt par excès de pression intérieure? Stanley (1) pense qu'il en est ainsi, et regarde la suppuration comme la conséquence de cette rupture.

Nous ne contestons nullement la réalité de ce fait dans les cas de

(1) *Diseases of the bones*, 1849, p. 189, 193.

kyste des parties molles. On a observé en effet la rupture de ces tumeurs dans le canal rachidien, la plèvre, le péritoine. Mais relativement aux kystes hydatiques des os, ce n'est qu'une supposition. Sur quelles bases en effet appuyer cette hypothèse?

Si l'on adopte cette manière de voir, comment expliquer l'infiltration de toute une épiphyse par une multitude de petites vésicules, d'égal volume, le plus souvent, ou dont les plus grosses sont les périphériques? Il n'existe pas, à la période de début, de cavité, d'excavation que l'on puisse regarder comme ayant servi à loger une vésicule mère.

5° *Les conditions de milieu extérieur* auraient une influence considérable sur la pathogénie des kystes multiloculaires. Virchow s'est attaché surtout à les mettre en évidence dans la communication déjà citée, faite à la Société de médecine de Berlin (1883). Rappelant ses travaux antérieurs sur l'échinocoque du foie, il insiste sur l'opinion que la forme *multiloculaire* tient à ce que les parasites se logent dans des espaces resserrés, tissu conjonctif, vaisseaux portes, lymphatiques.

Dans le tissu osseux elle serait déterminée par le séjour des hydatides dans les aréoles spongieuses.

Mais si l'on peut expliquer ainsi la petitesse des hydatides, leur structure spéciale, on ne se rend pas mieux compte de leur nombre considérable.

Le problème reste tout entier à résoudre.

6° L'hypothèse qui paraît devoir réunir à l'heure actuelle le plus de suffrages, est celle de la *prolifération exogène* des vésicules. Elle seule permet d'expliquer cette absence de vésicule mère, cette diffusion des lésions notée dans nos observations. De nombreux auteurs la considèrent comme démontrée relativement aux kystes multiloculaires hépatiques (Mayer (1), Leuckart, Perroncito (2), Raillet, Blanchard).

Virchow ne se prononce pas nettement sur ce point, aussi bien pour les lésions hépatiques que pour les échinocoques des os.

Il est une réflexion qui vient forcément à l'esprit à la lecture de ces deux dernières hypothèses. L'influence du milieu explique les petites dimensions des vésicules. N'interviendrait-elle pas aussi pour imprimer à leur mode de prolifération une allure spéciale, exogène? En d'autres termes, l'hydatide qui serait devenue énorme, aurait produit des vésicules endogènes si elle s'était développée dans le parenchyme hépatique, ne restera-t-elle pas petite, donnant des vésicules filles exogènes si elle siège dans les aréoles osseuses?

(1) Niemeyer, *Traité de pathologie et de thérapeutique.*
(2) Perroncito, *Gli Echinococchi*, 1879.

Nous pouvons apporter plusieurs arguments à l'appui de cette opinion :

1° Il n'est plus possible à l'heure actuelle de séparer complètement l'échinocoque endogène et l'échinocoque exogène.

2° On peut rencontrer les deux formes sur le même sujet, sur la même lésion, sur la même hydatide. M. Moniez aurait observé une hydatide de petite dimension qui présentait à la fois des vésicules exogènes, des vésicules endogènes, des vésicules proligères.

Küster, dans un cas de kyste hydatique de l'humérus, a vu et figuré une vésicule de la dimension d'une noisette offrant une prolifération endogène et exogène évidente.

3° Dans plusieurs de nos observations, les hydatides extra-osseuses étaient volumineuses, à prolifération endogène; par contre les vésicules infiltrées étaient petites, et ne contenaient dans aucun cas des vésicules filles.

4° Lorsque des kystes viscéraux coexistaient avec des kystes des os, les premiers étaient uniloculaires (synonymes d'endogènes), les seconds multiloculaires (exogènes).

En résumé nous croyons pouvoir conclure que le *séjour des vésicules dans les aréoles osseuses paraît leur imprimer une forme, des dimensions spéciales, un mode de prolifération particulier,* d'où résulte l'aspect multiloculaire habituel des kystes hydatiques des os.

Le seul moyen de résoudre, *de visu,* cette hypothèse serait de *greffer* expérimentalement dans les aréoles du tissu spongieux d'un animal un nombre déterminé de petites hydatides. Peut-être pourrait-on, en sacrifiant l'animal après un temps suffisant, acquérir la preuve que ces vésicules sont devenues le point de départ d'un semis de nouvelles hydatides. Le résultat est, sans doute, *a priori,* des plus aléatoires; il paraît, cependant, mériter d'être poursuivi.

CINQUIÈME PARTIE

SYMPTOMATOLOGIE

SOMMAIRE. — État latent de longue durée. — Indolence. — Tuméfaction au niveau du point malade; cette tuméfaction, presque nulle et toujours molle sur les os longs, est quelquefois plus résistante sur les os plats : crépitation parcheminée. — La fracture spontanée est souvent le premier signe de la maladie. — Absence du frémissement hydatique. — Marche et symptômes spéciaux aux diverses régions.

Complètement latente au début, la maladie hydatique des os ne se révèle par aucun signe extérieur. Plus tard, quand les vésicules ont distendu et, *a fortiori*, fait éclater l'enveloppe osseuse, des symptômes surviennent qui ne tardent pas à révéler les désordres profonds déterminés par le parasite.

État latent prolongé. — On ne peut fixer la durée de la première de ces deux périodes. Elle peut être très prolongée : le fait de Lesser démontre qu'un kyste peut persister pendant quarante ans au moins sans présenter de tendance à l'accroissement.

Indolence. — Les signes subjectifs déterminés par ces lésions sont des plus légers; il n'est pas d'affection osseuse qui soit aussi complètement indolente. A peine a-t-on signalé dans quelques rares observations des douleurs profondes, sourdes, mais qui ne présentaient pas les exacerbations violentes, habituellement notées dans les altérations centrales des os.

Le canal médullaire d'un os long peut être envahi dans toute sa longueur, sans que la malade ou le chirurgien soupçonne la gravité de la situation. En pareil cas une fracture survenant sous l'influence d'une cause insignifiante sera souvent la première manifestation de la maladie. Dans l'intéressant article consacré par Bergmann à l'étude des échinocoques des os longs, cette particularité clinique se trouve bien mise en évidence : ce n'est guère en effet que pour les os plats qu'une tuméfaction osseuse plus ou moins nette a été observée. Elle se présente avec des caractères cliniques différents : généralement arrondie, limitée, facilement circonscrite. Il est bien rare cependant qu'elle soit nettement et complètement résistante (kystes uniloculaires du sinus frontal).

Presque toujours on a signalé une dépressibilité évidente, accompagnée quelquefois de la sensation de crépitation parcheminée.

Si la coque osseuse a cédé totalement sur un point, le doigt peut percevoir une perforation limitée par un rebord osseux. Dans les cas plus avancés, par suite de la prolifération hydatique et aussi de la formation de cavités pleines de liquide puriforme, des collections plus ou moins volumineuses se produisent et décèlent une lésion restée latente jusqu'à ce moment.

Ces abcès ossifluents, qui ne peuvent être mieux comparés qu'à ceux qui résultent de la tuberculose, concentrent souvent toute l'attention à cause de leur volume. Simples ou multilobés, ils sont souvent multiples. C'est ainsi qu'au niveau du bassin, on peut observer des collections développées simultanément dans les régions crurale, fessière, inguinale, ayant toutes pour point de départ le même foyer parasitaire.

Dans un cas de Frusci, la poche était cloisonnée par l'arc postérieur d'une vertèbre : on sentait manifestement le liquide passer de droite à gauche à travers une perte de substance de l'os.

Règle générale, on peut constater facilement l'existence de communications entre les diverticules. Leur *réductibilité* a été notée dans certains cas, entre autres celui de Wickham. En pressant sur la tumeur fluctuante située en avant du tibia, on la réduisait beaucoup de volume en forçant son contenu à refluer dans le canal médullaire.

Quant au signe, considéré habituellement comme pathognomonique, le *frémissement hydatique*, il a fait défaut dans l'immense majorité des cas.

Signalé par Viertel, il a été observé aussi par Frusci. Mais dans ce dernier cas, c'est après une ponction exploratrice, lorsque l'on eut vu des vésicules, que le signe fut noté. Il est vrai que, si on ne l'avait pas perçu auparavant, cela peut tenir, comme le fait remarquer Frusci, à la trop grande quantité du liquide dans lequel flottaient les vésicules.

Arrivées à cette période, les tumeurs hydatiques s'accroissent rapidement. Elles se dirigent du côté où elles éprouvent le moins de résistance. Au niveau du rachis, elles envahissent fréquemment le canal rachidien. Dans le bassin, elles s'étendent à la hanche; dans d'autres circonstances, elles finissent par s'ouvrir au dehors, après avoir distendu et ulcéré les téguments. Il en résulte des fistules remarquables par leur persistance.

Cependant l'ouverture spontanée est rare. Abandonnées à elles-mêmes, ces collections restent froides et indolentes à la pression ou spontanément. Pendant longtemps les téguments restent intacts et de coloration normale. Si des symptômes phlegmoneux se manifestent, ils sont le plus souvent consécutifs à des ponctions exploratrices, ou à un traumatisme.

L'état général des sujets qui présentent ces lésions est le plus souvent très satisfaisant. On a signalé cependant plusieurs fois un affaiblissement général, une dépression notable des forces dans les cas où des douleurs excessives résultaient de la compression exercée par les lésions sur les gros troncs nerveux.

Dans aucun cas on n'a observé de symptômes indiquant la présence de lésions hydatiques dans d'autres organes que les os.

Bérard insiste avec raison sur la gravité du pronostic lors de l'ouverture spontanée ou artificielle des foyers hydatiques : « Les accidents généraux sont d'abord nuls dans l'affection hydatique des os; mais une fois le foyer ouvert et communiquant avec l'extérieur, il se présente deux sources de dangers : une inflammation réagissant fortement sur l'économie, comme on le voit dans les nécroses profondes des membres; une suppuration longue qui affaiblit le malade et souvent le conduit au tombeau. » Déjà A. Copper avait nettement établi la gravité de la situation et la nécessité d'une intervention énergique.

C'est alors que, suivant lui, « il faut sans délai se préparer, ainsi que le malade, à l'amputation de la partie affectée ».

La marche de l'affection est lente et progressive.

Dans l'observation de Fricke, nous voyons un intervalle de quinze ans séparer le début (probable) de la lésion, marqué par des douleurs, de l'époque où elle s'est accusée par de la tuméfaction. Trois ans après l'apparition de celle-ci, le sujet succombait avec des désordres étendus à la hanche, à la moitié du bassin, au sacrum.

Par contre, dans un cas de Reczey, en un an et demi la maladie détruisit à peu près totalement la charpente osseuse d'une moitié du bassin.

Elle avait évolué avec une rapidité égale à celle des néoplasmes les plus malins. C'est là une exception : le plus souvent la tumeur hydatique offre une durée de plusieurs années.

Ajoutons enfin que les récidives sont fréquentes lorsque l'opération n'a pas été suffisamment radicale. Quelques vésicules oubliées dans les anfractuosités de l'os sont le point de départ d'une repullulation qui finit par enlever des sujets que l'on pouvait croire guéris.

Nous avons décrit les caractères cliniques généraux des hydatides des os. Nous devons maintenant étudier les troubles variés auxquels ils donnent lieu, suivant leur siège, sur tel ou tel point du squelette.

Au crâne, trois fois elles siégeaient dans le sinus frontal, une fois dans le sphénoïde (Guesnard-Baudelocque).

Les malades de Keate, Langenbeck, Verdalle présentaient tous trois une tumeur assez volumineuse située au niveau du sinus frontal. Molle et fistuleuse dans le dernier cas, elle présentait non seulement une fluctuation profonde, « mais une autre sensation plus importante et tout aussi nette : la tumeur était animée de battements parfaitement isochrones avec les pulsations des artères.

« Le doigt était légèrement soulevé à chaque pulsation ; mais ces battements étudiés avec soin ne semblent pas produits par une expansion des parois mêmes de la tumeur ; ils lui sont communiqués selon toute apparence par une influence de voisinage. » Il existait, en outre, des mouvements correspondant au rythme respiratoire. Le doigt percevait à peu près au point correspondant à l'orifice de la fistule, un enfoncement circulaire creusé dans l'épaisseur du frontal.

Les bords en sont arrondis, réguliers, comme taillés à l'emporte-pièce ; sa circonférence est à peu près celle d'une pièce de cinquante centimes.

La consistance était telle dans le fait de Keate que l'on fut obligé de scier la partie acuminée de la tumeur; dans celui de Langenbeck le frontal était nettement dépressible, « comme le couvercle d'une boîte de fer-blanc ».

Deux fois, il n'existait aucun trouble cérébral, mais de graves désordres du côté de l'organe de la vision.

La vision était totalement abolie, et dans un cas, l'orbite et le globe de l'œil étaient simultanément repoussés en bas et en dehors, de sorte que l'œil était presque au niveau de la pointe du nez.

La malade de Keate présentait des vertiges, des tintements d'oreilles et de violents maux de tête.

Deux fois il y eut récidive après l'opération (ouverture et curage du sinus); seul l'opéré de M. Dénucé guérit définitivement au bout de deux mois.

Quant au fait de M. Baudelocque-Guesnard (kyste de la base du crâne) nous renvoyons à l'observation même pour les détails. Nous dirons seulement qu'il y avait de la céphalalgie, une cécité unilatérale et de la blépharoptose du même côté; l'œil amaurotique n'était pas dévié, possédait tous ses mouvements.

La sensibilité générale de l'organe visuel était intacte.

M. Odile a réuni (1) 5 cas de kystes hydatiques de la base du crâne. Aucun d'eux, à l'exception des faits cités précédemment, ne paraît siéger manifestement dans les os; comme le fait remarquer l'auteur, il serait oiseux de rechercher si le kyste s'est primitivement développé entre la dure-mère et l'os ou dans l'épaisseur même de l'os; en effet les accidents produits par le kyste étant dus à son expansion, le tissu fibreux de la dure-mère ne lui résisterait pas mieux que le tissu osseux lui-même. Nous en tenant au titre même de notre travail, nous n'hésiterions pas à comprendre dans les kystes des os les faits publiés par M. Odile, s'il était démontré qu'il s'agit bien là de tumeurs développées *dans le squelette de la base du crâne, sous le périoste interne* (dure-mère) *ou externe, ou dans le tissu osseux lui-même.*

Les données anatomiques sont insuffisantes pour nous permettre de considérer comme ayant une telle origine, les kystes observés par Gendrin, Bucquoy, Westphal et Lagoutte.

Les phénomènes de compression nerveuse, l'apparition d'une tumeur extérieure, caractérisent ces lésions.

Parmi les nerfs le plus fréquemment atteints, le nerf optique et les nerfs moteurs de l'œil tiennent le premier rang, à cause de la fréquence des kystes dans l'étage moyen de la base.

(1) Thèse Paris, *Des kystes hydatiques de la base du crâne* (1883-84).

Deux fois la tumeur fit saillie à l'extérieur (région frontale, temporale) et fut ouverte par le chirurgien. Les malades guérirent.

On a vu enfin des vésicules s'éliminer par les fosses nasales (Westphal).

Voici du reste les conclusions de cet intéressant travail:

1° Les kystes de la base du crâne sont excessivement rares ;

2° Ils donnent lieu aux mêmes symptômes que les autres tumeurs de la base du crâne. Mais, pour certains cas, on voit se produire deux signes de la plus haute importance, à savoir: la production d'une tumeur et l'écoulement des hydatides par les fosses nasales ;

3° En l'absence de ces deux derniers signes le diagnostic est extrêmement difficile, sinon impossible ;

4° Toutes les fois qu'on verra se produire une tumeur hydatique, soit dans la région temporale, soit dans la région mastoïdienne, il faudra s'assurer de sa nature par une ponction et si la présence des crochets est démontrée, inciser largement.

Kystes hydatiques du rachis. — Dans une thèse publiée en 1878, M. Bellencontre s'est attaché à en tracer les caractères cliniques.

Cette étude est basée sur l'analyse de 14 observations de kystes hydatiques. La plupart s'étaient développés dans les parties molles et n'avaient pas envahi, mais refoulé et plus ou moins usé les vertèbres voisines; nous n'avons donc pas à les citer dans notre travail. Néanmoins, comme on pouvait le supposer, *a priori*, il existe une très grande analogie entre leur appareil symptomatique et celui des hydatides du squelette rachidien.

Presque toujours ces dernières ont déterminé des symptômes de compression médullaire en se développant à l'intérieur du canal vertébral.

C'est à peine si la région atteinte était sensible à la pression. Les douleurs spontanées, produites par l'irritation des racines nerveuses, devancèrent ordinairement l'apparition des autres symptômes. Elles s'irradiaient suivant la direction des nerfs dont les origines étaient comprimées, offrant en un mot tous les caractères de ces pseudo-névralgies si bien décrites par Charcot.

Elles s'accompagnèrent un peu plus tard de fourmillements, de picotements, de parésie musculaire ou même de paraplégie complète, rappelant ainsi la paraplégie douloureuse du cancer vertébral. Le plus souvent la sensibilité était complètement conservée. Nous signalerons encore les troubles du côté du rectum et de la vessie, ainsi que des altérations trophiques variées (phlyctènes, eschares, arthropathies).

A part ces symptômes fonctionnels, on ne constatait aucune déformation qui pût indiquer le siège de la compression médullaire.

Cependant la pression des apophyses épineuses était légèrement douloureuse chez le sujet observé par Hontang.

Ce ne fut que longtemps après le début de l'affection qu'on découvrit, dans un autre cas (Duplay), un abcès formé dans la région sacrée.

Chez la malade de Frusci, la partie postérieure de la douzième vertèbre dorsale et de la première lombaire était creusée de cavités pleines d'hydatides. Des phénomènes de paraplégie douloureuse coexistaient avec des collections liquides perceptibles à l'extérieur. Celles-ci n'étaient pas sensibles spontanément, ni à la pression légère, mais dès qu'on les comprimait un peu, on déterminait des irradiations douloureuses extrêmement pénibles dans les membres inférieurs. Les mouvements, mêmes légers, de la malade étaient l'occasion d'exacerbations d'une intensité extrême.

Quant à l'observation de Dixon, elle est remarquable par les phénomènes de compression de l'appareil vasculo-nerveux du membre supérieur.

Développée au niveau de la région sus-claviculaire, la tumeur comprimait la sous-clavière, les nerfs du plexus brachial et ceux du larynx. Les lésions osseuses, relativement minimes, intéressaient la partie antéro-latérale du corps des vertèbres cervicales : aussi les poches hydatiques s'étaient-elles étendues dans les parties molles prévertébrales sans envoyer de prolongements intra-rachidiens.

Sur le sujet observé par Mazet, le canal sacré était distendu par des hydatides sans que des troubles médullaires se soient manifestés.

On peut dire que ces derniers sont la règle dans les cas de kystes hydatiques du rachis et constituent souvent à eux seule l'unique manifestation clinique de la maladie.

Cruveilhier aurait observé la fracture d'une vertèbre dorsale causée par un kyste hydatique développé dans son épaisseur.

La mort a presque constamment été la terminaison de ces lésions. Elle survint trois fois du fait de la compression médullaire.

Le malade de Dixon fut enlevé par une hémorrhagie résultant de l'ulcération de la sous-clavière.

Trois autres sujets succombèrent à des accidents septiques consécutifs à l'ouverture du kyste.

Kystes hydatiques des côtes. — Dans le fait unique publié par Talini, la lésion siégeant sur la 5e côte droite avait donné lieu à un volumineux abcès qui s'accrut lentement (16 ans), fut ouvert, et donna issue à une grande quantité de pus contenant des fragments nécrosés. La malade paraît avoir succombé à des accidents septiques. Le diagnostic ne fut établi qu'à l'autopsie.

Kystes hydatiques du bassin. — Les hydatides du bassin ont été observées 11 fois. le plus souvent chez des adultes.

C'est sans cause appréciable (4 fois), ou encore après une chute (3 fois), après l'accouchement (1 fois), que se montrèrent les symptômes de la maladie.

Dans le cas de Reczey, des douleurs brusques signalèrent le début de l'affection; mais généralement l'indolence était complète.

Les symptômes fonctionnels étaient à peine marqués, sauf chez les malades qui présentaient des lésions du côté de la hanche.

Comme le fait remarquer M. Havage (1), on n'a pas signalé d'œdème par compression veineuse.

Ce furent des collections liquides qui révélèrent dans la plupart des cas les altérations osseuses. Siégeant dans les régions iliaque, inguinale, pubienne, fessière, sacrée, suivant leur point de départ, elles étaient molles, fluctuantes, réductibles et simulaient complètement des abcès ossifluents ordinaires.

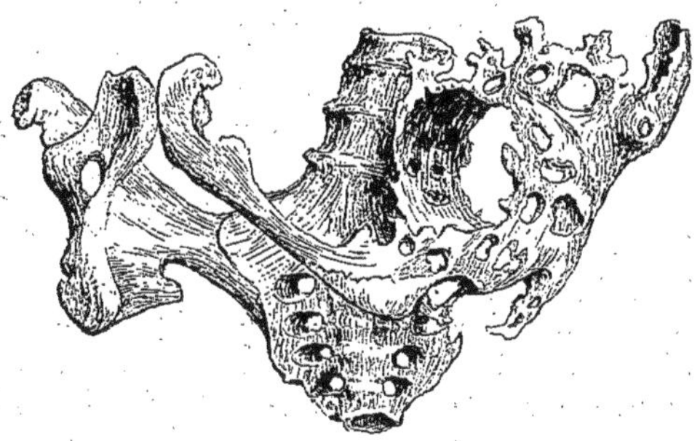

Fig. 100. — Kyste hydatique du bassin.

Elles n'ont jamais été cause de dystocie.

Les observations réunies par Freund (2) sont relatives à des kystes développés dans les parties molles du bassin. Nous ne croyons pas du reste que les hydatides des os puissent jamais créer d'obstacles sérieux à l'accouchement. Ils siègent presque exclusivement sur les parois du grand bassin.

Une fois on perçut le frémissement hydatique, mais dans tous les cas la ponction permit seule de faire un diagnostic exact. Le plus souvent le diagnostic primitif était lipome, abcès froid, adénite et enfin *coxalgie*. En effet, ce qui donne une physionomie spéciale aux hydatides du bassin, c'est la fréquence de l'envahissement de l'articulation coxo-fémorale. Observé cinq fois en clinique, il existait

(1) *Étude clinique sur les tumeurs des os du bassin*. Thèse Paris, 1882.
(2) Freund, *Archiv. f. Gynæcol.*, XV, 2e partie, p. 254, 1880.

aussi sur les pièces indiquées par Gurlt et Rokitansky. Il en était résulté l'impotence fonctionnelle. C'est au moment où l'on pratiquait une résection, ou seulement à l'autopsie, que la nature de l'ostéo-arthrite fut nettement connue.

Ce n'est pas seulement la hanche qui s'est trouvée envahie, c'est aussi l'articulation sacro-iliaque, le sacrum, et jusqu'à la partie inférieure de la région lombaire.

La diffusion des lésions, la difficulté et souvent l'impossibilité de les atteindre, leur impriment un caractère de gravité excessive. Leur marche lente, toujours progressive, a été exceptionnellement rapide dans un cas.

La mort a été la terminaison habituelle de cette maladie. Seule, l'opérée de Bardleben guérit complètement. Quant au malade, considéré comme guéri par Trendelenburg lors de sa communication au Congrès des chirurgiens allemands (1881), il aurait succombé ultérieurement au shock consécutif à une désarticulation coxo-fémorale. La résection avait été impuissante à détruire le foyer parasitaire.

Membres. — Ce serait nous répéter que d'exposer la symptomatologie des kystes du squelette des membres. Les généralités énoncées plus haut leur sont en tous points applicables. *Tuméfaction localisée, due non pas à une réaction périostique mais à la perforation de la coque et au développement extérieur des hydatides ;* marche lente, indolence, absence de réaction locale et générale, caractérisent ces lésions. Il n'est qu'une complication qui leur soit spéciale. Nous voulons parler des *fractures spontanées.*

Elles résultent forcément, nous l'avons dit plus haut, *de l'évolution d'un kyste hydatique.*

La coque diaphysaire, progressivement usée, finit par se rompre sans que souvent rien à l'extérieur ait pu faire prévoir une telle éventualité.

Dans 6 de nos observations, la fracture spontanée a été le premier signe de la maladie ; dans les autres cas, il existait déjà des douleurs et de la tuméfaction. Ces fractures spontanées se répartissent de la manière suivante :

Humérus	5
Fémur	5
Tibia	4

On a signalé la fracture de l'acétabulum 1 fois et celle d'une vertèbre dorsale 1 fois.

C'est généralement sous l'influence de causes insignifiantes que se produisent ces solutions de continuité.

Le malade de Dupuytren se fractura l'humérus en voulant lancer une pierre et s'arrêtant brusquement dans ce mouvement.

Celui de Küster sentit une vive douleur et un violent craquement au moment où il cherchait à retenir un bœuf furieux. De même que *chez le sujet observé par Kanzow* (fémur), *la fracture spontanée* se produisit en un point qui avait été, plusieurs années auparavant (douze ans), *le siège d'une fracture* (*non pathologique*).

C'est encore par effort musculaire que s'explique la production de la fracture chez le malade de Labbé.

Pour le membre inférieur elle survient le plus souvent brusquement pendant la marche, ou à l'occasion d'un mouvement un peu brusque. Les malades de Rame, de Kanzow se rompirent le fémur en se promenant tranquillement; le malade de Wikham se brisa le tibia en se retournant avec vivacité.

La gravité de cette complication ne doit pas plus nous surprendre que sa fréquence. L'amincissement des fragments est tel, il siège sur une si grande étendue, que la consolidation est à peu près impossible. On ne connaît pas d'exemple de fracture déterminée par des hydatides et guérie spontanément. L'état d'atrophie, de somnolence (que l'on nous passe l'expression) des éléments constitutifs de l'os, la présence des vésicules, s'opposent à tout processus réparateur. Ce n'est qu'au prix d'une violente inflammation, ou d'une intervention énergique et large, que l'on peut espérer voir la consolidation s'établir.

Malheureusement le chirurgien est souvent forcé de recourir à l'ablation du membre en présence des désordres irréparables du squelette. Sur cinq opérations pratiquées pour amener la guérison de la fracture nous trouvons quatre succès et un décès (Dupuytren).

L'on fut obligé trois fois de recourir à la désarticulation de la hanche; 3 morts. Deux fois les sujets succombèrent à l'amputation de la cuisse.

Voici le relevé des fractures spontanées sur lesquelles nous avons pu recueillir des renseignements suffisants :

Fémur. — Incision de collections purulentes. Envahissement du genou. Mort (Rame).

Désarticulation de la hanche. Mort (Kanzow).

Désarticulation de la hanche. Mort (Duplay).

Humérus. — Évidement. Consolidation (Demarquay).

Séton. Consolidation (Demarquay).

Suture et résection de fragments. Consolidation (Labbé).

Résection de l'extrémité inférieure du fragment supérieur. Mort (Dupuytren).

Tibia. — Désarticulation de l'épaule (Küster).

Résection de la partie antérieure du tibia. Guérison (Wickham).

Ces quelques chiffres se passent de commentaires.

SIXIÈME PARTIE

DIAGNOSTIC. — PRONOSTIC. — TRAITEMENT

SOMMAIRE. — § 1. — Difficultés du diagnostic. — Essai de diagnostic différentiel des kystes hydatiques avec quelques affections osseuses. — Nécessité de la ponction exploratrice.

§ 2. — Le pronostic est grave soit au point de vue vital, soit au point de vue fonctionnel. — Fréquence des récidives.

§ 3. — Il n'y a qu'une seule méthode de traitement des kystes hydatiques des os, c'est l'ouverture de la cavité avec éradication aussi complète que possible du foyer parasitaire.

Les échinocoques des os peuvent se présenter, en clinique, sous des aspects fort différents.

Le premier signe révélateur de leur présence peut être une fracture spontanée.

Le diagnostic d'une telle lésion doit être établi en se basant sur l'examen attentif du malade.

N'existe-t-il aucune tumeur cancéreuse dont la généralisation puisse être considérée comme la cause de la fracture? Il faudra songer à la syphilis.

L'ostéomyélite gommeuse des os longs, plus fréquente qu'on ne le suppose, se manifeste dans certains cas brusquement par une solution de continuité ; néanmoins elle est généralement précédée de douleurs ostéocopes caractéristiques; elle s'accompagne d'une tuméfaction osseuse qui depuis longtemps déjà a éveillé l'attention du malade. L'interrogatoire et l'examen minutieux du sujet permettront de retrouver la preuve de l'infection syphilitique. Le traitement spécifique et l'immobilisation amèneront le plus souvent la consolidation, à moins que les délabrements n'aient été trop considérables.

Dans les cas de kystes hydatiques, il n'existe ni *douleurs*, ni exostose, la consolidation ne s'établit pas spontanément, quoique l'on fasse, ou se produit temporairement.

La malade de Duplay présenta trois fractures itératives du fémur.

Habituellement enfin, le traumatisme donnera comme un coup de fouet à la lésion et la fera évoluer avec plus de rapidité. On verra survenir alors une tumeur le plus souvent molle, fluctuante, contenant un liquide puriforme.

Quoi qu'il en soit, le seul signe clinique pathognomonique, c'est la constatation de la présence de vésicules hydatiques dans le foyer de la fracture. La ponction et l'incision exploratrices permettront seules au chirurgien de porter un diagnostic exact et d'instituer une thérapeutique rationnelle.

Il est bien rare que les hydatides se révèlent à l'extérieur par une tuméfaction de consistance franchement et uniformément résistante. Au niveau du frontal, Keate fut obligé de scier la portion saillante de l'exostose pour pénétrer dans le sinus. Mais sur les membres, comme dans la région pelvienne, la tumeur est de consistance molle. A cette période, on peut confondre les kystes hydatiques avec les productions *sarcomateuses*. Ces dernières présentent souvent en effet une fluctuation plus ou moins nette, une dépressibilité particulière accompagnée de crépitation parcheminée. Elles siègent fréquemment au niveau de l'extrémité supérieure du tibia; il n'est pas rare de les observer sur les os du bassin.

Néanmoins si l'on tient compte de la lenteur habituelle du développement des kystes hydatiques, de leur indolence, de leur fluctuation le plus souvent très nette, on écartera l'idée de néoplasie sarcomateuse.

Certains kystes séreux des os prêtent particulièrement à la confusion. Dans le fait de Hilton (1) c'est seulement après l'examen histologique pratiqué par Hilton et Birkett que l'on reconnut la nature sarcomateuse et non hydatique d'un kyste qui avait déterminé une fracture de cuisse. Thompson (2) a publié un fait analogue. Nous citerons enfin l'observation plus récente de Buchanan (3). On vit chez un jeune garçon de douze ans, un an après un traumatisme, la partie supérieure du péroné augmenter progressivement de volume. Après la résection de la portion osseuse malade, on trouva la moitié supérieure du péroné transformée en une coque mince, tapissée par une membrane d'aspect séreux, contenant seulement un liquide clair séro-sanguinolent.

En pareilles circonstances l'absence évidente d'hydatides, l'aspect uniloculaire permettront toujours d'éliminer le diagnostic de kyste hydatique.

Mais c'est avec l'*ostéite tuberculeuse* que les échinocoques ont été le plus souvent confondus.

L'apparition de collections volumineuses indolentes, froides, provenant du foyer parasitaire, rappelle complètement la période des abcès ossifluents dans les cas de tuberculose osseuse.

Les phénomènes subjectifs font défaut dans l'affection qui nous occupe; quant aux phénomènes objectifs ils ne peuvent souvent que contribuer à induire le chirurgien en erreur.

(1) *Lancet*, 1885, t. I, p. 65.
(2) *Patholog. S. Transact.*, 1859. *Hearne's tibial case.*
(3) *Glasgow med. Journ.*, 1880, p. 340.

Il est bien évident qu'en présence d'une tumeur fluctuante, froide, développée, par exemple, au niveau de la région sacro-iliaque, on pensera à un abcès ossifluent consécutif à la tuberculose vertébrale. Il ne viendra à l'esprit de personne de songer à des échinocoques. En raison de la rareté excessive de cette affection, ce serait faire preuve, à notre avis, de peu de sens clinique, que de s'attarder à ce diagnostic. Il faut faire la ponction pour être certain de la présence des hydatides et rejeter l'idée de carie.

On conçoit que l'erreur soit impossible à éviter si les sujets présentent à la fois sur divers points de l'organisme des manifestations scrofulo-tuberculeuses et des hydatides.

M. le professeur Ollier nous a dit avoir observé un kyste hydatique développé au niveau du tiers supérieur du cubitus chez une jeune dame qu'il avait déjà soignée pour une arthrite fongueuse du genou. La fluctuation, l'indolence manifeste de la lésion imposaient pour ainsi dire le diagnostic d'abcès ossifluent. L'incision démontra qu'il s'agissait d'une poche hydatique juxta-osseuse, mais extra-périostique.

La ponction et l'incision exploratrices permettront seules de reconnaître, *de visu,* la nature véritable de la maladie. Notons qu'elles furent insuffisantes dans l'observation de Talini : ce n'est qu'à l'autopsie que l'on trouva une carie de la cinquième côte droite, causée par un amas de petits kystes gros comme des lentilles, situés dans le tissu spongieux.

Ce serait dresser une longue liste que d'énumérer toutes les erreurs qui ont été commises.

Le plus souvent on a confondu les échinocoques des os avec l'ostéite, l'ostéo-arthrite tuberculeuses (Frusci, Bardleben, Fricke, Talini, Trendelenburg), ou bien l'ostéite traumatique (Verdalle, Demarquay).

Kerte crut à une exostose du frontal.

Le malade de Reczey avait été soigné pour une adénite inguinale.

Ce qui précède nous amène à conclure qu'*il est de toute nécessité de faire la ponction, et quelquefois même l'incision, pour établir le diagnostic de kystes hydatiques des os.*

On devra user de toutes les précautions antiseptiques et, la présence des vésicules caractéristiques constatée, se décider à une intervention aussi prompte et aussi large que possible.

PRONOSTIC.

Il est peu d'affections chirurgicales qui présentent un degré de gravité comparable à celui des hydatides des os. Loin d'offrir quelque tendance à la guérison elles ont une marche essentiellement progressive et envahissante. Sur 40 observations (1) nous notons 20 cas de mort.

Les accidents septiques (12 fois) résultant de l'introduction des germes extérieurs dans les foyers hydatiques ont le plus souvent amené l'issue fatale.

Dans un cas le shock opératoire consécutif à une désarticulation de la hanche enleva le sujet.

Trois malades ont succombé à des phénomènes de compression médullaire. Un quatrième est mort d'hémorrhagies répétées provenant d'une ulcération de la sous-clavière comprimée par le kyste. Une seule fois le sujet mourut d'affection intercurrente.

Si l'on cherche à connaître l'influence que peut avoir le *siège* des lésions sur la *gravité*, on voit que les kystes du rachis ont comporté jusqu'à présent un pronostic fatal (6 morts sur 7).

Il en est à peu près de même pour ceux du bassin : sur huit malades, un seul guérit, grâce à un intervention hâtive et large.

La malade de Talini mourut cinq jours après l'incision d'un volumineux abcès symptomatique d'hydatides développées dans une côte. Les hydatides du crâne ont entraîné deux fois la perte de la vision, mais n'ont pas été suivies de mort. Néanmoins le petit malade de Guesnard, mort de fièvre éruptive, aurait vraisemblablement fini par succomber à la compression cérébrale exercée par le développement progressif du kyste.

Le pronostic est moins sombre si l'affection siège sur le squelette des membres.

Il n'en conserve pas moins un caractère de gravité notable. Sans doute la vie n'est pas compromise dans la même mesure que précédemment, mais le membre atteint doit trop souvent être sacrifié.

Un total de 19 cas nous donne 4 cas de mort.

Quatre fois les sujets guérirent, mais après l'amputation du membre malade.

A l'heure actuelle, grâce aux avantages de la méthode antiseptique, on peut espérer diminuer dans une large mesure la proportion de la mortalité.

Plusieurs malades ont succombé après une ponction exploratrice, faite sans précautions, qui auraient peut-être guéri si l'on avait incisé d'emblée largement, abrasé et drainé la région atteinte. Néanmoins le pronostic restera toujours extrêmement réservé toutes les fois qu'il s'agira du bassin ou du rachis.

(1) *Remarque.* — Notre relevé ne porte ici que sur les observations cliniques publiées avec des détails suffisants.

TRAITEMENT.

Il n'y a qu'une seule méthode de traitement des kystes hydatiques des os, c'est l'ouverture de la cavité avec éradication aussi complète que possible du foyer parasitaire.

Escarraguel énumère bien différents médicaments internes, le chlorure de sodium, l'huile empyreumatique, le pétrole; mais « comme les autres (dit-il à propos de ce dernier), dans la maladie qui nous occupe, il a une puissance bien secondaire lorsque le mal a déjà commencé sa période d'évidence ».

La clinique et l'anatomie pathologique nous démontrent qu'il s'agit là de lésions mal localisées, envahissantes, occupant souvent des points difficilement accessibles, et sujettes à récidives. Il n'y a pas à hésiter, la marche constamment progressive de l'affection commande l'intervention. Pour réussir, deux conditions s'imposent : opérer de bonne heure et opérer largement. Ce dernier précepte surtout présente un caractère d'impérieuse nécessité. Mieux vaudrait peut-être, si on ne le suivait, abandonner l'affection à sa marche naturelle.

Les phénomènes de résorption putride qui ont amené la mort 12 fois sur 19 cas, auraient sans doute été prévenus, en majeure partie, par les incisions plus larges. On peut encore redouter aujourd'hui l'ouverture de foyers aussi étendus et aussi anfractueux; mais ce sont surtout les *ponctions exploratrices* ou *évacuatrices* qui doivent être abandonnées : on ne peut les admettre que comme moyen de diagnostic, et « en présence des accidents dont elles sont parfois l'origine, nous conseillerons de n'y avoir recours que si l'on est prêt à entreprendre, immédiatement après, une opération plus radicale ».

Il est évident qu'il ne faudra pas songer à faire dans les kystes des os des injections de liquides tels que l'alcool, l'iode, susceptibles de tuer les échinocoques. S'il s'agissait d'une cavité circonscrite, si l'on pouvait mettre en contact la substance médicamenteuse avec toutes les vésicules, on pourrait essayer cette thérapeutique. Il serait inutile et même dangereux d'y recourir, puisque nous savons que la variété multiloculaire est ici la règle.

Les procédés thérapeutiques peuvent varier, mais tous doivent répondre à cette donnée générale : opération hâtive et largement pratiquée.

Après avoir reconnu la nature hydatique d'une lésion osseuse au moyen de la ponction exploratrice, il faudra, séance tenante, ou le plus tôt possible, ouvrir la cavité au moyen d'une incision, et évacuer son contenu. On sera quelquefois obligé d'enlever une partie plus ou moins considérable de la paroi osseuse, afin de mettre à découvert le foyer pathologique. On procédera ensuite au curage méthodique des parois, en se comportant comme s'il s'agissait d'une affection tuberculeuse de l'os.

Il est de la plus grande importance de faire une opération complète, ce qui, en l'espèce, est toujours œuvre difficile. Il ne faut pas s'attendre à trouver une tumeur énucléable, ou une membrane facile à détacher. Celle-ci n'existe pas, quoi qu'on en ait dit.

Bérard insiste déjà dans son article sur la difficulté que l'on éprouve à débarrasser complètement l'os des hydatides qu'il contient. « Il est essentiel de ne pas oublier des vésicules entières, quelque petit que soit leur volume, et, pour les découvrir et les extraire, le chirurgien doit explorer avec le plus grand soin la cavité dans tous les sens. Il arrive poutant assez facilement qu'elles échappent à l'opération ou bien parce qu'elles sont adhérentes à la paroi intime des kystes, ou bien parce qu'elles sont profondément situées dans les loges ou dans des anfractuosités ; de là une nouvelle cause de récidive. »

Il faudra porter la curette dons tous les points suspects, abraser et ouvrir les aréoles spongieuses avoisinantes et ne se tenir pour satisfait que lorsqu'on aura permis un large écoulement aux liquides.

L'emploi de la bande hémostatique, lorsque l'on peut en faire usage, nous paraît devoir rendre des services en permettant de distinguer plus facilement les vésicules infiltrées.

On pourrait, croyons-nous, joindre utilement l'action du fer rouge à celle de la curette. Ce n'est pas seulement comme parasiticide que le cautère actuel rendrait des services, mais il semble de plus que la violente réaction qui serait la conséquence de son emploi pourrait réveiller les propriétés ostéogéniques des tissus lésés.

Après avoir soigneusement enlevé par des lavages antiseptiques les séquestres, les détritus, on établira un drainage méthodique de la région. Des ouvertures pratiquées aux parties déclives donneront passage à de gros drains, permettant de faire chaque jour des injections antiseptiques. On pourra sans doute varier la nature des liquides, mais on devra compter davantage sur leur action désinfectante que sur leurs propriétés parasiticides.

Mais trop souvent la désorganisation de l'os, les désordres existant du côté des parties avoisinantes, des complications variées, arthrites secondaires, fractures spontanées, nécessiteront le sacrifice du membre.

Nous devons examiner maintenant plus en détail les indications de l'intervention suivant le siège des lésions.

Kystes hydatiques du crâne. — Il n'est ici question que des kystes développés dans le sinus frontal et parfaitement accessibles à l'intervention du chirurgien. Escarraguel a formulé leur traitement d'une manière pittoresque : « Sur les dunes qui servent de digues à l'Océan, nous avons appris des bergers que lorsque leurs moutons présentaient des cas d'hydatides des os du crâne, et que ces derniers, usés, amincis, bombaient en tumeur, ils brisaient tranquillement cette portion de la boîte épicrânienne, vidaient les hydatides, et par cette opération guérissaient leurs animaux.

« Pourquoi, dans des circonstances semblables, ne les imiterions-nous pas ?

« L'homme a une organisation aussi plastique que les autres, je pense. Et les connaissances chirurgicales donnent bien au médecin une chance de plus. »

Ainsi que le démontrent les observations de Keate, Langenbeck, Verdalle, la guérison est assez difficile à obtenir. Chez la malade de Keate, en moins d'une année, la tumeur se reproduisit 5 ou 6 fois ; et dans le cas de Langenbeck, la malade fut obligée de revenir l'année suivante. La tumeur était encore dans le même état, un trajet fistuleux donnait autant de pus que par le passé. Pour diminuer cette sécrétion, Langenbeck passa deux sétons à travers la tumeur : l'effet fut remarquable, la sécrétion purulente diminua bientôt, ainsi que la tuméfaction. Le résultat définitif n'est pas connu.

Dans le fait publié par M. Verdalle, la paroi antérieure du sinus était en partie détruite, il suffit d'inciser et d'établir un drainage au niveau des paupières. La guérison fut complète au bout de deux mois.

Il est permis de conclure des détails contenus dans ces observations que la résection sous-périostée d'une partie de la paroi antérieure du sinus, en donnant une large voie d'extraction, permettra d'éviter les récidives. A part l'application d'un drain à la partie antérieure, on pourrait peut-être, dans certains cas d'abaissement notable du plancher du sinus, donner un libre écoulement aux liquides du côté des fosses nasales. L'opération devra être faite dès que le diagnostic sera posé ; on évitera ainsi les désordres graves observés du côté de l'organe de la vision.

Kystes hydatiques du rachis. — La difficulté d'arriver sur les parties malades, la dissémination des lésions, le voisinage d'organes aussi importants que la moelle et les nerfs qui en émanent, créent ici des difficultés presque insurmontables. L'impossibilité d'établir un drainage efficace limite encore les moyens d'action du chirurgien. Cependant, en présence de la gravité du pronostic, il ne faut pas hésiter à intervenir. Il faut se rappeler que l'expectation sera toujours fatale. C'est le cas de répéter le vieil adage, *melius anceps quam nullum.*

A propos des kystes hydatiques développés dans le canal rachidien (parties molles) et comprimant la moelle, Cruveilhier (1) fait remarquer que, s'il est des paraplégies susceptibles de guérison, ce sont assurément celles qui résultent de la compression de la moelle par une cause susceptible d'être enlevée, et conseille l'intervention. Pelletan (2) (cité par Bellencontre), à la suite d'une observation de kyste développé entre les méninges et les lames vertébrales qui avait déterminé la suppuration de la moelle, fait les réflexions suivantes :

« J'ai le regret de n'avoir rien fait pour la malade ; je suis cependant convaincu qu'à l'époque de l'entrée de la malade à l'hôpital, alors que le tissu propre de la moelle n'était pas altéré dans son organisation, si le diagnostic avait été bien établi, il aurait été possible de la guérir en ouvrant le kyste.

« Il aurait été rationnel de faire une ponction exploratrice ou d'appliquer un caustique sur cette petite tumeur dépressible et fluctuante, intermédiaire aux apophyses épineuses de la dernière vertèbre dorsale et de la première vertèbre lombaire, qui a été diagnostiquée du vivant de la malade ; n'est-il pas évident que l'issue des acéphalocystes aurait dégagé la moelle et aurait pu être suivie de la guérison, si toutefois cette évacuation avait eu lieu à cette période de la maladie dans laquelle la moelle était simplement comprimée sans aucune altération de texture ? »

Les hydatides du rachis osseux offrent sans doute des conditions un peu moins favorables de guérison que les collections développées dans les parties molles, et cependant nous croyons devoir nous rallier aux idées émises par Cruveilhier, Pelletan, et reproduites par Bellencontre.

De même que la méthode antiseptique a permis d'ouvrir au bistouri et d'évacuer les volumineuses collections purulentes du mal de Pott, de même elle permettra de drainer sans complications septiques les cavités hydatiques. Les faits sont trop peu nombreux pour que nous puissions formuler ici des indications précises. Nous devons même reconnaître que la lésion, siégeant le plus souvent dans les corps vertébraux, se trouve hors de la portée du chirurgien. Néanmoins, l'ouverture antiseptique de la poche extra-osseuse, en faisant cesser les phénomènes de compression, pourra rendre de très grands services comme moyen palliatif. On sait combien sont pénibles ces symptômes de paraplégie douloureuse.

Kystes hydatiques du bassin. — Dix fois sur onze la mort a été la conséquence de la présence des hydatides dans le bassin osseux. Plus que partout ailleurs l'affection a présenté une marche envahissante. Que faire en présence de désordres aussi étendus que ceux

(1) *Anatomie pathologique*, liv. XXV.

(2) Thèse de Paris, p. 64.

observés par Viertel, Reczey, Pihan? La seule chance de salut, et elle est bien minime, est ici encore l'intervention.

Dès que la ponction exploratrice aura révélé la nature de l'affection, il faudra inciser immédiatement, faire une large brèche à la coque osseuse, se comporter, en un mot, comme l'a fait Bardleben.

La cavité s'étendait à 6 centimètres au-dessus et à peu près autant au-dessous de la crête iliaque.

Après s'être rendu compte du siège exact de la lésion, de l'épaisseur du tissu osseux à traverser (au moyen du doigt introduit dans la poche et de la palpation faite extérieurement avec l'autre main), ce chirurgien fit une longue incision à la partie postérieure de la crête iliaque. Il décolla ensuite les insertions musculaires et le périoste, et enleva avec le ciseau un segment osseux triangulaire de 6 centimètres de base, ce qui permit d'ouvrir largement la cavité, d'emporter une partie de la paroi et d'abraser le reste avec la curette. Il établit un drain à la partie déclive. La plaie resta aseptique, la malade guérit complètement et put reprendre sa profession de blanchisseuse.

L'issue a été funeste dans tous les autres cas. Le malade auquel Trendelenburg avait fait la résection de la hanche, parut guéri pendant un certain temps, mais plus tard les hydatides ayant repullulé, il dut subir la désarticulation de la hanche. Il succomba sept heures plus tard, au shock opératoire.

L'envahissement de la hanche, fréquemment observé, aggrave considérablement le pronostic. La conduite du chirurgien devra varier selon l'état des parties.

L'incision faite, la région explorée, on se décidera entre la résection et la désarticulation coxo-fémorale. Ce dernier procédé sera souvent le seul moyen que l'on aura à sa disposition; l'étendue des désordres du côté du fémur, mais surtout du côté de l'os iliaque, ne permet pas de compter sur les résultats que l'on doit attendre quand on fait une résection. Nous ne nous dissimulons nullement les dangers qui résulteraient d'une telle intervention, dangers encore aggravés par la nécessité d'abraser les parties osseuses malades.

Il est des cas enfin où toute opération est impraticable; la hanche, le pubis, le sacrum, sont envahis; on ne peut songer alors à une intervention non pas radicale, mais de quelque efficacité.

Kystes hydatiques des membres. — Qu'il s'agisse du membre supérieur ou du membre inférieur, le traitement des kystes hydatiques est toujours soumis aux mêmes préceptes. Le choix seul des procédés varie suivant le siège des lésions. Ces dernières sont-elles diaphysaires il faudra procéder à un évidement extrêmement étendu.

L'anatomie pathologique nous enseigne que le canal médullaire d'un fémur est souvent totalement envahi : il faudra donc l'ouvrir largement pour le débarrasser d'un seul coup et complètement des vésicules qu'il contient.

L'affection est-elle épiphysaire? Il faudra faire un curage soigneux, une minutieuse abrasion de la zone infiltrée.

Bérard, et après lui d'autres auteurs, conseillent, le kyste ouvert et les hydatides évacuées, d'extraire leur enveloppe commune. Nous avons démontré que celle-ci n'existait pas : nous ne reviendrons pas sur ce point. Mais cette idée que le kyste constituait une lésion limitée conduit à formuler un précepte non plus seulement inexact, mais encore dangereux.

Lorsque la tumeur occupe une diaphyse, la résection de la portion osseuse altérée est, dit-on, préférable, car elle permet d'enlever complètement le kyste hydatique, et met sûrement à l'abri de la récidive. Il suffit de se rappeler la diffusion des lésions observée dans l'immense majorité des cas, pour voir combien une telle pratique est inférieure, en tant qu'opération radicale, à un évidement fait sur une étendue convenable. D'une manière générale, les résections dans la continuité doivent être proscrites de la thérapeutique des kystes hydatiques des os. Lorsqu'il existe une fracture spontanée, on peut sans doute aviver les deux bouts par une résection de quelques centimètres, tenter la suture et réussir (Labbé). Mais même dans ce cas-là, il faudra, par l'évidement, débarrasser le foyer de tout parasite, si l'on ne veut pas échouer.

Trop souvent les malades ne réclament les secours des chirurgiens qu'à une période avancée de leur affection.

Les os amincis, réduits à l'état de lame papyracée sur la plus grande partie de leur longueur, ne peuvent plus remplir efficacement leur rôle de soutien. Il faut alors songer à sacrifier le membre. On peut être obligé de faire porter la section sur un point relativement éloigné des lésions. Celles du tibia ont presque toujours nécessité l'amputation de la cuisse. Kanzow a été contraint de désarticuler la hanche pour des hydatides paraissant de prime abord siéger à la partie moyenne du fémur.

Peut-on pratiquer la résection articulaire dans le cas où les surfaces correspondantes sont envahies par les échinocoques? Ce serait là, croyons-nous, une tentative de conservation des plus hasardeuses. Le malade de Hahn, chez lequel les extrémités supérieure du tibia, inférieure du fémur, étaient infiltrées de vésicules, fut amputé au tiers inférieur de la cuisse. L'examen du membre démontra que le canal médullaire du tibia était déjà envahi.

La situation est encore plus grave dans les cas de fracture spontanée. Les moyens ordinaires sont inefficaces, on le comprend, pour amener la guérison; l'intervention seule peut sauver le membre atteint. On devra imiter en pareille circonstance la conduite de Wickham, Dupuytren, Labbé, Küster. Après avoir mis à découvert le foyer de la fracture, il faudra le débarrasser des parasites qu'il contient, aviver les extrémités osseuses et tenter la suture.

Demarquay obtint un bon résultat par l'évidement, mais il semble qu'il ait eu affaire à une fracture incomplète.

Le malade de Wickham guérit après qu'on lui eut réséqué quatre pouces de la partie antérieure du tibia.

Labbé fit l'avivement, la suture, et réussit. Quant à Dickenson, son intervention (fort discutable comme choix de procédé) donna lieu à la guérison. Le séton, qu'il avait posé dans le foyer fracturé, détermina une violente réaction grâce à laquelle la consolidation put s'établir.

On peut donc espérer obtenir la guérison de telles fractures. Küster fut amené à désarticuler l'épaule, pour une arthrite suppurée consécutive à une tentative opératoire contre la pseudarthrose humérale. Kanzow, Duplay, pratiquèrent la désarticulation de la hanche. Il faudra en effet, se résoudre à sacrifier le membre lorsque les lésions seront trop étendues ou l'état général compromis.

CHAPITRE VIII

ACTINOMYCOSE DES OS

§ 1. — Historique.

Nous étudierons dans ce chapitre les altérations osseuses déterminées chez l'homme par l'*actinomyces*.

C'est Bollinger (1) qui démontra le premier, en 1877, la nature parasitaire d'une tumeur de la mâchoire du bœuf rapportée jusqu'alors à la scrofule, au spina ventosa, à l'ostéosarcome. Il rattacha nettement la production de ces lésions à la présence d'un parasite végétal, qu'il retrouva du reste dans des formations analogues de la langue, du pharynx, de la muqueuse gastrique.... Toutefois, de 1868 à 1873, Perroncito avait étudié l'ostéosarcome du bœuf et signalé les formes décrites par Bollinger, mais il niait toutes relations entre le champignon et la tumeur. Quant à Rivolta (2), il hésita à rattacher au règne végétal ces productions, et fit sans succès quelques tentatives d'inoculations sur le lapin.

A son avis, le champignon serait un discomycète, il le nomme *Sarcomyces bovis*. Quant à l'ostéosarcome du bœuf il aurait déjà été parfaitement vu et décrit par Truetta, à Naples, en 1785. Comme le fait justement remarquer Longuet (3), jusqu'ici l'observation de Bollinger « n'allait pas au delà d'une acquisition de botanique cryptogamique, en vétérinaire d'une portée doctrinale et pratique limitée. L'histoire ultérieure de l'actinomycose peut être citée comme le meilleur exemple de l'utilité des études de pathologie comparée ».

Le remarquable mémoire de Ponfik (4), publié à l'occasion du jubilé de Virchow, devait donner une impulsion nouvelle aux travaux en précisant les notions, encore vagues, éparses dans les publications.

(1) Bollinger, *Ueber eine neue Pilzkrankheit b. Rinde* (*Centralbl. f. med. Wiss.*, 1877, n° 27).
(2) Rivolta, *Journ. de médec. vétérin. Revue italienne*, par Cornevin, 1880.
(3) Longuet, *Union médicale*, 1883.
(4) Ponfick, *Ueber eine eigenthumliche F....* (*Berlin. klin. Woch.*, 1879). — *Die Actinomykose des Menschen, eine neue Infectionskrankheit*, 1882.

Ponfick (de Breslau) avait eu l'occasion d'étudier l'actinomycose sur des pièces mises à sa disposition par Esser (de Gœttingue). En 1879, en pratiquant l'autopsie d'un sujet mort dans le marasme à la suite de lésions chroniques du poumon, avec carie costale, abcès dorsal, il retrouva dans le pus des trajets fistuleux, des granulations blanc jaunâtre, caractéristiques de la présence de l'*actinomyces* du bœuf. L'examen histologique ne fit que confirmer cette opinion. Le même parasite qui déterminait l'ostéosarcome du bœuf était donc susceptible de produire des désordres étendus, viscéraux, osseux chez l'homme.

Il résultait de cette découverte qu'une nouvelle maladie infectieuse prenait place dans la nosologie. En compulsant les observations publiées, Ponfick n'hésitait pas à ranger dans l'actinomycose deux faits singuliers d'Israël (1) présentés par cet auteur comme une forme spéciale de pyohémie, sous la dépendance d'un parasite végétal. Bien plus, Langenbeck (2), ayant vu les préparations d'Israël, reconnaissait trait pour trait ce qu'il avait observé lui-même trente ans auparavant à Kiel. L'affirmation de Langenbeck mérite qu'on s'y arrête, et nous partageons complètement l'opinion de M. Longuet. L'observation de Langenbeck est très nette et les planches qui l'accompagnent ne laissent aucun doute. De même la description d'Israël est tout aussi probante que celles de Bollinger et de Ponfick. Somme toute, les droits de priorité d'Israël sont indiscutables. Il ne lui a manqué que les références d'un botaniste pour donner au champignon et à la maladie qu'il détermine, la dénomination qui leur convient.

Ponfick a établi l'identité du parasite chez l'homme et chez le bœuf, les conditions cliniques de son apparition, de sa symptomatologie ; c'est à lui que revient l'honneur d'avoir fait le premier travail d'ensemble sur cette intéressante question.

Il serait trop long d'énumérer les différents travaux publiés sur ce sujet ; la plupart sont dus à des auteurs étrangers. La fréquence de l'actinomycose en Allemagne, sa rareté en France, nous expliquent cela. A côté des mémoires d'Israël, Ponfick, Moosbrugger, Partsch, Baumgarten, Hochenegg (3), Ullmann (4)... nous citerons spécialement ceux plus récents de Bostrœm (5) et Samter (6). Ces deux derniers travaux sont très importants au point de vue de l'actinomycose chez l'homme.

(1) Israël, *Virchow's Archiv*, 1878, vol. LXXIX, p. 15.
(2) Langenbeck, voir *Virchows' Archiv*, 1878, vol. LXXIX, p. 15.
(3) Hochenegg, *Wien. med. Presse*, 1888, nos 16-18.
(4) Ullmann, *Wien. med. Presse*, 1888, no 45.
(5) Bostrœm, *Beiträge z. path. An. und. allg. path.*, 1891.
(6) Samter, *Arch. f. kl. Chir.*, 1892, t. XLIII, p. 258.

Quant aux lésions osseuses proprement dites elles n'ont été l'objet d'aucune étude spéciale jusqu'à présent.

Nous regrettons de n'avoir pu ajouter de nouveaux faits à ceux publiés, et surtout de n'avoir pu contrôler *de visu* les altérations déterminées par ce parasite ; malgré nos efforts et notre attention nous n'avons pu avoir entre les mains un spécimen de lésion osseuse actinomycotique chez l'homme. L'examen de mâchoires de bœuf atteintes d'ostéite mycotique nous a permis cependant de nous rendre compte de certains détails, toutes réserves étant faites sur ce point, que l'on ne peut conclure formellement de l'animal à l'homme.

C'est en analysant les détails contenus dans les faits publiés, en les rapprochant, que nous sommes arrivé à émettre les idées exprimées plus loin. Ce n'était pas là, pensions-nous, une besogne inutile : les abcès, les tumeurs pseudo-sarcomateuses des mâchoires ont surtout attiré l'attention ; les localisations sur la colonne vertébrale, la cage thoracique, ont été très superficiellement étudiées. La connaissance plus exacte des altérations anatomiques qui les accompagnent ne peut que contribuer efficacement à leur thérapeutique.

§ 2. — Anatomie pathologique. — Siège. — Caractères des lésions. — Notions générales sur l'actinomyces.

SIÈGE.

A part un fait d'Israël (1), nous ne connaissons aucune observation de lésion actinomycotique des os longs, la clavicule exceptée, et encore devons-nous ajouter que ce foyer développé dans le tissu spongieux de l'extrémité inférieure du fémur est simplement signalé sans commentaires à l'occasion d'une communication à la Société de médecine de Berlin.

La plupart des faits connus ont trait aux maxillaires, à la colonne vertébrale, aux côtes, à la clavicule et enfin au bassin. Cette répartition spéciale ne tient pas à une prédilection du parasite pour les os plats, mais se trouve en rapport, comme nous le verrons plus loin, avec son mode habituel d'envahissement et de propagation. Les mêmes motifs nous conduisent à admettre, nous ne dirons pas deux formes spéciales d'altérations osseuses, mais deux degrés dans les modifications pathologiques du squelette.

Tantôt le champignon atteint seulement la surface de l'os ; tantôt après avoir détruit le périoste, le tissu compact périphérique, il envahit les espaces spongieux et s'y développe librement.

(1) *Soc. de méd. de Berlin* (juin 1888). *Bull. médic.*, 1888.

LÉSIONS SUPERFICIELLES.

Tout à fait au début, le foyer parasitaire avoisinant l'os est assez nettement circonscrit, entouré de tissu fibreux, pour n'affecter que des rapports indirects avec le squelette. Accolée au périoste, la tumeur ou mieux l'abcès mycotique donne l'illusion d'une collection ossifluente. Appendue à la colonne vertébrale, elle semble bien provenir d'un foyer osseux primitif. En l'ouvrant on est surpris de ne pas trouver de point dénudé. Par une dissection minutieuse l'on acquiert la certitude que l'os est intact.

Une observation de Samter est particulièrement intéressante à ce point de vue. Pareille disposition est signalée pour la clavicule; relativement aux côtes, nous pensons que d'assez nombreux cas d'actinomycose des côtes ne méritent ce titre qu'à cause du *voisinage* des fistules et des abcès avec *ces derniers os*. En réalité le parasite siégeant dans la plèvre ou le poumon s'est peu à peu creusé un chemin vers l'extérieur dans les espaces intercostaux.

A la mâchoire, la dénudation osseuse est fréquente mais non absolument constante. Lühr (1) a trouvé os et périoste intacts au voisinage de lésions mycotiques, tandis que de Norden (2) observait la disparition du périoste sur une étendue d'une pièce de cinq marcs et trouvait dans le maxillaire deux petits séquestres.

Évidemment le périoste ne réagit pas; on a cependant signalé quelques ostéophytes : ce défaut de défense explique l'envahissement et la destruction successive du périoste et du tissu osseux sous-jacent. Décollé, puis détruit, le périoste laisse l'agent pathogène attaquer la surface de l'os, et s'étendre tout d'abord en surface.

Plusieurs corps vertébraux peuvent être ainsi dénudés, baignés par le liquide purulent; la plus grande partie d'une ou de plusieurs côtes, du maxillaire, est altérée superficiellement; une section complète montre que les parties profondes ont échappé au processus.

LÉSIONS PROFONDES.

Nous ne pouvons mieux faire que de citer comme types de lésions profondes celles qui se trouvent consignées dans le mémoire de Bostrœm (p. 45) :

Depuis la première jusqu'à la huitième dorsale, les vertèbres sont en grande partie dépouillées de leur périoste; seules quelques adhé-

(1) Lühr, *Göttingen. Dissert.*, 1889.
(2) De Norden, *Beitr. z. klin. Chir.*, Tübing., V. 2.

rences avec le tissu cellulaire médiastinal existent çà et là au niveau des disques intervertébraux. Les vertèbres sont profondément cariées, ramollies, faciles à couper au couteau et présentent des cavités nombreuses, de dimensions variables, dont on peut retirer au moyen des pinces, des bouchons de tissu de « granulation ». En pressant sur la colonne on en fait sourdre du pus comme d'une éponge. La huitième dorsale est surtout altérée, la moindre pression fait sourdre des grumeaux arrondis, et certaines portions osseuses paraissent mobiles. Dans toute l'étendue des lésions rachidiennes, les extrémités costales correspondantes présentent les mêmes lésions sur une longueur de quatre ou cinq centimètres. La pression fait sourdre à leur surface les mêmes fongosités et de petits grains.

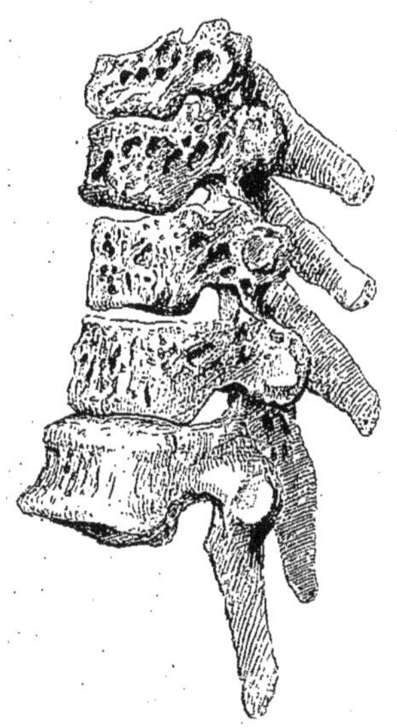

Fig. 101. — Vertèbres altérées par une carie actinomycotique avec raréfaction du tissu osseux sans trace d'ostéosclérose ou de bourgeonnements osseux (Bostrœm).

Les ligaments intervertébraux et costovertébraux sont troués et détruits, les articulations pleines de pus, les surfaces articulaires cariées, et les côtes par cela même très mobiles.

Les orifices dont sont criblées les vertèbres conduisent dans de petites cavités dont certaines sont assez volumineuses. La huitième dorsale surtout est lésée ; non seulement la partie centrale est complètement détruite, mais les parties corticales antérieures et latérales ont disparu. L'apophyse transverse gauche est complètement mobile au milieu du pus et des fongosités.

De pareils désordres ne sont point absolument rares ; dans le fait de Langenbeck la carie mycotique s'étendait des dernières vertèbres dorsales jusqu'au promontoire. Une cavité de la première lombaire contenait un séquestre et de nombreux champignons. Ponfick a vu le rachis lésé depuis la deuxième lombaire jusqu'à la première sacrée ; dans un autre cas un foyer purulent prévertébral s'étendait de l'atlas à la quatrième dorsale. L'apophyse basilaire, la grande aile du sphénoïde étaient rongées par des foyers d'actinomycose et par place dans toute leur épaisseur.

LÉSIONS DES PARTIES AVOISINANTES.

Les détails déjà indiqués montrent la tendance fâcheusement envahissante de l'actinomycose. Les tissus avoisinants l'os sont frappés comme ce dernier, et ne paraissent guère se défendre davantage. Les articulations vertébrales, temporo-maxillaires, sont envahies et détruites; les muscles sont le siège de foyers mycotiques ; le tissu cellulaire devient le point de départ et le siège de collections qui rappellent les abcès ossifluents tuberculeux. Les vaisseaux eux-mêmes sont touchés : la thrombose des jugulaires est signalée par plusieurs auteurs. Quant aux viscères, fréquemment le siège de lésions primitives, antérieures à celles du squelette, ils n'échappent point à la loi commune.

Dans un fait de Samter (obs. XIII) où le tableau clinique avait été celui d'un phlegmon périnéphrétique, les reins avaient été envahis consécutivement à un foyer vertébral. Middeldorpf (1) aurait observé la communication de l'intestin avec la vessie.

A vrai dire les lésions avoisinantes principales *ont toujours précédé celles de l'os lui-même :* cela ressort avec la dernière évidence des nombreuses observations que nous avons compulsées.

Avant de parvenir à l'os le parasite s'est frayé un chemin au détriment des divers organes interposés entre son point de pénétration (voies digestives, aériennes) et la surface d'un point quelconque du squelette. De là l'existence à peu près constante d'altérations pulmonaires, pleurales, œsophagiennes... dont nous n'avons pas à décrire ici les caractères. Sur un sujet de Ponfick, le foyer prévertébral était en partie rétro-pleural (à la hauteur des huitième et dixième côtes), et en partie rétro-péritonéal (deux dernières côtes, rein gauche). Le diaphragme est perforé, épanchements pleuraux, noyaux pulmonaires...

Dans un cas de Weigert (2) on notait une pleurésie gauche suppurée, récente, enkystée entre la troisième et la septième côte, liée à l'hépatisation du lobe inférieur du poumon avec points de ramollissement et foyers cavitaires ; deux autres foyers dans le foie. « Il y avait pour ainsi dire continuité du processus du poumon au foie à travers le diaphragme altéré. » Il existait une péricardite fibrino-purulente avec exsudat abondant, *une carie des troisième et cinquième côtes,* du même côté.

(1) *Centralblatt f. Chirurg.*, 1883.
(2) Weigert, *Virchow's Archiv,* 1881, p. 275.

LÉSIONS ÉLOIGNÉES.

Chez certains sujets, l'infection mycotique évolue à la manière de la pyohémie. Des foyers secondaires, sans relations avec le siège primitif de l'affection, peuvent se développer dans les reins, la rate, les muscles, le tissu cellulaire. Sans doute il s'agit là de cas exceptionnels, et peut-être bien quelquefois d'infections surajoutées. Néanmoins on ne saurait méconnaître la réalité de ces foyers métastatiques, expliqués du reste par la pénétration possible de l'actinomyces dans les veines.

La rate, le lobe occipital droit, le foie (Ponfick), les reins (Pétroff) (1), les muscles des membres, sont indiqués à diverses reprises comme le siège de ces foyers.

Quant à la dégénérescence amyloïde, elle est fréquemment notée, et chez plusieurs sujets paraît avoir joué un rôle important dans la genèse de la cachexie.

Les détails dans lesquels nous sommes entré précédemment (chapitre II) à ce sujet nous dispensent de plus longs commentaires.

CARACTÈRES DES LÉSIONS OSSEUSES ET DES ABCÈS D'ORIGINE ACTINOMYCOTIQUE.

Envisagées au point de vue macroscopique, ces lésions nous présentent un certain nombre de caractères qui méritent d'être mis en relief.

Un premier fait qui frappe à la lecture des observations, *c'est l'absence habituelle de tout travail de réaction de la part des divers éléments de l'os.* Le périoste, la moelle, pas plus que le tissu compact, ne se défendent contre le parasite. Du moment où ce dernier a pénétré dans le tissu spongieux, il y végète sans rencontrer de résistance. Les aréoles spongieuses sont successivement envahies, les surfaces osseuses voisines détruites progressivement et de proche en proche et, comme nous l'avons dit, le processus peut s'étendre aux parties molles, aux viscères avoisinants. Nous ne trouvons que très rarement signalée la production d'ostéophytes, et encore dans ces cas s'agissait-il sans doute d'infection mixte. Ainsi que le fait remarquer Bostrœm (à propos du fait cité plus haut), nulle part, ni sur les corps vertébraux, ni sur les apophyses épineuses, transverses ou les côtes, on ne trouve d'épaississement périostique, de sclérose osseuse.

On constate au contraire une raréfaction générale, un travail d'é-

(1) Petroff, *Berlin. klin. Wochen.*, 1888.

rosion de l'extérieur à l'intérieur, de dénudation, de fonte des parties osseuses malades.

Comparées aux altérations du tissu cellulaire, celles qui affectent le squelette montrent à leur maximum les tendances extensives de l'infection. Tandis que les foyers mycotiques s'encapsulent, restent localisés assez souvent dans les parties molles, ici les aptitudes réactionnelles paraissent nulles. Nous sommes conduit à rappeler ce que nous disions des hydatides des os; dans les deux cas on note les mêmes tendances à la diffusion, la même absence de travail de défense.

Le tissu osseux est détruit par une raréfaction progressive, par un travail très net d'ostéite raréfiante. Les examens histologiques démontrent l'agrandissement des espaces médullaires qui renferment en grand nombre des cellules embryonnaires, des corpuscules graisseux, des globules sanguins, des éléments cellulaires nombreux plus ou moins dégénérés. Les trabécules osseuses ramollies, se laissent quelquefois couper avec les fongosités, et sont le siège d'une raréfaction évidente. Au voisinage des lésions, dans les points où la moelle est conservée et seulement congestionnée, on ne trouve aucune trace d'hyperostose trabéculaire. Nous attachons une certaine valeur à l'absence de toute trace d'hyperostose surtout dans les portions osseuses nécrosées. On sait que la constatation du champignon caractéristique est quelquefois extrêmement difficile : il peut se faire que les séquestres n'en renferment aucune trace, que l'on ne puisse en déceler même dans les fongosités adjacentes. On pourrait croire à un foyer d'ostéite tuberculeuse, si l'on ne se rappelait que la carie produit des séquestres sur lesquels on constate souvent, à côté de la raréfaction des trabécules, leur hyperostose.

On sait que Harz (1) donne au parasite que nous étudions le nom d'actinomyces (ἀκτὶν, rayon, μύκησ, champignon), à cause de la disposition rayonnée que prennent les éléments dans les productions pathologiques où on les rencontre. D'après Macé, le genre créé pour la seule espèce *actinomyces bovis* est impossible à séparer morphologiquement des *cladothrix* et devrait être dénommé *cladothrix bovis*. Ainsi qu'il le fait justement remarquer, ces parasites étaient connus auparavant; il faut certainement leur rapporter les concrétions cristalloïdes du pus figurées par Lebert (2) et par Charles Robin (3).

Les abcès mycotiques contiennent un pus souvent séreux, parfois caséeux, où se rencontrent des grains jaune soufre, ou un peu brunâtres, assez durs et dans des proportions fort variables. Tantôt à

(1) Harz, *Jahresb. der kön. centr. Thierarzneischule München*, 1878.
(2) Lebert, *Traité d'anat. pathol. gén.*, 1857.
(3) Ch. Robin, *Traité du microscope*, 1871.

chaque examen on peut retrouver ces grains caractéristiques, tantôt les recherches sont négatives neuf fois sur dix.

Celles-ci doivent, en conséquence, être réitérées plusieurs fois pour avoir quelque valeur.

Pour observer le parasite il suffit d'isoler un des grumeaux gris jaunâtre, de l'écraser modérément sous la lamelle couvre-objet.

Lorsque le pus est très épais il importe d'isoler les grains; pour le pus très visqueux il faut parfois faire agir une solution de potasse qui éclaircit la masse et respecte l'*actinomyces*. Nous emprunterons à l'ouvrage de M. Macé les notions suivantes sur la morphologie du parasite :

« Chacune des granulations est formée par la réunion en disposition rayonnée des éléments du parasite. La forme de ces éléments varie d'après leur situation. La zone périphérique de la granulation actinomycotique est constituée par des éléments en forme de massue allongée, dont la grosse extrémité arrondie est tournée vers le dehors, tandis que la partie effilée regarde le centre. La longueur ordinaire de ces massues est de 15 à 30 μ, certaines atteignent jusqu'à 80 μ; leur plus grande largeur est de 8 à 10 μ. L'extrémité effilée mesure à peine 1 μ à sa pointe. Ces éléments sont souvent simples; d'autres fois ils sont rameux et présentent deux, trois, quatre branches, tantôt presque semblables, tantôt fort inégales. Les massues peuvent même présenter des étranglements qui les rendent moniliformes. La partie centrale est constituée par un feutrage de filaments qui doivent être la continuation de la partie effilée des massues, auxquels se mêlent des éléments ronds de 7 à 10 μ de diamètre moyen, dont l'aspect rappelle celui des massues. Les filaments de la partie centrale paraissent émettre des ramifications latérales, tout comme les filaments de *cladothrix* (1). »

Nous renverrons au livre précité et aux articles si complets de Bostrœm et de Samter, pour tous les détails concernant les procédés de coloration, de culture... de l'*actinomyces*. Nombre de points en sont encore obscurs, nous ne pouvons accorder à ces diverses questions les développements nécessaires. Au reste, elles échappent à notre sujet aussi bien qu'à notre compétence.

Les propriétés pathogènes de l'*actinomyces* paraissent différer sensiblement suivant qu'on les étudie sur le bœuf ou chez l'homme.

Tandis que chez le bœuf le maxillaire envahi paraît être le siège d'un sarcome, d'un fibrome, d'un néoplasme, ce qui domine chez l'homme ce sont les collections purulentes. Nous avons examiné plusieurs mâchoires de bœufs ainsi altérées; il est incontestable que

(1) Macé, *Bactériologie*, 1891.

leur aspect ne rappelait en rien les descriptions que nous avions pu lire d'actinomycose humaine. Considérablement augmenté de volume, le maxillaire inférieur du bœuf était détruit en grande partie par un tissu d'aspect sarcomateux, plus ou moins ramolli sur certains points, siégeant dans l'intérieur même du maxillaire et paraissant avoir boursouflé et fait éclater la coque périphérique. Çà et là nous trouvions bien des noyaux purulents, mais tous de petites dimensions. Au reste, à la scie la tumeur donnait l'impression d'un ostéosarcome central. Le périoste était très notablement épaissi, atteignait même en quelques points 10 ou 12 millimètres : la surface osseuse était légèrement ostéophytique. Notons encore la présence de quelques séquestres au milieu du tissu pathologique.

Chez l'homme la suppuration est la règle et domine, comme nous le disions, le tableau clinique et anatomo-pathologique de la maladie.

D'où viennent ces différences ?

L'*actinomyces* est-il ou non pyogène ?

Faut-il faire jouer un rôle à l'intervention simultanée de microbes pyogènes ordinaires ?

Ce sont tout autant de questions sur lesquelles la lumière s'est faite progressivement.

Un premier point à mettre à évidence, c'est la possibilité d'une réaction différente des tissus chez les bovidés et chez l'homme, en présence d'un même parasite. Quant à la production de la suppuration sous l'influence de l'*actinomyces seul*, il semble que l'on doive rester dans le doute. Cependant nous ne ferions aucune difficulté d'admettre avec Bostrœm (1) la proposition suivante : « Où végète l'*actinomyces* survient une inflammation ; celle-ci aboutit au ramollissement et à la liquéfaction du tissu. » On peut comparer ce processus à la caséification de certains foyers tuberculeux.

Relativement au pus proprement dit, plus ou moins séreux ou jaunâtre, mais toujours assez abondant chez l'homme, il semble que l'on doive faire jouer un rôle important à l'immixtion des agents pyogènes les plus habituels.

Ponfick, Moosbrugger, Garré, Partsch, regardaient la suppuration comme le fait d'une infection mixte. Dans un article intéressant, Ullmann (2) ajoute aux arguments des auteurs précités, les résultats de ses propres recherches. Toujours il a rencontré des microbes pyogènes unis à l'*actinomyces* (3). Il conclut que ce parasite à *l'état*

(1) Bostrœm, *loc. cit.*, p. 164.

(2) Ullmann, *Wiener mediz. Presse*, 1888.

(3) Eve aurait observé la coexistence de la tuberculose uro-génitale et de l'actinomycose du foie. La coexistence des lésions osseuses bacillaires et mycotiques n'a pas été signalée jusqu'à présent. (*Practitioner*, 1886.)

pur peut provoquer un processus simplement *néoplasique*, sans suppuration, et que cette dernière est le résultat d'une infection secondaire. Bollinger a publié un cas de tumeur actinomycotique du troisième ventricule (chez l'homme), sans traces de suppuration ; Glaser (1) (1888), un fait de pseudo-sarcome du muscle temporal. Fessler (2) aurait pensé à un cysto-sarcome du maxillaire.

Divers observateurs auraient en un mot observé, chez l'homme, les mêmes réactions d'aspect néoplasique si fréquentes chez les animaux.

Nous pouvons affirmer que pour le tissu osseux ce doit être une rareté ; la suppuration paraît constante.

Nous ne nous arrêterons pas à discuter sur la pathogénie de la nécrose observée dans d'assez nombreuses observations. Nous ignorons l'action du parasite et celle des liquides de cultures sur les éléments osseux. De plus la combinaison habituelle du champignon avec les agents pyogènes vulgaires nous fait penser que ces derniers jouent probablement un rôle sinon prédominant, du moins fort actif dans la production de l'ostéite raréfiante et des séquestres signalés précédemment.

Rappelons que l'on réussit difficilement à obtenir des cultures pures d'*actinomyces*, parce qu'il est d'ordinaire accompagné de microbes pyogènes qui poussent plus rapidement que lui et arrêtent son développement.

Sur quatre cas, Macé a rencontré deux fois le *micrococcus pyogenes aureus*, une fois le streptocoque pyogène et une fois une espèce très voisine du *bacillus pyogenes fœtidus*.

L'*actinomyces* étant un anaérobie facultatif, Budgwid conseille pour l'isoler, de cultiver le pus, à l'abri de l'air, par une des méthodes usitées dans ce cas. On empêche de cette manière la végétation des microbes pyogènes.

Faut-il admettre avec Ponfick que les microbes pyogènes pénètrent et se développent en même temps que le champignon ? Doit-on croire que l'*actinomyces* crée d'abord un *locus minoris resistentiæ* sur lequel se fixeront ultérieurement les microbes ?

Ces deux opinions, loin de s'exclure, nous paraissent acceptables.

§ 3. — **Étiologie. — Pathogénie. — Généralisation.**

On sait que l'actinomycose est infiniment plus fréquente en Allemagne et en Autriche qu'en France, et que l'infection s'effectue

(1) Glaser, *Inaug. Dissert. Halle*, 1888.
(2) Fessler, *München. med. Woch.*, 1889, n° 31.

habituellement, aussi bien chez l'homme que chez l'animal, par les voies digestives, moins souvent par les voies respiratoires, plus exceptionnellement encore par les solutions de continuité des téguments. Quant à l'influence de l'humidité, du climat... nous la passerons sous silence, tant son importance paraît minime.

Les circonstances étiologiques qui président à l'éclosion de la maladie chez l'homme sont aujourd'hui bien connues.

Le traumatisme joue un rôle évident en créant une porte d'entrée, des excoriations, une plaie, sur les téguments ; son influence paraît douteuse lorsque son action se borne à la contusion simple. Hochenegg cite bien le cas d'un forgeron qui, neuf mois après avoir reçu un coup de marteau du poids de 10 à 12 kilog. sur l'hypogastre, fut atteint d'une tumeur mycotique du bas-ventre. On peut se demander si le choc n'a pas simplement accéléré l'évolution des lésions. Un malade de Bruns, qui s'était enfoncé une écharde de bois dans la paume de la main, vit se former, après la guérison de la plaie, un petit noyau induré : celui-ci excisé au bout de deux ans et demi contenait au milieu d'un tissu sclérosé un petit fragment de bois avec des granulations caractéristiques (1). Mais ce sont surtout les végétaux, en particulier l'orge, le blé, dont les parties acérées, piquantes ont servi à l'inoculation. Fischer (2) a publié un cas bien typique de blessure de la langue par un épillet d'orge chargé d'actinomycose. La figure qu'il joint à son article montre le végétal chargé de granulations mycotiques.

Déjà en 1883, Soltmann avait signalé un fait analogue chez un enfant (épi de *hordeum murinum*). Wölfler, Ransom, en ont fait connaître d'autres. Dans cinq cas cités par Bostrœm il s'agissait de fragments d'orge.

De ces diverses données il résulte que les plantes, certaines graminées, peuvent être une cause certaine de l'infection.

Celle-ci peut-elle résulter de contact avec les bestiaux ? Des observations suffisamment précises nous permettent de le croire. Hartmann aurait vu un cas d'actinomycose du nez chez un individu qui soignait un bœuf porteur d'actinomycose du maxillaire ; Glasser, Lühr, ont cité des faits analogues.

L'Académie de médecine s'est prononcée contre l'immunité des viandes provenant des animaux actinomycotiques. Quels que soient les motifs que l'on invoque à l'encontre de cette décision, il est sage de dire avec Arloing que : « nous savons où le danger commence, nous ne savons pas où il finit. »

Des érosions, des écorchures, des plaies de minime importance

(1) Bruns, *Mitth. z. klin. Chirurg*. Bd III, Heft 4.
(2) Fischer, *Centralblatt. f. Chir.*, 1890, p. 413.

constituent des portes d'entrée. Hochenegg (1) cite un cas d'actinomycose du maxillaire due à l'infection par un kyste sébacé de la joue, ouvert spontanément. Mais ce sont surtout les altérations de l'appareil dentaire qui sont l'origine des inoculations mycotiques. Dans un article intéressant Roman von Bavacz a démontré pour la première fois la transmissibilité directe de l'homme à l'homme (2). Mêlé aux aliments, aux boissons, le parasite pénètre dans les tissus et s'y développe, créant ces foyers pathologiques d'allure clinique, quelquefois bizarre, offrant un singulier mélange de suppuration et de néoplasie. Nous n'avons pas à retracer l'évolution de ces lésions en général, mais seulement la pathogénie de celles qui concernent le tissu osseux.

L'*actinomyces* pénètre dans les parties molles qui avoisinent les cavités digestives et respiratoires et envahit *secondairement* le tissu osseux. L'actinomycose *primitive* est encore à démontrer. Les divers arguments que l'on peut invoquer à l'appui de cette proposition nous paraissent avoir la plus grande valeur :

1° Ce sont seulement les portions de squelette adjacentes aux cavités digestives et respiratoires qui nous offrent des altérations mycotiques. A part la mention très incomplète d'un foyer fémoral signalé par Israël, nous ne connaissons aucun fait d'actinomycose des os des membres.

2° La colonne vertébrale, les côtes, le sternum, la clavicule, le bassin, *a fortiori* la mâchoire, ordinairement lésés, étaient dans tous les cas en rapport avec des foyers viscéraux plus anciens, plus étendus. Nous citerons comme exemple ces détails donnés par Samter au sujet d'une lésion prévertébrale lombaire : « Le rein droit était entouré d'un tissu épais, cicatriciel ; il existait un abcès prévertébral s'étendant de la sixième dorsale à la région lombaire, il se prolongeait dans la gaine du poas du côté droit. De chaque côté du rachis le processus avait envahi les deux régions rénales, moins cependant du côté gauche. Le point de départ de l'infection paraissait être l'angle de flexion du côlon ascendant en un point caractérisé par des adhérences telles, qu'un fragment de l'intestin se déchira et resta fixé au tissu induré. »

Qu'il s'agisse de la colonne vertébrale, de la base du crâne, des côtes..., toujours nous trouvons signalées des lésions péri-œsophagiennes, rétro-laryngiennes, pulmonaires, pleurales qui représentent les diverses étapes parcourues par le parasite avant l'attaque du tissu osseux.

3° Nous avons répété pour l'actinomycose les expériences faites

(1) *Wiener medicin. Presse*, 1889, n° 19.
(2) *Wien. med. Presse*, 1887.

au sujet de l'ostéomyélite infectieuse, de la tuberculose. Ayant inoculé à des lapins du pus chargé de granulations, provenant d'une malade du service de M. le professeur Poncet, nous leur avons fait des fractures. Dans aucun cas le traumatisme n'a déterminé de localisation pathologique. Les animaux avaient été inoculés dans la plèvre, la péritoine, la veine jugulaire.

Six mois plus tard tous étaient encore en très bonne santé.

Le traumatisme n'agirait donc qu'à la condition de produire une plaie susceptible de servir de porte d'entrée directe au parasite, nullement en créant un *locus minoris resistentiæ*. L'*actinomyces* n'est pas un agent pathogène, circulant dans le sang et colonisant dans le point où une contusion détermine une rupture vasculaire ; il se propage de proche en proche et n'emprunte que très exceptionnellement la voie sanguine pour se généraliser. Tandis que les kystes hydatiques des os sont toujours *primitifs*, et résultent de l'arrêt spontané ou provoqué de l'embryon hexacanthe circulant dans le sang, l'actinomycose des os est toujours secondaire et provient d'un envahissement primitif des tissus.

Nous avons cherché à étudier en détail le développement des foyers mycotiques dans l'os. Après avoir incisé le périoste et trépané le fémur, nous avons inoculé des granulations typiques sous le périoste et dans le canal médullaire, puis suturé la plaie.

Cette expérience est restée sans résultat. Nous pensons cependant que les difficultés bien connues que présentent les inoculations et la culture de l'*actinomyces* ne permettent pas de considérer ce résultat négatif comme définitif. En injectant de plus grandes quantités, en choisissant le maxillaire... peut-être réussirait-on mieux.

Quelle part revient à l'*actinomyces* dans la pathogénie des désordres osseux décrits précédemment? Quel rôle jouent les microbes qui lui sont associés ?

Ce sont autant de points sur lesquels nous ne pouvons nous prononcer.

GÉNÉRALISATION.

Bien que l'analyse des faits publiés nous montre le mode d'envahissement et de propagation de proche en proche de l'actinomyces comme de beaucoup le plus fréquent, on ne peut refuser à ce parasite la possibilité d'emprunter la voie sanguine pour se généraliser. De cette manière seulement on peut s'expliquer les foyers secondaires dans les muscles, les viscères, le cerveau, loin de toute tumeur primitive.

Un fait de Ponfick est bien démonstratif ; le voici en quelques mots : Femme de quarante-cinq ans, blessure au pouce droit, tuméfaction du bras; trois ans avant la mort, symptômes de cachexie progressive; neuf mois avant la mort, tumeurs douloureuses du dos, du cou, s'abcédant et laissant plusieurs ouvertures fistuleuses; symptômes thoraciques ultimes. A l'autopsie, une fistule du cou mène à un foyer purulent prévertébral et une végétation mûriforme (parasitaire) a pénétré dans la veine jugulaire. Tumeur de même nature de la grosseur d'une petite pomme dans l'oreillette et le ventricule; petites productions analogues dans le myocarde et la cavité du péricarde; péricardite adhésive, nombreux foyers semblables dans les deux poumons, pleurite exsudative double, infarctus hémorrhagiques récents du lobe pulmonaire inférieur droit. Foyers d'actinomycose dans la rate et le lobe occipital droit.

On ne peut guère citer de faits plus convaincants, mais il est juste de reconnaître qu'ils sont rares. La généralisation à distance par l'intermédiaire du système sanguin reste l'exception, et paraît liée à l'envahissement d'une veine et à l'irruption dans son intérieur d'un foyer parasitaire. C'est ainsi que le foie peut être le siège de lésions secondaires dues à la pénétration du champignon dans les vaisseaux portes.

Ces diverses considérations nous conduisent à émettre quelques doutes sur la nature véritable de foyers secondaires considérés comme métastatiques. En raison de la fréquence des infections mixtes, on peut se demander si certains abcès viscéraux signalés chez des sujets atteints d'actinomycose sont bien dus à ce parasite et non aux microbes vulgaires pyogènes? La constatation du champignon caractéristique peut seule lever toute incertitude et faire penser qu'il ne s'agit pas d'une simple pyohémie.

L'appareil lymphatique est fort rarement envahi par l'actinomycose. Dans certains cas même, ainsi que le fait remarquer Partsch, il s'agit non d'un transport à distance par les voies lymphatiques, mais d'un envahissement par continuité, de proche en proche. Examine-t-on, comme l'a fait Ullmann, les ganglions hypertrophiés, soupçonnés d'être le siège d'une généralisation, on les trouve simplement enflammés, sous l'influence des microbes pyogènes vulgaires, mais sans traces de champignons.

§ 4. — Symptomatologie. — Traitement.

Les notions précédemment exposées sur la pathogénie des altérations mycotiques du squelette nous conduisent à formuler cette proposition : « Les symptômes tenant aux lésions osseuses mêmes ne jouent le plus souvent qu'un rôle secondaire dans l'ensemble des manifestations de l'infection. » Les désordres du côté des appareils digestifs, respiratoires, priment la carie mycotique qui en est un corollaire.

Nous ne pouvons retracer ici un tableau complet des symptômes qui accompagnent les diverses localisations de l'actinomycose : en nous restreignant seulement aux lésions osseuses, nous verrons combien sont variables l'évolution et la gravité de cette maladie, quelles difficultés présentent son diagnostic et son traitement, mais nous avertissons derechef le lecteur que l'actinomycose des os n'existe pas à l'état isolé, indépendamment de toutes lésions des parties molles, ou des viscères avoisinants.

Envisagée d'une manière générale la maladie que nous étudions présente de nombreux points de ressemblance avec la tuberculose. Habituellement accompagnée de suppuration, plus ou moins abondante, séreuse, grumeleuse, plutôt que franchement phlegmoneuse, elle détermine la formation de trajets, d'orifices fistuleux, de décollements, qui s'étendent à des distances variables du point osseux lésé. Même chronicité dans le processus, mêmes tendances à la récidive, même absence de réaction locale. Des bourgeons violacés, de mauvais aspect, une sécrétion séro-purulente, parfois des cicatrices déprimées, blanchâtres, livides, rappellent les lésions tuberculeuses. De même qu'à une époque moins avancée de la maladie, des collections souvent volumineuses, thoraciques, costales ou vertébrales, ou bien pelviennes, simulent les abcès ossifluents bacillaires. Il n'est pas jusqu'aux débris osseux, aux séquestres charriés par le pus qui ne puissent en imposer pour des séquestres de carie.

Aussi l'erreur doit-elle être fréquente, qui consiste à prendre pour de la tuberculose des lésions mycotiques.

A vrai dire, c'est à la mâchoire que l'évolution de la maladie est le plus caractéristique.

Ordinairement le sujet porteur d'une ou de plusieurs dents cariées est pris parfois brusquement, dans certains cas en plusieurs jours, d'un gonflement qui simule la périostite alvéolo-dentaire.

L'abcès ouvert spontanément, ou par un médecin, ne guérit pas, l'induration des tissus de la joue, de la région sous-maxillaire, de la tempe, persiste, le gonflement augmente. Puis de nouveaux orifices fistuleux se forment et déversent en dehors une sécrétion souvent extrêmement fétide. Si la maladie affecte une marche extensive ou n'est pas enrayée par une intervention énergique, la plus grande partie de la face est envahie, en même temps que se montrent des symptômes indiquant des lésions pulmonaires graves.

Fort heureusement il est loin d'en être toujours ainsi, et à côté des faits anciens attestant la malignité de certains cas d'actinomycose, il en est d'autres où la guérison est survenue rapidement, l'abcès incisé.

La tuméfaction de la joue et des tissus qui entourent la mâchoire s'accompagne ordinairement de suppuration, mais il est des cas qui simulent l'ostéosarcome périostique. Esmarch a beaucoup insisté sur l'infiltration des parties infectées; celle-ci peut faire défaut, se trouver remplacée par une pseudo-fluctuation tenant au ramollissement des foyers (Israël).

Relativement aux lésions mycotiques des côtes, de la clavicule, du sternum, nous n'avons rien relevé de spécial. L'évolution de la maladie rappelle absolument celle de la carie tuberculeuse. Toutefois la fréquence, l'intensité des lésions pleuro-pulmonaires dues à l'actinomycose, en attirant l'attention du clinicien, permettront en pareils cas de poser un diagnostic. Comme nous l'avons déjà dit, les altérations du squelette thoracique paraissent en rapport avec les lésions viscérales et sous leur dépendance.

Dans la forme *prévertébrale*, l'état latent de la maladie est parfois complet; chez d'autres sujets il existera des douleurs à la pression sur les apophyses épineuses, une gêne des mouvements, quelquefois même la station debout sera impossible.

Nous n'avons jamais vu signalée la production de gibbosité. Ces particularités cliniques ne doivent pas nous étonner; du moment où les lésions rachidiennes sont surtout superficielles, il est tout naturel qu'elles ne déterminent pas l'appareil symptomatique du mal de Pott. On comprend cependant qu'il soit impossible de distinguer un abcès ossifluent mycotique siégeant en arrière, d'un abcès ossifluent bacillaire ayant pour point de départ les apophyses épineuses ou les lames, en un mot le mal vertébral postérieur.

Quant aux abcès pelviens, souvent contenus dans la gaine du psoas, leur symptomatologie rappelle à tel point les abcès par congestion classique, qu'il est impossible de les différencier.

Les *symptômes généraux* sont extrêmement variables et en rapport avec les lésions viscérales. Pour en donner une idée il nous suffira de dire que l'actinomycose limitée en un point de la région maxillaire, sous-maxillaire, ou même linguale, peut évoluer avec toute la simplicité d'un phlegmon circonscrit vulgaire, tandis que les lésions prévertébrales, accompagnées de désordres considérables du côté des voies respiratoires, digestives, affecteront la gravité et la marche d'une maladie septique à dénouement rapidement fatal. Il faut évidemment chercher la cause de ces différences d'évolution dans l'existence d'infections surajoutées, comme dans la prédisposition du sujet.

La *fièvre* n'est pas signalée comme phénomène constant; au sujet de ce symptôme Moosbrugger a dit que « dans l'actinomycose, quand la fièvre survient elle indique la suppuration, mais la réciproque n'est pas vraie » (1). Hochenegg aurait noté dans un cas un début brusque avec hyperthermie considérable rappelant celle de l'ostéomyélite infectieuse.

L'*évolution* de l'actinomycose des os est plutôt lente et se trouve liée aux lésions des viscères avoisinants. La tendance à la guérison spontanée paraît à peu près nulle ou du moins à peine accusée.

La réaction des éléments constitutifs de l'os est insuffisante pour étouffer le développement du parasite. D'autre part, il est juste de faire remarquer avec Bostrœm que l'actinomycose peut affecter de même que la tuberculose deux formes cliniques différentes. Tantôt l'infection mycotique, rapide, étendue et envahissante, rappelle la granulie, tantôt sa marche chronique ressemble à la tuberculose atténuée.

Ces considérations, celles surtout qui ont trait au siège des lésions osseuses, font varier le pronostic dans de telles proportions, qu'il est impossible de le formuler d'une manière générale. Tandis que l'actinomycose du maxillaire inférieur sera relativement bénigne si elle atteint un point limité de la branche horizontale, l'envahissement de la branche montante, des apophyses ptérygoïdes, de la base du crâne..... amènera souvent la mort. Un abcès claviculaire, costal, isolé sera facilement curable ; un foyer profond, prévertébral ou pelvien, sera hors d'atteinte et fréquemment fatal.

On peut, en résumé, conclure que le *pronostic de l'actinomycose osseuse est ordinairement grave, mais qu'il est dominé par le siège des lésions et les désordres viscéraux concomitants.*

Le diagnostic différentiel nous paraît fort difficile à tracer ; on ne peut invoquer de caractères topiques marquant le début, la marche des lésions, seuls le siège et la constatation des granulations mycotiques nous paraissent avoir quelque valeur. Depuis que l'attention est éveillée sur la maladie que nous étudions, les observations se multiplient, et dans tout diagnostic méthodique d'une affection des mâchoires l'actinomycose est discutée. La persistance de la suppuration, la récidive de trajets fistuleux coïncidant avec une tuméfaction étendue, l'induration chronique des parties molles doivent éveiller l'attention du clinicien. Du moment où un abcès d'origine dentaire, dûment incisé et drainé, ne guérit pas, traîne en longueur, il peut s'agir d'actinomycose. La présence de séquestres étendus de la mâchoire pourrait seule expliquer la prolongation indéfinie de la suppuration.

(1) *Berlin. klin. Wochen*, 1890, n° 6.

L'examen réitéré du pus en démontrant la présence de granulations mycotiques assurera le diagnostic.

Il ne faudrait pas compter cependant d'une manière absolue sur ce signe; des recherches réitérées sont nécessaires; absent pendant plusieurs jours, le parasite se présentera seulement à certains moments mélangé à un pus séreux, granuleux, souvent très fétide.

La syphilis, la tuberculose, dans leurs localisations maxillaires, ne rappellent guère le tableau de l'actinomycose. Par contre certains sarcomes ressemblent absolument à la mycose pure, non suppurée. La confusion nous paraît en pareil cas à peu près impossible à éviter.

Lorsque les abcès mycotiques siègent sur le thorax (côtes, clavicule), au voisinage de la colonne vertébrale, on ne peut guère les distinguer de la tuberculose que par la constatation directe du parasite.

Traitement.

Le traitement médical de l'actinomycose par l'iodure de potassium, la teinture d'iode.... ne peut à notre avis présenter une grande efficacité contre les lésions osseuses. Nous estimons qu'il sera utile d'y recourir, mais comme adjuvant du traitement chirurgical.

De même que pour les kystes hydatiques *l'éradication rapide et complète du foyer parasitaire s'impose.*

Les procédés opératoires varient suivant le siège des lésions; le chirurgien choisira celui qui, en donnant le plus de jour, permettra le mieux la désinfection du territoire malade. La fréquence, la gravité des récidives, justifient les interventions les plus étendues.

Lorsque l'actinomycose siège sur la branche horizontale du maxillaire inférieur, une incision large, avec évidement des portions malades, suffira pour obtenir la guérison. Si la branche montante est envahie, surtout à sa face interne, il faudra en faire la résection temporaire, ou définitive.

Par la résection temporaire on peut atteindre les foyers profonds, prévertébraux, juxta-crâniens. Dans un cas de Moosbrugger (1), il y eut récidive par suite d'envahissement de l'apophyse ptérygoïde, des ptérygoïdiens, du sphénoïde. L'ablation de la branche montante eût permis d'attaquer ces foyers et surtout de les éviter, puisque le siège primitif des lésions était sur la face interne de la branche montante. Dans un cas Partsch (2) pratiqua avec succès l'hémirésection du maxillaire inférieur.

Cette même opération pourrait rendre des services dans les cas

(1) Moosbrugger, *Beitr. z. klin. Clin.*, 1886.
(2) Partsch, *Deutsch. Zeitsch. f. Chir.*, 1886.

d'actinomycose du maxillaire supérieur où le siège n'est pas en avant, mais bien arrière, au voisinage des ptérygoïdiens et de la fosse ptérygo-maxillaire.

La résection totale du maxillaire supérieur infecté s'impose lorsque le sinus est envahi.

Les collections costales, claviculaires... seront traitées par l'incision, le curage, l'ablation des portions osseuses suspectes et surtout la *cautérisation*.

Ici, tout autant que dans la tuberculose, il est nécessaire de poursuivre les parasites dans toutes les anfractuosités, et tout en les détruisant par la cautérisation, de susciter les processus réactionnels, de défense.

Le *chauffage* des plaies opératoires nous paraît devoir être extrêmement utile dans le traitement de l'actinomycose. L'élévation de température à laquelle se trouvent soumis les germes disséminés dans les tissus prévient la récidive ; d'autre part, les éléments normaux vigoureusement excités par le fer rouge élèvent une barrière connective qui étouffe toute prolifération parasitaire.

L'iode, le nitrate d'argent... ont été préconisés, mais le fer rouge nous paraît préférable ; son emploi n'exclut pas au surplus l'usage de ces agents modificateurs.

Malheureusement, la thérapeutique chirurgicale est souvent impuissante : à côté des formes prévertébrales qui échappent ordinairement à toute intervention, il est certains cas dans lesquels l'existence de lésions viscérales, pleuro-pulmonaires notamment, contre-indique toute opération.

FIN.

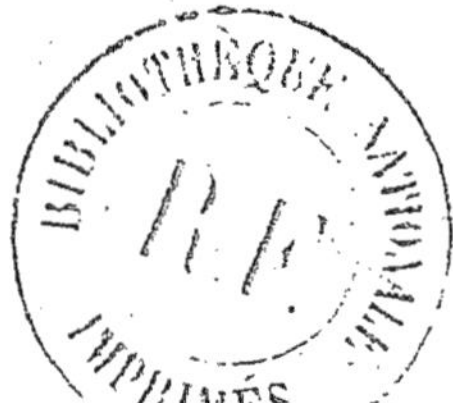

TABLE DES MATIÈRES

CHAPITRE PREMIER

PREMIÈRE PARTIE

DEUXIÈME PARTIE

CHAPITRE II

TUBERCULOSE OSSEUSE

PREMIÈRE PARTIE

DEUXIÈME PARTIE

TROISIÈME PARTIE

QUATRIÈME PARTIE

CINQUIÈME PARTIE

SIXIÈME PARTIE

SEPTIÈME PARTIE

CHAPITRE III

OSTÉOMYÉLITES ET OSTÉOPÉRIOSTITES DITES INFECTIEUSES

SECTION I

Ostéomyélites infectieuses aiguës ou subaiguës des adolescents (ou pendant la croissance).

PREMIÈRE PARTIE

DEUXIÈME PARTIE

TROISIÈME PARTIE

QUATRIÈME PARTIE

CINQUIÈME PARTIE

SIXIÈME PARTIE

SECTION II

Ostéomyélites infectieuses postfébriles.

SECTION III

Ostéomyélites traumatiques.

SECTION IV

Ostéomyélites et ostéopériostites infectieuses chroniques d'emblée.

SECTION V

SECTION VI

CHAPITRE IV

CHAPITRE V

CHAPITRE VI

SECTION I

Syphilis acquise.

SECTION II

Syphilis héréditaire.

CHAPITRE VII

KYSTES HYDATIQUES DES OS

CHAPITRE VIII

ACTINOMYCOSE DES OS

FIN DE LA TABLE DES MATIÈRES

4936-93. — CORBEIL. Imprimerie CRÉTÉ.

4036-93. — Corbeil. Imprimerie Éd. Crété.